U0396835

中国医学文化史

中国医学文化史

马伯英 著

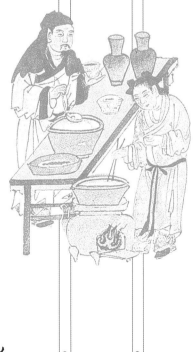

上海人民出版社

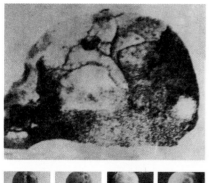

图一

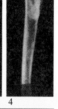

图二

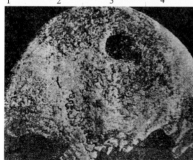

图三

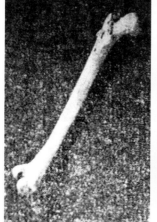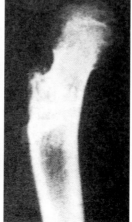

图四

图一　山顶洞人女性的头骨及其伤痕

图二　山东曲阜西夏侯新石器时代人骨骨折愈合（墓2），右肱骨
　　　（1）前面观（2）后面观（3~4）骨折部位X线摄影。

图三　新石器时代头骨有愈合的穿孔疮口

图四　江苏邳县大墩子新石器时代人骨（墓316号），左股骨箭伤X
　　　线摄影（内侧视）。图中白色三角为一骨镞残段。

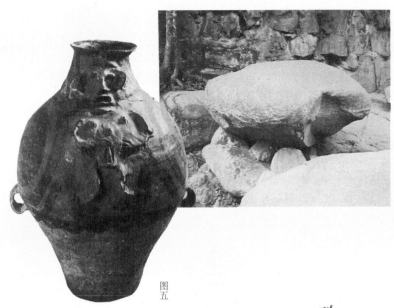

图六

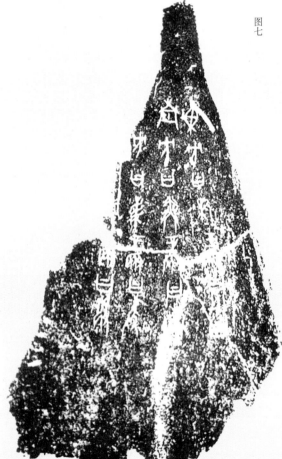

图五

图七

图五　裸体人像壶

图六　苏州得子石

图七　卜骨图

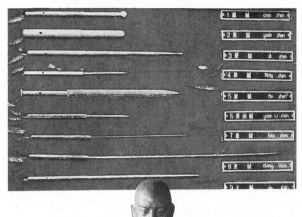

图八

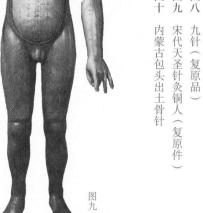

图九

图八　九针（复原品）

图九　宋代天圣针灸铜人（复原件）

图十　内蒙古包头出土骨针

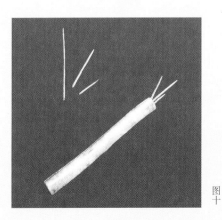

图十

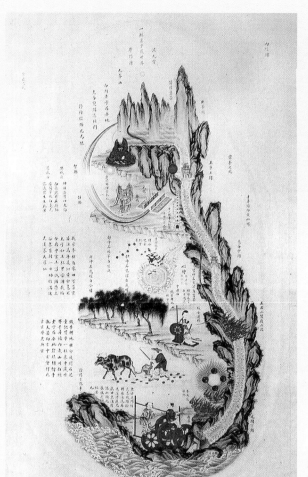

图十一

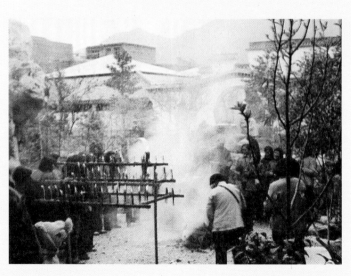

图十二

图十一　内（景）经图
图十二　今日民间祀神图

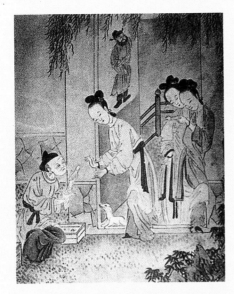

图十三

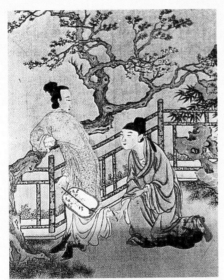

图十四

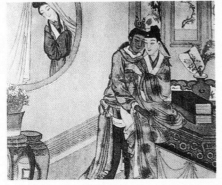

图十五

图十三　（出售）阳具代用品

图十四　足恋

图十五　同性恋

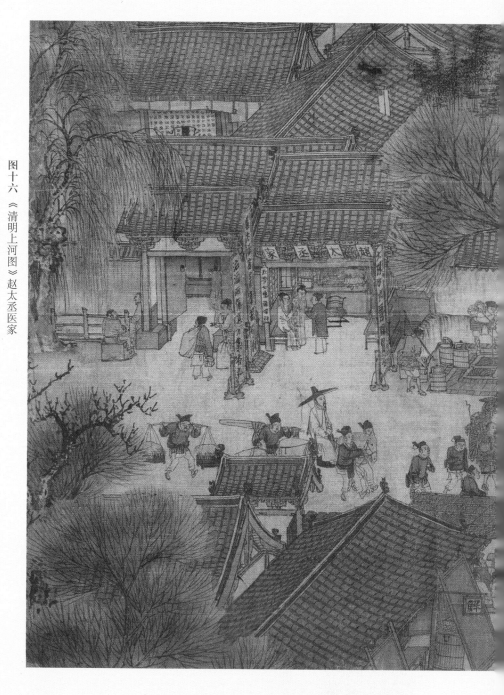

图十六 《清明上河图》赵太丞医家

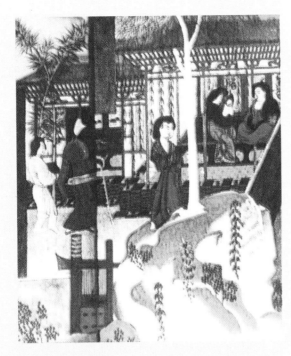

图十七

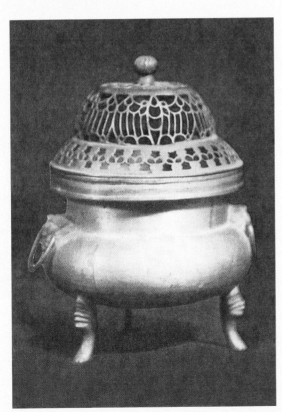

图十八

图十七　得医图（盛唐 莫高窟217窟）

图十八　明·熏炉

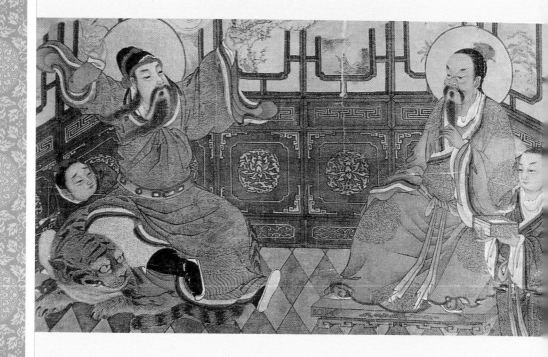

图十九　孙思邈坐虎针龙图

献　　辞

　　谨将本书献给我已经仙逝的父母。他们一介平民，几乎目不识丁。但正是他们的滋养，使我今天小有成就。

　　同时将本书献给剑桥大学罗宾逊学院后院菩提树下安眠的李约瑟博士（DR JOSEPH NEEDHAM）和鲁桂珍博士。他们聘请我作为《中国科学技术史》（SCIENCE & CIVILIZATION IN CHINA）医学卷的合作者到英工作。本书是我在李约瑟研究所的研究基础上后续之作。不是他们，我可能没有机会以世界性的视野重新审视中国医学史。在剑河旁冥思，我豁然悟出引入人类学方法和成果研究医学史，可以开拓史学研究的新境界。于是，我这么说了，做了。今天，人类学进入史学研究领域已经成了学者们的共识。

第 三 版 序 言

　　承上海人民出版社美意，去年张晓玲编辑通知我出《中国医学文化史》第三版的决定，让我做一些必要的修订。借此机会我想将前后一些曲折经过在此略略写明。

　　犹记得 1990 年，那时我刚刚在世界闻名的中国科技史专家李约瑟博士处完成合作项目，从剑桥回到上海。先是上海人民出版社的张志国先生到我家约稿，说找了我很久，终于等到我回国了。问可否写一本中国医学文化史方面的书。我的回答比较实在："现在出书要自己垫出版费用，有一点'投名状'的味道。我不想那样做。"志国回答说："我们来请你写书，一不要你自己出钱，二字数不限。"我说："这样好的条件，我写。"出版社遂指定罗湘女士为责任编辑。此后不久，文汇出版社编辑吕明方先生，不知道他哪里得到上海人民出版社要我写书的消息，也上门来约稿，要我写一本中外医学交流史方面的书，条件与志国一样。由他本人做编辑。我也同意了，决定将交流史方面内容抽出，作为《中外医学文化交流史——中外医学跨文化传通》的主体，增加篇幅，遂在完成文化史之后开始写作交流史。文化史的封面美术设计者很认真，花了比较长一段时间寻找合适封面图，即现在刊印的宋代李唐所绘疮疡治疗图，所以推迟了印出时间；交流史于是捷足先登，在 1993 年印出发行，而文化史迟了一年。现在想起来，这三位都是出版界青年才俊，慧眼识人，成就了这套书。随着志国和明方先后别有高就，离开了出版社，2010 年乃由责任编辑罗湘女士代表出版社建议二书合为一部两卷出版。于是有了 2010 年版《中国医学文化史》上下卷。我谨此对他们致万分的感谢。

　　决定写交流史时，我想帮帮朋友。一位是宁波第三医院的洪中立医师，让他写第 13 章中西医结合的一部分内容；一位是高晞女士，正当在我任上海医科大学（当时名称还是医学院）医学史教研室主任而人还在剑桥时，她从复旦大学毕业分配到教研室任助教。我为激励新进，让她参与写第 8，9，10 三章有关西洋医学之传入的大部分内容，我自己修润补葺，综此大成。后来出版社希望将二书合成一部，并以我个人署名，而上面提到各位在"后记"中提出。分上下卷出版。是为第二版。

出第一版时，有朋友对我说，"你的书太专业，读者面可能比较窄，加以定价又高（当时第一册定价52元，以其时消费水平而言，确实不是太买得起），销路未必看好。"当时我说，我的书是写给下一个世纪的读者看的，我不着急。后来证明我的话是对的。《中国医学文化史》重印了几次，看来是受到欢迎的。现在又出第三版了。为阅读方便，仍恢复第一版面貌，单独出版《中国医学文化史》，并增加了一个章节，即前年新写的"中国医学文化史研究的总体结论"。

中医现在已经传播到一百几十个国家。我的书，也许能够帮助爱好者，深入理解中国医学文化和发展的历史，弘扬中医这一瑰宝于全世界。新加坡的世界科技出版社正在着手出英文版。我相信，现在中国形势大好，"一带一路"风风火火，喜气洋洋，受到各国人民的欢迎，我在英国身同感受。我深深祝愿我们祖国繁荣富强，人民幸福！

拙著中一定还会有些错漏不足之处，还望高明予以指正，待下次再版改正。

马伯英 2019 年 9 月 28 日于伦敦

第 二 版 序 言

2006 年 4 月 14 日，登维苏威火山，访庞贝遗址，忽发思古之幽情，写了一首诗：

庞贝废墟千百年，

维苏依然起白烟。

扶杖登陟气犹喘，

拾石揣怀心渐平。

沧桑谁能留故物，

历史最是欺新人。

回眸夕阳浮红霞，

万古终惜一片情。

　　面对历史，我们都是新人。历史的真相，隐藏在那些千百年的残留物中，我们应当如何去探寻它们？证据常新，方法常新，辨识常新，结论常新，这就是历史研究不断深入的过程。

　　历史研究的基础是证据，证据史学（Evidence Based History，EBH）是史学界一直贯彻的传统。发现证据，就是找出"有什么"。那里有过什么，历史上存在过什么。文献的考索、考古的发掘是大家耳熟能详的证据搜集方法。口述历史是较迟出现的方法。但是，过往有一种方法不为历史学家所重视，那就是文化人类学的方法。1988 年我在美国圣地亚哥召开的中国科技和医学史国际学术会上发表论文，提出了这个问题。嗣后我在研究中国医学文化史中应用了这一方法。现在，这一方法已为史学界广泛采用。此方法的基本点有二：田野调查和将人类学家的研究成果应用到历史研究中来。其好处是，发现了一些过去不受重视或忽视了的证据。换言之，文化人类学方法有助于找出那些隐匿在表象后面的真实，发现新的证据。

　　找到证据，此证据是真是伪？需要辨识和判断。去伪存真，需要历史学家的智慧，动用史鉴和史识功夫。这也是史家的基本功。除此之外，慧眼识珠，又是另一种高明。比如，一般来说，孤证不受支持。然而，有时未必尽然。运用文化人类学的方法，还原到那个时代的情景中去，找出事件之间的特殊联系方式，就能帮助"沙里淘金"，有些孤证也就因之不孤。鉴别成功，就弄清了"是什么"的问题。所以，文化人类学的方法对此亦有助益。

　　经过以上的努力，一个新的结论就翩然而至。然而，史学家还有个责任，是要回答"为什么"。历史事件需要解释，才能阐明真理，找到一些规律以警示世人或吸取教训。这不是很容易办到的。有一次，一位年轻学者在国际会议上对中国科技在近代为什么落后于西方的问题作出解读，说其中一个原因是中国人只学人家技术，不学理论原理。举的例子是 19 世纪初牛痘传到中国，学到了方法，却没有学到免疫学原理。我场下悄悄对她说，那时西方免疫学还没有诞生！她的贸然，一方面是对史实缺乏了解，另一方面是对那时代的科技文化状况没有全面把握。回答"为什么"，还是应该回到时代的情景中去，了解怎样发生、怎样结束，找出各种相关因素以及它们之间的联系，从事件的全过程着手，才能真正知道因果关系、影响关系或其他关系。在此一层面上，文化人类学也是很能帮上忙的。解析史学近些年来日趋走俏，但正如朱维铮教授指出的，连"是什么"都没有搞清，怎么能侈谈"为什么"的问题！我则加上一条：连"有什么"都不知道，或知道得不完全，又怎能谈"是什么"、"为什么"！

　　如是，则历史研究的三部曲：有什么—是什么—为什么，都可以应用文化人类学的方法，而且在每一部曲，均可有所斩获。

　　以上我强调的是文化人类学作为一种方法论可以并且应当运用到历史研究中来。这是在原有史学研究方法论基础上的加强，但并非取代。有意义的是，与自然科学的研究一样，每一次方法论的突破，总是带来科技进步的跃迁。在社会科学、历史学的研究领域，也应是如此。这是我一而再、再而三地提倡将文化人类学引进到历史研究中来的原因。

　　文化人类学涵括的范围很广，有一些是大家已经比较熟悉的，比如考古学，几乎每一位历史研究者都会利用一切考古新发现作为研究的新证据。但是，历史学家比较不熟悉的诸如作为文化人类学强项的田野调查方法、原始思维和巫性思维研究、民族学、语言学等等，却正是发现、甄别、解析新证据的重要方法。史学研究者有必要补上文化人类学这一课。现在，西方的医学史专业研究生，如果论文中不包含人类学方法内容，其论文得不到及格分数，可见其受重视程度。史学家有一个比人类学家讨巧的地方，就是研究历史的学者可以利用和应用人类学家的成果，比对历史上存在的现象，从而认识该种现象的本质。历史学家不需要也不可能事事都去长时间地做田野调查才得出结论。善于借用其他学科的研究方法和成果，是做学问的一个窍门。

* * *

1985－1988 年间，我应李约瑟博士和鲁桂珍博士之邀，在剑桥作为他们的合作者，帮助完成《中国科学技术史》第六卷的医学部分撰写。有一天，他的秘书、美国学者 Gregory Blue 博士与我聊天，问我：你看李约瑟的研究还有什么缺陷没有？我回答，他的研究是划时代的。将世界看低中国古代科学技术的眼光扭转过来，发现古代世界重大的发明、发现，一半以上是中国人创造的。他做的是中国古代科学技术成就史。他的位置无人可以替代。但是，有一个问题他没有涉及，也许是因为年龄和精力的原因，他未能分身顾及。那就是中国古代科技成就的实际功能和社会效益问题。举个例子，我找来一个中国人，比你们美国人个子都高。然后说：中国人个子比美国人高。就这个人来说，这话没错。然而，就整体而言呢？美国人的平均身高显然比中国人高很多。在剑桥的第三年，我自费申请到剑桥大学科学哲学史系做访问学者，那里的学者们的兴趣是探讨"为什么"的问题：有成就，为什么会有成就；有问题，为什么会有问题。大家知道，李约瑟提出过一个问题，就是近代科学技术革命为什么没有在中国发生？这就是著名的"李约瑟困惑"（Needham's Puzzle）。大家几乎都从社会和文化因素来寻找原因。我在思考这个问题的时候，想的是中国古代科技成就与西方科技革命可以在一条线上发生吗？不是一家人，不说一家话。席文教授也许就是从这一角度认为：这根本就是一个不能成立的问题。那时我与许多科学哲学史系的朋友接触，就便看了些文化人类学的书。我悟出一个道理，中国的科学技术有自己的轨迹，要在自己的轨道上才能起飞。中医学是一个典例。

　　我因此通过对全部中国医学文化史的研究，得出了中医学的本质是朴素的生态（包括自然、社会生态和心理环境）医学适应理论，而这一理论在卫生预防、临床施治和延年益寿的实践中具有切实可用而有效的特质。这是本书最重要的结论。这些研究成果没有写进李约瑟的《中国科学技术史》中。一方面是当时想法没有十分成熟；加以鲁桂珍过早谢世，我写的内容无人译成英文。李约瑟因此改变计划，邀请我1993年第二次到剑桥，帮助校改他们原先发表过的中医史论著。我为之改正二百余处，但就个人研究成果而论，我无法加进我的思想。那半年里，席文教授没有来剑桥，我们没有沟通的机会。他作为编辑，后来写了很长的前言，表达了他的思想，我那时并不知道。我的学术思想，因此与他就又不是一回事了。后来在新加坡召开的第九届东亚科技和医学史国际研讨会（1999）上遇到席文教授，他跷起大拇指对我说："你的《中国医学文化史》很棒！你是 Number One！"他是很少夸人的。他这回是第二次夸我了。第一次是1986年，答法国法兰西学院汉学家 Catherline Despeux 问"谁在中国医学史研究方面最好"的问题时说："马伯英。"法兰西学院因此邀我去作了一次讲座。从他对我著作的欣赏看，其实我们的心是相通的。我们都看重医学史的研究要放在文化大背景中去考察，所有历史成就或历史问题，只有在社会文化的关系中才能解析出真实的面目和答案。

＊　＊　＊

　　检阅我自己医学史研究走过的历程，有三个阶段特别重要。1978年我考上"文革"后首届研究生进入中医研究院医学史专业学习。这三年最大的好处是拜中研院院长季钟朴和医学史研究室主任李经纬老师之赐，我们能呼吸学术上的自由空气。那时第一年是在北京中医学院修习《内经》、《伤寒论》、《温病学》等经典，由任应秋、王玉川、刘渡舟、赵绍琴等名师指点。第二三年除了医学史、科技史的一些基础知识外，就全由研究生自己琢磨着做研究。题目自选，材料自找，直到写出论文方交导师审阅。我那时的兴趣在中医理论的研究，想弄明白中医不同于西医，却为什么如此有效。这种有效的经验是我在"文革"十年期间自学中医并在临床疗效中体会到的。那时方圆几十里没有不知道我的医名的。我是靠中西两法治愈病人而得名的。作为一个本身是西医师的人，如果不是切身体会，不会相信中医；如果不是效验亲自所得，不会有追求其理论渊薮的动力。一入中医最高殿堂，我如饥似渴，补充中医理论和历史知识。从哲学的角度，我发现中医理论是建立在朴素唯物论和朴素系统论的方法论基础之上。从中西医比较的角度，我发现中西医是在同一条历史长河中流淌，总体上可区分为五大阶段。有分有合，目标一致，但各擅胜场。合是因为方法论同一，分也是因为方法论差别。从文献考证的角度，我发现医学史还有很多新的东西可以发掘，而不是如有人所论：前辈们已经做到极致，我们已不能前进一步了。从入学第一年开始，我的论文在国内外许多权威刊物上发表，引起侧目。有人到院领导那里告状，说我擅自在外国刊物发表文章，违反纪律。幸而季院长说："研究生能在国外刊物发表文章是好事。"

我关于孙思邈年龄的考证结论与李经纬老师过去研究结论相悖，李老师却特荐在《中华医史杂志》上发表，鼓励不同意见争鸣，即便是我这样刚入门的新手。我的毕业论文"试论祖国医学基础奠定时期的认识论与方法论特征"被一字未改交上答辩并获通过。这就是当时的学术自由空气，让我得益匪浅。

1981年研究生毕业，本来早被内定留院工作的我，却因上海第一医学院的要求和我家庭在沪的原因，最后到上医工作。我的创业时期开始。教务处长王朱教授给予我充分的信任和支持。我创办了新的医学史教研室，主编了上中下三册的《中外医学史讲义》数十万字（这是得到席文第一次称赞的缘由），翻译出版了《世界医学五千年史》，继续发表了许多论文。与此同时，积极准备到剑桥参加李约瑟博士《中国科学技术史》（*Science and Civilization in China*）医学卷的合作事宜。这件事是因为在北京时庞朴、谢韬、何祚榕三位老前辈、老伯乐的推荐而成就的。他们受李约瑟委托与我面谈，大概看中我中西医兼通，历史和哲学并修；然后李约瑟和鲁桂珍审阅了我的简历和论文后要了我的。我到剑桥，称李约瑟为"老师"，李约瑟却说："我不是你的老师。你是我的合作者。"使我受宠若惊。在他1992年第二次邀请我到剑桥合作的信中，他说："你是在医学卷中最能帮助我的人，而我是第一个认识到这一点的人。"确实，我是唯一一个从中国邀请出来较长时间在剑桥工作的人。他们对我的工作完全放手，要我按自己想法尽力去做就行。这又是学术上的宽松环境。我阅读了大量在中国难以一见的中外书籍，写出我的见解。因为我没有英文基础，李、鲁只要求我用中文写，留待桂珍去翻译编辑成书。后来桂珍去世，此事无能为继。1993 年我二到剑桥半年，任务就是将他们发表过的旧作修正后合辑成书。两次到剑桥，大大拓展了我的视野。特别是 1988 年在剑桥大学科学哲学史系，与一些学者朋友交往，受启发颇大。这期间没有其他任务，自己寻思着找看了文化人类学等过去从未涉猎的领域的著作，开始思考能不能将文化人类学的方法和成果应用到医学史研究中来。

1988 年底回国，满腔报国之情却被压抑下来。"鹊巢鸠占"，除了完成教课任务，我是入了冷宫。但这些身外俗事，并不能挫折我的意志。倒是多了点时间留给自己去做学问。论文一篇一篇接着发表。1990 年 8 月，素未谋面的上海人民出版社编辑张志国先生突然驾临寒舍，要我写一部《中国医学文化史》，开出的条件十分优厚：不要我自垫资金；不要我自销部分书籍；字数不限。他真是一位有眼光、有眼力、有担当的编辑。我欣然同意。我把三余时间全投入到写书之中。1991 年 7 月，我交了稿，七十余万字。这时候编辑工作已由罗湘女士接班。期间又有文汇出版社的吕明方先生前来约稿，要我写一部《中外医学文化交流史》，条件一样。此书在 1992 年 6 月交稿，五十四万字。我加了个副标题"中外医学跨文化传通"，突出文化人类学的况味。结果，文汇的书出得快，1993 年 10 月面世；《中国医学文化史》则在 1994 年 5 月印出，不久售罄，乃有一次重印。据说此书还得了奖。至 2007 年，罗湘女士找到我，说上海人民出版社希望将两书合在一起，出二卷本，以《中国医学文化史》为统一书名出版。这就是现在这部书。可视为我医学史研究的一次总结。

1995 年我第三次到英国，实际上是我医学史研究的第三阶段。部分成果已写入此书，但过程远未完成。这是我医学人类学田野调查方法的实践。人类学早期是以"高等民族"对"落后民族"进行研究为标榜的。那好，就中医学这个命题而言，中国较之西方发达国家为高的医学，就是以"高"对"低"了。我要深入到英国民众生活之中，去考察他们何以会对中医感兴趣，逐步接受、理解、融合它。自 2000 年开始，英国要为中医立法。九年来，风风雨雨，我都参与其中，花费了我大量时间、精力和财力，酸甜苦辣，种种滋味尝尽。体会相当深刻。这时我已经不再单单用笔去写历史了，而是亲身参与创造历史。从在第二军医大学学习时以"我创造，所以我活着"为座右铭起，我没有忘记过自己要努力创造的使命。我在英国的中医临床过程中不断创新，同时也要为世界医学历史的创新作贡献。而这又成了我医学史研究历程的一部分。

＊　　＊　　＊

中国医学文化史的研究，要从四个层面上看：与中国相关、与医学相关、与文化相关及与历史演进相关。第一与第四个层面是地理空间和时间长度的范围问题，不难界定。不同的著作可以截取相对限定的地域和时段加以重点论述。本书第一卷以中国本土为主，从原始人类生存时代直至1949年前后；第二卷涉及近邻和远交的许多国家，从影迹可寻的史前时代直至当今。但篇幅有限，未及全部。余下的时间和空间，留待后继者补缺。

医学的定义较难。广义地说，凡与医事有关的，都可收入本书范围。原始的，巫术的，迷信的，经验的，实验的，民间的，官方的……无不包罗在内。狭义的范围，就是指科学的医学。这含义是指可实证的（可检验的）又可证伪的（可否证的）严格意义上的科学。但我又主张将"前科学"意义上的医学阑入其中。这是指大量经验证明了但还未被严格科学检验过的医学，或严格科学尚未具备必要手段进行验证的医学。它们排斥巫术和迷信，以临床有效的事实为坚实基础。我相信科学是一个发展过程，科学医学不是一下子突然蹦出来的。前科学的医学就是从一般的经验医学的无数事实凝聚起来到蜕变（脱颖而出）为科学医学的那个临界阶段。尽管人类学家认为巫术与科学是一物而两途，甚至说"巫术曾为科学铺平了道路"，但巫术不能真正发展为科学。这就像人类学家指出类人猿是人类祖先，但类人猿绝无可能变成人类一样。分道扬镳之后，是再也走不到一起去的。巫术可以转化为宗教、迷信、制度等不同文化现象，但转化不成科学。

科学当然也属于广义文化的范畴，但科学文化是区别于一般文化的。可以说，科学是文化的结晶。文化是科学的母体。科学医学也是一般医学文化中的精华部分。在这一点上，狭义的医学与广义的医学文化就有了区别。这种区别不是一下子就看得出来的。在医学的前科学阶段，它被一般文化包裹得很紧、很深。它的演进是逐渐发生的。在经验中产生理论，理论又要不断完善。理论最后还需要跃迁，还需要检验。这是一个历史过程。过程就是历史。在这一过程中，各种不同的文化因素包括外国异文化，影响着中国医学文化的形态变化。有促进的，有促退的。中国与外国医学文化的交流，是跨文化传通的组成部分。所以，本书之名为《中国医学文化史》，就是讨论中国医学的科学性在一般文化中结晶出来的历史过程及中外医学的跨文化传通过程的。原始医学进步到巫术医学；巫术医学脱胎成经验医学；经验医学一部分转化成实验医学，一部分仍处于前科学医学状态，但那是有希望成为未来医学代表的生态医学。外国医学文化冲击了中国的医学文化，中国的医学文化同样冲击了外国的医学文化，跨文化传通是另一种医学状态。而在一切中国的或外国的社会文化形态中，所有消失了的阶段，都仍然留下它们的孑遗。即使现代医学最发达的国家和地区，迷信的、宗教的甚至巫术的医学，都仍然颇有市场。这就是历史和现实同在。所以医学文化史不同于医学文化。前者是凤凰涅槃，科学结晶从文化火焰中飞腾而出；后者是火焰本身的原貌和燃烧后剩下的废墟。我希望，本书说清楚了这一点，笔者的目的就算基本上达到了。

在旧作《中国医学文化史》和《中外医学文化交流史》合并成今本《中国医学文化史》二卷本付梓之时，谨书此以为总序。

2010 年 1 月 5 日   马伯英于英国伦敦

第 一 版 序 言

　　写一部《中国医学文化史》，是过去还从未有人做过的工作。我的理解，是要把中国的医学从其起源以来，文而化之并最后达到今天这样辉煌程度的过程描叙出来。中国历史悠久，文化博大精深，中医学本身又复杂深邃，要把中国古代的文化与医学之间的全部联系一一剖析揭示出来，委实不易。历史上有过原始思维、巫术、宗教、玄学、政治、经济……各种自然生态环境和社会生态环境，它们一起挤压、包围着人类，同样也挤压、包裹着中国的医学。即使今天，也依然有历史的孑遗，有迷信，有中国人特有的风俗习惯、文化心理等等包裹着，有时难分难舍。但中医毕竟是强健地站立着的。中医在历史发展过程中，能化腐朽为神奇。个中的原因，当然首先是因为她内涵中蕴藏的科学性。

　　不过，应当指出，当我们说中医学是一门科学的时候，并不等于说她从起源之日起就是科学的；也不是说她今天所拥有的一切都是科学的。把她描绘得尽善尽美、毫无缺陷，这与将她说得一无是处没有多大差别，同样是在扼杀她的性命。这是历史辩证法的原理告诉我们的。历史是包罗万象的；历史又是冲刷一切的。它具有的张力，就在于它的容纳和删汰。它在漫长的过程中，使中医学理论自组织起来，有序化、系统化了。历史又允许新的因素、新的发现、新的冲击来锤炼她。即使是迷信、落后、荒诞，也没有什么可怕。来者不拒，生者自生，灭者自灭，而科学的光辉永存。这才叫经得起历史的考验、时间的磨练。

　　中医学在历史上之所以能健康、苗壮成长，是因为她依凭的中华文化主干是健康、强大的。土壤肥沃，雨量丰沛，环境合宜。中医学的理论构架、哲学模式、实践成就都显示了这种力量。这是中医学在过去的历史中没有沉沦、在今天的西方式现代化浪潮中也不见得会沉没的根本原因，即中医学生命力之所在。在这个含义上，是说没有中华文化作坚强后盾，中医学不可能存在，不可能发展。

　　然而，中医文化中的科学性内涵，需要进一步的锤炼。科学没有国别，科学不属于特定的民族，不限止在某一文化圈内。过分强调中医文化对中华文化的依赖性，看不到中医学的科学性还有与世界文化契合的一面，那将大谬不然。科学是文化中的一个部分，但科学毕竟又区别于一般文化。科学的特点是它的世界性，它代表普遍真理。如果承认中医学有内在科学性，就必须提炼这种科学性，使世界各种文化更深刻地接受她、吸收她、运用她，甚至成为他们的文化中的一部分。

我们强调了中医文化的一体性，切莫因此将她看成是一种信仰、一种风俗习惯。目前的状况，中医学的面目确实涂上了太鲜明的文化心理和风俗习惯等色彩。这样的后果是造成她本身与异质文化的不相容性。有必要在科学研究中剥除这茧层一样的包裹物，显露其内核，这在中医世界化过程中是不可缺少的一步，因为我们无法让我们的风俗习惯也为其他文化的民族所接受。

这大约是后工业化时代开始以来就摆在我们面前的任务，现在已愈来愈见其迫切。交通发达、信息迅速、空间扩大、时间缩短、接触频繁而密切……以及西方科技和医学发展的速度和气势，已经改变了中医文化原来生存和生长的环境和条件。中医学现在承受的是几千年历史中从未有过的巨大冲击和压力。空谈保存中医学的纯粹、特色、优势……都是无济于事的。中医学必须面对世界文化这个海洋，面对它汹涌猛烈的冲击。中医学的发展，需要名医，需要大医学家，需要大理论家。需要高屋建瓴，改造自身固有的理论，综合世界文化，站在时代前面创构出新的、适应全人类健康和防治疾病需要的新的理论。我将之称为新的生态（自然的和社会的）医学适应理论。西方医学发现了生物医学的具化规律和法则；中国古代医学发现了生态医学的某些系统规律和法则。现在是将这些直观的、古老的生态医学系统规律和法则改造成现代理论的时候了。

我是出于对自己实践过的中西医疗效的深切体验和比较，出于对中医文化史研究结论的进一步认定而说这一番话的。我因此怀有特别的信心和期望的喜悦。

马伯英

1990 年，上海

目　录

第一编　中国医学起源的文化背景

第二编 本土哲学思想、宗教及政治对医学的浸融

第三编　生态环境、科技及一般文化习俗中的医学

第四编 中医文而化之的过程和结晶

凡　　例

一、本书共四编分四大专题讨论。每专题各有数章，章下有节，节下有题。事属初创，言犹未尽者尚多，谨待来者。

一、分编及专述，并非为分类用，更不作"范型"论，诚如露丝·本尼迪克特（Ruth Benedict）的著《文化模式》。谨为叙说方便而已。

一、书中所述，与以往人所言同者省，与人言异者繁；有论文著作者稍引述，新出之论多辞费。故于省约之文请与通史系列合参，可先阅其他有关著作，如近由卫生部主持编撰（笔者与有荣焉）的《中国医学通史》。如此可共成大系，不以余言为偏。

一、引文亦有详略。古书多仅出书名，今论方加脚注。诸家著作赐益良多，无胜谢忱。引文多者，意在证论不诬，或提供国内、尤国外学者欲深入索研者之需。

一、本书所论年代下限，大体在 20 世纪上半叶。不隐恶，不拔高，但求实事求是，综论中国医学的文化过程。故殆非选粹之著，求其于中或可窥见升降规律或影响因素云尔。

一、书末编略主题词索引，谨便查询。

第一编　中国医学起源的文化背景

　　揭示文化作为历史上中医学发展的内在或外在动力源，是本书主要的任务。西医学在文艺复兴之后，特别是实验医学时代到来以后，与欧洲及整个西方社会的一般文化开始有所分隶，以"科学文化"的面貌结晶出来；中医学的这种分隶、结晶过程或许刚刚到来，或许根本还没有开始。在某种意义上讲，中医与中国的一般文化始终紧密结合，混沌一团，难解难分。这是"中医文化"的特色。我们的任务是研究中医文化的这一特色，阐明中医与文化在历史上怎样互相影响、互相纠结；怎样成为动力，又怎样产生了某些反作用力；以及它最后将走上怎样的前途。这些问题过去没有仔细研究过，现在需要化大力气进行探索。故兹从医学起源的文化背景开始论析。

　　医学的起源是人类文化发育的结果，诸种因素全方位地、综合性地参与进来。从原始人为了生存、生活而斗争的卫生与医疗活动，到神秘气氛下的巫术医学体系出现，然后又摆脱巫术的羁绊而独立，其间走过了漫长的途程。

第一章　原始中国人及其卫生文化生态

一、中国原始人类的生态和文化

1. 人类起源与中国

要为人与动物划出一条绝然的界线，指出人类在哪一方面根本区别于动物和在哪一点上开始了质变和飞跃，最后使猿变成了人，是非常困难的；甚至会变得愈来愈困难。[①]一般以如下几点作为人区别于猿的特征：1. 人是直立的；2. 人是杂食的（猿类被认为是素食，至多偶食昆虫之类）；3. 人能劳动；4. 人能使用并制造工具；5. 人具有语言和思维的能力；6. 人能利用并最后自己制造火。显然，后三条是通常所谓人类文化的发端形式。文化使人类区别于动物，这应是最根本的标志。

在后来越来越深入的研究中，特别是英国姑娘珍妮·古道尔（Jenny Gudoll）、斯特尔·布鲁尔（Stella Brewer）等在 20 世纪 60 年代和 70 年代，以非凡的勇气和毅力生活于猩猩、猿猴群中近二十年，观察和记录了这些类人猿群的生活并写出论文以后，人们更感到，所有以上标准都只是相对的、模糊的、近似正确的。猩猩有时也直立，也劳动，能使用工具甚至制造简单的工具，它们有自己的简单语言（包括身体姿势和发声）及简单的思维能力，但还没有观察到用火和艺术。也许正因为这一些，约瑟夫·莱昂（Joseph Leone）才说："在从动物转变到人类这一点上，人类区别于动物的特征，是通过工具、火和语言的使用以及他的艺术显示出来的。"[②]这说明，文化（包括艺术）的区别作用仍然是最重要的。

---

① 近些年有的科学家甚至提出人类的近祖是水生灵长目哺乳动物海豚，如法国著名医生米高尔·奥登，提出猿猴厌恶水、不会流泪、有毛而无皮下脂肪、不喜鱼虾、性交为腹背倚伏式、无用"手"接生等七条理由（另一条为人类创世神话都与水有关）来证明海豚更像人类。但他忽略了形态和基因问题。

② 参见朱狄：《原始文化》。三联书店 1988 年版，第 298 页。

人与动物的本质差异实质上是量和等级上的差异。换言之，是这些差异在数量和等级上的积累从而造成的一种质的差别。不从这个意义上来理解，我们无法研究人类的社会和文化（包括医学）的起源。只有在这样的意义上来认识猿猴社会，才不至于混同于原始人的社会组织状况。明白这一点，我们将不难理解后面论述的"动物医学"与人类医学起源之间的关系和联系。

值得指出，考古人类学家在地域上，是站在全球性的高度上来鸟瞰人类的发源地的。例如，在一般人看来，北京猿人是指北京周口店发现的那些原始人类化石所代表的原始人类种群；考古人类学家则认为那代表了一个时期。北京猿人不仅是在北京周口店，而且分布遍于亚欧，及于非洲东部，时间跨度不仅限于周口店化石的 50 万年前，而可上溯到 100 万年前。所以，在 20 世纪 30 年代（北京人化石发现于 1927 年）以及相当长一段时间里，全世界都公认北京猿人是地球人类的最早祖先。① 从古人类学观点来看，把一种人类化石仅限于发现地一隅，无法讨论其实际内涵的价值。1959 年，非洲东部发现了更早的原始人类化石，有称为"非洲人"的，距今约 175 万年。考古人类学家的视线自然又移到了非洲。1965 年，云南元谋发现了元谋人化石，古地磁年代测定为 1.5±0.1 百万年到 3.1±0.1 百万年；元谋人的化石年代为 170 万年左右。此间还有很多的其他地区人类化石考古发现。特别是拉玛古猿（距今 1400 至 800 万年）化石在印度、巴基斯坦、肯尼亚、地中海周围地区及中国云南（开远和禄丰）发现。贾兰坡教授为此提出② 人类最早的起源地区在由肯尼亚的特尔南堡、印度西姆拉的哈里塔良格尔、中国云南开远县小龙潭这三点相连而成的不等边三角形内，南亚正位于其中心地带。

曾经有人认为中国乃至亚洲人类是从非洲迁移而来，因为拉玛古猿到直立人中间有一个南猿环节，南猿的化石在非洲已有发现，而亚洲阙如。1989 年，中国湖北郧阳县意外地发现了南猿化石，经贾兰坡及其他古人类学家鉴定，证明确凿无疑。③ 1980 年，世界上第一具完整的拉玛猿头骨又在中国云南禄丰县发现。这表明，

---

① 郑开琪、魏敦庸编：《猿猴社会》。知识出版社 1982 年版，第 200 页。
② 贾兰坡：《中国大陆上的远古居民》。天津人民出版社 1978 年版，第 5 页。
③ 参见《瞭望》海外版，1990 年第 18 期。

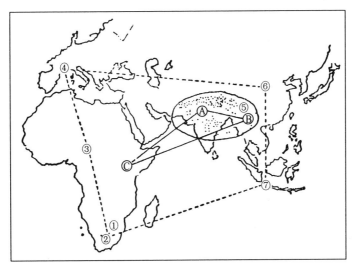

图 1.1 人类起源中心示意图

中国作为早期人类发祥地之一，环节是连续的。[①]

人类的历史就这样开始了。人类文化史也从这里出发。阐明这一切的重要性在于：中国的原始人类文化是世界文化起源史上不可或缺的环节。下面我们将予以展开。

2. 中国的旧石器文化及自然生态

人类的进化与自然生态环境极为相关，文化形态亦在其中形成，包括原始的卫生文化。我国旧石器时代人类文化遗存可归纳如表1.1。

一般认为元谋人是在中国大地上出现的第一个直立人。[②] 继之最有代表性的为蓝田人和北京人；至许家窑人、马坝人、长阳人、丁村人，已属早期智人，而柳江人（距今四万年）开始，已是"进步智人"、"新智人"，走进了现代人的行列，包括河套人、山顶洞人等。

---

① 近年有教授称北京猿人早已自生自灭，与中国人后来的繁衍无关，据说是 DNA 证明的。并谓中国人是与非洲猿人的基因相符，一脉相承。我对此是不相信的。几十万年、几百万年前猿人的 DNA 是怎么得到的？化石中有吗？（2007 年补注）

② 有些学者认为蓝田人才是中国最早的、可靠的人类化石记录。参见周明镇、王元青：《中国人类进化的古环境背景》.《大自然探索》1990 年第 2 期。本书采贾兰坡说。

表 1.1　我国旧石器时代人类文化遗存表

地质年代	冰期 欧洲	冰期 中国	绝对年代	主要人类化石	人类进化类型	主要石器遗址	文化时代
全新世	冰期后	冰期后	（单位：万年）				新石器
更新世 晚	武木冰期	大理冰期	－1 1.8－ 2.8－ 3.5－ －5　4	山顶洞人(周口店)资阳人(四川) 峙峪人(山西) 河套人(内蒙古) 柳江人(广西)	智人	山顶洞(北京) 小南海(河南)峙峪 富林(四川)水洞沟(宁夏) 萨拉乌苏(内蒙古) 柳江	晚期
	伊姆间冰期	丁村期		丁村人(山西) 许家窑人(山西) 大荔人(陕西) 马坝人(广东) 长阳人(湖北) ↑		丁村、鸽子洞(辽宁) 许家窑 大荔、马坝、长阳	中期
更新世 中	里士冰期	庐山冰期	－10 20－	北京人	直立人		旧石器时代 中期
	霍尔斯太因间冰期	周口店期	－50 70－	陈家窝子下颌骨(陕西)和县人头骨		周口店 大冶石龙头(湖北) 营口金牛山(辽宁)	
	民德冰期	大姑冰期				匼河(山西)、观音洞(贵州)	早期
更新世 世	克罗默尔间冰期	公王岭期	－100　100－	郧县、郧西县人牙(湖北) 蓝田人(公王岭)		蓝田(陕西)	
	贡兹冰期	鄱阳冰期					期
更新世 早	特格仑间冰期	西侯度期	170－	元谋人(云南)	南猿	元谋 西侯度(山西)	
	多瑙冰期	龙川冰期	－200 －300				

在人类的起源和演化中，冰川看来起了巨大作用。元谋人的地层下有冰碛，古地磁测定为三百万年前，命名为龙川冰期。表1.1中列举的早期智人以前的古人类化石发现，几乎都在冰期之后的间冰期内。正如贾兰坡教授所论："冰川外因说之所以要占上风，是因为它的影响面最大，对生物界的反应最强烈，给人类的祖先的压力也最大；只有具备适应这种变化的内因的物种，才能得以生存，并

促使其向崭新的方面发展。"①

　　间冰期使这些适者生存下来，并产生了变异的猿人物种，且得到生息、繁殖的机会。加以我国地理的二级阶梯地形特征，旧石器文化遗址的分布主要在地理气候环境的过渡带上。这些原始人类生存的地区，大抵气候温和湿润，雨量丰沛而不涝；地貌平缓错杂，山地不峻，河湖不深。例如喜马拉雅山的高度，上新世时才一千米左右，气候屏障作用不明显，南北坡都受到印度洋暖湿季风影响。古气候比现在凉爽宜人，但不寒冷。拉玛古猿、南猿、元谋人等在中国南部和印巴地区被发现，显然与这种地貌、气候有关。而冰川是灾难，是对人类起源的催化和考验。蓝田人、北京人也许是在后来地理变迁和冰川的打击下迁移而来。古地理研究同样证明，在他们所生活的时代和地区，也是温暖湿润的。蓝田人时代蓝田地区的古纬度为三十度三十六分，比今日蓝田所处的三十四度十二分要靠南近四度。那时的植被景观呈温带色彩。北京人的居处环境自然生态可能比今日周口店还优越一些。那里流水潺潺，溪流汩汩，山地灌木丛生。有森林但不茂密广大；有草原却非茫无边际。其他如丁村人、马坝人、长阳人乃至柳江人、山顶洞人等的居住地都是如此。

　　中国的原始古人类文化因生态环境的原因，空间上相连，时间上有可连续性，自成系统；同时又因地域广大，迁移与居留的发展趋向不同，造成了多元和多中心的特征。甚至其中的一支，在大约四万年到一万年前这段时间里，"为了追踪巨兽猛犸向北游猎，适当冰期海面下降，白令海峡出现了陆桥，进入美洲。这就是美洲最早的主人——印第安人的祖先"②。据遗传学检测报告，云南人血红蛋白分子链上的一个特殊基因表达与印第安人相同。

　　中国原始人是世界上所知最早利用火的人类。元谋人、蓝田人、北京人等几乎所有遗址中，都发现有炭末、烧烤过的兽骨等用火遗迹。元谋遗址和蓝田遗址的炭屑，有的地方集中成鸡窝状；西侯度和北京人遗址的哺乳动物肋骨、鹿角、马牙乃至石头都有烧烤的痕迹；北京人遗址的灰烬层成堆状，最厚达六米。这是人类控制的火燃烧所留。

　　旧石器时代早中期中国原始人使用的石器粗糙而简单。年代愈早愈如此。它

---

① 贾兰坡：《中国大陆上的远古居民》。天津人民出版社 1978 年版，第 13 页。
② 同上书，第 112 页。

们是打制的。原料以石英为主。元谋人石器发现不多，为刮削器类，也有尖状器和砍斫器。这些石器具有"工具的工具"作用。珍妮·古道尔及日本的西田利贞等考察黑猩猩，认为它们确能简单地使用工具：用草棍树枝钓取白蚁；用树叶吸水和擦身体；用石块或树枝作争斗的武器。对树枝等原材料可作简单加工（例如去掉树叶、树枝丫杈）。但都不会"制作工具的工具"（第一次工具）①。显然，这是原始人类与猿猴的重要区别。石器肯定有"制作工具的工具"作用。在西侯度、公王岭、丁村等遗址还发现了大三棱尖状器，贾兰坡教授等认为那是一种用以挖掘的工具。②公王岭还发现了可能是我国时代最早的石球，较后一些则见于匼河、丁村等地。而许家窑竟有成吨的石球，大小均有，更为精细。这是狩猎用的武器。北京人的石器多达十万片，精致的尖状器可以用来割剥兽皮、挖取树虫、刮剔兽骨上的肌头筋脑。这些表明了狩猎文化和原始饮食状况。还发现了制作石器的工具——石锤。从使用情况推测，北京人劳动多使用右手。③引人注目的是已出现了骨器：角工具、骨瓢、肢骨制成的尖状器和刀状器等。在匼河、丁村等处，还可见到原始的制造石器工场的隐隐绰绰轮廓。

周口店龙骨山的山顶洞人遗址具有典型的文化意义。精致的骨器中特别的是一件骨针，一端锋利，一端残留针孔，针身长八十二毫米，粗如火柴棒。贾兰坡认为，"许家窑人和马坝人生存的时代里，大概还无所谓'衣服'，只是弄张兽皮披一披"，"自从发明了骨针，才算真正有了缝纫能力"。④山顶洞人还有丰富的装饰品，包括一批穿孔的兽牙、海蚶子壳、石珠、小砾石、鲩鱼眼上骨及刻沟的骨管等，显示出他们的英雄本色和工艺智慧。当时的海岸线在今日北京附近，故有海产品采取。此外，山顶洞人骨周围，撒有赤铁矿末，是墓葬的可靠标志。"这种红色物质，可能被认为是血的象征，人死血枯，加上同色的物质，希望他（或她）们到另外的世界永生。"⑤今日龙骨山以东一公里处有赤铁矿，早在一万八千年前已被采作染料了。

原始的中国人在这片土地上漫游、定居、迁移，生存了一百五十至二百万

---

① 《猿猴社会》，第 103 页。
② 《中国大陆上的远古居民》，第 27 页。
③ 同上书，第 77 页。
④ 同上书，第 121 页。
⑤ 同上书，第 124 页。

年。冰期残酷的自然条件压迫他们，间冰期则使他们复苏。最原始的人应该不是林居人，否则猿无以因环境的艰难从树上跳下变成直立人。直立人要寻找好一些的环境以求生存，三五成群，以采集为生，兼以狩猎。最初的食物，亦与现代大猩猩等相似。但原始人已能制造石器。食物来源就更容易，狩猎也能获得较大动物，如鹿、野猪、羚羊、野马等，并利用自然火和保存的火种烧烤、熟食了。由于用火熟食，使这些在形成中的人类更确定为"人类"。

从元谋人到蓝田人、北京人，虽然已脱离了拉玛古猿和南猿时代的原始群、杂交生活，但却还没有出现氏族，处于血缘家族公社阶段。他们二三十人或五六十人为群体，进行稍似有组织的生产活动：妇女和老人留下照顾幼小并在附近采集，青壮年则到较远地方采集或打猎。一地食物采完即转移到另一地，但距离不会太远，他们决非永无定着的流浪者或迁徙者。晚上居住在洞穴，或在地上、树上营巢，相当于传说中的有巢氏。婚姻形态为血缘群婚，即男女间同辈可以性交，但上下辈之间的性关系则被排除。这种状况，北京人时代比较典型，以后则向族外群婚过渡。

据推测，北京猿人时期还残留着食人风。因为北京人化石中头骨发现很多，而躯干骨和四肢骨却很少：解放前后共计十六年发掘中，完整或较完整的头盖骨六个，头盖骨残片九件，颜面骨六块，下颌骨十五个，牙齿一百五十二颗，另外是一些为数不多的破碎肢骨。约男女老幼四十多人。大部分头盖骨有伤痕，似带有皮肉时受打击所致，打击物为利刃器物、圆石或棍棒。有人认为，食人风是因为饥饿；或"人吃人，在现代人看来是极为野蛮、可怕的行为，但在原始人心目中却是十分自然的事，吃掉丧失劳动能力的老弱病残者，解除他们坐以待毙的恐怖，正是合乎道德的义举"[①]。恩格斯在《爱尔兰史》中也说："近代科学已经肯定证明：吃人，包括吞吃自己的父母，看来是所有民族在发展过程中都经历过的一个阶段。"

在河套人的遗址里，有灰烬和烧骨，但不像北京猿人洞穴有很厚灰层，故推测河套人能够人工取火，不必再费力去保存火种。[②] 这已相当于燧人氏时代，能钻燧取火、钻木取火或锯竹取火了。民族学资料证明了这一点。[③]山顶洞人既能

---

① 参见黄淑娉等：《中国原始社会史话》。北京出版社 1982 年版，第 26 页。及宋兆麟等：《中国原始社会史》。文物出版社 1983 年版，第 32 页。

②③ 王明阁：《先秦史》。黑龙江人民出版社 1983 年版，第 47 页。

缝制衣服，又能"结绳而为网罟"，相当于伏羲时代。

智人的婚姻属母系社会的族外群婚。即兄弟姊妹之间、同族团内部的男女之间不能相互通婚，只能实行族团之间的男女通婚，并有"主妻"、"主夫"，由男方去女方住处，晚上去，早上回。孩子属母方族团。我国民族志材料中的"阿注婚"即属此类。《吕氏春秋·恃君览》说："太古尝无君矣，其民聚生群处，知母不知父，无亲戚兄弟夫妻男女之别，无上下长幼之道，无进退揖让之礼，无衣服履带宫室畜积之便，无器械舟车城郭险阻之备……"正是这一时期。

除了装饰和葬仪，可能已出现刻划符号。峙峪遗址中发现许多骨片，上有刻划痕迹，可能是原始记事符号。有人推测，最早的图腾（totem）也在这一时期出现。

世界三大人种：黄、黑、白。种族的差别是人类对不同地理环境长期适应而外部形态和遗传素质产生变异的结果。[①] 这种差别的萌芽始见于早期智人，至晚期智人则已基本形成。大荔人、马坝人、丁村人、长阳人等的头面已具黄种人的若干形态特征；柳江人则可说是目前所发现的最早原始黄种人，面貌和身材均与现代黄种人特别是东南亚人近似。资阳人、丽江人等也具明显的原始黄种人特征。[②]

总之，中国历时一二百万年的旧石器时代，人类从恶劣的生态环境中产生，在较优良的生态环境中繁衍发展并不断躲避和抵御恶劣的环境变化。在这个过程中，原始文化也开始了发展。不但作为一个种族繁衍基地，而且作为文化的一大源流，在此滥觞、生发。居住在这片土地上的人类的原始卫生状态和体质形成，当然脱离不开干系。

3. 中国的新石器文化及自然生态

一般而言，旧石器时代结束，接踵而来的是中石器时代，特点是细石器文化。距今一万二千年前，晚更新世最后一次冰川消退，世界气候趋暖。陕西大荔

---

① 我在剑桥大学时，英国朋友问我一个传说是否出于中国，曰上帝用泥巴造人，烤炉中烤第一个泥人时过头了，焦成黑人；第二个烤不透，乃成白人；第三个火候正好，即黄种人。以黄种最佳，故以为传说出于中国。我答说不是，因为中国不用烤炉。另有一传说谓三人洗澡，第一人洗得很清洁，是白人；第二个水已混浊，洗不白，是黄种；第三人水已快涸，只能洗手掌脚底，是黑人，唯掌跖为白色。此传说倒可能出于黑人。两个传说同样说明了外在环境因素的影响。

② 黄淑娉等：《中国原始社会史话》，第 46 页。

的沙苑，河南许昌的灵井，是中国有代表性的细石器文化遗址。那时狗已得到驯化。石器相当精致。但这一时期为时不长，大约处于冰期、间冰期之交。一俟温暖的间冰期到来，新石器文化迅速繁荣，很快取而代之。中石器文化目前在全国范围内尚发现不多。

新石器时代约从距今八千多年前崛起，目前全国已发现的遗址有七千处以上，表 1.2 列出代表性的文化遗址并与旧石器时代、传说时代作一对照。

表 1.2　文化遗址与旧石器时代、传说时代对照表

距今年代（单位：万年）	地质时代	考古时代		人类文化遗址	社会组织		婚姻形态	传说时代
0.3 0.4	全 新 世	金石并用时代		岳石文化 齐家文化　等 龙山文化	父系氏族	氏 族 公 社	一夫一妻制	尧舜禹
		新 石 器 时 代	晚	马家窑文化 屈家岭文化　等				黄帝 神农氏
0.5			中	红山文化 大汶口文化 良渚文化　等 仰韶文化	母系氏族			
0.6 0.8 1 1.2			早	崧泽文化 裴李岗文化 河姆渡文化　等 大地湾文化			对偶婚	伏羲氏　女娲氏 燧人氏 有巢氏
		中石器时代		灵井文化 沙苑文化　等				
10	更 新 世	旧 石 器 时 代	晚	柳江人、山顶洞人等			族外群婚	
			中	丁村人、大荔人等				
100 300			早	北京人 蓝田人　等 元谋人	血缘家族公社		血缘群婚	
1 000 1 500	上新世 中新世	使用天然木石		南方古猿 拉玛古猿	原始群		杂交婚	

新石器时代区别于旧石器时代的主要特征是磨制石器、制陶、农业。表明原始人类从顺应自然、利用自然转移到尝试改造自然了。一个个局部相对安定的小环境里，人们开始定居下来。例如半坡，考古发掘证明已是一个数百人的村落，

房屋多达一百多座。河姆渡的干栏式建筑的木质建筑构件如燕尾榫、带梢钉的榫等，工艺水平已相当高。靠山吃山，靠水吃水，北方山地平原种粟种稷；南方水乡丘陵种稻养蚕。渔猎发展，有舟楫之便和弓箭、投枪、鱼叉等的进步；驯养动物，畜牧业开始出现，猪、牛、鸡等渐成六畜兴旺之势。火不仅用于熟食，而且用来制陶。从粗糙的夹砂陶开始，发展到陶窑，火候掌握得好了，陶器愈见精美。磨制石器，如石铲、石斧、石锛、石镰、石刀、石盘等及骨耜等骨器，精细实用，作为农耕、渔猎、制陶等的工具，发挥了推动文明进步的作用。江苏吴县草鞋山发现了最早的纺织物残片，纤维原料可能是野生葛；河姆渡陶器上有刻划蚕纹；良渚文化中有丝织品及麻织物。中国作为丝绸的发源地，历史可追溯至如此久远。良渚文化还有数量相当多的漆器、玉器、竹器，尤其玉器多而精美，令人瞩目，可见手工业的发展。崧泽文化和良渚文化均有水井遗址，可知水源利用已不局限于自然流淌的水。

新石器时代的抽象意义上的文化发育，更与旧石器时代形成鲜明对照。

首先是婚姻形态。大约从中石器时代开始，已由族外群婚转变到对偶婚形态。这是母系氏族繁荣期的标志。《三国志·魏书·乌桓鲜卑东夷传》等中有"婿屋"，民族志研究中永宁纳西族、澜沧拉祜族等的婚姻调查也是对偶婚，可为佐证。半坡村落以一座方形大房子为中心，四周为圆形或方形房屋群，据认为即与纳西族母系家庭居住风俗相似：大房子为公共住处与集合场所，而小房子则是对偶家庭住处。[①] 半坡的墓葬有两男合葬、四女合葬、男女单人葬，却没一对成年男女即夫妻合葬墓，也无父子合葬墓，说明当时婚姻形态为对偶婚而非夫妻婚。对偶婚产生了一些比较明确的亲戚兄弟夫妻男女分别，《尔雅·释亲》："男子谓姊妹之子为出，女子谓昆弟之子为侄。谓出子之子为离孙，谓侄之子为归孙。"系此分别的遗记。

夫妻的婚姻形态很快出现了。这是私有财产出现的结果。这时已懂得生育子嗣与男子有关，于是男子要求确定亲生子女为财产继承人。对偶婚被逐步摒弃，而以婚姻关系坚固得多的夫妻制代之，即父系社会。崧泽文化已见男女合葬墓，良渚文化偶有二次葬及一男二女合葬墓，男性随葬品大为丰富，不同于以前随葬

---

① 《先秦史》，第54页。

品以女性为多的情况。大汶口、柳湾、武威皇娘娘台等氏族公共墓地中，已多见年龄相若的男女合葬墓，充分反映了夫妻葬俗。大汶口三十五号墓，右为男子，左为女子，身旁随一幼童，显然是一家。居住房屋亦以长形房屋隔成单间形式，每间各有日常生活、生产用具、取暖及炊事灶炕，显为夫妻个体家庭而设。云南攸乐人、独龙族和拉祜族地区还残存这类居住风俗，也透露出原始社会父系氏族状况。

第二是墓葬所反映的文化意识。旧石器时代初无墓葬，大抵如《系辞》云："古之葬者，厚衣之以薪，葬于中野，不封不树，丧期无数。"或如《吴越春秋》："古者，人民朴质，死则裹以白茅，投于中野，孝子不忍见父母为禽兽所食，故作弹以防守之。"到山顶洞人，已经有意识地埋于土中，周围撒上赤铁矿末。母系氏族共居共葬，因此有公共墓地，例如半坡墓地尸骸成排埋葬，达二百五十多座，宝鸡北首岭四百多座，姜寨二百四十多座，元君庙六十多座，大汶口文化早期竟达八百多座。多为单人葬，也有不少同性合葬、男女分葬墓。并出现了二次葬，例如华县横陈村遗址的大集体埋葬坑，一个大坑套有五至七个二次合葬的小葬坑，每个小葬坑各有几具至十几具尸骨，人骨成层放置。小儿夭折，不葬入公共墓地，如半坡。盛以瓮棺，留小出气孔，"供死者灵魂出入"。不入公共墓地，意味着尚不能享有成年人的社会权利。

父系社会有年龄相近男女合葬，当为夫妻合葬墓。大汶口有四座，刘林两座，草鞋山两座等。草鞋山中有一座墓葬，男性仰卧直肢，女性侧卧屈肢，显示妇女处于从属地位。这在后来的齐家文化、皇娘娘台等也多有发现。

这时候也出现了人殉，即活人从葬。人殉不一定是奴隶。上述夫妻合葬墓之屈肢侧身女性，是妻子，也是人殉。柳湾五人合葬墓，也是活殉的妻子儿女；填土层内一具老年女性骨架，则为殉葬女仆。

随葬品初时很少，多为生前佩戴之饰物及生产工具。猪下腭骨在母系社会已见随葬，至父系社会更作为财富的标志。以后，如大汶口，富人墓坑很大，随葬品多达一百八十多件，质量也高，俱为当时的奢侈品，如象牙梳、雕花象牙筒、玉璧杯、绿松石头饰颈饰等。或精美陶器（尤其彩陶、白陶、薄壳黑陶），或玉石饰品，或生产工具……都是当时生活中使用的物件，但数量之多，却是活着时一个人用不了的。

葬式和陪葬的变化，说明私有财产的积累、贫富差别的扩大乃至阶级的雏形。同时也证明了文化的发展和进步。原始人意识中的神秘观念在迅速扩展着。

第三，原始人的艺术。这在旧石器时代的欧洲，主要表现形式为雕塑和岩画。但在中国，年代已作肯定证明的很少，从画风的稚拙、表现内容的古老来看，描述的应是原始人心目中的神灵世界。如连云港将军岩 A 组岩画、云南沧源岩画等。中国发现的岩画约共七十处，研究尚待深入。姜寨遗址竟发现一位画家墓葬，出土一套画具，包括石砚、石研棒、水杯及红色颜料数块，原始人中的艺术家至此已可能相当成熟。

出土数量比较多的为新石器时代雕刻、陶塑、彩绘等实物资料。这些图画或雕塑都有丰富的想象和象征性的内涵，并不完全是写实的。半坡的人面鱼纹盆、青海民和的同心圆纹彩陶盆、甘肃永靖的涡纹彩陶罐等固已令人惊叹不止，辽宁建平和内蒙古翁牛特旗出土的玉龙，以及河南濮阳墓主人两侧摆塑的龙虎图案，更引发人们无限遐思。

原始人的艺术自然还包括音乐、舞蹈等。舞蹈有广西宁明花山岩画、青海大通舞蹈纹彩陶盆等证明。音乐也是存在的，山西闻喜出土有石磬，青海民和有彩陶鼓，更早则如河姆渡有陶埙、骨哨，庙底沟有陶钟，都是原始人最早使用的乐器。《路史》有曰："庖牺灼土为埙"，"伏羲削桐为琴"，"伶伦造磬"；《世本》说"夷作鼓"，亦证实先民对乐器早有创造。花山岩画中，上为舞人之姿，下为铜鼓之形，可见舞蹈同时有音乐伴奏。

舞蹈甚至用来制服敌人："当帝舜之时，有苗不服，禹将伐之。舜曰：不可。上德不厚而行武，非道也。乃修教三年，执干戚舞。有苗乃服。"（《韩非子·五蠹》）干戚舞定有军阵舞蹈的雄姿。

有音乐必有歌咏。《吕氏春秋·古乐》记载："昔葛天氏之乐，三人操牛尾投足以歌八阕。一曰《载民》；二曰《玄鸟》；三曰《逐水草》；四曰《奋五谷》；五曰《敬天神》；六曰《达帝功》；七曰《依地德》；八曰《总万物之极》。"这是符合实际的，八歌之名或为后起，但劳动时伴以有节奏的歌唱，舞蹈时载歌载舞，祭神庆典时咏歌以颂，是可以想象的。

二、 中国早期人类的体质和疾病

研究中国早期人类的体质和疾病，困难是显著的：一者化石材料缺乏。例如元谋人，至今仅见到两枚门齿。借此推断出元谋人的原始程度犹可，欲知其体质及健康状况则万难。二者研究不足。古人类学者研究体貌特征多而研究体质及考古病理学者少。一般的解剖学家、病理学家不太（多半也是无暇）涉足于考古人类学范畴。尽管如此，我们仍将努力从下列材料中考知我国原始人的体质与疾病之一斑。

4. 原始中国人的体质及演化

铲形门齿是中国人的重要特征之一，也是黄色人种的最重要特征之一。特点是上门齿舌面中间深凹，侧缘皱起成"铲形"。美国人类学家海德路加和魏敦瑞统计，现代中国女性门齿铲形者占百分之八十二点七，半铲形者百分之十二点五，微铲形者百分之一，非铲形者仅占百分之三点八。与此相反，现代白种女性铲形门齿仅占百分之二点六，半铲形百分之五点二，微铲形百分之二十一点八，非铲形者占百分之七十点四。卡包奈尔（Carbonell）1963 年统计，中国人中显著铲形门齿者，上内侧门齿为百分之九十二点七，上外侧门齿为百分之九十一点三。其他人种中，有完全没有者，高者也不过百分之五。[①] 当时北京人化石研究中，已发现此特征。后来证明，中国古人类化石中凡有上门齿者，几乎均具有该特征。例如郧县人、桐梓人、丁村人、河套人、柳江人、山顶洞人等。甚至元谋人门齿亦呈铲形。至于何以黄色人种有铲形门齿，则目前尚未得到满意解释。

从原始人的系列进化情况看，先是四肢骨骼关节的进化，然后是头颅的进化。这在北京人化石中反映得尤为强烈。肢骨比头骨进步，已能自由运用两手劳动。唯下肢还多少有些屈膝，虽然无疑已能独立行走，甚至还善跑。有人解释此一"北京人的身体好象是拼起来的"状态的原因，是由于手因劳动而首先得到发

[①]　宋兆麟等：《中国原始社会史》。文物出版社 1983 年版，第 113 页。

展，而脑和头骨是随后才逐渐发展起来的。北京人的股骨最小直径部的左右径大于前后径，与猿相似而与现代人相反，也是佐证。但其大小、形状、比例、肌肉附着点，均已与现代人相近。马坝人的掌骨关节化石证明，它们已十分灵活便于运用，其时头颅形状亦趋向球形。

蓝田人头骨高度八十七毫米，眉骨显著高耸，颚骨极度低平，鼻梁扁平，鼻子很宽（是猿的特征），颅骨壁厚达十六毫米。头骨缝愈合时间较现代人为早，约在四十岁。下颌角前倾为五十五度。四肢骨因未发现，故不知其详。北京人头呈馒头形，下部膨大而上部收缩。头高九十七点四毫米（九十三点五至一百零五毫米），比蓝田人显著高起。而颅骨壁要薄得多，厚约七至九点九毫米。下颌角前倾五十八至六十三度，已见收缩。后期北京人并出现了下颏。但仍是眉棱骨突出成脊（甚至遮住两眼），鼻子扁平，颧骨高耸，嘴向前突，下颚很小。较蓝田人进步，但比稍后的马坝人、长阳人差。因为后二者不仅颅骨趋向球形，且骨壁更薄。至丁村人，就更接近现代人一些，虽然通常仍称其"介于北京人与现代人之间"。资阳人、柳江人、来宾人、河套人等时已消失了猿人遗留下来的原始性，眉骨弓不如古人那般高大，额骨更加凸起，嘴部也向后缩，并出现了明显的下颏。头骨最宽位置已移到顶骨隆起部。山顶洞人则呈短颜面、方眼巢、高颧骨、广下颏，与现代人更见一致了。

古猿的脑容量一般为四百三十至四百七十（平均四百五十）毫升。北京人为八百五十至一千二百二十五（平均一千零五十九）毫升。如果除去少年头骨，则为一千零一十五至一千二百二十五（平均一千零八十八）毫升。可知北京人脑子不算大，约仅现代人平均数的百分之八十，但已比猿类大得多，后者仅为前者的百分之四十。蓝田人介于二者之间，平均七百八十毫升。但山顶洞人男子的脑容量已达一千五百毫升，女子一千三百八十毫升，平均一千四百四十毫升，已与现代人的一千三百至一千五百毫升（平均一千四百毫升）一致。由此可知山顶洞人的大脑发育程度。当然，脑容量并不是智力的绝对评判标准，还应配合考虑脑回、脑沟、脑细胞等细部构造问题。但从原始人脑容量的进化情况看，阶梯性毕竟十分明显。否认这一基本进化，将无从讨论进一步的细部构造演化等问题。

北京人的肢骨管壁较厚，髓腔极小，约占三分之一骨管径。这在现代人约占二分之一。到资阳人、柳江人等时，肢骨壁已变薄，髓腔扩大，骨髓自然增多。据可测量到的材料推断，北京人身高男约一百六十二厘米，女约一百五十二厘米，平均一百五十六厘米，比现代中国人男一百六十八厘米、女一百六十厘米左右矮。但山顶洞人似乎有比较高的数字：男一百七十四厘米、女一百五十九厘米。新石器时代半坡人男子平均身高一百六十九点五厘米；大汶口男子约为一百七十二点二六厘米，则似乎又表明原始中国人身高不矮。过去有人以北京人材料断言现代人高而原始人或古代人较矮，似不确。有待更多资料分析。①

根据面部骨骼肌肉附着点及脑壳模型推测，北京人已有了语言。贾兰坡教授且认为："我们不能把他们的语言看得过于简单，甚至说它只有很少的简单音节。"② 过去把北京人称为北京猿人，只是因为便于作外貌上的形容。从牙齿构造的比较看，北京人熟食已经很久，用火、控制火的历史已经很长，因此智力、思维与语言能力必有相应的发展。

推断原始人的寿命同样困难。从元谋人两颗牙齿咬合面不平滑、磨蚀程度小，有人认为当时寿命短。但何尝不可以只是这个元谋人寿命短？北京人共有四十多个个体化石，测定其中三十八人，死于十四岁以下有十五人，占百分之三十九点五；三十岁左右三人，占百分之七；四十至五十岁三人，占百分之七；五十至六十岁仅一人，占百分之二点六；不能确定年龄（大致为成人）者共十六人，占百分之四十三。从这批材料论，平均寿命确实短，可知当时生存斗争的艰苦。应当指出，平均寿命标示不出最高寿命。断言原始人都短命的说法似可商榷。同理，山顶洞人共七个男女老少不同个体，六十岁以上老年男性一人，百分之十四；二十至四十岁年轻妇女二人，百分之二十九；两个小孩、一个少年，百分之四十三；另一成年人不明性别。新石器时代的死亡年龄大致统计如下：七至十四岁，百分之十点八；十五至二十三岁，百分之十八点七；二十四至三十五岁，百分之三十

---

① 古书传说均以古人身高力大记述，今人多以为未妥。但秦俑军士一般认为仿真人体格制作，平均身高一点八米，最高者一点九五米，与古称身高八尺（以秦尺每尺二十三点一厘米计）相当。普通百姓可能略矮，但不至于矮很多。1953 年夏至 1954 年秋于长沙市郊出土三座战国墓，两座墓主尸体完整，分别身高一点五七九和一点六四米。长沙马王堆汉墓女尸一点五四四米。江陵凤凰山一百六十八号汉墓男尸一点六五七米。云梦睡虎地十一号墓主"喜"身高一点七米。还应考虑尸体干缩因素。

② 贾兰坡：《北京人》。载《中国历史的童年》，中华书局 1984 年版，第 56 页。

一点三；五十六岁以上百分之六点六。① 半坡人中，成年死者多在三十岁左右，而小儿瓮棺很多。平均寿命低毫无疑问，但仍不足以判说高寿者可几何。

原始人类生活环境艰难，自然界风云变幻莫测，猛兽、斗殴、战争、自相食人似是主要死亡原因，导致平均寿命短，但不足以说明原始人的体质不强。问题是赤身裸体难能抵抗自然灾害，文明进步才能使强健之体免遭夭亡。

5. 考古病理学方面的发现

在生命起源的序列中，作为最低等原始生物发生的一种，原始细菌出现的年代早在约太古代、一百亿年之前，考古学家已从化石中找到了原始细菌以及真菌等的遗迹。这些微生物是否致病，尚未得到证明。但三亿五千万年之前的甲壳类软体动物化石曾发现有寄生虫的破坏；一亿五千万年前的恐龙骨骼化石中有骨炎和骨瘤的证据；爪哇猿人股骨化石上有骨瘤；尼安德特人常苦于患关节炎，其他的人类化石中见到脊椎结核、骨髓炎、先天性髋关节脱位等，② 早已是事实。疾病不仅在原始人类，而且早在有人类之前已经存在。最近联邦德国人类学家考古发现，一座七千年前的石器时代古墓中出土的八十具骨骼残骸中，约五分之一留有患恶性肿瘤的痕迹。他们当中有些人患乳腺癌，有些人患肺癌或前列腺癌。这是一座埋葬重病死者的墓地。③ 这同样证明，疾病，包括肿瘤，远不是在文明时代之后或随文明进步而产生或增多起来的。

在我国的原始人类化石中，同样有类似的发现。

例如北京周口店的动物化石如鹿、熊、土狗等的骨骼上遗有关节炎的痕迹。特别是肿骨鹿，其下腭靠近臼齿部分特别肿起，高与宽几乎相等，呈圆形。上腭也有类似情况。许多肿骨鹿角化石也呈生前损伤而致的畸形愈合。④ 动物如此，

---

① 据何兆雄主编《中国医德史》（上海医科大学出版社 1988 年版）第 5 页说法。另据吴新智：《周口店山顶洞人化石的研究》（《古脊椎动物与古人类》1961 年第 3 期），山顶洞人为八或十个个体，其中男性老人一人，中或壮年及壮年各一人，五岁幼儿和初生婴儿（或胎儿）各一人。诸说有异。

② 马伯英译：《世界医学五千年史》。人民卫生出版社 1984 年版，第 2 页。

③ 新华社电讯稿，波恩 1990 年 1 月 3 日电，载见《新民晚报》。

④ 宋大仁：《原始社会的卫生文化》。《中华医史杂志》1955 年第 3 期。

人体亦当如此。北京人头盖骨留有生前打击痕迹；外伤和骨折的例子亦见于山顶洞人。据贾兰坡教授提供的资料，一个女性头骨"虽然破裂得严重，但仍严密地结合在一起，而且作综叠形状黏合在一起，因之有人认为这个头骨的破碎，一定是她生前、有皮肉的时候才能愈合粘连而成综叠形状。再有在她左部额骨和顶骨之间，颞颥线的经过处，有一个前后有十五点五毫米、上下宽十毫米的穿孔，有人认为这个穿孔是由重击打破的伤口，也看得出不是她死后的骨殖破损"。另一个男性老人头骨，"在他左上方额骨和顶骨之间，颞颥线经过的地方，有一个长形的凹坑，这个坑的前后有一点五毫米阔，上下有十二点四毫米长，及三毫米深度。有人认为这个凹坑的痕迹也是当他头骨生有皮肉的时候被尖锐器物所伤的痕迹"。①

广东曲江马坝人的眉骨及其上方额骨上留有齿伤的痕迹，野兽咬啮伤也是原始人疾病之一。

山东曲阜西夏侯新石器时代人骨（距今约四千多年前）曾见有肱骨骨折及愈合。江苏邳县大墩子三百一十六号墓主人（距今约五千多年前）之左股骨有骨镞造成的箭伤。云南元谋大墩子新石器时代十五座墓葬中，有八具骨骼的胸腹部及骶部留有生前被射的石镞，少者四枚，多者十余枚。这些外伤和战伤，也是原始人死亡的主要原因之一。

原始人还患有不少骨病。诸如骨质增生、骨性关节炎、骨结核、骶骨及腰椎变异、股骨弯曲增大等。② 许家窑人枕骨外面，靠近枕外圆枕有许多纤孔和细微皱纹，顶骨也有同样成丛小孔，古人类学家林一朴认为是缺少某种维生素而致的骨小孔病或筛状外头骨病。③ 五人中有两人如此，发病率不低。

资阳人则见严重牙病。江苏邳县大墩子人骨中，统计共一千零三十五个下颌齿，其中龋齿六十六个，占百分之六点三八；一百一十三个下颌骨，其中患牙周病者四十六个，占百分之四十点七。有的还有齿槽脓肿，共计九个齿槽脓肿标

---

① 宋大仁：《原始社会的卫生文化》。《中华医史杂志》1955 年第 3 期。
② 颜訚：《西夏侯新石器时代人骨的研究》。《考古学报》1973 年第 2 期。西安半坡博物馆等：《陕西省渭南史家新石器时代遗址》。《考古》1978 年第 1 期。
③ 《中国大陆上的远古居民》，第 95 页。

本，其中六个见有圆形瘘管根端脓肿，三个有明显溃疡标志。① 根尖脓肿在曲阜西夏侯人中有发现。

邳县大墩子人骨研究还表明，孕产疾病可能是对妇女威胁极大的死因。一百九十九具人骨中，死于十四至二十三岁者共二十一具，其中男性八具，女性十三具。女性死亡率高于男性，推测部分死于孕产期，或与妇女疾病有关。在其他遗址中，见到女性因难产而死亡的资料，山顶洞人出土的七具人骨化石中，一具为尚未出生而死于母腹的胎儿；甘肃永靖大何庄遗址中，有一座成人与婴儿合葬墓，婴儿骨骼虽已腐朽，但位置于成人的两腿之间，头朝下，很像是因难产而致的母婴俱丧。②

小儿因疾病而死的死亡率不低。半坡七十六个小孩墓葬中，七十三个为瓮棺葬，但骨骼保存较好的仅两具，年龄在一岁左右，其余均已腐朽。推测均属新生儿死亡，易腐。甘肃永靖大河庄遗址八十二座墓葬，一至八岁小孩五十五座，占百分之六十，其余二十七座为成人墓葬。证明小儿死亡率很高，多与疾病有关。疾病侵犯肉体，一般很少留下痕迹，特别不易在化石骨骼中找到痕迹。

还有一些非疾病性骨损伤。大汶口、西夏侯和大墩子的新石器时代人骨均见有头颅部枕骨人工畸形及青年期拔去上颌两侧切牙的情况。这与原始崇拜及民俗习惯有关。例如东北（首先是满族）至今有"睡扁头"的民俗，最初是用石头压扁的。大汶口文化中，据大墩子、大汶口、西夏侯三处材料统计，一百一十五具可测尸体化石中，拔牙率达百分之六十四点四（七十四例），年龄均在十五至二十二岁之间。原因可能与成丁礼、忌夫、殉葬、装饰、防病（《新唐书·南蛮传》："地多瘴气，中者不能饮药，故自凿。"）、爱美等因素有关。"凿齿"在上古可能为一民族。《山海经》谓："凡海外三十六国……自西南至东方……（有）凿齿民。""尧乃使羿诛凿齿于畴华之野。""羿与凿齿战于寿华之野，羿射杀之。在昆仑墟东，羿持弓矢，凿齿持盾。"（《淮南子》）民族志中有仡佬、高山族拔牙风俗遗留。③

---

① 韩康信等：《江苏邳县大墩子新石器时代人骨的研究》。《考古学报》1974 年第 2 期。
② 傅维康主编：《中国医学史》。上海中医学院出版社 1990 年版，第 6 页。
③ 严文明：《大汶口居民的拔牙风俗和族属问题》。见向仍旦编《中国古代文化史论》。北京大学出版社 1986 年版，第 285 页。

又有山顶洞人第一百零二号女性头骨，前额见一凹槽变形。贾兰坡教授认为可能系带索长期勒刻所致[①]。我国西南地区流行悬棺葬的民族，头骨也有类似变形，与前额负重有关。[②] 这些均属劳损性体质异变。

另一值得引起注意的事实是，在中国原始人头骨化石中，很少见到钻颅术（又称锯颅术、穿颅术、颅骨钻孔术）留下的遗迹。国外却颇常见，有关报告几乎遍及世界各国各地，特别多见于地中海以西、南北美洲、南太平洋群岛（见彩页图四）；最早于 1685 年在法国发现。日本也有三例报告。据分析这种开颅术系用锐利石器施行，晚近美洲印第安人中也偶尔有见。目的为驱鬼外出以使顽固头痛、昏睡、神经痛、癫痫、白痴、癫狂、惊风等疾病痊愈。马来群岛的原始人还用棕叶做成一个小人，涂上香料、食物，放置颅孔前引鬼外出。南美土人行穿颅术前且备有麻醉药（可可叶及曼陀罗叶之类）和制腐药。然而，如此风行于原始世界的穿颅术，却不见于中国古人类化石，是一值得探讨的古人类学之谜，也是一个文化之谜。

三、 原始中国人的卫生文化及能力

原始人可能还不知生之所来，却已深感生之不易。为保卫生存而努力，是最早的卫生能力，并逐渐衍成卫生文化。

6. "南巢北穴" 的居处卫生文化

动物也有巢穴，何况要高等得多的人类。在卫生学意义上，巢穴是为了休息，为了保障生存繁衍。区别于动物的是人类能不断地发展它、完善它。这种差别，即是文化。巢居如果不是动物本能，至少也是从动物时代延续下来的。构木为巢，掘穴而居，都有卫生学方面的特征，是原始人智慧的共同创造。

北京人居于洞穴，是利用天然岩洞。元谋人和蓝田人如何居处，暂无资料可

---

① 贾兰坡：《山顶洞人》。龙门联合书局 1951 年版。
② 宋兆麟等：《中国原始社会史》，第 376 页。

证。张华《博物志》称："南越巢居，北朔穴居。"《太平御览》卷七八引项峻《始学篇》谓："上古皆穴居，有圣人教之巢居，号大巢氏。今南方人巢居，北方人穴处，古之遗俗也。"似乎原始人先穴居，又改为巢居。实际情况恐怕是首先利用天然岩洞或树洞栖身，无天然洞穴则如鸟筑树巢。在此基础上发展出人工居所——最早的房屋。民族学资料显示，独龙族不很久以前还是"筑树于屋，或就石洞为屋"[①]。《隋书·南蛮传》记载："随山洞而居，古所谓百越是也。其体断发文身。"《太平御览》卷七八八引称唐代东谢蛮"散居山洞间，依树层巢而居"，可证并无南北必定之分。

从新石器文化早期遗址情况看，最古老的人工居所，确是北方以地穴式发展为主，南方以树巢型的干栏式发展为主。西方人类学者研究，南亚和欧洲的许多古老部落原始住房为"风篱"（wind-break），[②] 结构简单，以树枝插成围墙，覆以树枝或草，比起我国早期房屋建筑似还简陋些。例如我国仰韶文化早期房屋建筑以半地穴式为主，下部空间为穴，上部空间用土木构筑，有矮墙，有房顶结构支撑。墙面栅栏与屋顶糊泥。最值得注意的是地面处理。早期地面铺草泥或胶泥；后期则采用细砂、料礓石、泥土的三合土抹地，干结后十分坚硬。有的为夯土，并可能用火烤过。还有先铺一层木板，板上再涂泥。南方河姆渡文化房屋为干栏式，时代比仰韶文化早，工艺则先进得多。下部打木桩，形成架空房基，然后搭木铺板，立柱架叠，用木榫销锁，颇为坚固。距今四千年的齐家文化房屋则有"白灰面建筑"，即在地面和墙面下部抹一层白灰面，类似于今日的石灰粉刷，增加了屋内光亮、美观和清洁。大部分房屋附近有窖穴，底部和窖壁抹草泥、红胶泥，并填有扁平大砾石和小砾石，显见为储藏物品用。

这已不仅是建筑技术的进步，不仅是因地制宜、适应环境的完全被动结果。半坡村周围那条大围沟，深宽达五六米，既为防范野兽或制止部落间的械斗冲杀，同时排除积水、保持居住区干燥的卫生意义也不容忽视。河姆渡房屋背靠山坡，面临湖泊，与后来风水先生堪舆术的择居原理很一致，至少也有挡风、保暖、排泄等优点。干栏式建筑的下层空间，可使上层居室干燥、透气得到保证，

---

①　陶运逵：《狭江纪程》。《西南边疆》1941 年第 12、14、15 期。
②　仲富兰：《中华风物探源》。知识出版社 1986 年版，第 116 页。

这在南方湿地更显重要。尤其可缓冲大雨后的偶然泛滥，可免瘴疠之气熏蒸，亦避毒虫毒草。新旧《唐书》"南平僚传"中有曰："土气多瘴疠，山有毒草及沙虱蝮蛇，人并楼居"；《太平寰宇记》也说："俗多构木为巢，以避瘴气"，可作佐证。南方蚊子等低飞昆虫多，居高则可从下点燃浓烟熏燎，亦为一利。遗址中间有一堆堆橡子、吃剩的菱壳，以及鸟、鱼、龟、鳖、鹿、麇等动物骸骨，推测是居住者食后从架空的地板缝中弃掷而下，既保持了居室卫生，又为犬豕等牲畜饲料。南方牲畜多圈养，人畜隔离，河姆渡多猪，看来这一卫生措施由来已古。今日一些少数民族木楼、竹楼仍可见干栏式建筑遗风。

《事物纪原》卷八宫室条称："上古穴居而野处，后世圣人易之以宫室，上栋下宇，以待风雨。"《白虎通》说："黄帝作宫室以避寒湿，此宫室之始也。"称为宫室，因其建筑已渐趋高级，避风雨寒湿的健康卫生意义更大。黄帝时宫室状貌现无从得知。《墨子》说："尧堂高三尺，土阶三等，茅茨不剪，采椽不刊。"比较朴素，但土阶和堂高，可防湿并利通风。又说："古之民，未知为宫室时，就陵阜而居，穴而处，下润湿伤民。故圣王作为宫室。为宫室之法，曰高足以辟润湿，边足以圉风寒，上足以待雪霜雨露。宫墙之高足以别男女之礼。"（《辞过篇》）卫生意义更重于其他方面如礼仪、奢侈等。

《礼记·礼运》说："昔者先王未有宫室，冬则居营窟，夏则居橧巢……后圣有作，然后修火之利，范金合土以为台榭宫室牖户。"显然是利用火改善居住条件。原始时代北方地区遗址房屋房顶多有排烟通风口，与上述记载相符。相比之下，西方古代多垒石为墙，窗门狭小，保暖作用大，但通风不如中式房屋。龙山文化房屋中间或一侧设有火塘，有的地面还有火床，保暖、防潮作用及安全性均有提高。

分房而居比共居或与家用杂物并居要合乎卫生。河姆渡房屋中有席箔，半坡有席纹陶钵，说明已用席作室内装饰卫生。较之《滇略》所记罗干蛮"所居有房屋、无床榻，以松毛铺地而卧焉"还显进步些。成语"席地而坐"，《周礼》"席不正不坐"，《晏子春秋》"客退，晏子直席而坐"，说明中国人以席铺地的室内卫生大有讲究，影响到礼俗尊贵。

考古发掘中还见到村落的迁移、房舍的毁弃。有认为是因火灾，有认为是因农业的火耕作业必须不断迁移。但也不排除卫生学上的原因。例如民族志的证据，高山族房子分东西两部，中柱为界，东居人，西停尸。西部死者埋满后，即须放弃房屋，迁徙另居。拉祜族人更干脆："遇有死者，不殓不葬，停尸而去，另择居焉。"（《楚雄府志》卷一）凉山彝族、东北赫哲族人逢有瘟疫，也要全村迁居，以为隔离。[①] 西方从犹太人时起，即有将麻风病人居屋烧毁的例子（见《圣经》）。以此类推，则我国原始时代，房屋的弃毁、迁移与择居，对卫生因素有所考虑是完全可能的。

7. 钻燧钻木取火与熟食卫生

摩擦生火对于人类进化意义巨大。人类第一次支配了一种自然力，并最终把人同动物界分开。同样，对人类健康和卫生保障也至关紧要。首先是更有效地防止野兽侵袭；保暖除湿；更重要的为熟食，既防免了许多肠胃道疾病，又促成了身体的演化。

自然火主要为火山爆发、雷电引起草木燃烧、烈日或其他理化因素引起的自燃等。元谋人、蓝田人、北京人时代，主要利用自然野火。对火种的保存意义重大，也是难题。根据民族志的材料，有篝火阴燃法（如西藏珞巴族），派老人专门看管火塘；有以菌类、朽木、火绳等阴燃流动保存法（见于鄂伦春族、彝族等，适用于游牧迁徙生活）。但随着用火范围的扩展，仅靠上述火种保存法已适应不了人类生产、生活、生存和卫生的需要。同时，原始人在制造石器的打击过程中，获得了"钻燧取火"的经验。

《韩非子·五蠹》说上古之世，"民食果蓏蚌蛤，腥臊恶臭而伤害腹胃，民多疾病。有圣人作，钻燧取火，以化腥臊，而民说之，使王天下，号之曰燧人氏"。一语道破了炮生为熟的卫生学意义。除了有助于消化外，且有消毒灭菌作用。肉类食物经煮熟后易于消化吸收，可补助动物性蛋白质营养，给正在形成中的人的体力和脑髓发育提供所需的营养物质，价值巨大。

之后是陶器发明。陶器一方面改变了"饥则食，多则弃余"的生活习惯，从而有了粮食储存，生活趋于安定；另一方面则用作炊具。一般为夹砂陶，有气

---

① 《中国原始社会史》，第 366 页。

孔、耐火烧、传热快而不易破裂。可知熟食的方法也在一步步地走向成熟。

陶器有各种各样形制，从而有各种各样熟食法。一般认为最早的陶器出现于距今九千年之前的江西万年大源仙人洞、桂林甑皮岩等地。近又发现可能更早的一处。新石器时代更屡见不鲜，半坡遗址竟多达五十万件。绝大部分为炊具、食具、储藏器和水器。裴李岗、仰韶、河姆渡等遗址可见各种陶罐、陶釜、陶鼎、陶灶以及碗、盘、杯、壶、盆等。还发现过放在案板旁的三角形石刀，用来将大块肉切碎入煮。特别是陕西庙底沟出土的陶甑，底部有小孔，可用蒸汽蒸煮食物。炊具如鼎、鬲、甗等尤多，便于架设炊具。《古史考》称"黄帝作釜甑"，又说"蒸谷为饭，烹谷为粥"。中国的饮食文化，首先以熟食和陶器使用为基础发展起来。有容器的蒸煮盛食，使营养吸收更完全，并减少食物污染。

8. 饮食卫生文化及其他

原始人饮食结构的变化，同样具有营养卫生意义。

我国的原始农业，大约距今约一万年前已经起源。中国人习称的五谷：黍、稷、麦、菽、麻，加稻为六谷。稷即粟，菽为大豆，麻应是芝麻一类含油作物。这些至今还是中国人主食。主食长期以植物蛋白为主而少动物蛋白如牛奶、肉类等结构定势，深刻影响了中国人的体格、体质，甚至耐力、智力及面部形态等（咀嚼影响面形）。

粟和黍起源于西北黄土高原，是北方人的主食；稻米过去有认为起源于泰国北部、印度等说，自近年在江西、云南发现野生稻，河姆渡出土大量稻谷、稻壳、稻草，栽培稻起源于中国殆无疑问，并至今为南方人主食。《墨子·辞过》谓："古之民未知饮食时，素食而分处。故圣人作诲，男耕稼树艺，以为民食。其为食也，足以增气充虚，强体适腹而已矣。"若只是适腹，并不足以强体。但"增气充虚"，则是因消化和营养。

副食也以蔬菜为主。从野菜、野果到"能植百谷百蔬"，《诗经》中有瓜、瓟、韭、葵、菁（芜菁）、芹、荇等二十余种，半坡中见到芥菜一类菜子，河姆渡有薏仁和葫芦。南方一些原始社会晚期遗址还出土了蚕豆、芝麻、甜瓜子等植物种子遗存。加上桃、橘栽培均以中国为故乡及猕猴桃等，维生素摄取应该不缺少。

狩猎和捕鱼，加以猪、牛、马、鸡、鸭、狗等六畜饲养，是动物蛋白主要来源。出土物中猪骨最多，说明自古以来肉食以猪为多。但未饲养大批肉用牲畜。南方人从掏野蜂窝发展为驯育家蜂，早就吃蜂蛹和蜂蜜，营养价值当然不低。

调味品有咸、辣、苦、甘、酸，即后来的酸、苦、甘、辛、咸五味。咸味来源于盐，其他来自粮食果蔬。盐对于身体是不可缺少的无机矿物质。近海用海盐，内陆有岩盐和井盐。《世本》谓"宿沙作煮盐。"《淮南子》称"昔宿沙之民，皆自攻其君而归神农。"可知宿沙为一部落民。《路史》注："今安邑东南十里有盐宗庙。吕忱云，宿沙氏煮盐之神，谓之盐宗，尊之也。"《山堂肆考》言"宿沙氏始以海水煮乳煎成盐，其色有青、红、白、黑、紫五样。"可知制盐颇早。《尚书·说命》谓："若作和羹，尔盐惟梅。"《内经》说："东方之域……鱼盐之地，海滨傍水，其民食鱼而嗜咸，皆安其处，美其食。"很早已懂得盐的调味作用。因此亦有钠的摄入。最早的制盐方法据说是将盐水泼在烧红的木炭上结晶而出，产量有限。

饮水卫生则从水井的发明略见端倪。《易经》云："改邑不改井。""疏曰，古者穿地取水，以瓶引汲，谓之为井。"《淮南子》说："伯益作井而龙登。"伯益为尧舜时人。但实际发明井要早得多。北方原始文化中如河北邯郸涧沟、洛阳、汤阴等龙山文化期中始见。据认为，这些井均较浅，不能用作灌溉，而井底有许多破损汲水罐，应是供作饮用。河姆渡、崧泽、良渚等江南原始文化遗址，发现水井很多，且早于北方文化。有一水井位于一水塘中，应为水塘干涸时汲水用。所有井壁都有"井"字形木架，良渚文化且呈木筒形，由多块木板围成，每块木板中间有圆孔。不管如何，饮用井水，特别是这种渗滤而来的水，水质是比较干净卫生的。

随着陶器烹食，饮用开水的可能性也出现了。古书未见记载中国人何时起饮用开水，而喝开水是中国人在世界上较独特且卫生的传统习惯之一。许多出土陶器如陶壶、陶杯、陶碗等，可视为饮开水器具。进一步则发展为饮茶。唐·陆羽《茶经》称："茶之为饮，发乎神农氏，闻于周鲁公。"还有一说："神农尝百草，日遇七十二毒，得茶易解之。"今日饮茶文化及茶的杀菌、解毒、止痢、清肠胃甚至抗癌作用，很受颂扬，饮茶虽非始自神农，但起源很早是无疑问的。饮茶由饮开水而来，饮开水在原始时代末期已有，这一说法应可成立。

饮酒至少在早期是一种有卫生意义的饮食习惯。酒精有消毒灭菌作用，也可兴奋人的精神、体力。因为早期酒均是低度酒，故一般认为，人类最早的酒是果酒，由含糖野果自然发酵而成。后为先民发见而开始着意酿造。李约瑟博士则认为中国人最早酿出的酒是啤酒（Beer）[1]，是啤酒的故乡。实指用粮食酿酒。过去认为亚述国（距今约两千年前）最早用大麦酿酒。从 1987 年山东莒县东十公里处原始社会早期遗址中所见的一套酿酒器具及大量饮酒器推知，我国早在公元前三千年新石器时代中期已能酿酒。有人更进一步推测中国酒文化的历史可追溯到公元前五千多年前的磁山文化时期。[2] 而这种酿酒技术，看来是谷物酿酒。晋代江统《酒诰》云：“酒之所兴，肇自上皇……有饭不尽，委余空桑，郁积成味，久蓄其芳，本出于此，不由奇方。”明白指出用饭成酒；空桑之地，可能有发酵物。现在用的啤酒花也属桑科植物。

在古籍《魏书》、《隋书》、《大明一统志》等中，都记载有古代少数民族嚼米为酒的方法。《稗海纪游》、《台湾纪略》两书具体描述了台湾高山族嚼米为酒的情况：“其酿酒法：聚男女老幼共嚼米，纳筒中，数日成酒。饮时入清泉和之。”“人好饮，取米置口中嚼烂，藏于竹筒，不数日酒熟，客至出以相敬，必先尝而后进。”这是利用唾液淀粉酶发酵。石器时代的酿酒应另有发酵原料。甲骨文中有“鬯其酒”之说，《白虎通义》解：“鬯者，以百草之香，郁金合而酿之，成为鬯。”可见是用百草之香作为发酵原料。

《内经》很重视酒的药用。其谓“自古圣人之作汤液醪醴者”的醪醴，也是米酒。现在南方农村仍盛行酿米酒土法，用蓼花作曲发酵。不知古称醪醴的“醪”，是否与“蓼”有关[3]。用曲酿酒，是中国人一大发明。《尚书·说命》曰：“若作酒醴，尔惟曲蘖。”

酒的源流既早，或为享受，或为解忧（如曹操诗：“慨当以慷，忧思难忘。

---

①　参见 Robert Temple，*China: Land of Discovery and Invention*，p. 77，Patrick Stephens Lit. 1986。

②　参见《中华文明史》，第 258 页。

③　有人认为“醪”为醇酒，“醴”为米酒。笔者有疑。近读钟伟今著《吴越山海经》（上海人民出版社 1990 年版）中“大禹与水酒”篇，民间传说中称最早的酒是水酒（仪狄）偶然中将大辣蓼花盖在糯米饭上，数日后发现成了酒。据此醪与醴均为米酒。《本草纲目》“蓼”条下云：“造酒曲者用其汁。”以蓼酿酒历史甚久。

何以解忧？唯有杜康。"），或为强身发力，或为驱寒避湿，或为治病，都有卫生学意义。中国后来的医药，如《内经》："其见大深者，醪醴主治，百日已。"把酒看成"百药之长"，以致一个"醫"字，也从酒（酉）。至于到底是"仪狄作酒"，还是"杜康造酒"，反倒不重要了。

9. 衣着卫生文化

衣着对于人类，不仅是文化，也是一种卫生标志。人类从猿到人，通体脱毛，御寒是一个问题。《礼记·礼运》说："未有麻丝，衣其羽皮。"可见是用羽毛兽皮御寒的。但"衣皮韦，能覆前不能覆后"（《白虎通义》），还是不太解决问题。山顶洞人骨针可作缝纫，四川资阳黄鳝溪出土骨锥可缝兽皮，应有比较像样的皮衣。从民族学资料看，更早可能还使用竹针、木针，如鄂温克族用木针，独龙族用竹针。开始时披一大张兽皮，后来可能在兽皮上开洞，或几张小皮连缀拼接成衣。下身最早穿裙子，以兽皮、树叶连缀一围而成，渐而成裤，即裳。《易·系辞》说"黄帝尧舜垂衣裳而天下治"，说明衣裳曾在文化—文明过程中起重要作用。

从纺织技术看，由编织渔网筐篮（原料为葛藤皮、苎麻皮等）及芦席等可能启发出衣料的编织。草鞋山遗址有葛布残片；大河村遗址有大麻种子，可能已种麻织衣。大地湾一期已有陶纺轮出土，河姆渡且见木纺轮、骨质梭形器等。正如《韩非子·五蠹》所云，是"冬日麑裘，夏日葛衣"了。而我国蚕丝产地似也遍及南北。黄帝妻嫘祖为西陵氏之女，传说是她发明了养蚕。考古发现则见为更早。山西芮城仰韶文化有陶蚕蛹，山西夏县则见到半个割裂的蚕茧，而良渚文化养蚕和丝织已相当进步。不过，似乎北方衣服以御寒为主，南方则为防蚊叮虫咬。文化上的装饰意义则不很重要。《墨子·辞过》说："古之民未知为衣服时，衣皮带茭（《说文》云：茭，干刍）。冬则不轻而温，夏则不轻而清。圣王以为不中人之情，故作诲妇人，治丝麻，捆布绢，以为民衣。为衣服之法，冬则练帛之中，足以为轻且煖。夏则絺绤，轻且清。仅此则止。故圣人为衣服，适身体、和肌肤而足矣。非荣耳目而观愚民也。"卫生护体作用强于装饰意义。南方天热，尤在烈日下劳动，裙子较方便，因此沿用较久。北方自战国赵武灵王起采用"胡服骑射",南方穿短裙"以便涉游,短袂攘卷以便利舟"(《淮南子·原道训》),据说直到晋代还是穿超短裙为主。此论与"黄帝垂衣裳"说不合。可能是裙裤两有,以某者为主而已。越王勾践、司马相如在浙在川,穿"犊鼻裤",亦可为证。到隋代,男子不再穿裙。裙子凉快且防蚊蝇,甚适于南方。

推测原始人也有了蓑衣。今日南方农村仍多用大竹叶或棕皮做成笠帽、蓑衣,以挡风雨。后来发展成用蚕衣、油纸及木屐雨鞋。雨具有卫生价值。

帽子初为狩猎时迷惑野兽用,戴为兽角。《事物纪原》说:"冠之兴,其始自太古乎!《通典》曰:上古衣毛帽皮,后代圣人见鸟兽冠角,乃作冠缨。黄帝始用布帛。"但帽子也有保暖、卫生作用。《云南志略·诸夷风俗》:"古代僚人

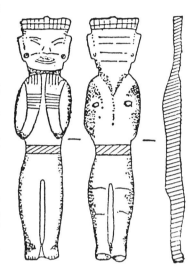

图1.2　玉人(穿衣戴帽)

以桦皮为冠。"可能也是雨帽。《白虎通》说:"冠者,绻也,所以绻持其发者也。"是为了绾发和头发的整洁。由此推想到出土的许多骨笄、骨簪等,除了装饰作用,也有保持头发卫生作用。进而推测他们也经常洗头,同时也必常常洗澡,以保持全身清洁。大汶口出土的漂亮镂空四旋纹象牙梳,梳篦也好,装饰也罢,不会是蓬头垢脸浑身上下脏兮兮的人使用的。许多陶器如陶盆之类,也应为盥洗用具。

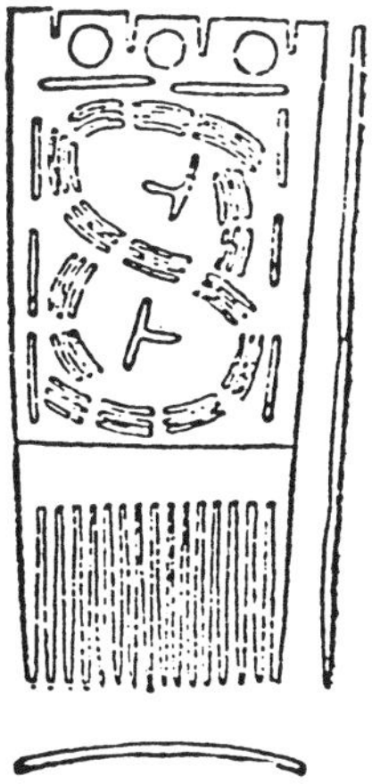

赤足最易受伤,或被蛇虫咬伤。鞋子的卫生意义更大。最初是一块兽皮,后来分成为包脚布和屦,再发展成鞋袜。《世本》说"於则(黄帝臣)作扉屦。"扉是皮制的鞋。《诗经》说:"纠纠葛屦,可以履霜。"保暖作用也很明显。

此外,文身虽非衣服,但初意也有辟邪防害作用。当然,更重要的是作为图腾标志,如《后汉书·南蛮传》:"哀牢夷,种人皆刻画其身,象龙纹。"以花样图案装饰衣裳,恐由纹身而来。

图1.3　象牙梳

10. 原始舞蹈、音乐和体育运动

原始的体育运动，是为了采集、狩猎、捕鱼等而发展出来的奔走、跳跃、骑马、技击、投掷、摔跤、攀援、射击、武术、滑雪、划船、游泳等活动项目。是一种有利于心身健康的活动。民族志证明，许多少数民族至今尚有专门的节日体育运动项目，其健身作用，不难理解。但开始并非以锻炼为目的而创设，也很明白。

体育与舞蹈相连，舞蹈除了祭祀等仪式需要外，也有娱乐心身的目的。据传史前时期，"洪水滔滔，天下沉渍，九州阏塞，四渎壅闭"（《吴越春秋》）。没有平时体育锻炼的基础，难逃灭顶之灾。幸免者，亦要用体育活动和舞蹈来消弭心身之患。《吕氏春秋》中说："昔陶唐氏之始，阴多滞伏而湛积。水道壅塞，不行其原，民气郁阏而滞著，筋骨瑟缩不达，故作为舞以宣导之。"应是事实。《路史》也说："阴康氏之时，水渎不流，江不行其源，阴凝而易闷，人既郁于内，腠理滞著而多重膇。得所以利其关节者，乃制为之舞，教人引舞以利道之，是谓大舞。"后来的导引术，如华佗的五禽戏，熊经鸟伸，实为摹仿动物的舞蹈。

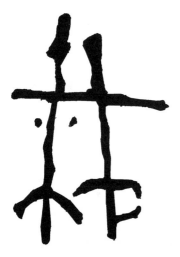

图1.4　双人舞

舞蹈、音乐、运动还可令人赏心悦目，发泄内心的快乐与烦恼，或从中得到慰藉，驱散积郁愁闷，即达到心理上的完满和社会上的完满。花山崖画的征战舞，令舞者与观者皆精神振奋；阴山崖画祝捷舞及乌兰察布崖画双人舞，令人心旷神怡、心向往之！

唱歌可能原是号子，或山歌。摹仿山林溪谷之音，传达内心情感的悲悯欢乐。最古老的乐曲，东汉人王逸注《楚辞》，谓有"伏戏作瑟，造《驾辩》之曲"。炎帝时的刑天，作《下谋》，内容似为歌颂扶犁之乐、丰年之乐。而夔作《箫韶》，传到后世历两千年，孔子听了犹"三月不知肉味"，感人至深。《吕氏春秋》记有"八风"，也系舞曲。《诗经》为民间传唱记录，有些为更早的传唱留

存。诗言志，思无邪，都是一种心理卫生行为方式。

出土乐器如陶磬、陶铃、陶响球、陶埙、骨笛等，尤其是 1987 年河南舞阳出土的十六支骨笛已具七声音阶结构，发音相当准确，音乐较好，至今可吹出旋律，可知当时音域音色、旋律已相当丰富，足可抒发心里的快乐哀伤了。

11. "食人之风"与丧葬卫生

前已提及，北京人中可能还遗留有食人风。吃人，本身当然是反卫生的。但若为食物匮乏、饥饿、死神随身而不得已为之，可称为"义举"。恩格斯说："吃人，包括吞吃自己的父母，看来是所有民族在发展过程中都经历过的一个阶段。""由于食物来源经常没有保证，在这个阶段大概发生了食人之风，这种风气，后来保持颇久。"① 根据国外人类学家的研究，这种资料确实颇不鲜见。有的部族，食人之风甚至保留到晚近。早几十年前甚至在非洲等地还看得到人肉市场。中国史书上也有因饥荒而发生人食人现象的记载。白居易诗："是年江南旱，衢州人食人！"

现代类人猿中也有互相吞食的个别现象。珍妮·古道尔目睹三头新生的小黑猩猩被另一家族的黑猩猩吃掉。她也看到过两个不同群体黑猩猩的争斗，直到把对方打死。不过没有吃掉。② 一般动物是不吃自己同类的。非饥荒性的同类相食有可能是一种病态。

北京人遗骨中，头骨和其他骨骼相比数量极不相称，前者多而后者少。形似水瓢的头盖骨又多于其他部分头骨，据认为这是将头盖骨当作盛器保留的结果。③ 宋兆麟氏还认为，"不久前，藏族、纳西族尚以人头盖骨为碗的。古代有'噉人国，生首子辄解而食之，谓之宜弟。味旨则以遗其君，君喜而尝其父。'（《后汉书·南蛮传》）在瑶族的历史传说里，也有一个吃人时期，后来才改为吃牛肉。这是合乎生产力发展原则的。"除用生产力解释外，文化习俗亦为重要原

---

① 恩格斯：《家庭、私有制和国家的起源》，人民出版社 1972 年版，第 18 页。
② 《猿猴社会》，第 9 页。
③ 宋兆麟等：《中国原始社会史》，第 361 页，并转引贾兰坡：《远古的食人之风》，《化石》1979 年第 1 期。

因。原始人对生命的意义和价值未必如现代人那样看重，甚至不知生死有多大区别。

北京人时代，尚无丧葬；山顶洞人，埋尸土中。中国人盛行土葬，自有渊源。至少比把尸骸弃于野外要合乎卫生些。母系氏族的公共墓地集中于一隅，并与居住区隔开，也较卫生。但尚不见棺椁。唯半坡儿尸用瓮棺，多一层遮盖，对防止臭味外溢、细菌散播应有隔离作用，虽然不是原始人的自觉行为。这种卫生意义同样客观存在于后来的棺椁。当然，葬仪本身有更多文化的其他层次涵义。

关于人殉，大汶口遗址而下，多有发现。与食人之风并论，这亦为反卫生习俗。但不存在饥荒之类动因。牵涉更多的应为原始崇拜、原始信仰诸问题，以生死相随，或认为死犹如生，仍然不十分明了生命的真正含义。

由以上可知，中国远古人类从元谋人算起，已走过了一百七十多万年的历程。有文字的人类文明史与之相比，只得一个零头。原始人类艰难竭蹶，从冰川中超渡，在比较良好的自然生态环境下安家，奠定了灿烂辉煌的中华文化的基础。他们的体质在漫长的历史年代里进化，以适应生态环境；在求生存的顽强目标下，从用火、用水、发展渔猎农牧及衣食住行诸方面保卫自身，因而也具有了初步的卫生文化和卫生能力。疾病和伤害曾经侵袭他们，甚至吞噬他们的生命，他们本能地抵抗过，但主要靠自然所赋予他们的体质，在选择中保存了下来。真正战胜疾病仍谈不上，有意识的卫生、医疗是要在相当久之后。

第二章 原始思维、原始崇拜与医学文化

人类在原始时代，主要受原始思维控制，原始崇拜则为最早的文化形式。远古存留下来的神话传说、艺术形象、今日社会的民俗沿习、土著民族的状况调查等，饱涵着某些原始时代的信息。我们可以从中作一些有关医学文化内容的反思和推测。

一、 原始思维与医学文化

现代思维科学的一般分类中，思维形式分为形象思维（例如作家、艺术家的思维）、逻辑思维（理论思维的主要样式）和直觉思维（诸如顿悟之类）三种。这里说的原始思维，是指原始人的主要思维样式。这与一般社会学家、人类学家所特指的"原始思维"有一点差别。他们的研究，揭示了原逻辑思维、集体表象、神秘互渗等原始的或野性的思维的某些特质，很可取；但给人的印象，好象原始人的思维样式亦就仅此而已，虽然他们承认原始思维的这些样式也存在于现代人的个例之中。①

---

① 例如法国的列维-布留尔（Lucien Lévy-Brühl，1857－1939）著有《低级社会中的智力机能》、《原始人的心灵》、《原始人的灵魂》等。1930 年苏联将此三书合一编为《原始思维》，并请作者写序。1980 年丁由之中译本即据此，商务印书馆 1985 年出版。列维-布留尔以大量篇幅论述了原始人的原逻辑思维，然后又说："在人类中间，不存在为铜墙铁壁所隔开的两种思维形式——一种是原逻辑的思维，另一种是逻辑思维。但是，在同一社会中，常常（也可能是始终）在同一意识中存在着不同的思维结构。"这一点，获得法国另一位著名人类学家列维-斯特劳斯的赞同。后者另外著有《野性的思维》一书，中译本由李幼蒸译出，商务印书馆 1987 年出版。其中说："历史上早期的人类乃是一个漫长的科学传统的继承者……存在着两种不同的科学思维方式，两种方式都起作用。但当然不是所谓人类心智发展的不同阶段的作用，而是对自然进行科学研究的两种策略平面的作用：其中一个大致对应着知觉和想象的平面，另一个则是离开知觉和想象的平面。似乎通过两条不同的途径都可以得到作为一切科学的——不论是新石器时代的或是近代的——对象的那些必要的联系：这两条途径中的一条紧邻着感性直观，另一条则远离着感性直观。"他们的话虽是这么说，但实际上对原始人有无逻辑思维的问题避而不谈。因此，本书"原始思维"概念实际上有所区别于他们。但笔者并不反对一般地用"原始思维"来指原逻辑思维为表征的集体表象、神秘互渗、万物有灵等思维形式，并认为原始人主要是以此类思维形式为特征的。

12.　"集体无意识"和神秘感受

我们可以想象一下，当原始人刚刚脱离动物界，从树丛下到地上，开始用不同于动物的眼睛看周围的世界，该是怎样一种情景？应当说，他们对自身和周围环境的关系并无认识，到处是混沌一片。甚至对生与死这样密切关乎自身的大事，也不能区别。生则自生，死则自死，生命无所谓价值。对周围的一切，他们没有个体的、独立的认知；他们的思维大抵是集体性质的、一呼百应的和趋向相同的；并且主要是情绪性的和运动性的。这种特征正与近亲猩猩等的活动方式和简单思维形式相似并相连续，也与人类原始的体质特征和结群活动生活方式一致。这种以"集体无意识"（或下意识）及神秘感受为特征的思维形式称之为"集体表象"①，是可以接受的。

这种最早的人类思维与动物界的无思维相比，已是莫大飞跃。假如原始密林里真的存在着一个与世隔绝了两千多年的居住群落，突然"出世"来观看现代人的社会文明，看到汽车、火车、飞机，他们的第一感觉恐怕就是集体性的恐惧和神秘。如果没有人引导、教育他们，不参与到现代人社会中来，这种神秘和恐惧会作为集体表象相当长久地存留下去。以此推溯，原始人睁开智慧之眼看世界时，那种陌生感、神秘感和恐惧感，与丛林中的原始人看飞机在天上飞是一样的：一种神秘的实在。

原始人知觉与现代人知觉之间的差别可能类似于潜意识与清醒意识的差别。核心是神秘性质。因陌生而神秘。某一客体的或事件的神秘性含义，为某一个或某几个个体首先初觉，但很快传染给大家，从而成为集体的行为。积淀而可成为共同的、世代相传的尊敬、恐惧或崇拜等感情和行动。文明以后的人类还会笃信迷信、虔诚礼拜神明等等，从心理形成的历史上分析，不能不推到原始人的集体

----

① 列维–布留尔定义这种表象是一种智力现象；是该社会集体中全部成员共有的；世代相传；同时在每个成员身上留下了深刻的烙印；在不同情形下，会引起该集体每个成员对有关客体产生尊敬、恐惧、崇拜等感情；它们的存在不取决于每个个人；所表现的特征不可能以研究个体本身的途径得到理解；没有逻辑特征；神秘但却是原始人感觉中实在的存在。等等。参见《原始思维》第5及25页等。

表象。西方医学史上记载中世纪的"按手礼"① 和恐惧症、癫狂症②，是医学上的典例。近年一些练气功的人走火入魔，自发动作，痛哭流涕，随着"气功指导师"的话筒声音而集体动作，很有"集体表象"的意味，完全是情绪性、运动性的下意识行为，并且充满了神秘感受，互相传染。

人与人之间有这种传染互渗，物与物、人与物之间自然也被认为有传染互渗了——一种性质的转移。这就是列维-布留尔提出的"互渗律"概念。不过，他没有说明原始人是何以产生神秘互渗的思考方式的。我则认为人群之间的信息传通被误认为一切事物之间同样有性质的挪移。

列维-布留尔举出过一些有关中国的例子，是从 J. J. M. de Groot 所著 *The Religious System of China* 一书中引证的，有些例子选错了，或是 Groot 弄错；有些却确实很说明问题。例如"画中人"（肖像变活人）、年轻寡妇与死去丈夫的泥像同居谓可受孕生子；为死者送丧上坟用纸糊兽像、烧纸钱等，都是原始思维中神秘互渗和集体表象的孑遗。这种状况，近现代仍有。例如慈禧太后及过去一些农村老人就不愿拍摄照片，认为会被"摄走魂魄"，以为神秘的魂魄能够转移。西安等地黑市发售一种"冥国银行"纸币，认为死者在地下仍需用钱。③ 这些原始集体表象表现为"肖像能够占有原型的地位并占有它的属性"，而死者的形骸依然保留其原型的地位及其属性，与生时无异。陕西一带民俗，还用蜡制成男孩偶像，七夕置于水中玩耍，可使妇女生男孩，称为"化生"。男孩偶像的性征被认为具有神秘转移的力量。肖像、偶像在原始思维的视角中，是有生命的存在物固有属性的标记或媒介。姓名甚至也有同样的标记或媒介意义。农村习俗，把小孩名字取作阿狗、阿猫之类，婴儿出生后穿旧衣，放狗窝内躺一

---

① 参见拙译《世界医学五千年史》。人民卫生出版社 1984 年版，第 52 页。成千上万的人集会，请国王把他的手放在病人的头部或颈背上，口中念念有词："我碰一碰你，上帝令你痊愈。"

② 同上书，第 66 页。恐惧症、癫狂症流行，"自我鞭笞"、疯狂舞蹈，不可遏止。1212 年法国、德国还出现了"儿童十字军"，成千上万名儿童听从一个九岁少年的呓语，去做基督的卫士，最后这些儿童被商人骗卖做奴隶，另一部分则冻饿而死于阿尔卑斯山。

③ 此种纸钱早已有之。清·福格《听雨丛谈》记："京师祀神，用黄纸凿成钱象，以代焚帛。祭墓则用白纸凿成大钱，径圆三四寸，以代冥器。若祠庙则否。按唐临《冥报记》云，镂纸为钱，以供鬼神，谓之寓钱。是此物自唐时已有之矣。"

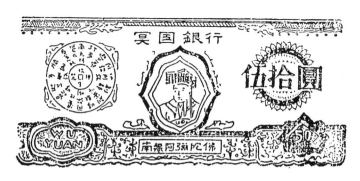

图 2.1　冥国银行纸币

下，俗谓猫狗贱命，容易养活、长大，于是名字也就有了猫狗转移来的强生属性。

　　这种表象的思维特征，就其内涵来看，列维-布留尔称为神秘的思维；就其表象的关联而论，称为原逻辑思维。他指出，原逻辑并非反逻辑，也不是非逻辑；不能认为是时间上先于逻辑思维的某一阶段。[①] 最基本的特征在于服从"互渗律"。

　　互渗律，首先在与构成社会集体的那些个体的存在关系上说，此集体存在之本身即被认为（与此同时也被感觉成）一种互渗，一种联系，或者说是若干种互渗与联系。在物物之间、物人之间，天然地存在着某种神秘方式的联系，通过这种联系，一物可以占有另一物的特殊属性，这就是"互渗"。也可以说是"我中有你，你中有我"，甚至"我就是你，你就是我"，或某第三者。澳大利亚的一些部族，如波波罗人硬要说他们是金刚鹦哥，金刚鹦哥就是他们。特鲁玛伊人声称他们是水生动物。阿龙塔人认为每个个体都是祖先的直接化身，或是动物中的一小部分精灵。所有这一切，互相之间都渗透着、交互联系着。中国的皇帝被认为是真龙天子，是龙的化身，龙就是他本人。龙与人互渗，龙的传人，都是龙族的一员。撇开"叶公好龙"故事的寓言含义，可以反证这一点。当叶公在潜意识里把自己等同于龙时，是互渗律在起作用，所以墙上画的、柱上刻的尽是龙。当"真龙"探身入户，他的互渗潜意识被击破，发现自己不是龙，于是他吓坏了。原逻辑思维不考虑矛盾，互渗压倒一切；叶公的潜意识正是这样。但他的清醒状

---

　　① 《原始思维》，第 71 页。

态是逻辑思维居先的，矛盾律驱走了互渗律。真龙显现，叶公怎能不蝺蹢发抖呢？

中国人的祖先牌位，有类似"珠灵卡"（Churinga）[1] 样作用，当然，它后来又成为祖先崇拜的一种仪式标记物。牌位是某个体的体外灵魂附着物；是祖灵的媒介；也许还被认为是这些祖先本人的身体。

在互渗律支配之下，对事物和现象之间的因果联系，也是神秘的、偶然的、个别的，然后被衍为一般的、总体的。这纯粹取决于属性的转移，可以通过传授、接触、远距离作用、传染、亵渎、占据等各种各样的方式达到，无须按逻辑的规则去发现内在的联系。

燧人氏钻木取火的神话，反映出这种互渗：

> 遂明国不识四时昼夜。有火树名遂木，屈盘万顷。后世有圣人，游日月之外，至于其国，息此树下。有鸟类鸮，啄树则灿然火出。圣人感焉，因用小枝钻火，号燧人。[2]

这个神话可能还与后来的太阳——火鸟图腾崇拜有关。这里要说的是所谓圣人之"感"，与列维-斯特劳斯《野性的思维》所举雅鲁特人习俗有异曲同工之妙。他们常常接触一下啄木鸟的嘴以治疗牙痛。并非是原始人逻辑地懂得了钻木取火的摩擦生热原理或啄木鸟啄出树虫可使树木免蚀的道理，而移用于人工生火或治疗牙痛。他们只是感到这"鸮"一样的鸟或啄木鸟有一种神秘能力，通过"啄"的互渗，转移给树木、牙齿，同时便传授（感）于人。

《淮南子》有谓"仓颉作书而天雨粟，鬼夜哭"，也反映出这种神秘力量的互渗。另一传说说得更明白一些：

---

[1] 《原始思维》，第87页。珠灵卡系阿龙塔人的神秘物，列维-布留尔用以分析原始思维的互渗。

[2] 参见《路史》注引《拾遗记》。《太平御览》卷八六九引《壬子年拾遗记》述之更详："有燧明国，不识四时昼夜。其人不死，厌世则升天。国有火树，名燧木，屈盘万顷，云雾出于中间。折枝相钻，则火出矣。后世圣人变腥臊之味，游日月之外，以食救万物，乃至南垂。目此树表，有鸟若鸮，以口啄树，粲然火出。圣人感焉，因取小枝以钻火，号燧人氏。"

仓帝史皇氏名颉，姓侯冈，龙颜侈哆，四目灵光，实有睿德，生而能书。于是穷天地之变，仰观奎星圆曲之势，俯察龟文鸟羽山川，指掌而创文字。天为雨粟，鬼为夜哭，龙乃潜藏（《汉学堂丛书》辑《春秋元命苞》）。

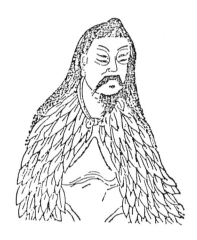

图 2.2　神话人物仓颉的想象画像

类比中同时包含了神秘互渗。

大禹从伏羲那儿习得八卦图和曲尺的知识的传说，亦类似。伏羲躺倒在地，"用手指在自己肚脐眼周围画了一幅八卦图；接着侧过身来，身子一曲，摆出了曲尺的样子"。"大禹一看八卦，辨得清东南西北啦，弄得清天地阴阳啦；大禹一看曲尺，晓得量量洪水的宽狭深浅了，就跑到会稽山，从那里开始治水了。"[1]传说似说明知识的传授，实则反映出伏羲作为神圣，是用动作来实行神秘互渗的。

在民俗传统中，有更典型的表达。东北地区产妇临产时，接生婆要当着产妇的面，将房中箱柜、抽屉、门等凡能打开的统统打开一条缝，认为如此能使产妇打开骨缝，顺利分娩，名曰"开缝"。如果前一神话可理解为"学习"或摹仿机制的话，则人身上骨缝的开合是不由主观意志决定的。交骨（耻骨）有缝的概念也是中国人独有的。实际上耻骨联合没有缝，更无所谓开合。但在原始思维中，箱门之类的开缝，竟神秘互渗可使产妇交骨"开缝"，以致分娩顺利。

浙西民俗亦然。小孩腹痛，母亲执帚对着孩子肚子连扫七下，并从一数到七。数到七时，马上将扫帚扔出门外，并说："七去，出去吧!"从数字结合动作、声音相谐互渗。小孩吃开口奶要先喂一口黄连汁，并沾肉、糕、酒、鱼之汁于婴儿唇上，口唱吉语："三朝吃得黄连苦，来日天天吃蜜糖。""吃了肉，长得胖"；"吃了糕，长得高"；"吃了酒，福禄寿"。也是借助声音相谐互渗。四川生儿有送鸭子给外婆之俗，谐"押子"，儿命"押住"而无灾。广州上元节"请灯"，意为"请丁"，可添人口。吃长寿面，因"面"通"命"。这些都是神秘互

① 钟伟今：《吴越山海经》。上海人民出版社 1990 年版，第 23 页。

渗意识在起作用。

总之，神秘互渗是原始思维中最普遍存在的，原始人如此，现代人中仍有遗留。原始人刚刚来到这个世界，对一切无知，一切都使他们感到神秘，包围他们的就是不可知的、令人惊畏的神秘的偶然。他们结队集体行动，集体地感受它们，情感和运动是他们主要的交流和参与方式。因此，互渗就成了主要的思维形式。情感和运动本身就极具互相感染渗透的性质。原始人虽有极强的记忆力，有明察秋毫的本事，却分不清偶然与必然、矛盾或不矛盾。他们不回避矛盾，但更重要的是不关心矛盾。因为这些都带有抽象的性质。他们无归纳、无经验叠加，却把非真正因果的关联作为推理的前件或出发点；一切对他们来说都是无差别的，生命与非生命的事物一样有"灵性"。一切都是模糊的，可此可彼的。在他们看来，事物之间的关联也在于此种神秘性。它只需要发现，而不需要证明，也即不需要多次的重复体验，也用不着不同的个体体验证实，更无须考虑逻辑上的合理性。

13. 关于"灵魂"的观念

在原始人的思维的起始阶段，集体表象、互渗律压倒一切。万物神秘，具有在原始人认为的那种"灵性"，把普通的自然现象、自然事物也看成超自然的。这时并无真正的"灵性"普遍存在的概念意识，只是直觉地感受着它。到稍后阶段，原始人思维中的"灵性"结晶出来，变成了"灵魂"概念，被赋予万物，即"万物有灵论"。这时候，只有一些相当非同寻常的现象才使原始人感到惊骇、恐惧。日常的、比较普通的感受已作为经验形式积累起来；用经验理解不了的东西才会回到"灵性"的解释上去。在某种含义上，万物有灵论这种模糊的概念，也是神秘经验积累的一种形式。原始人强烈地感受到的更主要的是一种超自然的、主宰一切的神秘力量。开始体验到生与死之间存在着一条鸿沟，而只有灵魂才不死，并在转达通递，依附某物而赋予生命。旧石器文化晚期及其后，万物有灵论已经形成，并可能支配了原始人思想的主要趋向。

这无疑是人性的一种觉醒。原始人从集群生活中，在集体表象阴影下正一步一步走出来，虽然集群生活这时依然是他们的主要生活，集体表象也仍然是他们主要的思维方式。但他们毕竟开始反顾到个体的独立存在。这也许还与体质发育和语言分化相对应。北京人的体质还只可能有很简单的语言，到了山顶洞人，脑量和下颌骨构造都已与现代人相仿佛，语言的分化和复杂程度提高了，便比较容易反顾到自身个体的独立存在。这种反顾，最初必然首先出现在几个才智出众的原始人身上。其察觉的启动因素，则可同意泰勒所论："看来，能够思维但还处于文化水平低级发展阶段的人们，对于两类生物学问题是深感兴趣的。第一，是什么引起了活的身体和死尸之间的差别？清醒、睡眠、梦、疾病、死亡的原因是什么？第二，那些在梦和幻觉中出现的人形又是什么？"① 泰勒认为，原始人首先分别得到的答案是"生命"和"幻象"；然后两者合一，成为灵或灵魂的概念。灵魂具有下列特征：它是稀薄的没有实体的人形；本质上是一种气息、薄膜或影子；它是生命或思想的本原，独立占有个人意识和意志；它能够离身体很远，可以突然在各种不同地方出现；它不可触摸、不可目见，但能够表现为物质力量，能够以与某人外貌相像的幻象形式出现于睡着或醒着的人们面前；它能够在身体死后继续存在并继续出现；能够钻入其他人、动物甚至物品的内部，控制它们，在它们里面行动……

　　毋庸讳言，在中国人心目中的灵魂概念也是这样的，千百年流传，至今犹然。

　　原始人对灵魂的认知，最初与影子、呼吸、梦境、幻觉等有关。非洲原始部落的人在太阳下走路，总怕脚踩到自己的影子，因为那影子被认为是灵魂的形象。中国没有怕太阳下踩到影子的说法，古人却有避影之讳。《酉阳杂俎》有一例："宝历中……言人影欲深，深则贵而寿。影不欲照水、照井及浴盆中。古人避影亦为此。古蠮螉、短狐、踏影蛊，皆中人影为害。近有人善炙人影治病者。"著名的"含沙射影"成语出处在此，怕鬼物含沙射人影（灵魂）而致病。民间也常有人说走夜路，有一个影子追着他，吓得他惊骇狂奔，影子亦紧随不舍。又传言"鬼是没有影子的"，其实是说"鬼"本身就是影子，影子不会再有影子。"鬼"而且没有"脚"，也意味着"鬼"是影子。鬼即灵魂所化。

----

① 　Tylor：Primitive Culture，i. pp428 4th edit，London，1903.

影子在中国更可能与镜子有关。在镜子发明之前，人们在水中照见影子；陶器时代有"瓦鉴"，是以瓦盆盛水照射；商代有了铜鉴，秦以后为铜镜。镜子在中国人心目中是很奇妙的东西，映射出古人对影子——灵魂形魄的分外关心，因此加工愈来愈精细，花纹装饰都有特殊含义。据《天工开物》称，秦镜一面磨光，一面雕镂花纹鸟兽及铭文。神秘感在于认为镜子中的人影即是人的魂魄，必须善待它。这是一方面。另一方面，镜子的神奇功能，最能从"照妖镜"观念中看出。汉·郭宪《洞冥记·登涉篇》曰："钓影山去昭河三万里……望蟾阁十二丈，上有金镜，广四尺。元封中，有祇国献此镜，照见魑魅，不获隐形。"葛洪《抱朴子》说："万物之老者，其精悉能假托人形，以眩惑人目而常试人，唯不能于镜中易其真形耳。"还说到林虑山下一客栈常闹鬼，人有投宿，非病即死。后有道人宿此，明灯烛而坐诵经。夜半见十数位穿红、白、黑男女围坐嬉戏。道人偷偷以镜照之，发现是一群狗所变。道人便设计杀了它们，一个个犬形毕露。《酉阳杂俎》中说济南郡一座方山上有一方三丈的明镜崖，"魑魅行状，了然在镜中"。后来"山鬼恶其照物"，用漆将其涂没。都是以镜子照影，而影即是魂魄，物形可以改变，魂魄真形却不会改变。草木禽兽都有灵魂，不过它们是山精魑魅，镜子一照则无从遁形矣。难怪《本草纲目》如是说："镜乃金水之精，内明外暗。古镜如古剑，若有神明，故能避邪忤恶。凡人家宜悬大镜，可辟邪魅。"算是找到解释原理了。未说清的地方在于，此邪魅即外物灵魂。所以农民建新宅，大门上楣正中部位要嵌一小圆或菱形镜，意在"驱鬼怪、镇妖邪、保平安"。反观出古代以来中国人对影子——灵魂的关联认识，后来又演成禁忌。

有像今天的X光透视机那样的镜子，见《殷芸小说》、《西京杂记》等记载中："（汉）高祖初入咸阳宫，周行府库，金玉珍宝不可胜言。其尤惊异者，有青玉九枝灯……有方镜，广四寸，高五尺九寸，表里有明。人直来照之，影则倒见，以手掩心而照之，则知病之所在，见肠胃五脏，历然无碍。又女子有邪心，则胆张心动。始皇常以照宫人，胆张心动者则杀之。高祖悉封闭以待项羽，羽并将以东，后不知所在。"显然，这是影子魂魄论的延伸，乃至于可以透视人的精神活动了。

呼吸与灵魂相关，是因为"气"是灵魂载体。气息最合乎灵魂稀薄而无实体的要求。中国古代判断人的死亡的临床诊断标准①即"属纩以俟绝气"(《礼记·丧大礼》)。现代医学是看呼吸是否停止;古人则可能是测知灵魂是否离体。很明显与呼吸有关。《礼记·祭义》中定义"鬼"时说:"众生必死,死必归土,此之谓鬼。"原来"鬼"即"归"字的同音假借。尸骸归土,同时灵魂也回归于大气。"骨肉毙于下阴为野土,其气发扬于上为昭明。焄蒿凄惨,此百物之精,制为之极,明命鬼神。"说明鬼魂是一种"气",不随形骸归于土,而"发扬于上",流行空中。

梦不仅在原始人、古人,即便在现代人,也是一个未弄清本质底蕴的生理现象。现代研究证明:无人不做梦。梦在原始人也像现代人一样出现得相当频繁,并成为他们个体思维、想象的直接材料和方法来源。无论梦境是做梦人经历过的或不曾经历过的,这些景物或人影在梦中出现在"眼前",不由得原始人不感到神秘。甲骨文中"梦"字作𢥾,意为人睡卧床上,以手指目,表示睡中目有所见。既非醒时所见,就与实在的感觉有了距离,原始人因此把梦想象为魂魄的活动。从卜辞中看,殷人经常梦见死去的祖宗,因此他们相信是祖先的灵魂在梦中出现,这很易于联想到一起。中国字"魂"从鬼、从云,是指这种精气如云之飘,游荡不定。所谓"梦者象也,精气动也;魂魄离身,神来往也"(《太平御览》卷三九七)。梦与精气相连,与灵魂活动相关。《楚辞》:"昔余梦登天兮,魂中道而无杭。"(《九章》)司马相如《长门赋》:"忽寝寐而梦想兮,魂若君之在旁。"可知梦与魂联系在一起——"梦魂相牵"。

幻觉一般是精神病的症状,如幻视、幻听之类,好比"白日见鬼"。这种精神病人最初被认为是有奇特能力的人,可以看到凡人所看不见的东西,能够与看不见的人对话。病人自言自语时,旁人以为有灵魂在与他对话。民族志材料表明,许多部落里的巫师都多少与这种精神异常有些关联。这种精神错乱者甚至会被推举到首领的岗位上。因为在原始人看来,幻觉所认知的仍然是真实的,是灵魂在显现。幻觉非常人所皆能。

概而言之,"万物有灵论"在中国统治过原始思维世界,主要出现于旧石器时代及其后,特别深刻地影响到原始中国人的生老病死观。

---

① 参见拙文:《中国最早的死亡诊断法》。《中华医史杂志》1982 年第 1 期。

14. 实物器用的体验和积累性思维

国内外学者很少注意原始人的直观的、朴素的以万物器用为感知来源的思维并加以研究。普通工具多半只有直接使用的价值，只有特殊工具才赋予特殊的灵性或灵魂。这种特殊，一可能是出现得很神秘，二可能是用法很复杂。但是，譬如猩猩用草棍钓树虫，或最初的石器，都是直接拿来使用的，也很简单。所以，不能认为原始人只有神秘思维，必然还同时存在着直接认知并予以利用的思维形式。这种思维形式不具神秘性，但仍是原始思维的一种普遍样式。这是前面提到的本书"原始思维"概念内涵差别之所在。

新旧石器时代，原始人的物质文化创造多半有赖于朴素的实物器用体验思维（或简称为"器用思维"）。基本形式可能是模仿和类比。黑猩猩、大猩猩在豢养后能拿茶杯喝水、使用餐具等，即出于模仿。《易·系辞》"仰则观象于天，俯则观法于地，观鸟兽之文与地之宜，近取诸身，远取诸物"，是上古人的类比和模拟思维。最后导致了物器的创造利用。例如结绳为网罟；砍木为耜、揉木为耒；垂衣裳而天下治；刳木为舟、剡木为楫；断木为杵、掘地为臼；弦木为弧、剡木为矢；宫室栋宇，以待风雨；乃至棺椁书契等等，其中或有互渗、神灵的因素，但不多，主要是类比（取类比象）以求直接利用。

从考古发掘资料和民族志调查中的制陶技术可看出端倪。北京人以头盖骨作瓢饮器；河姆渡有葫芦种子，葫芦壳可用作饮器；最初的陶器可能以葫芦为内模制成，譬如"依葫芦画瓢"。四川凉山的耳苏人，先以竹编的篮筐汲水，后以泥巴填塞作底，做成盛水器皿，再后发现烧制之能更耐用，于是开始制陶。[①] 从类比启发出制陶利用。开始制陶用手制泥条盘筑或泥条分段衔接，小型的直接用手捏、拍打而成。形状模仿葫芦、椰子壳、篮筐等。以后发明慢轮，再后是快轮。半坡遗址的陶器大约多已轮制，所以有如此大量和形别。同时又改露天烧陶为窑烧。形制、花纹、修饰等都不断改进，可能在器用思维之上又加入了神秘思维。在这一技术发明和进步过程中，主要是适应生活和生产需要，通过模仿、类比及

---

① 《中国原始社会史》，第 171 页。

体验积累，逐步发展起来。整个过程中，器用性直接类比思维占主要位置。

与此相伴，或更简单、直接一些，某种由原始人个体的生活和生产经验与积累相关的思维过程也在进行着。不然，就难以解释为什么原始人要找洞穴或造巢或房屋居住，为什么要用兽皮或缝制衣服御寒。"不假思索"的行为后面，有着利用意义上的体验及久而久之的积累过程。集体表象、神秘互渗的思维过程仍然有统制、定向的作用，但并非所有自然物、自然力都神秘得毫不可测，特别是当原始人知识日渐增加，心智日趋开化，体验和经验积累的思维形式越来越占较大比重，最后，系统的逻辑性的思维就真正出现了。

另一方面，实物直接利用性思维及其经验成果作为一种基本的、简单的思维形式，可能是互渗思维形式赖以寄托的基础。也就是说，有两个方向的发展可能。比如，蚕马故事。《山海经》："欧丝之野，在反踵东，一女子跪，据树欧丝。"《搜神记》中则作："太古之时，有大人远征，家无余人。唯有一女，牡马一匹，女亲养之。穷居幽处，思念其父。乃戏马曰：'尔能迎得我父还，吾将嫁汝。'"马果绝绳而去并驮其父归。后食言，其父且射杀此马，暴皮于庭。后女游戏其旁，"马皮蹶然而起，卷女以行……父还求索，已出失之。后经数日，得于大树枝间，女及马皮尽化为蚕而绩于树上……因名其树曰桑。桑者，丧也；由斯百姓竞种之，今世所养是也"。《太平广记》所记略同，谓为高辛帝时事，"皮复栖于桑树之上，女化为蚕吐丝衣被于人间"。父母念之，忽见蚕女乘流云，驾此马，侍卫数十人，自天而下。谓父母曰："太上以我心不忘义，授以九宫仙嫔之任，长生于天矣。"先有蚕丝的利用，然后有互渗而将蚕女骏马美化。

这种实物直接利用及经验积累性思维早已存在，尽管常常与神秘互渗搅和在一起。我们甚至可以从我国古代资料中找出实验性体认思维材料来。野性的思维是人类感觉、情绪、运动的共同投入；实验性体认思维可能混杂其间，加上手或身体、实验对象（人或动物等）和"仪器"。中国有"神农创医药"的传说。《淮南子·修务训》说："神农尝百草之滋味，一日而遇七十毒。"尝味百草，然后根据毒性反应来判断是否可食用或药用，无疑即是拿自己身体做实验，对植物做出体认然后得出结论的思维过程（同时也是一个操作过程）。又据明代周游著《开辟衍释》所记述和评论的有关传说，"传言神农乃玲珑玉体，能见其肺肝五脏，此实事也。若非玲珑玉体，尝药一日遇十二毒，何以解之？但传炎帝尝诸药，中毒者能解。至尝百足虫入腹，一足成一虫，炎帝不能解，因而致死……"这段文字中，谓神农"玲珑玉体，能见其肺肝五脏"，甚至可视为是解剖性实验研究的暗示。至少说明了观察者能根据肠胃肺肝等五脏六腑反应、变化情况来判断药的有毒与否。"百足虫"云云，可能说明有毒性大而造成死亡的实验个体。神农氏在传说中为上古圣人，但据研究，是当时一个部落人群。整个炎帝族很可能都参与了实验，其中有人中毒而死。如果联系到另一个传说，可能暗示当时还利用了动物做实验对象。大概是通过实验动物的内脏反应（包括杀死后解剖所见）或中毒而死来体认的。如《说郛》中载，元·陈芬撰《芸窗私志》谓神农尝味百草，乃通过"药兽"实施，由药兽衔来药草。"人有疾病则拊其兽……兽辄野外，衔一草归，捣汁服之即愈，后黄帝……纪其何草起何疾，久之，如方悉验。"《述异记》卷下甚至称："太原神釜冈中，有神农尝药之鼎存焉。成阳山中，有神农鞭药处，一名神农原，亦名药草山。山上紫阳观，世传神农在此辨百药，中有千年龙脑。"可认为神农氏还用了实验器具——鼎。综合起来，神农尝百草而创医药的神话传说完全可作为原始人类进行实验性体认思维的例证来看。

我们试图说明的是原始人怎样开始思考问题，以及采用何种思维方式思考问题。最早的医学观念必然是从这些原始思维过程和逐步形成的结论，或相对固定的看法中积淀出来、凝聚起来的。但道路还很邈远。

二、原始崇拜及与医学的关联

中国是个多神崇拜的国度。大约正因为神灵太多，一心一意虔诚信奉者反不多。对神灵的崇拜取一种实用主义的态度，以致在总体上只能说是"半信半不信"的程度。"宁可信其有，不可信其无。"似乎也信了，却又表示很超脱。这种状况最早可追溯到原始崇拜的泛泛和复杂。不管如何，这种对神"半信半不信"的特点，一直影响着中国人的生活习俗和行为取向，医学也在其例。

15. 自然崇拜

《礼记·祭法》云："山林川谷丘陵，能出云，为风雨，见怪物，皆曰神。"

可见，由于自然现象的无法把握、不可测度，于是敬为神明，这是神秘互渗的反映，从而有对日、月、星辰、山川、土地、风雨、水火等变化莫测的自然景象或自然力、自然物的敬畏和崇拜。这就是自然崇拜的由来。在原始人看来，有一种超自然的力量在控制着一切——最初并不以为有"神"。《礼记》中规定天子祭天地，诸侯祭山川，都是自然崇拜。"祭日于坛，祭月于坎"，"祭日于东，祭月于西"。《史记·封禅书》云古齐国所祀八主，曰天主、地主、兵主、阴主、阳主、月主、日主、四时主（其中兵主为"星"），都是自然崇拜的反映。

自然神中，有名的主要为日神羲和、月御望舒、水神河伯、风神飞廉、火神祝融、云师丰隆等几个，神名都是后附的。并且有了分工，分司天地五方及四季等。所以祭祀大典也有分别。例如《周礼·春官》：

> 以禋祀祀昊天上帝，以实柴祀日月星辰；以槱燎祀司中司命觀师雨师，以血祭祭社稷五祀五岳，以貍沈祭山林川泽，以疈辜祭四方百物。

《国语·鲁语》：

> 加之以社稷山川之神，皆有功烈于民者也；及前哲令德之人，所以为明质也；及天之三辰，民所以瞻仰也；及地之五行，所以生殖也；及九州名山川泽，所以出财用也。

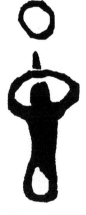

图2.3　拜日图

这些记载虽晚一些，但渊源有自，说明了原始时代祭祀崇拜的由来及连续。具体到每一片土地可以有一个土地爷（土地神）；山有山神，树有树神，花有花神，羊有羊神，牛有牛神……各司其职。依地方风俗的不同，又可主祀或独祀某一自然神祇。原始自然崇拜的初貌必也如此。

在考古发掘中，如大汶口文化的山东莒县陵阳河出土陶尊，上面刻画有日、月、山符号，与民族志中永宁普米族的日月神颇相类似。新石器陶器上，太阳纹有大量发现，可知太阳崇拜曾颇为流行。鄂伦春族、赫哲族、纳西族中太阳神占有重要地位；从内蒙古阴山岩画拜日图和其他太阳崇拜图画，亦可窥见原始人向日崇拜之一斑。云南纳西族有一有趣习俗：生孩子第三日一早，太阳初升，要行"拜太阳"仪式，以为最高之神，孕育万物，可保健康。且摆席宴，产妇须露出乳房，以讨长者"体壮乳丰、儿女健康"的吉语。可知自然崇拜与生命和健康切切相关。

汉族对太阳的崇拜，还在于神话中反映出来的感情美化。《九歌·东君》是一首祀太阳神的歌：

> 暾将出兮东方，
> 照吾槛兮扶桑。
> 抚余马兮安驱，
> 夜皎皎兮既明。
> 驾龙辀兮乘雷，
> 载云旗兮逶迤。
>
> 青云衣兮白霓裳，
> 举长矢兮射天狼。
> 操余弧兮反沦降，
> 援北斗兮酌桂浆。
> 撰余辔兮高驰翔，
> 杳冥冥兮以东行。

颇有一副显赫庄严、威武雄壮的天上主神气势。帝俊妻羲和生十日，并浴日于甘渊，并且"汤谷上有扶桑，十日所浴——在黑齿北，居水中。有大木，九日居下枝，一日居上枝"。"一日方至，一日方出，皆载于乌。"（《山海经》）显示一派平和、有序之象。而"东北有地日之草，西南有春生之草，三足乌数下地食此草。羲和欲驭，以手掩乌目，不听下也。食草能不老。他鸟兽食此草，则美闷不能动矣"（《洞冥记》）。不但美妙，且象征着健康。

但是，"尧之时，十日并出，焦禾稼，杀草木，而民无所食。猰貐、凿齿、九婴、大风、封豨、修蛇，皆为民害。尧乃使羿诛凿齿于畴华之野，杀九婴于凶水之上，缴大风于青丘之泽，上射十日而下杀猰貐，断修蛇于洞庭，擒封狶于桑林。万民皆喜，置尧为天子。于是天下广狭、险易、远近，始有道里"（《淮南子》）。严重灾害与太阳高热干旱有关，羿成了制服恶作剧的太阳的英雄。这可能是太阳崇拜的另一种表现形式。在这种形式里，歌颂了战胜超自然神力的英雄。

另一方面："昔者十日并出，万物皆照，而况德之进乎日者乎。"（《庄子·齐物论》）并不认为十日并出是灾害，反而用它比喻无所不及的德行。"十日并出"而"焦禾稼、杀草木"，也可看成是"健康"的太阳出了"毛病"，而羿这位英雄成了"治疗之神"。说明原始人在自然崇拜中逐渐有了正常和异常的分辨。

对月神的崇拜，神话记述较少。但大家都熟悉嫦娥奔月的故事。李商隐诗："嫦娥应悔偷灵药，碧海青天夜夜心。"令人一掬同情之泪。嫦娥原是后羿（按：非上文之"羿"）之妻，"窃西王母不死药服之，奔月。将往，枚占于有黄。有黄占之曰：'吉。翩翩归妹，独将西行；逢天晦芒，毋惊毋恐，后且大昌。'嫦娥遂托身于月，是为蟾蜍，而为月精"（张衡《灵宪》，又《初学记》引）。美貌的女子成了月精，使人们至今对月亮总怀有特别的美感。却不料其实是只癞蛤蟆。然而，癞蛤蟆——蟾蜍，却也是一味极好中药。嫦娥正是吃了不死药升到月亮成为蟾蜍的。蟾蜍又衍为玉兔捣药，都与药物结下不解之缘。《酉阳杂俎》中又说：月中有桂树，"高五百丈，下有一人，常砍之，树创随合。人姓吴名刚，学仙有过，谪令伐树"。据说月桂又名"药王"。"凡有八树，得食其叶者为玉仙。"（《云笈七签》）又衍出月下老人故事，成为人间婚姻匹配的良媒。总之，月神非常美好，亦似健康、卫生、治疗之神。月食被认为是"天狗吃月亮"，民间流行在月食时举村出动，鸣锣擂鼓，以令其吐出，还给人间美好与皎洁。这一风俗古已有之："救日月，则诏王鼓。"（《周礼》）

火神的崇拜在民间主要为灶神，因为"炎帝作火，死而为灶"。可能与用火熟食、创用炉灶有关。炎帝神农总是最关心人的饮食健康。《论语·八佾》有"媚奥媚灶"句，祭灶风俗起已甚久。宋·范成大《祭灶词》云：

　　古传腊月二十四，

　　灶君朝天欲言事。

　　……

送君醉饱登天门，

杓长杓短勿复云，

乞取利市归来兮。

民俗中祭灶神以麦芽糖，即使做不到"上天言好事"，至少不传达"坏事"。汉武帝时李少君祀灶炼金，为不死饮食器。都显示出灶神——火神与饮食、长寿有关。另传说火神（又称火正）是祝融，炎帝后裔（一说黄帝后裔），"兽身人面，乘二龙"（《山海经》）。又说是祝融之弟吴回，故称回禄。至今火灾又称"回禄之灾"。这样，火神成了灾难之神了。

水神比较淆乱，为大鱼、蛟龙、共工、龙王、夔、蛇、鲤、水伯、河伯不等。水仙也有好几个，甚至连屈原、冯夷、伍子胥之类也是。最早和最著名的是共工，谓系祝融所生，人面蛇身朱发。《淮南子》说："舜之时，共工振滔河水，以薄空桑。""昔者共工与颛顼争为帝，怒而触不周之山。天柱折，地维绝。天倾西北，故日月生辰移焉；地不满东南，故水潦尘埃归焉。"共工是位灾难英雄。但还有位女性的洛神宓妃。她的爱情故事十分动人。她是"伏羲氏之女，溺死洛水为神"。其貌"翩若惊鸿，婉若游龙"（《洛神赋》）。嫁为河伯妇，却又心爱着后羿。嫦娥可能因此而嫉恨奔月。河伯即黄河水神冯夷，据《楚辞》描写是风流浪荡又恶毒贪婪之辈。《河伯》诗云：

与女游兮九河，

冲风起兮横波。

乘水车兮荷盖，

驾两龙兮骖螭。

登昆仑兮四望，

心飞扬兮浩荡。

……

乘白鼋兮逐文鱼，

与女游兮河之渚，

流澌纷兮将来下。

> 子交手兮东行，
>
> 送美人兮南浦。
>
> 波滔滔兮来迎，
>
> 鱼邻邻兮媵予。

　　一般以为这表现出河伯的志得意满，要把人间女子都掠来做媵妾。也有认为楚人祭河是为禳解治病①，与西门豹治邺郡时河伯娶妇为免水患不同。楚俗河伯娶妇倒富有感情色彩。其共同点是皆为媚神。因此另一方面，也应注意到人间男女性爱上出现的毛病以及给人类带来的困惑和灾难。传说中，大禹、西门豹、李冰父子都是治水的英雄，却还未见有一个能战胜感情惑乱之神的英雄。

　　关于山神的传说，似乎都比较善意。帮助大禹治水的众山神、《山海经》中祭祀的众山神，都如此。这可能与山林出产丰富，为人类提供生活必需品，又不像水火那样危害人类生命有关。《地镜图》云："入名山必先斋五十日，牵白犬，抱白鸡，以白盐一升。山神大喜，芝草玉药宝玉为出。未到山百步，呼曰林林央央。此山王名，知之却百邪。"原来还有药草！还有却百邪之力！

　　《楚辞》中的山鬼亦描写得十分美丽：

> 若有人兮山之阿，
>
> 被薜荔兮带女萝。
>
> 既含睇兮又宜笑，
>
> 子慕予兮善窈窕。

有认为即是巫山神女。② 巫山神女是炎帝的女儿，未出嫁而死，葬于巫山之阳。楚怀王游高唐时梦中相遇，愿荐枕席。她自己说"名曰瑶姬，未行而亡，封乎巫山之台。精魂为草，摘而为芝，媚而服焉，则与梦期"。分别时又告诉他："且为

---

　　①　程嘉哲：《九歌新注》。四川人民出版社 1981 年版，第 92 页。

　　②　参见袁珂：《中国神话传说辞典》。上海辞书出版社 1985 年版，第 30 页。

朝云，暮为行雨。朝朝暮暮，阳台之下。"宋玉有《高唐赋》、《神女赋》记此。联想到《山海经》的说词："姑媱之山，帝女死焉。其名曰女尸，化为䔄草。其叶胥成，其华黄，其实如兔丘，服之媚于人。"可知䔄草即帝女，帝女即巫山神女，神女即山鬼。而䔄草便是灵芝草，为药中上品。后来《白蛇传》中白娘子和小青盗仙草以救许仙之命的，正是它。"媚于人"，似乎有美容及促性欲作用。山神也好，瑶仙、花神也好，都与出产药材有关，有益于人类。

民族志中，畲族生儿拜樟树为干娘；浙江南部拜"岩亲爷"，拜某山某岩为干爹。歌云：

> 岩亲爷，世灵钟。
> 吾家生有人中龙，
> 只恐造物忌人聪。
> 愿把儿女附骥踪，
> 儿父应呼岩亲翁。
>
> （清·石方洛《且瓯歌》）

每月初一、十五均要祭拜，直至成人。树神、岩神，均成了儿童健康保护之神。

风伯、雨师都是黄帝时臣子。《山海经》中说："蚩尤作兵伐黄帝，黄帝乃令应龙攻之冀州之野。应龙蓄水，蚩尤请风伯、雨师纵大风雨。"《风俗通义》说："《周礼》风师者，箕星也；箕主簸物，能致风气……养成万物，有功于人。王者祀以报功也。"又说"风伯名姨"，转成了女性。《帝王世纪》说："黄帝……得风后于海隅，登以为相。"《志林》说："黄帝与蚩尤战于涿鹿之野。蚩尤作大雾三日，军人皆惑。黄帝乃令风后法斗机，作指南车以别四方，遂擒蚩尤。"在后来的医学理论中，"风为百病之长"（《黄帝内经》），雾也是致病因素。从原始自然崇拜中已略见端倪。

前面提到过的药兽，也可算是自然动物的崇拜反映。《芸窗私志》称："神农时，白民进药兽……授之语，语如白民所传，不知何语。语已，兽即如野外，衔一草归。……古传黄帝尝百草，非也。故虞卿曰：黄帝师药兽而知医。"

如此等等，不一而足。自然崇拜是原始人将自然力看成超自然的力量，经神秘互渗而将其神化的结果。这一层面纱揭去，超自然力量还原成正常自然运动和力量的认识，人们便重新创造出一种理论，例如后来的自然哲学和自然哲学的中医学理论。这将是一个脱胎换骨的过程。但我们已可以从自然崇拜的分析中，剥啄出那些最原初的因素。

16. 图腾崇拜

图腾崇拜主要是自然崇拜，特别是动植物崇拜的发展形式，有与祖先崇拜相结合、与社会组织形态相对应的关系。图腾有很严格的禁忌，特别是乱伦禁忌[①]，这是与血缘群婚的血缘家族公社（如北京人及其前）过渡到族外群婚的母系公社制度的形态相一致的。

半坡彩陶上的人面鱼纹图，可能是一种鱼图腾；红山文化龙形玉的发现，表明龙图腾早在原始社会已经产生；凤图腾最早可能为鸟（包括雄鸡、乌鸦、鹊、鹗、燕等）图腾发展而来；麒麟则可能与虎、豹、鹿、牛、狗等图腾有关。图腾的早期为动植物原形；往后则逐渐变形，多属性相加、半人半神，并附丽了很多美化和想象。中国的四灵：龙、凤、龟、麒麟，亦如此。十二生肖有鼠、牛、虎、兔、龙、蛇、马、羊、猴、鸡、狗、猪，也反映出早先的图腾。某些姓氏，如姒姓实出于蛇图腾；妸姓为象图腾；姜姓为羊图腾；梅、李、花、叶、林等为植物图腾。纹身也可能反映为一种图腾象征。《汉书·地理志》："粤地文身断发，以避蛟龙之害。"《淮南子》："九嶷之南，陆事寡而水事众，于是人民断发文身，以象鳞虫。（以入水蛟龙不能害也。）"《酉阳杂俎》："越人习水，必镂身以避蛟龙之患。今南中绣面佬之，善雕题之俗也。"人们相信图腾族内部的禁忌，可不被攻击伤害。纹身即是一种神秘互渗，被赋予神奇之力。

在我看来，图腾的深层无意识结构中，其实已有了原始人最初的一种分类倾向。本来，集体表象和神秘互渗是无所谓分类意向的，它属于原始群内部的思维集合。但是，随着原始群的扩大、增多，互相有了交往，以及对外界自然物的接

---

①　图腾研究十分复杂，世界上许多大学者在参与研究。此采弗洛伊德：《图腾崇拜》及其他有关诸说。

触的增加，初步的分类悄然而生。这也与神秘互渗的对象相对固定化有关。例如捕鱼为生的氏族，以鱼为图腾，与鱼产生互渗；以狩猎为生的氏族，以兽为图腾，与兽互渗。发展到后来，生产发展了，捕鱼的与狩猎的氏族可能已渐通婚、融合，父系氏族社会代替了母系氏族社会；人的思维、想象能力也发展了，于是图腾物产生了融合，并加以想象、装饰化。例如龙的形象，由鳄鱼、蛇、猪、闪龙等形象合成；凤的形象由各种鸟的图腾合成。

医药中也有图腾，至少我这样认为。西方一般把蛇看作医生和医术的标志，属于蛇图腾。至今世界卫生组织的会徽还是蛇和手杖。希腊神话中，在奥林匹斯山的诸神中有一位医药之神阿斯克雷庇亚斯（Aesculapius）（见彩页图五），是太阳神阿波罗（Apollo）与提撒利（Thessaly）王子的女儿科罗妮（Cornis）的私生子。阿波罗是治疗技术的发明者，众神的医生。他的姐姐阿提米斯（Artemis）是妇女与儿童的保护神。他俩把医术传授给开隆（Chiron），又让开隆传授给阿斯克雷庇亚斯。《伊利亚特》史诗中称阿斯克雷庇亚斯为"无疵的医生"。有一次他为治病而坐在草地上沉思时，一条毒蛇爬过来盘绕在他的手杖上，他把它打死了。过一会儿，又来了一条毒蛇，口衔药草，使那条死去的毒蛇死而复生。阿斯克雷庇亚斯由此悟出一个道理：疾病是一种毒，毒蛇也是毒。毒可以制毒。凡可制造毒和疾病的生灵，也可杀死或治愈生灵。从此他外出行医，总是带着手杖，手杖上盘绕着一条毒蛇。他本人后来被主神宙斯用雷电殛死。人们为了纪念他，建了神庙，塑起神像，神像总是伴着蛇和手杖。神庙后来成为病人求梦赐治的福地。蛇成了医神的化身、医药的图腾标记。蛇很狡猾，也很智慧，毒和药集于一身，正是在此属性上的互渗。

中国医药中，我以为葫芦（壶芦）是药物的标志，也是图腾；乌鹊是医生的标志，医生的图腾。但中国医药中没有蛇图腾，即便算是蛇图腾演化成龙图腾，龙与医药的关系始终不大。

葫芦是河姆渡遗址中常见物，既为食物、蔬菜，又可作器皿瓢饮。葫芦干后可以倒出很多种子，用以繁殖，与生殖崇拜有关。在广西瑶族的传统中，葫芦还与洪水时救了伏羲、女娲两兄妹的命有关。[①] 因此，葫芦是南方许多民族的图腾

---

① 王小盾：《原始信仰和中国古神》。上海古籍出版社 1989 年版，第 104 页。

标志。闻一多先生说："伏羲与女娲，名虽有二，义实只一。二人本皆葫芦的化身，所不同者，仅性别而已。"①　因为伏羲又写作"庖羲"，古音与"匏瓠"相同；女娲又叫"匏娲"，与古音"匏瓜"同。现代民俗中，许多地方有"子孙万代图"，或为玉雕，图面多呈圆形，上为一大葫芦，两侧各一小葫芦，根蔓相连。大小葫芦相生，意为子孙不断；蔓藤绵长，即"万代长久"，又称"瓜瓞"，以此祝寿。总之是与生命和健康有关联。看来葫芦作为图腾的样式古已有之，延续至今。只是不多见记载。

与医药的关系，可能是从葫芦的这种神秘性质中推演出来的。《后汉书》及葛洪的《神仙传》中说道：

> 壶公，不知其姓名。费长房为市掾，忽见公从远方来，入肆卖药，人莫识之。卖药口不二价，治病皆愈。常悬一空壶于屋上，日入之后，公跳入壶中，人莫能见。唯长房楼上见之，知非常人也。长房乃自扫公座前地及供馔物，公受而不辞。如此积久，公知长房笃信，谓房曰："至暮无人时更来。"长房如其言往，公语房曰："见我跳入壶中时，即便效我跳。"长房依言，果不觉已入。唯见玉堂俨丽，楼台重门阁道，公左右侍者数十人。乃与长房共饮，酒器如拳许大，饮之至暮不竭。后长房求道，随从入山，能医疗众病，鞭笞百鬼。后失其符，为众鬼所杀。其治病皆能愈，并每语人曰：服此药必吐某物，某日当愈，言无不效。

如所周知，历来卖药的常置药于壶中；炼丹术士更是置金丹于壶中。药铺市**招**，常以葫芦为标识鬻卖。因此葫芦为药肆、郎中标识无疑。俗话说"不知他葫芦里卖的什么药"。从上述故事可窥见葫芦在原始意识中与医药有不解之缘，本为互渗而来的图腾标记。

关于乌鹊，包括乌鸦和喜鹊。现在人都忌乌鸦，古代未必。曹操诗云："月明星稀，乌鹊南飞。"长沙马王堆汉墓出土帛画，上有红日，内有火乌，为太阳象征，即金乌，或三足乌。本属太阳崇拜或图腾标志物。《山海经》："汤谷上有

---

① 参见《闻一多全集》（第一册），第 60 页。

扶木，一日方至，一日方出，皆载于乌。"陕西华县有一彩陶，上绘"飞乌驼日图"。日与乌已合而为一。太阳给人间带来光明和温暖，有益健康。进一步说，司命之神为"句芒"，也是鸟形："东方句芒，鸟身人面，乘两龙。"（《山海经》）是太皞伏羲（太阳神）的辅佐。司命，司生命与健康。《海内北经》又说："西王母梯几而戴胜，其南有三青鸟，为西王母取食。在昆仑墟北。"在《酉阳杂俎》为王母使者："有鸟，足青，嘴赤黄，素翼，绛额，名王母使者……也传山上有王母药函，常令鸟守之。"青鸟亦医药使者。青鸟又是鸾鸟，为凤凰之属："象凤者有五……多青色者鸾。"（《艺文类聚》引《决疑注》）"鸾鸟，凤凰属也。"（《广雅》）功用则如《山海经》所说："五采鸟三名：一曰皇鸟，一曰鸾鸟，一曰凤鸟。""五采之鸟，飞蔽一乡，名曰翳鸟。""其状如翟，而五采文，名曰鸾鸟，见则天下太平。"《楚辞》中有"驷玉虬以乘鹥兮"之句，王逸注："凤皇别名也。"鹥鸟即翳鸟，青鸟即凤凰，为医药使者，保天下太平。

再看民俗传说。《广异记》有述：

> 南方赤帝女学道得仙，居南阳崿山桑树上。正月一日衔柴作巢，或作白鹊，或女人。赤帝见之悲恸，诱之不得，以火焚之，女即升天。因名"帝女桑"。今人至十五日焚鹊巢作灰汁，浴蚕子招丝，象此也。

神话与桑蚕有关。不可忽略的是，鹊巢烧灰浴蚕，应与蚕病消毒有关。帝女即嫘姬，前述蓇草灵芝亦其化身，于此为鹊。在在与医药相关。又如牛郎织女故事，家喻户晓。"织女七夕当渡河，使鹊为桥。"（《风俗通》）"涉秋七日，鹊首先无故皆髡，相传是日河鼓与织女会于汉东，役乌鹊为梁以渡，故毛皆脱去。"（《尔雅翼》）可见鹊的善良和舍己为人。而晋·崔豹之《古今注》曰："鹊，一名神女。"《说郛》引《奚囊橘柚》云："袁伯文七月六日过高唐，宿于山家，夜梦女子甚都，自称神女。伯文欲留之，神女曰：'明日当为织女造桥，违命之辱。'伯文惊觉，天已辨色。启窗视之，有群鹊东飞。有一稍小者从窗中飞去。是以名鹊为神女也。"总之，鹊与神女故事连络有亲。

有人或者以为这太牵强。事实上，有些记载更直接："今人卒得鬼刺痱语，杀鸡以傅其心上。病贼风者作鸡散。东门鸡头可以治蛊。由此言之，鸡主以御死

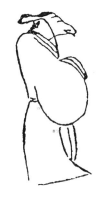

辟恶也。"鸡在这里亦为鸟图腾互渗中的一种。更推前一步是否乌鹊？值得考虑。

图 2.4 山东临沂银雀山西汉帛画中的神医像

至少，有上述原初含义上的、具有保护生命与健康作用的吉祥鸟作为医生的图腾，大家会比较乐于接受。我们读《史记》、《韩非子》等诸书，名医扁鹊故事屡见。其年代则上下跨限近四百年。可知不是指同一个人。有一姓秦名越人者呼为扁鹊，是因为鹊鸟本系医生图腾，医生的代名词。在《左传·昭十七年》中有郯子答"少皞氏，鸟名官，何故也？"其谓"高祖少皞挚之立也，凤鸟适至，故纪于鸟，为鸟师而鸟名。凤鸟氏，历正也，玄鸟氏，司分者也，伯赵氏，司至者也，青鸟氏，司启者也，丹鸟氏，司闭者也，祝鸠氏，司徒也，鸤鸠氏，司马也，鸤鸠氏，司空也，爽鸠氏，司寇也，鹘鸠氏，司事也。"鸟图腾中也有分工。青鸟氏司启，含生命健康启开之义。或谓鹊

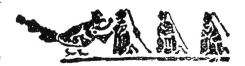

图 2.5 汉画像石上的针灸图

鸟氏司医而未述。司命之神句芒亦为鸟首人身，或俗衍成扁鹊。考山东汉武梁氏石刻，有二鹊鸟执针治病，恰为扁鹊故事。鹊鸟为医生图腾由此得证实。

17. 生殖崇拜

生殖崇拜在此指生殖器崇拜。这种崇拜是原始人的思维从自然物移视到人体自身而开始的。严格意义上讲，它还不是祖先崇拜，尽管祖先崇拜必然包括了女祖、男祖等远祖崇拜。生殖崇拜是对生殖器所具有的神秘力量的敬畏，并借助于互渗而转移到自然物或人工制物，或绘画的形象，最后变成了崇拜对象。[1]

原始群可能根本不关心自身的繁衍扩大，自生自灭。所谓杂交婚、血缘群

---

① 此点黑格尔有类似看法。他说："东方所强调和崇敬的往往是自然界的普遍生命力，不是思想意识的精神性和威力，而是生殖方面的创造力。……更具体地说，对自然界普遍的生命力的看法是用雌雄生殖器的形状来表现和崇拜的。"参见所著《美学》第三卷（上册），第40页。

婚，实质上不过是一种性交媾行为，是一种动物本能，或人生的一大快乐。我很怀疑，最早的、刚由猿进化过来的人只怕仍如动物那样有发情期。牛郎织女的一年一度七夕相会，会否是一种原始人类发情期残存现象的遗留，对王母的憎恶，实是对一年一度发情期的谴责。不然很难解释为什么要有一次七夕相会的安排。

血缘群婚时已不容许父母辈与儿女辈间的性交行为，但尚无对生殖器具有生育功能意义的明朗认识。有了辈分差别的意识，才有了生殖神秘感。他们不可能懂得女性生殖器与生俱来的神秘力量。所以，在他们看来，女阴是伟大的；女性乳房因为哺育婴儿，也是伟大的。这样就引申出女性的伟大和被尊崇，才有母系社会的诞生。

同样，父系社会取代母系社会，是男性生殖器的生殖功用被认识和神秘化的结果。不能同意那种倒因为果，将男性崇拜看成是父权社会建立后出现的看法。当然，父系社会取代母系社会，与社会生产力发展、男性在经济生产中地位的提高密切相关，可能与男性生殖器在"自身生产"中的重要作用的显示同步。原始人逐渐意识到男性生殖器与生育大有关系，懂得了如果没有男性生殖器与女性生殖器的交媾，就不会有生殖。女性生殖器固然重要而神秘，男性生殖器一定更重要、更神秘。男性生殖器才是生殖神秘力量的源泉，才是生殖神秘力量的标志。于是，男性生殖器的崇拜建立起来。性交早已不是只在"发情期"才进行的事，发情期早在进化过程中消失。它不仅仅是生理的需要和肉体的快乐，更重要的是为了氏族的繁衍和发达。子嗣承续关系因此必须确定明朗。有夫有妻的真正婚姻和家庭形式产生了。女子相对处于从属地位。当然，女阴崇拜作为文化形态，仍然得以保留，只是不再排在首位。

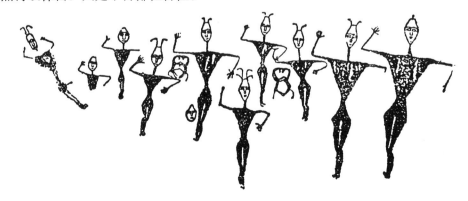

图 2.6　生殖崇拜舞

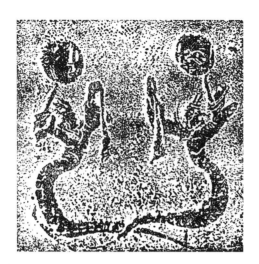

图 2.7　伏羲女娲手举日月

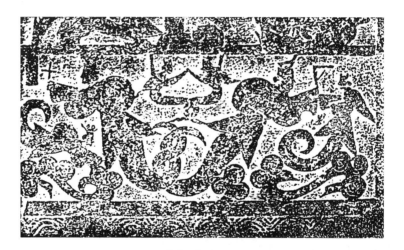

图 2.8　伏羲女娲交尾（交配）图

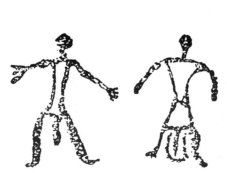

图 2.9　男性崇拜图

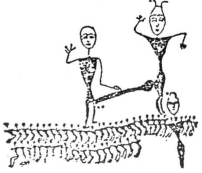

图 2.10　生殖崇拜图

　　这使我们易于对出土材料和民族志调查所见作出合适解释。红山文化辽西喀左县东山嘴的陶塑孕妇像，裸体、乳房突出、阴部有记号，是女性生殖器崇拜；青海柳湾出土裸体人像壶，有认为系男女两性，有认为似男性。实应视为女性，其女阴十分突出，中间凸起为小阴唇，下为阴道口；壶体膨大，象征怀孕（见彩页图五）。

　　民族志调查中，佤族有"出人洞"，象征女阴，人类从中出；四川盐源有一石洞，纳西族求育要"打儿窝"，往里投石；苗族、白族有女阴石（阿央石），妇女不育要去拜石；苏州虎丘山有"得子石"（见彩页图六），投石能不落下的即可得育。这些既属于灵石崇拜，也是女阴崇拜。云南永宁的摩梭人把格姆山腰的山洼视为女阴；左所的摩梭人则把泸沽湖西部的一泓水视为女阴；乌角的摩梭人却把喇孜岩内的钟乳石凹视为女阴。这些代表生殖器的石头被称为"石祖"。①

　　男性石祖则多为凸起物，如永宁摩梭人把一座山峦视为男根；木里俄哑纳西人把岩穴内一根钟乳石视为男根；左所达孜纳西族人把村后敞开岩穴内的一条自然长石与左右两块圆形岩石视为男性阴茎和睾丸。妇女为求子而在男祖前焚香、点灯、供献，并舀泉水（"产子露"）饮下；或在旁边水池洗澡；或无水可洗可饮，便撩起裙子与男祖接触数次。绍兴禹穴前的石祖，据说也是男性石祖象征。此外，西双版纳傣族山上有石祖；西藏门巴族供奉木祖；四川木里大坝村有一鸡儿洞，内供男性生殖器，妇女不育者烧香上供，并在其上稍坐；同县卡瓦村也供石祖，求育妇女还要在水池洗浴，在石祖上喝圣水。出土的石祖、陶祖等也颇为不少，如姜寨仰韶文化、马家窑文化、齐家文化、大汶口文化、屈家岭文化、龙山文化等。有人认为华表柱、祖宗牌位（木主）也来源于男根崇拜。有人分析汉字的"牝"、"牡"，原是女性和男性生殖器的象形，"祝"字为一人对生殖器的跪拜。②

　　由于对男女生殖器的崇拜，必然有对性交形式的崇拜。日土任姆栋岩画里有明显的女阴和男根像，意为性交。贵州苗族吃牯藏时跳一种性交舞，舞具据说就象形男女生殖器。③ 交媾甚至模拟为隆重的祭祀仪式"鼓社祭"，④有央公、央婆

---

① 民族志材料部分采自《中国原始社会史》、《原始信仰与中国古神》等著作。下同，不一一注出。

②④ 参见《原始信仰与中国古神》，第118、123页。

③ 《中国原始社会史》，第485页。

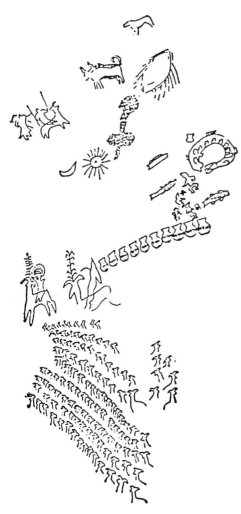

图 2.11　日土任姆栋岩画

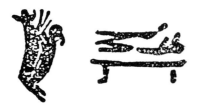

图 2.12　左江崖画上的交媾图
左，宁阴花山；右，龙州沉香角

裸像及泥塑生殖器，还安放一桶，内盛酒糟，象征精液。祭祀活动的高潮，由一画脸的人代表男祖先，把一根碗口大、根须发达的杉树或枫树装饰成男性生殖器模样，扶置于小腹处，象征性地向青年妇女追逐，被追逐者则必须含蓄地表示接受。还有一种是礼师勇士手持盛甜酒的葫芦（或刻成象征生殖器的竹筒），置于下身，搁到主妇襟脚，妇女们登上矮桌撩起围裙表示受射。

到原始时代晚期，生殖崇拜又演成与生殖有关的男神崇拜、女神崇拜和祖先崇拜。最著名的便是伏羲与女娲。伏羲持日轮，女娲持月轮，分别代表了太阳和月亮。这种溶结在一起的崇拜观念，为后来的生死观、阴阳自然观奠定了潜意识下的牢固基础，影响十分深远广大。男性崇拜的观念就隐隐约约地以在生育问题上的重男轻女形式保留下来。先秦即有溺女婴。《韩非子》谓："父母之于子也，产男则相贺，产女则杀之。此俱出父母之怀妊，然男子受贺，女子杀之者，虑其后便，计之长利也。"（《六反篇》）只从男性丁壮经济利益解释，不知有男性生殖崇拜的遗存。

18. 祖先崇拜

严格说来，祖先崇拜是在家庭形成之后。《礼记·郊特牲》说："万物本乎天，人本乎祖。"远祖可以是始祖，可以是有功的先祖，英雄大多又被神化，归到神一类崇拜中去；近祖则大半为鬼魂一类。

但祖先崇拜是中国人的一大特色，是人生伦理的基本格局，因此这种崇拜在一般意义上可不与神灵观念相连。即使相连，也是若即若离。中国人很少相信生命是另由某种神灵所造，而比较强调身体发肤受之父母。不过同时也会认为，如果祖先是神灵，那么他们的幽灵在冥冥中必是保护着子孙的。当然，这是比较后起的看法。殷人就认为祖先多半是作祟的。儒家思想占先之后，祖先崇拜主要成为一种感恩和礼敬的形式，多属于伦理道德范畴，并以此为枢纽，黏合、润滑着整个国家、社会、人际关系。此诚如《易·序卦》所说："有天地然后有万物，有万物然后有男女，有男女然后有夫妇，有夫妇然后有父子，有父子然后有君臣，有君臣然后有上下，有上下然后礼义有所错。""君臣有义，父子有亲，夫妇有别，长幼有序，朋友有信"五伦，即由此出。

所以我不同意简单地将祖先崇拜说成是鬼神崇拜的一种形式。[1] 祖宗有公众的共同祖先，如《礼记·祭法》说："圣王之制祀也，法施于民则祀之，以死勤事则祀之，以劳定国则祀之，能御大灾则祀之，能捍大患则祀之。"是公众心目中的英雄。祖有功，宗有德，臣民共祀，此为大祭。但家有家祭。今之人，家人之死亦必有祭，清明鬼节，有扫墓烧纸，既寄托哀思，也是祖先崇拜的一种。今人很少相信鬼神了，但依然行礼如仪，这不能不认为祖先崇拜的一部分原因是与鬼神崇拜不相干的。

祖先崇拜的形式，如族谱、宗谱、家谱是；祖先神主牌位、画像、偶像亦是。甚至民俗中祭祀祖先、对活着的长辈的礼节、孝行等，亦可视为一部分。

对于早期的状况，甚至可以做这样的推测：祖先崇拜在相当一段时期里，并未真正神化，只是对死去祖先的一种神秘互渗，因此在活着的后裔中形成集体表

---

① 朱天顺：《中国古代宗教初探》。上海人民出版社 1982 年版，第 206 页。

象及相应的仪式——被称为祭祀的仪式。在甲骨卜辞中，有很多占卜是为了推知祖先在某一特定事件上（例如疾病时）是否护佑，有无作祟。他们想知道祖先与现实世界中发生的事是否关联。并没有形成一个统一的祖先神主宰一切的观念。统治着日月风雨的神是"上帝"，这一名称在卜辞中屡见不鲜。祖先只是"宾"于上帝，是殷王或巫师沟通上帝的中介、传达者。如果某祖先不"宾"于上帝，就连这种中介传达的资格也没有。平民百姓的祖先大约就没有这一资格。因此，就多数情况说，那时的祖先崇拜基本上只是死人崇拜，一般不会超过三代，不干涉别的谱系。但正因为如此，这个祖先只护佑或惩处自己的后裔。中国传统的家庭私有制之所以非常巩固，与这种本系祖先的崇拜观念密切相关。

祖先崇拜的神化或泛化形式的出现则是自然神崇拜与英雄崇拜相结合的结果。这两者又与生殖崇拜和图腾崇拜密切相关。因为自然神具有最强大的超自然神力，它与远祖中的创世英雄结合，自然神于是也成了人类的远祖；自然神图腾化，图腾又与本氏族的诞生和繁衍有关，图腾因此也是远祖神；生殖女神及其后的男神当然是远祖神。人类的文化英雄是远祖，抑或为近祖，但他们特别超凡出众，具有神力，在互渗中极易神化。所以，所有神几乎同时都是祖先神，又是祖先崇拜，特别是作为氏族或更大范围内祖先祭祀时的主要对象。中国神话的历史化契机，正是职此之由。

开天辟地的英雄并后来成为祖先崇拜中的最早祖宗者，可举盘古和女娲为例。《三王历纪》中说："天地混沌如鸡子，盘古生其中，万八千岁。天地开辟，阳清为天、阴浊为地。盘古在其中，一百九变。神于天，圣于地。天日高一丈，地日厚一丈，盘古日长一丈。如此万八千岁，天数极高，地数极深，盘古极长。后乃有三皇。"在民族志中，我国西南一些民族至今崇奉盘古（盘瓠）。《五运历年纪》说得更神："首生盘古，垂死化身，气成风云，声为雷霆，左眼为日，右眼为月，四肢五体，为四极五岳，血液为江河，筋脉为地理，肌肉为田土，发髭为星辰，毛发为草木，齿骨为金石，精髓为珠玉，汗流为雨泽。身之诸虫，因风所感，化为黎甿。"如此说来，不仅人类，大自然亦即盘古所化了。以人体比附大自然原来正是祖先崇拜中已然存在的思维定势。

女娲则如《淮南子》所说："往古之时，四极废，九州裂，天不兼覆，地不周载，火爁炎而不灭，水浩洋而不息；猛兽食颛民，鸷鸟攫老弱。于是女娲炼五色石以补苍天，断鳌足以立四极，杀黑龙以济冀州，积芦灰以止淫水；苍天补，四极正，淫水涸，冀州平，狡虫死，颛民生。"她不仅是人类的始创者，而且是补天拯民于水火的英雄。

显然，这是将自然神、生殖始祖、英雄崇拜统统捏合扭结在一起了。

不管如何，祖先崇拜确实是中国人从原始崇拜开始一直保持的基本骨架。它还需要充以神灵鬼魂，便是在现世生活中到处走动的实体。在这样一个骨架体系中，后来，中国的儒家伦理找到了最主要的载体。中国的医学，于是也难逃出它的阴影。

19. 鬼神崇拜

如上所述，鬼神崇拜与祖先崇拜一起，构成了中国人原始崇拜的主体。比较起来，自然崇拜、图腾崇拜、生殖崇拜等，随着时间的流逝，都已退而居其次，或参与到鬼神、祖先崇拜的构成之中。此二者迄今在中国人的意识或习俗中几乎无所不在，经常有所流露。

大约最初的时候，原始人认为人和鬼共在一个世界，未加区分。因此也无所谓葬式。后来，有了自然崇拜和图腾崇拜，便出现了神的世界。但这些神灵还只是自然界的天地、山川、动植物之类，互渗主要反映在对自然力的神秘感受上。有了生殖崇拜，同时应当也有了鬼魂崇拜。原始人的思维注意到了自身的繁衍和死亡等问题，于是就有了与死者的互渗神秘观念。由此出现葬仪。又由于对始祖、有功的英雄先祖的特殊能力的神秘感受和想象，这部分鬼魂也升格成了神，是谓"人神"。这样，"神—人—鬼"这个三元的世界图式确立了。神在天上，鬼集地下。部分鬼找不到归宿，游荡于中，是谓游魂野鬼。自然物中神秘力量巨大者固属于神的世界，如天神、地神、山神、水神、火神、花神、树神等，而那些虽有神秘力量却不足以影响大局命运的，如狐、鼠、鱼、虾之类，就归入精灵一类，属于与游魂野鬼差不多的级别。所有这些鬼神精魅，共同特点是无形而人不能见；或变化形态而人不能察；有超能力在暗中起作用，人无法抵拒。比较起来，生人的灵魂是脆弱的，不具有这些特点，因此人们不惧怕它们，而只害怕它们受到伤害。

墨子是崇鬼论者,《墨子·明鬼》中举了不少例子来证明鬼的存在和超能力。其中一则说:"周宣王杀其臣杜伯而不辜。杜伯曰:'吾君杀我而不辜,若以死者为无知则止矣。若死而有知,不出三年,必使吾君知之。'其后三年,周宣王合诸侯而田于圃田,车数百乘,徒数千人,满野。日中,杜伯乘白马素车,朱衣冠,执朱弓,挟朱矢,追周宣王射之车上,中心折脊,殪车中伏弢而死。当是之时,周人从者莫不见,远者莫不闻。"另一则是燕简公杀臣庄子仪而不辜,事相类。说明人间处理不公,死后变鬼要施行报复。这也是子产说的:"匹夫匹妇强死,其魂魄犹能凭依于人,以为淫厉。"(《左传·昭七年》)此种厉鬼的报复是不可阻挡的:"鬼神之罚不可为富贵、众强、勇力、强武、坚甲利兵(所阻),鬼神之罚必胜之。"而且,"鬼神之所赏,无小必赏之;鬼神之所罚,无大必罚之"(《明鬼篇》)。也有认为鬼之善恶与生时为人是一样的:"子高曰:吾闻之也,生有益于人,死不害于人,吾纵生无益于人,吾可以死害于人乎哉?"(《礼记·檀弓上》)另一种状况,则是"鬼有所归,乃不为厉"。鬼的善恶,既有人间的善恶标准,也有人间的利益标准。《酉阳杂俎》说:"人犯五千恶为五狱鬼,六千恶为二十八狱狱囚,万恶乃堕薜荔也。"鬼在地狱又受管束而分等级。

据认为,母系社会盛行合葬、二次葬、器物陪葬,是为了死者(鬼魂)能在地下过上与人间相同的生活;头向一致、小儿瓮棺葬留小孔,是便于灵魂出入和"鬼魂西行"回老家。同姓合葬是族外婚制反映。屈肢葬、割肢葬、俯身葬、成人瓮棺葬是因其凶死为凶鬼,须要驱避。父系社会则为男女合葬,且男性为主,女性屈从,甚至活殉者颇多;随葬品厚薄等级差异甚大;装饰品、日用品或如猪类家畜殉葬甚多。这些正反映出社会生产力提高、制度转型前后鬼神崇拜的不同心态。那些人间高贵者的鬼魂,在地下也要过与地上一样豪华的生活。妻妾活殉,也许认为是从生到死的无差别境界。那时人们的形神二元化概念中,或更重视后者:神灵高于形体。因为在他们看来,鬼也是"活"着的,形体的死亡似乎不那么重要。现代人一般认为,活殉是一种残忍的表现。但在原始人心目中恐怕未必。一些部落的印度人因了某种虔诚而愿意自焚,因为在他们的宗教信仰中,无生也无死,肉身的灭寂并不是灵魂的死亡,肉身献祭反可使灵魂取得更高尚的位置。在原始人看来,活着时为臣仆,为妻妾,随死去的主人而去,并不意味着两个世界的隔绝,而是生命转换的一种形式,得以沟通的一条道路。这与殷商时代以后的奴隶活殉可能不同。安阳殷墟遗址发掘出许多活殉，可见到遗骸有明显挣扎的痕迹，除了生理应激反应之外，也许臣妾奴隶们已意识到形体死亡并不快乐，是一种求生的欲望申说。

"神—人—鬼"的三元世界，其实仍是以人世为枢轴的。原始人逐渐明白了，鬼的世界意味着某种痛苦（"地狱"）；神的世界意味着某种快乐（"天堂"）。但是，大多数人死了都只能变鬼，只有极少数的英雄才能成神。而且成神的途径曲折遥远，没有见到在死后马上成神的（只有后来道教的"仙话"中，才可马上"成仙"）。企求神的保佑，更多的是企求祖先的呵护。或者至少希望祖先不要作祟。这是活着的人的最基本的愿望了，他们希望这现实的、虽然不是充满欢乐、但至少还算过得去、比鬼的世界过得好一些的生活多持续一段时间。这在原始崇拜中，是祖先崇拜成为核心崇拜的原因；在医学中，是生老病死观中长寿的基本追求。

因此，在鬼神崇拜中，神的崇拜是渺远的；鬼的崇拜是贴近的。同时，神和鬼都逐渐分出了等级，各自找到了自己的相应位置——这自然是在人类社会分出了等级之后。

最高位置的神祇是上帝。但上帝的真实形貌从未被具体描绘过。为他匹配了一个西王母，也是很后来的事。西王母后来倒变成了百神之长——王母娘娘。道教并造出玄元上帝——玉皇大帝，与她一起统御众神。

这位王母，很可能是日月二神的化身。殷墟卜辞中有很多辞条以东母、西母为祭主。古代典籍中"祭日于东，祭月于西"，"祭日以牛，祭月以羊彘特"及"代俗以东西阴所出入，宗其神，谓之王父母"等，可为佐证。但西王母在《山海经》中被描绘成"豹尾、虎齿而善啸"，为虎豹图腾标志；后来一些古籍中又作"我惟帝女"，并保藏着不死之药等，是生殖神的形象了。

以羲和、望舒二位日月神为代表的自然神和生殖神，则率领出一批远祖人神，包括伏羲、女娲、神农、黄帝、盘古、后稷、仓颉等。然后是一批英雄神祇，如共工、羿、尧、舜、禹等胜利的英雄，和蚩尤、夸父、刑天、鲧等以反抗和失败为主色调的英雄。再下一级，便有精卫、巫山神女、洛神、嫦娥、牛郎织女等充满人间感情色彩的神祇，或李冰父子、姜太公、关公之类功臣大将，直接由人转为神的英雄。等而下之，则是山神、土地、花神、草木之精等类小神。其至"床公床母"也是神祇，汉俗小儿洗三朝也要祭拜它们，谢其保佑生育的平安，保佑健康成长。

鬼中之尊则为阎罗。这是后来的说法。本来是神祇后土统管鬼魂世界的。夸父也是神，后土所生。真正的鬼，全是人间的直接祖先、真实人物，死后不能入于神籍，或依原官职大小"转业"到地狱的。或以其善恶功果升则如城隍，贬则万世永劫，成为牛头马面，锯腿劈身，油烹火燎，种种不一。这些虽是后世另行编造的，但未必不是原始人鬼魂意识所固有。

鬼世界中最著名的是钟馗。他原是唐朝终南山的秀士，胸怀奇才，屈死人间。到阴府大闹一通，却被玉皇封为驱邪斩祟将军，专管人间妖魔邪祟。他手持青锋斩妖剑，斩除了无数恶鬼，保佑了世间平安。又托梦嫁妹，充满了人间爱意。这样一位貌奇丑而人皆爱的鬼世界人物是后世人所编造，却也源来有自。钟馗实为"钟葵"的谐音，即《考工记》所著录者。而"钟葵"又系"椎"的合音。椎可能为工具，也可能为武器，但同样可能是最早的治病器具。《内经》有"斗而铸椎，不亦晚乎"之语，已联系着医药。据此则钟馗即是从"椎"神秘互渗转化出来的人物，统领万鬼、镇邪辟恶，实为鬼中之雄。另一种说法，可推与"宗布"有关："羿除天下之害而为宗布。"（《淮南子》）高诱注称"今人室中所祀宗布也。""宗布"音与"钟馗"相协。

鬼之最为人所不齿者，为邪孽，为妖魔鬼怪，为魑魅魍魉。此类多为动植物所化，不属祖先之列。人死亦有为恶鬼、凶神恶煞者。这些小鬼精怪，尤被认为与致人灾难和疾病有关。对付它们，要有通过神秘互渗而获取的某种力量。这就是桃木。王充《论衡·订鬼篇》引《山海经》（今本无）："沧海之中，有度朔之山，上有大桃木，其屈蟠三千里。其枝间东北曰鬼门，万鬼所出入也。上有二神人，一曰神荼，一曰郁垒，主阅领万鬼。恶害之鬼，执以苇索而以食虎。于是黄帝乃作礼，以时驱之，立大桃人，门户画神荼、郁垒与虎，悬苇索以御凶魅。"《搜神记》佚文且有："今俗法，每以腊终除夕，饰桃人，垂苇索，画虎于门，左右置二灯，象虎眼，以祛不祥。"中国人大门门环饰虎头，大约与此有关。而作桃符，"以薄木版长二三尺，大四五寸，上画神象狻猊白泽之属，下书左郁垒右神荼，或写春词，或书祝祷之语，岁旦则更之"（《皇朝岁时杂记》）。也有"正月一日……帖画鸡户上，悬苇索于其上，插桃符其旁，百鬼畏之"（《荆楚岁时记》)。则又与《河图括地图》有关："桃都山有大桃树，盘屈三千里，上有金鸡，日照则鸣，下有二神，一名郁，一名垒，并执苇索，以伺不祥之鬼，得则杀之。"至于神荼、郁垒，唐时又被秦琼、尉迟恭取代。总之，辗转相借，神秘互渗，但万变不离其宗，是想借互渗的力量来制服邪鬼。

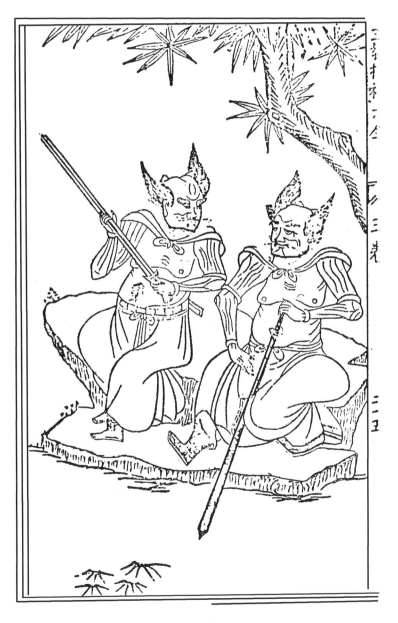

图 2.13　神荼郁垒像

　　既然活着的人对鬼基本上怀一种畏惧心理，祭祀祖先或埋葬死人就都要力图取悦它。恐怕这是厚葬的心理依据之一。让鬼在地下也能享用人间的一切，倒可能反在其次。而跪葬、倒葬、俯身葬、屈肢葬等，则是为了免其变鬼后还来人间作恶。活殉一是为了陪其在阴间享受；也可能是死者之死，原因在殉者，所以要让其到阴间去受罪、赎罪。人们相信，对凶恶有罪之人处死，并加以特殊葬式可约束他。否则杀人刑罪也就不可想象了，如果只相信鬼比人更厉害的话。

　　对鬼的态度因此也分为两种，即对祖先的鬼魂用祭祀的办法；对凶鬼恶鬼用驱赶、打逐的办法。这与对神的祭祀、迎送敬仰的态度迥然有别。由此可知，活人与鬼的关系比较近些，了解得透些；而对神的关系比较远些，对其神秘力量了解得少些，只能取悦、敬重，却无力抵拒。

　　不管如何，鬼神信仰是从原始时代流传至今并潜伏地继续流行着的，故我们可如此统而论之。西方人不怕尸体，也不大相信鬼，坟茔置于教堂，墓地常与居屋毗邻杂处，与中国人的观念差距较大，其根结即在祖先—鬼神崇拜的传统差异上。正是这种对祖先和鬼神的崇拜观念，一直极为显著地影响着中国人的生死观，只是后来自然哲学盛行起来，鬼神的观念才起了某种变化。但鬼神观念却并未因此退出历史舞台。

　　以上仅挂一漏万地叙述了中国原始崇拜的主要方面和个人愚见。中国原始崇拜的样式并不是可以截然分清的。但所有这些都直接间接地影响着中国人的生死观、疾病观、医药观及其他。

第三章　原始生老病死观和
对长生不死的追求

原始生老病死观是指在原始思维条件下关于生命、死亡、疾病与长生不死等的观念。

一、最早的生死观

20. 人类生命含义的最初理解

原始人最初不能区别生与死。神秘互渗、万物有灵，也意味着生命以不同形式存在：一切都有生命。前万物有灵论时期是万物皆活，或曰"活物论"；万物有灵论时期则认为生命的全部意义和寄托都在灵魂。而灵魂四处飘荡，附着之处，该物就活了起来，是谓"生命"。

首先是一些无生命的物体被认为有生命。普通的例子，《红楼梦》的"木石之盟"，即其遗意。贾宝玉的"通灵宝玉"，是贾宝玉灵魂的栖身地，丢了这块玉，宝哥哥便昏死过去了。上古神话中"夸父逐日"，或说夸父"与日逐走"，是与太阳赛跑，也是说太阳有生命，与人一样能跑。《淮南子》说"羿缴大风于青邱之泽"，大风也被认为有生命。《述异记》说"桀时泰山山走石泣"，这不是飞沙走石的拟人化描写，而是原始人确曾这样看待。《酉阳杂俎》说"莱子国海上有石人，长一丈五尺，大十围。昔秦始皇遣石人追劳山不得，遂立于此。"石头能追山。《随巢子》说"禹产于石，启生于石"，则石头能生殖，就如《西游记》中的孙悟空本是石头中蹦出来的石猴一般。《山海经》说"虹虹在其北，各有两首"。虹即是虹。《毛诗正义》并说"雄曰虹"，"雌曰霓"，配成了对儿。《异苑》和《茆亭客话》都记有虹霓自空而下吸食酒馔的故事，能吃能喝。白族史诗中描述洪荒时代，树木会走路，石头会走路。俗话也云"石头会说话"。又如"天狗吃月亮"。或说太阳与月亮结婚，害羞了，撒一包金针在脸上，别人就没法注视了……在文学艺术上或可谓这些是想象或拟人化描写手法，但那是后来，不是原始时代。原始人本来就是这么看的，认为万物都有生命，都有同人类似的行为过程。

至于动植物等本来确有生命的生物，在原始思维中，它们不是人，但其生命表象同样与人类等同起来。在现代人看来，或许如《山海经》的"狌狌知人名"、《礼记》的"猩猩能言"尚不足怪，而鹬蚌相争、狐假虎威、井底之蛙、涸泽之蛇等寓言故事只能当作虚构看。然而，原始人却确实不怀疑这些动植物具有与人类一样的灵性。《中山狼》、《天仙配》及《异苑》等中的老杏、老槐、老狼、老龟都能说话，与人沟通，甚至撮合好事或欺骗人类。《汉书》等中说"伯益知禽兽"、"综声于鸟语"，其他古籍中说许多人能解鸟语、兽语，懂蛇语等等，在原始时代，人们并不将之看作为一种特异功能，而认为是寻常之事，不懂动植物语言才是无能——然而他们也不是真正懂得，而是自以为懂得，把动植物等非人生物视同于人。

所有这一切都说明，原始人类还不能真正认识到自己生命的含义及与动植物生命的差别，根本不懂得山石风火水土之类是没有生命的东西。神秘互渗使他们相信，这一切都是活着的、有生命的、与人类一样的。我们切莫马上下结论说这种生命观是何等荒唐。很可能正是这种认识，成为后来自然观哲学医学的最原始基础。

在万物有灵论上升为一种普遍意识时，原始人把灵魂视作生命的本体。没有了灵魂也就没有了生命。这时，生与死倒是有了一个区别的标准。那些本来没有生命或是已死的东西忽然活了起来，被认为是灵魂的特殊赋予——或附体。动植物的有生命并显得脆弱，是它们只有一个孱弱的灵魂。人的有生命，当然在于有灵魂。灵魂可以脱离这一切而独立存在，也可依附于某者使之具有生命。于是也才有了人的躯体死亡和灵魂离体仍然永生的差别知性，正如我们在原始崇拜中论及的那样：灵魂不死。

那么，人的生命——灵魂是否比其他的生命或灵魂高等一些呢？这种差等的认识要比较晚一些。至少是自然崇拜和图腾崇拜退隐，而祖先崇拜比较崛起的时候才明白一些。《礼记·祭法》中说："大凡生于天地之间者皆曰命，其万物死者皆曰折，人死曰鬼。此五代之所不变也，七代之所更立者，禘郊祖宗，其余不变也。"可为一证。有注曰："折，毁折也。植动之物皆为人用，故其之死多由于戕贼而以为折也。鬼者归也，以死为全归也。"可知万物为人所利用，已等而下之了。后来王充所说"精气为人，烦气为虫"（《论衡》），是这种灵魂差等意识的升华。

　　既然在"万物有灵"的氛围中，灵魂被认为是一种既独立又依附的存在，灵魂意味着生命本质，但又必须与一定的实体相依存才有意义，自然，对于人来说，灵魂与肉体同在，才是真实的生命。大量日常的生活、劳作、娱乐等等，使他们体验到生命与肉体同在的充实和有意义，肉体生命的价值被逐步提高起来。大约正因如此，即使灵魂离了体，在尸骸没有腐烂之前，原始人恐怕还不愿极言其死。他们希望那只是灵魂的暂时离开肉体，就像做梦和昏迷一样，说不定什么时候就回来了。原始人的二次葬，一般解释为迁到一起，在公共墓地与氏族其他鬼魂住在一起。夏鼐先生认为："有一种信仰，以为血肉是属于人世间的，必等到血肉腐朽之后，才能作正式的最后埋葬，这时候死者才能进入灵魂世界。"①但这可能还不够。拙见以为，还有一种可能的解释：在第一次埋葬时，原始人相信鬼魂离开肉身不远，还有复活可能；而时日一久，肉身腐烂，就没有复活的希望了，于是将之迁到公共墓地集中。这从二次葬演变为死后三日或七日内不落棺大殓，停枢守灵可以得到证明。后则进一步变为一七、二七、三七……七七，逢七日一祭祀，祝灵魂远去归去。

　　招魂的习俗或仪式肯定与认为灵魂去不远，或走上迷途有关，招之乃可复生。《礼记》注中有"复为升屋招魂"，"有司招魂复魄"等语；《后汉书》谓"招复含殓之礼、殡葬宅兆之期"，即为此。俗有自前方升屋，手持寿衣，呼死者名字三长声，以示取魂魄返归于衣，然后从后方下屋，覆衣于死者之上。礼毕再等三日或一日，死者仍未复生才丧葬。对于客死他乡者，要在车上招魂。也有于丧葬期间在枢侧、屋外悬"招魂幡"的。西南彝族人死后甚至要立一偶像招亡一月，然后出灵，将偶像送往静僻或较高、深的岩洞中存放。

　　屈原时代，已有天堂地狱之分，为中国文献中最早作此著录者。屈原的《招

---

①　夏鼐：《临洮寺洼山发掘记》。载《中国考古学报》1949 年第 4 册。

魂》是说天堂并非幸福乐园，地狱更是阴森可怖，还不如回到人间来呢！他这样
呼唤：

> 魂兮归来！君无上天些！
>
> 虎豹九关，啄害下人些。
>
> 一夫九首，拔木九千些。
>
> 豺狼从目，往来侁侁些。
>
> 悬人以娭，投之深渊些。
>
> 致命于帝，然后得暝些。
>
> ……
>
> 魂兮归来！君无下此幽都些！
>
> 土伯九约，其角觺觺些。
>
> 敦脄血拇，逐人駓駓些。
>
> 参目虎首，其身若牛些。
>
> 此皆甘人，归来归来！恐自遗灾些！

总之，诗中明确表示：还是活在现世比去天堂地狱好。可见人们深刻体验到
了肉体生命的价值和快乐。后来的织女思凡、天仙配等，正是对贪恋人间幸福的
理性展示。肉体生命的结束，使原始人感到失落，也感到恐惧。于是，真正可宝
贵的肉体生命的继续就成了一种朦胧的但却是基本的愿望。灵魂不死是一种观
念；肉体之死，却是一种现实。殷墟后期墓葬中出现少量陶俑陪葬，说明活着的
人不愿再作殉葬，不愿让肉体死亡，证明人鬼两个世界已趋分离，生命的现实价
值被看重。于是，活着时讲求养生，死时则求起死回生，长生不死之术将出现。

21. 生从何来

肉体生命如此宝贵，因此，肉体生命从何而来，也必受到原始人的关注。
这也可说是生殖器崇拜及其演变问题。生殖器固然伟大，肉体由其而出，但

肉体离了灵魂不成其为生命。灵魂如何转化并与一个新的肉体结合起来，成为思虑的焦点。

女娲抟黄土造人与西方《圣经》中耶和华用泥土造人如出一辙。黄土代表土地，万物生于大地，最先还是认为肉体来自大地，是自然崇拜的遗响。不过，耶和华用泥土只造了亚当一人，抽亚当的肋骨造出了夏娃。他俩在蛇的引诱下，偷食禁果，被逐出伊甸园。但亦由此繁衍了人类。女娲稍不同："俗说天地开辟，未有人民。女娲抟黄土作人，剧务，力不暇供，乃引绳于纟亘泥中，举以为人。故富贵者，黄土人也；贫贱凡庸者，纟亘人也。"（《风俗通义》）女娲造人一造就是一大批，与西方传说不同。握住绳子两头，在泥中拉扯，一拉就有好多，方法上似很有改进。另传说女娲造人时有诸神来助："黄帝生阴阳，上骈生耳目，桑林生臂手：此女娲所以七十化也。"（《淮南子·说林训》）《山海经》中说："有神十人，名曰女娲之肠，化为神，处栗广之野，横道而处。"据此，女娲作为生殖母神没有问题，但似暗示着灵魂另有来历——是诸神所赋予。

世代如何延续呢？《风俗通义》中说："女娲祷神祠，祈而为女媒，因置婚姻。"女娲成了最早的媒人。《路史》中说："以其载媒，是以后世有国，是祀为皋媒之神。"《礼记》中"仲春之月，以太牢祀于高媒"，就是为了祭祀她。然而，婚姻与生殖、生命有关，这是后来才知道的。《山海经》还相信有个女子国，"在巫咸北，两女子居，水周之"。郭璞注："有黄池，妇人入浴，出即怀妊矣。若生男子，三岁即死。"竟有无性生殖！

不过，女娲的婚姻，定是最早的婚姻，反射出原始社会早期的血缘婚及向对偶婚过渡的形态。女娲抟黄土造人，应与陶器的最初制造时代相当；与伏羲配而为婚、繁衍后代，则与对偶婚出现时代相洽。两者正好都是母系氏族社会阶段。《独异志》中记载："昔宇宙初开之时，有女娲兄妹两人，在昆仑山，而天下未有人民。议以为夫妻，又自羞耻。兄即与其妹上昆仑山，咒曰：'天若遣我二人为夫妻，而烟悉合；若不，使烟散。'于烟即合。其妹即来就兄，乃结草为扇，以障其面。今时取妇执扇，象其事也。"民族志中，我国南方的苗、侗、瑶、傈僳、彝等许多少数民族都流传类似传说。[①] 说伏羲与女娲兄妹放走了被囚禁的雷公。

---

① 参见《原始信仰和中国古神》，第 97 页。

雷公示意种一葫芦以备洪水时逃生。后雷公造成洪水，伏羲兄妹得借葫芦瓢而逃生，世界上只剩下他们两人。乃各在不同山头烧火试烟合与不合，定兄妹身份可否结为夫妇，以衍人类。烟合，于是兄妹结婚。生下怪胎如肉团，剁碎撒在平地与山岗，所撒之处先后有了人，为汉、瑶、壮等各族。伏羲与女娲为婚并创造人类的传说殊途同归，由来已久。他俩交尾而为人类始祖的形象，在许多画像石刻中可以见到。近人徐旭生综述人类学家芮逸夫对苗族地区的实地考察和传说的分析，指出：清初陆次云《峒溪纤志》里所说"苗人腊祭曰报草，祭用巫，设女娲、伏羲位"，其在一部分传说中为女子 Ku-eh，与女娲古音近；男子 Bu-i，与伏羲古音近。而 Bu 的原义为祖先，i 为"第一"，合即"最早祖先"。这两个名字与汉族传说不会只是偶合。他倾向于认为此传说实由南方传到北方，在《庄子》、《楚辞》中可寻其踪迹。① 所有这些，大约可解决最早人们对肉体从何而来的问题，即由男女交媾生殖而来。

关于灵魂从何而来赋予肉体以生命，需要进一步考索。从画像石看，伏羲为日神，女娲为月神，分别举着日轮（上有金乌）和月轮（上有金蟾）。但这阴阳是否为生殖过程中灵魂的来源？恐怕未必。《春秋世谱》云："华胥生男子为伏羲，女子为女娲。"而《诗纬含神雾》又说："大迹出雷泽，华胥履之，生伏羲。"华胥为伏羲母，不知何人。《列子》中有"华胥氏之国……不知斯齐国几千万里，盖非舟车足力之所及，神游而已。"这个国家自然美妙："人水不溺，人火不热，斫挞无伤痛"，"乘空如履实，寝虚若处床，云雾不害其视，雷霆不乱其听，美恶不滑其心……"《轩辕本纪》云："黄帝游华胥国，此国神仙国也。"如此则伏羲为神仙国之子，其父为雷神，因为华胥脚踏了雷泽大迹而感生。

后稷的诞生也是如此。《诗·生民》曰："厥初生民，时维姜嫄。生民如何？克禋克祀，以弗无子。履帝武敏歆，攸介攸止，载震载夙，载生载育，时维后稷。"是说帝喾的元妃姜嫄为无子而祈祷祭祀（由此可知男女有合），后脚踩在天帝的脚印上，马上大拇指感到震动，心里有了感觉，怀上了孕，产下后稷。反之，男女有合而无感于神灵，还是不会怀孕生子。

"感生"成为人生命来历的关键。上述均透露出神秘互渗律的作用：男女相

---

① 参见徐旭生：《中国古史的传说时代》。科学出版社 1960 年版，第 237 页。

合然后有感于天上神祇方能有真正的新生命。所感者，即灵魂的传通和赋予。类似的感生神话相当多，可证上论不诬：

> 附宝见大电光绕北斗数星，照耀郊野。感而孕二十五月而生黄帝轩辕于寿邱。（《河图稽命征》）

> 少典妃安登游于华阳，有神龙首感之于常羊，生神农，人面龙颜，好耕，是为神农，始为天子。（《春秋元命苞》）

> 炎帝神农氏，姜姓，母曰女登，有蛴氏女，少典之妃。感神龙而生炎帝。（《三皇本纪》）

> 黄帝时，大星如虹，下流华渚，女节梦接，意感而生白帝朱宣（少昊）。（《春秋元命苞》）

> 摇光如霓，贯月正白，感女枢，生颛顼。（《诗纬含神雾》）

> 尧母庆都……年二十，寄伊长孺家。无夫，出观三河之首，奄然阴雨。赤龙与庆都合，有娠，而生尧。（《春秋合诚图》）
> ……

《诗经》中"天命玄鸟，降而生商"，即《史记·殷本纪》："殷契，母曰简狄，有娀氏之女，为帝喾次妃。三人行浴，见玄鸟坠其卵，简狄取吞之，因孕生契。"《周本纪》说："周后稷，名弃，其母有邵氏女，曰姜嫄，姜嫄为帝喾元妃，姜嫄出野，见巨人迹，心忻然悦，欲践之。践之而身动如孕者，居期而生子。"《秦本纪》说女修吞玄鸟卵生大业；《高祖本纪》说刘邦："其先刘媪，尝息大泽之陂，梦与神遇。是时雷电晦暝，太公往视，则见蛟龙于其上，已而有身，遂产高祖。"如此等等。帝王英雄大人物，都与电光、虹霓、北斗、神龙等有关，感传给他们非凡的灵魂。两性交媾的作用反而退而居其次。故《说文》谓："圣人皆无父，感天而生。""古之神圣感天而生子，故称天子。"但神话传说中，仍然有交媾的痕迹，不然，汉高祖的"太公"去看"刘媪"干什么？可知神秘互渗的同时，要伴有男女交合的接触转递。

平民百姓对交媾在生殖过程中的作用是明确的，但不能生育者便须求神赐予，这可能还与灵魂由神物送来的感念有关。"麒麟送子"是最多见的信仰，为图腾感生神话的续绪，同时也寄托了一种祈求有一个健康、高级的灵魂来附的愿望。浙江一带，婚后一二年不孕，男家亲朋每于夏历正月十六晚糊一婴儿，用玻璃灯绘麒麟送子，敲锣打鼓送到女家以祈子。温州旧俗，未孕妇要到城隍前跪求，并露出肩膀让女伴用细竹抽打，谓"打生"，并念念有词："愿神鉴我忧，赐我玉麒麟。"胡朴安《中华全国风俗志》记："龙身缩短，上骑一小孩，在堂前行绕一周，谓之麒麟送子。"皆此类。另外，安徽有"抱泥孩"之俗，夏历三月十五上四顶山的山神庙抱一泥孩，俗谓"偷子"；得子后此泥孩需披红戴绿送还，谓"还子"。北京等地风俗"拴娃娃"也类似。或请"烛龙"，求子妇以新烛换取龙灯游行后点剩的残烛，可得子。《歙县纪俗诗》："元宵灯火闹长堤，舞出神龙振鼓鼙；争向龙头请龙烛，烛笼双延入香闺。"即此。也有所谓"偷瓜送子"、"送芋艿子"求育，终不外乎借互渗而转移一个灵魂归来。

生了孩子以后要谢"送生神"。安徽、山东等地，生后第三或第八日设祭于产房，奠酒焚

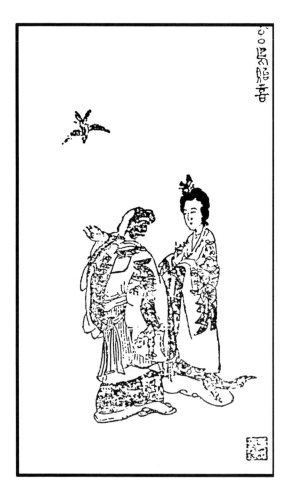

图3.1　玄鸟生商

楮，拜谢送子娘娘。否则唯恐孩子灵魂又给带走。中原地区甚至要给小孩穿"蓝紫裤"，裤脚一只蓝、一只紫，谐"拦子"音。汉俗夏历三月二十日祭"注生娘娘"，即主司怀孕、分娩、褓幼之神，妇女为求子和使孩子健康成长，都要祭拜祈祷。无子者到神前供花，簪插发辫；带病儿者乞得神坛上小绣鞋，穿以红线，挂在病儿颈侧；也有为孩子挂长命锁、牌、线者，先于烟上绕几圈，然后穿红线挂在胸前，至十六岁斋牲礼，谢娘娘庇佑后方可除去。谢即谢其送灵魂来。

对灵魂化成肉体生命的认识要迟得多才出现。

前面已经说过，中国人的鬼神崇拜实际上区分为"神—人—鬼"三个相连而又区分的世界。灵魂分别以不同的形式游荡于三界之中。神魂最高级，所以感生神话多记此。在人世即以帝王或英雄的身份出现。活人的灵魂即"生魂"，主要为精神思想和主宰行为活动的一切。生魂在人死时离开肉体转化为鬼魂，人的肉体便不再有精神活动和生命行为。西方的"灵气说"分为三种灵魂：植物灵魂，司营养；动物灵魂，司感觉；生命灵魂，司理性。是植物、动物、人三者的区别。中国俗以魂、魄、意、志、思、虑、智等说之，其实等同于司理性的生命灵，分出七种不同功能。故活人——有生命的肉体必须有魂魄。做梦或昏迷被认为是魂魄暂时离开肉体的现象，但不会离而不归。离而不归就是死亡。孔颖达疏《左传·昭七年》曰："附形之灵为魄，附气之神为魂也。附形之灵者，谓初生之时，耳目心识手足运动啼呼为声，此则魄之灵也；附气之神者，谓精神性识渐有所知，此则附气之神也。"是中国人传统的对魂魄的看法。气魂与形魄，气魂更重要，它代表精神意识。《仙纵》说八仙之一的李铁拐："铁拐姓李，质本魁梧，早岁闻道，修真岩穴……一日，李将赴老君之约于华山，嘱其徒曰：'吾魄在此，倘游魂七日而不返，若方可化吾魄也。'徒以母病迅归，六日化之。李至七日果归，失魄无依，乃附以饿莩之尸而起，故其形跛恶耳。"形魄如无气魂，无异于死。

民俗中以初生后七日为一腊，一腊而一魄成，七腊便七魄具。小孩以形魄之生为生，而灵魂则在后来生进，且有迟速和"牢与不牢"之别。至今民间训诫小孩不肯记住大人说过的话、读过的书，或不动脑筋为"魂灵没有生进"。独龙族在婴孩周岁时要设祭，称"卜拉鲁"，由巫师南木萨主持，求孩子灵魂安然无恙，岁岁平安。有安定灵魂之意，亦证人们认为灵魂在小儿身上不稳固。布依族则认为小儿落水、落树、跌岩受到惊吓，或虚弱黄瘦时，是丢了魂魄，要用鹅、鸭、鸡蛋设祭并烧香化纸，直到蛋自滚或一虫类爬在楼梯上才认为丧魂归来。晚上吃蛋、米等，同时高喊小孩名字，即叫魂，称"干温"。汉族农村亦有类似之俗，不过比较简单：抱小儿至受惊吓处，前呼"某某吓着回来啦！"后应"回来了！"一路呼应到家，在水缸旁再拉拉小儿耳朵，轻叫几声，意即魂已归来。畲族喊魂，由祖母撒茶叶米于门外，并喊："转来呀！鸡啼狗吠不用怕，东面吓了东面归，西面吓了西面归。"儿母则在床上卧着并答："回来啰！"陕西等地小孩出生后即在神前求佑，并戴上红布项圈，下坠"长命百岁"银牌，每年过生日时加一层红布，至十二岁，于神前设祭祀，用刀割断项圈，称作"打枷"，表示灵魂至此生定，已经成人。台闽等地要到十六岁方可脱锁。另有一种风俗，男孩生下要作姑娘养，留长发、穿花衣直到十二岁后，因男性灵魂更可贵而脆弱。这些民俗说明小孩灵魂与前述成人不同，气魂是逐步安顿的，有形魄只是有了生命的初步存在。

这与灵魂的转生依附关系的互渗有关。小孩出生，是灵魂转生，是灵魂向肉体靠拢、依附的过程，十二岁前灵魂未与形魄结合稳固。这本与原始人小儿易夭亡有关，但他们以为是灵魂依附不牢。傣族人安葬后，家属要回家查火塘足印，如为猫狗足印，则认为转生猫狗；如为人脚印，则转生为人；如什么也没有，则认为已进天堂。仡佬族和纳西族人要请鬼师念咒以使死者免受酷刑，顺利转生。蹲式葬将尸体捆成蹲坐式，形似将出生的婴儿，因为纳西族和门巴族人相信"生来是什么样，死时也是什么样，才好转生"。赫哲族认为年逾卅而未育之妇缺转生的灵魂"法扬库"。小孩死后灵魂易转生，有以为先化成一雀再转生；或请萨满找魂，举行仪式，将魂捉于"收魂袋"内，交于夫妇领回，即可得子。汉族风俗中有人死要穿一次褴褛衣以促转生。四川一带流行"转生卜"，焚烧死者的稻草及澡巾，术士则观巾灰花纹，可知来世转生迟早。普通人不像大人物那样灵魂从神那儿感生，而直接从普通人灵魂转生。甚至亦有从动物转生来的。云南布朗族结婚要吃猪肝、猪心与糯米合煮的饭，据说灵魂在猪心肝中，食可得而生子。青海地区初生婴儿倘有休克，需于产房门槛上将头朝外的公鸡头砍去，鸡血涂婴儿口上，并连呼父名。待休克消除，以"鸡挨"作乳名，所谓"一命换一命"，认为灵魂来自公鸡。这些灵魂的转生成功并安定下来都要有一过程。

　　还有另一种认识，谓母亲给予肉体，父亲给予灵魂。原始人时已隐隐出现。《诗经·小雅》："父兮生我，母兮鞠我。"即父亲给予生命（灵魂）而母亲给予肉体并加养育之意。感生神话中亦暗含神的灵魂通过丈夫在感生过程中转递之意。例如姜嫄生后稷，先与丈夫有合，后乃"履帝武敏歆"。"帝"也可能指其丈夫。所谓大拇指受了震动，怀疑是一种性交欣快感和射精行为。灵魂其实通过精液转递过去。《列女传》中褒姒出生故事表述得比较明确。说有龙入于王庭，"卜请其漦藏之而吉"。漦即龙的精液。后至"周厉王之末，发而观之，漦流于庭，不可除也。王使妇人裸而噪之，化为玄蚖，入后宫，宫之童妾未龀而遭之，既笄而孕"。生下的据说就是褒姒妖妇。简直是现代的"冷藏精液"、"人工授精"了。荒诞之中，灵魂由精液转递的意念却很清晰。

　　民族志中，云南永宁普米族妇女难产时要把男人裤子找来，放在产妇腹部按摩，并说："孩子快出来，你爸爸在等你。"贵州台江苗族祭祀祖先仪式中要"过桥"，由五个"鼓藏头"妻子穿男服，走过一座象征桥梁的矮凳，"过桥受精"，然后脱去男子服装。宋兆麟先生等认为虽为女扮男装，仍属强调没有男子配合，妇女不会生育之意。[①] 我认为可进一步作为平民百姓的感生仪式，意在因男子授精或呼唤，孩子方具灵魂。摩梭人有相似的生殖仪式。山洞内置高八十厘米、直径约九十厘米、上部平面有凹像女阴之石，称"久木鲁"；上垂一钟乳石柱，像男根，不断滴水入凹陷，积水称"哈吉"，意即男子精液。求育时女子由巫师、丈夫及结婚时伴娘陪同入洞。巫师于石平面上架石燃香，夫妇叩头，巫师念："天让你得子，地让你得子，右边的人让你得子，左边的人让你得子，西番人愿你得子，摩梭人愿你得子，在神的保佑下，愿你身体强壮，多子多福。"求育女在洞内水池洗澡，并在久木鲁中用竹管吸哈吉三次，表示精液与灵魂已入女子体中。人们对于性交产生新生命有了认识，肉体从女性阴道而出又为人人皆见，肉体与灵魂被认为是生命二元，自然就产生了另一元的灵魂来自男人的猜测。这种认识已较前更进步了些。

　　以上可见中国原始的生命观，对生命的来源的认识。那末，对怀孕和分娩，新生命出现的一个必要的自然过程，又有何看法？

---

　　① 《中国原始社会史》，第 489－490 页。

从卜辞中看，人们对怀孕的神秘猜测，在于卜问是否怀孕和是男是女。例如：

> 辛丑卜，㱿贞：帚（妇）好屮（有）子？三月。辛丑卜，亘贞，王占曰：好其屮（有）子？（《匵》620）

> 壬辰卜，㱿贞：帚（妇）良屮（有）子？贞：帚（妇）良亡其子？（《乙》2510）

妇好、妇良均为武丁之妇。又：

> 丙午卜，争贞：黄尹兄（祝）嫀不凶（死）？才（在）丁家，屮（有）子。（《明》287）

妇嫀似病重，故祝祷之。不料是怀孕，那病就是妊娠反应了。复如：

> 戊子卜，贞：帚（妇）衍又（有）子？戊子，贞：帚（妇）壹又（有）子？戊子，贞：帚（妇）束又（有）子？（《乙》4504）

> 贞：帚（妇）康又（有）子？今六月。（《乙》617）

皆此类。妇康如已怀孕，则已六月了。

不仅卜是否有孕，且求知是男是女：

> ……不妙（男孩），隹女。（《遗》526）
> 戊午卜：小臣妙（男孩）？十月。戊午卜，小臣妙（男孩）？戊午卜：小臣不其妙（男孩）？癸酉ﾖﾄ，甲戌，［隹］女。（《丙》83）

ﾖﾄ，于省吾释为ﾖﾋ，"天气之荫蔽也"（《双剑诊殷契骈枝续编》）。这条意为反复卜问是否生男孩，结果那天阴云密布，生了女孩。又如：

　　癸亥卜，㱿贞：帚（妇）好冥，其㛰（男孩）？隹，囚（死）。(《存》2.45)

此"冥"为"娩"，此条为妇好难产，子死。
　　还有以占卜确定预产期，且相当准确：

　　辛未卜，㱿贞：帚（妇）妴冥（娩），㛰？王占曰，其隹庚冥（娩），
㛰？三月庚戌冥（娩）。㛰。(《合》94)

殷王武丁在辛未日占测妇妴将在以后的庚日娩一男孩。验辞记录证实四十天后的
三月庚戌这一天，果然顺产一男。

　　甲申卜，㱿贞：帚（妇）好冥（娩），不其㛰？三旬㞢（又）一日，甲
寅冥（娩），其不㛰。甲申［卜，㱿贞］：帚（妇）好冥（娩），㛰？王占曰：
其隹丁冥（娩），㛰；其隹庚寅冥（娩），引吉。三旬㞢（又）一日，甲寅冥
（娩），不㞢，隹女。(《乙》7731)

武丁为妇好卜，预测三十一天后分娩，不会生男；若在丁日生，是男；庚日娩，
大吉。结果在预测三十一天后的甲寅娩，故只能得女孩。预测完全准确。决定男
女似与日期关系甚大。

　　丁酉卜，宾贞：帚（妇）好冥（娩），㛰？王占曰，其隹甲冥（娩），㞢
（有）祟（祟）。㞢……(《续》4.29.3)

丁酉距甲寅十八日，预测甲寅生女。准确。

　　壬寅卜，㱿贞：帚（妇）［好］冥（娩），㛰？王占曰：其隹［戊］申冥
（娩），吉，㛰。其甲寅冥（娩），不吉。㞢。隹女？壬寅卜，㱿贞：帚（妇）

好冥（娩），不其妙？王占曰：……不妙？其妙？不吉。若丝（兹）迺囚
（死）。（《乙》4729）

这是产前十二日卜，最后证明，日期准确。女孩难产死也符不吉之占。[1]

关于生男生女的预测，非独中国有。公元前一千三百多年前的古埃及纸草书
（《大柏林纸草书》）上也记有用孕妇小便浇大麦粒的预测法：无殊为未孕；大麦
发芽生长得快为生女；反之生男。[2]

从这些材料可揣知上古人们对怀孕、分娩日期的神秘性感受，故借占卜以
测。占卜是一种巫术行为，是以互渗为基础的。

分娩一般从阴道自然娩出，故仅以一简单"冥"字或"生"字表述。但古代
也有剖腹产之类，尤多见于一些有神奇力量的大人物。例如：

鲧死三岁不腐，剖之以吴刀。（《山海经》）

大黯之吴刀，是用出禹。（《归藏》）

据浙江民间传说，操吴刀者为一豹胆牧童，在鲧尸腹上轻轻一剐，正好鲧妻
修己上山赶到，扑在鲧身上，这时婴儿从鲧腹蹦出，入了母怀。[3] 虽说是鲧男生
子，然修己赶到，暗示仍为修己所生。三岁不腐而生，是遗腹子。剖腹而出，即
剖腹产。又如《吴越春秋》中说：

……女嬉，年壮未孳，嬉于砥山，得薏苡而吞之，意若为人所感，因而
妊孕，剖胁而产高密。

"高密"为禹所封国，可能仍为修己本人的剖腹产。《世本》说得直接一些：

---

① 以上材料参见王宇信等：《试论殷墟五号墓的妇好》。《考古学报》1977 年第 2 期及其
他有关论述。
② 《世界医学五千年史》，第 15 页。
③ 参见《吴越山海经》，第 5 页。

　　修己吞神志如薏苡，胸拆生禹。

说明不是鲧生禹，而仍是修己经剖腹而产。拆与疈，或副，都是剖割劈裂之意。《诗·生民》：后稷"不坼不副"，意即用不着剖腹而产，不是难产。从反面证明也有人难产，要剖腹产的。传释迦牟尼亦为剖胁而生，时代与《诗经》产生年份相近，但各有所据。

　　彭祖也是剖腹而生的。《史记·楚世家》说陆终妻女嬇生子六人，坼剖而生。《世本》氏姓篇说颛顼产老童，老童产重黎及吴回，吴回产陆终，陆终娶于鬼方之妹，剖胁而产六子。其三即籛铿（彭祖）。《神仙传》甚至说老子也是"生时剖母左腋而出"，亦剖腹产。恐属后人附会。

　　我想指出，剖腹产的出现，不仅在医学史（妇产科手术史）上特具意义，从文化史上看，使生殖更显神秘化。生殖器崇拜向灵魂崇拜转化可能与此有关，人既不必一定从女阴娩出，对更原始一些的生殖器崇拜会产生消减影响。西方医学史剖腹产推恺撒大帝之妻为最早，其名字 Cesare 即为今之剖腹产术语名。

　　此外，最早的人类生命与卵生有关，原始人也有一些记述。如简狄吞卵生契；禹、后稷娩出亦为卵形；北夷橐离国王侍婢有娠，王欲杀之，婢对曰："有气大如鸡子，从天而下，我故有娠。"后产子（《论衡·吉验篇》）。均属此类。《博物志》也说："徐君宫人娠而生卵，以为不祥，弃之水嫔……独孤母以为奇，覆煖之，遂蚨（孵？）成儿。"满族传说中，幼妹佛库伦吞灵鹊朱果而孕，产下满族始祖爱新觉罗·布库里，也可印证。有人认为，现在民俗中生孩子送吃红鸡蛋，即为卵生崇拜孑遗。[①] 陕西风俗于孕三月时送红蛋，并言："手捧金蛋入房中，王母娘娘下凡庭，贵子送怀中，定心，定心。"孕妇接过抱于怀中，并答："多谢娘娘宠恩。"也是送来感生灵魂之意。

　　哲人争"先有卵后有鸡，抑或先有鸡后有卵"的生命初始问题。从生物进化序列看，约是先有卵的异变，然后有物种的异变，卵生有进化意义。但原始人是从神秘互渗、卵的孵化过程中感受出来的，故有神话、民俗的遗迹。

---

　　① 龚维英：《乌龟梢和图腾崇拜》。见向仍旦编《中国古代文化史稿》。北京大学出版社1986年版，第271页。

不管原始人对生命来源的认识有多么庞杂，归纳起来终是上述肉体之来及灵魂之附二者，分娩过程则较现实些。

22. 死亡意味着什么

灵魂既然不死，谈论死亡应无意义。但原始思维的神秘互渗律不顾及矛盾，它容忍矛盾，并不以为矛盾有逻辑上的否定作用。故一方面认为灵魂不死，一方面又很注意死亡的实在性及其意义。

人无论怎样长寿，肉体总有一日与灵魂分离而留下一个没有生命的躯壳。这就是肉体死亡。不管如何这总是具直接现实意义的死亡。《书·尧典》说帝尧传位给舜之后"二十有八载，帝乃殂落"。高寿一百一十八岁。殂即魂归于天；落即魄归于地。终归是死了。陶渊明诗云："有生必有死，早终非命促。"似乎颇洒脱。但原始人或后来人意识到死亡临近时，不免有所惧怕，有所留恋。他们希望在无生命的血肉之躯没有腐烂之前，还有复生可能。《礼记》"废床，彻亵衣，加新衣"，将垂死之人从床上移到地上，有促其再生之意，因人乃始生于地。中国有尸体防腐埋葬，古埃及金字塔贮木乃伊，以及民俗中的停灵、招魂、陪葬等，如前所述，均有保护肉身或肉身未坏之前有灵魂回归、生命复活的可能。甚至认为只要保住一个器官不腐，人亦有可能复生。《博物志》中说："细民，其肝不朽，百年而化为人。""镣民，其肺不朽，百年复生。"《括地图》也说："无咸民……其心不朽，百年复生。"郭璞注《山海经》无臂国，"其人穴居，食土……其心不朽。百二十岁乃复，更生"。

也有害怕鬼魂回复肉体而重生的。故葬俗中有"送魂"一说，让其远去。例如仰韶、大溪、大汶口、庙底沟等新石器文化葬式的头向，向西、北、东北、南不等，各有定制。有人认为头向是指过去故乡所在的方位，好让灵魂回到故乡去。民族志中瑶族即如此。但贵州苗族正相反，足所指才是迁来方向。[1] 尤其是对横死，葬法不同，可能也有驱其鬼魂早离的倾向。例如畲族，对于自杀或难产等非正常死亡者，要请巫师"行罡作法"，将搭在村外草地彩门上的三十六根草

---

[1]　参见《中国原始社会史》，第479页，下同。

绳一一拔断，每拔断一根，即表示杀死一门伤鬼之魂。又如青海等地，悬梁自尽者的屋梁必须拆除，相接的桁条、椽子亦然，因恐其上留下"吊死鬼"，为自己转生而寻人替死。俗谓"悬梁自尽，梁亦大凶；付之一炬，永远太平。"浙江俗则要制"孟婆汤"，据称孟婆为冥神，专造似酒非酒物以惑乱鬼魂心窍，使之忘却前生。若无孟婆汤，代之以甘露叶做成的菱置于口中、一包茶叶置于手中，并唱："手中自有甘露叶，口渴还有水红菱。"意在令鬼魂忘其生而早去。海南黎族，是由"芭老"不断念死者祖先名字，请其领走新鬼。并用钩刀在树上砍几刀，表示割断死者与本村关系，要鬼魂不再回来作祟。送丧者回来途中，要到河边洗脚，并摘回一小枝树叶，插在丧家屋檐，可免把死者鬼魂带回。上海市俗，送丧车到火葬场，丧礼毕回来不能走"回头路"，必须绕路驶回，"以免死鬼跟回"。丧家且要发给一包"回头糕"（或以白手帕代），送丧人并摘去小黄花或白花，意思也是勿令鬼魂相随。台闽俗于入殓前以一麻丝系死者与亲属，然后一一斩断，各人将手中麻丝包在银纸中烧掉，以与死者断绝往来而不被骚扰。布朗族的割发或烧发也是为此。苗族人认为横死者是野鬼作祟，故必须经过驱鬼仪式：先由鬼师领一黄狗在屋内转三圈，念念有词说："野鬼杀人了，我用黄狗把野鬼赶走。我杀狗给你吃，你快走吧！"然后拴黄狗于村外，棒击竹刺而死，再以石系之投于河或水塘中。三年之后横死者迁葬。亦有因葬后家有不幸，认为是坟地不佳、鬼魂作祟而迁葬者。这些风俗反映出人们意识深处对死后鬼魂的惧怕，同时又往往将死者魂魄与作祟野鬼合而为一，一律视作凶魂，送之、绝之唯恐不及。又希望还魂复生，又害怕魂未远走。因原始思维不顾及矛盾，故两者并行不悖。

灵魂到底有哪些归宿？约而论之有五。一为回老家，前已述。景颇族送魂且搭尸架，其上置死者遗物，挂彩纸条，以示亡灵附着。然后按巫师指定路线送至坟地。云南怒族人死后要让巫师"禹古苏"送魂，一程一程直到澜沧江东岸。纳西族分六个"尔"，鬼魂要按不同"尔"所属各送回老家。现代中国人也有"落叶归根"之说，尸体愿意送回故乡安葬。

灵魂第二去向为升天。又叫"归天"。《国殇》说："身既死兮神以灵，魂魄毅兮为鬼雄！"即是写照。但升天为神是帝王、英雄、贤者的专利——神化。《淮南子》说："禹劳天下，故死而为社；周弃为稼穑，死而为稷。"反映的就是这种趋向。马王堆汉墓帛画反映的可能即是一个升天的理想化途程。汉代东夷弁辰人尚以"大鸟羽送死，其意欲使魂气飞扬"（《三国志·东夷传》），战国时楚怀王"化而为鸟，名楚魂"（《古今注》）。可能是借鸟羽升天。商大臣傅说死化为星，在中国神话中属罕见："傅说得之，以相武丁，奄有天下。乘东维，骑箕尾，而比于列星。"（《庄子》）故《楚辞》"奇傅说之托星辰兮，羡韩终之得一"。昆仑山被认为是登天之梯，也是成神途径，但不一定是通常死亡的灵魂路，而是养性得道者尸解后成仙之路："昆仑之邱，是惟帝之大都"，"方八百里，高万仞……百神之所在"（《山海经》）。"昆仑之邱，或上倍之，是谓凉风之山，登之而不死；或上倍之，是谓悬圃，登之乃灵，能使风雨；或上倍之，乃维上天，登之乃神，是谓太帝之居。"（《淮南子》）平民百姓也有死而成神的，例如韩凭夫妇，不屈于宋康王而自死，坟墓相对。"王曰：'尔夫妇相爱不已，若能使冢合，则吾弗阻也。'宿昔之间，便有大梓木，生于二冢之端，旬日而大盈抱，屈体相就，根交于下，枝错于上。又有鸳鸯，雌雄各一，恒栖树上，晨夕不去。交颈悲鸣，音声感人。宋人哀之，遂号其木曰相思树。"（《搜神记》）纳西族东巴人要为死者"理路"（引路），展开"神路图"，内绘三十三层天，并跳东巴舞，送之上天堂，可免迷路入地狱。

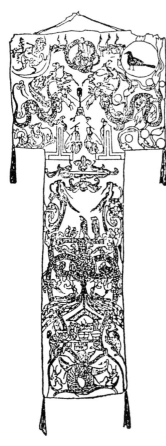

图 3.2　帛画

　　第三种是安息于九泉之下。俗话说"黄泉路上无老少"，多数人死后都是这条路，在地下做鬼了。好一点的在阴间担任某个职务；前世作恶的便入地狱煎熬。第四种则为转生投胎。前已论及。第五种，有一些作为"游魂"在人世间出现。有些是横死恶鬼，有些是屈死冤鬼，也有善良之辈。它们是地狱中逃出来的；或是买通关节放出来的；也有转生无着暂时游荡的。善鬼还帮着活人做点好事，或了一凤愿，结一夫妻；恶鬼则作祟作孽，为病为殃，成为灾难和疾病的渊薮。《聊斋志异》及其他许多鬼怪神话中均有精彩叙述。

作为死亡二元论中一元的灵魂引起原始人的无限遐思和惧怕；另一元的肉体，则关乎现实存在，同样甚受关注。故肉体死亡的原因、肉体死亡后的安置和处理，也是我们必须加以讨论的。

死亡的原因归纳起来有四。一是自然的原因，如水火旱涝等灾异或饥寒、意外而死。例如："炎帝之女名曰女娃，女娃游于东海，溺而不返，故为精卫。常衔西山之木石以堙于东海。"（《山海经》）死因为溺于海水，而精卫填海反映出隐含的对死因的反抗意识。是神秘互渗。又如"震蒙氏之女，窃黄帝玄珠，沉江而死"（《蜀梼杌》）。"大舜之陟方也，二妃从征，溺于湘江，神游洞庭之渊。"（《水经注》）为溺死。"蚩尤作兵伐黄帝，黄帝令应龙攻之冀州之野。应龙蓄水。蚩尤请风伯雨师纵大风雨。黄帝乃下天女曰魃，雨止，遂杀蚩尤。"用水旱灾害作武器（通过互渗）而致敌死命。魃即旱神。夸父追日途中渴死。伯夷、叔齐义不食周粟，首阳山下饿死。"鲧违帝命，殛之于羽山。"（《国语》）为雷电死。"猛兽食颛民，鸷鸟攫老弱"（《淮南子》），是禽兽之害。二是人为原因死。如战争、刑戮、谋杀、"食人之风"皆是。《山海经》说鼓与钦鹧"杀葆江于昆仑之阳，帝乃令戮之锺山之东曰瑶崖"。"贰负之臣曰危，危与贰负杀窫窳"；"刑天与帝争神，帝断其首，葬之常羊之山"。"王子亥之尸，两手、两股、匈、首，皆断异处。"以及《列女传》说夏桀时造酒池，"一鼓而牛饮者三千人，鞍其头而饮之于酒池，醉而溺死者，末喜笑之以为乐"；或《述异记》："夏桀宫中有女子……甚丽，而食人。"也为此类。

三为疾病而死，详后述。四为长寿而死。如彭祖、黄帝、后稷、盘古、尧、舜、禹等。《老子》说"老死不相往来"，可见衰老走向死亡。《礼记》："八十、九十曰耄。"《楚辞》："心悼怀而耄思。"《孔传》："百年曰期颐。"《毛传》："耋，老也。八十曰耋。"《左传·僖九年》："以伯舅耋老，加劳，赐一级，无下拜。"《晋书》："十二以下，六十六以上为老小，不事。"老至六七十岁以上，体已衰朽，人近昏乱，行将就木。人老必然走向死亡。

以上是我们作为现代人对古代材料作出的冷静分析和归纳。实际上，这四种死亡原因的背后，又都有神秘互渗的因素在支配。一二两种已很明显，第三第四种下文将述及。

先来看看人们对肉身尸体的处理。人死后"形魄"逐渐消散，灵魂亦依依而去，人们必定要有所表示。死以七日为忌，一忌为一魄散，故七七四十九日而七魄泯。丧家祭祀以七七满为度。"七"又谐"吉"也。杭俗以七日一祭为"撞七"："头七撞七，死鬼打得叫屈；二七撞七，灵床儿供在隔壁；三七撞七，丧家发迹；四七撞七，墙壁坍塌；五七撞七，子孙有得吃；六七撞七，儿女发迹；七七撞七，眼睛突出。"是说鬼魂每隔七日有不同遭际，祭祀可避凶趋吉。青海河湟地区民俗，要抬柩从左到右绕墓穴三圈，口诵："一转天门敞开，二转地门敞开，三转祖先迎魂来。三魂入墓塘，七魄下窀穸，佳城千秋固，亡者永安息。"以安死者。古时还因死者不能直接受祭，就专门派一人代为受祭，名曰"尸"。代表依死者身份而选："天子以卿为尸，诸侯以大夫为尸，卿大夫以下以孙为尸。"（《公羊传》何休注）《诗·楚茨》："神具醉止，皇尸载起。鼓钟送尸，神保聿归。"《仪礼》："祝迎尸。"均指此。后改用神主、神像代替。可见死后肉身的处理，是要备极哀荣的。

首先是"小殓"。《礼记》："小敛，于户内。""小敛，君大夫士皆用复衣复衾。"一般要替死者穿上几套衣服，富者十余套，为官者着朝服，妻子凤冠霞帔。并以新丝（纩）塞耳，口内含玉或含饭，[①] 以面帛盖脸，用大巾蔽上项直至足下，使尸不外露。最后在尸体上盖几条被单再以布束紧。今上海丧礼盛行送被面，即此风。一些地方尸体停于床，有些地方放置于地。头前脚后点"引魂灯"（长明灯），谓阴间漆黑，亡灵须借光方能看清道路。夜间须伴灵。还有纸制伴灵童子陪伴，以免亡灵孤寂。

大殓即落棺。尸体要从屋内东侧主位入棺，然后移到西边客位停柩、受祭。死后三日至七日大殓属正常，当日入殓是"走马殓"。《礼记》曰："三日而后敛者以俟其生也，三日而生不生亦不生矣。"即三日内亡魂有复生可能。入殓前棺木以黄裱纸糊内壁，青麻秆铺底然后糊纸，或直接垫纸、柴灰、松炭、灯芯草及

---

① 俗谓尸体含玉或含金、含银等为使尸体不腐，这是一种说法。但另说如贾公彦疏《周礼》谓："大丧为王丧，其含玉者含玉璧，形而小，以为口实。"《公羊传》："含者何？口实也。"注："缘生以事死，不忍虚其口。天子以珠，诸侯以玉，大夫以碧，士以贝。春秋之制也。"是为尸体美容，免两颊凹瘪。故俗中反多含饭，周代已如此。或谓至阴间可不挨饿。后来的神仙家，则求含金玉以尸体不腐而成仙，趋向不同。列维-布留尔《原始思维》第14－15页即以中国例子批评弗雷尔，其实弗雷尔未错，列维-布留尔依 Groot 错。

石灰包等吸潮物，然后垫入棉被。棺头贴金银纸剪成的太阳、月亮、北斗图案。头脚处各置元宝枕以备搁用。尸体头顶围红布，由长子抱；另四至六人抬尸体。尸脚先出屋，屋外需搭棚遮阳。尸脚先入棺。然后平放。尸身两侧放置死者生前喜爱之物和生活用品、金银纸、白烛之类，及五谷瓶（袋），均为亡灵一路所需。然后依次叠盖亲友所送"重被"。最后一条为孝子孝孙所送的"子孙被"。合棺盖、钉棺钉，同时高喊"躲钉"。再以水绸、生漆涂塞缝隙。这一过程中孝子孝眷及至亲好友分批跪拜告别，并为亡灵喊魂，使免受惊吓。然后出殡或择日出殡。

藏族天葬、蒙族野葬自不在此列。天葬之尸不着衣物，由司天葬者送至天葬台，头向西俯卧，喇嘛诵经焚香，然后肢解尸体。内脏抛于四周，骨骸砸碎拌以糌粑。焚柏枝后青烟直升霄汉，群鹰至。争相啄食，食尽为吉祥，灵魂乃随鸟而上天。野葬则白布裹尸，车或马驮行，尸体坠下处即为葬地。或运往指定葬地。一任鹰犬啄食。三日后往视，食尽为吉，灵魂已升天堂。亲人四十九日或百日内不剃头、不饮酒、不娱乐、不寒暄，以示哀悼。

火葬在古氐羌人早已行之。《老子·逸篇》："羌人死，焚而扬其灰。"于野外架柴焚尸，伴以生前的生产生活用具。也有个别地方行水葬、树葬、悬棺葬、挂葬、瓮葬等。葬式和尸体处理方式不同。《列子》："南有炎人之国，其亲戚死，刳其肉而弃之。然后埋其骨，乃成为孝子。秦之西有仪渠之国者，其亲戚死，聚柴积而焚之，谓之登遐。""亲戚"即父母也。

汉族土葬繁杂得多。落棺后要出殡，出殡有"开路神"，以纸糊偶像当之，又称险道神、阡陌将军、开路鬼。今陕西犹盛行。神身长丈余，头广三尺，须长三尺五寸，头赤面蓝，左手执印，右手执戈。浙西出殡前要"敲水碗"，认为死者朦胧如梦，听到水碗敲响，才知自己死亡。此时亲人才放声大哭。又有"踹板凳"之俗，灵柩抬起，有人故意将支凳踹倒，意为丧家顶梁柱已倒。死者家人则在凳子将倒时将其扶正，以示"后继有人而不倒"。这适于老人之丧。抬棺为专职殇夫，又称"金刚"，多贫苦壮汉。依丧家贫富不同，分八杠、十六杠、二十四杠、三十二杠不等。长子跪地，头顶烧化纸钱用的瓦盆。起抬时将丧盆摔碎，则冥钱不致被外鬼抢去。然后肩扛领魂幡，并以孝带系于棺，即"执绋"。女儿抱领魂鸡（"鸡"谐言"吉"）随之。殇夫分两班轮流，不管路途如何中间不能歇下或抬跌、"掉殇"。否则为大不敬、大不吉。柩后有鼓乐队，送葬众亲友继之。重孝者披麻戴孝，轻孝则戴孝帽或缠白巾。孝巾等为免灾布，可被除不祥。至亲必一路号咷，越响越好，可避煞气。唱丧歌、撒纸钱即"买路钱"，打发众野鬼以求顺利通过。也有"放灯"以油赂鬼。路经桥梁要先立定，一人先上祭河水神灵；孝子跪棺。尸亲高喊："小心啊！小心啊！"然后再起行。至墓地，长子先挖一锹，众亲友开穴。也有事先挖好的。均先买有"地券"，值"九万九千九百九十九贯九"，写明"地至东青龙、西白虎、北玄武、南朱雀。东王母、西王母为见证人"。撒以五谷杂粮，或用馒头垫棺材四角。众亲友安放灵柩，又喊："小心啊！小心啊！"为免灵魂受惊。柩侧置冥器。再祭供。长子覆第一锹土，众随后填之。"领魂幡"插于坟头，"领魂鸡"放飞，任人捉去。做好坟头，长子挖土块压黄裱纸于顶。云南基诺人墓葬时还有勾魂仪式，由巫师"尤卡"行之，目的是防止亡魂勾走活人魂。海南黎族则扫墓穴，"扫出生人之魂"。送葬者每人喝一口酒，洗一洗手，再入席，由长子敬酒。上海及江浙一带时行"豆腐饭"，菜肴中必有豆腐一种，或取尸体从此"得腐"之意。《西石城风俗志》："出柩之日，具饭待宾，和豌豆煮之，名曰'泡饭'。素菜或十一大碗，或十三大碗不等，贫者或用攒菜四碗，豆腐四碗，分置于座。"类此。苏北一带、壮族风俗，八十岁以上老人的丧宴，亲友必取一小酒杯或小碗带归，曰"取老寿"，以祈将来也得高寿。家中且设祭开吊（后又有做道场、佛事之类），置纸牌神主或肖像之类，孝子亲友行礼如仪。甚者在古代要守丧致仕三年等繁文缛节，或庐墓以守。《礼记》共五十多项，司马光《节仪》亦二十五项，无法一一赘叙。

所有这些过程，每一细节都有神秘互渗因素，都包含着对亡魂的惧怕和对亲人的依恋。如果死者地下有知，真乃走也走不了，留也留不得。这就是原始人的死亡观。唯有小儿之死例外，民俗多不予葬，抛于山沟或孩儿塔内，任野兽毒蛇吞噬。

23. 关于人体和解剖的初步知识

由以上丧葬过程及人们头脑中的鬼神观念可知，原始人类对于尸体怀有一种惧怕的神秘感和尊崇感。除了天葬有剖割，或如布朗族孕妇葬要剖腹取胎，将尸体、胎儿、胎盘分别埋葬及契丹族若贵人死，要破腹取出内脏、实以盐，罩上金银面具或铜丝网等一些例外，特别在汉民族中，若要对尸体作剖割处理，是难而又难的事。尸体即鬼神、即祖先，是万万动不得的。

不过，原始人对人体的知识还是与日俱增起来。

最早的对人体的认识，不像现在那样客观。互渗的因素占有很重要的位置。图腾信仰可为第一证据。人类学家反复举波罗罗人硬说自己就是金刚鹦鹉的例子，因为波罗罗人同时把金刚鹦鹉的形象也看成自己身体的形象。我们现代人，或后原始时代的古代人，常喜用一些动物形象字眼来描述一个人的外貌，诸如虎背熊腰、獐头鼠目、"面带猪相，心头嘹亮"之类，固然是一种文学手法，但溯诸远古时代，就可能不是文字或艺术手法。不是一般的想象，而是他们在互渗律支配下，集体表象意义上的关于人体的真实感觉。十二生肖可能亦此孑遗，王充《论衡》中有驳论，说明存在时代更早。史志稗说中关于上古帝王外貌的描述，都令人有"金刚鹦鹉"之感。例如梁玉绳《汉书人表考》有这样的汇辑：

伏羲——蛇身牛首，渠肩连腋，日角珠衡，龙唇龟齿，须垂委地。长九尺一寸。

女娲——人身牛首虎鼻，其体一日七十化。

神农——三辰而能言，五日而能行，七朝而齿具，牛颈龙颜。长八尺七寸。

黄帝——弱而能言，河目龙颜，修髯花瘤。身逾九尺。

共工——蛇身朱发。

颛顼——渠头骈干，通眉戴干，手有纹如龙。

帝喾——生而自言其名，骈齿戴干。

尧——身修七尺，面锐上丰下，眉八彩，参牟子，发长七尺二寸，忧劳瘦膗，形若腊。

舜——长六尺，形体大上而圆首，四瞳子，龙颜大口，形瘟若偅，色鬶黑，面颔无毛。

禹——长九尺九寸，耳三漏，长颈乌喙，河目骈齿，虎鼻大口，首戴钩铃，胸有玉斗，足文履己。疾行先左，跳踦。

汤——长九尺，皙而长，颜以髯，兑上丰下。倨身而扬声。修肱龟背，臂再肘。半体枯，足左扁而右便。

周文王——长十尺，龙颜虎目，日角鸟鼻，阜肩望羊，四乳大足。

周武王——骈齿望羊。

周公旦——背偻，身如断菑。

孔子——首类尼丘山，圩顶。面如蒙俱。河目隆颡似黄帝，修肱龟背似汤，项类皋陶，肩类子产，腰以下不及禹三寸。长九尺六寸，人谓之长人。

……

以上的外貌描叙，亦真亦幻，是图腾互渗之象。在原始人心目中，就是这般形象。可以认为，在原始人的最初认识里，对人体、动物、神物，并不能辨识得十分清楚。互渗律的神秘确实支配着他们，因此都混和在一起了。

后来，这种神秘互渗的影子逐渐退缩，比较客观、有所区别于动物和神物的认识渐次占了较主要的位置。殷商时期的甲骨文字中有这样的一些朴素反映，它们是象形的，但却又不是完全酷肖的。

例如，关于人体部位及某些生理、疾病的甲骨文字：[1]

[甲骨文字形]，首。头也。

[甲骨文字形]，页。头也。

[甲骨文字形]，天。颠也。头顶。以斧砍头。

[甲骨文字形]，此中诸字有"髪"形"彡"，或簪或斗（抓对方头发）。

[甲骨文字形]，头颅骨，脑壳（天灵盖）。

[甲骨文字形]，圆。面也。

[甲骨文字形]，眉。

[甲骨文字形]，目。见。泪。眹，目不正也。瞽，目无明也。

[甲骨文字形]，耳。听。闻。取（取敌之耳）。

---

[1] 取材于各甲骨文字家之论，参见张宝昌：《甲骨文中的人体知识》。《中华医史杂志》1981 年第 4 期等。

𦥯𠬶𦥑𦥯𦥯𦥯，鼻。嗅。鼪。涕。劓（以刀割鼻）。

𠙵𠙵𠙵𠙵，口。曰。甘。

𠮷𠮷𠮷𠮷目囟，舌。伸舌、发音、进食、舌苔纹诸形。

齒齒齒，齿。龋。龂。口髭。

𠂔𠂔𠂔𠂔𠂔，亢，颈也。及颈上贝饰。伐（以刀断颈）。

𠂇𠂇𠂇𠂇 𠂇𠂇𠂇 𠂇𠂇𠂇 𠂇，伸两臂、腋。腋下著矢。肘。左右手。殳，锤击。畋，平田。妻，画字。囚，手有梏。聿，执笔。梏，手械。

𠂤𠂤𠂤，身。

♡𠂤𠂤𠂤，心。心中有血"丶"。恙，忧也。

𠃌𠃌𠃌𠃌，血在皿中。锯截前臂淌血。产子流血。

吕，吕，脊骨也。

𠂤，胸。

𠂤𠂤𠂤𠂤𠂤，腹。锐器刺腹，袒腹，腹有肿块，腹中有孕。剖腹肢解。

𠂤𠂤，男性生殖器。前为椓，即宫刑去势。

𠂤𠂤𠂤𠂤𠂤𠂤𠂤，腿、足、趾。步、桎（足械）、刖（以锯断足）、耤（耦耕）。

𠂤𠂤，梦。

𠂤𠂤𠂤𠂤，女、母、乳（喂奶）。

𠂤𠂤𠂤，尸骨，死（生人跪于死骨），正面静息人形。

𠂤，死。

囟，恖。智也。

𠂤，疒。

𠂤，疾。

〔甲骨字〕，蛊。

〔甲骨字〕，痛。

〔甲骨字〕，头颅之疾？

〔甲骨字〕，胡厚宣氏认为系一疾病。

殷代及前，必无真正解剖可言。但战争和刑罚常常导致人体创伤或死亡，故对人体解剖也能有所了解和记录。例如上引中的砍、刖、刭、椓、伐等，均为刑罚。仅就其外表观察的记录而言，也有不少失真，可反证《山海经》等对人形的描述掺入了互渗因素。

在这些甲骨文字中，很奇怪，关于内脏形态的字仅一心字。在古籍中，不止一处提到商纣王的暴虐无道，例如《吕氏春秋》载："截涉者胫而视其髓"，将一善涉水人的双腿斫断，看看他的骨髓有何不同而能耐于寒冷；"剖孕妇而观其化"（《帝王世纪》作"剖比干妻以视其胎"），将孕妇子宫剖开，观看胎儿发育变化情况；"杀比干而视其心"，纣过于虐，比干死谏，商纣怒而曰："吾闻圣人心有七窍。"将比干杀死，视其心窍。这些史实说明纣王的凶残。同时也从另一面透露出当时以活人作解剖的实际。中国古代的解剖大抵上都是活体解剖，这一点后面还将叙及。对人体部位、内脏、怀孕等的解剖、生理认识，多少与此有关。决不仅止于"心"的认识，惟"心"被认为系一身之主，故甲骨卜辞记述之。纣死，因不得人心，"民之观者皆进蹴之，蹈其腹，蹶其肾，践其肺，履其肝……犹未肯止"（《新书·连语》）。由此可见，百姓欲将其尸解百段，其中五脏解剖应亦略有所知。

《列子·汤问》有一故事，[①] 说周穆王从西王母处归来，途遇一能工巧匠称"偃师"，并进呈一具能歌善舞的"机器人"（倡者）：

　　王以为实人也，与盛姬内御并观之。技将终，倡者瞬其目而招王之左右侍妾。王大怒，立欲诛偃师。偃师大慑，立剖散倡者以示王。皆傅会革、木、胶、漆、白、黑、丹、青之所为。王谛料之，内则肝、胆、心、肺、

---

① 关于《列子》一书，论者多认为系东晋张湛等的伪托。不管如何，有机器人一样的"倡者"，想象力够丰富的。至少对人体解剖已有较好认识。

脾、肾、肠、胃，外则筋骨、支节、皮毛、齿发，皆假物也。而无不毕具者。合会复如初见。王试废其心，则口不能言；废其肝，则目不能视；废其肾，则足不能步。穆王始悦而叹曰："人之巧乃可与造化者同功乎？"诏二车载之以归。

撇开"机器人"一说不论，从内脏名称看，至少对解剖构成有较好认识。生理功能则为五行配五脏、五窍之说，是《内经》理论。然废一脏则失一功能，《内经》无载，倒颇有"实验"意味。

不管如何，关于人体的知识是医学的基础。

二、 最早的疾病观和病因认识

24. 什么是疾病

死亡的原因四类中第三类为疾病，第四类是生长壮老已，走完人生历程，满寿而死。但即使寿如彭祖，仍然多少有点疾病。从现代观念看，衰老必然带来身体功能减退或失调，器官老化或退变，本身也是病态。故衰老从广义上说也是疾病。

但就一般而言，疾病主要是以一种更严重的形式出现，而不以老为疾。中国古籍中对疾病从未有过定义。大约人身体感到不舒服，不能自由活动或从事劳动生产，就是疾病。外国也是如此。现代人将疾病分为三个概念：[①]

1. 疾病（disease）：医学术语，指可以判明的人体生物学上的异常。可从体格检查、化验或其他特殊检查确定。

2. 病患或病痛（illness）：系一个人的自我感觉和自我判断，例如某种不舒服，认为自己有了毛病。在一些情况下，经检查可确定有疾病，但在很多情况下则可能仅是一种心理学上或社会学上的失调。

3. 患病（sickness）：是对一种角色的社会地位的描述。即他人（社会）知

---

① H. P. 恰范特（H. Paul Chalfant）等著：《医学社会学》。上海人民出版社 1987 年版，第 14 页。

道或承认此人现正处于不健康状态。

我对这样三个概念的界定是有疑问的，不太符合西方人使用上面三词的实义，而更像个别医学社会学家强词夺理的区分。近年出版的英文《医学辞典》、《牛津简明英语词典》等，①都没有采用以上这种概念作为释义。在英国的临床实践中，disease主要是指医学上确切诊断了的疾病；illness则是病人主观反映的症状、不舒服的感觉、体能上的衰弱等等，还未有明确的病理学或实验室检查等证据以得出肯定诊断；sickness是一种不舒服感觉，尤其有恶心、反胃的症状，包括晕动症。从历史的角度看，这三个词在语义学上是随时期不同而有变动的；使用人的身份（例如医生、知识分子、普通病人等）不同，含义也不同。②更一般地说，这三个词经常混用，非医学人士不太关心其准确定义。

由此说来，大多数所谓的疾病，实际上都是指病痛或患病。《内经》中说："人有卧而有所不安者何也？岐伯曰：藏有所伤及。精有所之寄，则安。故人不能悬其病也。"是说人卧而不起与有所不安，即是疾病。其实是illness。《说文》释"疒（疒）"谓："倚也，人有疾病，象倚箸之形。"也是说人有病时必会依坐躺息，不能如常活动，不能如常劳作，是病痛或患病的表征。《孟子》说："昔者有王命，有采薪之忧，不能造朝。今病小愈，趋造于朝，我不识能至否乎。""采薪之忧"正是体有不遂，不能劳动（采薪）。"不能造朝"，可能说是行走不便；"小愈"亦不知是否能至。都是体能病态。采薪者，底层劳作；造朝者，王公大臣。其共同点是不同的社会地位的角色，都处于不健康状态。

这种角色地位的疾病状态，在最早的人们看来，似颇难确定。反映在甲骨卜辞中，便是一连串的贞问：

贞，其㞢（有）疒？（《乙》2141）

……不其㞢（有）疒？（《乙》1772）

---

① 参见第39版 *Black's Medical Dictionary*（1999）；1990年代版 *The Concins Onglish Dictionary*（1990）；*Coollins English Dictionary*（2007）。

② 有关及此，《剑桥绘图医学史》讲得比较清楚。参见 *Cambridge Illustrated History Medicine*（1996）。

　　丙申卜：其疒？丙申卜：弗疒？（《邺三》38.1）

都是问"有病?""无病?"说明对病状认识有不明。

　　也有贞问病是否为初萌：

　　　　……疒民（萌）？（《明》1633）

　　　　王役（疫），民（萌）？（《后》下32.8）

或问病迁延转移或久久不愈之类：

　　　　戊申卜，争贞：帚（妇）好不征（延）屮（有）疒？〔贞〕：帚（妇）好
　　　　其征（延）屮（有）疒？（《合》275）

　　　　屮（有）疒目，其征（延）？屮（有）疒目，不征？（《合》210）

　　　　甲子卜，彀贞，疒役（疫），不征（延）？贞：疒役（疫），其征（延）？
　　　　（《乙》7310）

比问有病无病大进了一步。但仍可知人们对病情未能清楚认识。

　　更有一种情况，是问预后。病状严重，忧虑其死，想通过贞卜测知其囚
（死）或恶化辥（即孽）：

　　　　贞：屮（有）疒差，其囚（死）？（《前》6.1.5）

　　　　丙午〔卜〕贞：……屮（有）疒，不囚（死）？（《人》446）

　　　　庚子卜，耳贞：疛，不囚（死）？（《综》23.4）

　　　　……瘧（疟），不住辥？（《存》1.817）

从字形分析得知，上古人对于有形证改变的病态认识要比较确定一些。

例如《说文》中小篆的"疒"（广），音"女厄切"，应是当时疾病的总称。由金文𤕫→疒演变而来。而金文由甲骨文𤕫（《乙》6849）演来。甲骨文中又写作𤕫或𤕫。据胡厚宣解释，是有人卧病于床而旁有"血浆"之形。[1] 愚意谓"大汗淋漓"又何尝不可。总之是一个人滴着血或淌着汗（发高烧）正躺在床上。应以指内科病为主。

另有一字为𠂤（《乙》29）或𠂤（《乙》35）、𠂤（《乙》383）。林乾良释为箭矢着于胸腹，[2] 比旧释"矢著腋下"要妥当一些。则属于外伤，主要应是箭伤，刀刃金创。在这时期，疾（𠂤）与病（疒）是两个概念。英语中外伤不属于疾病（disease），而有专有名词 trauma 或 wound。在中国古文字中，"疾"通常又作"快捷"讲，甲骨文中两义俱见。可能是指金创之疾发展甚快：得之既快，死之亦速；或轻伤者痊愈亦快。金文中"疾"犹作𠂤，毛公鼎则作𠂤，是知已与"疒"合并，故"疾"成为疾病统称应自此始。中国历史博物馆藏有秦始皇椭升一件，其上作疾；峄山碑作𠂤，与今"疾"字更加接近。至于"病"字，则相当后起，甲骨文、古籀文、两周金文中均不见，古玺文中偶见，至秦汉而多用，并渐成替代"疒"、"疾"之势。而至后世，又成"疾疫"、"疾病"双声联字。"疾病"，或单用"疾"、"病"，在汉语中成了不健康状态的统称。

再看"疫"字。《说文》作𤻮，释为"民皆疾也"。这是流行性疾病最早记载的端倪。甲骨文中为𤻮（《乙》8873）或𤻮（《甲》2040）。甲骨文又有𤻮（4909），疑即𤻮。另外，卜辞中"役"亦通"疫"，故可两见。

孕妇之病为𤻮（《存》733），或𤻮（《后》11.8）。一般的妇女病可能为𤻮（《陈》102）[3]，卜辞中有奶执，可能为乳痈之类。

---

① 胡厚宣：《殷人疾病考》。首载于《学思》1943 年第 2 卷，后载于《商史论丛》，为甲骨文中疾病研究之滥觞。
② 参见林乾良：《医学文字源流论（一）——论疾病》。《中华医史杂志》1984 年第 4 期。
③ 参见林乾良：《医学文字源流论（一）》。

"龋"又作 [图]；"蛊"又作 [图]。分别表示齿中有虫和腹中有虫。但前者像其病形，虫入齿而见有孔洞，故作 ∨ 形；后者为对"虫"作为病因的一种特殊看法，有些神奇，属于鬼神精怪致病一类。[图]、[图] 即"恙"，释为"忧也"。下半部是心形，内插一个羊形角饰。"忧"，当然是一种心理性疾病，在甲骨文亦以形象表述。据说原始人以羊为美味，抑或以羊角为美饰（故有"美"字从羊），初意或即"愿望"，向往其美，而未足云忧。如此则忧之意为后加。又有 [图]，释为"眽"，目不正也。象形。[图] 智，目无明也。会意。[图] 可能为头部疾病，头痛之类。会意。[图]，胡厚宣教授认为系一病名。"病佳 [图]"之"[图]"，可能为蛔虫，亦象形。

中国本为象形文字系统，且象形和会意为"六书"最基本的两种构字法，因此，作以上推论并不困难。我想指出的仅仅是：这种象形里，含有神秘互渗的因素，与图腾演变有共通之处。所以，作为疾病和病因的认识，仍是一个神秘参与的过程。

卜辞有关疾病的词语构成，多数为"疒"字与身体部位连缀，少数为对病因的连缀。前者如谓疒首、疒天（巅）、疒目、疒耳、疒自（鼻）、疒口、疒舌、疒言（音）、疒齿、疒乳、疒腹、疒孕、疒身、疒臀、疒肘、疒膝、疒足、疒趾、疒骨、疒软（全身无力）、疒心、疒子、疒旋（头晕）；后者如祸风、疒蛊、疒蛔、疒疟、疒疫等。与部位连缀，说明人们还缺乏对病状的确定性认识；与病因连缀，说明人们对疾病原因的某些比较直接现象有了联系。但所有这一切全出现在卜辞贞问中，仍然脱离不开神秘互渗律的支配。

《山海经》中情况类似，虽然比甲骨文时代要进步了一些。大致可区分出属于内科病的约二十七种：迷、瘕、畏、蛊、惑、劳、心痛、胕肿、狂、瘅、眯、风、瘈、暍、腹痛、衕、痴、糟、忧、垫、疟、噎、厥、愚、妒、腹病、心腹之疾。可归于皮肤体表外科病类者共十五种：胝（底）、肿、疥、痔、腊（皱）、疠、瘿、疣、疽、痈、骚、痸、瘘、白癣、痤。可归为五官科类病症者五种：聋、眴目、嗌痛、瀙、瞢。

总计四十七种。如果我们没有忘记鲁迅先生说过的话，即《山海经》是一本上古巫书；同时也不是单纯抽出上面这些名词术语作现代理解，而是让它们回复到书中所描述的巫术氛围中去，与那里面的祭祀、神鬼放在一起来考察，便不难理解，这些疾病认识的后面都牵着一根巨大的辫子——那就是"神秘"，完全与下面要分析的鬼神致病论融为一体。也可以说，神秘互渗律淹没了原始人的一切。

25. 鬼神致病论及其他

欲要证明上述一点，举《释名》对"疫"字的解释就可明白："疫，役也。言有鬼行疫也。"集体表象、万物有灵论就是这样"神秘地参与"这一切的。下面我们将看到原始人心目中致病的鬼神是何等样物。

中国原始神祇中，管疾病疫疠的大约是西王母，可称为疾病之神："西王母其状如人，豹尾虎齿而善啸，蓬发戴胜，司天之厉及五残。"（《山海经》）"厉"即"疠"，"疫疠"；"五残"即五刑残杀之事，同样为疾病之类。《管子》中有五厉之说："昔尧之五吏五官，无所食，君请立五厉之祭，祭尧之五吏。"至后世，"五厉"就衍为"五瘟神"："五方力士，在天为五鬼，在地为五瘟。名曰五瘟。春瘟张元伯，夏瘟刘元达，秋瘟赵公明，冬瘟钟仕贵，总管中温史文业。"（《三教搜神大全》）又称"五瘟使者"。

蚩尤大约也是个瘟神总管。《通典·乐典》："蚩尤氏帅魑魅，以与黄帝战于涿鹿。帝命吹角作龙吟以御之。"《史记索隐》引服虔云："魑魅，人面兽身，四足，好惑人。"《路史》则谓："蚩尤乃驱魑魅，兴云雾，祈风雨，以肆志于诸侯。"《左传》称："故民入川泽山林，不逢不若，魑魅魍魉，莫能逢之。"注云："魍魉，水神。"《释文》："罔两，山川之精物也。"《国语》："木石之怪，曰夔、蝄蜽。"注称："蝄蜽，山精，好敩人声而迷惑人也。"其说不一。皆致人疾病者，为蚩尤所率。在《述异记》中且记有："太原村落间祭蚩尤不用牛头。今冀州有蚩尤川，即涿鹿之野。汉武时，太原有蚩尤神昼见，龟足蛇首，大疫。其俗遂为立祠。"

后世也有称颛顼为"疫神帝"的（如蔡邕《独断》）。因其"有三子，死而为疫鬼。一居江水，为疟鬼；一居若水，为魍魉鬼；一居人宫室，善惊人小儿，为

小儿鬼"（《搜神记》）。此小儿鬼或即后来《玄中记》中说的"姑获鸟"。又名
"天帝之女"，世人称"鬼鸟"、"鬼车"。"小儿之衣不欲夜露者，为此物爱以血点
其衣为志，即取小儿也。"是则又称"九头鸟"。《岭表录异》云："鬼车，春夏之
间稍遇阴晦，则飞鸣而过。岭外尤多，爱入人家烁人魂气。或云九首，曾为犬啮
其一，常滴血。血滴之家，则有凶咎。"《酉阳杂俎》则作："夜行游女，一曰天
帝女，一名钓星。夜飞昼隐，如鬼神。衣毛为飞鸟，脱毛为妇人。无子，喜取人
子。胸前有乳。凡人饴小儿，不可露处。小儿衣亦不可露晒，毛落衣中，为鸟
祟，或以血点其衣为志。或言产死者所化。"所谓"姑恶鸟"，亦是同物。苏轼
《五禽言·咏姑恶》有注；"姑恶，水鸟也。俗云妇以姑虐死，故其声也。"陆游
《夏夜舟中闻水鸟声》："君听姑恶声，无乃遣妇魂。"都是指妇人冤魂。河南民俗
正月十五灯节要用长竹竿缚以一芝麻秆，竖于宅内树梢，并挂一油纸灯笼，称
"扫霉气"、"点天灯"、"扫天帚"，即为避九头恶鸟血滴宅内致殃。

　　禺彊，[1] 一般指风神。《山海经》说："北方禺彊，人面鸟身，珥两青蛇，践两
赤蛇。"是"不周风所生"（《淮南子》）。而"不周风居西北，主杀生"（《史记·律
书》）。《吕氏春秋》："西北曰疠风。"故又兼病疾之神，司风所致疾病。前引甲骨卜
辞之"祸风"，绝不可简单理解为自然界之风致病，而是与禺彊之类风神有关。《楚
辞》："伯强何处？"王逸注："伯强，大疠疫鬼也，所至伤人。"伯强即禺彊。

　　五凤之一为鹔鹴，也是疫神："五凤皆五色，为瑞者一，为孽者四。""似凤
有四，并为妖。一曰鹔鹴，鸠喙圆目……至则疫之感也；二曰发明……至则丧之
感也；三曰焦明……至则水之感也；四曰幽君……至则旱之感也。"（《乐纬叶
图征》）

　　岁中凶神为"白虎"，即后世所称白虎星。《人元秘枢经》云："白虎者，岁
中凶神也，常居岁后四辰。所居之地，犯之，主有丧服之灾。"亦为致病遭死
之神。

　　《山海经》中说到一些"见则大疫"的怪物，亦属此类。如曰："复州之山，

---

① 　郭璞注："禺彊字玄冥。"但《风俗通》则说："玄冥，雨师也。"《礼记》也说："孟冬
　　之月，……其帝颛顼，其神玄冥。"《淮南子》："北方之极，自九泽穷夏晦之极，北至
　　令正之谷，有冻寒积冰，雨雹霜霰，漂润群水之野，颛顼、玄冥之所司者万二千里。"
　　据此则禺彊非玄冥也。玄冥为寒冰之神。

有鸟焉，其状如鸮，而一足彘尾。其名曰跂踵。见则其国大疫。""乐马之山，有兽焉，其状如汇（猬），赤如丹火，其名曰𤟤，见则其国大疫。""禔山……有鸟焉，其状如凫而鼠尾，善登木，其名曰絜钩，见则其国多疫。""太山，上多金玉、桢木。有兽焉，其状如牛而白首，一目而蛇尾。其名曰蜚，行水则竭，行草则死，见则天下大疫。"这些可致大疫的鸟兽，皆精怪神鬼。

　　其他如《神异经》："山臊……犯之令人寒热。"虽人形而变化，亦鬼魅之类。张衡《东京赋》："殪野仲而歼游光。"薛综注："野仲、游光，恶鬼也。兄弟八人，常在人间作鬼害。"又云："西荒之中有人焉，长短如人，著百结败衣，手虎爪，名曰獏㺄。伺人独行，辄食人脑。或舌出盘地丈余。人先闻其声，烧大石以投其舌，气绝而死。不然食人脑矣。"《南越志》："蟠龙，身长四丈，青黑色，赤带如锦纹，常随水而下，入于海。有毒，伤人而死。"《风俗通逸文》："上古之世，草居露宿。恙，噬人虫也。善食人心。俗相劳问曰无恙，非为病也。"《玄中记》："狐五十岁能变化为妇人，百岁为美女，为神巫。或为丈夫，与女人交接。能知千里外事。盖蛊惑，使人迷惑失智。千岁即与天通，为天狐。"甚至骊山神女也可唾病。《辛氏三秦记》："俗云，始皇与神女戏，不以礼。女唾之，则生疮。始皇怖谢，神女出以温泉，后人因洗浴。"或《幽明录》："汉武帝在甘泉宫，有玉女降，常与帝围棋相娱。女风姿端正，帝密悦，乃欲通之。女因唾帝面而去，遂病疮经年。"还有金银之类精怪亦可为祟：《搜神记》记述一旧宅卖与人，入居后举家病疾而转卖。此人独持大刀夜潜梁中守候。有黄衣、白衣、青衣及细腰者四精为怪。探得其实，次日掘地而得金、银五百斤，钱四万贯。细腰为杵，焚之。从此太平无事。以上可知，几乎无一精怪神鬼不可为病，包括人死之后所化之鬼。

　　民族志中，云南白族等有"大黑天神"，为瘟疫之神。玉皇大帝不喜世间人类，派天神下地散布鼠疫，欲将人类殄灭无遗。天神领此酷旨，下至人间，见人民男耕女织、纯朴善良，不忍以瘟疫荼毒其民，又无以复帝命，乃揭开瘟疫瓶口，以瓶中瘟疫悉种己身，又吞下所有瘟疫符咒，由是身脸全部变黑，因曰"大黑天神"。民感念之，奉为本主。①"瘟神"转形为善神矣。

---

　　①　参见《中国神话传说词典》，第 460 页。此神变黑，窃以为与鼠疫为"黑死病"（Black Death）有关，病者皮肤出血而黑。

民俗中驱鬼神、镇邪魔的祭祀典礼或习惯，也是上古鬼神致病观念的承绪。例如分发"压岁钱"之俗，实为"压祟"，同音假借，免鬼神作祟致病。一法挂于小儿胸前，压邪驱鬼，一为以彩绳穿钱，编作龙形，置于床脚（《燕京岁时记》）。据王黼《宣和博古图录》，钱形长而方，上面龙马并著，称能驱邪镇邪。现则转为除夕发钱钞给孩子度岁，亦俗之大变。

河南一带，传在农历十月初一，阎王放鬼出来，民间都要杀鸡，因为"鬼怕鸡血"、"鸡血辟邪"。俗语云："十月一儿，杀小鸡儿。"亦是免鬼祟致病。又有"走百病"之俗，或称"走三桥"、"消百病"、"游百病"等，各地不一。"元夕……妇女相率宵行以消疾病。"（《帝京景物略》）苏皖等地妇女且携一瓦罐，将之弃于途中桥梁之畔；吉林等地则妇女出游、连袂打滚，以"脱晦气"。还有扔大石头、扔旧衣物不等。有诗云："桐城好，百病走慌张，点着灯笼忙碌碌，打来烧罐响仓仓。""都城灯市由来盛，大家小家同节令。诸姨新妇及小姑，相约梳妆走百病。俗言此夜鬼六空，百病尽归尘土中。不然今年且多病，臂枯眼暗兼头风。"（周用《走百病诗》）

笔者家乡浙江东阳等地流行"柯（捉）年鬼"之俗，从腊月初一到十五，或冬至日，由住庙乞丐或游民装扮为神，头戴纸糊乌纱或状元帽，身穿蓝袍，脸挂红须，腰系铁索，袒露一臂。左摇铜铃，右执宝剑，后跟群丐，挨家串户柯鬼抠钱。口中齐声吆喝："柯！柯！柯个阴阳壳。前门抓来杀，后门抓起'炸'（煮）。"谓一切疾病灾难皆由鬼祟，经柯除而一年平安。或从钟馗捉鬼化出。

神怪小说渲染，或民间俚语传述，盖亦多此。例如太岁。俗谓"谁敢在太岁头上动土？"盖太岁为值年神名。《神枢经》："太岁，人君之象，率领诸神，统正方位，斡运时序，总岁成功。""若国家巡狩省方，出师略地，营造宫阙，开拓封疆，不可向之。黎庶修造宅舍，筑垒墙垣，并须回避。"冲犯太岁，非灾则病。

俚俗有立"泰山石敢当"刻石于巷陌桥道之中者，以镇百鬼、压灾殃。现知最早碑石为唐大历五年（770）刻于莆田。

又有"姜太公在此，百无禁忌"或"姜太公在此，天无忌，地无忌，阴阳无忌，百无禁忌"牌，多镶嵌于墙上或门楣上。因传说中姜太公有大神通、大法术，可驱除、吓退魔鬼邪祟。

又如"为虎作伥"。"伥"即伥鬼。《睽车志》："虎所至，伥鬼为之先驱。"

《正字通》："世传虎噬人，人死，魂不敢它适，辄隶事虎，名伥鬼。"伥鬼嗜酸，要用乌梅、杨梅等引之。

"别来无恙?"为问病语。"恙"在俗中又有不同于前的解释。《神异经·中荒经》："北方有兽焉，其状如狮子，食人。吹人则病。名曰猲。恒近人村里，入人居室，百姓患苦，天帝徙之北方荒中。"而患病之"患"，亦为鬼气。《搜神记》："汉武帝东游，未出函谷关，有物当道。身长数丈，其状象牛，青眼而曜睛，四足，入土，动而不徙。百官惊骇。东方朔请以酒灌之。灌之数十斗而物消。帝问其故，答曰：'此名为患，忧气之所生也。此必是秦之狱地。不然，则罪人徒作之所聚。夫酒忘忧，故能消之也。'"后来生出一种"无患"的神药来：如《古今注》："栌木，一名无患者。昔有神巫……能符劾百鬼，得鬼则以此为棒杀之。世人相传，以此木为众鬼所畏，竞取为器用，以却厌邪鬼。故号无患也。"

吴俗中称"伍王剑，在澹台湖中，长五尺许。有伍子胥款。时浮水面，人取之必病，弃之即安"（《吴门表隐》）。伍子胥剑亦成鬼魅致病。

如此之类，只要互渗律还在后世人们思维中不知不觉地起作用，集体表象所造成的万物有灵论还在某些特定场合和方面控制人们的头脑、新造出许多与致病或灾祸有关的鬼神来，我们所举证的也就毫不足怪。推之上古，原始人这种鬼神致病观念必然还要浓重得多。

《楚辞》中有"玄蠭若壶些"，王逸注"有飞蠭腹大如壶……有蠭毒，能杀人也"。即《山海经》中"大蠭，其状如蜂"。一种大毒蜂可螫人致死，似不属鬼神之事。但在原始人心目中，这种毒蜂也可能是鬼神的化身，或具有某种特殊魔力者。

在此有必要着重提出殷人鬼神致病论中的祖先作祟观念。殷人尚鬼，似对祖先鬼有一种特别的惧怕。无论是战争、灾祸、休咎，都怀疑有祖先作祟的可能，似乎死去的祖先主要不是保佑他们而是有意与他们作对。也许当时人对死亡的惧怕，即对生死睽违的认识刚刚建立而显得对比强烈，贪恋生之快乐而尤恶死之苦恼，于是忌恨生人。反过来，生人便怕死去之鬼来行报复。现代俗中的观念则不然，都"知"祖先为保佑而非作祟，护佑后代。甲骨卜辞中记怀疑祖先作祟而致病之条颇多：

疒𠬝，邦于姃己眔姃庚？

贞王疾身，隹（唯）姃己𡥚（祟）？

贞：疒，不隹（唯）匕（姃）己𡥚（祟）？

午卜，㱿贞：𡉈（有）疒隹（唯）黄尹𡥚（祟）？

黄尹，据郭沫若解即阿衡伊尹。姃己等皆已故之祖姃，竟均为作祟之鬼。

祖先作祟为病的看法，在傣族、阿昌族中尚有存留。他们认为祖先能为后人保福保寿，但已死祖先中的一个亡魂会来咬子孙，使人害病。而且所害之病大抵与祖先死时的病相同。因肚子疼而死的祖先，会闹得活人也肚子疼。①

殷人还相信上帝，怀疑上帝致病的卜辞也不少：

贞，隹帝𢻻王疒？（《乙》7304）

……不隹上下𢻻王疒？（《乙》8069）

"𢻻"为以戈击户之形，有打击、戕害之义，释为"肇"。《说文》："肇，击也。""上"指天神，"下"指地祇。

丁巳卜，贞：亡降疒？（《林》2.21.8）

☐☐卜，贞：亡降疒？（《林》2.21.12）

"降疒"，即天神所降之病也。

总之，鬼神致病论在上古人中弥漫皆在，近古甚至今人中仍多遗留，恰可用作反证。

---

①　参见《中国风俗辞典》。上海辞书出版社1990年版，第736页。

三、 对长生不死的追求

26. 鬼神与长寿

前面说到，原始人逐渐地在其潜意识深处形成了"神—人—鬼"三个世界的理念结构。鬼世界令人惧怕，活着的人绝不想去。神世界渺远难及，只有那些创世祖、英雄才有希望进入。所以，最现实的还是人世界，在这个世界里，有生命的肉体才有真正的快活。

但是，原始人的思维常常是多元的，在今人看来且是矛盾的。因此，神鬼世界和人自身的长寿追求常常混杂在一起。肉体不死最好，但肉体生命结束，如果还能进入神的世界而得另一种永生，或循由鬼升神的道路，亦所愿望。不管如何，总是反映出人类对现世生命的贪恋。

从当时逐渐形成的一些观念看，原始人认为人之寿夭也由天上神祇管着。司命之神可能是句芒。《山海经》说："东方句芒，鸟身人面，乘两龙。"《吕氏春秋》说："其帝太皞，其神句芒。"高诱注："太皞，伏羲氏，以木德王天下之乡，死祀于东方，为木德之帝。……句芒，少皞氏之裔子，曰重，佐木德之帝，死为木官之神。"看来句芒作为太阳神的辅佐，司人寿命，是有道理的。《墨子·明鬼下》中说得很清楚："昔者，郑穆公当昼日中处乎庙，有神入门而左，鸟身素服，三绝面，状正方。郑穆公见之，乃恐惧奔。……神曰：'无惧，帝享汝明德，使予锡汝寿，十年有九。使若国家蕃昌，子孙茂，毋失郑。'"《随巢子》中亦说："昔三苗大乱，天命殛之，夏后受命于元宫，有大神人面鸟身，降而福之。司禄益食而民不饥，司金益富而国家实。司命益年而民不夭，四方归之。禹乃克三苗而神命不违，辟土以王。"鸟身人面之神即句芒。即扁鹊原型。

《楚辞》则以大司命为寿命之神，少司命为生殖之神。大司命："纷总总兮九州，何寿夭兮在予。"少司命："夫人自有兮美子，荪何以兮愁苦。"

又有神名"椿"，也管人的长寿与否。《庄子》："上古有大椿者，以八千岁为春，八千岁为秋。"后以"椿年"为祝人长寿之辞。"椿"实为一种树，江淮地区民俗正月十五抬椿神出游，谓"判椿"。

民间供奉最多的是"老寿星",至今犹然。《史记·封禅书》载有"寿星祠",注云"寿星,盖南极老人星也。见则天下理安,故祠之以祈福寿"。《尔雅·释天》指为角、亢二星。秦始皇建寿星祠于长安杜县。民间传说以老子为寿星,因其先天地而生,生而白首,长生不死。还有一种传说,谓太白金星为老寿星。

然而,真正掌管寿命的可能还是西王母。她"司五厉及五残",已影响着人的寿夭;同时又掌管着"不死之药",即《淮南子》所云:

> 羿请不死之药于西王母,姮娥窃以奔月。

相信在人世中也能长寿,传说中的彭祖即典型。关于彭祖,历来颇多争议。有以彭祖一千八百岁、夏四百岁、商六百岁、周八百岁,在殷且为大夫。或谓指"大彭国"国君,在夏商为方伯,属古五霸之一,唐虞封国,传数十世,八百岁而灭于商,云云。葛洪说:"彭祖者,姓篯,讳铿,帝颛顼之玄孙也。殷末已七百六十七岁,而不衰老。(王)令采女乘辎軿问道于彭祖。彭祖曰:'吾遗腹而生,三岁而失母,遇犬戎之乱,流离西域,百有余年。加以少枯,丧四十九妻,失五十四子。数遭忧患,和气折伤、荣卫焦枯,恐不度世。所闻浅薄,不足宣传。'乃去。不知所之。其后七十余年,闻人于流沙国之西见之。"(《神仙传》)屈原《天问》中有一问:"彭铿斟雉帝何飨?受寿永多夫何怅?"从春秋战国到两晋,传彭祖为长寿者不假。长寿到七百余岁,自是渲染不经之论。最后还是死了。王逸注称其临死悔恨平时枕头垫得过高,唾沫吐得太远,有伤元气而不能终其天年,故仍有怅恨。活得久,是因常喝自己烹调的美味野鸡汤。《庄子》云:"彭祖今乃以久特闻。"亦证其长寿。《列仙传》说:"彭祖,殷大夫也,姓篯名铿,帝颛顼之孙,陆终氏之中子。有夏至殷末,八百余岁。常食桂芝,善导引行气。"谨从以上种种传说看,至少有一位长寿老者是其原型。近闻新疆(古西域,流沙国或即在此)多长寿人,一位一百零九岁老人居然与一年轻姑娘结婚而生下一子。[①] 人类寿命自有其不可以常识思议处。

彭祖是一位介于神仙与世俗常人之间的传说人物,最寄托人们长寿的愿望,

---

① 新疆卫生厅孙建德副研究员曾亲访。

最杂有常人的品格行为。《天中记》云:"武夷山,《列仙传》铿铿炼丹之所也。铿铿进雉羹于尧,尧封于彭城,故谓之彭祖。年七百七十七岁而卒。铿有子二人,其一曰武,其二曰夷,因以名山。"据说还有个女儿在四川,养生得道,活了数百岁。《神仙传》载有另一故事:"白石先生者,中黄丈人弟子也。至彭祖时已二千余岁矣,不肯修升仙之道。但取不死而已。初以居贫,不能得药,乃养羊牧猪。十数年间,约衣节用,置货万金,乃大买药服之。常煮白石为粮,因就白石山居。时人故号曰白石先生。彭祖问之曰:'何不服升天之药?'答曰:'天上复能乐比人间乎?但莫使老死耳;天上多至尊,相奉事更苦于人间。'故时人呼白石先生为隐遁仙人,以其不汲汲升天为仙官,亦犹不求闻达者也。"去掉传说中那些神秘互渗带来的纱幕,实质还在宁于世间长寿,不想上天成仙,有现实性。

"仙"字本义,亦非天上所居。《释名》:"老而不死曰仙。"又说:"仙,迁也,迁入山也。故其制字人旁作山也。"在《说文》中,作二字:僊、仚:"僊,长生僊去,从人从䙴。"今之"迁"字,繁体为"遷",可见义合。"仚,人在山上,从人从山。"两义相协,与《释名》一致。不过,神与仙联用,或混而为一,在《庄子》中已如此:"藐姑射之山,有神人居焉,肌肤若冰雪,绰约若处子,不食五谷,吸风饮露。"又曰:"乘云气,御飞龙,而游乎四海之内;其神凝,使物不疵疠而年谷熟。"《论衡》有曼都学仙事,"口饥欲食,仙人辄饮我以流霞一杯。每饮一杯,数月不饥"。李商隐诗云:"只得流霞酒一杯,空中箫鼓几时回?"这些仙人都与神差不多了。后来道教中的八仙,小说《西游记》蟠桃大会中的诸仙,皆此。互渗的观念总是盘旋不去。

虽然考古发掘中统计出的原始人类平均寿命不是很长,但上古人中长寿者恐不在少数。如传说中彭祖活到几百岁固不可能,但据近年科学研究论证,人的自然寿命到一百岁左右应是可以的。据记载,[①] 越推于上古,年寿越高,此多不实;越往近古,年寿近于实际恐较多,可认为仍是寿命较长者:伏羲氏一百九十四岁,神农氏一百六十八岁,黄帝轩辕氏一百一十七岁,少昊帝金天氏一百岁,颛顼帝高阳氏九十八岁,帝喾高辛氏一百零五岁,帝尧陶唐氏一百一十八岁,帝

---

① 参见梁玉绳:《汉书人表考》卷一。商务印书馆 1937 年版,第 13 页。

舜有虞氏一百岁，帝禹夏后氏一百岁；帝汤殷商氏一百岁，文王周氏九十七岁，周武王五十四岁，周公九十九岁，孔子七十三岁。依此帝王圣贤年龄总数作一平均，为一百零八岁。尚属近乎准确，诚如《内经》所云："上古之人，春秋皆度百岁……尽终其天年，度百岁而去。"

可知上古人的长寿愿望既有求实之处，又终不脱鬼神仙化的神秘罗网。对长生不死药的探求，亦成其既邈远又切近的途径。

27. 不死之乡不死药

不死之乡多是神仙居住的地方，那里有不死之树、不死之泉、不死之药。人们相信，凡人如果能到那里去，自然也能成为不死之人。

有所谓"不死之国"。《山海经》："有不死之国，阿姓，甘木是食。"郭璞注："甘木即不死树，食之不老。"又云："轩辕之国……其不寿者八百岁。"寿者不知岁几何。"流沙之东，黑水之间，有山名不死之山。""不死民在其东，其为人黑色，寿，不死。一曰在穿匈国东。"可能即《异域志》所云："长生国，在穿胸之东……其人长大而色黑，有数百岁不死者；其容若少。其地有不死树，食之则寿；有赤泉，饮之不老。"另外，《山海经》还提到过君子国，也可能是不死之国。《说文》云："东夷从大，大人也；夷俗仁，仁者寿，有君子不死之国。"

《吕氏春秋》："裸民之国，不死之乡。"又一长寿之地。至若神山瀛洲："在东海中，地方四千里……上生神芝仙草，又有玉石，高且千丈，出泉如酒，味甘，名曰玉醴泉，饮之数升辄醉，令人长生。洲上多仙家，风俗似吴人，山川如中国也。"（《十洲记》）显然是世外桃源般去处，亦即《史记》徐市等说的海上三神山（其余二者为蓬莱、方丈）之一。"诸仙人及不死之药在焉"，都是不死之乡不死药。《列子》中有五神山：岱屿、员峤、方壶、瀛洲、蓬莱，"在渤海之东，不知几万里"，"珠玕之树皆丛生，华实皆有滋味，食之皆不老不死"。又有"终北国"，"国之中有山……顶有口，有水涌出，名曰神瀵。臭过兰椒，味过醴醴……土气和，男女缘水而居，不耕不稼，百年而死，不夭不病……饥倦则饮神瀵，力志和平。过则醉，经旬乃醒"。亦长寿之国。《述异记》谓曰林国"有药数千种，其西南有石镜，方数百里，光明朗切，可鉴五脏六腑，亦名仙人镜。国中人有疾，辄照其形，遂知病起何藏府，即采神药饵之，无不愈。其国人寿三千岁，亦有长生者"。日林国亦为长生不死之国。这类奇镜，稗史屡有记及，竟胜过今日 X 光、CT。

以上折射出的实质，是有些地区人特别长寿，经互渗而神秘化了。

不死之乡的不死之水泉、树木、药类为不死之因由。不死之药当采自不死树，同时也为不死之草等。《山海经》："黑水之南，有玄蛇，食麈。有巫山者，西有黄鸟。帝药八斋。黄鸟于巫山，司此玄蛇。"这是仙药所藏。又云："大荒之中……有云雨之山，有木名曰栾。禹攻云雨，有赤石焉生栾。黄木、赤枝、青叶，群帝焉取药。"《抱朴子》曰："昔圆丘多大蛇，又生好药。"《吕氏春秋》称："菜之美者，昆仑之蓣，寿木之华。"高诱注："寿木，昆仑山上木……食其实者不死。"榆树当年也被认为是不死药树。《修真录》："昔有女仙喜食众草木，恒不卧。一日食一树叶，酣卧不欲觉，殊愉快。因名其树曰'愉'。后人改心从木，即今榆树也。"据称即《山海经》中"有人方食木叶"之木。《吕氏春秋》高诱注："其叶皆可食，食之而仙也。"演成故事。

又有《神异经》云："大荒之中有树焉……三千岁作华，九千岁作实，实长九尺，围如其长，而无瓢核，以竹刀剖之如凝蜜，得食者寿一万二千岁。"《述异记》："北方有七尺之枣，南方有三尺之梨，凡人不得见，或见而食之，即为地仙。""昆仑山有玉桃，光明洞彻而坚莹，须以玉井水洗之，便软可食。"《神农经》："玉桃服之，长生不死。"《神异经》："南方大荒有树……实有核，形如枣子……食之者地仙，不畏水火，不畏白刃。"《洞冥记》："有龙肝瓜……仙人瑕丘仲采药得此瓜，食之千岁不渴。"皆不死之果。

不死药的上品是蓂草，即灵芝。《博物志》称"神芝，不死之草。上芝为车马（形），中芝为人形，下芝为六畜（形）"。以车马芝为贵。《太平御览》记引"车马芝生名山之中，此尧时七车马化为之。能得食之，乘云而行，上有云气覆之"。又有一种玉红草："赤县神州者，实为昆仑之墟，玉红之草生焉。食其实则醉卧三百岁而后寤。"（《尸子》）可能也为灵芝之属。老寿星像常持此。

玉石、玉浆之类也是不死之药。《山海经》："太华之山，削成而四方，其高五千仞，其广十里，鸟兽莫居。"郭璞注："上有明星玉女，持玉浆。得上服之，即成仙。"又云："峚山，其上多丹木，员叶而赤茎，黄华而赤实，其味如饴，食之不饥。丹水出焉。"这是神水。《淮南子》："丹水，饮之不死。"其实因"玉膏"
而得长成："玉膏所出，以灌丹木。丹木五岁，五色乃清，五味乃馨。""玉膏，
其原沸沸汤汤，黄帝是食是飨。"又可直接服食。《河图玉版》："少室山，其上有
白玉膏，一服即仙矣！"《十洲记》："瀛洲有玉膏如酒，名曰玉酒，饮数升即醉，
令人长生。"《括地图》："神宫有英泉，饮之，眠三百岁乃觉。不知死。"前引
"神瀵"当属此类。

酒类亦为不死之药。上之山泉如酒为一例；又《神异经》："西北荒中有酒
泉，人饮此酒，酒美如肉，清如镜……饮此酒人，不死长生。"

松实也是。《列仙传》："偓佺者，槐山采药父也。好食松实，形体生毛，长
数寸，两目更方。能飞行逐走马。以松子遗尧，尧不暇服也。松者，简松也。时
人受服者，皆至二三百岁焉。"大约山中这类药颇多，《楚辞》："羡韩终之得一"，
谓韩终"为王采药，王不肯服，终自服之，遂得仙也"。

动物骑乘，竟也可致不死。《山海经》："有文马……名曰吉良，乘之寿千
岁。""有乘黄，其状如狐，其背上有角，乘之寿二千岁。"由动物长寿，互渗转
移成人也长寿。

不死之药又多为还魂草类。《仙传拾遗》："秦始皇时，大宛中多枉死者，数
有鸟含茸，覆死人面，皆活。鬼谷先生云是祖洲上不死之药草也，生在琼田中，
亦名养神芝。"《搜神记》："昔高阳氏有同产而为夫妇，帝放之于崆峒之野，拥抱
而死。神鸟以不死草覆之，七年男女同体而生，二头，四平足，是为蒙双氏。"
《十洲记》："聚窟洲，在西海中……名为人鸟山，山多大树，与枫木相类，而花
叶香闻数百里，名为反魂树。……伐其木根心于玉釜中煮取汁，令可丸之，名曰
惊精香……死者在地，闻香气乃却活，不复亡也。"

至若《山海经》："开明东有巫彭……夹窦窳之尸，皆操不死之药以距之。"
郭璞注："为距却死气，求更生。"而当初舜之父瞽叟，竟欲以酒醉杀舜。"舜告
二女，二女乃与舜药，浴汪，遂往。舜终日饮酒不醉。"（《列女传》）二者皆似为
抗死、解毒药，可起预防作用。

白兔捣药的故事传颂已久。李白有诗："白兔捣药秋复春，姮娥孤栖与谁
邻？"傅玄亦有《拟天问》："月中何有？白兔捣药。"所捣者自是不死之药。受药
之器，或在"昆仑墟……旁有九井，玉横维其西北之隅"。高诱注："横或作彭。

彭，受不死之药器也。"竟为天上北斗。

这一切充满了美好想象。奇异不死药隐含着上古人们对长生不死的追求，最后从中创造出真正的治疗之药来。值得注意的是，不死之乡的描述都是生态环境特佳之地；而不死之药皆取之自然优渥之品。这些已为中医药之注重生态营造了基础。

第四章　巫觋世界的治疗之术

一、巫觋世界

28.　"绝地天通"与巫觋

上古原始人的世界是一个弥漫着神秘气氛、神秘感受的世界。从这个意义上说，是一个巫术世界。人类的思维、社会构成、行为、文化等等无不打上巫术的烙印——不但是古代，而且见于现代，此与巫术控制人类的时间有关。因为这一时期在人类历史上起码占数十万年。

不过，它又是分阶段的。最早的集体表象，那种原始群集体的恐惧、崇敬、神秘及其类似于某种崇拜仪式的行为，基本上是下意识的、自组织的；后来凝聚起来，便成了较有规则的原始崇拜，控制原始人头脑的思想主要是万物有灵。我国旧石器文化晚期巫风甚炽。但那时的表现形式是几乎人人可为巫师，人人可以沟通鬼神。因为鬼神被认为与人生活在同一世界里，"民神杂糅，不可方物；人人作享（祀），家为巫史"（《国语·楚语》）。甘肃秦安大地湾一座房基遗址的地画，大抵可作"家有巫史"的佐证。遗址属大地湾文化晚期，测其绝对年代约为五千五百至四千九百年前，相当于仰韶文化晚期，母系社会与父系社会相交之时。地画正中有一身躯魁梧男性，手持尖棒状器物，作舞步；左侧为一女性，细腰突胸，体形略小，手亦持一尖棒状物，姿态与男子同。地画下部画一木棺样长方框，内卧二人（一说像动物）。棺状框前方则有一反"丁"字形器物。有人解释为祖神崇拜，也有人认为是原始巫术活动记录。[①] 后者解释近是。二男女正持法器并舞蹈降神，为凶死者驱邪，为活人祈佑。反"丁"状器应为巫术工具。是顺势巫术与接触巫术的结合体现。

---

① 　参见《中华文明史》第一卷，第308页。

"民神杂糅，家为巫史"的状况，必然引起一些社会问题。人人都能通神，部落首领难以掌握局面。于是要有一番整顿。这一整顿，即是史载的帝颛顼"绝地天通"——隔绝天与地的道路，不让人人有可与天神通话的可能。故曰："皇帝哀矜庶戮之不辜，报虐以威，遏绝苗民，无世在下。乃命重、黎绝地天通。"（《书经·吕刑》）

重、黎是颛顼之孙："颛顼生老童，老童生重及黎。帝令重献上天，令黎邛下地。"（《山海经》）或如《楚语》云："颛顼受之，乃命南正重司天以属神，命火正黎司地以属民。使复旧常，无相侵渎，是谓绝地天通。"据说黎还生了个时间之神"噎"："下地是生噎，处于西极，以行日月星辰之行次。"噎可能即《山海经》"生岁十有二"之噎鸣。可见黎权力之大。

可以同意徐旭生先生之论，[①] 黎与重二人为大巫，一个配合颛顼管天上的事，一个配合管地上的群巫，此外无论什么人全不得升天和妄传神的命令。显然，这是巫师内部的一次大改组、大调整，或曰原始宗教的一次大改革。从此整个巫史世界秩序井然了。不过，不能认为此时原来的通天之路都已被封锁，再不能"通行"。昆仑墟的登葆山（灵山）、青要之山、肇山等，既是成神升仙之道，又是巫的通天阶。这些山是群巫控制的神山。绝地天通只是肃清了"家为巫史"的混乱局面，"民神杂糅"变成"民神两清"。与天地相通的权力集中起来，归于一个秩序化的巫统：帝巫—大巫—巫—小巫。除了这些人，其他人决不能妄自通神。

这时代大约与前面说过的"神—人—鬼"三个世界趋于分开的时期相当。颛顼是黄帝之孙、昌意之子，按一般的帝系顺序：伏羲、神农、黄帝、少暭、颛顼、帝喾、尧、舜、禹，颛顼恰在黄帝与尧中间。这正是原始社会晚期，生产力已有发展，社会有了进步，等级观念加强了，因此产生巫术的秩序系统，由颛顼来实行这一变革顺理成章。有人断言巫术出现在原始社会末期，严格说来不对。但如指秩序化的巫觋世界建立，原始宗教有了一次大变革，则此言不差。可以说，中国原始共产社会向阶级社会过渡的种子，首先在这次宗教改革中播下，颛顼是原始时代一位了不起的功臣。"噎"这位时间之神在此出现，也是一种秩序

---

① 参见徐旭生：《中国古史的传说时代》，第83页。

化的反映；中国的历算，都追溯到重、黎，实不无道理。再证诸《左传》郑子所说，颛顼之前，著名氏族乃"以云纪"、"以火纪"、"以水纪"、"以龙纪"、"纪于鸟"；到了颛顼，改变成"为民师而命以民事"，职位名称用司徒（土）、司马、司空（工）之类，正是行政管理中的等级秩序系统。恰是这些人后来发育成了统治阶级、奴隶主。颛顼的作为，与弗雷泽关于巫术系统的一般分析相符合。

"巫"这一名称，可能也是这时或其后出现的。《说文》释"巫"，谓"与工同意"。段玉裁说："凡善其事曰工。"我以为不应作"工"解，应作"天地通"解。上为天，下为地，中间由两人把持着连通天地之道。这两人即重与黎，以舞降神。故本义是指能与天地通话的人。包括重、黎与其他巫师。《说文》曰："古者巫咸初作巫。"则亦可能指"巫"这一称呼至巫咸才正式有。

巫咸为大巫，是巫师中心人物。《太平御览》卷七九引《归藏》："昔黄神与炎神争斗涿鹿之野。将战，筮于巫咸。巫咸曰：'果哉而有咎。'"《路史》却谓神农使巫咸作筮。《世本》宋衷注："巫咸，不知何时人。"《太平御览》卷七二一引《世本》又云："巫咸，尧臣也，以鸿术为帝尧时之医。"同书卷七九〇引《外国图》云："昔殷太戊使巫咸祷于山河。"《楚辞》王逸注："巫咸，古神巫也，当殷中宗之世。"如此巫咸为神农、黄帝、尧、殷不同时代的人。《山海经》有"巫载民"："帝舜生无淫，无淫降载处，是谓巫载民。巫载民盼姓，食谷，不绩不经，服也；不稼不穑，食也。"如此则为巫盼后裔。巫咸同样在登葆山一带安顿，乃有"巫咸国"。《山海经》中提到巫咸、巫相、巫盼、巫彭等十巫，是同时之人，在重、黎之后掌握巫术大权者。徐旭生先生认为"十巫及柏子高虽均未知他们为何时人，恐怕全在帝颛顼前"，此说值得商榷。

十巫及柏高等均有在昆仑之墟等高山登天的特权，或采药，或与天神对话，行使他们的神圣职责。

十巫之下，还有一些小巫。"在男曰觋，在女曰巫。"（《国语·楚语下》）《说文》谓："巫，祝也，女能事无形，以舞降神者也。象人两袖舞形。""觋，能斋肃事神明也，在男曰觋，在女曰巫。"这是较后对祭祀、祝祷过程中巫觋的角色作出的描述。主要在巫术仪式中舞蹈降神。《吕氏春秋》说："帝尧立，乃命质为乐。质乃效山林溪谷之音以歌，乃以麋𩨹置缶而鼓之；乃拊山击石，以象上帝玉磬之音，以致舞百兽。"为其写照。《论语·泰伯》中孔子说禹"菲饮食而致孝乎鬼神，恶衣服而致美于黻冕"，赞扬他节衣缩食将祭品办得极为丰盛，祭祀衣冠做得十分精美，由此可见仪式的隆重和受重视程度。《韩非子·十过》中也有类似说法。可见巫术在当时人们心目中的地位。

大张旗鼓举行巫术仪式的状况，即使在巫风大衰后的周朝，仍有余响。在《周礼》中，除各种官职外，巫祝之官占有相当大比例，如女祝、大祝、小祝、丧祝、甸祝、诅祝、司巫、男巫、女巫、占梦、神士、冯相氏、保掌氏、虎贲氏、旅贲氏、节服氏、方相氏、大仆、小仆、祭仆、齐石、庶氏、伊耆氏等，各司专职，分工细密，而概为巫祝。那些朝廷重大职官，也在各主要祭祀仪式中扮演主祭角色，兼行巫职。

从以上分析可知，巫术世界在重、黎"绝地天通"之后形成了巫术政治严密控制的形式，即所谓神权政治的真正形式。这也许是巫术文化在人类历史上的重大贡献之一，因为神权政治形式发展到顶峰，必然趋向衰败，封建政权形式从神权政治的外壳内脱颖而出，人类社会进到文明的另一个新阶段。春秋战国时代正是这一革命、激变的时代。

政治形式上的这种转换并未消灭巫术。巫术作为人类文化史上早期的主要形式，不会轻易消失，甚至不可能完全退出历史舞台。这就是为什么直至现在我们周围的巫术文化现象仍屡见不鲜的原因。巫术以神秘为基础，世界上只要还有人们无法解释的神秘现象存在，巫术就有它生长的土壤。古代最早的那些大巫，甚至是文化史上的英雄，他们声名远播，流传日久，比秩序化巫觋世界的当政者们的历史作用丝毫不见逊色。作为社会现象和文化心理，巫术的政权消失了，巫术的影响却长存着。

29. 巫术的行为特征与心理基础

如果说原始人的集体表象还属于以下意识为主的行为，神秘互渗是一种不自主的思维观念，那么，到了巫术成为"显学"的时代，巫术行为便是有意识的、自主的行为了，神秘互渗可以被视作思维的指导原理。巫术成为巫师手中一种专利技术，厉行不怠，笃行不衰了。

他们相信一切性质都是神秘互渗、可以挪移的。这种互渗、挪移可以通过巫师所操作的巫术行为做到。同时，对于人类自身利益而言，情绪性的恐惧发展成对"恶"的理解；欢乐发展成对"善"的追求，自然物的一切性质有了善恶之分。巫术的目的是要控制自然物的这两种属性，以恶抗恶，以善降福。这是巫术行为的心理基础。

中国巫术中的"厌殃"和"厌胜"是最典型的例子。用泥、木、面团类制成似某人之形偶像（或写上名字），用针刺其眼，则某人眼必瞎；刺其心则某人将患"心疼"；针其足则足将瘸；或埋入地下，上写生辰八字及死期将到之类的话，可催其速死；或送出门外、砍碎掩埋，也必致某人于死地，或伤或病，而自家殃灾即除。铁庵先生集木工厌胜数事①颇典型。谓公孙绰到官不数月，暴疾而殒，未及葬。后查出屋檐下第七瓦枕有一桐木偶，钉布其上。毁去后，公孙绰竟得复苏。又：某人无嗣，原来有人作一木刻太监藏于梁内。某家夜夜闻角力争斗声不已，拆梁见二木刻人裸体披发作争斗状。某氏生女多不贞，三世皆然，及于椽见查得一木刻女子，任三四男淫亵之形，急去之，帷薄始清。也有好结果者：某人盛姓，讳万年，购得大宅。拆卸时见栋下银钱四枚，上铸"富盛万年"四字，原为钱镇柱础，不料恰入盛万年之手，因名字相同致成大富。

李安宅解释《周礼》所言"中春之月，令会男女。于是时也，奔者不禁；司男女之无夫家者而会之"一段，认为其时正要播植五谷，让这些青年男女会合可影响禾稼丰收。无子息的人不准步入果园田地，以免不收。为使敌对者土地无收成，便令这些人去偷践其地。②

有时街头巷尾可见到贴有黄纸，上书："天皇皇、地皇皇，我家有个夜哭郎。过路君子念三遍，一觉睡到大天亮。"目的在治小儿夜哭。或曰："夜梦不祥，书在西墙；日头一照，化为吉祥。"意在除凶梦。

诸如此类，施行巫术的目的很明确：或致人以祸，战胜对方；或驱逐殃病，保护自己。这在中国称厌胜和厌殃，在西方称黑巫术（凶巫术）、白巫术（吉巫术），道理一样。

施行巫术的方式，可分积极、消极两种。上例属于积极巫术一类，是通过巫

---

① 铁庵：《人物风俗制度丛谈》。上海书店 1986 年影印版，第 6—9 页。
② 李安宅：《巫术与语言》。上海文艺出版社 1988 年影印本，第 5—6 页。

术手段（法术）进行控制而达到某一目的的做法。消极巫术主要是禁忌，即禁止或忌讳。但不包括符禁之术，符禁是特殊的用符水咒语去禁止某种敌对行为或敌对物，属于积极巫术类。忌讳最为多见，至今犹然。例如寒食禁火、端午禁汲、姓名避讳等皆是。大人常禁止小孩以手指月，说是"会被月亮婆婆割去耳朵"，弦月似剃刀；忌指虹彩，否则指头生恶疮；忌喷嚏，喷嚏示不吉利，所以要赶快说一句"一百岁！"就像西方人要说一句"上帝保佑你"一样。上海郊区忌狗哭，闻之必大骂一声"断命狗"以破晦气。忌踩门槛，据说门槛为一户颈脖，踩了会致噎生灾。忌壶嘴冲人，因壶原属祭器，"冲"对活人等于生祭。图腾禁忌更严格，如瑶族禁食狗肉，狗是图腾始祖。

我国上古时代巫术最多见的施行方式是降神（以舞降神）及占卜。前者属积极巫术类，请大神除妖孽，赐福人间；后者属消极巫术类，占卜预测吉凶，以定避忌之法，故甲骨钻卜、星占、释梦等十分多见，看相、算命、测字非常流行。人们心理上有"斗不过还避不过吗"的倾向，愈到后世愈见明显。在施术的巫师，无论是以舞降神或是占卜预测，都是"与神通话"的过程和形式。

看来西方的巫术理论研究在这方面有一巨大缺陷。可能因为他们对中国古代巫术缺少研究，"与神通话"这一类巫术方式未纳入他们的考虑之中。① 依我看来，巫术理论上应分为三类（在弗雷泽二类分法基础上增加"传化"一类）：

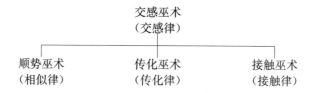

---

① 迄于今日，西方关于巫术理论的研究仍以英国著名人类学家弗雷泽（J. G. Frazer，1854 - 1941）为宗。他的巨著《金枝》（*The Golden Bough*）自 1890 年以来一版再版。1987 年，徐育新等据 1922 年第四版译为中文，由中国民间文艺出版社出版。关于巫术分类，该书第 21 页有如下表解：

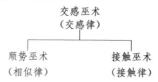

交感律是指巫术世界的人们认为，"物体通过某种神秘的交感可以远距离地相互作用"。这种相互作用，通过模拟相似的方式而达"同类相生"、"果必同因"的结果，即"相似律"起作用；或认为"物体一经互相接触，在中断实体接触后还会继续远距离地相互作用"，即"接触律"起作用。巫师们通过模拟、接触的方法，使此物体对彼物体（或人）施加影响，这种影响不必顾虑时间、距离的远近，也不必顾虑此物体是否彼物体的一部分。这是神秘互渗的作用方式人为化：在原始思维中认为一切神秘物有互渗之力；巫师可以掌握互渗力为巫术目的服务。

我补出的传化律，是指不通过模拟、不通过接触，而以冥冥神鬼世界中信息的获得和显化而指导人按神示去操作、达到巫术目的的巫术原理。龟甲卜、星占、梦占等以及看相、算命，都是为了获得或释解来自神的信息。后世的扶箕（扶乩）降神，更是直接请神的化身下达神的指示，告诉事情发展的走向，显化出趋吉避凶的具体途径。在这一巫术行为过程中，是信息在起作用，而不是通过接触或某一模拟物。虽然仍如弗雷泽所说的一样："最初的巫师从不分析他的巫术所依据的心理过程，也从不思考他的活动所包含的抽象原理，他也和其他绝大多数人一样根本不会逻辑推理。他进行的推理却并不了解其智力活动过程……简言之，对他来说，巫术始终只是技艺，而从不是一种科学。在他那尚未开化的头脑里还谈不上任何关于科学的概念。"[1] 但是，"传化巫术"在思维层次上毕竟比作为技艺的相似和接触两种巫术高了一些。在中国，某些预测学的原理是由此起源的。

模拟巫术的例子，前举的偶像厌胜、厌殃即为典型。接触巫术，则如小时候乳牙脱落，为使恒牙顺利萌出，父母要孩子将落下的上牙扔到床底，下牙扔到床顶，并念念有词："大鼠、小鼠，接纳我的骨牙，报给我以铜牙！"意念中，落下之牙与新长的牙保持着永久关系——它们互相接触过。丢到床顶或床底，保持了方向上的一致。中国人看重血，流出的血要赶快收藏或处理，以免敌人或日精月华触及而作怪或成妖魅。月经和头发、指甲等也不能随便弃置。我国著名宗教学研究家江绍原先生写过一本《发须爪——关于它们的风俗》（1987 年上海文艺出版社影印本），内中便有许多例子，都涉于接触巫术。最近出版的《中国风俗辞典》中这类例子更多。例如江南地区的埋胞习俗，即胎盘要放入大瓦壶内埋于床

---

① 《金枝》，第 20 页。

底、路口等处，埋于床底为避免接触，可无病殃；埋于路口任人践踏，通过这种接触消病消灾。有贼偷物，弃衣而逃，主人怒极而捶打小偷之衣，小偷居然浑身疼痛、卧床不起，因为小偷与所穿之衣曾有密切接触，可因接触而交感。在敌人走过的脚印上钉钉子可使"脚上生疔"；呼敌人之名可致落马而伤；"敬惜字纸"，因为此系该人所写，不敬惜则将影响他的学问、前途；选个风水好的地方下葬，是通过尸体染触而使子孙得福……

由以上可知，巫术的行为心理基础仍是神秘互渗律，但巫师们已能比较主动地去运用它了，目的是试图控制自然；他们的行为特征则主要是一种错误的联想造成的巫术技艺，通过这种技艺，达到巫术的目的。

30. 巫术与宗教及科学

巫术文化作为人类文化史上漫长而重要的一个阶段，至少是三者之母：制度化之母、宗教之母、科学之母。[①] 关于制度化的神权政治及其蜕化，前已述过。

但是，中国上古时代并未出现过真正意义上的宗教。汉末始有佛教，却是印度传入的；接着又创立了道教，是因佛教的触动和引发，有点翻版的意味，与世界三大宗教的自创、独立形式不同。宗教与巫术的区别在于："（巫术）对待神灵的方式实际上是和它对待无生物完全一样，也就是说，是强迫或压制这些神灵，而不是像宗教那样去取悦或讨好它们。"[②] 古希腊的祭司、古印度的婆罗门教等，

---

① 关于这一点，弗雷泽也早有论述。读者仔细分辨一下可以发现，笔者的看法与他有所区别。他说："当部落的福利被认为是有赖于这些巫术仪式的履行时，巫师就上升到一种更有影响和声望的地位，而且可能很容易地取得一个首领或国王的身份和权势。因而这种专业就会使部落里一些最能干的、最有野心的人们进入显贵地位。""就巫术公务职能曾是最能干的人们走向最高权力的道路之一来说，为把人类从传统的束缚下解放出来，并使人类具有较为开阔的世界观，从而进入较为广阔自由的生活，巫术确实作出了贡献。对于人类的神益决非微不足道。当我们更进一步想到巫术还曾为科学发展铺平道路时，我们就不得不承认：如果说巫术曾经做过许多坏事，那么，它也曾经是许多好事的根源；如果说它是谬误之子，那么它也是自由与真理之母。"他还把人类思想方式的一般发展过程归纳为巫术→宗教→科学。参见《金枝》，第75-91页。

② 同上书，第79页。

作为原始宗教都早已出现，是从巫术仪式中蜕变而来的。此后分化出自然哲学的科学。但是，在中国，这一过程不明显。弗雷泽所说的宗教人格神在中国确也早已有之，对于自然力或超自然力的神秘感觉以及由此而发展起来的膜拜、信奉、敬畏、爱戴等等，不仅是在原始崇拜中已建立起来的信仰，而且有具体的媚神取悦讨好的行动，表现在敬天崇祖的各种仪式上。问题是，这些都并未独立成为宗教。充其量也只是原始宗教迹象。并且，巫术的信仰和行为同样明显，不惜对神鬼予以驱赶、亵渎、焚烧、出卖。在许多情况下，是强迫与压制神灵，而不是取悦或讨好它们。交感巫术确在处处起作用。弗雷泽指出的巫术的两条基本思路，即相似联想和接触联想，在中国上古时代同样日趋明显。它们从互渗律的朦胧的神秘确定中走出来，从对因果关系的胡扯乱拉、对偶然和意外的过分重视、对矛盾状态的不屑一顾及对经验的不重视，逐步走向并变成为巫术交感的明确认定：肯定自然秩序的不变性，排除不定、偶然和意外因素，开始注意经验的积累和证实作用，注意某些逻辑矛盾。从思维角度论，原逻辑思维渐渐地向逻辑推理的方向发展了。这不能不说是巫术的莫大功劳。

巫术在这里走近了科学，成为科学的近亲。在万物有灵论阶段，神—人—鬼世界三分，开始肯定了世界的秩序和世界进程的必然性。这种必然性，被认为由鬼神的意志掌握着。但可贵的是对自然事物演替的规律性的肯定。巫术行为企图用占卜、释梦、占星等方法来预测它，并寻找其背后控制的神灵。巫术企图用厌胜、厌祅、触染等方法来控制这个神灵，从而改变事件发展的方向和结果。假如撇开神灵这个因素和具体的方法不论，它与科学所肯定和追寻的原则完全一致。科学与巫术竟是一物而两途了。

论者或云："一切巫术必然是荒谬的和无益的，与科学毫无共同之处。"这是很容易弹出的老调。弗雷泽说得对："如果巫术能变为真实并卓有成效，那它就不再是巫术而是科学了。"所以，我们不应予以空洞的、袖手旁观的批评，而应实实在在地到巫术本质及其外部形式的全体中去探寻。

巫术的这种企图控制事件进程的自然界确定规律的精神既与科学精神一致，但追求的途径不同，竟又背离了真实的方向，使它永远难以达到目的。巫术的行为最后得到的是长期积累的经验的否证，正好使巫术自身衰落下去。神性的原因变得次要了。自然哲学就是在这样的背景下崛起的。中国的早期科学萌芽就这样直接从巫术中生发出来，并不经过宗教的阶段。

作为巫术的另一面，在原始宗教逐渐成长而发展出来的媚神的一面，又转化为与人性的伦理的统一。因为中国人的祖先崇拜与伦理关系最大，极易发展出同一性来。在西方，巫术借助于神格的伦理道德化转而成为宗教。中国上古时代一直没有产生宗教，原因之一即可能与祖先崇拜的强大风俗有关。

二、 巫医与巫药

31. 上古巫医

如前所论，巫名之起，约在颛顼之世。可以认为，此前算是万物有灵论前期，巫还没有真正分化出来，没有形成专职的巫。其后为万物有灵论后期，即巫觋的世界。巫中最有名而常见的是十四大巫。见载于《山海经》："开明东，有巫彭、巫抵、巫阳、巫履、巫凡、巫相，夹窫窳之尸，皆操不死之药以距之。"（《海内西经》）"大荒之中……有灵山，巫咸、巫即、巫盼、巫彭、巫姑、巫真、巫礼、巫抵、巫谢、巫罗，十巫从此升降，百药爰在。"（《大荒西经》）

以上引文中，巫彭、巫抵为共有，不同姓名共计十四巫。其中巫咸、巫彭最有名。《吕氏春秋·勿躬》说："巫彭作医，巫咸作筮。"实际上巫没有过细分工，巫者皆医，十四巫皆能医，都采药，或以不死之药"距死气、却更生"。可能巫彭更专医一些。

但《世本》说："巫咸，帝尧时医，以鸿术为尧之医，能祝，延人之福、愈人之病，祝树树枯，祝鸟鸟坠。"可见巫咸亦医。巫咸可能更是群巫之首，或如前述为巫中首先成为专职者。所以《楚辞》以这样的盛况来迎接他：

巫咸将夕降兮，

怀椒糈而要之。

百神翳其备降兮，

九疑缤其并迎。

（《离骚》）

祝术是中国巫术特色之一，是以语言施行的顺势巫术。大约还要配以其他物品，例如一位巫医曰苗父，《韩诗外传》和《说苑》都提到他："吾闻上古之医者，曰苗父（一作"茅父"）。苗父之为医也，以菅为席，以刍为狗，北面而祝，发十言耳。诸扶而来者，皆平复如故。"用菅草铺地，用稻草扎出狗的形状，用以模拟致病的鬼神形状，然后用语言咒祝。这种语言祝术后来便发展成咒语之类。与前举民俗中"天皇皇、地皇皇，我家有个夜哭郎"一样，同属交感巫术。

又有俞跗。据《韩诗外传》："中古之为医者曰俞跗。俞跗治病，不以汤药。搦木为脑，芒草为躯，吹窍定脑，死者复生。"或如《说苑·辨物》："中古之为医者曰俞跗，俞跗之为医也，搦髓脑，束盲膜，炊灼九窍而定经络。死人复为生人。故曰俞跗。"也是顺势巫术，先制造一个模拟的草偶人，对着草偶治病，真正的病人也会同时治好。大小凉山的巫术法师至今尚用类似做法。除祸祟时，先由巫师"毕摩"扎制一个稻草人，代表一切负罪转生的替死鬼。然后毕摩念经，并念出家中一切祸祟，使草人负罪替死。遇有重大灾祸，便认为魂被别人埋于地下，要招魂。置玉米粑两个、鸡蛋一个于门前，又从门内牵出红绳到门外作引魂线。两人持木瓢站立门外，内盛泥和草灰，毕摩念咒，家人大声吆喝，将瓢内的泥和草灰泼向门外，意为驱鬼。然后绕屋呼喊："魂归来！"如果认为有鬼作祟，便咒鬼：用山羊或猪一只，鸡一只，白杨枝三十根，柳枝三十根。将羊、猪、鸡驱至毕摩前，将树枝插在锅庄前，毕摩念经后，即将羊、猪、鸡等打死烧来吃。病人得干病，是干病鬼作祟，毕摩用一只猴子捆上稻草人，带至山上放走。捉鬼用泥罐，经巫师"苏尼"从屋内转移到山坡后，开盖，然后盖住，鬼即已捉进罐内。接着便杀牲吃肉，再把罐子拿到门前，另一人用火铲铲一小撮火灰，苏尼放下罐子，念咒："害人鬼，今天要烧死你！"火灰撒向罐子。咒人则把一把稻草和一只鸡捆在一起，毕摩拿在手上念"咒人经"，让偷盗者或仇人死掉，然后杀鸡，煮而食之。再把稻草人砍碎，把鸡头、翅膀、腿捆在竹竿上，插到咒人之处。[①]浙江流行"缚煞"。有人生病，卧床不起，便延请巫婆在床前念咒。作法后，抓起病人家中某种小动物，狠甩于地，踏上一脚，用麻绳缚起，挂于野外树上。杀

---

① 参见《中国风俗辞典》第710页及张紫晨：《中国民俗与民俗学》。浙江人民出版社1985年版，第120－121页。

死了小动物，致病恶鬼也就死了。病人痊愈。①

举民俗学的例子在于证明苗父、俞跗那样的巫术方法仍保留着。古代记载简略，现代民俗调查细节详尽。弗雷泽说得很风趣："顺势巫术的一个很大的优点在于：治病过程可以……不必在病人身上进行和完成。"国外的例子也类同。婆罗洲达雅克人妇女难产时，就叫一个男巫在门外假装孕妇，抱一块大石头假装胎儿，然后模拟母腹内真婴儿的躁动直到孩子生出来。印度人治黄疸的办法，是将黄色转移给黄色的动物如画眉、鹦鹉等。病人只要死死盯住这种黄色鸟，病就会自然痊愈。俞跗治病的办法是中国上古的一个很好例子。

鉴于此，我们对《史记》中的一段描写应作新的理解。其谓："中庶子曰：臣闻上古之时，医有俞跗，治病不以汤液醴酒，镵石挢引，案扤毒熨。一拨见病之应，因五藏之输，乃剖皮解肌，抉脉结筋，搦髓脑，揲荒爪幕，湔浣肠胃，漱涤五藏，练精易形。"过去的解释，是说在病人身上进行操作，甚至手术，似乎解剖很高明②。这种理解有问题。俞跗作为巫医，是在一个模拟的草偶上进行一切操作，将草偶的"五藏"、"六腑"全部清理一番，使病人练精易形从而治愈。《史记》这段材料出处应是《韩诗外传》，而《韩诗外传》原文与《史记》有差别，因司马迁作了改写，并有漏引。《韩诗外传》与《说苑》之文符合作为巫医的苗父、俞跗之实，是顺势巫术的治疗法。有以为俞跗是楚武王（公元前740－前690）时人。《鹖冠子》中有庞煖答楚悼襄王问："王独不闻俞跗之为医乎？已成必治，鬼神避之。楚王临朝，为随兵故，若尧之任人也，不用亲戚，而必使能；其治病也，不任所爱，必使旧臣。楚王闻传，暮齸在身，必待俞跗。"如此则为楚王时巫医，但为孤证。

巫彭等"夹窫窳之尸，皆操不死之药以距之"，亦应作新的理解。旧说皆按郭璞所注，为"拒却死气，却更生"。因为"窫窳者，蛇身人面，贰负臣所杀也"。"贰负之臣曰危，危与贰负杀窫窳。"（《海内西经》）但没有任何关于窫窳复活的记载。包括《尔雅》、《淮南子》诸提及窫窳之书。可见不死之药并无起死复生之效。我以为可能是一种巫术防传染药，不让死后的神灵鬼魂作祟，保住自家

---

① 参见《中国风俗辞典》，第810页。
② 孔健民：《中国医学史纲》。人民卫生出版社1989年版，第26页。

性命及他人性命。

十巫中的巫朌，可能即巫凡。"朌"为"肪"之讹，或在初文中通假。后世巢元方《诸病源候论》中作巫方，孙思邈著《千金方》中作巫妨，皆同。谓其"立《小儿颅囟经》以占夭寿，判疾病死生，世相传授，始有小儿方焉"。可见确是巫医之列。

世传药师桐君，《路史》中称："黄帝命巫彭、桐君处方盉饵，湔浣刺治，而人得以尽天年。"与巫彭同在巫医之列。陶弘景《本草经集注》序说"桐君有《采药录》，说其花叶形色；《药对》四卷，论其佐使相须"。显系后人伪托。但被推为药师之祖则由来已久。

《黄帝内经》中提到的几名医师，原也应是巫医。如伯高。《山海经》："华山青水之东，有山名曰肇山。有人名曰伯高。伯高上下于此，至于天。"为可通天大巫。《列子》言："列子师老商氏，友伯高子，进二子之道，乘风而归。"已仙化。

鬼臾区，《汉书·郊祀志》有"鬼臾区号大鸿，死葬雍，故鸿冢是也"。亦记黄帝问鬼臾区事，鬼臾区对曰："帝得宝鼎神策，是岁己酉朔旦冬至。得天之纪，终而复始。"在《内经》中也论天元大论，为星相家。与黄帝对答自属乌有，因时间之神在黄帝之后、颛顼时代才有。参以前引巫咸"以鸿术为尧之医"说，鬼臾区正为鸿术之首，亦为大巫之类。后世更有以鬼臾区作广成子论者。

少俞，传为俞跗之弟，自是巫医家族。

岐伯，《史记·封禅书》云："公玉带曰：黄帝时虽封泰山，然风后、封巨、岐伯令黄帝封东泰山，禅凡山，合符，然后不死焉。"至少附会者把岐伯看成神人或巫师类。

商汤大臣自然多为大巫。伊尹阿衡为巫相。太戊时伊陟、武丁时傅说均然。姜太公亦是。恰如《周礼》所说，巫师职事分工已明。伊尹等已不是单行巫事者。他们兼涉医药，但主要责任在管理国家朝政。医药可能由小巫专管，如《逸周书·大聚》："乡立巫医，具百药，以备疾灾。"《周礼·春官》："男巫，掌望祀、望衍、授号，旁招以茅。冬堂赠，无方无算；春招弭，以除疾病。王吊，则与祝前。"女巫则似已不司医药之事。

甲骨文中有"𣂧"字，胡厚宣先生释为小疒臣①，也叫小耤臣、小丘臣、小众人臣、小多马羌臣，乃是疒小臣。即管理疾病的小臣。卜辞有：

贞：𣂧令（得）？

贞：𣂧不其令（得）？（《存》1.832）

……乎……𣂧……（《京》2235）

都是巫中管理医药的专职者。

所以，巫的职司有了分化。先是巫与医两兼；然后大巫管政事为主，小巫中有部分专职为医。

这种分化，为医学从巫术中独立出来准备了条件。

32. 祝禁、钻卜与医学

巫咸、苗父等用祝术治病，即后来所称的"祝禁"或"祝由"。《礼记·郊特牲》记有："土反其宅！水归其壑！昆虫勿作，草木归其泽！"所谓"伊耆氏蜡辞"，就是祝禁之语。

《黄帝内经》也提到在先的祝由术：

> 黄帝问曰：余闻古之治病，惟其移精变气，可祝由而已。今世治病，毒药治其内，针石治其外，或愈或不愈，何也？岐伯对曰：往古人居禽兽之间，动作以避寒，阴居以避暑，内无眷慕之累，外无伸宦之形。恬憺之世，邪不能深入也。故毒药不能治其内，针石不能治其外，故可移精祝由而已。当今之世不然，忧患缘其内，苦形伤其外，又失四时之从，逆寒暑之宜，贼风数至，虚邪朝夕，内至五藏骨髓，外伤空窍肌肤，所以小病必甚，大病必死，故祝由不能已也。（《素问·移精变气论》）

---

① 参见《殷人疾病考》。

黄帝曰：今夫子之所言者，皆病人之所自知也。其毋所遇邪气，又毋怵惕之所志，卒然而病者，其故何也？唯有因鬼神之事乎？岐伯曰：此亦有故。邪留而未发，因而志有所恶，及有所慕，血气内乱，两气相搏。其所从来者微，视之不见，听而不闻，故似鬼神。黄帝曰：其祝而已者，其故何也？岐伯曰：先巫者，因知百病之胜，先知其病之所从生者，可祝而已也。（《灵枢·贼风》）

"祝由"，据唐代王冰的注释，为"祝说病由"。《黄帝内经》引文表明：一，上古时祝由治病是基本的治疗方法；二，祝由由巫师操作；三，基础是相信鬼神致病；四，岐伯将祝由愈病的原理解释为上古无邪深之病，精神气乱可因祝说病由达到移精变气的目的。即今日心理治疗；五，实际上《内经》前的医学是巫术医学，将前述诸医皆为巫及此二引文结合起来分析，应承认《内经》医学是从巫术医学脱胎、发展而来。

禁术类似祝由，方法不同。《抱朴子》说："吴越有禁咒之法，能以气禳灾鬼，蛇虫虎豹不伤，刀刃箭镞不入；又能禁水使逆流，禁疮使血止；禁钉使自出。"可见古时巫术遗俗。其实，殷商流行的饕餮等纹饰，也可能为禁术的一种。因为禁术本从图腾禁忌发展而来。张光直先生有一个新见解，认为这类动物纹饰出现在鼎彝等青铜祭器上，是巫师"天地沟通仪式中必须配备之物"。反对罗振玉、容庚等将这些兽纹张开着大口是"兽攫人欲啖状"及"饕餮食人卣"之命名，认为"张开的兽口可能是把彼岸（如死者的世界）同此岸（如生者的世界）分隔开的最初象征"，而"张开嘘气"成"风"，正作"天地交通的基本工具"。①这个意见基本可同意，但还可进一步引申。这种纹饰的另一种可能是为了禁怖鬼神。特别是致病的疫鬼之类。这很像古巴比伦，家家户户门窗上都镶嵌黏土或金属塑成的怪鹰像，传说这正是引起疾病的瘟神"西南风"。瘟神最害怕看见自己的怪丑形象。所以巴比伦人将它镶嵌门上，可使真的"西南风"惊惧而走。这正是巫术中的禁忌法。殷商祭祀用的青铜器饕餮纹亦可吓怖或吞吃一切魑魅魍魉。

① 〔美〕张光直：《美术神话与祭祀》。辽宁教育出版社1988年版，第49、57页。下页之图亦取自该书。

今之傈僳族尚有门口挂符御病之俗,① 亦可作旁证。

祝禁术几乎从未绝迹过。道教发展了它；隋唐以后政府医学分科中，还专设有祝禁科。

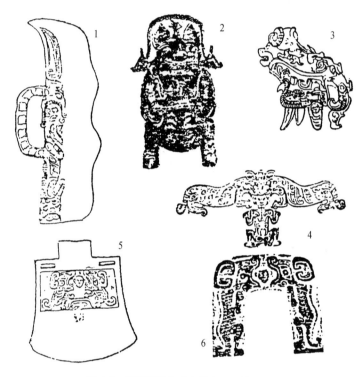

图 4.1　商代青铜艺术中的人——兽纹样。

(1) 弗利尔美术馆藏大刀；(2) 京都住友氏所藏卣；(3) 弗利尔美术馆藏觥；(4) 安徽阜南出土尊上的图案；(5) 安阳殷墟五号墓出土钺；(6) 殷墟出土鼎柄上花纹。

钻卜是巫术中最常见的一种。《左传》齐桓公十一年"卜以决疑，不疑何卜?"《史记·龟策列传》："王者决定诸疑，参以卜筮，断以蓍龟，不易之道也。"殷商朝尤为流行。但最早的卜骨见于仰韶文化晚期的河南淅川下王岗遗址。其次为龙山文化山东城子崖遗址。用牛或鹿的肩胛骨，上面有示兆的裂纹，大约是用烧灼之法造成的。有的还钻了孔。邯郸涧沟遗址大量卜骨，是猪、羊、鹿和牛肩胛骨，有火灼痕迹。齐家文化甘肃大何庄遗址十四块羊肩胛骨，上有灼迹而无钻迹。殷商时甲骨卜为每日例行之事，并且遇事便卜。安阳殷墟发现的钻卜甲骨至

① 郭成圩等：《四川德昌金沙傈僳族医学的初步考察》。《中华医史杂志》1987 年第 3 期。

今已有十五万片之多。钻卜的材料还增加了龟的腹甲。周代同样有甲骨钻卜，50年代以来已发现近两万片。汉代南方少数民族用鸡骨卜："粤巫立粤祝祠，安台无坛，亦祠天神帝百鬼，而以鸡卜。上信之。粤祠鸡卜自此始用。"（《汉书·郊祀志》）鸡卜的方法："取雏鸡雌者，生刳两髀束之，细剖其皮骨。有细窍刺以竹签，象多寡向背顺逆之形，以占吉凶。"（《云南通志》）

殷商甲骨卜辞（前已引述很多）为我国目前发现并公认的最早而比较系统的成形文字记录。钻卜的目的是预测吉凶。卜辞基本上为卜问天神，如上帝、日、帝母、西母、云、风、雨、雷等；卜问地祇，如社、四方、四戈、四巫、山川；卜问人鬼，如先公、先王、先妣、诸子、诸母、旧臣等。疾病情况、治疗多采用祭祀，由卜兆决定。如："庚戌卜，朕耳鸣，出郑于祖庚羊百。"指武丁患耳鸣，卜知要用羊百头祭祀于先祖祖庚。又如《左传·哀六年》："昭王有疾，卜曰：河为祟。王弗祭，大夫请祭诸郊。"

云南永胜彝族（他鲁人）等晚近还有钻卜。程序是：先作祷祝，由巫师称颂羊骨的灵验并说出所要占问的事；然后祭祀，请羊骨"吃米"（羌族则烧青稞，纳西族在骨上撒小麦）；灼骨，将艾叶或火草搓成的颗粒放于骨上点燃，直至烧出裂纹。有的还要烧灼多处。最后由巫师观察骨面裂纹释兆，判断吉凶。并将占卜过的羊骨埋藏或烧掉，以示神圣。[1]

由此推测，殷商人钻卜可能有类似程序。灼出裂纹主要在龟甲或肩胛骨背面。卜后刻以文字，即卜辞。也有用钻凿之法，或灼、钻、凿并用。刻字的工具为小铜刀或碧玉刻刀。

钻卜预测对疾病似无直接治疗作用。但对病人心理影响极大，不亚于祝由术。另外，钻灼过程及其裂纹可能影响到经络理论的创立，详后述。

33. 占星、占梦与占筮术

占星术早已有之，但占星问病者不多见于文献。《左传·昭十年》："春王正月有星出于婺女，郑裨灶言于子产曰：'七月戊子，晋君将死。'"《昭十七年》："冬，

---

① 王宇信：《建国以来甲骨文研究》。中国社会科学出版社1981年版，第64页。

有星孛于大辰，西及汉。申须曰：彗所以除旧布新也；夫事恒象，今除于火，火出必布焉。诸侯其有火灾乎？"《淮南子》兵略训："武王伐纣，东面而迎岁（太岁），至汜而水，至共头而坠。彗星出而授殷人其柄。"均与病无关，唯晋君有死兆。现在通行的象棋，《楚辞》中已提到："蓖蔽象棋，有六簿些。分曹并进，遒相迫些。成枭而牟，呼五白些。"据《续藏经》："昔神农以日月星辰为象。唐相牛僧孺用车、马、将、士、卒加炮代之为棋矣。"最早的象棋像日月星辰，可能为一种星占。后世将彗星（扫帚星）、太岁星、荧惑星等视为星煞，俗谚中有"青星照命"、"贼星发旺"、"吉星高照"、"星宿下凡"等，应均与星占有关，略与医学相涉。

　　占梦在原始时代的万物有灵论中曾有非常大的作用。对中国人的影响也非常深，为"梦兆"。《帝王世纪》曰："黄帝梦大风吹天下之尘垢皆去。又梦人执千钧之弩驱羊数万群。"黄帝自释："风为号令，执政者也；垢去土，后在也。天下岂有姓风名后者哉？夫千钧之弩，异力者也；驱羊数万群，能牧民为善者也。天下岂有姓力名牧者哉？"（《史记·五帝本纪》）依二占而求之，竟得风后、力牧二名臣。黄帝时尚无文字，不可能用拆字法占梦，可见是后世附会。但《帝王世纪》载梦象确实很多，尧有攀天乘龙之梦；舜有长眉击鼓之梦；禹有山书、洗河、乘舟过月之梦等。至少说明占梦一度十分流行。又据张衡《思玄赋》："抨（使）巫咸以占梦兮，及贞吉之元（善）符。"韩愈《享罗池》："有兽维狸兮，我梦得之……巫咸上天兮，识者其谁？"似占梦之首起者为巫咸，可知亦属巫术。

　　占梦有一套理论，见于魏晋时流行的《解梦书》。其谓："梦者，象也，精气动也；魂魄离身，神来往也；阴阳感成，吉凶验也。梦者，语其人预见过失。如其贤者，知之自改革也。梦者告也，告其形也。目无所见，耳无所闻，鼻不喘臭，口不言也。魂出游而身独在，心所思念而忘身也。受天神戒，还告人也。受戒不精，忘神言也。名（明）之为寤，告符臻也。古有梦官，世相传也。"类似梦论尚多，正是释梦的依据。这样的梦论和梦的研究在西方同样历世不衰。近代弗洛伊德（Frend，1856－1939）1900 年所撰《梦的解析》一书影响深远，荣格（Gustav Carl Jung，1875－1961）与他的学派同人的观点写在《人及其表象》中。①

---

① 《梦的解析》，赖其万、符传孝译，中国民间文艺出版社于 1986 年曾影印旧版。《人及其表象》，张月译，中国国际广播出版社 1989 年版。

相对而言，我国现代学者几乎乏人研究，除了最近出版的《梦的迷信与梦的探索》一书①之外。通过这些研究可知，分析梦，无论是过去的梦占或是释梦，多少反映了一些不可直接触摸的实际，并非完全是迷信或反科学的。

卜辞中有不少占梦记录，关于诊病者如：

庚辰卜，贞：多鬼梦，不至（致）祸？（《后》下 3.18）

庚辰卜，贞：多鬼梦，虫（惟）疒见（现）？（《簠·杂》65）

贞：亚多鬼梦，亡（无）疒？四月。（《前》4.18.3）

……王梦，子亡（无）疒？（《京》1660）

《周礼·春官》中有占梦官："占梦，掌其岁时，观天地之会，辨阴阳之气，以日月星辰占六梦之吉凶。"共分六梦：正梦、噩梦、思梦、寤梦、喜梦、惧梦。

《诗经》有"召彼故老，讯之占梦"记述，其中"大人占之：维熊维罴，男子之祥；维虺维蛇，女子之祥"。是说生男生女之梦召。

《左传·成九年》："晋侯梦大厉披发及地，搏膺而踊曰：杀余孙不义，余得请于帝矣。坏大门及寝门而入。公惧入于室。又坏户。公觉召桑田巫。巫言如梦。公曰何如？曰：不食新矣！后果然。"是占梦得到证实的例子。

《晏子春秋》"景公病水梦与日斗晏子教占梦者以对第六"中，也记占梦之事。晏子教以用"公所病者阴也，日者阳也，一阴不胜二阳，故病将已"。这是晏子用阴阳学说转释梦的事例。"居三日公病大愈。"晏子的占梦术具有心理治疗作用。

《黄帝内经》和《列子》中有一段相同的关于释梦的记述：

阴气盛则梦涉大水而恐惧；

阳气盛则梦大火而燔焫；

---

① 刘文英：《梦的迷信与梦的探索》。中国社会科学出版社 1989 年版。

　　　阴阳俱盛则梦相杀；

　　　上盛则梦飞、下盛则梦堕；

　　　甚饥则梦取、甚饱则梦予……（《灵枢·淫邪发梦》）

在《列子》中，"盛"作"壮"；"相杀"作"生杀"；"上下"句无。但另有：

　　　是以以浮虚为疾者则梦扬；

　　　以沈实为疾者则梦溺；

　　　藉带而寝则梦蛇；

　　　飞鸟衔发则梦飞；

　　　将阴梦火，将疾梦食；

　　　饮酒者忧，歌舞者哭；

　　　神遇为梦，形接为事，故昼想夜梦，神形所遇；

　　　故神凝者想梦自消，信觉不悟，信梦不达……

以上两书记述证明上古占梦源流颇长。而《灵枢·淫邪发梦》中还有更多记述，大抵如下表：

《灵枢》中的梦像与疾病对照表

梦　象	疾　病
怒	肝气盛
恐惧、哭泣、飞扬	肺气盛
善笑、恐畏	心气盛
歌乐、身体重不举	脾气盛
腰脊两解不属	肾气盛
丘山烟火	厥气客于心
飞扬，见金铁奇物	厥气客于肺
山林树木	厥气客于肝
丘陵大泽、坏屋风雨	厥气客于脾
临渊，没居水中	厥气客于肾
饮食	厥气客于胃

续　表

梦　象	疾　病
田野	厥气客于大肠
聚邑冲衢	厥气客于小肠
斗讼自刭	厥气客于胆
接内	厥气客于阴器
斩首	厥气客于项
行走不能前，居深地窌苑中	厥气客于胫
礼节拜起	厥气客于股肱
溲便	厥气客于胞膹
白物、斩血、兵战	肺气虚
舟船溺人、伏水中、恐畏	肾气虚
菌香生草、伏树下不敢起	肝气虚
救火阳物、燔灼	心气虚
饮食不足、筑垣盖屋	脾气虚

从表中看，按阴阳五行学说与梦象、五脏六腑直接相配合，属于占梦术的转释法。是上古巫术占梦流续下来的反映，直接应用于医学。

占筮术在殷商朝曾与龟卜处于同等重要的地位。《洪范》说："立时人作卜筮，三人占，则从二人之言。汝则有大疑，谋及乃心。谋及卿士，谋及庶人，谋及卜筮。汝则从，龟从，卿士从，庶民从，是之谓大同。"这是殷末周初的情况。"巫咸作筮"，可能不确，如果巫咸是殷之大巫的话。因为筮术是周人的发明。但是，倘以巫咸为更早一些且活动于昆仑墟的大巫，近于周原一带，则又未尝不是。筮法的基本操作是将蓍草相揲相分，从其数推测吉凶。因为材料是蓍草，故考古发掘难见实物遗存。但史书记载，筮法后来编成了三本书，即："三易之法，一曰《连山》，二曰《归藏》，三曰《周易》。其经卦皆八，其别皆六十四。"（《周礼·春官》）高亨氏认为："《连山》、《归藏》亦筮书之名。《周礼》作者当以写作之先后排列，其具体之时代不可考。"[①] 前二书汉代可能尚存。三书同为筮书，而且可能是不断修纂过程中的不同期著作。周时筮术必甚盛行，而《周易》最终成为影响中国文化极大之书，即阴阳学说的渊薮。亦影响于医学。

---

①　高亨：《周易大传今注》。齐鲁书社 1979 年版，第 665 页。

占筮的另一种材料可能为茅草和竹子。《离骚》："索琼茅以筳篿兮，命灵氛为予占之。"王逸注："琼茅，灵草也。筳，小折竹也。楚人名结草折竹以卜曰篿。"但无更多文献或实物资料可证，更无与医学相联者。为一憾。

34. 大傩驱疫和被禊之祭

被禊即被除。《广雅·释天》："缕腊被禊，祭也。"或《国语·楚语上》："被除其心，精也。"韦昭注："精，洁也。"被为拔除，禊指修洁、净身，即拂除病气，除去凶疾，使之纯洁。《墨子·尚同》："天之有疾病祸祟，必斋戒沐浴，洁为酒醴、粢盛以祭祀天鬼，则天能除之。"即此。民俗中通常在岁首于宗庙内或社中举行，尤以三月三日在水边被除最为流行。或举火，或薰香沐浴，或沐于水边，或用牲血涂身。并举行禊饮或禊宴。来源即《周礼·春官·女巫》中所述："女巫掌岁时被除衅浴。"郑玄注："岁时被除，如今三月上巳如水上之类。衅浴谓以香薰草药沐浴。"《诗经·郑风·溱洧》中则已变成士女赏玩春色、谈情说爱了："溱与洧，方涣涣兮！士与女，方秉蕳兮！女曰：观乎？士曰：既且。且往观乎？洧之外，洵訏且乐；维士与女，伊其相谑，赠之以勺药。"

《晋书·礼志》云："汉仪季春上巳，官及百姓皆禊于东流水上，洗濯被除，去宿垢。"王羲之等兰亭修禊，更成"曲水流觞"。杜甫诗："三月三日天气新，长安水边多丽人。"杜牧诗："清明时节雨纷纷，路上行人欲断魂。"皆流俗之变。但民俗中仍保留有上古以被禊为卫生逐疫的部分目的。例如《荆楚岁时记》："荆楚人，以五月五日并蹋百草，采艾以为人，悬门户上，以禳毒气。"或端午节，"以艾为虎形，至有如黑豆大者，或剪彩为小虎，粘艾叶以戴之"。可能与上巳节被禊相关。书中另记以赤小豆粥禳疫，因共工子化为疫鬼，畏赤小豆。《九歌·湘夫人》："桂栋兮兰橑，辛夷楣兮药房。"《晋书·礼志》："岁旦常设苇茭桃梗，磔鸡于宫及百寺之门，以禳恶气。按汉仪则仲夏设之，有桃印而无磔鸡，及魏明帝大修禳礼，故何晏禳祭，议鸡特牲，供禳衅之事……"所有这些后世风俗，均可上推到上古巫术时代的被禊治疗、卫生之事。

大傩逐疫也相类似。巫以舞降神，与其他一些祭器、享牲等配合在一起，目的之一是驱除致病鬼神。王逸《楚辞章句》中说，"昔楚国南郑之邑，沅湘之间，其俗信巫而好祠，其祠必作歌乐鼓舞以乐诸神。"为媚神，使不祸祟及人。

大傩驱疫仪式，在历代史书几乎都作为一种正式礼仪载述。《后汉书·礼仪志》所述甚详：

> 先腊一日大傩，谓之逐疫。其仪选中黄门子弟，年十岁以上，十二以下，百二十人为侲子。皆赤帻皂制执大鼗。方相氏黄金四目，蒙熊皮，玄衣朱裳，执戈扬盾。十二兽有衣毛角。中黄门行之，冗从仆射将之，以逐恶鬼于禁中。夜漏上水，朝臣会侍中、尚书、御史、谒者、虎贲、羽林、郎将、执事，皆赤帻陛卫，乘舆御前殿。黄门令奏曰："侲子备，请逐疫。"于是中黄门倡，侲子和曰："甲作食凶，肺胃食虎，雄伯食魅，腾简食不祥，揽诸食咎，伯奇食梦，强梁祖明共食磔死寄生，委随食观，错断食巨，穷奇腾根共食蛊。凡使十二神，追恶凶，赫女躯，拉汝干节，解汝肉，抽汝肺肠。汝不急去，后者为粮。"因作方相与十二兽舞，欢呼周遍，前后省三过。持炬火送疫出端门。门外驺骑，传炬出宫，司马阙门，门外五营骑士，传火弃雒水中。百官官府，各以木面兽能为傩人师讫。设桃梗郁儡苇茭毕，执事陛者罢。苇戟桃杖，以赐公卿将军特侯诸侯云。

何等规模、何等威势煊赫而又诚笃虔信的巫术仪式！从帝王到臣下，一年的健康无疫、身家性命尽委于此举了！这就是交感巫术的力量罢！

有人认为，《九歌》中的"大司命"也是一首傩祭驱逐瘟疫之神的歌：[1]

> 广开兮天门，
>
> 纷吾乘兮玄云。
>
> 令飘风兮先驱，
>
> 使涷雨兮洒尘。

以上是瘟神下降时的狂傲姿态。

---

[1]　参见程嘉哲：《九歌新注》。四川人民出版社 1982 年版，第 55 页。

> 灵衣兮被被，
>
> 玉佩兮陆离。
>
> 壹阴兮壹阳，
>
> 众莫知兮余所为！

这是瘟神的装饰和心怀叵测的面目。但接着就是主祭老人拿着一株升麻（可作药用）登场，对瘟神发出了嘲笑和警告：

> 乘龙兮辚辚，
>
> 高驰兮冲天。
>
> ……
>
> 愁人兮奈何？
>
> 愿若今兮无亏！
>
> 固人命兮有当，
>
> 孰离合兮可为！

此系下层群众的驱疫大傩。《荆楚岁时记》记载，还有一大群"击细腰鼓、戴胡头（假面具），及作金刚力士"的人，蜂拥而上，手舞足蹈以逐疫。瘟神终于抱头鼠窜而走，逐疫的人们胜利了。

《东京赋》中有一段话，也是反映大傩驱疫的：

> 捐魖魅，斩猰狂，斩委蛇，脑方良。囚耕父于清泠，溺女魃于神潢，残夔罔与罔象，殪野仲而歼游光。

逐傩的人可谓神通广大，将山泽之神、恶鬼、委蛇（大如车毂之蛇）、草泽神、旱鬼、木石之怪、赤疫鬼等一一歼灭无遗。

大傩之舞后来成为萨满教（流行于我国东北、苏联西伯利亚及爱斯基摩人之中）的主要宗教仪式。《鸡林·旧闻录》称：

萨玛教为东夷一种宗教，在昔满洲人亦迷信之。此教今日在松、黑、马三江下游，南及朝鲜咸镜诸道，皆染此习。凡人患病辄延男巫，亦有女觋至家。左执鼓，以铁丝贯钱数十横丝鼓之两耳……肩蹈足而行。援桴鼓之，使钱不相并，取其铮钅从有声。腰围裙曳地，先喃喃作咒，旋作狐鼠精魅言。能作人术，以利刃刺病人患处，甚至截作两段，刀出如故。吉林临江等处亦有此陋俗。

这是巫师单人作傩的样式。当年的清皇宫内、我国云贵等省，都有或单人、或数人的方相巫师作此傩舞，头戴鬼怪面具，手执戈矛及乐器，身穿盔甲，一副雄赳赳、气昂昂誓与鬼怪魑魅决一死战的姿态。

南方少数民族中一些丧葬舞蹈祭祀，有洗鬼、娱尸、闹尸、尸架、丧鼓舞等种种，也是大傩逐疫舞蹈的变种。独龙族的南木萨（或纳木萨）是民间巫师，是"天上派下治病的终身朋友"。下有四至十个南木为其助手，各司治病、救魂、砍鬼及占卜等职。南木萨有"慧眼"，能看见人体病根；"滴天药"于病人头顶；隔着病人肌体取出诸如小黑石头、绳索等物，或用嘴吸出黑沙水之类，谓病邪物。进行这些仪式时，摇法器铜铃，敲单面皮鼓，腰围嵌海贝腰带等，边歌边舞。属萨满巫师傩术类。

徐维廉教授等近曾对鄂伦春族萨满巫术治病情况作过一次调查。据说萨满由三种人中选任：婴儿降生时胎胞不破者；重病经萨满治愈、许愿当萨满者；患抽风病经治愈者。不世袭。《瑷珲县志》有"神医类嬉戏"记载：

其人有病，不知医药。请老巫戴五花冠，服八卦衣，前后护以大铜镜，腰膝杂以铜铃。击单面鼓，婆娑跳挞，颠狂作态，行动须人。其音似歌似泣。无律。常带腔作栖林语，不辨云何。旋忽距跃踊，离地咫尺，群愕。顾曰：神至矣！名为跳神。

这是萨满傩舞演变成跳神。

徐教授等实地记录了萨满求神的一曲歌谱如下：[①]

---

① 徐维廉等：《鄂伦春族医药学调查研究》。《中华医史杂志》1989 年第 1 期。

对一些严重病人，萨满让其裸体平卧，喷洒开水，谓"阿必沁达兰"。跳神高潮时，即有"神来附体"。萨满表现出发冷发热、神志恍惚的样子，逐渐失去知觉。据说这时萨满看到了病人所触犯的神。片刻后，萨满画出神像，让病人带回供奉。整个过程持续十分钟至数小时不等。

以上是从大傩逐疫演化到巫术跳神施加治疗的大略情况。

35. 按摩乎? 灸熨乎? 草药乎?

甲骨文𤕝字，孟世凯释为像人卧床，有手按摩。[①]一般认为即金文中"𨞔"字。于省吾释为"古文殷字。人内腑有疾病，用按摩器以治之"。是谓按摩术。甲骨文中又变体作𤕟、𤕞、𤕠、𤕡、𤕢、𤕣等。康殷释之为"医"之初文："象人手执↑形器以刺祖腹。"温少峰等认为二说均可互通并互补。任应秋认为"殹"为医之初文，释为防范矢的意思，殳是刀器的名称，因为那时有刀剪等工具可佐医疗之用。不知据何。结合以上诸说，可认为"殹"与"殷"实是一体而二化（"殹"又作"也"解，则又第三化）。

温少峰等又释𤕤为"付"，即"拊"之初文，推广了夏渌"象手抚摩腹部之形，是抚、摸字的初文"说。《说文》："拊，揗也，从手付声。""揗，摩也。"近是。但附会为俞跗即"最早按摩高手"恐失当，可见前说。

按摩作为一种最简单易行的治疗手法，与本能行为接近，在当时已经发展出

---

①　本节所引诸家有：于省吾《甲骨文字释林》、胡厚宣《殷人疾病考》、孟世凯《殷墟甲骨文简述》、萧艾《甲骨文史话》、康殷《文字源流浅说》及《甲骨文编》、《甲骨合集》等。后又见温少峰、袁庭栋《殷墟卜辞研究（科学技术编）》、王宇信《建国以来甲骨文研究》及彭坚、詹鄞鑫、林乾良等于《中华医史杂志》有关论文。恕不一一注引。

来。故卜辞有：

贞：疛付（拊），龙（宠）？（《乙》234）

弜（勿）疛付（拊）？（《乙》8075）

甲申卜，争贞：尹氏（氏）付（拊）子？贞：尹弗其氏（氏）付（拊）子？（《前》7.43.1）

辛亥卜，宾贞：弜（勿）取臭眔（暨）付（拊）？（《明》2354）

都是指用按摩治病。又有"疛"字。在甲骨文中即，既可作为需要治疗之腹痛病症名，又可作为动词用，即按摩治疗腹痛之合文，故又有：

疛凵（骨）？（《乙》4714）

丁酉卜，争贞：乎（呼）媚疛，克？（《乙》2244）

以上诸条中"尹"、"媚"可能为专职按摩治疗师。"臭"，有人解释为用薰香沐浴，为治疗前的祭祀礼节。"臭暨拊"倘作"薰香沐浴兼按摩"或更适当。

同样，殷也可作针以刺病解。形器当为砭石。《说文》："砭，谓以石刺病也。"《山海经》："高氏之山，其上多玉，其下多箴石。"郭璞注："可以为砥针，治痈肿者。"郝懿行《山海经笺疏》谓"砥当为砭之误。《南史·王僧孺传》引注，作'可以为砭针是也'"。《汉书·艺文志》："医经者……用度箴石汤火所施。"唐·颜师古注："石，谓砭石，即石箴也。古者攻病则有砭，今其术绝矣。"《素问》："故东方之域……其病皆为痈疡，其治宜砭石。"王冰注："砭石，谓以石为针也。"《灵枢》："故其已成脓血者，其唯砭石铍锋之所取也。"《难经》："其受邪气，畜则肿热，砭射之也。"皆证砭为针刺破脓工具。马继兴、周世荣认为①，古代砭石用途有四：一用于熨，二用于按摩，三用于切割脓肿、刺放淤

---

① 马继兴等：《考古发掘中所见砭石的初步探讨》。《文物》1978 年第 11 期。

血，四用于叩击。殷代砭石实物，已在河北藁城台西村出土。

砭刺作针刺解，未必不可同意，即作为外科手术之工具看。但不可理解为如今日所用的针（详后）。殷字引申义尚有"中也、正也"（《尔雅·释言》）之意，应是治病的中正方法。"以殷仲春"（《书·尧典》）、"九江孔殷"（《禹贡》）、"其不殷，非天之罪"（《庄子·外物》）等之"殷"，注家并训为"中也"、"正也"，相类似。又，砭刺脓血，故"殷"也可作"赤黑色也"（《广韵》）解，如《左传·成二年》："左轮朱殷"，杜注"血色久则殷，殷音烟，今人以赤黑为殷色"。殷红一词，与殷作为砭刺原义相关。殷又训"痛也"（《广雅·释诂》），是砭刺有痛之故。有病用砭，故"殷殷，忧也"（《尔雅·释训》）；砭刺治病须周到仔细，故"俗谓周到为殷勤"（《康熙字典》）。等等。举如此多例足以推证，"殷"字确有砭刺的本义在。

又有"叙"字，甲骨文中为 ⚹、 ⚹ 即 ⚹、 ⚹ 的异体，即"余"。本义为锐首有柄之器①。亦用为砭针治病。《释名·释典艺》：

　　叙，杼也。杼泄其实，宣见之也。

卜辞云：

　　不辟（孽），叙？（《前》6.10.3）

意为："没有恶化，还要针砭治疗吗？"

商器文癸卣有"⚹"字。于省吾先生谓"象宅内病人卧于床上用按摩器以按摩腹部，而下又以火暖之之形"。夏渌则谓："当是病人在室内用 ⚹（砭石、针灸工具）和以火疗病的'疗'字的象形表意字。"②

---

①② 参见闻一多《古典新义·释余》与夏渌《学习古文字随记》。转引自温小峰、袁庭栋：《殷墟卜辞研究（科学技术编）》。四川省社会科学院出版社 1983 年版，第335 页。

联系到前述"癙"字，及其他有可能为火熨治法的文字，以上之说可通。火熨治疗，康殷认为有下列几字：

，像人左右腋下有火形，可能为火疗法。

、，像手执燃烧着之卩针，加热。火针。

、，释为"熨"，手持械加热而熨人之背，即火熨法。其械像石块形，可能即砭石。

，释为"修"，火熨之形省文而来，转成"修饰"义。

——、、，释为"攸"，同上省来。

，释为"灸"，像人病肢以火而微灼予灸也。

又有詹鄞鑫释""字，训为""，见《小屯南地甲骨》2219，认为是"热"字省文，全字像手持束扎的草炷灸爇人的身腹形。合为《内经》灸焫的"焫"字。按王冰注："火艾烧灼谓之灸焫。"

以上说法均有道理。火熨法与按摩一样，近乎最早和最简单的本能性治疗行为。由此发展为一种比较早的治疗技术，应属可信，正如用火熟食、防湿为同一道理。本人认为可综称为"砭疗"法。

据此则温少峰等认为艾灸于当时已经流行之说，不能不予考虑。其略谓：甲骨文有字，像双手持剪形。丁山、李孝定俱释为"乂"（见《甲骨文字集释》）。而"乂"字又可读为"艾"，古代音同义通。卜辞：

巫妹乂（艾）子？（《拾》11.10）

囗丑贞：子又（有）乂（艾）？（《金》556）

戊午卜，贞：妻又（有）乂（艾）？今月（夕）？……戊午卜，至，妻祁（御）父戊，良，又（有）乂（艾）？（《合》470）

又（有）乂（艾）？今月（夕）？……月（夕）又（有）乂（艾）？（《宗》2458）

均卜问是否以艾灸治小儿或妻病之辞。

> ……取乂（艾）每（母）？（《甲》2287）

艾母及前之巫妹，可能为专司艾灸治疗者。

又有"[img]"字，或作[img]，孟世凯释为像人卧床，以一撮草敷之，或以灸治。温少峰等认为"字象以草药治疗病人，当是'药'即'藥'字初文。《说文》：'药，治病草，从草樂声。'此字从疒从木，正会'治病之草木'意。藥是[img]字的后起形声字。"此说甚是。卜辞有：

> 贞：屮（有）药，龙（宠）？（《乙》6412）

> ……不其药？（《乙》632）

均是用药治病记录。更明确者有用鱼、枣治疗之辞：

> 丙戌卜，贞：疛，用鱼？（《库》1212）
>
> □□卜，宾贞：……疒，王秉[img]（枣）？（《续》6.23.10）
>
> 甲戌卜，贞：屮（有）瘧（疟），秉[img]（枣）？（《明》105）

以枣治疟，汉张仲景《伤寒论》中小柴胡汤等中每有大枣十二枚，治寒热往来如疟。《外台秘要》更作柴胡去半夏加栝蒌汤专治疟，内用大枣。尤《本草纲目》引《峋嵝神书》："咒枣治疟。执枣一枚，咒曰：吾有枣一枚，一心归大道，优他或优降。或劈火烧之。念七遍吹枣上，与病人食之，即愈。"后世记载与甲骨卜辞颇相合。

酒也可算作药物。

> 丙辰卜，贞：福告吴疒于丁，新鬯？（《续》1.44.6）

"新酋"即新酿，当为治病用。另有"毕酒才疒"（《甲》2121）类此。

以上均为甲骨文字专家释义，笔者参以医意，甚赞同。但于针灸、按摩、草药等具体释解中，尚有争议。甲骨文字中另外还有些与治疗有关之辞。

例如拔牙术治疗病齿：

甲子卜，壳贞：王疒齿，佳易？（《前》4.4.1）

甲子卜，壳贞：王疒齿，亡易？（《前》6.32.1）

贞，其㞢（有）𤟭齿，若？（《通》Ⅲ7）

贞，🔣（祈）氏（氐）之疒齿，鼎龙（宠）？疒齿，龙（宠）？（《丙》11）

"易"即移易，拔去病齿也；"𤟭"为"系"，用细绳系之使拔出，民间常用此法拔齿；"🔣"为祈佑，"氏"为致送，"之"作"出"。全句释为"祈求送出病齿，会得到宠佑吗？"也是拔牙术。但因均系病齿，与前叙拔牙风俗尚有区别，虽然前后可能有继承性。

又如正骨术治疗脱臼：

王㞢佳㞢（有）𠂤？乎（呼）𠃌 𠄌？（《合》211）

"𠄌"为"肘"的初文，"𠃌"即"纠"，有"正也"、"合也"、"缠结也"诸义。可推测为肘关节脱位纠治术，即复位。

其他方面，见有：

𢼡，𡑞。或作𢽤，像一手持帚一手持畚箕打扫之形。

𥸤，盥。洗手也。

𣴴，沬。洗面也。

𦵸，沐也，洗头发。

〔字〕，湔。洗也，濯足。

〔字〕，温。大盆中浴也。

詹鄞鑫还认为，殷商人洗面、沐发用"潘"，即淅米泔汁；而用"汤"（热水）洗足，有相当严格区分。《物原》曰"高辛氏始造为湢"。《礼记》曰"外内不共井，不共湢浴"。此"湢"即浴室。

治疗中祈祷文字已见前引，不赘述。

36.　《山海经》中的巫药

《山海经》是我国巫术时代的百科全书，书中记载的主神为黄帝、颛顼、帝俊，下及蚩尤、祝融、共工、女娲、鲧等，稍及尧、舜、禹、启，止于殷商开国之王成汤。亦有成汤七世祖王亥。但决无成汤之后人物。因此，我以为《山海经》的基本规模是成汤以后形成的；但也不可能距成汤太远，否则应言及成汤以后诸王及伊尹等。由于书中对王亥、成汤无溢美推崇之辞，故袁珂先生认为属楚国一系传说为主，[①] 而非殷族所作，倒是可信。但也不能排除受殷商族人侵犯压迫而迁离中原的其他氏族。

故有必要将《山海经》中有关医药内容作一专门叙述。

首先应当肯定，所有这些可以称为医药的文字，均在巫术氛围之下，不可以为游离其外。换言之，皆为巫化之医药。每山每水，先必述祭祀仪式，然后及于有关医药等文字。例如：

> 凡薄山之首，自苟林山至阳虚之山，凡十六山，二千九百八十二里。升山，冢也，其祠礼：太牢、婴用吉玉。首山，魅也，其祠用稌，黑牺，太牢之具，蘖酿、干儛、置鼓，婴用一璧。尸水，合天也，肥牲饲之，用一黑犬于上，用一雌鸡于上，刉一牝羊，献血，婴用吉玉。采之，飨之。

巫风之重，扑面而来。叙述中夹带出各山各水所产的动植怪物及矿石、矿泉等。

---

①　袁珂：《神话论文集》。上海古籍出版社 1982 年版，第 1225 页。

明确叙及有关健康或疫病之物，共一百二十一种。

《南山经》十四种：祝余、迷谷、狌狌、育沛、旋龟、鲑、类、猾诟、鹓𫛪、九尾狐、灌灌、赤鱬、虎蛟、白䓘（䔄苏）。可"佩之无瘕疾"、"食之无肿疾"、"佩之不聋"、"食者不蛊"及不疥、不惑、不妒、不卧、释劳等。如"虎蛟，食者不肿，可以已痔"。

《西山经》共二十八种：羬羊、䓤荔、流赭（赤土）、肥遗、黄雚、菁蓉、礜、嘉果、文鳐、沙棠等。已腊（皴）、已心痛、已聋、已疥、杀虫、已胕、已疠、已痔、毒鼠、已瘿、已狂、已瘅、不眣目、不眯等等。

《北山经》二十一种：滑鱼、人鱼、耳鼠、黄鸟等，皆动物类，尤多鱼类。已疣、已疽、已痛、御百毒、已瘅、已暍、已痴疾、已腹痛、止衕、不瘅、无疫疾等。

《东山经》六种：珠蟞鱼、絜钩、蜚等。已疠、不疣、已鬺、见则大疫等。

《中山经》五十一种：栒木、豪鱼、荣草、芒草、葙草、蕃草、三足龟、藷蓣、帝台之浆、桂竹、巴蛇等。已瘿、已白癣、已瘅、已痤、已风、毒鱼、已垫、已蛊、服之媚于人、服之不字（不育）、不睡、不蛊等等。

种种不一而足。用于治病者共四十六种，防免于病者四十五种，强壮类十九种，宜子孙两种，致不育（无子）两种，御凶两种，美人色两种，毒鼠药两种，毒鱼药四种，其他有毒者三种，见则大疫之类四种。

以上药物的巫化，可以下例为证明。

"泰器之山，观水出焉……是多文鳐鱼。状如鲤鱼，鱼身而鸟翼，苍文而白首，赤喙。常行四海，游于东海，以夜飞。其音如鸾鸡，其味酸甘，食之已狂，见则天下大穰。"《吕氏春秋·本味》有："味之美者，雚水之鱼，名曰鳐。"两相对比，后者之叙，为实际之鱼；《山海经》所叙，已成神鱼，能"夜飞"，"鱼身鸟翼……音如鸾鸡……食之已狂，见则天下大穰"。不但能治狂症，还能使天下庄稼获得大丰收。具有巫术之力。

"有鸟焉，其状如乌，三首六尾而善笑，名曰鹓鸰。服之使人不厌，又可以御凶。"亦为巫化。

"姑媱之山。帝女死焉，其名曰女尸，化为䔄草。其叶胥成，其华黄，其实如菟丘，服之媚于人。"䔄草成为帝女化身，染触巫术，乃成神化之药。

"休与之山。其上有石焉，名曰帝台之棋。五色而文，其状如鹑卵。帝台之石，所以祷百神也，服之不蛊。"因石为祷神之物，遂获得魔力，成奇异之药。

"西北四百二十里，曰峚山。……黄帝是食是飨。是生玄玉，玉膏所出，以灌丹木。丹木五岁，五色乃清，五味乃馨。黄帝乃取峚山之玉荣，而投之钟山之阳。……五色发作，以和柔刚。天地鬼神，是食是飨；君子服之，以御不祥。"也是染触巫术。凡黄帝接触过的东西，便有巫术神力了。

所有描述，均为此类。怪兽、怪鸟、怪鱼之类，是在集体表象中出现的，离开了实际形态，神奇之力也由此产生。"佩之不迷"之类，又通过染触巫术发生作用。

《山海经》中还记载着更多的动植物，如木瓜、甘露、杞、芍药、芎䓖、雄黄、芜、芥、柘、柞、枳、柏、柳、苴、茮、萱、韭、枣、椒、桂、桃、荆、栗、桑、梅、鹿、麝、犀、樗、橘、榛、榴、谷、蓍、菽、槐、榆、葵、白芷、菊、藁、蘪芜、虫、龙骨、门冬等共四十五种。[①] 其中一些为主食、蔬菜或水果，差不多均可入药。但没有与医药有关词语相涉，故不列入巫药类。即使如此，这些品类仍然在巫氛中使用，不可与今之涵义等同。

---

① 李良松等据《本草纲目》对照统计谓有二百二十七种。本节写成后，李赠所著《中国传统医药与文化》一书，未能与《本草纲目》复作参证校对，谨此说明。该书由厦门大学出版社 1990 年出版。

第五章　医　学　启　源

一、 医学起源的概念和相关诸因素

37. 医学起源概念的辨识

医学起源，一如人类起源、文化起源那样，始终混沌难明。究其原因，一是对人类的最早状况蒙昧不清；二则与论者对"医学"、"文化"等概念尚未有公认的界定有关。

有一种看法，认为现代医学既然为一科学的知识体系，向上追溯、推论的结果，自然只有属于科学体系范畴内的活动方是初始的正源，完全排斥一切巫术、迷信的因素，否定它们亦曾是人类医学起源过程的一个阶段或一个重要来源。殊不知江河源头愈上溯水愈清，文化、医学之类的源头却是愈接近源头愈浑浊。

我们当然不能将医学起源时代的"医学"定义在科学化时代的涵义[①]上。否则，会剪断历史发展的绳索，剪断其实际存在的文化纽带，无法讨论医学起源问题。

同样，人们也无法以希波克拉底文集、在中国或以《黄帝内经》这些明确的医学论著作为医学起源的最早唯一起点。因为此前的医学活动，毕竟已存在了千百万年。从历史的高度来看，我们认识到，不能将巫术医学或迷信医学完全排除在医学范畴之外。巫术医学是医学文化中的一个重要现象，特别在医学起源阶段，起过重要作用，占据过相当长的时期。

关于医学启源，回到我认为要准确些的医学定义上——"医学是人类自身文化发展过程中形成的和继续形成着的认识，保持和增强人类健康，预防和治疗疾病，促使机体康复的实践活动和逐渐成长起来的科学知识体系。"——可以说，

---

① 参见陈光：《Scientist 一词的社会承认》。《科学》杂志 1990 年第 3 期。

一切人类最早的、与上述医学定义域相符合的活动，均在我们医学起源讨论的范围。

也就是说，探求医学的最初渊源，一方面要寻觅原始人类生活中开始隐隐出现的医学活动的因子和基素，一方面要考察这些因子和基素怎样逐渐凝聚起来，最后独立成为专门的知识或学问，即成为系统化的知识。这是一个医学文而化之的过程。

所以，医疗活动不是医学本身，只是医学起源的基素；医学的起源是指医疗活动有了自觉的行为目标，同时这种医疗活动已开始了体系化的、迈向理性的构成运动。

38. 动物本能和人类之爱

最初的人类由动物进化而来，多少保留了一些动物本能。在医学起源问题上，首先要涉及的也是与本能的关系。

本能研究是一个十分复杂的理论问题。一般的看法认为，既然人从动物进化而来，动物性的行为或本能也即是人类的本能（或本能残存）。

医学界有一种观点，认为医学起源于动物本能。[①] 可拿来举证的例子很多，如：

蜂和蚁中有"医学组织"，甚至有专司救助的医师与护士，或专门助产士。受伤的蚂蚁被同伴拽回洞内；几乎淹毙的蜂被同伴救出水外，看护至恢复健康。

印度一幼象头部受伤，母象为它敷裹，日复一日直至痊愈；熊食菖蒲叶治胃病，食野果除消化不良；猿猴在热带森林怕冷发抖时，知啃金鸡纳树皮；猫患腹泻，自找一种鲜草服食，直至大口呕吐，以吐止泻；长臂猿得鹅口疮，嚼一草而愈；野兔受伤，寻蜘蛛网粘敷；野猪受伤，至泥坑打滚以泥敷伤口；河马用芦苇尖刺静脉放血；牡鹿用白鲜叶治创伤。

---

① 旧著如王吉民、伍连德英文版《中国医史》（1934 年）。认为"寻求医治是最原始的本能"；李涛《医学史纲》，中华医学会 1940 年版，认为"人类医学之起源……大致当与动物医学相似"。新著如何裕民主编《差异·困惑与选择》，沈阳出版社 1990 年版，第 2 页，亦以为"从某种意义上说，医学是从本能开始的"。

龟食薄荷以解蛇毒；蝮蛇互斗而伤，急至小溪边拚命喝水，两小时后头肿渐消，似"输液疗法"；海参"丢车保帅"：毒物入肠胃，急将受毒部分肠胃从肛门排出，自己再生一副肠胃出来。

我国古籍记载有"鹿病食薇蘅"、"犬过食则觅稻叶"、"猫食瓦松以解蜂螫"、"虎中药箭食清泥"、"野猪中药箭屄荠苨而食"、"鼠中蛇毒饮泥汁"、"蛛被蜂螫以蚯蚓粪掩其伤"、"雉被鹰伤以地黄叶敷之"、"鹳之卵破以漏药涂之"等等，不一而足，中外俱同。

李涛教授结论说："动物在热季知入水沐浴，冷时知向日取暖，更知扑灭虱、蚤、蚊、蝇等，以除去皮肤之刺激。最常见者如猫犬用舌舐其创面，以求清洁，犬食草以催吐，猴用掌以止血，并用爪拔除异物等。凡上述种种皆动物克服痛苦之本能，亦即医药之起源。"①

无可否认，动物的这些医疗行为，在原始人中或现在的最无文化、未经学习甚至智能低下的人中也有存在。人类最早的救疗活动离不开此类清洁创面、按压止血、拔除异物的行为。

问题在于：这些最原始的医疗行为是否本能？为什么人类能在这种"本能"基础上发展出医药，而动物却虽有"本能"而无发展？

在澳大利亚墨尔本拉托堡大学任社会学高级研究员的匈牙利裔社会人类学家艾格妮丝·赫勒（Agnes Heller, 1929－　）著有《人的本能》一书，② 认为对"本能"，目前世界上的研究者约有四类看法。第一类为传统的行为主义者，否认人和动物有本能；第二类不区分人和动物，认为本能种类极为繁多（已统计有六千多种）；第三类为基本本能论者，认为支配动物和人的行为的关键在几种基本本能，后期有人发挥为饥饿、性欲、攻击性和恐惧四大本能；第四类认为各种各样本能都是动物本能，否认本能对人类有重要意义，或仅仅承认人保留本能的残余，而不具有真正的动物本能。

赫勒本人属于持第四类看法的学者。她将本能研究放在社会人类学中考察，

---

① 同前。有人批评"医药起源"一词不当，因"医药"即药，天然有之，无须费力究其起源。其实则为约定俗成说法，无非是指"医药应用之起源"或"医学之起源"。

② 赫勒：《人的本能》。邵晓光、孙文喜译，辽宁大学出版社 1988 年版，引文不另具注。

指出了一个非常重要的原理，这一原理适用于现代人也适用于原始人，也许可以称为"本能毁灭"的过程或机制。而这种过程和机制只存在于人类及其历史过程之中。她说："人不是受本能制导的生物。不仅如此，人类根本没有本能，只有本能残余。这些本能只表现在很少一些需要最低限度的智力的协调动作中；并且像达尔文早已说过的那样，这些残余也处于遭到毁灭的过程中。"

这样，我们可以比较容易解释所谓动物本能或人类"本能残余"在医学起源过程中的作用了。最原始的人类所具有的"自我保存本能"的残余，确实成了后来医学发展的始基。但是，这种"始基"的作用非常有限，如果不加以人类思维的发展、情感和人格的不断完善，即随文化进步而进步，所谓人类医学根本无从获得真正的启源。

如此也就区别了动物本能的医疗活动和医疗行为与人类的最初医疗活动或行为。动物尽管如猴子能捉虱、会拔刺、会照顾它们的幼小、会简单疗伤，甚至会"学习"（模仿），但它们的这些本能却永远不会进步，更不会发展或创造出动物医学。动物之永远停留在本能阶段，恰恰反证了本能不是医学的真正起源。动物界没有本能毁灭机制，因此也无法在成长以后对本能有所改造或选择。人类具有本能毁灭机制，具有思维创造能力，在进化过程中选择或改造一些本能残余，文化才真正开始，医学才真正启源。

人类之爱通常被作为人类本能之一来讨论，所谓"人之初、性本善"之类"爱心"与医疗活动的人类互助行为更接近，也更受重视。其实，没有天生的"人类之爱"。看看原始时代的食人之风吧！新石器时代的河姆渡人生产相当发达，食物亦颇丰富，稻谷生产、锅巴米饭、养猪畜狗，已有足够的食粮。但是，河姆渡文化的人死后葬式相当奇怪，有的骨架头和肩距离很大，有的俯身伏卧，有的侧身屈肢，有的手断脚折。更令人难以想象的是，在陶釜的底部，有一堆骨头，是鱼骨和薄薄的婴儿颅骨。专家鉴定的结果，认为烧熟吃人肉的可能性很大。① 这哪里是人类之爱的体现？哪里有动物那样保护幼雏的爱护？甚至在后世的文明社会中，食人之风依旧可见。更不用说战争、械斗等互相残杀的酷烈了。

---

① 参见梅福根、吴玉贤：《七千年前的奇迹——我国河姆渡古遗址》。上海科学技术出版社 1982 年版，第 51 页。

人类之爱不是本能，而是随着人类社会的特殊构成和文化进步才以不同形式表现出来，并影响到医疗活动的成长的。

我们认为，人类的素质和行为、实践和思维的总和，利用了一些本能残余作为始基因素，最后才组织和发展出系统化的人类医学，其中又不知要走多少弯路。这才是医学启源的真谛所在。

39. 原始思维和巫术作用

原始思维的最初形式是"集体表象"。"集体表象"是原始群集体对于外界环境的条件反射或非条件反射的综合形式。例如，当某一个体有了疾病或受到伤害，他们会集体地采取呵护或救疗的行为，将"动物本能残余"发挥出来。但又并不止于这种本能残余的发挥，因为他们同时感受到一种神秘的参与，互渗的作用。至此，本能行为已得到转化，成为一种思维的形式和结果了。所谓"本能毁灭机制"大抵就是这样一种改造、选择过程，最终导致固定的集体表象中的仪式那样一类的东西。于是，最早的医疗活动便很快就带上了神秘气氛。这是动物本能医疗样活动所不可能具有的。

在"集体表象"思维控制一切时，个体的思维是在下意识中存在着。周围的一切和自身的行为都只是懵里懵懂和盲目服从。这时候根本产生不了真正的医生，也没有任何可称为独立的医疗活动的事实。所有活动都与生存和生活纠结在一起，笼罩在神秘性之下。即使原始群的首领也不明了他所实行的某种仪式是为了治病还是为了别的目的。

但是，个体意识终究要逐渐觉醒。原始群中的智力也在分化。例如对梦的感受。梦永远是属于个体自己的，大家不会同时做一样的梦。集体表象、神秘参与法则和互渗律在不知不觉中滋养着个体意识。个人的梦境及其神秘性一方面传达出来，影响着集体表象思维形式的总体发展，一方面也造成了个体独特性的表露。久而久之，个体意识借集体表象这一盾牌发展起来，加以生活和生产中表现出来的其他能力、作用、价值，导致了原始群的分化，个人地位改变，巫师之类首领式人物出现。

不过，这必定经历了非常漫长的时代。万物有灵论晚期才出现巫师之类人物。自中国古代的绝地天通开始，真正由巫师垄断了与天神对话的权力。以后进一步分化，才有部分巫师偏重于医疗方面，乃成巫医。但大巫们依然执掌着医药，仍兼为巫医。

巫术医学较之更原始的人类医疗活动来说，显明的特点在于真正开始了将人类生命及其疾病作为一个对象来认识，试图用自己的神灵体系来解释病因和发病之间的因果联系，并从而尝试着用巫术的方式去控制它、治疗它，用超自然的魔法（魔力）去控制另一种超自然的力量。这在以前，还没有人意识到，更没有人尝试过。古有"毉"字，虽为后起（《说文》中无），但足见巫与医关系。

这是因为巫师已在原始群中脱颖而出，他们是第一批知识分子。他们智慧较高，按范文澜先生的说法[①]，"庶民（下层百姓与万民）劳动，培养出拥有较高知识的人物巫与史。巫史都代表鬼神发言，指导国家政治和国王行动。巫偏重鬼神，史偏重人事。巫能歌舞音乐与医治疾病，代鬼神发言主要用筮法。史能记人事、观天象与熟悉旧典，代鬼神发言主要用卜（龟）法。国王事无大小，都得请鬼神指导，也就是必须得到巫史指导才能行动。"巫史的确拥有较高知识。《国语·楚语下》说："民之精爽不携二者，而又能齐肃衷正，其智能上下比义，其圣能光远宣朗，其明能光照之，其充能听彻之，如是则明神降之，在男曰觋，在女曰巫。"这一说法一方面固表明了巫觋智能过于常人，故"明神降之"；另一方面透露出巫觋确有某种"控制"鬼神的能力，决非仅仅被动地"代"鬼神发言。

所以，说巫术是原始时代的"科学"，而不仅仅是"迷信"，是有道理的。"巫术与科学两者在认识世界的概念上相近。二者都认定事件的演替是完全有规律的和肯定的。并且由于这些演变由不变的规律所决定，所以可以准确地预见到和推算出来。"[②] 宗教与迷信却不同。宗教认定自然的进程在某种程度上是可塑的或可变的，可以诱使或说服这些控制自然进程的强有力的神灵们按照我们的利益改变事物的发展趋向。巫术中的神灵从属于那些控制着一切的非人的力量，任何人只要懂得用适当的仪式和咒语来巧妙地操纵这种力量，就能够继续利用它；宗教和迷信的神更人格化，更具有救世主的性质，不受非人力量的控制，人们不

---

① 范文澜：《中国通史简编》修订本第一编。人民出版社 1964 年版，第 120 页。

② 弗雷泽：《金枝》，第 76 页。

能强制或控制它们，而只能取悦或讨好它们。这就是差别。

据此，巫术医学在整个医学发展过程中作为一个重要阶段，在医学终于走向科学的道路中所起的作用也就很明显了。

当然，正如弗雷泽指出的："巫术的严重缺点，不在于它对某种由客观规律决定的事件程序的一般假定，而在于它对控制这种程序的特殊规律的性质的完全错误认识。"[①] 巫术医学的严重缺点也在这一点上。被自然哲学的医学所替代的根本原因在此。

有必要说明，中国上古的巫术内容并不如弗雷泽或其他人类学家研究所专论的那样纯而又纯。原始宗教和迷信的成分，占卜的形式和方法，似巫术而又非尽巫术的行为，错杂交织在一起。对超自然力的控制，威胁和恐吓、说服和哀求，或强迫与压制、取悦与讨好，并而用之。直至今天，民间或民俗中的一些巫术行为也与宗教和迷信交杂在一起。这大约是中国文化本身的特点吧。也可能正因为这种错杂互见，中国古代才没有自发地从巫术发展出宗教。

巫术医学是中国医学发展的一个相当漫长而重要的阶段。在医学起源过程中，它是第一次形成的一个有结构、成体系的医学形式，是具有催生或抽象化理论的基础作用的阶段。与医学最初起源关系最多的是原始思维的形成和发展。原始思维产生的第一个有价值的理论和实践成果，恰恰是巫术医学。在这个意义上，人们打出"医源于巫"的旗号是无可厚非的。

40. 生活和生产劳动经验与医学起源的关系

相当长一段时间以来，人们已习惯于说：劳动创造了医学。如对"劳动"一词作广义的理解，将原始人为了生存而进行的一切活动都看成是"劳动"，可以认为没有问题，生活本身的艰难挣扎，也可以看成是劳动。巫术行为可看作是脑力劳动的一种形式。何况一切在远古都还混杂而未分化。可是，现代人对"劳动"的概念，只在一般的生产劳动，特别是体力劳动上作狭义的理解，这样就未免有失偏颇了。

---

① 弗雷泽：《金枝》，第76页。

　　原始人在原始思维过程中是无视经验的。既不积累经验，也不用新的经验事实作某种证明。他们不顾及矛盾，思维特征是原逻辑的。他们的因果关系纯粹是前关联的，甚至是不关联的。他们只接受集体表象和互渗律支配，世界的一切都很神秘，而神秘是不能用经验来证明、解释或推断的。

　　所以，我们所习惯的利用经验积累和应用归纳推理等思维方法产生科学结论的方式，在原始人那里根本不存在。至少在相当长期中不存在。经验现象尽管重复出现许多次，没有人加以理睬，就永远是一堆残渣、泥土，是零散的、混乱的、不成形的。这怎么能产生出医学来？

　　经验真正起作用是在个体特性和独立能力发展起来以后，与巫术兴起年代相当。可以认为，巫术实际上是借助了经验，甚至在相当程度上利用了经验的成长。可经验积累愈多，对巫术本身具有的破坏性也愈大，最后"涨破"巫术体系，迫使巫术医学退位。

　　这一过程可能是这样的：在集体表象控制下的原始人，同时有着"器用性思维"。因此他们能够制造工具、使用工具。但这种思维不占主导地位。同样，生活和生产劳动实践中碰到的一些流血、碰砸、中毒等事件本应成为经验的东西，也淹没在集体表象之中了。集体表象在原始人是显性的思维形式，是一种集体意识到了的东西；而经验及其他，却是隐性的、个体意识的。它似乎被抹杀了，记忆中似乎也不复存在了。但这不是真正的完全的消灭。原始人的记忆力比现代人要强得多。问题是他们不会叠加、不会联系、不会归纳。所有这些记忆都孤立存在着，或依附于集体表象而存在。不过，这些下意识的东西（或可谓经验）在一定时候会显现，会成为一种新的刺激。原始人们有意识地在集体表象中抹去它们，却在心理和神经反射中无意识地积累了它们。当集体表象进一步发展出万物有灵论乃至巫术、宗教，经验的东西也逐渐积聚起了它们的力量，愈来愈在原始人的思维过程和记忆中起作用。原始人开始利用经验。巫术医学中的巫医之所以也包括一些真实有效的医药和治疗方法，就是这个道理。

　　原始人的用火、穴居、衣着等等，本来只是为了生存的需要，并无保持健康和卫生的目的，但这种经验的潜意识逐渐觉醒时，就成为在某种健康和卫生目的驱使下的行为了。那种"动物本能残余"式的医疗活动基素亦同。本来是无意识的，后来却是有意识的了。文字的出现和记录起到了催化作用。

当医疗活动还只是生活和生产劳动的某一组成部分时，这种无意识的经验形态是完全被抹煞的。诱发它们显现的"巨大张力"，必然是疾病或创伤，是对生命丧失或疾病本身的巨大痛苦的感受。这种经验，开始也必然包括神秘互渗的经验。它们是混杂在一起的。只有一种情况可以造成他们的分离，那就是个体意识的独立成长（这种成长，可能与"梦"关系甚大）。可知，医学的起源、分化和发展是与整体原始文化的发展同步的。

史书杂说上记载的有关神话传说有助于我们对此作些具体分析。一般常见的传说有以下一些。其中都讲到"尝味百草，始有医药"。"尝味"就是经验和鉴别。

> 宓羲氏……造书契以代结绳之政，画八卦以通神明之德，以类万物之情。所以六气、六腑、六藏，五行阴阳，水火升降得以有象；万物之理，得以类推。炎黄因斯乃尝味百药而制九针，以拯夭枉焉。（《帝王世纪》）

> 神农……尝百草之滋味，水泉之甘苦，令民知所避就。当此之时，一日而遇七十毒。（《淮南子》）

> 神农氏以赭鞭鞭草木，始尝百草，始有医药。（《史记补·三皇本纪》）

> 神农尝百草，始有医药。（《史记通鉴》）

> 氏有疾病，未知药石。炎帝始味百草之滋，尝一日而遇七十毒。（《通鉴外纪》）

> 黄帝使岐伯尝味草木，典主医疾。经方本草素问之书咸出焉。（《帝王世纪》）
>
> ……

一般是所谓"医源于圣"的意思。但上述这些，显然更扩大了他们的作用，甚至将后世才有的医经、本草、阴阳五行、脏腑学说等均推之于这几位"圣人"。当然不合事实。正如范文澜先生所论，是"多出于战国、秦汉时学者的附会"[①]。

---

① 《中国通史简编》第一编，第90页。

但是，伏羲、神农、黄帝被推为中华民族的人文初祖，并非全无根据。按照传说内容折算，伏羲相当于中石器时代与新石器时代之初；神农约相当于新石器时代早中期；黄帝相当于新石器时代中期。一般地说，称伏羲氏、神农炎帝氏、黄帝轩辕氏等，均应认为不是实指某一个人，而是其所代表的氏族部落群体。范文澜先生认为："伏羲与太皞向来被当作同一个人的名号。事实上伏羲是指远古开始有畜牧业的一个时代，太皞则可能实有其人。""炎帝族居住在中部地区"，"黄帝族原先居住在西北方……后来打败九黎族和炎帝族，逐渐在中部地区定居下来"。① 至于有巢氏、燧人氏则较三皇更古老一些。

所有这些推原神话，反映的是：一，集自然崇拜、图腾崇拜、祖先崇拜等于一身，符合原始崇拜和原始思维在人类起源中的历程；二，在神化的背后，正是原始巫术逐渐形式化、仪式化的过程；三，也是出现于生产、生活中的原始科学（医学）因子及基素在原始思维提炼下逐步凝聚的表现。从这个意义上说，正如李经纬教授指出的："综观我们古代学者有关燧人、伏羲、神农三皇创造医、药、卫生保健的记述，虽然也有不足为信的因素，但就其充分重视来源于劳动、生产、生活中实践经验总结这一点而论，这些传说故事的追述确实是十分可贵的，很可能符合我国原始社会医药卫生起源的历史事实。"②

换言之，生产劳动的经验是通过原始思维和巫术的形式而综合到医学形成（或起源）的过程之中的。③

我们讨论了所谓"动物本能残余"、"原始思维"、"巫术"、"生产劳动"、"经验"等等诸种因素在原始医学起源时的作用。我想强调，这是一个非常漫长的历史过程，是一个多因素、综合性的发展运动过程。这个过程在某一点上凝聚出了医学形式，这就是巫术医学形式。文化，包括原始人类文化都如此特殊和富有魅力，以致医学的起源、医学的文化过程，只能是这样地在平凡而神奇的混沌中显现出来，结晶出来。

---

① 《中国通史简编》第一编，第88页。

② 李经纬、李志东：《中国古代医学史略》。河北科学技术出版社1990年版，第26页。

③ 过去关于医学起源的讨论，有一些概念甚至逻辑错误。参见拙文：《关于我国医学起源问题的辩证思考》。《医学与哲学》1991年第8期，第38-40页。

二、　早期医药卫生之嚆矢

41. 按摩导引、热熨灸焫与经络的发现

殷商甲骨文中有一些按摩、热熨的字；原始人早有舞蹈（导引）。民族志中这类例子也很多，鄂伦春族、藏族在野外露宿时，睡前必须花不少时间烘烤腹背，然后才入睡，目的是预防风湿。一般地说，北方寒冷地带的人更早使用热熨或火疗方法，正如《素问·异法方宜论》说的那样："北方者，天地所闭藏之域也。其地高陵居，风寒冰冽，其民乐野处而乳食。藏寒生满病，其治宜灸焫。故灸焫者，亦从北方来。"

王冰注"灸焫"，谓"火艾烧灼，谓之灸焫"。恐不尽当。最初的热熨火疗，有火就行，未必用艾。《孟子·离娄上》云："七年之病求三年之艾也。苟为不畜，终身不得。"已属较后之事。《素问·玉机真藏论》说："痹不仁肿痛……可汤熨"；《史记·扁鹊列传》云："有间，太子苏，（扁鹊）乃使子豹为五分之熨，以八减之剂和煮之，以更熨两胁下。"都是"汤熨"，应为火疗法的发展。事实上，火或热产生的温暖感觉能祛除肌肤寒冷或痛感，可活络筋骨，原始人一定比较早就感觉出来了。选择性用艾灸焫必是后来才演变出来的。

按摩导引更简单直接一些，可自己或请他人用手按压摩擦以止血、消痛，是人类最自然、最普通的自我救疗法。《素问·异法方宜论》于是说："中央者，其地平以湿，天地所以生万物也众，其民食杂而不劳，故其病多痿厥寒热，其治宜导引按蹻，故导引按蹻者，亦从中央出也。"王冰注："导引谓摇筋骨、动支节；按谓抑按皮肉；蹻谓捷举手足。"导引等于是舞蹈或体操。《吕氏春秋·古乐篇》："昔陶唐之时，阴多滞伏而湛积，水道壅塞，不行其原。民气郁闷而滞着，筋骨瑟缩不达，故作舞以宣导之。"可见舞蹈即导引术。

在我看来，按摩、导引、热熨（灸焫）三者的结合，正是经络发现并形成系统的基础。

经络是中国的特殊发现、特有理论。针灸也是。在世界上任何其他上古文明中，例如古埃及、古巴比伦、古印度、古希腊等，均见所未见，闻所未闻。因

此，这种治疗的方法和理论只能在中国古代的特殊文化背景中产生。[①]

在中国，与一般人的想法或过去的针灸史作者所论不同，我认为：是先认识到经络，再认定穴位并使用针灸；并且，针灸和经络理论的成熟化要比药物的使用和理论化早。

马王堆汉墓出土医书《阴阳十一脉灸经》和《足臂十一脉灸经》成书在《黄帝内经》之前，这是众所公认的。这两种出土医书有两个明显的特点：只有经络分布而没有穴位；只有十一条经络而不是十二或十四条经络。可知，在十四经、十二经系统形成以前，只有十一条经络的认识。再推而论之，认识十一条经络之前，可能更混乱，不知道几条，也不一定清楚其走行方向。当然更无所谓穴位。只有一些较为凌乱的线状分布形态被发现。

但重要的正是这些较为凌乱的线状分布形态。在皮肤浅表可以观察到较粗大的静脉、肌腱（筋）或隆起的条状肌肉块，但这还不足以引起特殊的关注。引起特殊关注的原因可能来自钻卜的启发和热熨火疗、按摩法引起的某些特殊反应。如前所述，居住在中央地区的殷商族盛行甲骨钻卜，或用钻凿，或用火灼，或两者兼行。巫师的注意力不在钻、灼局部，而在所产生的裂纹以及裂纹的走向。《洪范》中说有雨、霁、圉、雾、克五种卜兆形象，即钻灼后卜骨上出现的裂纹。有人认为"五行"最早即是从这五种卜兆中产生出来的，由五象观念而推类衍成五行、五材。[②] 同样的道理，当先民们在人体表面施以按压、灸焫时，会产生线性传感或红色线状分布现象。这是现代经络研究反复实验证明了的经络敏感现象，或称传感现象。这种传感现象与卜兆形象联系在一起，又逐渐发现这些径路与内脏、解除某些特定部位的病痛相接。这时"治疗者"的注意重点也已不在按压、灸焫的局部，而在于线状传感现象及其走行方向了。结合体表静脉、肌腱等的网状或线状分布，一个经络系统的雏形显现出来。再经整理，便成了十一经，然后又发展成十二经、十四经系统。

---

① 1990 年代有奥地利人提出 5300 年前阿尔卑斯山冰人身上的纹身线条是经络最早证据。对此本人亲往考察并著文驳斥。详见马伯英：《阿尔卑斯山 5300 年前的冰人身上有针灸起源的证据吗？》，《亚太传统医学》2006 年第 2 期。

② 庞朴：《阴阳五行探源》。载向仍旦编《中国古代文化史论》，北京大学出版社 1986 年版，第 77 页。

开始时人们只在径路上重复按压、灸灼，以后发现某些点特别敏感和效应较为显著，于是慢慢地发现了穴位。穴位的占有位置范围较小，这才又发现了针刺和灸治在穴位上的专门施行。

导引（舞蹈）可能起到了某种辅助作用。因为"筋骨瑟缩不过"、"气郁闷而滞着"，总或多或少地与肌肉活动不方便有关。尤其四肢的活动，可以使紧张的肌肉松弛下来。而这些肌肉和肌腱（例如"十二经筋"）正是经络系统原始组成部分之一。

42. 从砭疗到针刺

针刺的前身可能是砭刺，因此也有称砭石为砭针的。但不能因此认为砭石（或砭针）最初的功用就是针刺。

《素问·异法方宜论》曰：

> 东方之域，天地之所始生也，鱼盐之地。海滨傍水，其民食鱼而嗜咸，皆安其处，美其食。鱼者使人热中，盐者胜血，故其民皆黑色疏理，其病皆为痈疡。其治宜砭石。故砭石者，亦从东方来。

> 南方者，天地所长养，阳之所以盛处也。其地下，水土弱，雾露之所聚也。其民嗜酸而食胕。故其民皆致理而赤色。其病挛痹，其治宜微针。故九针者，亦从南方来。

这两段话清楚表明，砭石与九针的产地、治疗病种、用法均完全不同。

砭石在相当长时期内作为外科治疗工具而存在。针刺或针灸在《周礼》时代尚未出现。书中叙述的医师（或疡医）的职责和治疗手段中，均未提到针术。"劀"，即刮割，应是用砭石（砭刀）进行的。[①] 砭石是中国最早的外科手术刀。

《素问·宝命全形论》另外提到："故针有悬布天下者五，黔首共余食，莫知之也。一曰治神，二曰知养身，三曰知毒药为真，四曰制砭石大小，五曰知府藏

---

① 以此推论，则《周礼》的医事制度不大可能如有些学者认为是战国甚至秦汉制度，而是西周或更早医事制度记录。《周礼》一书成书年代宜定早些而非为后作。

血气之诊。"全元起注云："砭石者，是古外治之法，有三名：一针石，二砭石，三镵石，其实一也。古来未能铸铁，故用石为针，故名之针石。言工必砥砺锋利，制其小大之形，与病相当。黄帝造九针以代镵石。上古之治者，各随方所宜，东方之人多痈肿聚结，故砭石生于东方。"王冰复注云："古者以砭石为针，故不举九针，但言砭石耳。"

这一说法又来自王僧孺。《南史·王僧孺传》称："全元起欲注《素问》，访以砭石。僧孺答曰：'古人当以石为针，必不用铁。《说文》有此砭字，许慎云：以石刺病也。《东山经》：高氏之山多箴石。郭璞云：可以为砭针。《春秋》：美疢不如恶石。服子慎注云：石，砭石也。季世无复佳石，故以铁代之尔。'"

今本《山海经·东山经》："高氏之山，其上多玉，其下多箴石。"郭璞注："可以为砭针，治痈肿者。"及许慎所言"以石刺病"，均指用砭石刺治痈肿，而非"九针"那样作针刺。但刺脓肿需尖锐，并非用刀刃，今日外科切开排脓术，也是用刀尖挑开或刺破。故用砭称"刺"也完全允当，将砭石叫做砭针并无不可。但不是现代意义上的针，这一概念应清楚。确切地说，称"砭刀"更宜。

《内经》时代，已是砭与针并用，故多两法并提。后汉名医涪翁、郭玉，恐亦如此。《后汉书·郭玉传》："见有疾者，时下针石"；"腠理至微，随器用巧，针石之间，毫芒即乖"。可证。长期并用并提，正是后人误解的原因。

其实，砭石的主要用途是切开脓肿，或切除赘瘤，相当于现代的手术刀。切开脓肿，已如上述。《管子·法法》中也说："毋赦者痤睢（按：痈或疽之讹）之砭石也。"《战国策》卷三有云："医扁鹊见秦武王，武王示之病。扁鹊请除。左右曰：'君之病在耳之前，目之下，除之未必已也。将使耳不聪、目不明。'君以告扁鹊，扁鹊怒而投其石。君与知之者谋之，而与不知者败之，使此知秦国之政也。"这里的石自是砭石。秦武王面部的病应为赘瘤类，故可用砭石切除。如仅为点刺，不会顾虑伤及眼或耳。这种砭石的形制当扁平锐缘，如刀如镰。韩愈《苦寒》诗："铓刃甚割砭。"即镰状砭石。《韩非子·安危》："闻古扁鹊之治其病也，以刀刺骨。"则其砭如刀有尖刺。《灵枢·玉版》："故其已成脓血者，其惟砭石铍锋之所取也。"通篇都以白刃刀剑作比喻，砭形必如刀剑，有薄锐之刃。《灵枢·九针》："五曰铍针，取法于剑锋，广二分半，长四寸，主大痈脓，两热争者也。"已是金属之制，但可想见玉石之制亦应同形。1955年郑州商代遗址出土一枚玉质剑状砭石，1973 年河北藁城台西村商址出土一枚医用石镰，即镰形砭石，可为佐证。砭石发展成九针之一的铍针，砭乃可称"砭针"矣。

这种砭石的另一名称是砥石。《韩非子·外储说右上》："夫痤疽之痛也，非刺骨髓则烦心不可支也。非如是不能使人以半寸砥石弹之。"故郭璞注《山海经》谓"可以为砥针治痈肿者"不无所据。由于当时没有麻醉术，所以切开脓肿时速度要快，即用"弹"字形容。也是"挑开"之义。《韩非子》另有："秦医虽善除，不能自弹也。""故能使人弹痤者，必其忍痛者也。""夫弹痤者痛，饮药者苦。为苦愈之故，不弹痤饮药，则身不活，病不已矣。"对"扁鹊怒而投其石"，高诱注："石，砭。所以砭弹人痈肿者也。"皆此。

砭石还有一用途为按摩和热熨。《五十二病方》有"燔小隋石，淬醯中以熨"之语。梁代金息侯《砭经》叙述有球形砭石，用水温法、火煨法、藏身法加热，然后热熨局部，这一加热法与原始人最早熟食加热很类似。1964 年湖南长沙出下麻战国墓出土一扁圆形石器，两端有琢磨痕及火烧痕，一面光滑如镜，考证认为属熨法，用砭石。按摩用砭石为磨制成卵圆形的石器。1964 年湖南益阳桃博战国墓出土一凹形圆石，凹槽中可纳一手指指腹，经鉴定为原始按摩工具。[①] 这也是与前述经络及灸焫最初认识最相关的。

九针之制，初始未必是金属针，可能为石、玉、骨制。但仅为镵石、巾针类，未分为九。要较上述砭石形制尖锐一些。治疗用途为"泻气"或"点刺放血"。"泻气"是后起之说，原义可能是放血。《灵枢·九针十二原》："镵针者，头大末锐，去泻阳气。"《素问·刺疟论》："腨酸痛甚，按之不可，名曰胕髓病，以镵针针绝骨出血，立已。"即此类。镵针的原型应是镵石，锥形。《史记·扁鹊列传》："治病不以汤液醴洒，镵石挢引"，司马贞《索隐》："镵音士咸反，谓石针也。"玄应《一切经音义》释"镵刺"："以锥刺物者也。"而按《灵枢》的说法，"镵针者，取法于巾针，去末寸半，卒锐之，长一寸六分，主热在头身也。"巾针即是骨笄、骨簪类。据认为，山东微山县两城山汉代"神医画像石"五幅，扁鹊所持针具即镵石。[②] 这种镵石约有三式：镞状、两头尖、一头尖。山东日照

① 傅维康：《中国医学史》，第 11 页。
② 叶又新：《锥形砭石》。《中华医史杂志》1980 年第 2 期。

县两城镇龙山文化发现置于尸骨右肩上方一褐色陶罐，内插锥形镵石两枚，与巾针相似。

锥形镵石可能还包括觿（一种角锥器），即如刘向《说苑·修文》所称："能治烦决乱者佩觿。"仍保留巫术意味，但有治疗作用盖无疑，或原为一种治疗工具，转化为服饰。《礼记·内则》："子事父母……左佩纷帨、刀砺、小觿、金燧，右佩玦、捍、管遰、大觿、木燧；……妇事舅姑……左佩纷帨、刀砺、小觿、金燧，右佩箴管、线纩、施縶袠、大觿、木燧……以适父母舅姑之所……问衣燠寒，疾痛苛痒，而敬抑搔之。"似为了对付不时

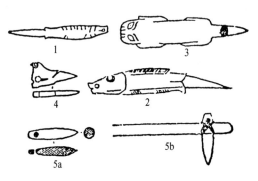

图 5.1　针石和砥石

之疾。商周出土物中，这类锥形器为数不少。非锥形一端，多饰有夔龙、蚱蜢头、鹰头等，或在饕餮纹中作口衔角锥之砭状。当为逐除病魔巫术意。但已由石制变为骨（角）制。

还有一种䂣，《广雅·释器》："石针谓之䂣。"《玉篇》："䂣，鸟啄也。"系鸟嘴形镵石，黑燧石制成。商周出土物中为玉器，鸟嘴形头仅一点三至二厘米，而其余部分可用手握持，为鱼身、夔龙形等。颇令人想起"磬"或"𥒏"字。

镵石终究是石、骨、玉、角类，形制总是比较粗大，使用也总是特别小心。《史记·仓公传》："形弊者，不当关灸、镵石及饮毒药也。""阳疾处内，阴形应外者，不加悍药及镵石。"《素问·奇病论》："身羸瘦，无用镵石也。"可知镵石只能用在比较强壮的人。故一般认为，针形镵石或骨针类会好些，认为考古发现的玉石骨角针形器即是针灸用者。如甘肃临夏齐家文化七枚骨针、登封王城岗夏商遗址骨针、河南禹县瓦店遗址骨针等，考古学者多定为笄簪或缝衣针。最早的还有山顶洞人缝衣针。但一物可能两用。安阳等地出土的骨针，一端无孔，颇细，不能作缝针，也不适作笄。《灵枢·九针论》中的"二曰员针，取法于絮针，筩其身而卵其锋，长一寸六分，主治分间气。""四曰锋针，取法于絮针，筩其身，锋其末，长一寸六分，主痈热出血。"絮针即缝衣针，证明确有过渡。还有更细长的："六曰员利针，取法于氂，针微大其末，反小其身，令可深内也。长

一寸六分，主取痛痹者也；七曰毫针，取法于毫毛，长一寸六分，主寒热痛痹在络者也；八曰长针，取法于綦针，长七寸，主取深邪远痹者也。"这几种针取法毛发，必是金属磨制，非玉石所能了。又："九曰大针，取法于锋针，其法微员，长四寸，主取大气不出关节者也。"可见是锋针进一步改制而来。"九针"为一发展过程。汉代刘胜墓出土金针、银针形制，大抵已是成熟阶段。

《灵枢》中还有"三曰锟针，取法于黍粟之锐，长三寸半，主按脉取气，令邪出"。这种形制在今日玉石等考古中尚未见到。

上述过程说明由砭石而镵石而九针，合称为砭针也可。此过程也与上节关于先经络后穴位的发展过程相符合。经络针灸的理论和实践从此开始。

43. 药物知识的成长

最早的药物知识从不死之药开始，然后是巫术和巫化的药物。到摆脱巫术影响而用来治病，人们却怀着惴惴之心，害怕应用。

长生之药可以不死，治病之药却被认为有毒。"神农尝百草，一日而遇七十毒"，其实是指分出了不毒者为"食"，有毒者为"药"。《书经·商书·说命上》中说："若药弗瞑眩，厥疾弗瘳。"注称："《方言》曰：饮药而毒，海岱之间谓之瞑眩。"瞑眩，即头昏颠倒，服药必致如此方有效，则毒副作用之大，已很显然。反过来说，这也是第一次对药物作用和药理的认识。《易经》"无妄卦"九五："无妄之疾，勿药有喜。"是基于药物毒性的认识，主张轻易不用药。《墨子》尚同篇曰："百姓皆以水火、毒药相亏害。"可见药毒之剧。孔子一定也因此而害怕服药："康子馈药，拜而受之曰：'丘未达，不敢尝。'"（《论语·乡党》）《左传·昭十九年》甚至有这样一个案例："夏，许悼公疟。五月戊辰，饮大子止之药，卒。大子奔晋。书曰：'弑其君。'君子曰：'尽心力以事君，舍药物可也。'"注曰："止独进药，不由臣。""药物有毒，当由臣，非凡人所知。讥止不舍药物，所以加弑君之名。"可算一次医疗事故。止不懂药物毒性，想尽孝，却白担了弑君罪名。《国语》中还记有骊姬用乌头饲狗以验其毒的故事，可认为是一次药物毒性试验。难怪后来要规定"君有疾饮药，臣先尝之；亲有疾饮药，子先尝之"（《礼记》）。

不过，这并不意味着当时人们因害怕药毒而不再用来治病。《吕氏春秋》中说："……是救病而饮之以堇也。"堇即乌头，至今在中药中仍属毒性较大的。又说："若用药者然，得良药则活人，得恶药则杀人。"关键在于医生："积往生跂，工以为师；积毒成药，工以为医。"（《鹖冠子·环流》）有经验的医生懂得如何用毒药治病。"良医化之，拙医败之，虽幸不死，创伸股维。"拙劣的医生"饮药以加病也"（《庄子·庚桑楚》）。

实际上，中国自古以来的"以毒攻毒"观念就是这样成长起来的。疾为毒，药亦为毒，而毒药可驱病邪之毒。故"臧孙曰：季孙之爱我，疾疢也。孟孙之爱我，药石也。美疢不如药石。夫石犹生我，疢之美，其毒滋多"（《左传·襄公二十三年》）。

用药法甚难，所以这方面的知识增长落后于按摩、热熨、灸焫、砭刺。同时，这些治疗方法所治疾病的严重程度和深浅层次亦有异——药物治疗较严重而深在的疾病："疾在腠理，汤熨之所及；在肌肤，铖石之所及也；在肠胃，火齐之所及也；在骨髓，司命之所属，无奈何也。"（《韩非子》"喻老"引扁鹊语）或谓："攻之不可，达之不及，药不至焉，不可为也。"（《左传·成十年》）"攻"即汤熨，热疗法；"达"即针砭；火齐即药剂，即毒药。到毒药也无法治的程度，就无可奈何了。《诗经·大雅》所以说："多将熇熇，不可救药。"

对药物的知识，随经验的增加而增加。《周礼》中已有明确分配："医师，掌医之政令，聚毒药以共医事。凡邦之有疾病者、疕疡者造焉，则使医师分而治之……"即分为食医（王之营养师）、疾医（相当于内科医）、疡医（相当于外科医）、兽医四种。其中"疾医：掌养万民之疾病……以五味、五谷、五药养其病……凡民之有疾病者，分而治之"。"疡医：掌肿疡、溃疡、金疡、折疡之祝药劀杀之齐。凡疗疡以五毒攻之，以五气养之，以五药疗之……"

又如："宋有善为不龟手之药者，世世以洴澼絖为事。客闻之，请买其方百金。……客得之，以说吴王。越有难，吴王使之将。冬，与越人水战，大败越人，裂地而封之，能不龟手一也。"（《庄子·逍遥游》）从浣纱人手中得到的方子是经验用药，可治皲裂、冻疮，终使军队冬季水战皮肤不龟裂而成为胜利因素之一。这位将领真是有心人。

良医用药有针对性，且能通权达变，从而防免了药物毒性："医之攻人之疾者然，必知疾之所自起焉。能攻之不知其疾所自起，则弗能攻治。"（《墨子·兼爱》）"良医，病万变药亦万变。病变而药不变，向之寿民，今为殇子矣。"（《吕氏春秋·察今》）

另一方面，药物配伍成方，能减轻毒性："得之也生，失之也死；得之也死，失之也生：药也。其实堇也，桔梗也，鸡雍也，豕零也。是时为帝者也，何可胜言！"（《庄子·徐无鬼》）这很可能也为处方，用乌头、鸡头米（芡实）、桔梗、猪苓配伍。乌头极毒，其余则无毒。配伍得当则活人，不得当则杀人。《吕氏春秋·别类》说得更清楚："夫草有莘有藟，独食之则杀人，合而食之则益寿。蚕董不杀。"该篇还嘲笑那种自称高明、其实根本不懂药理的人："有公孙绰告人曰：'我能起死人。'人问其故，对曰：'我固能治偏枯。今吾倍所以为偏枯之药则可以起死人矣。'物固有可以为小不可为大；可以为半，不可以为全者也。"嘲笑归嘲笑，也说明认识进步中有一个过程。

《黄帝内经》中说："能毒者以厚药，不胜毒者以薄药。"是按体质强弱不同用药。"病有久新，方有大小，有毒无毒，固宜常制矣。大毒治病，十去其六；常毒治病，十去其七；小毒治病，十去其八；无毒治病，十去其九。谷肉果菜，食养尽之。无使过之，伤其正也。"清晰地反映出上古先民对"毒药"的认识过程。并说："必齐毒药攻其中，镵石针艾治其外也。"也符合更早时期针药不同或合并使用的实际。

《内经》中仅记载一十三方，且十分简单；药物不过几十种。比起针灸经络论述显见简陋。这也是药物知识难，认识晚于针灸经络的证明。至《神农本草经》才有了药物知识大进步、大总结，记药三百六十五种，并分上中下三品。暂不论。

一般的医学史著作相信，是商汤大臣贤相伊尹，即大巫阿衡发明了中药方剂配伍。这不符合事实。伊尹是一个半神话人物。《吕氏春秋·本味》中说："有侁（莘）氏女子采桑，得婴儿于空桑之中。献之其君，其君令烰（庖）人养之。察其所以然曰：其母居伊水之上，孕。梦有神告之曰：臼出水而东走。毋顾。明日，视臼出水，告其邻，东走十里。而顾其邑尽为水。身因化为空桑，故命之曰伊尹。"以后汤求贤，为得伊尹而娶有侁氏，伊尹作为陪嫁奴隶跟来。

伊尹不是医生，可从《墨子·贵义》一段叙述中知："辟若药然。草之本，天子食之以顺其疾，岂曰一草之本而不食哉。……故虽贱人也，上比之农，下比之药，曾不若一草之本乎。……昔者，汤将往见伊尹。……彭氏之子曰：'伊尹，天下之贱人也。若君欲见之，亦令召问焉。彼受赐矣。'汤曰：'非汝所知也。今有药此，食之则耳加聪，目加明，则吾必悦而强食之。今夫伊尹之于我国也，譬之良医善药也。而子不欲我见伊尹，是子不欲吾善也。'"可见伊尹不是医，而是政治家。也许后世因汤以良医作比，而误认伊尹为医生。

但伊尹至少懂一点养生之道。《吕氏春秋》中提到他答汤之问："用其新、弃其陈，腠理遂通，精气日新，邪气尽去，及其天年。"尤其他确实懂得烹饪之道，并由此申说治国方略。汤问于伊尹，伊尹"说汤以至味"：

> 调和之事，必以甘酸苦辛咸。先后多少，其齐甚微，皆有自起。鼎中之变，精妙微纤，口弗能言，志不能喻。

很像注意到了调鼎沸郁中有化学变化。尤其是提到"和之美者，阳朴之姜，招摇之桂"。姜、桂是治外感伤风诸病的主药。后来人可能便借这些著了本《伊尹汤液》，于是愈加以为伊尹是发明汤液方药的始祖。汉末张仲景著《伤寒杂病论》自序中并未提到参考过此书，但晋代皇甫谧在《甲乙经》序中却说"伊尹以亚圣之才，撰用《神农本草》以为《汤液》……仲景论广伊尹《汤液》为十数卷，用之多验"。显然是皇甫谧想象出来的。以致伊尹为汤液方药之祖的名声以讹传讹流传至今。

其实，烹饪或治国的和同之理，可能是伊尹倡言，但更是诸著名政治家加以发挥的，如史伯、管子、晏子、孔子等。

《吕氏春秋》从物理现象上也对这种政治上的和同之义作了发挥："夫草有莘有藟，独食之则杀人，合而食之则益寿。万堇不杀。漆淖水合，两淖则为蹇，湿之则为干；金柔锡柔，合两柔则为刚……"

中药配伍成方的原理经过了上述这样一个从社会、政治、人事潜移默化到自然哲学之理，从而为组方的君臣佐使配伍原则做出了示范或引导。而伊尹只达到了烹饪和政治，未能引申到自然之理。《吕氏春秋》做到了，可能同时已成为中药配方原理。

　　在单味药与汤液方剂之间，可能还有酒的中介作用。酒早已发明，并有强身壮力之功。但酒也可致病，特别是酗酒而醉时，甲骨文已有之。《晏子春秋》中也记载："景公饮酒，醒。三日而后发。晏子见曰：'君病酒乎。'公曰：'然。'晏子曰：'古之饮酒也，足以通气合好而已矣。'"可知酒为常饮之品，不但作医药，甚至是致病物。《吕氏春秋》也说："肥肉厚酒，务（毋）以相强，命之曰烂肠之食。"但酒剂品种很多，其中的"醪醴"，即"四饮之物"——清、醫、浆、酏，既是祭祀供品，又比一般酒剂淡而不烈，可作普通饮料。林尹注《周礼》中之"醴"曰：[①]"汁滓相将之薄酒，麴少米多，一宿而熟，其味稍甜。"《素问·汤液醪醴论》则说："为五谷汤液及醪醴者奈何？岐伯对曰：'必以稻米，炊之稻薪。稻米者完，稻薪者坚。'帝曰：'何以然？'岐伯曰：'此得天地之和，高下之宜，故能至完；伐取得时，故能至坚也。'帝曰：'上古圣人作汤液醪醴，为而不用何也？'岐伯曰：'自古圣人之作汤液醪醴者，以为备耳。夫上古作汤液，故为而弗服也。中古之世，道德稍衰，邪气时至，服之万全。'帝曰：'今之世不必已何也？'岐伯曰：'当今之世，必齐毒药攻其中，镵石针艾治其外也。'"反映的正是汤液醪醴的发展、应用、取代过程。其后脱胎成不用麴酿，而合以姜、桂、猪苓、芡实、乌头等药物，就转化出了方剂，单味药应用时易出现的毒性反应便大大减轻或消除了。和同原理是中药方剂学的基础；烹饪和酿酒，则可能是具体方法上有启示或中介作用的角色。中药煎剂和酒剂之化学变化作用古人或不明，但其临床疗效是不同凡响的。

44. 预防思想的萌芽

　　预防思想并非是卫生学的专利品。它早于"预防传染"、"预防卫生"观念的出现。

　　目的为趋吉避凶的占卜可能是最早的预防思想体现。本义有预测原理，解决无法决策的疑难问题，故曰"汝则有大疑，谋及卜筮"（《洪范》）。"卜以决疑，

---

①　林尹注释：《周礼今注今释》。书目文献出版社 1985 年版，第 50 页。

不疑何卜?"(《左传·桓十一年》)这包括对疾病的预测。

祈禳则可认为是具体预防措施的实行。人事无法自控,必然求诸神明之力,通过祈禳恳求垂怜,或驱除凶邪。祈禳行为隐含着人们企图通过自身某种力量控制超自然力量的愿望和尝试。

之后,由人事为主的预测并加预防的意识逐渐增强。如《老子》说:"其安易持,其未兆易谋,其月色易判,其微易散。为之于未有,治之于未乱。"《书经·周书》曰:"若昔大猷,制治于未乱,保邦于未危。"《周易·既济》:"君子以思患而豫防之。"《左传·成九年》:"恃陋而不备,罪之大者也;备豫不虞,善之大者也。"《襄三十一年》:"然犹防川,大决所犯,伤人必多,吾不克救也。不如小决使道,不如吾闻而药之也。"《管子·霸言》中说:"谋无主则困,事无备则废。"《礼记·中庸》结论说:"凡事预则立,不预则废。"

这种预防观念与医药卫生直接联系起来十分自然。"小决使道"、"闻而药之"已具此意。《墨子》中也说:"圣人恶疾病而不恶危难。"(《大取》)"恶人之病非恶人也。"(《小取》)流露出对危难和疾病的抗拒心理和对人要予保护的愿望。故又说:"乱而治之,譬犹噎而穿井也,死而求医也。"明确地表示对疾病要先作预防。这句话直接被引用进《黄帝内经》:"夫病已成而后药之,乱已成而后治之,譬犹渴而穿井,斗而铸锥,不亦晚乎!"(《素问·四气调神》)这是全部中医学预防思想的根结:"圣人不治已病治未病。"

这类语辞,当时及后已成习见。《淮南子》中说:"良医者,常治无病之病,故无病;圣人常治无患之患,故无患。"《抱朴子》说:"至人消未起之患,治未病之疾。"《三国志·吕蒙传》:"明者防祸于未萌,智者图患于将来。"《邓析子》说:"计能规于未兆,虑能防于未然。"中国的成语"防患于未然"是传统预防观念的最好说明,于兵乱、灾祸、疾病皆然。

预防的方法可分数途。祈禳、禁忌,如前述,民俗中始终存在。《风俗通义》中说:"卧枕户砌,鬼陷其头,令人病癫。"禁户卧。《淮南子》也有:"枕户橉而卧,鬼神履其首者,使鬼神能玄化,则不待户牖之行。若循虚而出入,则亦无能履也。夫户牖者,风气之往来;而风气者,阴阳粗㧖者也。离者必病,故托鬼神以申诫之也。"很明白地解释了"禁户卧"的本质是预防风气往来而致病。祈禳、禁忌背后确有科学性成分。

《周礼》中说："司爟行火之政令，四时变国火，以救时疾。"这有祈禳禁忌意义。实际上与烟熏火疗可除毒虫等致病昆虫以防疾病有关。《管子》中说："当春三月，荻室熯造，钻燧易火，揉井易水，所以去滋毒也。""教民樵室钻燧，堨灶泄井，所以寿民也。"具有同等意义。《易经》说："井泥不食，旧井无禽。"《后汉书·礼仪志》规定："夏至日浚井改水，冬至日钻燧改火，可去温病。"皆此意。

藏冰也类此。《左传·昭四年》："其藏冰也，深山穷谷，固阴沍寒，于是乎取之……大夫命妇，丧浴用冰……自命夫命妇，至于老疾，无不受冰……其藏之也，其用之也遍。则冬无愆阳，夏无伏阴，春无凄风，秋无苦雨，雷出不震，无菑霜雹，疠疾不降，民不夭札……"属卫生保护性的预防措施。

注重养生为第二途。包括长生不老术。《庄子》中记黄帝请问于广成子："治身奈何而可以长久?"广成子答："慎守汝身，物将自壮。我守其一，以处其和。故我修身千二百岁矣，吾形未尝衰。"活千二百岁不可能，但修身养生可保健康不假。《吕氏春秋》中说："精神安乎形而年寿得长焉……故凡养生莫若知本，知本则疾无由至矣。"可知养生有保本防疾之效。相反，"俗主亏精，故每动为亡败。耳不可瞻，目不可厌，口不可满。身尽胕肿，筋骨沉滞，血脉壅塞，九窍寥寥，曲失其宜，虽有彭祖，犹不能为也……百病怒起，乱难时止"。应当"耳虽欲声，目虽欲色，鼻虽欲芬香，口虽欲滋味，害于生则止"。比如"爟热则理寒，理寒则气不达；味众珍则充，胃充则中大鞔，中大鞔而气不达。以此长生可得乎?"总之，宁静不淫，是养生防病最重要的原则。

这也正是《内经》所吸收的。《素问·上古天真论》云："上古之人，其知道者，法于阴阳，和于术数，食饮有节，起居有常，不妄作劳，故能形与神俱，而尽其天年，度百岁乃去。"《灵枢·本神》说："故智者之养生也，必须顺四时而适寒暑，和喜怒而安居处，节阴阳而调刚柔，如是则邪僻不至，长生久视。"

驱除外来致病因素，是第三途。方相氏大傩驱疫，何等规模!《周礼》："庶氏，掌除毒蛊，以攻说禬之，嘉草攻之。""翦氏，掌除蠹物，以攻禜攻之，以莽草熏之。""赤发氏，掌除墙屋，以蜃炭攻之，以灰洒毒之。凡隙屋，除其狸虫。""蝈氏，掌去鼃黽，焚牡蘜，以灰洒之则死，以其烟被之。"这些职司，是更具体掌管驱除致病物的人。《左传·襄十七年》中有："十一月甲午，国人逐瘈狗。"

《哀十二年》有："国狗之瘈，无不噬也。"可知瘈狗甚为人惧，群起而逐。瘈狗即狂犬，咬人后可致狂犬病，逐瘈狗是为了预防狂犬病。

无法逐除，则远避。《周礼》言："弥烖兵，远辜疾。"《左传·宣十五年》云："谚曰：……川泽纳污，山薮藏疾"，也是让人回避。在《素问·上古天真论》中说："虚邪贼风，避之有时。"均为趋避以预防之意。

卫生学上的预防方法多半也是趋避性的。《左传·成六年》："土薄水浅，其恶易觏。易觏则民愁，民愁则垫溢。于是乎有沉溺重腿之疾。不如新田，土厚水深，居之不疫。"《吕氏春秋》说："轻水所多秃与瘿人；重水所多尰而躄人；甘水所多好与美人；辛水所多疽与痤人；苦水所多尫与伛人。"是教人择居以卫生防病的记述。《墨子·非攻》中说："其居处之不安，食饮之不时，饥饱之不节，百姓蹈疾病而死者不可胜数。"明白说出了不知趋避卫生而遭受疾疫之灾。

有病早治，或治于未形之时，或治之务避免复发，也是中医预防的途径之一。《韩非子·喻老》中著名的"讳疾忌医"故事便是例子。扁鹊三见蔡桓公，三说"君有疾在腠理，不治恐将深"；"君之病在肌肤，不治将益深"；"君之病在肠胃，不治将益深"。蔡桓公不听。如果听扁鹊警告并能接受治疗，真正的病形不会显现，即病情不会发展、加重，更不会死亡。第四次扁鹊见蔡桓公已是"病在骨髓"、"无奈何也"，扁鹊逃秦而去，桓公遂病死。《鹖冠子》更记有魏文王问扁鹊："子昆弟三人，其孰最善为医？"扁鹊答："长兄最善，中兄次之，扁鹊最为下……长兄于病，视神未有形而除之，故名不出于家；中兄治病，其在毫毛，故名不出于闾；若扁鹊者，镵血脉、投毒药、剧肌肤间，而名出闻于诸侯。"恰如现在的预防医生，名气终不如临床医生大，地位不如其高。但这是非常典型的中国人的预防观。《韩非子》说："故良医之治病也，攻之于腠理。此皆争于小者也……故曰：'圣人蚤从事。'""夫弹痤者痛，饮药者苦。以苦愈之。故不弹痤饮药则身不治、病不已矣。"《左传·哀元年》记伍子胥之语："臣闻树德莫如滋，去疾莫如尽。"诸如此类，虽曰治病，却均含预防之意。《韩非子》甚至还说："有恶病者使之事医……不事医则疑于死。"从这一点说，治病是为了预防死亡的到来。

司马迁曰："使圣人预知微，能使良医得早从事，则疾可已，身可活也。"（《史记·扁仓列传》）《黄帝内经》中也是这样教导医生的："故善治者治皮毛，其次治肌肤，其次治筋脉，其次治六腑，其次治五脏。治五脏者，半死半生也。"（《素问·阴阳应象大论》）"上工救其萌芽……下工救其已成，救其已败。"（《素问·八正神明论》）张仲景《伤寒杂病论》中言"上工治未病"等，均成医生箴言。反之，便如《庄子》所云："有虞氏之药疡也，秃而方髢，病而求医。孝子操药以修慈父，其色燋然，圣人羞之。"

用药物进行预防，《山海经》中的药物中已述及，涉及防免疾疫的动植物共四十五种。例如青耕鸟"可以御疫"；箴鱼"服之无疫疾"等等。但用药物不以巫术的方法预防疫病，要在晚些时候才出现。

预防观念可谓是中医中形成甚早且又根深蒂固的观念之一，对后世影响极大，成果亦极大。注意研究中医史者不可能不重视这一点。而其由文化观念演变而来的痕迹亦最明显。

45. 名医扁鹊——从巫医中嬗变

专职医生的出现，标志着医学文化过程到了一个成熟阶段。专职医生初由巫师分化出来，即巫医；后又从巫医蜕变，成为真正的医生。

《黄帝内经》中提到的僦贷季、岐伯、伯高等，不见于史传，却承担着这嬗变过程中的中介角色。在史传记载中另有一群，即医缓、医和、文挚等，可谓是中国最早、真正出类拔萃的医生，也由巫医蜕变而来。

巫医逐渐让位于真正的医生，由来尚矣。《左传·成十年》（公元前581）记晋侯景公梦大厉，披发及地。他相信桑田巫，召来释梦，并结论说："不食新矣！"晋侯对此大不以为然，对巫发生了怀疑，派人求医于秦。医缓应命而来。这时晋侯又梦，谓有二竖子对话，惧怕良医之至，乃欲逃居"肓之上、膏之下"。秦缓至，诊后果云其病源在膏之下、肓之上。并说："攻之不可，达之不及，药不至焉。不可为也。"与梦中竖子之言完全一致。晋侯乃厚礼送归。至新麦将登场，晋侯召桑田巫杀之，以为其言不实。未料炊而未食，如厕而陷卒。这就是"膏肓之疾"、"病入膏肓"成语典故。秦缓于是名声大振。医胜于巫。但故事本身反映出对医巫界分仍动摇不定，模糊不清。实际上还认可了桑田巫释梦准确。

《左传·昭元年》（公元前541）记述晋侯有疾请秦和（医和）诊治的故事。

医和曰:"疾不可为也。是谓近女室,疾如蛊,非鬼非食,惑以丧志。良臣将死,天命不佑。"这里对"蛊"病因说作了第一次揭示,并说"非鬼非食",但又"天命不佑"。显然是与鬼神致病说分道扬镳之初。接着分析了"六气"致病理论。医和由此名垂史册。

秦医中还有医竘,约当公元前 375-前 316 年间,曾为齐宣王割痤,为秦惠王疗痔。"有张子求疗背疾,谓之曰:非吾背,任君治之。竘医之即愈。必有所委,然后能有所任也。"(《尸子》下)这位张子据说即张仪,故事中可见其对医生的信任度。医竘并非以巫术治病者。

楚国有位医生,楚康王(公元前 559-前 545)命他去检查子冯(叔豫)是否真的病了。子冯"阙地下之冰而床焉,重茧衣裘,鲜食而寝"。实际上是诈病。医生诊后回复说:"瘠则甚矣,而血气未动。"他不知道子冯用藏冰节食办法造成瘠瘦假象,但他能根据"血气未动"的本质诊断出他身体健康,相当高明。显然已不再是巫医角色。事见《左传·襄二十一年》。

公孙侨为郑国大臣,他在驳斥了巫说之妄后指出:"兹心不爽,而昏乱百度。今无乃壹之,则生疾矣。侨闻之,内官不及同姓,其生不殖。美先尽矣,则相生疾。君子是以患之。"这番医论甚至及于生殖,与《左传》"同姓相娶,其生不蕃"同。医又胜巫矣。

《管子》中说:"上恃龟筮,好用巫医,则鬼神骤祟。"明确指出了越信鬼神、越见鬼神的道理。反过来看,可说是对巫术盛行的不满和批评。故"管仲有疾,桓公往问之……曰:常之巫审于死生,能去苛病,犹尚可疑耶? 管仲对曰:死生,命也;苛病,天也。君不任其命,守其本,而恃常之巫,彼将以此无不为也"(《吕氏春秋·知接》)。明显地贬斥巫术。晏子也认为:"神筮不灵,神龟衍不卜。黄帝泽参,治之至也。"(《左传·昭二十年》)墨子以笃信鬼神著称。但在他自己病了时,却表现出另一种态度:"子墨子有疾。跌鼻进而问曰:'先生以鬼神为明,能为善福……今先生,圣人也。何故有疾?'子墨子曰:'虽使我有病,何遽不明! 人之所得于病者,多方有得之。寒暑有得之。劳苦百门而一门焉。'"还说:"其居处之不安,食饮之不时,饥饱之不节,百姓之道疾病而死者不可胜数。"(《墨子》)可见在鬼神致病论上已后退了许多步:疾病并非全由鬼神致。孔子的态度是敬鬼神而远之。当他自己疾病,子路来请他祈祷,孔子反问:"有诸?"子路对曰:"有之。诔曰:祷尔于上下神祇。"子曰:"丘之祷也久矣!"潜台词是:"祷了这么久,还是病着,有什么用。"实际上拒绝了祈祷可求愈的说法。《庄子》"应帝王"中讲壶子善养生运气,控制自身心气、神色。有神巫季咸善看相,壶子乃一变而再变,使季咸之术无所施,终而逃走。亦是战胜巫术一例。《韩非子》中说:"谚曰:巫咸虽善祝,不能自祓也。""今巫祝之祝人曰:使千秋万秋、千岁万岁之声括耳,而一日之寿无征于人。此人所以简巫祝也。"清楚说明了巫术得不到经验验证而处于衰败的境地。又说:"人处疾则贵医,处祸则畏鬼。……以道莅天下,其鬼不神,治世之民不与鬼神相等也。故曰,非其鬼不神也,其神不伤也。鬼祟也,疾人之谓鬼伤人,人逐除之谓人伤鬼也。"从心理上对崇鬼神、信巫医的原因做出分析。《荀子》也说:"相阴阳,占祲兆,钻龟陈卦,主攘择五卜,知其吉凶妖祥,伛击跛击之事也。"(《王制篇》)"卜筮,然后决大事,非以为得求也,以文之也。故君子以为文,而百姓以为神。"(《天论篇》)从文化现象上来说卜筮本质。故曰以祭祀治病者"伤于湿而痹,痹而击鼓烹豚,则必有敝鼓丧豚之费矣,而未有愈疾之福也"。成劳民伤财之事。

以上不仅反映了政治家、哲学家们的态度,也反映了民间的态度。人们已经开始走出巫术的泥沼。原始思维的集体表象的光环已经退隐,逻辑和经验帮助他们从信巫逐渐转向了信医。诚如《鹖冠子》所云:"积往生歧,工以为师;积毒成药,工以为医。"

于是,"良医之门多病人"(《荀子·法行》)。"有恶病使之事医……不事医则拟于死。"(《韩非子·八说》)《庄子》也说:"医门多疾。"病人都来求医而非求巫了。

扁鹊是这一转折过程中最杰出的代表。

据李伯聪先生考证,[1] 史书上所见诸多扁鹊故事,大体上是有两个名医皆称扁鹊,一为公元前6世纪末期、前5世纪初,与赵简子同时;一为公元前4世纪后期,约与秦武王同时。

有关扁鹊的史料传说,散见于《战国策》、《韩诗外传》、《韩非子》、《史记》、

---

① 参见李伯聪:《扁鹊和扁鹊学派研究》。陕西科技出版社1990年版,第85页。此书为目前可见的关于扁鹊的最详尽研究、考证,其说大体可信。

《说苑》、《列子》，乃至《难经注》等中。如依这些材料的年代排比，时间跨度达四五百年，不可能仅为一人之故事。前已述及，扁鹊这一称号有图腾意味。或者如今之绰号、外号，特著名医生呼为"扁鹊"。可从该时代产生名医的社会文化背景作一分析。

扁鹊故事中有三则可证其由巫术脱胎而来：一为扁鹊学医于长桑君，长桑君"出其怀中药予扁鹊，饮是以上池之水"，"忽然不见，殆非人也"。扁鹊依嘱饮药，三十日后能"视见垣一方人。以此视病，尽见五脏症结"。二为赵简子治，认为简子五日不知人，是同秦穆公之神游于天帝之所，并预言三日内必醒。后简子寤，述其梦，果如扁鹊言。扁鹊因此得赏田四万亩（据《史记》）。三为《列子·汤问》更载扁鹊为鲁公扈、赵齐婴二人治疾，愈后且又"换心"："扁鹊遂饮二人毒酒，迷死三日。剖胸换心，易而置之；投以神药，既悟如初。"与《稽神录》所载巫医故事极相类："陈寨，泉州晋江巫也。善禁祝之术，为人治疾多愈者。有漳州逆旅苏猛，其子病狂，人莫能疗，乃往请陈。陈至，苏氏子见之，戟手大骂。寨曰：此疾入心矣。乃立坛于堂中，戒人无得窃视。至夜，乃取苏氏子劈为两片，悬之堂东壁。其心悬北檐下。寨方在作法，所悬之心，遂为犬食。寨求之不得，惊惧，乃持刀宛转于地，出门而去，主人弗知，谓其作法耳。食顷，乃持心入，纳于病者之腹，被发连叱，其腹遂合。苏氏子既悟，但连呼'递铺、递铺'，家人莫之测。乃其日去家数里，有驿吏手持官文书，死于道傍。初，南中驿路，二十里置一递铺。驿吏持符牒，以次传授，欲近前铺，辄连呼以惊之。乃寨取驿吏之心而活苏氏，苏遂愈如故。"

这都是巫术神话。若与今日"换心手术"相比则属大谬不然。心非脑，即使换成了也不会喊"递铺"。《稽神录》明确指出陈寨为巫师，"善禁祝之术"。长桑君也属巫医。扁鹊从之学，既受巫术熏陶，亦学得医术。唯其后舍巫术而业医，恰是由巫医嬗变为真正医生的历史过程的缩影。

扁鹊的其他故事都是反巫术的。陆贾《新语》中的一个故事反映了扁鹊与巫师的争持，其时扁鹊之医尚不能胜巫："昔扁鹊居宋，得罪于宋君，出亡之卫。卫人有病将死者，扁鹊至其家，欲为治之。病者之父谓扁鹊曰：'吾子病甚笃，将为良医治，非子所能治也。'退而不用。乃使灵巫求福请命，对扁鹊而咒。病者卒死，灵巫不能治也。夫扁鹊天下良医，而不能与灵巫争用者，知与不知也。"

事实证明，灵巫不能治人。医最后必定胜巫。

扁鹊为虢太子治，与中庶子有一番义正辞严的辩论，最终以事实证明了他医术的胜利。今本《史记·扁仓列传》虽经中华书局校注，仍多错。其实司马迁此篇蓝本为《韩诗外传》而有删减、脱落、疏漏。现合二书有关记述于此，庶几合于原貌，由此方可见辩论及治疗的全过程：

> ……中庶子之好方者出应之，曰："吾闻上古医曰苗父，苗父之为医也，以菅为席，以刍为狗，北面而祝之，发十声耳。诸扶舆而来者皆平复如故。子之方岂能若是乎？"扁鹊曰："不能。"又曰："吾闻中古之为医者曰踰跗，治病不以汤液醴洒、镵石挢引、案杌毒熨。一拨见病之应，因五脏之输，乃割皮解肌、抉脉结筋、搦髓脑，揲荒爪幕、湔浣肠胃、漱涤五藏、练精易形，死者复生。子之方岂能若是乎？"扁鹊曰："不能。越人之为方也，必待切脉、望色、听声、写形，言病之所在。闻病之阳，论得其阴；闻病之阴，论得其阳。病应见于大表，不出千里，决者至众，不可曲止也。"中庶子曰："苟如子之方，譬如以管窥天，以锥刺地。所窥者大，所见者小。所刺者巨，所中者少。如子之方，岂足以变骇童子哉！"扁鹊曰："不然。事故有昧投而中蛊头，掩目而别黑白者。夫世子病所谓尸蹶者。子以吾言为不诚，试入诊太子，当闻其耳鸣而鼻张。循其两股以至于阴，当尚温也。若此者，皆可活也。"中庶子闻扁鹊言，目眩然而不瞚，舌挢然而不下。乃以扁鹊言入报虢君，虢君闻之大惊。足跣而起出见扁鹊于中阙，曰："先生远辱，幸临寡人。先生幸而治之，则粪土之息，得蒙天载地长为人。先生弗治之，则先犬马填沟壑矣。"言未卒而涕泣沾襟，忽忽承睑，悲不能自止，容貌变更。扁鹊曰："若太子病，所谓尸蹶者也……"扁鹊入。使弟子子阳砥针砺石，以取外三阳五会；子同捣药；子明灸阳；子游按摩；子仪反神；子越扶形。有间，太子苏。乃使子豹为五分之熨，以八减之齐和煮之，以更熨两胁下。太子起坐，更适阴阳，但服汤二旬而复故。

唇枪舌剑，而事实胜于雄辩。一场医学对巫术的彻底胜利。故"天下闻之，皆以扁鹊能起死人也。扁鹊曰：'吾不能起死人。直使夫当生者，越人能使之起耳。'"他的回答非常实事求是，不像巫医自以为有"不死之药"，可"起死回生"。

　　扁鹊就这样从巫术世界中站立起来，脱颖而出。作为民间医生，他没有巫师的权势高位，只能周游于齐、赵、秦等列国。在齐为家乡，本名秦越人；在赵而获"扁鹊"称号，誉为良医；"过邯郸，闻贵妇人，即为带下医；过洛阳，闻周人爱老人，即为耳目痹医；来入咸阳，闻秦人爱少儿，即为小儿医。随俗为变"。正是当时刚成长起来的民间医生的社会地位、谋生、走方、传授教育的实际描述。"至今天下言脉者，由扁鹊也"，其学术地位如此。六不治："骄恣不论于理，一不治也；轻身重财，二不治也；衣食不能适，三不治也；阴阳并，藏气不定，四不治也；形羸不能服药，五不治也；信巫不信医，六不治也。"特别是"信巫不信医不治"，是第一批真正医生的庄严的宣言书。①

　　但是，扁鹊命运多舛。秦太医令李醯自知技不如扁鹊，"使人刺杀之"。反映了最早的、脱离了巫术而独立起来的医学和医生的艰难历程。

　　另一位医生文挚的死也是这种艰难的证明。其为宋国名医，约在公元前345－前286年间。《吕氏春秋·至忠篇》有其故事：齐王疾痏，使人之宋迎文挚。文挚至，视王之疾。谓太子曰："王之疾必可已也。虽然，王子疾已，则必杀挚也。"太子曰："何故？"文挚对曰："非怒王，则疾不可治。怒王则挚必死。"太子顿首强请曰："苟已王之疾，臣与臣之母以死争之于王，王必幸臣与臣之母。愿先生之勿患也。"文挚曰："诺。请以死为王。"与太子期，而将往不当者三。齐王固已怒矣。文挚至，不解屦登床，履王衣，问王之疾。王怒而不与言。文挚因出辞以重怒王。王叱而起，疾乃遂已。王大怒不悦，将生烹文挚。太子与王后急争之而不能得。果以鼎生烹文挚。爨之三日三夜，颜色不变。文挚曰："诚欲杀我，则胡不覆之，以绝阴阳之气。"王使覆之。文挚乃死。

　　这是文挚以心理疗法治病的著名故事，其死近于神话，但引入了"阴阳之气"来解释。

　　真正的医生已经出现。区别于巫术医学的自然哲学医学理论也正在崛起。

---

　　① 有论者认为此"六不治"为太史公语。考《史记》体例，司马迁的评论多置篇末，额以"太史公曰"。六不治杂于文中，非专出，至少是扁鹊观点的转述。

本 编 结 语

　　本编主要铺陈了中国原始人类开始的医疗活动和巫术医学阶段特征。原始思维、巫性思维起了主导作用，但原始经验的积累在不断增加。最后医疗经验胀破了巫术的桎梏，真正的医生出现了，代表人物就是伟大的扁鹊。从原始医学到巫术医学经过了一百七十万年；巫术统治医学也有三千年；比较起来，真正的有完整医学理论的医学还只有两千几百年的历史，而原始思维、巫术迷信遗留下来的痕迹仍是不绝如缕。

第二编　本土哲学思想、宗教及政治对医学的浸融

　　医学从巫术体系中脱离，首先是因为人们对自然界客观规律认识的深化。这是自然哲学的功劳，因此医学进入到自然哲学的医学阶段。人们对自然生态环境与人体健康、疾病的关系作了探讨，归纳出一些法则，于是有了医学理论。但是自然哲学不是非常纯粹和超然的，因此哲学的其他方面、宗教以及政治等等又都来影响医学……

第六章　天道自然与医法自然

《内经》云："阴阳者，天地之道也。万物之纲纪，变化之父母，生杀之本始，神明之府也。治病必求于本。"开宗明义，说清了中医基础理论赖以奠立的哲学基础，并从此与巫术医学划清了界限。

但是，这一过程差不多经历了自西周至秦汉将近一千年的时间，是古代自然哲学诞生后渗透、结合到医学实践和理论形成过程中的结果。

一、"道-气"理论与医学

46. 从箕子到老、庄、稷下

自然哲学从巫术羁绊中脱离出来，经历了天命观、天道观、道气观三个阶段。

殷商是原始宗教即巫术鬼神迷信发展鼎盛的时代，巫风风靡于朝廷上下，是彻头彻尾的神权政治。

武王革命，西周代殷，并未结束神权政治，但巫和鬼神的作用已大大下降。在统治机器中，祭祀和巫觋的职责基本上成了"必要的"点缀，而不是凌驾一切之上的权力。鬼神的信仰和统制力被经过了改造的"天命"取代。这种改造后的"天命"，已经部分地屈服于"人事"："民之所欲，天必从之。"（《左传·襄三十一年》引《泰誓》）"天视自我民视，天听自我民听。"（《孟子·万章上》引周公语）"天惟时求民主。"（《尚书·多方》）他们解释灭商的依据，是"非我小国敢弋殷命，惟天不畀"（《尚书·多士》）。而且"天命靡常"（《诗·大雅·文王》），甚至"天不可信"（《尚书·君奭》），"当以民监"（《尚书·酒诰》）。国中大小事件，不再如殷商人所信奉的那样全都由占卜、祭祀来决定了。所以，孔子说："殷人尊神，率民以事神，先鬼而后礼，先罚后赏，尊而不亲……周人尊礼尚，施事鬼，敬神而远之，近人而忠焉。"（《礼记·丧记》）这是符合实际的。

"天命不可违"；"天命靡常"。但究竟"天命"是什么？与"上帝"（"天帝"）的关系如何？为什么"敬德保民"就可以改变"天命"？难道"天命"就是授以王位的一种表示吗？这些问题，相信在周初政治家心目中已经存在。开国以后，祭祀祈禳为主体的企图改变鬼神意志力量的行为仪式逐渐退居其次；而政治上、伦理上的纲常行为约束逐渐占了主要地位。封诸侯，推行等级从属制，宗法制及以忠信孝悌为内涵的"礼"和法制化的"吕刑"是其核心构成。这一时期统治者的思想纲领实际上是箕子的《洪范》。

箕子为殷之父师，商奴隶主贵族中的开明分子，却曾被纣囚禁。他的政治思想不为商纣所用，而周武王"克殷后二年，问箕子殷所以亡"的原因。箕子"不忍言殷恶，以存亡国宜告。武王亦丑故问以天道"（《史记·周本纪》）。这就是《洪范》。《洪范》是箕子对历史的总结，而被周王认为"天道"之所在。所以周王问于箕子曰："呜呼，箕子。惟天阴骘，相协厥居，我不知其彝伦攸叙。"箕子答："我闻在昔，鲧堙洪水，汩陈其五行。帝乃震怒，不畀洪范九畴，彝伦攸斁。鲧则殛死，禹乃嗣兴。天乃锡洪范九畴，彝伦攸叙。"显然，箕子借"天帝"的名义和鲧死禹兴的历史来阐明他的"天道"规律。这些规律的说明，完全不同于殷商朝以占卜于鬼神而祈禳保佑的那一套，而切合于时代的演进、周王朝巩固统治的需要。

《洪范》从九个方面来阐明"天道"，实为统治国家的基本原则。第一为"五行"，即水、火、木、金、土；第四为"五纪"，即岁、月、日、星辰、历数；第八"庶征"：雨、旸、燠、寒、风、时。均属自然现象及其规律方面的总结。第二曰"五事"：貌、言、视、听、思；第六"三德"：正直、刚克、柔克；第九"五福"：寿、富、康宁、攸好德、考终命与"六极"：凶短折、疾、忧、贫、恶、弱。这三条是从社会人事伦理角度而论。第三"八政"：食、货、祀、司空、司徒、司寇、宾、师；第五"皇极"："惟皇作极"；第七"稽疑"："择建立卜筮人"。是从政治统治制度及管理方式而论。很清楚：所谓的"天道"已具体化为自然之道、社会之道和政治之道。"卜筮"也已不同于前："立时人作卜筮，三人占，则从二人之言。汝则有大疑，谋及乃心，谋及卿士，谋及庶人，谋及卜筮，汝则从。龟从、筮从、卿士从、庶民从，是之谓大同。"可见卜筮只是一种陪衬和辅助决策，远非主宰一切之法了。

然而龟卜与占筮二者处并居地位，不像殷商朝主用龟卜。而且，由筮法发展出的八卦，系天、地、雷、火、风、泽、水、山八种自然物，于自然之道探讨的倾向益为明显。在某种意义上说，已隐含着以"自然之道"为"天道"。

西周代殷之前，周族活动的周原（今山西、陕西一带）已流行着"筮法"。我认为，筮法在思维形式层次上，要高龟卜一级。《左传·僖十五年》称："惠公在秦曰：'先君若以史苏之占，吾不及此夫？'韩简子侍曰：'龟，象也；筮，数也。物生而后有象，象生而后有滋，滋而后有数。'"《正义》曰："卜之用龟，灼以出兆，是龟以金木水火土象而告人。凡是动植飞走之物，物既生讫而后有形象，既为形象而后滋多，滋多而后始有头数。其意言龟以象而示人，筮以数而告人。"这解释是有道理的。"筮以数而告人"，是抽象的计算。而此期间中国的数学正好也有了长足的进步：自黄帝时代"大挠作甲子"、"隶首作数"，殷商时有了十进制，周人乃有筮数，并从筮数演变出筹算之法。筮法是一种比较复杂的计算：用蓍草四十九根，作"分二"、"挂一"、"揲四"、"归扐"等手续，每三变得一爻，积十八变而画六爻成一卦。后竹签代蓍，便是后来的算筹。卦爻数的奇偶组合被作为一种规律看待，并谓可占事知来。所谓"文王拘而演周易"，应认为是一次总结过程，既是筮法预测学的，又是算学的总结。西周代殷之后，"象"与"数"结合起来，得到了某种统一。

数学的抽象比直观现象的抽象在思维方法上有很大的进步。直观现象与数的抽象结合起来，就成为一种哲学思维的抽象方式。可知，周人之八卦、六十四卦与三百八十四爻，无论在预测学意义上还是在哲学思辨意义上，都更有价值。西周代殷，在思维方式上等于完成了一次革命。

因此，我们之所以说西周代殷是一次伟大的历史变革，意义不仅仅是政治方面的一个朝代的更替；更重要的可能是在思想意义上：从"神道观"向"天道观"的转变；同时在思维方式上：从直观的抽象向着数学和哲学的抽象进化。质朴的哲学观念在龟卜、占筮两种原始宗教形式的交汇中开始凝结出幼嫩的雏形。

然而《洪范》和《周易》都没有能从哲学角度提出和认识问题，"道"的哲学含义，当时尚未可言已真正独立出来。

把"道"作为一种抽象的概念进行讨论，并赋予统括一切的哲学意义的是

《老子》。这已晚到西周衰落以后的春秋时期。老子即老聃，李耳，约生于公元前580年，约卒于公元前500年。

《老子》反对"天道有知"的人格上帝的存在，认为"天道无为"。"无为"是因"无知"，天道是没有人格意志的。"吾不知谁之子，象帝之先。"（四章）道要比天帝还高一层次。

但"道常无为，而无不为"（三十七章）。因为"道，可道，非常道；名，可名，非常名。无名，天地之始；有名，万物之母"（一章）。"道生一，一生二，二生三，三生万物。"（四十二章）"天下万物生于有，有生于无。"道是万物之母，统率一切。

这样看来，道玄而又玄。然而，"道大、天大、地大，人亦大。域中有四大，而人居其一焉。人法地，地法天，天法道，道法自然"（二十五章）。归根结底，"道"是自然之道。道是可知的。故曰："道之为物，惟恍惟惚。惚兮恍兮，其中有象；恍兮惚兮，其中有物；窈兮冥兮，其中有精。其精甚真，其中有信。"（二十一章）道是无形的，却可以通过显示出来的象，知其有物、有精，具有相对的确定性，并不非常虚无缥缈。

这一自然之道，乃"有物混成，先天地生。寂兮寥兮，独立而不改，周行而不殆"（二十五章）。有相对静止和运动发展而不止息的特点。

能对"道"有所认识，则"其安易持，其未兆易谋；其脆易泮，其微易散。为之于未有，治之于未乱"（六十四章）。对"道"的规律性认识对实践具有指导意义。

这种自然之道（天之道）与政治社会之道（人之道）有显著区别："天之道，其犹张弓欤！高者抑之，下者举之；有余者损之，不足者补之。天之道，损有余而补不足。人之道则不然，损不足以奉有余。孰能有余以奉天下？唯有道者。"（七十七章）

如此等等。"道"在《老子》中完全哲理化了。以后我们会看到这些哲理如何转化为医理。

春秋时期出现的哲学论辩成"诸子蜂起、百家争鸣"局面。总的趋向是明朗的，基本脱离了"鬼神天帝之道"而求认识自然之道以为实用；各家自成其说。当时的医家也必然在同时进行适合解释自己的医学的理论选择。当"道"以"气"为依托从而进一步建构自然哲学理论时，对医学才产生了真正的吸引力。

单纯地讲老子那样的"道"自是太玄了些。当然，玄览、静观，即思辨的方法的成长，已明显地将人类思维能力向前推进了。实际的问题是，玄理与实际事物之间还缺乏一个中介环节，理论思考难以自圆其说。

老子首先找到的中介体是"气"。其谓："道生一，一生二，二生三，三生万物。万物负阴而抱阳，冲气以为和。"（四十二章）《老子》全书五千言，仅此一言为"气"。但正是在这里，老子的道找到了依托。

本来已有"五行"作为自然物的五种元素被抽象出来，认作万物构成的基本要素（当然，"五行"还包括另外的抽象意义，暂不论），但却没提到"气"。问题是金木水火土皆属有形可见之物，以之去构成另一些有形之物，在宏观上、逻辑上均难说通——思辨之中，至少要能自圆其说。

"气"具有这样的功能。"气"在甲骨文中作"≋"（《前》6.27.4）。《说文》解释"气，云气也，象形"。原始人在用火炊事时，也必认识到水沸腾蒸发而上升为气；或钻卜灼龟时，必同时升腾有烟气。蒸发升腾，其象如云；不久消失，又为无形；从水化来，凝又成露；从火灼来，落而为尘……即使平时湿土之地，太阳暴晒；或水寒成冰，化溶之时，均可见到细缊之气。在人们渐渐离开集体表象之后，这些现象的神秘性逐渐被一个统一的抽象观念的"气"所容纳。虢文公称"土气"，伯阳父谓"天地之气"（均见《国语》），皆是此意。不管如何，"气"是无形的；它无处不在；它可以变化，或凝而成水，水又可结而成冰，从而表现为具体有形之物，甚至与火烧之物之烟气相属……于是包围和充斥在人类空间的"大气"，被抽象化为一种哲学意义上具有物质含义的"气"。这是非常顺理成章、合乎宏观逻辑的。

所以，《老子》中的"三生万物"中的"三"，很可以认为即是阴、阳与气三者。"三"在中国哲学中有重要意义，庞朴先生认为："'参'字既可表示数目'三'及其派生关系，又可表示'二'即对立面的渗透与依存，还可以表示由对立结合而成的统一物'一'。"[1] 这是很对的。恐怕又不仅在此。三生万物，其义尚在于仅有一或二还不足以生万物，而必须有三种东西的共同作用。具体解析出

---

[1] 庞朴：《说"参"》。《中国社会科学1981年哲学论文集》，四川人民出版社1983年版，第366页。

来，"一"是道，或称太极；"二"是阴和阳；"三"是阴、阳加上气。故《老子》紧接着说"万物负阴而抱阳，冲气以为和"，说出了阴、阳、气三者。在阴与阳之间，在阴阳生万物的过程中，气是阴与阳之间接触、转化的桥梁。这种中介作用，又具化为载体作用，如谓"阴"、"阳"，等于说"阴气"、"阳气"之类。阴阳的化生作用通过"气"来实现；道之可分而为二，也赖"气"的承接与分离。依此而论，"气"具有相当于"万物之源"这样的角色。于是，"道"作为哲学上的统一物成为理论实在；"气"作为物质性的根据成了一种哲学上的本体。道与气，一而二，二而一，道即是气，气即是道，二为一体。这是"道-气"学说产生的必然性。

战国中期以齐国都城稷门为中心集结起来讲学辩论的稷下学派，使道气学说成熟起来。主要思想体现在据考证认为属宋钘、尹文所著的《心术》、《白心》、《内业》诸篇中（这些论文编在《管子》一书中）。

他们的最重要创造，就是发展出精气学说。气虽为万物本原，与道同流，但更重要的是精："精也者，气之精者也。"（《内业》）正是这种精气，才能化生万物："一气能变曰精。""凡物之精，比则为生。下生五谷，上为列星。流于天地之间，谓之鬼神；藏于胸中，谓之圣人。是故此气，杲乎如登于天，杳乎如入于渊，淖乎如在于海，卒乎如在于山。是故此气也，不可止以力，而可安以德；不可呼以声，而可迎以意。敬守勿失，是为成德。德成而智出，万物毕得。"（《内业》）解释了天地山川、五谷星辰乃至鬼神等，均属精气所化。

同时认为人是精气化生的，并从而得到健康："凡人之生也，天出其精，地出其形，合此以为人。和乃生，不和不生。""精存自生。其外安荣，内藏以为泉源，浩然和平，以为气渊；渊之不固，四体乃固；泉之不竭，九窍遂通；……人能正静，皮肤裕宽，耳目聪明，筋信而骨强……"（《内业》）

将精气与水的关系统一起来，恐亦是稷下学派之功。一般认为，《管子·水地篇》以"水为万物之本"。[①] 这当然不无道理。但同篇解释人之生，有以下一段文字："人，水也。男女精气合而水流形。三月如咀……五月而成……十月而生。"从这儿看，水的前身仍是精气。所以精气才是更根本的：精气合而成水，

---

①　参见冯友兰：《中国哲学史新编》（第一册），第 274 页。

水结成形为人。这可能从自然界蒸汽凝而成水，水结而为冰这种"三态"变化观察比附而来。这是我个人的管见。

宋、尹还将"气"用作精神现象的解释。其谓："气道（通）乃生，生乃思，思乃知，知乃止矣。"（《内业》）"定心在中，耳目聪明，四支坚固，可以为精舍。"（同上）"思之思之又重思之，思之而不通，鬼神将通之。非鬼神之力也，精气之极也。"（《心术》、《内业》两见）

这种以"精气"解释精神现象的说法，是反鬼神的，但又是不彻底的。因此，《礼记》可拿来作为鬼神的"物质依据"："众生必死，死必归土，此之谓鬼。骨肉毙于下阴为野土，其气发扬于上为昭明。焄蒿凄怆，此百物之精也，神之著也。因物之精，制为之极。明命鬼神，以为黔首则。百众以畏，万民以服。"（祭义）精气的无形、不可见知的神秘性，被用于各种现象、想象的原理解释。不过，由此倒也可反证精气学说的流泛，其为"万物之本"亦尚矣！

故"道在天地之间也，其大无外，其小无内"；"道也者，动不见其形，施不见其德，万物皆以得然，莫知其极"。是"道满天下，普在民所"（《管子·心术·内业》）。总之，精气即道，道在精气。

从鬼神之道转到天命，又进而化出自然天道、精气之道，是哲学史上的一场革命，同时也是科学史上的一场革命。列宁有一句话说得很正确："打倒神，就剩下自然界了。"[①] 虽然实际上从未曾真正完全打倒神，但先秦的自然哲学理论成长，毕竟是由自然取代了神的位置，于是乎"道法自然"。接着便是"医法道"——根本上即是"医法自然"。

47. 医理以"气"为本

医学本来就不是谈玄说梦的问题。鬼神论巫术盛行的时代是出于无奈；到了精气论开始流行，为医者立刻抓住了这一建构医学理论的"新工具"：医理以"气"为本。"气"成了先秦自然哲学与医学的中介，沟通的桥梁，连锁的环节（当然，这一建构过程与先秦自然哲学几乎同步）。

---

① 参见列宁《哲学笔记》。

首先是春秋之末的医和。他在答晋侯问时实际上提出了"六气致病说":

> 天有六气,降为五味,发为五色,征为五声,淫生六疾。六气日阴、
> 阳、风、雨、晦、明也。分为四时,序为五节。过则为菑:阴淫寒疾,阳淫
> 热疾,风淫末疾,雨淫腹疾,晦淫惑疾,明淫心疾。女,阳物而晦时,淫则
> 生内热惑蛊之疾。(《左传·昭元年》)

以自然界六气变化来说明疾病的原因,是自鬼神致病论以来最伟大的转折。说明医学家开始用生态环境的因素来考察疾病原因,从鬼神不可知论转到疾病原因可知论上来了。此六气在《礼记·月令》中具体化为四时不调之气:

> 孟春……行秋令则大疫;季春……行夏令则民多疾疫;
> 仲夏……行秋令则民殃于疫;季夏……行春令则国多风欬;
> 季秋……行夏令则民多鼽嚏;
> 仲冬……行春令则民多疥疠;季冬……行春令则胎夭多伤,国多痼疾。

这是疾病与健康的外在原因一个方面。另外的方面,则在人体自身。而气是无处不在的。万物之精华、万物之运动,皆在于精气。正如《吕氏春秋·君守》所说:

> 天无形而万物以成,至精无象而万物以化。

"无形"、"无象"即指"气"。故《吕氏春秋·尽数》说:

> 精气之集也,必有入也。集于羽鸟欤,为飞扬;集于走兽欤,为流行;
> 集于珠玉欤,为精朗;集于树木欤,为茂长;集于圣人欤,为琼明。精气之
> 来也,因轻而扬之,因走而行之,因美而良之,因长而养之,因智而明之。
> 流水不腐,户枢不蠹,动也。形气亦然。

分明是说万物化生、变化、运动的原动力、生命力。这样的气在人身作用同

样巨大、同样无所不在：

> 有气则生，无气则死，生者以其气。（《管子》）

> 心者五脏之气（主）也，制使四肢，流行血气。（《慎子》）

> 气在口为言，在目为明。（《国语·周语》）

> 凡生天地之间者，有血气之属必有智……有血气之属莫智于人。（《礼记·三年问》）

> 民有五气：喜怒欲惧忧。……五气诚于中，发形于外，民情不可隐也。（《汲冢周书·官人解》）

> 君子有三戒：少之时血气未足，戒之在色；及其壮也，血气方刚，戒之在斗；及其老也，戒之在得。（《论语》）

把血气在身体中的生理功用作了大体描述。包括精神活动。其病理状态则见：

> 形不动则精不流，精不流则气郁。处头则为肿为风，处耳则为拘为聋，处目则为䁾为盲，处鼻则为鼽为窒，处腹则为胀为疛，处足则为痿为蹶。（《吕氏春秋·尽数》）

> 人大喜邪？毗于阳；大怒邪？毗于阴。阴阳并毗，四时不至，寒暑之和不成，其反伤人之形乎！（《庄子·在宥》）

> 乱气狡愤，阴血周作，张脉偾兴，外强中干。（《左传·僖十五年》）

> 俗主亏情，故每动为亡败。耳不可赡，目不可厌，口不可满，身尽府种，筋骨沉滞，血脉壅塞，九窍寥寥，曲失其宜。虽有彭祖，犹不能为也。……百病怒起，乱难时至。（《吕氏春秋·情欲》）

这些已大抵揭示了血气的病因病理。因此保持健康也必须注重血气：

道血气以求长年。(《管子·中匡》)

少欲则血气治。(《韩非子·解老》)

凡人三百六十节，九窍五脏六腑，肌肤欲其比也，血脉欲其通也，筋骨欲其固也，心志欲其和也，精气欲其行也。若此则病无所居，而恶无由生矣。病之留，恶之生也，精气郁也。故水郁则为污，树郁则为蠹，草郁则为蕢。(《吕氏春秋·达郁》)

总之，外为"六气"，内为"血气"，人体的健康与疾病，根结均在于"气"；而自然哲学的医学理论也以"气"为本，在研究"气"的规律基础上展开了。并且，所有致病之气，因此又称"邪气"；所有保持健康的生命力之气，因此又称"正气"。著名的中医"邪正论"亦依此而建立，治疗即从"扶正祛邪"着手：

邪气袭内，正色乃衰。(《管子·形势》)

凡事之本，必先治身，啬其大宝。用其新，弃其陈，腠理遂通，精气日新，邪气尽去，及其天年。(《吕氏春秋·先己》)

疾医……以五味、五谷、五药养其病；以五气、五声、五色眡其死生……。疡医……凡疗疡，以五药疗之，以五味节之。凡药，以酸养骨，以辛养筋，以咸养脉，以苦养气，以甘养肉，以滑养窍……(《周礼·天官》)

以上是关于先秦哲学如何建立起"道-气"学说，以及"道-气"学说如何被医学所吸收，从此有了自然哲学医学理论的萌芽的总体说明。但是哲学与医学还必须解决道与气的具体活动规律问题。这些具体规律，即阴阳五行学说。

二、阴阳五行与医学

我以为《老子》中的"德"并非一般人所理解的"得"，更非今人所说的伦理道德，而应解作"道"之下的一些具体为人处事法则、规则。而这些法则、规则之大者可称"规律"，是几于"道"的，例如阴阳五行，即是自然界运动变化的大规则、大规律。故在寻求自然天道时，将阴阳五行规律凝聚结晶出来，是先秦哲学家的又一大贡献，它们在医学理论构成中得到运用，并且居于核心的位置。

48. 阴阳五行学说的形成

阴阳五行学说在先秦并非是现成而成熟的理论，它的产生、形成及完善化，同样要有一个相当长的历程，甚至可以说，最完整的体系形式要在《黄帝内经》中才真正见到。这一点证明了哲学与医学结合的过程中，自然科学的医学对哲学同样有重大贡献。

应当指出，"五行"与"阴阳"的观念不是同步的。五行学说的提出要早于阴阳学说与气概念。有了气概念之后，才有了阴阳与五行之间的沟通。五行本身有五种物质元素的意思，不像阴阳那样抽象程度较高，没有"气"作为物质根据就有些难以解释自然。气同时成了阴阳、五行的纽带。

箕子《洪范》，是最早细说"五行"的文献。其谓："五行。一曰水，二曰火，三曰木，四曰金，五曰土。水曰润下，火曰炎上，木曰曲直，金曰从革，土爰稼穑。润下作咸，炎上作苦，曲直作酸，从革作辛，稼穑作甘。"由此可见五种元素其实是五种功能作用系统的代名词。又说："我闻在昔，鲧堙洪水，汩陈其五行。""汩"释为"乱"，"陈"释为"列"。水、火、土、金、木五者被认为大地构成的五种基本物质。

这种认识，与当时对自然现象的观察、农业的发展、冶金的兴起有关。既为大地根本构成元素和器物取用的基本原材料，则对各方面影响之大，亦可理解。

庞朴先生曾指出："从卜辞中的五方记录开始，到《吕氏春秋·十二纪》构造成一个庞大的五行体系止，整个先秦时期，几乎很少有哪个思想家不谈五行；所差别的，只是分量的多寡和方面的不同而已。"[①] 在此背景下，五行学说在先秦时代有了很大发展。马王堆帛书《五行篇》就是思孟学派的著作。[②] 有必要指

---

① 庞朴：《沉思集》。上海人民出版社 1982 年版，第 219 页。
② 庞朴：《马王堆帛书解开了思孟五行说之谜》。《文物》1977 年第 10 期。

出，五行体系在其初，仅有五材、五方等的罗列，却没有五者相互之间关联的逻辑关系的叙说。这种逻辑关系即"五行法则"，是逐渐形成起来的。

1. 五行归类法则。最早具有，但也是逐渐占领主要地位的。《左传·文七年》即以"水、火、金、木、土、谷，谓之六府"；或《书经·大禹谟》："政在养民，水火金木土谷，惟修正德、利用、厚生……"甚至在《大戴礼》中还有保留："水火金木土谷，此谓六府，废一不可，进一不可，民并用之……"（《四代》）"六府"比"五行"还强硬。但"谷"最后还是"废"去了，五行终于占据统治地位。在《管子》"幼官"、"幼官图"中，有了这种统一归类的性质：

四方	东	南	中	西	北
四时	春	夏	长夏	秋	冬
五色	青	赤	黄	白	黑
五味	酸	苦	甘	辛	咸
五音	角	羽	宫	商	徵
五气	燥	阳	和	湿	阴
五数	8	7	5	9	6
五行	木	火	土	金	水

2. 五行相生法则。此法则并无明言，但各家论述中已含有其意。庞朴先生的看法，春秋时代一些取名字用干支的情况，已可分析出五行相生之义（注同前）。其实，相生义最易从五时相配中导出。故归纳分类法则里已包含了萌芽。《管子·五行》就点出了这一法则：

日至睹甲子，木行御……春辟勿时……七十二日而毕；

日至睹丙子，火行御……天无疾风 草木发奋……七十二日而毕；

日至睹戊子，土行御……五谷蕃实秀大……七十二日而毕；

日至睹庚子，金行御……凉风至，白露下 五谷邻熟……七十二日而毕；

日至睹壬子，水行御……天地闭藏……七十二日而毕。

很明显的是五行御五时，说出了相生的关系。

此后，在《吕氏春秋》、《礼记·月令》中说得更明白、准确一些。但说出"木生火、火生土"之类高度概括的话，要到《淮南子》、《春秋繁露》才见到。

3. 五行的相胜法则。《墨子》书中言："五行毋常胜，说在宜。"意为五行之间的相胜是有条件的。以此反推，则必有人言五行相胜的绝对性没有条件可言。《左传·昭三十一年》也有"史墨曰：……火胜金，故弗克。""史墨曰：……水胜火，伐姜则可。"（《哀九年》）《孙子》中则谓："五行无常胜。"（《虚实》）到了邹衍手里，其说更繁。有所谓"春取榆柳之火，夏取枣杏之火，季夏取桑柘之火，秋取柞楢之火，冬取槐檀之火"，亦含相胜之义，所谓"改火之木，随五行之色而变也"。特别是他以"五德终始"说，言主政递嬗，见于《吕氏春秋》：

　　土气胜，尚黄，黄帝立；

　　木气胜，尚青，大禹立；

　　金气胜，尚白，商汤立；

　　火气胜，尚赤，文王立；

　　水气胜，尚黑，（将有立。后即指秦始皇立。）

4. 五行的"秀气"法则。即五行相生和相胜互相协调的法则。此为"五行之常"。《礼记·乐记》说："合生气之和，道五常之行。使之阳而不散，阴而不密，刚气不怒，柔气不慑，四畅交于中而发作于外，皆安其位而不相夺也。"又如《礼运》曰："……五行之秀气也，故天乘阳，垂日星；地秉阴，窍于山川；播五行于四时，和而后月生也……故圣人作则必以天地为本，以阴阳为端，以四时为柄，以日星为纪，月以为量，鬼神以为徒，五行以为质，礼义以为器。"

五行的相生、相胜、相协，使天地万物有生有死，有类同相招，有互相制约。《孙子·势篇》说："终而复始，日月是也；死而复生，四时是也；声不过五，五声之变，不可胜听也；色不过五，五色之变，不可胜观也；味不过五，五味之变，不可胜尝也。"是具体说明。

并且，相生和相胜，两者都置于大循环圈中，被认为周而复始，生生不息：

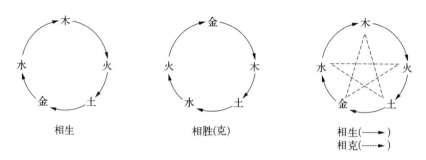

图 6.1　相生相胜循环图

五行学说产生于古代中国，中国独有。这与中国土地广袤、五方概念很明确，地处北温带、春夏秋冬季节十分分明有关。同时也与中国农业的发达、冶金技术的兴起都在殷商之朝开始有关，而其后稳定、持续，故五行之说不衰。后来推广到图式化生硬解释一切则渐走入玄学，实非五行学说创论者的初意。五行学说在医学理论构成中的作用，主要是上述法则的医理化，无多玄学之泛论。

"阴阳"之论略晚于"五行"。箕子《洪范》未涉阴阳。甚至《书经》全部，亦仅于《周书·周官》的"立太师、太傅、太保，兹惟三公，论道经邦，燮理阴阳"一句有"阴阳"一词。与全书颇言"五行"迥成对照（《书经》另外有岳阳、峄阳、阳鸟、华阳、华阴、华山之阳等六处，均仅作地名、方位之义）。

《诗经》中的阴阳，也是言其方位，与受阳光照射之向背有关："殷其靁在南山之阳"；"我送舅氏，日至渭阳"。或言天气："习习谷风，以阴以雨。""春日载阳。""芃芃黍苗，阴雨膏之。"或为文章华采饰词："龙旂阳阳，和铃央央"。唯有一处，阴阳连用："既影乃冈，相其阴阳，观其流泉。"然此者亦仅日影照射分山冈为阴阳两面之意，不含抽象意义。

历来以"《易》以道阴阳"（《庄子·天下》）著称的《易经》本身，仅有一处言及"阴"字，且无阳字："鸣鹤在阴，其子和之。我有好爵，吾与尔靡之。"（《中孚九二》）更不见阴阳相连字义。可知阴阳不自《易经》始。

实际上，差不多可以认为，整个西周及其前时期，还没有产生阴阳概念，而只有对立观念：两种属性的对立，或事物的两两相对。

这种对立属性的认识，最原始的可能是两性牝牡的相对，从女祖崇拜转移到男祖崇拜，也产生了男女两性差异的基本认识。差不多同时又有天地、水火等自然物的对立，在自然崇拜中出现。对生命有了新认识，于是有了生死对立。接着又有吉凶的对立，这在巫术祈禳占兆中，正是核心问题。庞朴先生考证，认为其基础即流行于吴、越、楚一带的"枚卜"。① 记录在《归藏》中。枚卜用木杆或竹片投掷于地，以俯仰示吉凶，一分为二。这一枚卜体系与占筮体系比较接近。占筮是周人的体系，但他们应用了数学的成果，特别是用了蓍草或算筹，使这种对立有了初步的抽象，即认识到奇数和偶数的对立。占筮和枚卜的结合，以及此时文字刻划符号进步，适足以产生卦画"—"和"－－"来分别代表奇偶。加之以揲而成三百八十四爻，分而为八卦，重而为六十四卦这些与数学有关的概念发展，使对立观念的抽象程度大大提高。如前所述，这或可作为"文王演三百八十四爻"的功劳。

然而，始终没有找到恰当的文字表述。《易经》和《卜辞》一样，是占筮和龟卜实事和贞兆的记录（《易经》系西周前期太卜、卜官在应用卦爻占筮法后所作记录的汇集）。从这些简单文字中只见有吉凶、有无（有咎无咎）、大小、天地、君子小人、损益等对立词语，这些与阳光向背关系不大，故根本不及阴阳，是完全可以理解的。

最早使用阴阳一词并带有抽象意义的对立，用以解释自然界现象的人，是伯阳父。据《国语·周语》载：

> 幽王二年（公元前779年），西周三川皆震。伯阳父曰："周将亡矣！夫天地之气，不失其序。若过其序，民乱之也。阳伏而不能出，阴迫而不能烝，于是有地震。今三川皆震，是阳失其所而镇阴也。阳失而在阴，川源必塞；源塞，国必亡……若国亡，不过十年，数之纪也。夫天之所弃，不过其纪。"是岁也，三川竭，岐山崩。十一年，幽王乃灭，周乃东迁。

地震，在宏观现象上给人印象深刻，一般常伴雷电风雨交加，地气冒喷，表现出两种力量的强烈对抗搏击，因此伯阳父作出的解释很合情合理。将天象自然与社会人事连在一起，正是天命观的残余。类似的情况，在更早一些的宣王即位时（公元前827年）已有过。如虢文公曰："……阳瘅愤盈，土气震发……阳气俱烝，土膏其动。弗震弗渝，脉其满眚，谷乃不殖……阴阳分布，震雷出滞。"

---

① 庞朴：《阴阳五行探源》，第101页。

（同上）只是不像伯阳父那样将阴阳分布冲突引起地震的原理说得那么清楚。

又有宋国有陨石落地、六鹢退飞之事。叔兴认为"是阴阳之事也，非吉凶所生也"（《左传·僖十六年》）。亦以阴阳解释自然现象。

伶州鸠则有云："气无滞阳，亦无散阴，阴阳序次。"（《国语·周语》）将阴阳正常秩序作了概括。

鲁昭公二十年及二十四年两次出现日食，梓慎和昭子讨论原因，说到"阳不克也，故常为水"（《左传·昭二十一年》）及"阳不克莫，将积聚也"（《昭二十四年》）。提出了阴阳之间的相制关系及转化。

更有范蠡说道："阳至而阴，阴至而阳；日困而还，月盈而匡。"（《国语·越语》）是阴阳消长转化的最初提法。

以上可证阴阳原理在一定程度上的泛化。然而，即便如此，阴阳仍只是许多对立概念中的一项而已。到《老子》"负阴而抱阳"，五千言中涉之亦仅此。大量的辩证对立概念，还是限于天地、善恶、虚实、有无、上下、牝牡、雄雌、动静、生死、大小、柔刚、损益、寒热、祸福、难易等具体概念范畴表述，阴阳并未用来贯穿一切。

同时，阴阳根结于气的趋向亦越来越明显。《慎子》中慎到特别明确指出：

> 气之挚敛而有质者为阴，舒散而有气者为阳。阴气氻（凝）聚，阳在内者不得出则激抟而为雷；阳在外者不得入，则周旋六合而为风。阳与阴夹持则磨轧有光而为电；阳气正升为阴气所乘，则相持而为雨；阴与阳得助其蜚腾则飘飚而为云；和气散则为露、霜、雪，不和而散则为庚气霾曀；阴干于阳而气薄，不能以掩日则虹见；阳伏于阴而气结不能以自收则雹降；月星布气阴感之则肃而为霜；阳感之则液而为露……

阴阳与气的这种结合，大大有利于"道-气"学说向自然科学方面倾斜，大大有利于医学理论取阴阳五行学说作为骨架。

阴阳学说发展的另一方面，是抽象程度的提高。因于《易经》的阐释，这一过程由儒家门徒完成。传为孔子所作的《易传》（又称《十翼》）第一次将阴阳抽象到比较具有普遍性的程度。

据认为，《十翼》十篇著作，《序卦》、《杂卦》、《说卦》、《文言》、《象传上下》约成于春秋时期；《象传上下》在春秋，至迟为战国初；《系辞上下》不晚于战国中期。整个《易传》"当成于春秋至战国中叶，并非作于孔子一人，而是当时史官、儒者作成，某些篇章可能与孔子有联系"[①]。

《说卦》总结的是三对普遍矛盾："昔者圣人之作《易》也，将以顺性命之理，是以立天之道曰阴与阳，立地之道曰柔与刚，立人之道曰仁与义。兼三才而两之，故《易》六画而成卦；分阴分阳，迭用柔刚。故《易》六位而成章。"实际上"仁与义"不构成明确的矛盾对，故真正的普遍意义上的矛盾对是阴阳、刚柔。

《系辞》中，"阴阳"获得了更高位置："一阴一阳之谓道。继之者，善也；成之者，性也。仁者见之谓之仁，智者见之谓之智。百姓日用而不知，故君子之道鲜矣。"将阴阳看成大"道"，仅为仁智君子所能知，是具有高度理性价值的东西。仁者见仁，智者见智，正说明阴阳的普遍性，解释事理上的广泛涵容性。

又说："通变之谓事，阴阳不测之谓神。"具体体现可认为即："刚柔相摩、八卦相荡，鼓之以雷霆，润之以风雨。日月运行，一寒一暑，乾道成男，坤道成女。乾知大始，坤作成物。乾以易知，坤以简能。易则易知，简则易从。易知则有亲，易从则有功。有亲则可久，有久则可大。可久则贤人之德，可大则贤人之业。易简而天下之理得矣。天下之理得，而成位乎其中矣。"

这即是阴阳被抽象、概括的过程和内涵。阴阳从此成为一切对立物对立属性的代名词。阴阳的规律和法则因此成了公认的、最根本的天地之道（规律）。

这就是现代人称为"阴阳哲学"、"阴阳辩证法"的东西。这要感谢《易传》，特别是《系辞》的作者，将其提炼抽象，从道家之秘转移为儒家哲学构成，并因此影响了中华古代文化的方方面面和全部历史。

气、阴阳、五行学说是中医学自然哲学理论构成的核心。先秦哲学的规模和态势为它们渗入到医学中准备了充分条件。

49. 中和、三才、象数及天人相应

孔夫子提倡"中庸之道"、"和为贵"，但中和的观念实非自孔子始。《书经》

---

① 参见张立文：《周易思想研究》。湖北人民出版社 1980 年版，第 193 页。

中记述："百姓昭明，协和万邦。"（《尧典》）"同寅协恭和衷哉！"（《皋陶谟》）"用咸和万民。"（《无逸》）反映出至少在殷商之前统治者已看重"中和"。孔子把中和理论发展到高峰则是事实。《论语》谓："君子和而不同，小人同而不和。"（《子路》）"过犹不及。"（《先进》）"中庸之为德也，其至矣乎！"（《雍也》）类似的思想也见于其他诸子。如《管子》说："和实生物，同则不继。"

中和思想在阴阳五行学说中是阴阳平和、消长转化及五行有序、合而生物的性质。《易传》中的"刚健中正"（《文言》）、"保合太和"（《象辞》）是吉卦的基本原理；五行中的相生、相克及尚中（一般以"土"为中，也是五方之中）都是中和理论的体现。

中和被认为是天地间的基本原理。庞朴先生指出："儒家常以天地人并举。从次序上说，'人'处第三；但从内在关系看，人则介于天地之间。天地是对立的，天地与人却不对立，它们与人合一。而且通过人的中介，天与地也调和了、统一了。"又说："天地人并举，或以天地参的思想，是周人的传统思想。"[①] 这与周人的天命观有关，如前述。实际上，"天—人—地"脱胎于"神—人—鬼"。

至范蠡则提出"持盈者与天，定倾者与人，节事者与地"（《国语·越语》）。"圣人上知天、下知地、中知人。"（《越绝书》）已含非天之意志而以天地之道为道以指导人事的意思。1972 年银雀山出土的《孙膑兵法》中更说"间于天地之间，莫贵于人。……天时、地利、人和，三者不得，虽胜有殃"。也说到天地人三者规律在兵法中的应用。可见三才中和之说早具雏形。

至于"天人相应"，从严格意义上说，与"天人合一"论是有区别的。"天人合一"是比较强烈的天命观，天帝意志可以随时体现在社会人事上；"天人相应"或"人与天地相参"则是人以适应自然界规律为主的一种自然天道观。过去学者常将此二者混淆。应该说，医学所接受的是"天人相应"、"人与天地相参"观念，而不是"天人合一"观。

《管子》云："天时不祥，则有水旱；地道不宜，则有饥馑；人道不顺，则有祸乱。"（《五辅》）是说天、地、人三者各有其悖于正常秩序时的灾祸发生。"不务天时则财不生，不务地利则仓廪不盈。"（《牧民》）指出人应适应天时地利规律而营耕

---

① 《阴阳五行探源》，第 100、113 页。

殖。具体地说："阴阳者，天地之大理也；四时者，阴阳之大径也；刑德者，四时之合也。"（《四时》）"天道以九制，地理以八制，人道以六制。以天为父，以地为母，以开乎万物，以总一统……故通乎阳气所以事天也，经纬日月用之于民；通乎阴气所以事地也，经纬星历以视其离。通若道然后有行。然则神筮不灵，神龟衍不卜，黄帝泽参，治之至也。"阴阳大理要通过观察去认识、运用，而不能依靠神筮龟卜，显然是反天命论的，非"天人合一"。故曰："圣人参于天地。"（《宙合》）

《吕氏春秋·有始》中说："天地万物，一人之身也，此之谓大同。"又说："人与天地也同……故人治身与天下者，必法天地也。"（《情欲》）《荀子》也说："故善言古者，必有节于今；善言天者，必有征于人。"（《性恶》）《大戴礼记》说："民与天地相参。"在对天命观的否定过程中，形成了似为折衷，实为本质性转变的"天人相应"论。这种"天人相应"、"人与天地相参"的观念，是一种认识论的方法论：即借助于对自然界天地阴阳五行的规律认识来解释和指导人事。同样地，也用来认识人体自身和疾病及治疗。中医理论之所以形成，即由于此方法论的指导；中医理论之所以谓为自然哲学理论，原因也在于此。取类比象，理论根据亦在此。天地大宇宙，人身小宇宙，中医理论在此找到自然生态与人体内环境的统一规律。

天地自然的规律、法则除了气、阴阳、五行以外，象数理论也是一个方面。它同样适于被"天人相应"的方法论采用。

象数理论，"象"起于龟卜裂纹形态，"数"起于占筮揲蓍及数字计算，后来两者结合并与阴阳五行等相合，进一步抽象为一种独立而独特的理论，影响一度甚大。"天圆地方"是最习见的"象"。"天道圜，地道方，圣王法之，所以立上下。何以说天道之圜也？精气一上一下，圜周复杂无所稽留，故曰天道圜。何以说地道之方也？万物殊类殊形，皆有分职不能相为，故曰地道方。"（《吕氏春秋·圜道》）进而推论到社会政治："主执圜，臣处方。方圜不易，其国乃昌。"《大戴礼记·曾子天圆》也说："天道曰圜，地道曰方。""如诚天圆而地方，则是四角之不掩也。"在这些"象"中，又有数："日周，圜道也；月躔二十八宿，轸与角属圜道也。精行四时，一上一下各与遇，圜道也。物动则萌，萌而生，生而长，长而大，大而成，成而衰，衰而杀，杀乃藏。圜道也。"包含了天文和四时之数，唯未详举。象与数结合的形式，在九宫图、河图、洛书图、纳甲图中，得到更充分的表现。安徽阜阳双古堆出土的"太乙九宫图",随葬时间为公元前165年,估计此图的产生在先秦。这些图与干支、八卦等配合,演成了一个相当复杂而神秘的象数系统。干支在殷人甲骨中已有六十甲子全部配合。初用以纪日,后用以纪年、纪月;继而又配以方位、阴阳、五行。数的意义已不仅仅是数了,而是附有许多其他意义的代表符号。《大戴礼·本命》曰:"分于道谓之命,形于一谓之性,化于阴阳,象形而谓之生,化穷数尽,谓之死,故命者性之死也,死者生之终也。"象与数被引入以说明生命运动变化原理,仍然在"天人相应"的理论范畴内。后人称大宇宙、小宇宙,总之是相似性上的比拟。后世,象数被配以丛辰、吉凶宜忌、神煞等,倒是确又走向了神秘化。

总起来说,先秦哲学从殷商的鬼神论中渐渐转化、独立出来,形成了以"阴阳、五行、气"为主体的系统,这一系统甚至为诸子百家所认同,各取所需以解释和构筑自家的理论,解释自然,也解释社会。这种弥漫而浓重的态势,又潜移默化地进入医学理论的构筑过程之中。大约是这样一个大系。

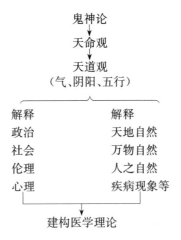

任继愈教授指出:"阴阳五行学派的唯心主义观点,并不表现在它的自然观方面,而是表现在它的社会观、历史观方面。"[1] 说先秦哲学与医学结合,是就其哲学的自然观方面而论。"随风潜入夜,润物细无声。"一切都这样发生着,到了"水至渠成"的时候。

---

① 任继愈:《中国古代医学和哲学的关系——从〈黄帝内经〉来看中国古代医学的科学成就》,《历史研究》1956年第7期。

50. 从马王堆医书到 《黄帝内经》

先秦自然哲学医学理论的最终成果，是中医学基础理论的奠基之作：《黄帝内经》。今本分为《素问》、《灵枢》两部十八卷共一百六十二篇。不论从哪方面说，《内经》对中国医学都具有不朽的经典意义。

据近年来考古发现推测，在此之前，还有不少中间性的著作。例如马王堆汉墓出土医书十四种就是其中的一部分。按整理小组的意见[①]，这些书抄成于秦汉之交；由于多为残简断帛，缺名少字，故又作了另外的命名，即：

《足臂十一脉灸经》　　　　　《阴阳十一脉灸经》

《脉法》　　　　　　　　　　《阴阳脉死候》

《五十二病方》　　　　　　　《养生方》

《杂疗方》　　　　　　　　　《胎产书》

《却谷食气》　　　　　　　　《导引图》

《十问》　　　　　　　　　　《天下至道谈》

《合阴阳方》　　　　　　　　《杂禁方》

当然，抄成年代不是著作年代。一般上推为先秦或秦代之作。[②]

从前五种帛书的研究可知，《五十二病方》为当时医疗经验的记载，基本上是医、巫杂糅的。其中以祝由咒禁为治疗方法者占百分之十四；服用酒剂汤饮等内治法者约占百分之二十五；外治法占百分之五十。另有百分之十一左右因脱字而不明。外治法中有砭割、灸治，但仅四五处提到，其余多为敷贴、浴洒之类。内治中酒剂近半，约三十处，汤饮中有几处为复方用药。以此可知其原始和经验汇集性质。全书中并无理论，不涉气、阴阳、五行。惟一处灸法谓"灸其太阳、太阴"，

---

① 马继兴、李学勤：《我国现已发现的最古医方——帛书〈五十二病方〉》。见《五十二病方》，文物出版社 1979 年版，第 183 页。文中有详细考证论述。

② 参见马继兴等文及日本山田庆儿教授《〈黄帝内经〉的形成》一文，载《东方学报》1979 年第 36 期，第 67 页。马继兴等推断为先秦之作，山田认为"不应该根据所谓《黄帝内经》是战国时期著作的这个还没有确证的假定，去推断帛书医书的成书年代"。这是对的。我个人认为为秦或秦汉之交所成。

可能与书的性质为验方集录有关；但反映出当时医学尚少受自然哲学影响。《内经》作者如果用过此书，也是极其有限并且是批判性的——至少排除了巫术。

两种灸经、两种脉法中有阴阳，如灸经中的命名有少阴、太阴、厥阴，太阳、阳明、少阳等。有"气"，如《脉法》云："气也者……"《阴阳脉死候》："凡三阳，天气也"，"凡三阴，地气也"。不过，绝少五行，唯《阴阳脉死候》中有"五死"（即肉先死、骨先死、气先死、血先死、筋先死），似略有痕迹。但这些书均残缺甚多，未能窥其全貌。它们与《内经》某些篇章有直接承接关系，多已明之。由此可知，《内经》医学理论的逐步完善，正是这样一个阴阳哲学逐步渗入医学的过程。

比较明确而全面接受阴阳五行哲学的是出土竹简书中的几种房中著作。房中术是为了养生，为了长生不老。如前所论，长生不老术一直跑在医药发展的前面。何况阴阳之论与房中的牝牡、雌雄、男女易于契合。所以，在房中著作中用阴阳的道理来说明，甚至作为一个代名词，实属十分自然之事。《十问》论接阴之道，《合阴阳》谈两性交合的方法，《天下至道谈》讲房室损益，《养生方》与《杂疗方》等论性机能与胎教，这些一头与阴阳哲学贴近，一头与医学人生贴近，正可作桥梁看。

例如《十问》中有："尧问于舜曰：'天下孰最贵？'舜曰：'生最贵。'尧曰：'治生奈何？'舜曰：'审乎阴阳。'""黄帝问于曹熬曰：'民何失而死？何得而生？'曹熬答曰：'□□□□□而取其精。待彼合气，而微动其形。能动其形，以致五声，乃入其精……'""黄帝问于天师曰：'万物何得而行？草木何得而长？日月何得而明？'天师曰：'尔察天之情，阴阳为正，万物失之而不继，得之而赢。'"诸如此类，引入阴阳、五行、气哲学，如鱼得水。

《十问》中有文挚答齐王问，倘非实录，亦必迟于文挚时代。王子巧父与彭祖答问中有"不明大道，生气去之；俗人芒（昧）生，乃持巫医"之论，亦明显为非鬼神、反卜筮观念，尤不同于《五十二病方》，而近于《黄帝内经》。故气、阴阳、五行自然哲学是从诸子之论、医学本身、房事养生三方面向医学理论渗溶，并作为催化剂而促进着医学理论的凝聚、升华。《十问》以问答形式入书，此形式为《黄帝内经》作者继承。

《黄帝内经》作为这种医学理论的结晶形式，特征十分显明：

1. 阴阳之道是全部理论的统率。所谓"阴阳者，天地之道也，万物之纲纪，变化之父母，生杀之本始，神明之府也。治病必求于本"（《素问·阴阳应象大论》）。这里的"阴阳之道"，作为天地之道也罢，作为阴阳总体规律也罢，总之是居于全部医学理论之首。是《内经》理论的灵魂。

2. 以"气"为人体的基本生理物质，化而为血、为精，所主持的人体正常生命功能活动为"神"。故谓"夫自古通天者生之本，本于阴阳。天地之间，六合之内，其气九州九窍，五藏十二节，皆通乎天气"（《素问·生气通天论》）。"气"之作为生命的根本，《内经》中的养生，几乎全采自《庄子》，主张恬淡虚无、精神内守，呼吸精气、和于阴阳、调于四时，去时离俗，法则天地。

3. 由"气"承载（加以"血"）的四时阴阳与五行的运行规律，正用以说明人体生理病理、病因证治。其曰："阴阳四时者，万物之终始也，死生之本也，逆之则灾害生，从之则苛疾不起。"（《素问·四气调神大论》）"所谓得五行时之胜，各以气命其藏。"（《素问·六节藏象论》）"五运相袭，而皆治之；终期之日，周而复始，时立气布，如环无端。"（同上）"夫脉之大小滑涩浮沉可以指别，五藏之象，可以类推，五藏相音，可以意识，五色微诊，可以目察。能合脉色，可以万全。"（《素问·五藏生成篇》）故几乎所有病因、脏腑归类、气血运行、诊法治则，无不服从此理。论病因，也是"邪气"和"正气"的关系："邪之所凑，其气必虚。"（《素问·评热病论》）"夫邪之生也，或生于阴，或生于阳。其生于阳者，得之风雨寒暑，其生于阴者，得之饮食居处、阴阳喜怒。"（《调经论篇62》）"天之邪气，感则害人五藏；水谷之寒热，感则害于六腑；地之湿气，感则害人筋脉。"（《阴阳应象大论》）"风雨寒热，不得虚，邪不能独伤人。卒然逢疾风暴雨而不病者，盖无虚，故邪不能独伤人。此必因虚邪之风，与其身形，两虚相得，乃客其形。"（《灵枢·百病始生》）而"风为百病之长"（《素问·玉机真藏论》）。

4.《内经》理论构成的方法，也完全是"人与天地相应"。《素问·举痛论》直言不讳："善言天者，必有验于人；善言古者，必有合于今；善言人者，必有厌于己。"简直照抄《荀子》。更重要的是书中理论，就是这样推类比象而来的："贤人上配天以养头，下象地以养足，中傍人事以养五脏。天气通于肺，地气通于嗌；风气通于肝，雷气通于心；谷气通于脾，雨气通于肾。六气为川，肠胃为海，九窍为水注之气……"（《素问·阴阳应象大论》）篇名为"阴阳应象"，即取类比象之义。王冰注"藏象"二字，谓"象谓所见于外，可阅者也。"其比附，在今天看来甚至机械得可笑："天圆地方，人头圆足方以应之。"（《灵枢·邪客》）"天不足西北，故西北方阴也，而人右耳目不如左耳聪也；地不满东南，故东南方阳也，而人左手足不如右强也……此天地阴阳所不能全也。"（《素问·阴阳应象大论》）或曰"圣人之起度数，必应于天地。故天有宿度，地有经水，人有经脉"（《素问·离合真邪论》）。今人多讥为《内经》医学理论不彻底。但正是在这里，露出了《内经》作者接受先秦"天地相参"理论方法的印迹。

同样，象数理论也由此长驱直入："天以六六为节，地以九九制会。天有十日，日六竟而周甲，甲六复而终岁，三百六十日法也。夫自古通天者，生之本，本于阴阳。其气九州九窍，皆通乎天气。故其生五，其气三，三而成天，三而成地，三而成人。三而三之，合则为九，九分为九野，九野为九藏。故形藏四，神藏五，合为九藏以应之也。"（《素问·六节藏象论》）乃有五藏六腑、八风十二脉等之分。

5.《内经》认为健康的标准和治疗的目标，均在"中和"。中和者为"平人"。"平人者，不病也。"（《素问·平人气象论》）诊其脉："春应中规，夏应中矩，秋应中衡，冬应中权。"（《素问·脉要精微论》）而不得"太过与不及"（《素问·平人气象论》）。必须"和于阴阳，调于四时"（《素问·上古天真论》）。故"圣人陈阴阳，筋脉和同，骨髓坚固，气血皆从。如是则内外调和，邪不能害。"凡阴阳之要，阳密乃固。两者不和，若春无秋，若冬无夏，因而和之，是谓圣度。故阳强不能密，阴气乃绝。阴平阳秘，精神乃治。阴阳离决，精气乃绝。"（《素问·生气通天论》）所以"血气不和，百病乃变化而生"（《灵枢·调经论》）。医生者，"上工平气，中工乱脉，下工绝气危生。故曰：下工不可不慎也"（《灵枢·根结》）。至于具体治疗原则，即是"损益"，用《老子》的"天之道"——损有余而补不足。

6.《内经》对鬼神、巫祝取否定态度，也是先秦自然哲学家和扁鹊原则的继承。其曰："拘于鬼神者，不可与言至德。"（《素问·五藏别论》）"黄帝曰：'今夫子之所言者，皆病人之所自知也。其毋所遇邪气，又毋怵惕所志，卒然而病者，其故何也？唯有因鬼神之事乎？'岐伯曰：'此亦有故。邪留而未发，因而志有所恶，及有所慕，血气内乱，两气相搏。其所从来者微，视之不见，听而不闻，故似鬼神。'黄帝曰：'其祝而已者，其故何也?'岐伯曰：'先巫者，因知百病之胜，先知其病之所从生者，可祝而已也。'"（《灵枢·贼风》）对鬼神、巫术祝由的解释相当科学合理。同时反映出《内经》作者并非绝然、毫无保留地反巫术的，而是采取了一种理解、解释的立场。

《黄帝内经》作为医学著作固为经典，视为哲学著作也不为过。在气、阴阳、五行等以解释自然界及生物生命诸方面，无有过其右者。从哲学抽象和提炼的角度看，诸如阴阳可分、阴阳消长、五行规律、气理论等，均多发挥。例如"五行"在《内经》中不再是闭环循环，而是螺旋式变化发展。此非本书任务，兹不赘论；重要的是中医学理论体系确立起来了。

这一中医理论体系，其基本内容是"天—地—人"大生态系统的结构和规律的阐释。中心是"人"，原理准则是"气，阴阳，五行"。

第七章　方士文化与经学、谶纬背景中的医学

一、方士文化与医学秘密团体

《黄帝内经》是先秦哲学与医学实际经验相结合的结晶。但不等于说《黄帝内经》在先秦已经成书，更不等于说医学作为医生的职业已畅行无阻、普及于世。作为先秦文化的很重要的实践形式，自然科学门类的笃行者几乎最后都加入了方士的行列。医学掌握在方士手中。方士不少就是医生。方士文化影响医学甚深。重要的医学著作和一些著名医生都与方士文化有很深的瓜葛。

51.　《黄帝内经》成书年代考辨

《黄帝内经》一书的成书年代，历来颇多争论。元朝吕复的一段话至今仍可代表共识的意见：

> 《内经·素问》，世称黄帝、岐伯问答之书。及观其旨意，殆非一时之书；其所撰述，亦非一人之手。刘向指为诸韩公子所言，程子谓出于战国之末。而其大略正如《礼记》之萃于汉儒与孔子、子思之言并传也。（元·戴良：《九灵山房集》卷二十七沧州翁传）

一般论者只采用"殆非一时之书"、"亦非一人之手"论。殊不知吕复将《内经》比诸《礼记》，实指二者成书皆在西汉初。

《黄帝内经》之名如刘安《淮南子·修务训》所言："世俗人多尊古而贱今，故为道者，必托之神农、黄帝而后能入说。"

故可推证此书成在汉初黄老之学盛行期最为可能。所谓"黄老之学"，张舜

徽先生说得很清楚而准确："周末诸子，各述所闻，始著之竹帛耳。其说既大行于汉初，为道者必高远其所从来，乃上托之黄帝。因名之曰'黄帝老子之学'。于是黄老二字连称。"①

这种称法的直接原因，亦如司马迁所说："乐臣公学黄帝、老子，其本师曰河上丈人，不知其所出。河上丈人教安期生，安期生教毛翕公，毛翕公教乐瑕公，乐瑕公教乐臣公，乐臣公教盖公，盖公教于齐高密、胶西，为曹相国师。"《史记·乐毅列传》曹相国即曹参。当时的窦太后、萧何、陆贾、贾谊等皆崇奉黄老之学。汉初的"无为而治"及阴阳五行学说等的流行，正与他们有关。例如贾谊《新书·鵩鸟赋》云："天地为炉兮，造化为工；阴阳为炭兮，万物为铜。合散消息兮，安有常则？千变万化兮，未始有极。"或如陆贾《新语·慎微》："因天时而行罚，顺阴阳而运动，上瞻天文，下察人心……因是之道，寄之天地之间，岂非古之所谓得道者哉？""张日月，列星辰，序四时，调阴阳，布气治性；次置五行，春生夏长，秋收冬藏，阳生雷电，阴成雪霜……"《新语·道基》完全继承了先秦道家阴阳五行之论，亦成当时风气。

我因此推测《黄帝内经》非先秦撰成之书。更具体些，其成书至早在《吕氏春秋》（公元前 239）之后，至迟在《淮南子》（公元前 179）之前。成于汉初黄老之学风行的时代。具体理由如次：

吕不韦（公元前 292 年-公元前 235 年）集门人撰成《吕氏春秋》之后，曾将之悬于咸阳市门以千金求增损一字不得。考此书中有关医学的内容较《内经》大为逊色。书中有医巫名字巫彭等，却没有岐伯、伯高等。《内经》对阴阳五行自然观的归纳，尤深于《吕氏春秋》。如《内经》已成书，增损修改《吕氏春秋》应不难。以此推知其必不可能早于《吕氏春秋》。

然而如任继愈教授所论："作为《吕氏春秋》的历史任务来看，主要不在结束先秦，而在于开启两汉。"② 它对《内经》的撰著所起的是启迪作用。

《淮南子》是与《吕氏春秋》相类似的杂家之著。《内经》不可能比它更晚。最明显的证据是《内经》中关于"五行相生"的理论表述，大致同于《幼官》、

① 张舜徽：《周秦道论发微》。中华书局 1982 年版，第 72 页。
② 任继愈主编：《中国哲学史》。人民出版社 1963 年版，第二册第 18 页。

《月令》、《吕氏春秋》，未有简洁文字概括。《淮南子·天文训》中则有："水生木，木生火，火生土，土生金，金生水。子生母曰义，母生子曰保，子母相得曰专。"如此明晰、扼要且有原理性价值的相生序列及意义表述，作为一种高度理论抽象形式，倘在《内经》成书前已出现却未被《内经》作者吸收，是令人难以置信的。

距《淮南子》成书不久的董仲舒（约公元前179-前104）很快将之叙入《春秋繁露》中。汉景帝时（公元前156-前141在位）仲舒为博士，且于公元前140年武帝即位后煊赫一时，廷对策议，列论朝堂，得武帝重用，并接受其对策："诸不在六艺之科、孔子之术者，皆绝其道，勿使并进。"即"罢黜百家、独尊儒术"之始。晚年仲舒托病在家，著书讲学，乃成儒学大师，为今文经学创始人。《春秋繁露》可能为其退居林下时作成。

《春秋繁露》中这样说："天有五行，木火土金水是也。木生火，火生土，土生金，金生水。水为冬，金为秋，土为季夏，火为夏，木为春……"（《五行》）与《淮南子》似出一辙。可惜同样为《内经》所无。"季夏"的提法，《内经》亦无。可见认为《内经》阴阳五行观曾受董仲舒《春秋繁露》影响的说法毫无根据。

不仅如此，后世中医理论使用甚多的"元气"一词，《内经》中无，《春秋繁露》中有："若元气之流皮毛腠理也，百姓皆得其所。"（《天地之行》）"王正则元气和顺。"（《王道》）此词若以《太平御览》天部所引《淮南子》"宇宙生元气"，则似《淮南子》亦已有之。是则《春秋繁露》又抄自《淮南子》矣。唯今本《淮南子·天文训》仅谓："虚廓生宇宙，宇宙生气。"而继《春秋繁露》之后，用"元气"一词者已屡见不鲜：刘歆《钟律志》："太极元气"；《汉书·律历志》："太极元气"；《河图括地象》："元气闿阳为天"；《春秋说题辞》："元气以为天，浑沌无形"；《白虎通·天地篇》："天地者，元气之所生，万物之所自焉。"及至王充《论衡》，每涉元气。可谓佳论一出，趋之若鹜。"元气"、"五行相生"皆佳论也，若《内经》在后，何独不然？

由此反证，董仲舒"天人感应"（天人合一）论，并无影响于《内经》。"人副天数"之类亦然。《内经》非鬼神，董仲舒祭天求雨、止雨，更是南辕北辙。实际上，先秦的阴阳五行及气哲学，在董仲舒这边发展成社会观和政治理论，完全不同于《内经》的自然观方向的发展。

上述所论，实际上已将成书的年代时限从六十年的跨度（公元前 239 - 前 179）逐步缩小，而偏向于汉初黄老之学兴盛而略早于刘安《淮南子》成书之期。近年论者甚繁，任应秋、龙伯坚教授等分篇考其年代①；许多作者以干支纪年、历法、菽豆、黔首等词以证，皆持之有故、言之成理。但于非关键性用词，后代编撰者可沿用、改篡，似不足为凭。例如《内经》用"豆"字而不用"菽"字，《难经》则用"菽"字而不用"豆"字，终不成《难经》成书于《内经》之前？"黔首"一词，先秦已有用之，秦后亦有继之，并非秦之专利。故唯有关乎学术枢纽之词，如"元气"，如"五行相生"，乃为不可，或难以移易，知难而退。

不管如何，《内经》成书的背景是我最关心的。下面将提出成书的社会文化背景的其他依据。

52. 医学派别和仓公师徒

分析战国至汉初的社会文化背景，我们不难注意到诸子百家争鸣与战国的政局动荡、分裂到秦汉而归于一统。但政治上的一统并不能保证学术上的一统，派别继续存在。

先秦分诸子学派，医学也不会铁板一块。医学属方技，医生在秦汉时代总体上也即方士者流，故《汉书》载于"艺文志·方技略"类。其中直接与今日一般所称医药者有关的为"医经"和"经方"两宗。其实房中、神仙两家亦是。先看前两家：

> 医经者，原人血脉、经络、骨髓、阴阳表里，以起百病之本，死生之分，而用度箴石、汤火所施，调百药齐和之所宜。至齐之德，犹磁石取铁，以物相使。拙者失理，以愈为剧，以生为死。

这譬如今日之医学理论研究家。

---

① 参见任应秋等《内经研究论丛》，湖北人民出版社 1982 年版；龙伯坚《黄帝内经概论》，上海科技出版社 1980 年版。

　　经方者，本草木之寒温，量疾病之浅深，假药味之滋，因气感之宜，辨五苦六辛，致水火之齐，以通闭解结，反之于平。及失其宜者，以热益热，以寒增寒，精气内伤，不见于外，是所独失也。故谚曰：有病不治，常得中医。

　　这是临床医学家。大约优劣参半，故俗谚有有病不如不治，反可求得中等水平效果（"中医"）之语。

　　这些经方家或可称为经验学派。据记载，其著作在西汉时有《五脏六腑十二病方》三十卷，《五脏六腑疝十六病方》四十卷，《五脏六腑瘅十二病方》四十卷，《风寒热十六病方》二十六卷，《泰始黄帝扁鹊俞拊方》二十三卷，《五脏伤中十一病方》三十一卷，《客疾五脏狂颠病方》十七卷，《金创瘲疭方》三十卷，《妇人婴儿方》十九卷，《汤液经法》三十二卷，《神农黄帝食禁》七卷，凡十一家。从以上诸书名称看，不外乎内、外、妇、儿等临床各科及用药、食治的经验方药、方法汇集。有以为马王堆出土医书《五十二病方》实即《金创瘲疭方》①。倘属实，则如前述，确仅有经验而无理论。是则经方家流，尚难从理论分派别。

　　医经七家，谓系《黄帝内经》十八卷，外经三十七卷；《扁鹊内经》九卷，外经十二卷；《白氏内经》三十八卷，外经三十六卷，旁经二十五卷。其实为黄帝、扁鹊、白氏三家。白氏于史无征，成都张骥先生作《汉书艺文注方技补注》（1875?），认为白氏即伯氏——伯高也。② 姚振宗则认为"白氏即岐伯而称伯氏者"③。

　　日本山田庆儿教授率先提出中国医学早期存在学派，并认为当时首先兴起者为黄帝派，继之为少师派，然后有少俞派、岐伯派、伯高派超越了他们，并终成黄帝学派一统天下。其大系如图7.1所示。④

---

①　傅芳、李经纬：《关于〈五十二病方〉的书名及其外科成就的讨论》。《中华医史杂志》1981年第1期，第19页。

②　张先识：《汉书艺文志方技补注》上卷。成都义生堂藏版，第20页。

③　姚振宗：《汉书艺文志条理》。师石山房丛书版，第166页。

④　参见《内经研究论丛》，第122页。

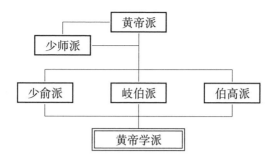

图 7.1 黄帝学派大系图

近有李伯聪先生提出"扁鹊学派是我国历史上第一个医学学派"①之论。并认为存在了相当长一段时间，黄帝学派为后起，直至魏晋南北朝才取得替代的位置。未免言之过甚。

扁鹊为先秦医学大家，殆无疑问。但扁鹊等大医家主要在民间行医。他的医学经验，包括医论、医方，都可能有人（例如其徒）作了记录，并在民间流传，故司马迁可取之入传。但此亦当系经方十一家类著作。作为医经家的《扁鹊内外经》，恐怕另有别撰。2012 年 7 月 12 日成都北郊老官山 M3 汉墓出土竹简，考古学家初步认定为"扁鹊医书"，包括 7 - 9 种医书。其中一种命名为《六十病方》，内有"敝昔日"，谐音扁鹊。另外有大量草药，且按方剂分类安放。《扁鹊内外经》一书出现的年代确可能比《黄帝内外经》早，只是维持时间则不可谓长至魏晋。汉初黄老之学大倡，有医学家将《扁鹊内外经》汇入《黄帝内外经》或《难经》，如此解说可能更合情理。

倘以为岐伯或伯高即白氏，则《白氏内外经》亦是汇入《黄帝内外经》的主流。《黄帝内外经》作者推崇黄帝自不必说，但在撰著形式上或需有其他人物参与，于是他们在《内经》中以老师身份出现。扁鹊为名医，但正因此不可能为黄帝之师，故宁可选择岐伯、伯高等非实际人物入书。所以才成今日书中人物的阵容。伯高之名见于《庄子》；岐伯之名见于《史记·封禅书》："黄帝时封泰山，然风后、封巨、岐伯令黄帝封东泰山……"在当时口传中，都是黄帝同时人物，并居黄帝之上。

① 《扁鹊和扁鹊学派研究》，第 112、294 页。

刘向《七略》、班固《汉书》著录三家书名，然后说："方技者，皆生生之具，王官之一守也。太古有岐伯、俞跗，中世有扁鹊、秦和，盖论病以及国，原诊以知政。汉兴有仓公。今其技术晦昧，故论其书以序方技。"言中不免喟然有叹。

他们不知道医学中始终有秘密团体，技术并未晦昧。仓公淳于意亦是团体成员。《史记·仓公列传》载，仓公姓淳于，名意，公开身份为齐国太仓长。他不是专职医生，但有高明医术，"为人治病、决生死多验"。但他喜欢"左右行游诸侯，不以家为家。或不为人治病，病家多怨之"。这正证明他的方士身份的实质。汉文帝十三年（公元前167）竟因此被告发而获刑罪，西传长安。其第五女缇萦上书，愿以身赎父。终获文帝之悯而释放，该年且除肉刑法。淳于意是归家闲居，接着才有诏问医学之事。无此意外情节，仓公行医事迹无名世时刻。意所作答复，必记存于内宫档案，太史公方能详阅并加引用；传世医案即所谓《诊籍》，共二十五个病例记录，方能至今斑斑可考；他的从师、授徒，即民间秘密医学团体面目也终于暴露出来。

据考证，淳于意生于公元前215年（秦始皇嬴政三十二年），卒于公元前140年[①]，享年七十六岁。被告发递解那年四十九岁。

仓公少时喜医药，但"医药方试之多不验者"。后师公孙光，"受方化阴阳及传语法"并"悉得禁方"，医术大进。高后八年（公元前180年，三十六岁）又由公孙光推荐，随名医公乘阳庆（即杨中倩）学，时阳庆已七十余岁。从而得"古先道遗传黄帝、扁鹊之脉书，五色诊病。知人生死，决嫌疑，定可治，及药论书。甚精"。受学三年后，"尝已为治，诊病决死生，有验，精良"。出师次年（公元前176），阳庆死，寿近八十。仓公所授之徒有宋邑、高期、王禹、冯信、杜信、唐安等。皆非正式专职业医者。《千金要方》卷十二录有一则"仓公散方"。

由此可知医学私相传授的大概，仓公师及徒共九人。扁鹊秦越人师长桑君，合其徒亦共九人。至少这是当时存在过的两个小团体。各成流派之传亦明矣！

而阳庆授仓公以"黄帝、扁鹊之脉书"，则黄帝学派、扁鹊学派之术，已在

---

① 卒年从何爱华教授说，参见《淳于意生卒年的探讨》一文，载《中华医史杂志》1984年第2期。另请参见拙作：《〈史记·仓公列传〉正讹三则》，载香港《大公报》1985年8月15日。

合流过程中。

53. 《内经》与医学秘密团体

太史公曰："扁鹊以其故见殃，仓公乃匿迹自隐而当刑。"（《史记·扁仓列传》）看来扁鹊之死，是以后医生匿迹、师徒传授而结成秘密团体的动因。司马迁作此结论，当时医生匿迹自隐者必不少。两汉时代医生之名少见于史册，恐即此原因。涪翁出世与仓公有类似之处。尤其医学传授中，公孙光与阳庆均曾反复叮嘱："毋以教人"；"慎毋令我子孙知若学我方也"。"若非其人"则不传。淳于意答："意死不敢妄传人。"阳庆甚至不愿自己子女知道，其秘传性的严密可知。

这种民间医学秘密团体既为客观存在，应也有相应仪式。《黄帝内经》中略有踪迹。《素问·三部九候论》中，当黄帝求教于岐伯时，有曰："余愿闻要道，以属子孙，传之后世，著之骨髓，藏之肝肺，歃血而受，不敢妄泄。"反复强调"非其人勿教，非其真勿授"（《素问·金匮真言论》），与阳庆、公孙光所嘱如出一辙。

"歃血而受"，是中国民间秘密结社最常用的仪式，至今犹然。《灵枢·禁服》中更具体。当雷公向黄帝请问三部九候脉及针刺法真谛时，"黄帝曰：'善乎哉问也！此先师之所禁，坐私传之也，割臂歃血之盟也。子若欲得之，何不斋乎！'雷公再拜而起曰：'请闻命于是也。'乃斋戒三日而请曰：'敢问今日正阳，细子愿以授盟。'黄帝乃与俱入斋室，割臂歃血。黄帝亲祝曰：'今日正阳，歃血传方。有敢背此言者，反受其殃。'雷公再拜曰：'细子受之。'黄帝乃左握其手，右授之书，曰：'慎之！慎之！吾为子言之……'"

仪式过程分斋戒三日、割臂歃血、对天盟誓、握手授书四个步骤，所用祝语颇令人想起巫术仪式。

此又屡见于其他篇章，如谓："余闻精光大道，大圣之业，而宣明大道，非斋戒择日，不敢受也。""黄帝乃择吉日良兆，而藏灵兰之室，以传保焉。"

可见传授仪式相当神圣、神秘而严格。传一论一书尚且如此，最初结为师徒时的仪式恐更庄重盛大。由这样一种近乎巫术仪式结合而成的师徒关系，应该认为即是秘密医学团体。

仓公师徒秘密团体与黄帝师徒秘密团体在构成和功能上有相似之处。仓公从公孙光处传得"方化阴阳及传语法","悉得经方";从阳庆处获"遗传黄帝、扁鹊之脉书，五色诊病"及"药论书"、"禁方书"，包括《脉书》、《上下经》、《五色诊》、《奇咳术》、《揆度》、《阴阳外变》、《药论》、《石神》、《接阴阳禁书》等，马王堆出土的那批医书，是《黄帝内经》的前身。公孙光、阳庆皆是临菑人，齐鲁之地；淳于意为"同产处"（按：即同乡。有释为"双胞胎"，于此不当）。两位老师均生活于战国末至汉初，为齐国稷下学派繁盛之地熏陶出来的医生。故得风气之先，已将先秦自然哲学与医学熔铸入心，并得各家流派之传，比如称黄帝派、扁鹊派、白氏（岐伯或伯高）派等，是最为"近水楼台先得月"之事。

《内经》中以黄帝为中心，有"五师"（岐伯、伯高、少师、少俞、鬼臾区）一徒（雷公）。从各人所讲论的内容看，可看成五大学派，或五个方面的专长学问大家。其中岐伯擅长医论及内外各科，为全面导师；伯高精于解剖、生理及病理；少师偏长于心理学和五官科疾病；少俞则富于精神、形体、食物、病因病理知识。他们同时兼为针灸学家，也能用药物等进行治疗。唯鬼臾区仅见于《天元纪大论》一篇，畅论天文地理，未论及医学一字，是位天文地理学家而尤长阴阳五行者，似非医生。他的身份恰与《史记·封禅书》记及他论"得天之纪、终而复始"相同，均为天文内容。但是这一章对于了解自然生态是重要的。雷公为黄帝传人，承继全部学说理论，自不待说。

从《内经》著书形式分析①，今本以一百六十八篇计，共一百二十四篇即百分之八十六篇章内容为问答式。我认为，这种问答式不大可能是作者别出心裁的制作，而是原来就有一对话式实录作为蓝本。这一实录笔记，相当于今天医学高级教育（例如研究生教学，至少是高年资医师进修教育）的一种形式。譬如仓公已具有医学基础，然后又受教于公孙光和阳庆。尤其是阳庆。阳庆又取战国末已在私下流传的黄帝、扁鹊各家之著授给。《内经》中提到或引用的书名有二十一种，包括《脉变》、《五色》、《揆度》、《上下经》等，与仓公答文帝诏问所涉者颇相类似。

因此，可以大胆假设说，《内经》中的黄帝其实是阳庆的化身，即假托："必托之神农、黄帝而后能入说。"（《淮南子》）进而言之，则雷公即仓公。一字之差，有意掩饰也。将各家之著托为阳庆之师，即黄帝之师，于是岐伯、伯高等名

显。黄帝以学生身份出现并不奇怪。在《庄子》在宥篇中，黄帝向广成子问学长生之术，即"膝行而进，再拜稽首而问"。《内经》中黄帝学医态度类此。

从《内经》描述黄帝与岐伯等诸师徒行为关系看，岐伯是恭谨的，黄帝是谦虚的。不恭谨，不足以显示尊重黄帝之义；不谦虚，难以说明其为徒的实际身份。这种矛盾又很难完全掩饰，因为受笔记实录的限制太大。那些非问答式的篇章直接从现成文献中摘录而来，就不会产生此类矛盾。这进一步佐证了《内经》是以"师徒传授实录为蓝本"的工作假设。下面一段话很典型地反映出师徒间的行为关系：

> ……岐伯稽首再拜对曰："窘乎哉问也，其非圣帝，孰能穷其道焉！因请溢意尽言其处。"帝捧手逡巡而却曰："夫子之开余道也，目未见其处，耳未闻其数，而目以明，耳以聪矣。"岐伯曰："此所谓圣人易语，良马易御也。"帝曰："余非圣人之易语也。世言：真数开人意。今余所访问者真数，发蒙解惑，未足以论也。然余愿闻夫子溢志尽言其处，令解其意。请藏之金匮不敢复出。"岐伯再拜而起曰："臣请言之……"（《素问·气穴论》）

这样假设，并不是说《内经》是阳庆对仓公授课的笔记，而是认为阳庆当时有笔记实录，为仓公所得。仓公又受学于阳庆，也有部分笔记，即黄帝教雷公那几篇。仓公家居十四年，可能因受文帝诏问而依笔记整理成书。他是有充分条件和足够时间的。

诚然，以上假设可能为无稽。但即便如此，我相信，不是仓公师徒的实录笔记，就是另一个类似的民间医学秘密团体所作。总之，《内经》为这时期民间秘密团体所著这一点，应无疑问。

仓公著书的另一个促发因素，可能与陆贾的提倡有关："制事者因其则，服药者因其良。书不必起仲尼之门，药不必出扁鹊之方。合之者善，可以为法，因世而权行。"（见《新语·术事》）仓公西传长安，给了他一个耳悉黄老派政治家高论的机会，得到了启发或"鼓舞"。

简而言之，《内经》成于文景盛世，黄老之学行时之朝，适当其时也。

好景不常。汉武帝立，罢黜百家，独尊儒术，黄老之学为儒学代替，董仲舒的主张"皆绝其道，勿使并进"，使《内经》等黄老之作本隐于民间者，至此则更无出头之日。

又有《难经》，全称《黄帝八十一难经》，信为阐释《内经》之作，成书当距《内经》不久。且可能为另一学派团体补充、发挥之作。应亦是师徒传授讲解《内经》时所著录的笔记整理，共得八十一题。隋·杨玄操次注序称："《黄帝八十一难经》者，斯乃勃海秦越人之所作也……黄帝有《内经》二帙，帙各九卷。而其义幽赜，殆难穷览。越人乃采摘英华，抄撮精要。二部经内凡八十一首，勒成卷轴，伸演其道，探微索隐，传示后昆，名为《八十一难》。"序中说为秦越人所作，当然不对。倘如李伯聪等所论，代表了扁鹊学派传人之作，则较合适。《内经》本已吸收了扁鹊学派一些精华，但必有缺漏。例如《难经》中的"左肾右命门"、"独取寸口"、"三焦有名而无形"及一些具体的解剖数据，确未写入《内经》之中。因此在另一个团体传授中提出质疑，并见诸文字，可使医学理论更趋完善。

类似的民间医学团体必还有很多。因皆隐秘，故史书中只能偶有提及。前面提到过的涪翁，"广汉洛人，常渔钓于涪水，乞食人间。见有疾者，时下针石，辄应时而效。乃著《针经》、《诊脉法》传于世"（《汉书·郭玉传》）。他隐于民间，并有著作，但不见于著录。其徒程高，程高再传郭玉，至郭玉征为太医丞，才揭出这一秘密团体的实际存在。

还有韩康，亦后汉时人，常采药名山，卖于长安市，口不二价，三十余年。时有女子从康买药，康守价不移。女子怒曰："公是韩伯休耶？乃不二价乎？"康叹曰："我本欲避名，今小女子皆知我焉，何用药为？"乃遁入霸陵山中，博士公车，连征不至。桓帝乃备元缥之礼，以安车聘之。康因道逃遁，以寿终。看来两汉之医隐姓埋名不欲人知颇成习气。

但皇家政府后来开始重视起这些隐于民间的方士医生来，则与方士医学的另一面活动有关。

二、方士医学的另一面

《汉书·艺文志》中"方技"之下并非仅为医经、经方两家。还有房中家、神仙家，均关乎养生、神仙不老术，亦与医学息息相关，是当时医学的组成部分。此外，方士医生中还有对医学起正反面不同作用的。方士们就此干出了一番轰轰烈烈的事业。

54. 方士养生术

儒家主张"死生有命，富贵在天。"（《论语·颜渊》）道家方士者流则崇尚"不死之术"、"不死之药"，态度迥然不同。《老子》说："深根固柢，长生久视之道。"（五十九章）《管子》说："凡人之生也，天出其精，地出其形，合此以为人。和乃生，不和不生。察和之道，其精不见，其征不丑，平正擅匈，论治在心，此以长寿。"（《内业》）他们相信人的寿命可由人自己控制，至少可以保养以求长生，甚至不死。

养生的方法首先是节欲。"节欲之道，万物不害。"（《内业》）"使生不顺者，欲也，故圣人必先适欲。"（《吕氏春秋·重己》）"有声于此，耳听之必慊，已听之则使人聋，必弗听；有色于此，目视之必慊，已视之则使人盲，必弗视；有味于此，口食之必慊，已食之则使人瘖，必弗食。是故圣人之于声色滋味也，利于性则取之，害于性则舍之……出则以车，入则以辇，务以自快，命之曰招蹶之机；肥肉厚酒，务以自彊，命之以烂肠之食；靡曼皓齿，郑卫之音，务以自乐，命之曰伐性之斧。"（《吕氏春秋·本生》）《庄子·天运》中的"平易恬淡，则忧患不能入，邪气不能袭，故其德全而神不亏……虚无恬淡，乃合天德"。也可认为是节欲之道，用精神上的安静平和以保养精气。

但节欲并不是主要的或重要的。有更多积极、主动的养生法。呼吸吐纳、导引运动即其一。马王堆出土的《导引图》共模仿动物动作四十四式，旁注文字"以杖通阴阳"、"熊经"、"鹞背"、"引聋"、"引膝痛"等，既治病，又养生延寿，是原始时代舞蹈、运动等的延续和升华。后来华佗的五禽戏亦当脱胎于此。

马王堆出土帛书《却谷食气篇》，是呼吸引气的具体方法，内云"却谷者食石韦"、"食气者为响吹"、"朝霞者□者日出二千"、"和以沆瀣"等，"却谷"即禁食、不食，但以呼吸方法食气、饮流霞。可惜只写下三百余字，不得其详。《楚辞》的"餐六气而饮沆瀣兮，漱正阳而含朝霞；保神明之清澄兮，精气入而粗秽除"，当是同道。

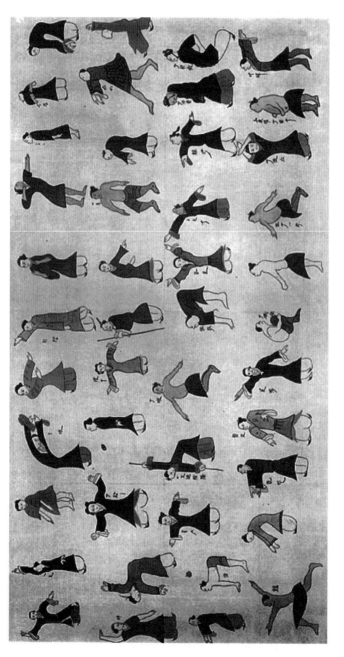

图 7.2　导引图

"却谷食气"同时也包括服饵，上之"食石韦"即是。《楚辞》有"登昆仑兮食玉英，与天地兮比寿，与日月兮同光"，也是。近三十年来湖南出土十件汉代"仙人饮玉泉"青铜镜，刻有图案铭文。文曰："尚方佳镜真大巧，上有仙人不知老，渴饮玉泉饥餐枣。"[①] 可知饮玉泉等服饵法。

但看来《庄子》不太满意这种养生方法，似要求更高级一些："吹呴呼吸，吐故纳新，熊经鸟伸，为寿而已矣。此导引之士，养形之人，彭祖寿考者之所好也。若夫不刻意而高，无仁义而修，无功名而治，无江海而闲，不导引而寿，无不忘也，无不有也。淡然无极而众美之，此天地之道，圣人之德也。"(《刻意》)其中有一个故事说，有人在一连鼋鼍鱼鳖不能游的急湍之水中游泳，孔子以为那是鬼，上了岸才知是人。问其游水之道，回答是："吾无道。吾始乎故，长乎性，成乎命。""吾生于陵而安于陵，故也；长于水而安于水，性也；不知吾所以然而然，命也。"(《达生》)这是庄子顺乎自然即为"命"从而说明的养生道理。故曰："纯粹而不杂，静一而不变，惔而无为，动而以天行。"(《刻意》)

广成子的一段话比较能代表庄子的养生观：

> 广成子南首而卧，黄帝顺下风膝行而进，再拜稽首而问曰："吾闻子达于至道，敢问治身奈何而可以长久?"广成子蹶然而起，曰："善哉问乎！来！吾语汝至道。至道之精，窈窈冥冥；至道之极，昏昏默默，无视无听，抱神以静，形将自正。必静必清，无劳汝形，无摇汝精，乃可以长生。目无所见，耳无所闻，心无所知。汝神将守形，形乃长生。慎汝内，闭其外，多知为败。我为汝遂于大明之上矣，至彼至阳之原也；为汝入于窈冥之门矣，至彼至阴之原也。天地有官，阴阳有藏，慎守汝身，物将自壮。我守其一，以处其和，故我修身千二百岁矣，吾形未尝衰……"(《在宥》)

他还认为彭祖等求长寿是等而下之的。不死的神人、至人、真人才是高级的三个等级。《庄子》中曰：

---

① 周世荣：《汉代仙人饮玉泉铜镜浅说》。《中华医史杂志》1984 年第 2 期。

　　藐姑射之山，有神人居焉。肌肤若冰雪，绰约如处子。不食五谷，吸风饮露。乘云气，御飞龙，而游乎四海之外。（《逍遥游》）

　　至人神矣，大泽焚而不能热，河汉沍而不能寒，疾雷破山，风振海而不能惊。若然者，乘云气，骑日月，而游乎四海之外，死生无变于己。（《齐物论》）

　　古之真人，其寝不梦，其觉无忧，其食不甘，其息深深。真人之息以踵，众人之息以喉。（《大宗师》）

　　这已近乎神仙，或即是神仙。《内经》中也分真人、至人、圣人、贤人四等，与此有类似之处，但后者却是人，不是神；是养生保健，不是长生不老成神仙。不过，《庄子》中的养生成仙之道同样以"气"为基点，这一点并不差。其谓："纯气之守也……处乎不淫之度，而藏乎无端之纪，游乎万物之所终始。一其性，养其气，合其德，以通乎万物之所造。夫若是者，其天守全，其神无却。"（《达生》）看来，《庄子》徘徊于"神"与"人"之间。

　　秦汉的方士，对以上一些是全盘接受，并无偏择。所以例如汉初大臣张良，"从入关，性多疾，即导引不食谷，闭门不出岁余"（《汉书·张良传》）。后从赤松子游，大约是成仙了。《汉书》中又云："服新吐故以养藏，专意积精以适神，于以养生，岂不长哉？"（《吉立两龚鲍传》）《淮南子》中则说："心不忧乐，德之至也；通而不变，静之至也；嗜欲不载，虚之至也；无所好憎，平之至也；不与物散，粹之至也。比王至若，通于神明。"（《原道训》）汉武帝建承露盘，正如张衡《西京赋》所云："修茎之神掌，承云表之清露，屑玉蕊以朝餐，必性命之可度也。"都是却谷食气、吐故纳新的养生法。后来的内丹术的一半基础即在此。

　　先秦养生术中另一大项为房中术。房中术不见于先秦诸子书中。《汉书·艺文志·方技略》曰："房中者，性情之极，至道之际。是以圣王制外乐，以禁内情，而为之节文。传曰，先王之作乐，所以节百事也。乐而有节，则和平寿考；及迷者弗顾，以生疾而陨性命。"看来房中术一度曾十分流行，后来以音乐来作节制。节制性事应该是儒家的观念，当时尚存之书，共有《容成阴道》二十六卷，《务成子阴道》三十六卷，《尧舜阴阳》二十三卷，《汤盘庚阴道》二十卷，《天老杂子阴道》二十五卷，《天一阴道》二十四卷，《黄帝三王养阳方》二十卷，《三家内房有子方》十七卷，凡八家。大部分是汉前所出。马王堆出土书中的《十问》、《合阴阳》、《天下至道谈》等，多以黄帝与天师、大成、曹熬、容成、左神等答问，杂以尧、舜、彭祖、王子巧父、文挚、秦昭王等，可知此类书多为战国末至汉初所成。书的内容大抵是说房中性交技术，从而求"却老复壮、曼泽有光"，"百疾弗婴，故能长生"（《十问》）。目的还在保健、养生。可认为是一种积极养生法。此外如出土的战国初期《行气玉佩铭》，我认为是房中术行气的铭文。由是知房中养生法在当时之流行。

> 行气，深则蓄，蓄则伸，伸则下，下则定，定则固，固则萌，萌则长，长则退，退则天。天几椿在上，地几椿在下。顺则生，逆则死。（《行气玉佩铭》）

先秦至汉初的养生术包罗万象，并成各家，技术不同，但目标一致：养生保健长生。

55. 方士求神仙长生不死之药与神仙黄白术

《汉书·艺文志·方技略》中说："神仙者，所以保性命之真，而游求于其外，聊以荡意平心，同死生之域，而无怵惕于胸中。然而或者专以为务，则诞欺怪迂之文，弥以益多。非圣王之所以教也。孔子曰：索隐行怪，后世有述焉，吾不为之矣。"刘歆等的观点同于孔子："不语怪、力、乱、神。"（《论语·述而》）著录的神仙家著作共十家，如《宓宓戏杂子道》二十篇、《上圣杂子道》二十六卷、《黄帝杂子步引》十二卷、《黄帝杂子芝菌》十八卷等，其中竟也包括《黄帝岐伯按摩》十卷。

《史记·封禅书》中说："自齐威、宣之时，驺子之徒论著终始五德之运……而宋毋忌、正伯侨、充尚、羡门高最后皆燕人，为方仙道。形解销化，依于鬼神之事。"这批人大约即宋玉《高唐赋》中所说的"有方之士，羡门、高谿、上成、郁林、公乐、聚谷"之流，人数颇不少。说明稷下学派已经分流：一为驺子之徒，偏于理论演绎，故"驺衍以阴阳主运显于诸侯，而燕齐海上之方士传其术不能通。然则怪迂阿谀苟合之徒自此兴，不可胜数也"（《史记·封禅书》）。亦即"驺衍之术迂大而闳辩"，"始也滥耳。王公大人初见其术，惧然顾化，其后不能行之"（《史记·孟荀列传》）。驺衍一派的衰落，正好使宋毋忌等另一派兴起：依于鬼神，形解销化，为神仙之术；反映了鬼神观在一定程度上以转变了的形式卷土重来；同时也反映出原来已颇浓厚的入世观念向着出世观念转化，并渐占上风。[①] 方士神仙术其实是稷下学派演变出来的一个支派。

这一支派亦与服长生不老药有关。《韩非子》中有一故事："有献不死之药于荆王（按即楚顷襄王，公元前 298－前 263 在位）者。谒者操之以入，中射之士问曰：'可食乎？'曰：'可。'因夺而食之。王大怒。使人杀中射之士。中射之士使人说王曰：'臣问谒者，曰可食。臣食之而王杀臣，是死药也。是客欺王也。未杀无罪之臣，而明人之欺王也。不如释臣。'"韩非用逻辑的方法来贬斥所谓"不死之药"。反过来，可见当时进不死之药或服用者颇不少。所以太史公有记："威、宣、燕昭使人入海求蓬莱、方丈、瀛洲，此三神山者，其传在渤海中，去人不远；患且至，则船风引而去。盖尝有至者，诸仙人及不死之药皆在焉。其物禽兽尽白，而黄金银为宫阙。未至，望之如云；及到，三神山反居水下。临之，风辄引去。终莫能至焉。世主莫不甘心焉。"（《封禅书》）可见方士求神仙是与求不死之药连在一起的。

秦始皇统一中国，稷下两支派都受到了始皇的重视和尊信。其初，有齐人奏以驺子五德终始论，大合其心。"故始皇采用之"，乃改朔尚黑，用水德刑法之治。他同时相信人死后灵魂不死，在地下可以一样享受，于是在公元前 246 年下令穿治郦山，大治陵墓。但他更贪恋人间的快乐，企望长生不死。所以，公元前 219 年封禅泰山，同时"东游海上，行礼祠名山大川及八神，求仙人羡门之属"（《封禅书》）。今山东博兴县有"始皇蒲"，据《殷芸小说》载，是始皇当年遇会神人处。当时且有"齐人徐市（按即徐福，音同）等上书，言海中有三神山，名曰蓬莱、方丈、瀛洲，仙人居之。请得斋戒，与童男女求之。于是徐市发童男女数千

---

① 这后面的观点是杨东蓴先生首先提出的，参见《本国文化史大纲》。北新书局 1933 年版，第 252 页。

人，入海求仙人"（《秦始皇本纪》）。这是秦始皇信用方士、求神仙不死药之始。

徐福等这次求仙并未成功："船走海中，皆以风为解，日未能至，望见之焉。"大约是海市蜃楼。公元前 210 年，始皇第三度出游海上，"冀遇海中三神山之奇药"。"至琅邪，方士徐市等入海求神药，数岁不得，费多恐谴，乃诈曰：'蓬莱药可得，然常为大鲛鱼所苦，故不得至。愿请善射者与俱，见则以连弩射之。'始皇……乃令入海者赍捕巨鱼具，而自以连弩候大鱼出射之……"（《始皇本纪》）未提及徐市等再次入海求仙药之事。后世传说徐福与五千童男女确又入海了，风浪漂泊到了日本。今日本有徐福登岸处、徐福村等遗址，[①] 供人凭吊。秦始皇该年薨，无法追寻徐福了。

又曾信用卢生、侯生等方士。公元前 215 年，"始皇之碣石，使燕人卢生求羡门、高誓……因使韩终、侯公、石生求仙人不死之药"。高誓当即高谿。李约瑟博士认为羡门即 Shaman 的音译，原为通古斯语，即巫[②]，由西伯利亚入华，被目为神仙。"燕人卢生使入海还，以鬼神事，因奏录图书，曰'亡秦者胡也'。"始皇为此发兵征击北胡。至公元前 212 年，"卢生说始皇曰：'臣等求芝奇药仙者常弗遇，类物有害之者。方中，人主时为微行以辟恶鬼。恶鬼辟，真人至。人主所居而人臣知之，则害于神。真人者，入水不濡，入火不蒸，陵云气，与天地久长。今上治天下，未能恬倓。愿上所居宫毋令人知。然后不死之药殆可得也。'于是始皇曰：'吾慕真人。'自谓真人，不称朕。"（《始皇本纪》）乃构筑隐秘宫观，甬道相通，人不得知其行止。侯生、卢生却在背后议论"始皇为人，天性刚戾自用……贪于权势至如此，未可为求仙药"。然后逃走。始皇大怒，加以诽谤等罪，并认为诸儒生同谋，于是坑儒，"犯禁者四百六十余人，皆坑之咸阳"（《始皇本纪》）。"又令冬种瓜骊山，实生，命博士诸生就视，为伏机，杀七百余人。"（《文献通考》卷十四）演出了一幕悲天泣地的惨剧。在此，"儒"即"术士"、"方士"（见《说文》解）。

---

①　据称在日本亦有古书记载为证："按照富士古文书（平安、镰仓时代）记载，徐福一行，奉秦始皇之命，到富士山采取不老长寿之药，因以居焉。""日本的古历史年表，也记载着孝灵七十二年徐福来朝。"（转引自车离：《中国医学史》。黑龙江人民出版社 1979 年版，第 45 页）今中国辽宁省（一说山东省）也有被称为徐福家乡的村庄。

②　李约瑟（Dr. Joseph Needham，1900－1995）：《中国科学技术史》（*Science & Civilization in China*）（第二册），陈立夫等译，台湾：商务印书馆版，第 203 页。现代一般称萨满教，流行于东北一带。

应当说这些方士并非有意欺诳始皇。他们自己确笃信神仙和不死之药的存在。他们求取或采摘的是灵芝奇药类。同时要恬惔养气，类《庄子》所持观点。稷下学派的方士毕竟是"气"自然哲学影响下成长的，与早先的巫术仍有些区别。

"求"药不成，转而为"炼"药。神仙之说转化出以黄白之术为进用的新的流派。

搞神仙黄白术的仍是燕齐方士，时代却推到了汉武帝时。先锋人物为李少君，以"祠灶、谷道、却老方见上。上尊之。少君者，故深泽侯舍人，主方。匿其年及所生长，常自谓七十，能使物、却老"。并"言于上曰：'祠灶则致物，致物而丹沙可化为黄金，黄金成以为饮食器则益寿，益寿而海中蓬莱仙者可见，见之以封禅则不死，黄帝是也。臣尝游海上，见安期生，安期生食巨枣，大如瓜。安期生仙者，通蓬莱中，合则见人，不合则隐。'于是天子始亲祠灶，遣方士入海求蓬莱安期生之属，而事化丹沙诸药齐为黄金矣"。而李少君竟病死。"天子以为化去不死。"（《史记·孝武本纪》）可见汉武帝迷信之深。而黄白之术的初始目的仍是为了长寿、遇仙、成仙。既然黄白之术可以使丹砂成金，方士修炼成神仙也就不足为怪了。于是他继续"使黄锤、史宽舒受其方，求蓬莱安期生莫能得。而海上燕齐怪迂之方士多相效，更言神事矣"（同上）。演出了一幕幕求神仙长寿不老的活剧。可见于《史记·封禅书》。

司马迁曾随从巡祭天地诸神等，对方士祠官所为颇多贬谴之词。汉武帝晚年似也明白过来，约在公元前 89 年后，自知"所为狂悖，使天下愁苦"，并因田千秋之请："方士言神仙者甚众，而无显功，臣请皆罢斥遣之"，于是悉罢诸方士候神人者。且每对群臣自叹："向时愚惑，为方士所欺，天下岂有仙人，尽妖妄耳。节食服药，差可少疾而已。"（《史记·孝武本纪》）

但汉武帝的作为促成了黄老之术全面向神仙之术过渡，促成了黄白之术、不老之药等泛滥。而且，武帝时的方士更多巫术意味，有些是方士为掩饰自己的失败或求所进用而采取的骗术。

武帝之后，方士们在皇帝那儿不再受宠用，转而活跃在下层及民间者不少。《汉书·淮南王安传》云："（淮南王）招致宾客方术之士数千人，作为《内书》二十一篇，《外书》甚众。又有《中篇》八卷，言神仙黄白之术，亦二十余万言。"刘安自己亦修神仙之道，招天下方士炼黄白神仙之术。淮南王并未成仙，下狱死。

还有些在民间结为秘密团体的方士，可能与墨家之徒有关。墨徒多为士阶层，精于工艺制作。在工艺操作中发现黄白术的奇妙变化，又与鬼神之事相联系，极为可能。李少君的黄金饮食器就很可能是墨徒工匠的鎏金术。[①]

秦汉方士中的著名者，均被收入了《列仙传》、《神仙传》、《高士传》等，不是仙也是半仙。除前已提及的安期生、李少君、壶翁、费长房等外，特别与医药有瓜葛的还有沈羲、凤纲、崔文子、苏耽、安丘望之、李常在、葛越、王遥、沈君、封君达、董奉等。他们采仙药、为百姓治病，特别是防疫等，兼修不老之术，功莫大焉。

56.　《神农本草经》的成书背景

《神农本草经》又称《本经》，作为中国第一部药物学集大成著作，应系在汉代求神仙不老之药的文化背景及原有治疗用药经验的基础上成书，以西汉成书较为有准。[②]

《本草》之名，《汉书·郊祀志》已见。朝廷设有"本草待诏"一职，至公元前73年取消。倘非有与某一特定药物总称术语相连，必无此官名。卷九十二《游侠传》中称："楼护，字君卿，齐人。父世医也。护少随父为医长安，出入贵戚家。护诵医经、本草、方术数十万言，长者咸重之。"楼护父子看来是方士医生。楼护于公元前28-前25年时已改医从政，则其读《本草》时必在此前。公元前5年即汉平帝元始五年，"征天下通知逸经、古记、天文、历算、钟律、小学、史篇、方术、本草，以及五经、论语、孝经、尔雅教授者，在所为驾，一封诏传，遣诣京师，至者数千人"（《汉书·平帝纪》）。这些最早提及"本草"二字的记载，皆在西汉。自此愈往后愈盛。

但其成书，恐不会在武帝前。武帝求神仙不死药，致齐人方士献"神怪奇

---

① 参见朱晟《中药简史》，认为是先以丹砂升炼水银，然后再用涂抹法给铜质饮食器镀金。又见赵匡华：《我国古代抽砂炼汞的演进及其化学成就》。载《自然科学史研究》1984年第1期。说1981年武帝墓出土的鎏金器部分证实了朱晟见解。我则认为此乃墨徒工艺。

② 参见拙文：《〈神农本草经〉成书的人类学方法研究》。《中医研究》1992年第1期。

方者以万数"、"采芝药以千数"(《史记·封禅书》)。又行黄白术、炼丹砂等。一方面足令本草药物一并蜂起采集(如《论衡·幸偶》云:"夫百草之类,皆有补益,遭医人采撷,成为良药。"),一方面又被收入《本草》著作,入于"上品"。尤以丹砂为第一品,反映出"丹砂可化为黄金"并作"饮食器益寿"的重要地位。考今本《神农本草经》所述"上品药"的作用,为"通神明不老"、"久服轻身延年"、"鍊饵服之轻身不老"、"鍊之如膏,久服轻身"、"鍊饵服之不老,久服增寿神仙,能化铁为铜,成金银"等,这类文辞比比皆是。"中品药"中也有不少,如说水银:"杀金银铜锡毒,熔化还复为丹,久服神仙不死。"诸如此类,系受汉武帝求仙药、炼黄白的影响结果。且汉武帝时巫术复燃,鬼神之事遽起,以致言及病因时,认为鬼神所致者颇不少见于《本经》中,与《黄帝内经》思想迥异。如谓:"丹砂……安魂魄、益气、杀精魅邪恶鬼、通神明不老。""雄黄……杀精物、恶鬼、邪气、百虫毒。""麝香……杀鬼精物……"都反映出时代特征。

今本《神农本草经》系孙星衍(1753-1818,乾嘉时人)于1799年(嘉庆四年)从《证类本草》(1083)中辑出,仅有药物本身的叙述,非成书原貌。但仍有些佚文踪迹可寻。如《太平御览》(977-983)引《神农本草经》佚文:"太一子曰:凡药,上者养命,中药养性,下药养病。神农乃作赭鞭钩铜,从六阴阳,与太乙外巡五岳四渎,土地所生草石,骨肉心灰,皮毛羽万千类,皆鞭向之。得其所能治主,当其五味,一日(而遇)七十毒。"首句亦见于《艺文类聚》(624年,武德七年)引文。"太一"即"太乙",汉武元光二年(公元前133)从方士奏而首祀。

又曰:"神农稽首再拜,问于太乙子曰:'曾闻之时寿过百岁,而徂落之咎,独何气使然也?'太乙子曰:'天有九门,中道最良。'神农乃从其尝药,以拯救人命。"

又曰:"上药令人身安命延,升天神仙,遨游上下,役使万灵,体生毛羽,行厨立至。"等等。

看来这是《神农本草经》行文本来面貌。文不若《内经》之古,而形式仿《内经》为问答式。原应有更多关于医药理论的内容,今之辑本所不能尽纳。卷三之末略有之,且谓"三合合三百六十五种,法三百六十五度。一度应一日以成一岁。"与《内经》，尤与《春秋繁露》等的"人副天数"是一样的。

南朝梁昭明太子萧统（501-531）《昭明文选》注引佚文中则有"春夏为阳、秋冬为阴"，"春为阳之气生万物"；《太平御览》中有："五味，养精神，强魂魄。五石，养髓，肌肉肥泽。诸药，其味酸者，补肝养心除肾病；其味苦者，补心养脾除肝病；其味甘者，补肺养脾除心病；其味辛者，补肺养肾除脾病；其味咸者，补肺除肝病；故五味应五行，四体应四时，夫人性生于四时然后命于五行。以一补身，不死命神；以母养子，长生延年；以子守母，除病究年。"其阴阳五行说亦颇见承绪于《内经》。

《神农本草经》为汉武帝之后不久的那些方士医生撰著，为方士文化在医药中的结晶，应可认定。后来必又经人编纂。故陶弘景曰："至于药性所主，当以识识相因，不尔何由得闻……此书应与《素问》同类。但后人多更修饰之尔……是其《本经》所出郡县，乃后汉时制，疑仲景、元化等所记……魏晋以来，吴普、李当之更复损益。"（《本草经集注序》）是知此书早曾散佚辑复，遂失其真。

57. 巫蛊之祸、淳于衍杀后与方士医生关系

蛊，在甲骨文中写作𧄧，似一盆中盛有小虫。在病则为腹胀、痞块之类，可致死，近人多以为即血吸虫病、肝硬化之类，并非毫无道理。

最早详论蛊之为病者为医和，事见《左传·昭元年》及《国语·晋语》。他为晋平公分析病情说："疾不可为也。是谓远男而近女，惑以生蛊。非鬼非食，惑以丧志。"（《国语》）似指精神心理性疾病或性病。又说："女，阳物而晦时，淫则生内热惑蛊之疾。"（《左传》）则似与性生活太滥有关并有发热症状。但蛊究系何物，医和说："蛊之匿，谷之飞，实生之。物莫伏于蛊，莫嘉于谷。谷共蛊伏而章明者也。故食谷者昼选，男德以象谷明，宵静女德以伏蛊慝。今君一之，是不飨谷而食蛊也。是不昭谷而皿蛊也。夫文，皿虫为蛊。吾是以云。"（《国语》）或曰："淫溺惑乱之所生也，于文，皿虫为蛊。谷之飞亦为蛊。在《周易》，女惑男，风落山，谓之蛊☶☴。皆同物也。"（《左传》）看来认为谷物生虫飞蛾之类就是蛊虫，并且与性生活关系也很大。这或许是最早的对疾病与寄生虫类关系

的探讨。与巫术的蛊根本不可同日而语。

甲骨文中的"蛊"，以及早于医和一百多年的公元前 677 年，即秦德公时，有"作伏祠，磔狗邑四门，以御蛊菑"（《史记·封禅书》）的记载。《索隐》曰："《左传》云，'皿虫为蛊。'枭磔之鬼亦为蛊。故《月令》云：'大傩，旁磔。'注云，'磔，禳也。厉鬼为蛊，将出害人，旁磔于四方之门。'故此亦磔狗邑四门也。《风俗通》云'杀犬磔禳也'。"甲骨卜、枭鬼、厉鬼、杀狗为禳，都是巫术行为，与医和对蛊的解释完全不同。看来这两种情况在先秦并存。

至汉世，尤武帝时，巫术之蛊占了上风。当时"方士及诸神巫多聚京师，率皆左道惑众，变幻无所不为"（《资治通鉴》卷二十二）。这是方士与神巫同类相招、合流的事实。当时且有女巫往来宫中，并在每屋地下埋木人祭祀，而互相间又相妒忌告讦，咒诅无道。终于激怒了武帝，诛杀后宫及大臣数百人。此时武帝内心却感到恐惧、疑惑。终于生出了一个白日梦："梦木人数千持杖欲击"，从此生病。大臣江充因为与卫氏及太子有隙，乃上奏云"疾祟在巫蛊"。武帝于是令江充"治巫蛊狱，充将胡巫掘地求偶人，捕蛊及夜祠、视鬼，染污令有处，辄收捕验治，烧铁钳灼，强服之。民转相诬以巫蛊，吏辄劾以为大逆无道；自京师、三辅连及郡国，坐而死者数万人"。

这颇令人想起西方宗教改革时期发生的"巫术审判"。以巫灭巫，巫风仍炽。蛊术亦见新伎俩：埋木人作厌胜，正是黑巫术，传于后世而不息。这也是巫风的流变。方士经此巫蛊之祸，最后亦并未失败。

可见，方士的情况非常复杂，成分构成不同。有为神仙不老之药，有作黄白长生之术，有以医术救人，亦有以毒杀肢割人等为事者。方士之医，在伦理道德上，还没有独立的医格。吕后掌权，怨毒戚夫人及其子赵王。先使人持酖毒死赵王。酖即所谓"酖鸟食蝮，以其羽画酒中，饮之立死"（见应劭《集解》）的毒酒。属巫术加毒药之类。后又"断戚夫人手足，去眼、煇耳，饮瘖药，使居厕中，命曰'人彘'"。吕后残忍暴戾，亦必利用方士医生而为。用瘖药、截肢、挖眼、煇耳之类，非方士不能为。联想到司马迁受腐刑，即宫刑，"男子割势、女子幽闭"，都属于手术一类（女子幽闭为椓法，可能是捶击使子宫及卵巢等附件下垂脱损），亦方士医生助纣为虐之例。

又有淳于衍，女医，善治产乳之疾。宣帝三年（公元前 71），许皇后因分婠，由淳于衍进药毒死。衍系受霍光妻显之托，而衍正有丈夫升迁事托显。显为其女成君能为皇后计，嘱衍于分娩时毒杀许后。其曰："妇人娩乳，大故。十死一生。今皇后当娩身，可因投毒药去也。"（《资治通鉴》卷二十四）可见产褥分娩死亡率本来很高，用药毒死易被遮掩过去。这一点连不做医生的显也知道。淳于衍担心服药须先尝而被发觉，但无奈仍以附子加入于太丸进服。服后许后曰："我头岑岑也，药中得无有毒？"遂加烦懑而崩。附子即"堇"，为有毒之药，产妇服用自易致死。淳于衍由此而得千秋骂名。

由此可见方士医生在汉代出入颇冠冕堂皇，而其品德、地位全被人玩弄于股掌之间。倒是流落民间、隐于山林者才真正为医学进步做出了巨大贡献。

三、 经学、谶纬和反谶纬哲学对医学的影响

汉代经学、谶纬神学和反谶纬哲学的不同方向发展，形成了一种对峙的张力。医学在这一环境中艰于选择，从不同角度接受其影响。

58. 今古文经学和谶纬神学

中国近两千年的封建统治得以稳定维持，实在该为董仲舒（公元前174年-公元前104年）记上一功。他提出独尊儒术，同时又将先秦自然之道的阴阳自然观等完全转移到社会观方面，构成了一个绵密的儒教体系、儒学道统，为王道统治找到了相当坚实的基础，因此可借"天人感应"来玄说天命。

董仲舒同时又创造了今文经学。所谓今文经学，本指用汉隶写录下来的，由记忆背诵、口耳相传的那些今文经：《诗》、《尚书》、《礼》、《易》、《春秋》。董仲舒将战国以来这些学说在《春秋公羊传》名义下统一起来，使这些原来被认为"不达时宜、好是古非今"的儒学，一变而为"霸（黄老刑名）王（儒）道杂之"的合于汉家制度的儒学，使今文经学一时大为兴盛。也是他所谓"罢黜百家、独尊儒术"的实际内容。"邪辟之说灭息，然后统纪可一，而法度可明、民知所从矣。"（第二次对策）

后来又有古文经学一派兴起。用古文（先秦六国文字）写经，并包括《礼

记》、《孝经》、《尚书》、《论语》、《左氏传》、《周官》、《礼经》、《古孝经》、《礼古经》等。篇目不同，文字有异，理解歧出，持论甚至大相径庭。于是成今古文两派经学之争。但古文经学的真正崛起，迟至西汉末哀帝时的刘歆。刘歆为王莽国师，得到支持，王莽篡权、托古改制也是利用古文经《周礼》，古文经地位得到提高。

经学（今古文两种）从此成为汉学发展主流，并影响后世深远。周予同教授正确指出："因经今文学的产生而后中国的社会哲学、政治哲学以明；因经古文学的产生而后中国的文字学、考古学以立；因宋学的产生而后中国的形而上学、伦理学以成。"① 对医学的影响，则从此尊经、解经、释经的传统亦因循而致；儒教、礼教的影响将处处表现出来；而以阴阳自然观为主导的《黄帝内经》只好隐于民间，反见巫风复炽，借尸还魂。

何况今文经学在董仲舒倡导下，"以《春秋》灾异之变，推阴阳以错行"，大肆渲染灾变理论。或为历代帝王、孔子等找"瑞征"；或讲感生、受命、告成；或求雨止雨、祭祀谴告，最后终于陷入了纬候的妖妄、图谶之神秘。易学中占筮、卦序、术数日益发育成大系统，京房、费氏、焦氏直抵顶峰。自然天道观蜕变成了象数、占验、图谶之术。故章太炎先生说："谶纬蜂起，怪说布彰……仲舒为之前导"②；而"王莽好符名，光武以图谶兴，遂盛行于世……言五经者，皆凭谶为说"（《隋书·经籍志》）。至东汉章帝四年（公元 79），在杨终建议下，诏群儒于白虎观，考论五经异同，最后演出一部《白虎通义》来。自此，谶纬从附丽于经学一跃而与经学混为一体！

"谶"为谶语或谶图，原是方士巫师制作的一种隐语或预言："诡为隐语，预决吉凶。"（《四库全书总目提要》卷六）秦始皇时燕人卢生入海还，以鬼神事因奏录图书曰"亡秦者胡也"，即为谶语。始皇理解为北方之胡，派蒙恬发兵三十万击之。后来人解释，"胡"为二世胡亥。又有谓始皇发孔子墓，内有遗书曰："不知何男子，自谓秦始皇，上我之堂，掘我之床，颠倒我衣裳，至沙丘而亡。"（《殷芸小说》）亦后人伪造之图谶书。汉武帝时汾阴人得宝鼎，有孙氏《瑞应图》

---

① 周予同：《经学历史》（皮锡瑞著）序言。中华书局 1959 年版，第 4 页。
② 参见《章氏丛书·太炎文录二·驳建立孔教议》。

说鼎"王者兴则出、衰则去"（《殷芸小说》），是为图谶。光武微时"因卖谷于宛，宛人李通等以图谶说光武，云'刘氏复起，李氏为辅'"。也为谶语。称帝后益信，甚至"避正殿，读谶庑下，浅露，中风苦咳"犹不止（《东观汉记》）。并于公元56年"宣布图谶于天下"（《后汉书·光武帝纪》）。"多以决嫌疑。"（《后汉书·桓谭传》）如此等等，连郑玄也笃信之。谶有图有文，故称"图书"。且望候星气与灾祥，又称为"候"。其宗教神秘性更甚于神仙方术。为证其预言有信，故又称"符"（符合神意）；符出天命，故称"符命"。染成绿色，又称为"箓"。这些后世均继续使用，尤其成为道教专门术语。

纬书则是方士化儒生编集以衍释经书的，半为经说，半为荒诞术数，共有"七纬"：《易纬》（包括乾凿度、坤灵图、通卦验等），《书纬》（如璇玑钤、考灵耀、帝命验等），《诗纬》（如含神雾、推度灾等），《礼纬》（含文嘉、斗威仪等），《乐纬》（动声仪、计图征等），《孝经纬》（援神契、钩命决等），《春秋纬》（演孔图、元命苞、运斗枢等）以及后来人补的《论语纬》。以上均用符、契、决、刑、验、稽等词，则受启于《庄子·天下》、《韩非子》诸篇。可知为儒、道相合之作。这些纬书所言皆祯祥、妖孽以示天命之类。用比较隐晦的歌谣式语言、神话的形式、夸张的手法说得光怪陆离，以为预言，从而眩惑人心。

纬书中也有关于医药的神话。如《春秋纬·元命苞》有长生久视；《诗纬·含神雾》及《孝经·援神契》谓太华山有仙室，少室山上有灵药；《河图·记命符》中说有能加减人寿的鬼神等。多不经之论。

谶纬之学至南北朝始有禁止。如《晋书·武帝纪》载："（泰始三年）禁星气谶纬之学。"《魏书·高祖孝文帝纪》载："太和九年诏曰：'图谶之兴，起于三季，既非经国之典，徒为妖邪所凭。自今图谶秘纬及名为孔子闭房记者，一皆焚之。留者以大辟论。又诸巫觋，假称神鬼，妄说吉凶及委巷诸卜，非坟典所载者，严加禁断。"统治者已发觉这些图谶亦多不利于他们的地位巩固。但图谶纬书作为思想意识形态，既已显现于世，就不可能完全禁绝。故后世仍有秘密流传，且以另一种形式掺入到道教法术等之中。许多医学书籍也片言只语常有援引。《后汉书·方术传》载："神经、怪牒、玉策、金绳、关扃于明灵之府，封縢于瑶坛之上者，靡得而阒也。至乃河洛之文、龟龙之图、箕子之术、师旷之书、纬候之部、钤决之符，皆所以探抽冥赜，参验人区，时有可闻者焉。其流又有风角、遁甲、七政、元气、六日七分、逢占、日者、挺专、须臾、孤虚之术，及望云、省气，推处祥妖，时亦有以效于事也。而斯道隐远，玄奥难原。"可见影响于整个方术之深，医学自不能例外。

在普通的民风思想深处，其影响则表现为对鬼神、巫祝信仰的复燃。王符《潜夫论》曰："或弃医药，更往事神，故至于死亡不自知为巫所欺误，乃反恨事巫之晚。此荧惑细民之甚者也。"《伤寒杂病论》张仲景自序云："患及祸至，而方震栗，降志屈节，钦望巫祝，告穷归天，束手受败……举世昏迷，莫能觉悟"，当为生动写照。就医学卫生的一般进程论，是属倒退行为。

59. 反谶纬哲学与元气学说

两汉的哲学主流，从崇尚黄老到求仙祠鬼神，从提倡今古文经学而转生出谶纬神学，总体上是巫术迷信和天命观的复燃。但是，先秦以来的哲学自然观并未退出历史舞台。面对着弥漫于世的神仙、图谶之术，仍然保持着较为清醒的哲学家头脑，始终坚持着较明确的反巫术立场。即使深居宫闱如马皇后，患病也仍然"不语巫祝小医"（《后汉书·明德马皇后传》）。

《淮南子》作为杂家著作，既有神仙黄白术等内容，更有阴阳自然观和气一元论在二十一篇论文中占主要地位，批驳有神论、有鬼论。杨王孙、司马迁、扬雄等也持无鬼论态度，如杨王孙曰："夫死者，终生之化，而物之归者也。""吾欲裸葬，以反吾真。"（《裸葬论》）扬雄斥谶纬为"售伪"，认为"有生者必有死，有始者必有终，自然之道也"。"神怪茫茫，若存若亡，圣人曼云。"（《法言》）桓谭多次上疏抨击谶纬："今诸巧慧、小材、使数之人，增益图书，矫称谶记，以欺惑贪邪，诖误人主，焉可不抑远之哉！"（《后汉书·桓谭传》）刘秀要用谶决定灵台之设，桓谭拒以"臣不读谶"，"谶之非经"。他还以火烛比之人的形神："人之耆老，齿落发白，肌肉枯腊，而精神弗为之能润泽，内外周遍，则气索而死，如火烛之俱尽矣。""生之有长，长之有老，老之有死，若四时三代谢矣。"甚至认为寻找长生不死之术是"惑之不解者也"（《新论·祛蔽》）。更有杰出天文学家张衡以浑天仪、地动仪等制作及天文观测，驳斥天人感应论，反对图谶之学，指出"图谶虚妄，非圣人之法"，"宜收藏图谶，一禁绝之"（《言毒》）。

最突出的是王充（公元 27-97），浙江上虞人，著《论衡》一书，全面批判从董仲舒到谶纬、《白虎通义》的神学世界观。他对符瑞、灾异、风水、卜筮、祭祀、厌胜、祈禳、解除、求雨、雷刑等也来了一次全面大扫荡，明确地宣告了他反图谶的立场。尤其是他的气一元论、元气自然观意义重大、影响重大。他认为："天地，含气之自然也。"（《谈天》）"人未生，在元气之中；既死，复归元气。"（《论死》）"夫天地合气，人偶自生也。"（《物势》）"阴阳之气，凝而为人；年终寿尽，死还为气。"（《论死》）故认为自然规律是客观的："人不晓天所为，天安能知人所行"（《变虚》）。"人不能以行感天，天亦不随行而应人。"（《明雩》）他否定有鬼："死人不能为鬼"，"能为精气者，血脉也；人死血脉竭，竭而精气灭，灭而形体朽，朽而成灰土，何用为鬼？"（《论死》）"人（死）不为鬼，无知，不能害人。"（《论死》）他甚至作出如下推论：如人死为鬼，则世世代代新鬼、老鬼早已充塞道路、满堂盈庭，没有人的生存空间了。逻辑上反驳十分有力。他还认为："凡天地之间有鬼，非人死精神为之也，皆人思念存想之所致也。致之何由？由于疾病。故得病寝衽，畏惧鬼至；畏惧则存想，存想则目虚见。"（《订鬼》）完全将鬼神致病论颠倒过来，解释了由于疾病造成的心理和精神错幻。他又说："有血脉之类，无有不生，生无不死。以其生，故知其死也。天地有生，故有死；阴阳不生，故不死。死者，生之效；生者，死之验也。""诸学仙术为不死之方，其必不成。""物无不死，人安能仙？"他以淮南王刘安因"谋为反事，事觉自杀"的历史事实，指出"传称淮南王仙而升天，失其实也"（《道虚》）。并谓"卜筮不问天地，兆数非天地之极"（《卜筮》）。以上是就元气与生死一般关系论。

对人体生理，则曰："夫人所以生者，阴阳气也。阴气主为骨肉，阳气主为精神。"（《订鬼》）"血者，生时之精气也。"（《论死》）"呼吸之动，因血气之发；血气之发，附于骨肉。"（《道虚》）人死则"血脉断绝，足不能复动"（《死伪》）。"夫人以精神为寿命，精神不伤，则寿命长而不死。""衣以温肤，食以充腹，肤温暖饱，精神盛明。"（《道虚》）"物生，精神为病；其死，精神消亡。人与物同，死而精神亦灭。"（《论死》）"人之生也，以食为气。"（《道虚》）"夫地之有百川也，犹人之有血脉也。血脉流行，泛扬动静，自有节度，百川亦然。其潮汐往来，犹人之呼吸气出入也。"（《书虚》）

关于疾病与治疗，其谓："觉见卧闻，俱用精神。人病亦气倦精尽。"（《订鬼》）"人有寒温之病，非操行之所及也。遭风逢气，身生寒温。变操易行，寒温不除。夫身近犹不能变除其疾，国邑远矣，安能调和其气？人中于寒，饮药行解，所苦稍衰；转为温疾，吞发汗之丸而应愈。"（《寒温》）"身中病，犹天之有灾异也。血脉不通，人生疾病；风气不和，岁生灾异。"（《谴告》）"夫山崩壅河，犹人之有痈肿，血脉不通也。"（《感虚》）"人之所以聪明智慧者，以含五常之气也；五常之气所以在人者，以五藏在形中也。"（《论死》）"人之温病而死也，先有凶色见于面部，其病遇邪气也。其病不愈，至于身死。命寿讫也。"（《治期》）"夫人食不净之物，口不知有其洿也；如食已，知之，名曰肠洿。"（《雷虚》）

王充对医学、人体有充分的了解，并且完全以元气自然论作解。因此，如果说后世医学中应用了"元气"一词，基本上是接受了王充的影响（部分则由于道教的影响），应无大差。

王充之后有王符、荀悦、仲长统、应劭等，继承或补充了王充的反巫术思想。例如仲长统（180－220），官尚书郎，曾参与丞相曹操举事，以"人事为本，天道为末"为宗旨。曰："淫厉乱神之礼兴焉，俀张梦怪之言起焉，丹书厌胜之物作焉……求福佑于不祥之物，取信诚于愚惑之人，不亦误乎！……诸厌胜之物，非礼之祭，所宜急除者也。""故知天道而无人略者，是巫医卜祝之伍，下愚不齿之民也；信天道而背人事者，是昏乱迷惑之主，覆国亡家之臣也。"（《群书治要》引《昌言》）值得注意的是仲长统的话被唐代著名医学家孙思邈引入了《千金要方》卷二十七养性中。其谓：

> 仲长统曰：王侯之宫，美女兼千；卿士之家，侍妾数百。昼则以醇酒淋其骨髓，夜则房室输其血气，耳听淫声，目乐邪色，醺内不出，游外不返。王公得之于上，豪杰驰之于下，及至生产不时，字育太早，或童孺而擅气，或疾病而构精，精气薄恶，血脉不充，既出胞藏，养护无法，又蒸之以绵纩，烁之以五味，胎伤孩病而脆，未及坚刚，复纵情欲，重重相生，病病相孕。国无良医，医无审术，奸佐其间，过谬常有。会有一疾，莫能自免。当今少百岁之人者，岂非所习不纯正也？

可见仲长统对医学与疾病有很实事求是的观察与评论，惜其所著多佚，未能得窥全貌。

与仲长统同时代的张仲景是无神论哲学的继承者。他著作《伤寒杂病论》的重要动机之一，即是有感于当时鬼神巫祝之说风靡，朝野上下那种"告穷归天、束手受败"的精神没落现象。他希望重新发扬扁鹊以来的自然哲学医学传统，以切实的药物方剂、针灸之术拯民夭枉，并复《内经》、《难经》等医学经典之旨，将医学推到一个崭新的阶段。

四、 张仲景与华佗医学成就的背景

60. 医圣张仲景的儒学传统

两汉哲学由道入儒，最后且钻进了宗教性质的鬼神迷信牢笼。但就学术风气而言，却容许各家之言，故仍多无神论学派。应当说，在医学界，阴阳五行和气自然观仍是医学理论的主宰，民间医生的秘密团体且不断有理论上的建树。在此错综复杂的文化背景下，又由于疾疫流行的刺激，终于造就出一个卓尔不群的张仲景来。他的代表作即《伤寒杂病论》，影响了中医学历史差不多两千年。

张仲景，河南南阳人，名机。生卒年不详（约 160－218?）。[①] 传曾任长沙太守，但史书无传。孙思邈云"江南诸师秘仲景要方不传"（《千金要方》卷九），可知仲景书之遭际。但孙思邈序中录有《伤寒杂病论》大段仲景自序，书中采仲景方法十居二三，思邈当已见其书而公之于众。

张仲景的思想，初受儒家正统的熏陶。仲景自序中云："勤求古训，博采众方，撰用《素问》、《九卷》、《八十一难》、《阴阳大论》、《胎胪》、《药录》，并《平脉辨证》……"这些医典当是政府搜集图书中的一部分，或在民间流传者。他列举的名医中有神农、黄帝、岐伯、伯高、雷公、少俞、少师、仲文、长桑君、扁鹊、阳庆、仓公等，其中神农、黄帝、长桑君、扁鹊、阳庆、仓公或可从《史记》等中读到；而神农见于《神农本草经》，黄帝、岐伯、伯高、雷公、少

---

① 参见拙文：《张仲景事略考》。《中医研究》1991 年第 4 期。

俞、少师则应为《内经》人物。"仲文"不知何许人，今传医学古文献中无。这些书籍是仲景医学理论知识的基础。

《伤寒杂病论》十六卷，今本为《伤寒论》、《金匮要略》两种，传为王叔和所分。总体是以伤寒统热病，余皆入于杂病一类。或有以为"杂病"非是，应为"卒病"；驳难者则认为"卒"实为繁体字"雜"字木刻刊坏脱落右半及左下两撇所残。此说过于牵强。"卒"者，急也。伤寒为急起病，《金匮要略》诸病，亦无不为急。全书不载慢性杂病如疠（癞）、尸注之类，故"卒病"实更通。但仲景序题为"卒病"，序文仍为"杂病"，可证原书名仍以《伤寒杂病论》为可能。

仲景之书，不言鬼神，自序中如此，本文中亦然。例如关于病因："千般疢难，不越三条：一者，经络受邪，入脏腑为内所因也；二者，四肢九窍，血脉相传，壅塞不通，为外皮肤所中也；三者，房室、金刃、虫兽所伤。以此详之，病由都尽。"绝无鬼神致病之意。

对"伤寒例第三"一篇的争议颇多，大抵以为是王叔和所加。但其中引《阴阳大论》文字与其自序甚相合。有叔和整理痕迹，但应仍属仲景原有。其中说到"夫欲候知四时正气为病，及时行疫气之法，皆当按斗历占之"，并非信巫祝占星之术，而是两汉天文气象之学与斗占之术并传造成的影响，似与五运六气、象数理论等有关。又谓"神丹"，金·成无己注为"发汗药"。即令不是，亦当为方士丹药之传，非求仙神丹可比。又称"脉有灾怪"，两汉"灾异说"的影响可知。方士巫师复活，浸润巫俗甚久，不可能完全不受影响。故如《金匮要略》中有谓："妊妇食姜，令人余指（按：多于五指）。""春秋二时，龙带精入芹菜中，人偶食之为病……蛟龙病。""凡水与酒，照见人影动者，不可饮之。"等等，均为巫术印迹。"烧裈散"类似染触巫术之法。

张仲景论病理，主要用气、阴阳。五行之生克乘侮，具论在传变、平脉等篇中，《金匮要略》尤多，虽然很少直接用木、火、土、金、水等词语，但精神完全贯穿其中。近国外学者有以为《伤寒论》中无"五行"词语，便作为否定张仲景接受《内经》理论体系的证据，是将张仲景予以割裂，不知二书本为一书，不知透过字面去看实质。

《伤寒论》用六气、六经为辨证纲领，与热病多被认为因气候不时之变而引起有关。天上邪气来袭，天六地五，故用六气六经作归纳。也应是两汉天文学进步的影响。

当然，《伤寒杂病论》更是当时疫病流行、仲景亲自治疗经验到概括和总结。他将当时的医学理论和临床实践开创性地结合起来为中医学开辟了一个崭新的时代。立方对证，《伤寒论》得三九七法，一一三方，《金匮要略》得二六二方。后世称为"众方之祖"、中医临床辨证理论体系的开创者，故为"亚圣"，当之无愧。

必须指出，继张仲景《伤寒论》之后，脉学是独辟一径的伟大成就，始作俑者西晋王叔和也。王叔和生卒年无考，但距仲景不远，余嘉锡认为可能是仲景亲授弟子，《太平御览》引论认为叔和编次"张仲景方论为三十六卷"。其所著《脉经》约撰于公元 3 世纪，乃现存最早脉学著作，集西晋以前脉学之大成。中医四诊"望闻问切"以切脉为最具特色，亦最难掌握，所谓"心中了了，指下难明"，其中有无穷奥妙。至今病人以医生能用把脉诊断为高手。《脉经》将脉象区分为24 种，并将《难经》提出的"独取寸口"法落实为腕部"寸关尺"作具体应用，实功莫大焉。

61. 神医华佗的方士本色

略早于张仲景，汉末还出现了一位著名医生华佗（约 145–207）。与仲景不同，华佗正史有传；名声之大，几乎妇孺皆知，可能是靠了《三国演义》的渲染以及"为关公刮骨疗毒"的精彩故事，虽然本非事实。[①]

曹操将华佗处死前曾拒绝谋士荀彧之谏："佗方术实工，人命所悬，宜加全宥。"而答以："不忧，天下当无此鼠辈邪！"将华佗视为鼠辈，可知其名望尚不足令曹操这样善擢人才的政治家重视。曹操完全不曾意识到他杀死的是一名伟大的医学天才，不了解华佗之死从此断送了中国医学外科手术学发展的前途。至其爱子仓舒死，叹曰："吾悔杀华佗，令此儿彊死也。"只不过从一己的利益表示了

---

① 《后汉书》、《三国志》均未见载。《三国演义》述华佗为关羽刮骨疗毒故事之时间，对照正史，其时华佗早被曹操所杀。

遗憾（引文见《后汉书》）。

在曹操眼中，华佗与他所豢养的方士们同列。他内心里是看不起方士的。华佗早年曾从士业，举孝廉不就，可知有些经学传统，但终入方士者流。张华《博物志》称，曹操"又好养性法，亦解方药，招引方术之士。庐江左慈、谯郡华佗、甘陵甘始、阳城郤俭无不毕至"。

华佗杂为其中之一，为方士医生。华佗的五禽戏，适为方士养性之术。他对弟子吴普说："人体欲得劳动，但不当使极耳。动摇则谷气得销，血脉流通，病不得生，譬如户枢终不朽也。是以古之仙者为导引之事，熊颈鸱顾，引挽腰体，动诸关节，以求难老。吾有一术，名五禽之戏，一曰虎，二曰鹿，三曰熊，四曰猿，五曰鸟，亦以除疾，并利蹄足，以当导引。体中不快，起作一禽之戏，沾濡汗出，因上著粉，身体轻便，腹中欲食。"吴普依此施行，寿九十余，耳目聪明，齿牙完整。由此可知华佗为神仙养生导引术中的一人或一派，与甘始之术同类。其徒樊阿"从佗求可服食益于人者，佗授以漆叶青粘散：漆叶屑一斤，青粘屑十四两。以是为率，言久服去三虫，利五脏，轻体，使人头不白。阿从其言，寿百余岁"（以上据《三国志·华佗传》，下同）。为服食养生，是郤俭所善之术。故其为神仙养生术士一员，殆无疑问。

曹操的招致方士，实为予以控制，免得聚众谋反。东阿王曹植《辨道论》说得很清楚："世有方士，吾王悉所招致。……卒所以集之于魏国者，诚恐世人之徒，接奸宄以聚众，行妖慝以惑民……自家王与太子及余兄弟，咸以为调笑，不信之矣。"曹丕《典论》亦作如是评，并举例说："议郎安平李覃学其辟谷，餐茯苓，饮寒水，中泄利，殆至殒命……呼吸吐纳，军谋祭酒弘农董芬为之过差，气闷不通，良久乃苏……补导之术，至寺人严峻往从问受，阉竖真无事于术也……光和中，北海王亦好道术，自以当仙……病死……刘向惑于鸿宝之说，君游眩于子政之言，古今愚谬，岂惟一人哉。"华佗亦为招致而"控制使用"中之人，其郁郁不快自不难想见。后托以妻病返里不归，欲脱此缧绁。但曹操控制计划未变，故派人往查，"佗恃能厌事，犹不肯至，操大怒"，乃收付狱中处死，符合整个事实背景。华佗不愿为曹操侍医，曹操怨其性恶自重，皆与华佗的反抗情绪有关。华佗之术也未必翘楚卓拔于当时，至少曹操未见信服。

华佗为安徽亳县人，游于徐土。初在民间，是位用针灸汤药为人治病的医生，可能特别以善驱虫闻名。《三国志》本传中共举十六例案，内容分别涉于脉诊四例，面色诊一例，针灸二例、药治六例，治虫二例，涉预后诊断五例，食疗烫熨二例，心理治疗一例，手术一例（《华佗别传》等另记有二例）。陈寿评其针灸技术："若当灸，不过一两处，每处不过七八壮，病亦应除；若当针，亦不过一两处，下针言当引某许，若至，语人。病者言已到，应须拔针，病亦行差。"有一例是另医针刺后"苦咳嗽，欲卧不安"。佗诊后称："刺不得胃管，误中肝也，食当日减，五日不救。"果如佗言。我很怀疑"肝"字乃"肺"字之误，华佗指出的是一例针灸事故——针破胸膜而致气胸。另一例为针死胎而下，亦甚见功力。针曹操头风而能缓解，不能根治，这很实事求是。世传"华佗夹脊穴"为华佗首先发现，见于葛洪《肘后方》："华佗治霍乱已死，上屋唤魂；又以诸治皆至而犹不差者。捧病人腹卧之，伸臂对以绳度两头，肘尖头依绳下夹背脊大骨穴中，去脊各一寸。灸之百壮。不治者可灸肘椎。已试数百人，皆灸毕即起坐。佗以此术传子孙，代代皆秘之。"兼行"上屋唤魂"，则属方士巫术。

陈寿谓其"又精方药，其疗疾，合汤不过数种，心解分剂，不复称量，煮熟便饮，语其节度，舍去辄愈"。例中曾用汗、下之法及四物女宛丸等。预后尤多准信。心理治疗类于文挚，以怒胜思。这些自足称"神"。但最能使俚俗间百口相传者，恐在华佗的治疗寄生虫技术。此前史书稗说中无将虫驱出人体记载，而华佗为第一人。"一人病咽塞，嗜食而不得下。家人车载欲往就医，佗闻其呻吟，驻车往视。语之曰：'向来道边有卖饼家蒜齑大酢，从取三升饮之，病自当去。'即如佗言，立吐蛇一枚，悬车边，欲造佗。佗尚未还，小儿戏门前，逆见。自相谓曰：'必逢我公，车边病是也。'疾者前入坐，见佗北壁悬此蛇辈约以十数。"看来华佗已多次为人驱虫成功。这在那时必定很了不起，所以要悬于壁间以为炫耀。故后来广陵太守陈登病，佗诊之，谓"胃中有虫数升，欲成内疽"。治之使"吐出三升许虫，赤头皆动，半身是生鱼脍也"。食物不洁、不熟，最易患寄生虫病，有时多达"三升"，并不为奇。佗能去虫，又告樊阿可服漆叶青粘散以"去三虫"，皆为同类。

华佗之"佗"，实应与其治虫本领联系起来看。虫挂在壁间不以为秽，取作名字或绰号应属于美誉。他本名为旉，字元化。"旉"据颜师古注，为"开舒"意，与"元化"意思相合，符古人起名取字两者意合的原则。与"佗"则无此配

合。而"佗"，即"它"，即"蛇"，即"虵"，即"虫"。"它"于甲骨文中作
"�"，为蛇虫的象形；与"也"通，"也"亦作"它"。故"佗"即"他"，读作
"它"。葛洪《抱朴子》"杂应"即称华佗为"华他"。"佗"现转音为"驼"，是后
来的事。《后汉书·华佗传》作"吐蛇一枚"，"悬此蛇辈约以十数"，与《三国
志》用"虵"字同义，均指为"虫"。所以"佗"不是他本名，而是绰号美称。
后世有将"华佗"之名讹为"华陀"，变成佛陀之"陀"，甚至由此牵强附会以为
华佗是佛家中人。大错也。

华佗身份之一其实是个外科医生。他的一些手术实例有案可稽，一为"一士
大夫不快。佗云：'君病深，当破腹取。然君寿亦不过十年，病不能杀君，忍病
十岁，寿俱当尽。不足故自刳裂。'士大夫不耐痛痒，必欲除之。佗遂下手，所
患寻差，十年竟死"。另例："又有人病腹中半切痛，十余日中须眉堕落。佗曰：
'是脾半腐，可刳腹养疗也。'佗便饮药令卧，破腹视脾半腐坏，刮去恶肉，以膏
傅创，饮之药，百日平复也。"及《华佗别传》一例，治刘勋之女膝疮，"以药饮
女，女即安卧不知人"，然后从膝疮处取出"若蛇"（虫）。

手术前用麻沸散作麻醉，是世界医学史上的重大发明。麻沸散要用酒吞，服
后人如醉，昏矇不晓痛处，是药物作用结果。前曾述及"药弗瞑眩，厥疾弗瘳"
及淳于衍酖后，用的都是附子（乌头）。乌头可止痛，早已知之。"椒"亦为毒药
一类。汉灵帝熹平元年（172）："窦太后崩……太尉李咸时病，扶舆而起，捣椒
自随。谓妻子曰：'若皇太后不得配食桓帝，吾不还矣。'"（《资治通鉴·汉纪四
十九·孝灵皇帝》）意思是准备服椒酒自裁。这类药过量则杀人，适量则止痛。

"三国以后，南北朝杀贵族时，多令饮毒酒，使麻醉以后再执刑。"[1] 如北魏
高祖太和二十年（497）杀废太子恂，"魏主传中书侍郎邢峦与咸阳王禧奉诏赍椒
酒，诣河阳赐恂死"（《魏书·废太子恂传》）。孝武帝永平元年（508）杀彭城王
勰，"乃饮毒酒，武士就杀之"（《魏书·彭城王勰传》）。"建武中（494－498），
（子恪）为吴郡太守。及大司马王敬则于会稽反，奉子恪为名，而子恪奔走，未
知所在。始安王遥光劝上并诛高、武诸子孙，于是并敕竟陵王昭胄等六十余人入
永福省，令太医煮椒二斛，并命办数十具棺材，谓舍人沈徽孚曰：椒熟则一时赐

---

① 龚纯：《我国伟大的外科学家华佗》，《中华医史杂志》1955 年第 1 号。

死，期三更当杀之。"(《南史·齐高帝诸子上》)《本草》诸书称蜀椒闭口者可杀人。以上均为先麻醉后处死。足以证实麻醉术并未失传，转而用于杀人的"技术处理"。椒同乌头可能均为麻沸散构成之药。

华佗发明麻沸散，决非空穴来风。今麻沸散不传，组成成分无考。但盗贼等常用的"迷魂香"、"蒙汗药"类，可能有其遗意。研究者多以曼陀罗花猜为麻沸散主药，可能即"椒"。广西土名为颠茄。皆同一物。乌头为其配伍。元代危亦林《世医得效方》即以曼陀罗、草乌为麻药。后来日本人华冈青州依此方而于1805年用于手术麻醉，震动世界。现代人由曼陀罗中提取莨菪碱可作中药麻醉用，亦一证明。另有说"麻黄"一物为麻沸散主药。总之，皆是山间草药。这类药物的试验及用于手术，皆非《内经》传统，是华佗方士本色的体现。

麻醉术可能暗中仍在手术中使用，没有失传，还可找到以下一些资料以作证明。例如《湖广通志》："张仕政，荆州外科，善治伤折。唐王潜在荆州，有军人损胫，求张治之，张饮以药酒，破肉取碎骨一片，大如两指，涂膏封之，数日如旧。"此药酒当为麻醉药无疑。《太平广记》引《闻奇录》："金州防御使崔尧封，有亲外甥李言吉者，左目上睑忽痒而生一小疮，渐长大如鹅卵，其根如弦，恒压其目不能开，尧封每患之。他日饮之酒，令大醉，遂剖去之，言吉不知觉也。"亦麻醉药酒。《因话录》记唐崔相国铉患"左目眦生赘如息肉，欲蔽瞳人，视物极碍，诸医方无验"。有人荐谭简为治，谭简"问崔公饮酒多少？崔公曰：户虽至小，亦可引满。谭生大喜……谭生请公饮酒数杯，端坐无思。俄而谭生以手微扪所患曰：殊小事耳。初觉似拔之，虽痛亦忍。又闻动剪刀声……先是谭生请好绵数两，染绛，至是以绛绵拭病处，兼傅以药，遂不甚痛。谭生请公开眼，看所赘肉，大如小指，竖如干筋……"其中饮酒及局部的绵傅药，疑均有麻醉止痛效果。且敷药于眼，为局部麻醉，往昔无闻。《水浒传》吴用智劫生辰纲故事，饮杨志等以蒙汗药酒，盖为此类。

麻醉术的秘密传人皆术之士，与华佗同宗。

由上观之，华佗为神仙方士文化滋养出来而尤偏长于医术者。他的导引、服食不是神仙长生派，而是养生延寿派；他的医药、针灸在当时确卓尔不群。可惜狱中所著交隶卒不敢传而被焚销，令人扼腕。其他著述或有留于后世，亦多散佚。今《中藏经》，题为华佗撰，文字、内容均古朴，亦多发明，必多华佗遗意。

王叔和《脉经》中，有华佗"察声色要诀"，可资对照。但著录于《隋书·经籍志》、《梁七录》、《崇文总目》等中以华佗为名诸书，多为后人伪托，包括近年出版的《神医华佗秘传》。

华佗有徒吴普、樊阿，亦行服饵、导引、针灸之术。吴普尤精本草，著有《吴普本草》六卷；樊阿特工针灸，能针凡医不敢针之胸背而病辄皆瘳。又有徒李当之，亦精本草，著《李当之本草经》。然三徒似皆未得华佗驱虫、麻醉、手术的真传。

华佗之死，毕竟堵死了中医外科手术发展的道路。后世虽有零星发展，但终未占据主导地位，外科疾病遂多以内治之法处理了。从此在古代中国没有了真正的外科和外科医生。这是中国医学史上的重大损失。医学之技术晦昧，亦有因事出偶然者乎？

第八章　道教医学文化

一、道教与医学有一脉之相承

62. 道教建立过程中方士医学的作用

中国的道家和道教，在英语中是一个词"Taoism"，但中文中两者的意思是完全不同的。道家是哲学家，指由老子和庄子为代表的哲学流派，始于春秋战国时代；道教是宗教，创始于汉末。所以本书的英文版中，两者必须区分开来，在此预作说明。

在道教出现之前，中国有原始宗教，但没有真正意义上的宗教。中国之有道教，谶纬神学和成仙得道理想是其生发的文化氛围；老、庄之学为其理论渊薮；方士、巫师、墨家侠士为其组织基础；而佛教的传入，为其触发因素并赋予宗教形式组织方法的启示。道教的形式包括祠庙道观，塑像，道士等级，崇拜方式及经典制作和修习，多半从佛教学来。在刚开始形成阶段，一为民间道教，即鬼道、巫鬼道，以符水治病，以鬼道教民；一为贵族道教，即仙道或方仙道，炼丹服食求长生不死。二途合一，便成道教大系。主流发展，又以神仙道教为大宗。道教性命双修，认为人可修成神仙，在一定程度上是反天命的，并准备以主动的行为去改变命运，为有可取。

两汉的医学属于方技类，实际操于方士之手。其中的神仙派方士在求不死药、作黄白术的同时兼行治病，兼行的医术、方药诸法，亦用《内经》等理论，因此《内经》等医学理论精华同样被裹挟进道教中，以致后来道教的典籍，包括有医学典籍；差不多的道士也都懂一点医术。

曹操身边的那群方士在后世都被道教尊为神仙中人。据东阿王《道论》中说：

……（甘）始等知上遇之有恒，奉不过于员吏，赏不加于无功，海岛难得而游，六黻难得而佩，终不敢进虚诞之言，出非常之语。余常试郗俭，绝谷百日，躬与之寝处，行步起居自若也。夫人不食七日则死，而俭乃如是。然不必益寿可以疗疾，而不惮饥馑焉。左慈善修房内之术，差可终命，然自非有志至精，莫能行也。甘始者，老而有少容，自诸术士咸共归之。然始辞繁寡实，颇有怪言。余幸僻左右，独与之谈……言取鲤鱼五寸一双，令其一煮药，俱投沸膏中。有药者奋尾鼓鳃，游行存浮，有若处渊；其一者已熟而可啖。余时问言，率可试不？言是药去此逾万里，当出塞。始不自行，不能得也。言不尽于此，颇难悉载，故粗举其巨怪者。始若遭秦始皇、汉武帝，则复为徐市、栾大之徒也。

这些方士虽非神仙，倒也身怀绝技，各有一套。故为道教尊奉，并非没有道理。

太平道的创始人本亦为巫师、术士者流。例如于吉（干吉），汉末献帝至三国吴人，太平清领道创始者。

> 干君者，北海人也。病癞数十年，百药不能愈。见市中一卖药公，姓帛名和，往问之。公言："卿病可护。卿审欲得愈者，明日鸡鸣时来会大木桥北木兰树下，当教卿。"明日鸡鸣，干君往期处，而帛公已先在。怒曰："不欲愈癞邪？而后至何也？"更期明日夜半时。于是干君日入时，便到期处。须臾，公来。（谓）干君曰："不当如此耶？"乃以素书二卷授干君，诫之曰："卿得此书，不但愈病而已，当得长生。"干君拜受书。公又曰："卿归，更写此书，使成百五十卷。"干君思得其意，内以治身，外以消灾救病，无不差愈。在民间三百年，道成仙去。（《神仙传》佚文）

很明显，是属民间的神仙方士"引渡"，尤与医药相关，所成书即《太平经》。

黄巾起义的首领张角也是太平道创始人。"初，钜鹿张角自称大贤良师，奉事黄老道，畜养弟子，跪拜首过，符水咒说以疗病，病者颇愈，百姓信向之。"（《后汉书·皇甫嵩传》）"光和中，东方有张角……角为太平道……太平道者，师持九节杖为符祝，教病人叩头思过，因以符水饮之。得病或日浅而愈者，则云此人信道；

其为不愈，为不信道。"（《三国志·张鲁传》注引《典略》）行事颇如巫医出身。

创立五斗米道（即天师道）的三张祖孙三人（张陵、张衡、张鲁），汉末桓、灵时人（147－189），精老子书及天文地理、图书谶纬之秘，同时亦以治病为号召："疗病，愈者雇以米五斗，号为五斗米师。"（《后汉书·灵帝纪》注引刘艾纪）"加施静室，使病者处其中思过……病者请祷。请祷之法，书病人姓名，说服罪之意，作三通：其一上之天，著山中；其一埋之地；其一沉之水。谓之三官手书。使病家出五斗米以为常，故号曰五斗米师。实无益于治病，但为淫妄。然小人昏愚，竞共事之。"（《三国志·张鲁传》注引《典略》）

在吴地创李家道的李宽，同样"祝水治病，故公卿以下，莫不云集其门。后吴中大疫，李亦温病死"。但却被说成是"化形尸解之仙，非为真死"（《抱朴子·道意》）。

这些既是民间道教形成之初，也是符箓派的来由，借原来方士巫祝、后来图谶之术而发展起来，起事又无不与医药治病相关。在道教的经典书《太平经》（《太平清领书》）中，有很多涉及医药的内容，也就一点不奇怪了。例如：

真人问曰："凡人何故数有病乎？"神人答曰："故肝神去出游不时还，目无明也；心神去不在，其唇白也；肺神去不在，其鼻不通也；肾神去不在，其耳聋也；脾神去不在，令人口不知甘也；头神去不在，令人晦冥也；脑神去不在，令人腹中央甚不调，无所能化也；四肢神去，令人不能自移也。夫神情，其性常居空闲之处，不居污浊之处也。欲思还神，皆当斋戒香室中，百病消亡；不斋不戒，精神不肯还反人也，皆上天共诉人也。所以人病积多，死者不绝。"

凡人有三寿，应三气，太阳太阴中和之命也。上寿百二十，中寿八十，下寿六十。百二十者应天，大历一岁竟终天地界也；八十者应阴阳，分别八偶等应地，分别应地，分别万物，死者去，生者留；六十者应中和气，得六月遁卦。遁者，逃亡也，故主死生之令也。如行善不止，过此寿谓之度世；行恶不止，不及三寿，皆夭也。胞胎未及成，人而死者，谓之无辜承负先人之过；多头疾者，天气不悦也；多足疾者，地气不悦也；多五内疾者，是五行气战也；多病四肢者，四时气不和也；多病聋盲者，三光失度也；多病寒热者，阴阳气忿争也；多病愦乱者，万物失所也；多病鬼物者，天地神灵怒也；多病温而死者，太阳气杀也；多病寒死者，太阴气害也；多病卒死者，刑气太急也；多病气胀或少气者，八节乖错也。今天地阴阳，内独失其所，故病毒万物。

将原有的医学理论与鬼神之类混杂，创造了一个道教自己的医学理论体系。

道教中另一派为丹鼎派，即神仙方士黄白术后续者所形成。魏伯阳《周易参同契》为代表作。魏伯阳身世不可考。传为会稽人，"不知师授谁氏，得古文《龙虎经》，尽获妙旨。乃约《周易》撰《参同契》三篇……复作《补塞遗脱》一篇……所述多以寓言借事，隐显异文，密示青州徐从事，徐乃隐名而注之。至后汉孝桓帝时（147－167），公复传授与同郡淳于叔通遂行于世"（彭晓《周易参同契分章通真义序》）。炼丹的本意即炼却病不死仙丹；入于道教，于理不变，并终成外丹术大系。葛洪说："若夫仙人，以药物养身，以术数延命，使内疾不生，外患不入，虽久视不死，而旧身不改，苟有其道，无以为难也。……寿命在我者也，而莫知其修短之能至焉。"（《抱朴子·论仙》）葛洪是丹鼎派领袖。炼丹家多称"丹"为"药"。这段话反映了丹鼎派的本质以及他们与医学的关系。

实际上，"道士"之名，也是由"方士"衍来。原意可能为"道引之士"（初"导引"写作"道引"）的缩写，后则引申为"有道之士"。《后汉书·祭遵传》："初，丰好方术，有道士言丰当为天子，以五彩囊裹石系丰肘云：'石中有玉玺。'丰信之，遂反。"又《后汉书·第五伦传》："自以为久宦不达，遂将家属客河东，变名姓，自号王伯齐，载盐往来太原、上党，所过辄为粪除而去，陌上号为道士。"《初学记》云："《太霄琅书经》曰：'人行大道，号曰道士。士者何，理也，事也。身心顺理，唯道是从，从道为士，故称道士。'……《三洞道科》曰：'道士有五，一天真道士，高玄皇人之流也；二神仙道士，杜冲、尹轨之例也；三山居道士，许由、巢父之比也；四出家道士，宋伦、彭谌之匹也；五在家道士，黄琼、篯铿之伦也。'陆法师曰：'凡道士，道德为父，神明为母，清净为师，太和为友。大戒三百，以度未兆之祸；威仪三千，以兴自然之福。'"由上可见，道士的来历差等，其原初构成为方士、隐逸、修真、养性、多学问、会图谶等等，不一而足，甚至洁身自好，以清洁为标志。这些人集合在一起，有了宗旨、仪式，便成了道教，道士便成了专用名。

概而言之，道士是方士集合、演变而成有组织的一员；道教的道术实即方术的继续并规范化。道教思想则熔道家道气阴阳五行学说、儒家经学、图谶纬书之术、墨家崇鬼思想及侠士流风、神仙方士养生和医药之道于一炉，追求长生不老、成仙得道。其理想渺远，行为则颇具探索精神，事则庞杂而玄秘。至东汉末终于屹立于世。

63. 外丹术因由与医药卫生

炼丹术是道教的看家本领，有外丹、内丹两种，都以追求长生不死、羽化登仙为目标。外丹术有黄白术（制造药金、药银）和金丹术（制造可以服食摄取的长生丹）之别。

《山海经》中有丹砂，但未及"炼"字，有无炼服者，不得其详。《秦始皇本纪》"方士欲练，以求奇药"，王奎克教授认为是炼外丹之始。汉代方士黄白术已详于上章。淮南王有《中篇》共八章言神仙黄白术，但书早佚，刘向或曾读过。现存最早的炼丹书有《太清金液神丹经》及《黄帝九鼎神丹经》、《三十六水法》等入于《道藏》者数十种，愈后愈繁。其中以魏伯阳《周易参同契》为"万古丹经王"。

炼金、炼丹，目的都是服食成仙，因为"金以砂（丹砂）为主，禀和于水银，变化由其真，始终自相因。欲作服食仙，宜以同类者"（《周易参同契》）。故如《列仙传》中，"任光者，上蔡人也，善饵丹。卖于都市里间积八九十年……晋人常服其丹也"；"主柱……与道士共上宕山……饵丹砂三年"；"赤斧者，巴戎人，为碧鸡祠主簿，能作水涷炼丹砂，与硝石服之，三十年返如童子"，皆以服丹而得长生或返老还童。原理即为魏伯阳所云："巨胜尚延年，还丹可入口。金性不败朽，故为万家宝，术士服食之，寿命得长久。"认为金的强抗蚀性可以转移到生命而致永不衰老。推求其思维的方式，即神秘互渗观念的转化。葛洪说："金玉在九窍，则死人为之不朽。盐卤沾于肌髓，则脯腊为之不烂。况于以宜身益命之物，纳之于己，何怪其令人长生乎？"（《抱朴子内篇·对俗》）故"服金者寿如金，服玉者寿如玉"（《仙药》）。并进一步解释说："夫五谷犹能活人，人得之则生，绝之则死，又况于上品之神药，其益人岂不万倍于谷邪？……黄金入火，百炼不消，埋之毕天不朽"，服之则"炼人身体，故能令人不老不死。此盖假求于外以自坚固。有如脂之养火而不可灭，铜青涂脚，入水不腐，此是借铜之劲以捍其肉也"（《金丹》）。赵匡华先生总结外丹术的指导观念即"假外物以自固"①。这是很对的，本质为神秘互渗。

服金丹的另一个原理，可能与五行尚黄、汉代尚黄有关。《周易参同契》引《周易》入书，其曰："黄中渐达理，润泽达肌肤。"即《文言》坤卦"君子黄中达理，正位居体，美在其中，畅于四肢，发于事业，美之至也"引申而来。所以又说："金砂入五内，雾散若风雨，熏蒸达四肢，颜色悦泽好。发白更生黑，齿落出旧所，老翁返丁壮，耆妇或姹女，改形免世厄，号之曰真人。"最后甚至"御白鹤兮驾龙麟，游太虚兮谒仙君"，成仙了。这是从金丹的颜色变化、特别是黄色的"转移"中来的。炼金丹过程中见到颜色转换，黄色尤为润泽，便互渗出一个金性可得长寿的结论来。

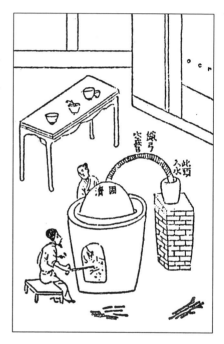

图 8.1　升炼水银

丹砂本不是金，但炼丹家认为可以炼化成金。而且据葛洪说："化作之金，乃是诸药之精，胜于自然者也。"丹砂即红色硫化汞，能在化炼过程中分解出水银。他们不知道这种化学成分和化学过程原理，但看到了变化的现象，这种变化的神秘性质引动了他们的好奇心和神秘互渗的推理。丹砂于是被看成"万灵之主，造化之根，神明之本"，"大药之祖，金丹之宗"（《灵砂大丹秘诀》）。"丹砂外包八石，内含金精……若欲长生久视，保命安神，须饵丹砂。"（《本草纲目》丹砂条引隋金丹家青霞子语）

水银则被认为是"五金之母"，"见火则飞，不见埃尘，鬼隐龙匿，莫知所存"（《参同契》）。"水银生万物，圣人独知之。水德最尊，汞是水之母，而在天为雨露，在地为泉源。方圆随形，不与物竞，善治万品，而生群类。"（《张真人金石灵砂论》引《潜通论》）"天地至精，莫过于道；道之至微，莫过于气；养气

---

①　赵匡华：《中国炼丹术的丹药观及药性论》。《化学通报》1983 年第 7 期。

安魂，莫过于水银"(《阴真君金石五相类》)。水银神妙，秦始皇陵内"以水银为百川江河大海"(《史记·始皇本纪》)早已遐迩有传[1]，故《本草衍义》曰：水银"灌尸中则令尸后腐"。也属"不败朽"而可长生养命一类。

丹砂和水银因此是神丹、金丹中的主要成分。《上洞心丹经》说得神妙无比："若丹砂之为物也，是称奇石，最为上药。理细红润，其质坚固贞秘，积转愈久，变化愈妙。能飞能粉，能精能雪；能为真汞，能为还丹；能拒火，能化水；消之可以不耗，埋之可以不坏。灵异奇秘……昔汉朝李少君者，乃数百岁人也，不闻有他能，唯以丹砂做还丹，或以丹砂为金，以金为器盛食，以食资身……借其坚贞，以驻年寿。"越说越神，可谓言之凿凿矣。

在修炼金丹过程中，可能发现雄黄有特殊之处。色黄，与金似；易参与变化（现知硫为活泼元素），如点铜为"金"（砷黄铜，即药金），所以误认为"得铜可作金"(《名医别录》)或"雄黄若以草药伏住者，上可服食，中可点铜成金，下可变银成金"(《政和本草》)。而"近金坑冶处又时有之"(《本草纲目》)。结果，硫黄被认为与水银配对："硫黄本太阳之精，水银本太阴之气。"(《灵砂大丹秘诀》)故可于丹鼎中"取阴阳之精，法天地造化之功，水火相济，自无入有，以成其人"(《张真人金石灵砂论》)。雄黄在炼丹中地位其高无比。后来甚至有这样的谚语："家有死三黄，不用置田庄；家有真死砒，金银烂如泥。"(宋·程了一：《丹房奥秘》)雄黄在《神农本草经》中有"杀精物、恶鬼、邪气、百虫毒，胜五兵，炼食之，轻身神仙"之效，"三虫伏尸百病皆去，山川鬼神来侍"之能，至今为重要药物之一。南朝刘宋建平王云："天地之宝，藏于中极，命曰雌黄；雌黄千年化为雄黄，雄黄千年化为黄金。"(《典术》)孙思邈炼成"赤雪流朱丹"（焕然辉赤，作垂珠色丝之状，结网张罗之势）。在炼制雄黄（As_2S_2）、雌黄（As_2S_3）过程中产生的单质砷（As）及砷化合物后来被用作杀虫药剂，包括治疗梅毒等。

---

[1]　近有常勇、李同《秦始皇墓中埋藏汞的初步研究》一文［载《考古》190（7）：659，1983］，披露80年代初两次以勘查地球化学中汞量测量技术应用于秦始皇陵，在十二万五千九百平方米陵墓封土范围内发现约一万二千平方米的强汞异常区。证明司马迁《史记》上的记载不假。又，陈康颖氏在《死体现象》（载《内科学报》2：162，1951）文中，证明尸体组织中含汞量高可延缓腐败。

　　外丹中另一重要成分为铅（铅）。铅矿常与银矿共生，故不纯铅中常含银；铅熔点低，易成液态；熔炼过程中，颜色发生变化："黑铅之错化成黄丹，丹再化之成水粉"（铅粉，即常用化妆品）（《计然万物录》）。"知白守黑，神明自来。白者金精，黑者水基，水者道枢。"（《参同契》）可见神妙；而且，"铅外黑，内怀金华"，可制汞成银，合锻成金（玄黄），故为"阴阳之始，玄含黄芽"；"胡粉投火中，色坏还为铅"（《参同契》），且"铅字金与公，铅则为金之公，而银者金之昆弟也"（《新论》）。这些离奇变化，令炼丹士感到玄妙无比。所以铅在炼丹术中据有重要地位。宋元时托名之作《土宿真君本草》中说"铅乃五金之祖……雄黄乃金之苗，而有金气，是黄金之祖矣；银坑有铅，是白金之祖矣"。既作药用、又为神丹的铅丹（Pb_3O_4）及密陀僧（PbO）具有鲜艳橘红和黄色，炼丹家认为是铅之精气凝成，称为黄华。铅与汞合锻，"则铅与水银吐其精华，华紫色或如黄金色……名曰玄黄"。玄黄即 HgO - PbO 或 HgO - Pb_3O_4 的混合物，炼丹士"取玄黄一刀圭，纳猛火，以鼓囊吹之。食顷，皆消成黄金"。"服如小豆，吞一丸，一百日神仙，万病皆愈。"（《黄帝九鼎神丹经诀》）这些都是长生不老药，又是治病要药。铅、汞是炼外丹主要原料，故又称"铅汞术"。

　　其他还有一些。如"铁禀南方阴丁之精，结而成形；铜所禀东方乙阴之气，结而成魄；银禀西方辛阴之神，结精而为之质；铅锡俱禀北方壬癸之气；……金则所禀于中宫阴己之魄"（《大洞炼真宝经》）。"曾青（铜）者东方青帝，木行青龙之精；丹砂者南方赤帝，火行朱雀之精；白礜者西方白帝，金行白虎之精；慈石者北方黑帝，水行玄武（龟蛇）之精；雄黄者中央黄帝，土行黄龙之精。"（《太清石壁记》）用五行理论作配合。这些重金属或硫黄、白礜之类，口服均为大毒之品，也许经过炼制，发生了一些特殊变化，所以如葛洪罗列了十几种丹于《抱朴子》中，未见得全为毒品。他说："九丹之二名神丹……服之三刀圭，三尸九虫皆即消坏，百病皆愈"；"小丹……服如麻子三丸，日再服，三十日，腹中百病愈，三尸去；服之百日，肌骨强坚；千日，司命削去死籍，与天地相毕，改形易容，变化无常，日中无影，乃别有光也"（《金丹篇》）。都有"长生灭病"之效。

　　从现代观点看，炼丹术主要开辟了化学发展的前景，服用者可致中毒，特别是慢性中毒。中药中大多也是外用居多，生肌杀虫，如九一丹等。但在历史上曾为治疗用药开辟新途径，仍值得肯定。中国的炼丹术经由阿拉伯传至欧洲，巴拉塞尔苏斯（P. A. Paracelsus，1493-1541）为西方化学打开了一扇大门，他的一句名言也说："金丹术的宗旨，不在冶炼黄金，而在于为人类疾患研制药品。"[①] 可见中国炼丹术的观念（治病和长生药的观念）影响甚至及于西方。在相当长一段历史时期内，金丹术不仅是术士的事业，而且被接纳进宫廷内苑，不可能毫无用处。北魏有御金丹坊，唐宋则分隶集贤院或翰林院，元明清渐少，但民间及山林始终不绝如缕。近有张觉人以垂暮之年披露了他自己长期炼制并服丹药的经验和丹方，可为一证。因此，对于外丹的作用和毒性，在未作深入研究之前，似不宜从一般推理角度全部否定。

　　不过，历史上服丹药而致死或夭寿者着实不少。清·赵翼《廿二史劄记》记唐代太宗、宪宗、穆宗、敬宗、武宗、玄宗及臣下杜伏威、李道士、李抱真等皆因丹药中毒而死。韩愈作《故太学博士李君墓志铭》，述及李于及工部尚书归登、殿中御史李虚中、刑部尚书李逊、逊弟刑部侍郎建、襄阳节度使工部尚书孟简、东川节度御史大夫卢坦、金吾将军李道古等，皆死于服丹。"工部既食水银得病，自说若有烧铁杖自颠贯其下者，摧而为火，射窍节以出，狂痛号呼乞绝。其茵席常得水银，发且止，唾血十数年以毙。殿中发其背死。刑部且死，谓余曰：'我为药误。'……卢大夫死时，溺出血肉，痛不可忍，乞死乃死。金吾以柳泌得罪，食泌药，五十死海上。""不知服食说自何世起，杀人不可计，而世慕尚之益至，此其盛也。"可知是服丹、服食并致。文人学士如李白、王勃、卢照邻、元稹、白居易等均曾浸染此风尚，炼金丹，服仙药，访名山。白居易炼丹未得火候，"姹女"（水银）升腾飞散，当时甚为懊恼。后来看到服金丹仙药的都短寿，反有自慰感，其诗《思旧》云："退之服硫黄，一病讫不痊；微之炼秋石，未老身溘然；杜子得丹诀，终日断腥膻；崔君夸药力，终冬不衣绵。或疾或暴夭，悉不过中年。唯余不服食，老命反迟延。"《宋史·薛居正传》说其服丹砂遇毒，奏事毕出殿门已不能言、不能饮，"吐气如烟云，舆归私第卒"。叶梦得《避暑录话》云："士大夫服丹砂死者，前后固不一。余所目击，林彦振平日充实，饮啖兼人，

---

① 李约瑟：《中国古代金丹术的医药化学特征及其方术的西传》。《中华文史论丛》第3辑，上海古籍出版社1979年版，第110页。

居吴下，每以强壮自夸。有医周公辅言得宋道方丹砂秘术，可延年而无后害。道方拱州良医也，彦振信之。服三年，疽发于脑。始见发际如粟，越两日须额与胸背略平，十日死。方疾亟时，医使人以帛渍所溃脓血，濯之水中，澄其下，略有丹砂。盖积于中与毒俱出也。谢任伯平日闻人畜伏丹砂，不问其方必求之服，唯恐尽。去岁亦发脑疽，有人与之语，见其疾将作，俄顷间形神顿异，而任伯犹未知觉。既觉如风雨，经夕死。十年间亲见此二人，可以为戒矣。"

当时人对服丹药之毒必渐有所知。《北史·由吾道荣传》记："文宣时令与诸术士九转金丹，及成，帝置之玉匣，云：'我贪人间作乐，不能飞上天。待临死时服耳。'"道书《悬解录》也说："金丹并诸石药各有本性，怀大毒在其中，道士服之，从羲轩以来，万不存一，未有不死者。""欲求长生，反致速死。"不过，中毒而死者常被道士用"尸解仙"一语遮过，意谓尸解升天仙去，并非真正死亡。还有一种解释，谓是炼成之丹"未出火毒"，或未炼到家而致："亮在梁州，忽服食修道，欲致长生，迎武当山道士孙道胤令合仙药。至益州，泰豫元年（472）药始成，而未出火毒。孙不听亮服，亮苦欲服。平旦开城门取井华水服，至食鼓后，心动如刺，中间使绝。"（《宋书·刘怀慎传》）总之，服丹致死事例不少。长沙马王堆汉墓女尸组织内铅、汞含量超过正常数十至数百倍，各器官分布不均，有蓄积现象。小肠内含汞物质残留。这些与棺液中的化合物结构不同，证明为服丹药所致。她的死因或可能与此有关。[①] 水银一次性服用过多，可使当场死亡；慢性中毒则如日本水俣病，因河流被工厂汞废水污染而致。铅的慢性中毒是现代工业主要职业病之一，可致蓄积中毒，这是没有疑问的。

外丹术给医药和人类健康造成的影响有正反两面。炼外丹盛于宋以前，宋以后由内丹术逐渐取代，这与中毒不无关系。

64. 内丹术发展影响及于医学

内丹术是入静调息、吐故纳新、运转内气循行于体内的一种道家健身术，谓能在身体内九转成丹。实际上是生理、心理的训练过程，有些奥妙至今尚无法用

<hr>

① 湖南医学院：《长沙马王堆一号汉墓古尸研究》。文物出版社 1980 年版，第 224 页。

现代科学方法揭秘。道士们为玄其术，有时也称"金丹术"、"铅汞术"。先秦的养生术包括呼吸导引和服食胎息，是内丹术的发端处。《淮南子》"齐俗"、"泰族训"等篇有赤松子、王乔呼故而吸新的记述；王褒《圣元得贤臣颂》则曰"偃仰诎信（伸）若彭祖，呴嘘呼吸如乔松"；边韶《老子铭》"苞元神化，呼吸主精"；汉灵帝光和四年《三公山碑》"或有恬淡养皓然兮，或有呼吸求长存兮"及献帝时仲长统曰"安神闺房，思老氏之玄虚；呼吸精和，求至人之彷彿"，说明汉时在这两方面都有延续和发展。《河上公章句》还有具体方法介绍："治身者呼吸精气，无令耳闻"；"治身之天门，谓之鼻孔。开，谓喘息也；阖，谓呼吸也"。"鼻口之门，乃是通天地之元气所从来。鼻口呼吸喘息，当绵绵微妙，若可存，复若无有。""不死之道，在于玄牝。玄，天也，于人为鼻；牝，地也，于人为口。""天道与人道同，天人相通，精气相贯。"总体上看，秦汉的呼吸导引比较发展，服食胎息还不普遍。而后者是内丹术的主要基础。

炼内丹之法，从却谷食气、胎息之法发展出来。据《抱朴子·对俗》引《异闻记》，谓有一女孩，四岁避乱不能步涉，郡人张广定又不可担负，乃将之置于古大冢中，备数月干粮水浆。三年后乱平返乡，广定欲收冢中所养女骨殡埋，竟见女坐冢中。犹能认识父母。后其父引其出，"问之从何得食，女言粮初尽时甚饥，见冢角有一物，伸颈吞气。试效之，转不复饥。日月为之，以至于今。父母去时所留衣被，自在冢中，不行往来，衣服不败，故不寒冻。广定乃索女所言物，乃是一大龟耳。女出食谷，初小腹痛、呕逆，久许乃习。此又足以知龟有不死之法。及为道者效之，可与龟同年之验也。……是以真人但令其道引以延年，法其食气以绝谷"。这一故事可能为后出的比附神话，但龟"吞气"而长寿不死及小女学而得苟延生命的例子，对于道士却谷食气的修炼肯定有启发，并且鼓舞很大，屡屡在道经中加以引用。

其实《太平经》中早就有详明论述。其谓：

　　　　比欲不食，先以导命之方居前，因以留气。服气药之后，三日小饥，七日微饥，十日之外，为小成无惑矣。已死去就生也。服气药之后，诸食有形之物坚难消者，以一食为度，食无形之物，节少为善。百日之外可不食，名不穷之道，名为助国家养民，助天地食主。少者为吉，多者为凶。全不食亦凶，肠胃不通。通肠之法，一食为适，再食为增，三食为下，四食为肠张，五食饥大起，六食大凶恶，百疾从此而生，至大饥年当死。节食千日之后，大小肠皆满，终无料也。令人病悉除去，颜色更好，无所禁防。古者得道，老者皆由不食，君臣民足以安身心，理其职。富者足以存财，贫者足以度躯。

颇引入疾病及生理理论作解。又说：

是故食者命有期，不食者与神谋，食气者神明达。不饮不食，与天地相卒也。

却谷食气之效大矣哉！

食气后炼精气的方法，《太平经》作如下言：

夫神明精气者，随意念而行，不离身形。神明常在，则不病不老，行不遇邪恶。若神明亡，病者立死，行逢凶恶。是大效也。人欲不病，宜精自守也……各自保养精神，故能长存。精神减则老，精神亡则死。此自然之分也。安可强争乎？凡事安危，一在精神。故形体为家也，以气为舆马，精神为长吏。兴衰往来，主理也。若有形体而无精神，若有田宅城郭而无良吏也。

这是指保养为主和"随意念而行"。更重要者为"胎食"（胎息）之法：

请问胎中之子，不食而炁（气）者何也？天道乃有自然之炁，乃有消息之炁。凡在胞中，且而得炁者，是天道自然之炁也。及其已生，嘘吸阴阳而炁者，是消息之炁也。人而守道力学，反（返）自然之炁者生也，守消息之炁者死矣。故夫得真道者，乃能内炁，外不炁也。以是内炁养其性，然后能反婴儿，复其命也。故当习内炁以内养其形体。

或曰：

返自然之气，心若婴儿，即生矣。随呼吸阴阳之气，即死矣。

《抱朴子·释滞》中则如此说：

> 得胎息者，能不以鼻口嘘吸，如在胞胎之中，则道成矣。初学行炁，鼻中引炁而闭之，阴以心数至一百二十，乃以口微吐之，及引之，皆不欲令己耳闻其炁出入之声。常令入多出少，以鸿毛著鼻口之上，吐炁而鸿毛不动为候也。渐习转增其心数，久久可以至千。至千则老者更少，日还一日矣。

这种胎食引气，即今日气功。《内指通玄秘诀》引《周易参同契》云"修之不辍休……"中说："庶气云雨行，淫淫若春泽。液液象解冰，从头流到足，究竟复上升，往来洞无极。"即内丹周天功，讲内气如何在体内周流。显然是与《黄帝内经》等讲的自然之气不是一回事。

实际上当时并无内外丹之名。东晋许逊《灵剑子·服气诀》曰："服气调咽用内丹"，可能为"内丹"一词之始。陈·慧思《南岳思大禅师立誓愿文》"藉外丹以炼内丹"，为最早以外丹、内丹作对举。吐故纳新为内丹。由是而知后来的道士分出了内外丹，但又将所有胎息、吐纳、导引等引气法，全归入内丹术范围。由于笃信外丹能羽化登仙，服炼之品又多神秘性，故以外丹为主，内丹为辅。

但内外丹合炼的理由更充分、更受炼丹家信奉。张杲《医说》卷九中论内外丹说："老君曰：气象天地，变通莫测，阳龙阴虎，木液金精，二气交会，炼而成者谓之外丹；含和炼藏，吐故纳新，上入泥丸，下注丹田，修运不息，朝于绛宫，采于五石以哺百神，此内丹也。修道之士内丹可以延年，外丹可以升仙。内丹成而外丹不应，外丹应而内丹不充，皆未至于升举。"十分看重内外丹合炼，可见，内外丹合炼已成大势所趋，渐被公认为求仙大道。《大丹铅汞论》中也说："外丹得造化之大全……直与天地同其轨，与内丹同其关键，可不秘乎？"宋代《感气十六转金丹》中则说："第一品名曰龙虎大还丹……有内丹人服之，点化骨肉同飞而成天仙；无内丹人服之，点化则成地仙"；"第二品曰神符白玉丹……服之如上"；"第三品名曰金液小还丹……有内丹人服之点化成仙，无内丹人服之长生不死"；"第四品名曰紫游丹……有内丹人服之可仙，无内丹人服之久视长年"。第五品同。可见内外丹合炼相当长时期在炼丹术士心目中是最重要的方法原则，直到外丹术逐渐衰微，内丹术才占有主要地位。

不过，纯论内丹而不涉外丹的著作，则亦早已有之。这就是《黄庭经》。此书与医学最多相关。

《黄庭经》被列为与《道德经》、《参同契》同等地位的道教"三典"。《道德经》为渊薮，《参同契》论外丹，《黄庭经》论内丹。据王明教授考[①]，《黄庭经》（《黄庭内景经》）于 288 年问世；后来又有晋魏夫人（名华存，字贤安，252－334）作《黄庭外景经》（334 年问世）为羽翼，传为得魏晋秘藏草本后所撰著。实际上可能原仅《黄庭经》一书，至东晋有能文之士本其旨而缀纂成篇，力减内篇之脏腑色象神名，祛除原有丰伟奥秘的形容部分而作简明平易叙述，词清义畅，以内外相对，遂分成内景经、外景经两种。

内外景之辞，见于《荀子》有"浊明外景，清明内景"（《解蔽》）；见于《淮南子》有"天道曰圆，地道曰方；方者主幽，圆者主明。明者，比气者也，故火曰外景；幽者，含气者也，是故水曰内景"（《天文训》）。梁丘子注《黄庭内景玉经》则曰："黄者，中央黄色也；庭者，四方之中也。外指事，即天中、人中、地中；内指示，即脑中、心中、脾中。故曰黄庭。内者，心也；景者，象也。外象谕即日月星辰云霞之象；内象谕即血肉筋骨脏腑之象也。心居身内，存观一体之象色，故曰内景也。"《黄庭内景经》第二十四章："隐景藏形与世殊，含气养精口如朱"，可为本身注脚。《太平经》"反明洞照"；《黄帝内经》"澄神内视"，即悉知身体内脏气血精神活动状况之谓，也是"内景说"来由。

《黄庭经》中对五脏六腑的描述，与《黄帝内经》有间接承绪关系，中间环节则似为《太平经》及《河上公老子章句》。后者如曰："人能养神则不死，神谓五藏神也。

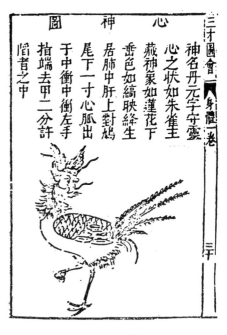

图 8.2　心神图

---

①　王明：《道家和道教思想研究》。中国社会科学出版社 1984 年版，第 335 页。

肝藏魂，肺藏魄，心藏神，脾藏意，肾藏精与志。五脏尽伤则五神去。"出自《灵枢》。又曰："怀道抱一，守五神也。""人能保身中之道，使精气不劳，五神不苦，则可以长久。"也是《内经》养生思想。在《太平经》中，五脏"神"化的倾向已十分明显。如云："四时五行之气来入腹中，为人五藏精神，其色与天地四时色相应也……此四时五行精神，入为人五藏神，出为四时五行神精。其近人者，名为五德之神，与人藏神相似……东方之骑神持矛，南方之骑神持戟，西方之骑神持弓弩斧，北方之骑神持镶楯刀，中央之骑神持剑鼓。"在《内景经》中则如下：

> 心神丹元字守灵，肺神皓华字虚成，肝神龙烟字含明，翳郁道烟主浊清，肾神玄冥字育婴，脾神常在字魂停，胆神龙曜字威明，六腑五脏神体精。（《心神章》）

> 发神苍华字太元，脑神精根字泥丸，眼神明上字英玄，鼻神玉垒字灵坚，耳神空闲字幽田，舌神通命字正伦，齿神崿锋字罗千。（《至道章》）

诸如此类，共成"八景二十四真"，每一器官甚至皮肤毛甲，都封了一个神名。这些"神"即主持该器官功能者。这成为道教医学一大特点，道书无不继之。如宋张君房《云笈七籤》："脑神名觉元子，字道都，形长一寸一分，白衣；发神玄父华，字道衡，长二寸一分，玄衣；皮肤神名通众仲，字道连，长一寸一分，黄衣"，即此之类。

但树立这些"神位"对内丹修炼过程并没有多大意义，倒是《黄庭经》中立有黄庭宫及三丹田，是一发展和具有实用性。"上有魂灵三关元"，"三关之内精气深"，"回紫抱黄入丹田"，"三田之中精气微"。三丹田的位置，"上丹田，脑也，亦名泥丸"；"中丹田，心也，亦名绛宫"；"下丹田，脐下三寸，气海也，亦名精门"。三田之中，各有司主之神（另一种说法，上黄庭宫脑中，中黄庭宫心中，下黄庭宫脾中）。

"三黄庭"、"三丹田"的建立是为炼精化气、炼气化神的炼内丹目的服务的。存思黄庭，炼养丹田，积精累气，是炼内丹以求长生之道的核心方法。《钟吕传道集》曰："炼形成气，炼气成神，炼神合道，始于还丹……丹乃丹田也。丹田有三,上田神舍,中田气府,下田精区。精中生气,气在中丹;气中生神,神在上丹;真水真气,合而成精,精在下丹。……所谓精气神,乃三田之宝。"中医学中的"精气神学说",实从道教炼内丹中借用而出。《黄庭内景经》将《太平经》中的精气神三者定位于三丹田。《太平经》中如此说:"三气共一,为神根也。一为精,一为神,一为气。此三者,共一位也,本天地人之气。神者受之于天,精者受之于地,气者受之于中和,相与共为一道。故神者乘气而行,精者居其中也。三者相助为治。故人欲寿者,乃当爱气尊神重精也。"后世中医以精、气、神为人身三宝,缘于这些道经,是《内经》欲言而未言者。

道士的修炼过程中,定位于三丹田,而下丹田尤被重视,《黄庭经》中下丹田名气海、精门,又名关元、命门:"横津三寸灵所居,隐芝翳郁自相扶。"梁丘子注:"《玉历经》云:下丹田者,人命之根本,精神之所藏,五气之元也。在脐下三寸,附著脊,号为赤子府。男子以藏精,女子以藏胎,主和合赤子,阴阳之门户也。其丹田中气,左青右黄,上白下黑。"后来医学中的命门学说,受此下丹田理论影响不小。

《黄庭经》对内丹修炼方法有具体阐述。第一是"呼吸元气以求仙"。即呼吸元阳之气,吐故纳新。与前述呼吸吐纳之法受排斥的观点不同。这种呼吸,为饮日气、吞月精:"高奔日月吾上道,郁仪结璘善相保。乃见玉清虚无老,可以回颜填血脑。"(按:"郁仪"为奔日之神,"结璘"为奔月之仙)吞饮日气月精以还精补脑,是呼吸吐纳炼内丹的根本原理。

食气必先却谷:"百谷之实土地精,五味外美邪魔腥,臭乱神明胎气零,那从反老得还婴,三魂忽忽魄糜倾,何不食气太和精,故能不死入黄宁。"认为百谷腥味,能臭乱神明,应却而不食,改服日月太和之气。这为前引入冢引气故事从理论上作了阐释。却谷食气从此成为炼内丹的最基本方法。例如后来的道教领袖寇谦之亦因此得道:"早好先道,有淹俗之心,少修张鲁之术,服食饵药,历年无效……授谦之服气导引口诀之法,遂得辟谷,气盛体轻,颜色殊丽。"(《魏书·灵征志》)

第二法为得胎息。"琴心三叠舞胎仙,九气映明出宵间。"得胎息就如婴儿在母腹,不以鼻口嘘吸,能自服内气:"三田之中精气微","三气徘徊得神明",胎息之气在三田循行。大约也即内视运气法:"闭目内眄自相望,使心诸神还相崇。

七玄英华开命门，通利天道存玄根，百二十年犹可还。过此守道诚独难，唯得九转八琼丹。"胎息炼出的内丹何等高妙。《登真隐诀》说南岳魏夫人炼就此道，能"内视远听四方，令我耳目注万里之外。久行之，亦自见万里之外事。精心为之，乃见万里之外事也"。"常欲闭目内视，存见五脏肠胃，久久行之，自乃分明了了也。"颇似今日练气功并"有特异功能"者，可以"视听千里之外"。

第三法是房中术爱精积精，还精补脑法："闭塞三关握固停"，"方寸之中念深藏，不方不圆闭牖窗，三神还精老方壮"。"结精育胞化生身，留胎止精可长生，三气右回九道明，正一含华乃充盈。"都是在房中性交技术方面如何蓄精、回气、还精补髓的方法。

《黄庭经》为内丹术奠定的理论基础和实践方法，后世内丹术士又作了许多衍绎，如《太清境黄庭经》、《黄庭中景经》、《黄庭遁甲缘身经》、《黄庭养神经》等。王羲之爱鹅，对方要他书写《黄庭经》以为交换；《黄庭内景图》为道士炼内丹者所日日揣摩；唐代女道士胡愔于848年著成《黄庭内景脏腑补泻图》，其中吸收《内经》医学内容比较平实，已不全为胎息，而为除疾。有曰："肺呬、心呵、肝嘘、脾呼、肾吹、胆嘻，右此六字六腑之气……但为除疾，非胎息也。"

此书此图合内丹术与《内经》医学理论于一炉，人身小宇宙的观念完整构造起来，于习医者影响甚大。宋代名医朱肱《内外两景图》等明显受到深刻影响。

在道教内部，炼内丹的理论和方法还有其他发展。例如五代末、宋初道士陈抟《陈希夷二十四气坐功法》、《指玄篇》及刻无极图于华山石壁，建立了一个内丹修炼先后天理论模型图式，共有五圈，代表玄牡、炼精化气、炼气化神、五气朝元、取坎填离、炼神还虚、复归无极等七个阶段。此图后来对中医的先后天命门元气理论影响甚大。钟离权、吕岩的《灵宝毕法》，总结内丹修炼可分七步：匹配阴阳、聚散水火、交媾龙虎、烧炼丹药、肘后飞金晶、玉液还丹、金液还丹。炼后"阳精成体，神府坚固，四时不畏寒暑，神采变移容仪"。施肩吾《钟吕传道集》中论阴阳五行、龙虎、铅汞、抽添、河车、还丹、内观等十八篇，其中说："心，火也，如何得火下行？肾，水也，如何得水上升？……肾，水也，水中有火，升之为气。因气上升以朝于心；心，阳也，以阳合阳，太极生阴，乃积气生液，液自心降，因液下降以还于肾。"这就是所谓内丹结成的过程。这种水火升降之论，也影响到李东垣等的医学理论。

宋代是内丹大发展的时代。一方面外丹难炼，夭死、慢性中毒等弊病越来越多，为后人之鉴；另一方面，道教中反对理论抬头并占主要地位。如夏元鼎说："药在吾身，不假外物。"（《南岳遇师本传》）明确地与"假外物以自坚"的外丹基本理论唱反调。道教南宗领袖张伯端（字平叔，浙江天台人，号紫阳真人），熙宁八年（1075）撰成《悟真篇》，力斥金丹之说，谓"草木金银皆滓质"，"用铅不得用凡铅"，"人人本有长生药"，"何须寻常学烧茅"。认为只有"金液还丹"（内丹）术，才能使人延年不老。所以说，"道自虚无生一气，便从一气产阴阳。阴阳再合成三体，三体重生万物昌"。张伯端的《悟真篇》被内炼者奉为经典，《四库总目提要》说："是书专明金丹之要，与魏伯阳《参同契》，道家并推为正宗。"张伯端另还撰有《八脉经》等，其所指冲、带等脉与医家所言不类，李时珍《奇经八脉考》却予以收入，并说："紫阳《八脉经》载经脉，稍与医家之说不同。然内景隧道，惟返照者能照察之，其言必不谬也。"医家也甚信道士炼丹家言。

北宗道教领袖丘处机及其师王重阳，亦重内丹而废外丹，与南宗差别在修炼内丹主张先性后命。丘处机曾应元太祖之召对答长生久视之道，传布道教，成为元后道教正宗。并著有《大丹直指》、《摄生消息论》等，强调练功"幽室静坐，绝虑忘思，外境不入，内境不生"等。

内丹派就这样成为炼丹家的正宗。南宗张伯端及传人石泰、薛道光、陈楠、白玉蟾，共为"南五祖"。所著《海琼传道集》等，于内丹术理论和方法更有深入，影响极大。内丹术的修炼又与佛教传入后的禅宗互有渗透结合。历代直至今日的气功修炼，实际上也还是内丹术的继续，与医学甚多相关。

二、道士的法术与医术

前曾指出，道教的基础之一是方士医学。因此，从道教的创始人到各届领袖，从道教的大小头目到头陀道姑，差不多全懂一点医药。《黄帝内经》也成了他们的经典，后来就收入了《道藏》。一般认为道士的法术无非是踏罡步斗、呼风唤雨、堪舆风水、符咒斋醮等奇谲玄诡之事，令人眼花缭乱而已。但他们自己却相信这一切都具有魔力，确实是在驱除病魔，救人性命。

65. 道士手中的医术

道士决不排斥真正的医药及技术，并且吸收它们，接受像《内经》、《伤寒论》等这样的理论及民间验方、偏方。不过同时也按照他们的方式加以某种改造。

《太平经》可为一例：

> 今承继负先人天心而行；丧失或欠缺则后人负殃，此先人负于后生者。负之后，天地大多灾害，鬼物老精凶殃尸咎非一，尚复有风湿疳疥，今下古得流灾众多，不可胜名也。或一人有百病，或有数十病，假令人多有可畏，或有可短。或各能去一病，如一卜卦工师中知之，除一祸祟之病；大医长于药方者，复除一病；刺工长刺经脉者，复除一病；或有复长于灸者，复除一病；或复有长于劾者，复除一病；或有长于祀者，复除一病；或有长于使神自导视鬼，复除一病。此有七人，各除一病，这除去七病。下古人多病，或有一人十数病，乃有自言身有百病者，悉无不具疾苦也。尽诸巧工师，各去一病，这去七病，其余病自若在，不尽除去。七工师力已极，此余病不去，犹共困人，久久得穷焉，故多得死，不能自度于厄中也。人生比竟天年几何，睹病几何，遭厄会衰盛进退。天之格法，比如四时五行有兴衰也。八卦乾坤，天地之体也，尚有休囚废绝少气之时，何况人乎？人者，乃象天地，四时五行六合八方相随，而壹兴壹衰，无有解已也。故当预备之，救吉凶之源，安不忘危，存不忘亡，理不忘乱，则可长久矣。是故治邪法，道人病不大多。假令一人能除一病，十人而除十病，百人除百病，千人除千病，万人除万病。一人之身，安得有万病乎？故能悉治决愈之也。

这些话在平常人听来，颇似梦呓。也许是道教中密语。也许是写著者语言水平问题。但有一点可以肯定：道教认为病是能够治愈的。治疗的方法，则无论针灸、药物、咒禁法术都可用。（后面的经文还提到疾病是可以预防的。）

《太平经》中有"灸刺诀"，以针灸为道术的一种：

灸刺者，所以调安三百六十脉，通阴阳之气而除害者也。三百六十脉者，应一岁三百六十日，日一脉持事，应四时五行而动。出外周旋身上，总于头顶，内系于藏，衰盛应四时而动移，有疾则不应。度数往来失常，或结或伤，或顺或逆，故当治之。灸者，太阳之精，公正之明也，所以察奸除恶害也。针者，少阴之精也，太白之光，所以用义斩伐也。治百中百，治十中十，此得天经脉谶书也。实与脉相应，则神为其驱使；治十中九失一，与阴脉相应，精为其驱使；治十中八，人道书也，人意为其使；过此而下，不可以治疾也，反或伤神。甲脉有病反治乙，名为恍惚，不知脉独伤绝。故欲乐知天道神不神，相应与不也，直置一病人前，名为脉本文，比若书经道本文也……阳脉不调，反治阴脉，使人被咎，贼伤良民，使人不寿。脉乃与天地万物相应，随气而起，困者反始。故得其数者，因以养性，以知时气至与不也。本有不调者安之。古者圣贤，坐居清静处，自相持脉，观其往来度数，至不便以知四时五行得失，因反知其身盛衰，此所以安国养身全形者也，可不慎乎哉！人惑随其无数灸刺，伤正脉，皆伤正气，逆四时五行，使有灾异；大人伤大，小人伤小，尽有可动遥不居其处者。此自然之事也。是故古圣贤重之，圣帝王居其处，候脉行度，以占知六方吉凶，此所谓以近知远，以内知外也，故为神要道也。

这些针灸经脉之论，亦有语无伦次的毛病。不过，其与时辰相应，或竟为后来针灸经络子午流注学说的滥觞。"以内知外"，恰与《内经》的"以外知内"相背反。不过，"内视法"也可视为一种创新。

从以上这些，可知道教医学与正统医学的千丝万缕关系。

66. 道士禁咒作法

"禁"为禁止、制止、禁忌，"咒"为祝咒、诅咒。禁与咒二者均是用特殊的语言方式施行的法术，以求达到阻止某种神怪侵犯的目的，镇住它；或能调动神将神兵来歼灭它们。作法是先发数言，意在恐吓，道士在咒语中把自己吹嘘为天上某神的代表，法力无边，很有点心理战的味道；然后发出命令，并说不服从命令将如何如何受惩罚等，颇似最后通牒。

据《太平经》说，这种咒语是"天上神谶语"，"集以为卷，因名为祝谶书"，可见与图谶的上承关系。这种祝谶语"时下授人以言，用使神吏应气而往来"，"人民得之，谓之神祝"。具有"祝百中百，祝十中十"的效果，"其祝有可使神仿为除疾，皆聚十十中者，用之所向无不愈者也"。又说："此者，天上神语也，本以召呼神也，相名字时时下漏地，道人得知之，传以相语，故能以治病。如使行人之言，不能治愈病也。夫变事者，不假人须臾，天重人命，恐奇方难卒成，大医失经脉，不通死生重事，故使要道在人口中，此救急之术也。欲得此要言，直置一病人于前，以为祝本文，又各以其口中密秘辞前言，能即愈者，是真事也；不者，尽非也，应邪妄言也，不可以为法也。或有用祝独愈，而他傍用之不决效者，是言不可记也；是者鬼神之长，人自然使也，名为孤言，非召神真道也。人虽天遥远，欲知其道真不？是与非相应和，若合符节者是也，不者非也。"说的是验证神咒与非神咒（"行人之言"与"孤言"）的方法，意为真正的神咒是肯定有效的。[①]

禁咒一方面与谶语有关，一方面也来自民间巫术。葛洪说："吴越有禁咒之法，甚有明验，多炁耳。知之者可以入大疫之中，与病人同床而己不染……又能禁虎豹及蛇蜂，皆悉令伏不能起。以炁禁金疮，血即登止。又能续骨连筋，以炁禁白刃，则可蹈之不伤，刺之不入，若人为蛇虺所中，以炁禁之则立愈。"（《抱朴子·至理》）这里不用咒语，而用发"气"（炁）。

行禁咒者须有受禁仪式，有多种多样。如《千金翼方》：

> 正月一日受法：正月一日平旦寅时，清净澡漱，在无人清净之处，著鲜净衣，不得令人辄见，烧众名香，正面向东，禹步三匝勿回转，长跪读启度文曰：上启三师神童玉女，天医、卢医、一切诸师，太上老君诸仙神王，日月五星，二十八宿，北斗三台，诸神仙官属、诸大神王咸知，弟子某甲受持符禁之法，愿拔众生苦难，除毒消邪，辟却邪恶万事。如敕急急如太上老君律令。

---

① 葛兆光先生《道教与中国文化》（上海人民出版社 1987 年版），第 93 页错认为这是"惟恐人们不相信它的灵验"而"告诉人们进行验证的方法"，显与原意不符。

都受禁文曰：想东方木，禁在吾肝中；想南方火，禁在吾心中；想西方金，禁在吾肺中；想北方水，禁在吾肾中；想中央土，禁在吾脾中。想左青龙、右白虎、前朱雀、后玄武，天师禁驾，无事不苦。东王公、西王母，道吾禁有随当止，急急如太上老君律令。讫，还诵所得禁文各三遍，礼一十二拜。仍更七日勿共人作一言及恶、骂、詈等语。七日勿洗手。（《禁经》上）

禁咒术的操作也各不相同。《千金翼方·禁经》中要求：

先禹步三匝，左手持刀，右手持水，努目急气，然后禁之、喷之曰唾。"……唾汝即出，不得留藏。汝若不去，吾遣张丞伯提汝缚送镬汤。急急如律令"。

禁产难方。先禁水一杯与服之，乃禁曰："天有阴阳，地有五行，星辰列布，日月精明，四时变化，不失其常。骨肉已成，四体已强，毛发已就，今是生时，去迟何望。河伯在门，司命在庭，日月已满，何不早生。若男若女，司命须汝，促出无迟，并持胞衣。急急如律令。"

也有比较简单的，如：

禁金疮法。咒曰："吾被百箭，疗无一疮，一人挽弓，万人惊张，一箭破于千阵，此禁亦是难当。急急如律令。"（同上）

还有配合其他动作者：

咒法。发日执一石于水滨，一气咒云："矕矕圆圆，行路非难，捉取疟鬼，送与河官。急急如律令。"投于水，不得回顾。（《肘后方·治寒热诸疟方》）

大多数的禁咒法都与水有关。道士念念有词，噀水、唾喷。唾似被认为有极大效力。《千金翼方·禁经》：

禁唾恶疮毒法。先闭气三通，神师受告大道最良。咒曰："百药之长，不如吾之膏唾。吾仰天唾杀飞鸟；唾南山之木木为之折；唾北山之石石为之裂；唾北方之水水为之竭；唾百虫之毒毒自消灭。唾百疮之毒，生肌断血、连筋续骨、肌生肉实。扁鹊、卢医教我禁方，三唾何疮不愈，何毒不去。天音神师今在汝处。急急如律令。"

《肘后方·治目赤痛暗昧刺诸病方》：

华佗禁方。令病人自用手两指，擘所患眼，垂（唾？）空咒之曰："疋疋，屋舍狭窄，不容宿客。"即出也。

噀水则如：

咒水喷病人法：先取净水一器，咒三吸气，闭目存鬼神怒五气击之。咒曰："持清持浊，持正持水所为物，无不消化，怒石石裂，怒木木折，邪不干正，危不入身，大道流行，摄录邪精，神祇所怒，玉石皆化，何病不愈，何灾不断，速出速出，急急如律令。"（《千金翼方·禁方》）

咒水治百病法。先取净水，以器盛之。十咒曰："太乙之水祖且良，举水向口续神光，大肠通膀胱，荡涤五脏入胞囊，脾肾太仓，耳目皆明，百病除差，邪精消亡。急急如律令。"吃之遍身，然后用之。（同上）

禁咒有时还需特殊发声，称为"嘘"或"啸"。是模仿禽兽动物之声，或直接以禽兽行之。如《肘后方》："禳一切疟。是日抱雄鸡，一时令作大声，无不愈。"就是用雄鸡声嘘啸。唐·孙广《啸旨》序中称：

天气激于喉中而浊，谓之言；激于舌而清，谓之啸。言之浊，可以通人事，达性情；啸之清，可以感鬼神，致不死。盖出其言善，千里应之；出其啸善，万灵受职。斯古之学道者哉！此书且分啸有十二法：外激、内激、含、藏、散、越、大沈、小沈、疋、呬、五太、五少。

依此则唾法发声"疋疋",实亦啸法一种。啸法可能亦从巫术中来。如屈原《招魂》:"招具该备永啸呼些,魂兮归来,反故居些。"

道经中提及啸法甚多。"啸歌九玄台,崖岭凝凄凄。"(《洞真太上紫度炎光神元变经》)"阿母延轩观,朗啸蹑灵风。""米轩四驾,啸命众精。"(《真诰》)

《后汉书·徐登传》载东汉道士"徐登者,闽中人也。本女子化为丈夫,善巫术。又赵炳,字公阿,东阳人,能为越方。时遭兵乱,疾疫大起,二人遇于乌伤溪水之上,遂结言约,共以其术疗病。二人……贵尚清俭,礼神唯以东流水为酌,削桑皮为脯,但引禁架,所疗皆除"。二人亦善啸,赵炳临水求渡,船人不允,炳乃"长啸呼风,乱流而济";徐登则禁水不流。

"啸"亦可能称"嘘"。《抱朴子》说:"善用炁者,嘘水,水为之逆流数步;嘘火,火为之灭;嘘虎狼,虎狼伏而不得动起;嘘蛇虺,蛇虺蟠而不能去。若他人为兵刃所伤,嘘之血即止;闻有为毒虫所中,虽不见其人,遥为嘘祝我之手,男嘘我左,女嘘我右,而彼人虽在百里之外,即时皆愈矣。"故嘘、啸要有练气、行气之术的功底。

禁术还有些特殊形式。例如:

　　以其人置地,利刀画地。从肩起,男左、女右。令周面以刀锋刻病人鼻,令入一分,急持勿动。其人当鬼神语求哀,乃问:"阿谁?何故来?"当自乞去。乃以指灭向所画地。当肩头数寸,令得去。不可不具诘问之也。(《肘后方·治卒魇寐不寤方第五》)

　　师往以针五枚内头髻中。狂病者则以器贮水,三尺新布覆之,横大刀于上。悉乃矜庄,呼见其人。其人必欲起走,慎勿听。因取水喷之,又呵视,三通乃熟。拭去水,指弹额上近发际。问欲愈乎?其人必不肯答。如此二七弹乃答。欲因杖针刺鼻下人中近孔内侧,空停针,两耳根前宛宛动中停针。又刺鼻直上,入发际一寸。横针又刺鼻直上入,乃具诘问。怜怜醒悟,则止矣。(《肘后方·治卒得惊邪恍惚方第十八》)

以上禁法用刀剑、针灸加上诘问、禁语。更有奇术如此：

> （陈）显达出杜姥宅大战破贼，矢中左眼，拔箭而镞不出。地黄村潘妪善禁，先以钉钉柱，妪步作气，钉即时出。乃禁显达目中镞出之。（《南齐书·陈显达传》）

此可称为气禁法，似气功术。比较普通的禁术则为禁忌：

> 凡得毒病，愈后百日之内，禁食猪、犬、羊肉并伤血及肥鱼久腻……又禁食面食、胡蒜……（《肘后方·治时气病起诸劳复方》）

> 治疟……每服三丸。当发日，面北用温酒吞下……五月五日时合，忌鸡犬妇人见。（《肘后方·治寒热诸疟方》）

诸如此类的禁术和禁忌，在《千金翼方·禁经》及其他医学书中很多。医学中后来的许多禁忌（包括忌口）都与这类禁术有关，是为民俗化。

67. 符箓之术

符箓在医疗上的用途类似禁咒。不过，符箓书写于桃板、缣帛、纸张，甚至刻于佩剑、符印上，认为有更久和更强大的效果。可置于屋内，或张贴于病家房门，或携带于身边，以祛退病魔。道经十分看重符箓的作用，例如《太平经》中说："天符还精以丹书，书以入腹，当见腹中之文大吉，百邪去矣。五官五王为道初，为神祖，审能闭之闭门户。外暗内明，何不洞睹？守之积久，天医自下，百病悉除，因得老寿。愚者捐去，贤者以为重宝，此可谓长存之道。"据《抱朴子·遐览》记述，当时葛洪所见已有《治百病符》十卷、《壶公符》二十卷等。

符章封泥也是一种符。《抱朴子·登涉》中有一例："昔石头水有大鼋，常在一深潭中，人因名此潭为鼋潭。此物能作鬼魅，行病于人。吴有道士戴昞者，偶视之，以越章封泥作数百封，乘舟以此封泥遍掷潭中。良久，有大鼋径长丈余，浮出不敢动，乃格煞之，而病者并愈也。"越章封泥即以符印印于泥上作成。书中还有多种入山符，刻于枣心木上："抱朴子曰：此符是老君所戴，百鬼及蛇蝮虎狼神印也。以枣心木方二寸刻之，再拜而带之，甚有神效。"

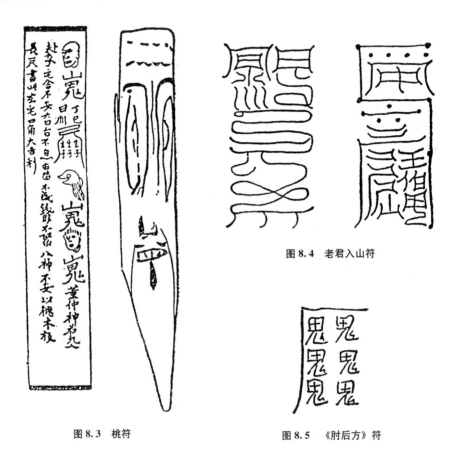

图 8.3　桃符

图 8.4　老君入山符

图 8.5　《肘后方》符

治病符多半用水吞服。《肘后方》："又方：治卒魇寐久，书此符（见图 8.5）于纸，烧令黑，以少水和之，内死人口中，悬鉴死者耳前打之，唤死者名，不过半日即活。"

《千金翼方》中也有五个符，如图 8.6 所示。其略谓："服药先服药符大验。遣诸恶气，药势必当有效。朱书，空腹服之讫，即服药。"是先服符再服药。

《千金要方》卷十"治疟符"则以口诵、贴于灶君额上。

符还可以直接画在病人身体某一部位。如《肘后方》：

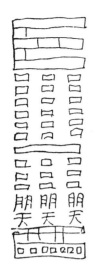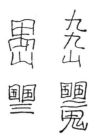

图8.6　《千金翼方》符

治卒腹痛方：书舌上作风字，又画纸上作两蜈蚣相交，吞之。

又方。未发头向南卧，五心及额舌七处，闭气书鬼字。

用桃符捉鬼、押鬼相当不易，还与穴位有关：

凡鬼邪著人，或啼或哭，或嗔或笑，或歌或咏。称先亡姓字，令人癫狂。有此状者，名曰鬼邪。唯须伏鬼，遣之乃差。治之法：正发时，使两人捻左手鬼门、鬼市。两人捻右手如左手法。鬼门者，掌中心是；鬼市者，腕后厌处是。伸五指努手力则厌处是。腕后者大指根两筋中间是。一捻之后，不得蹔动，动鬼出去，不得伏鬼。又不得太急，若太急则捻人力尽，力尽即手动，手动即鬼出；亦不得太缓，若太缓复不能制鬼。惟须以意消息令缓急得所。复使两人投棕子刺两肩井中，缓急如鬼门、鬼市法。以鬼伏为限。若不伏，稍稍急刺，若鬼伏即稍轻刺之。若病人是丈夫肥壮者，则急刺之。量人之强弱消息以意。若棕尖利，以布物裹之，勿令人伤，亦须诵咒，必臣伏。如状貌中有似伏状，不复相骂，下情求首叩头求去，遣一人捉，咒师自问鬼之姓名，住何州县乡里，年几贯属，伴侣几人。又问来意，有所须为何事来，一依病人口笔写之。若其臣伏，叩头求去，不敢更住者，且停刺肩井等，依其所须备觅发遣之。须食与食，须金银车马，即采画人马象、金银彩帛，随其形貌，悉尽作之。绢帛以白纸作，金以栀子染之。若是远来之鬼，须给过所者，亦即给之。即日早发遣。或待后发遣亦得。送鬼之时，须桃符一板，长七寸，阔三指，综绽一条长七寸，以朱书板，上著年号，日朔日子，鬼之乡里姓名年几，从人头数，告五道大神，河伯将军，上件鬼某甲等，在我家中作如此罪过，捉获正身，所索之物，并已具给发。遣速出去，不得久停。不得久住。急急如律令。（《千金翼方·禁经》）

此病人当为患精神病者之类。

敦煌卷子中，也有一些符箓治病卷本，[①] 如伯 2856《发病书》即是咸通三年（862）所写唐人符咒治病总书。伯 3811 内的护身符亦有防病之意。《发病书》中每以吞符、挂门符以为祈禳。例如说：

子日病者，鬼名天贼，四头一足而行，吐舌，使人四支不举，不藏不流，水肿大腹，半身不遂，令人暴死。以其形废之即吉。此符朱书之，病人吞之，并书著门户上。急急如律令。

辰日病者，鬼名铁齿，赤身猳面，头上有一角，好食生血，令人吐逆寒热，来去头痛，足冷目疼，不视冥冥，以其形废之者。此符朱书，病人吞之并著户上大吉。急急如律令。

逐日有一鬼神，致不同病，用不同符。所驱鬼神，包括土公、灶君、北君、树神、山神、客死鬼、新死鬼、断后鬼、女祥鬼、溺死鬼等。

斯 2498 写卷还有一种难产符。符后书："此符难产，随年纪与吞，桃汤下，以醋点汤。七立桃仁，去尖。此法极秘，勿传。"小难产符则写："难产者吞之，儿出。手把符出，见验大吉。"吞符又有仪式：1. 煮桃子汤，和符共吞；2. 汤中必须点醋；3. 吃桃仁。吃前先

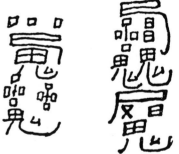

图 8.7　敦煌卷子符

---

① 参见高国藩：《敦煌古俗与民俗流变》。河海大学出版社 1990 年版，第 103、114 页。

去其尖，立于桌上，立七次，吃七次；4. 产子后，使小儿手握纸符，即表示："儿出，手把符出。"吃桃仁、醋，可能有某种催产作用，而俗信"桃可驱鬼"。

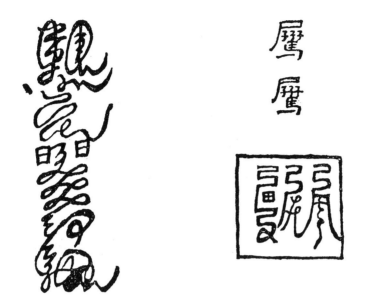

图 8.8　敦煌难产符

从以上种种可见，符箓治病，多为符咒与药物、针灸等并用，若有效，亦属可解。

68. 道士的幻术和 "特异功能"

由于内外丹的修炼，据说神仙道士都因之有些"特异功能"。如葛洪说："变易形貌，吞刀吐火，坐在立亡，兴云起雾，召致虫蛇，合聚鱼鳖，三十六石立化为水，消玉为粕，渍金为浆，入渊不沾，蹴刃不伤，幻化之事，九百有余，按而行之，无不皆效。"（《抱朴子·对俗》）这类"特异功能"，多为空言，不足征信，可能属幻术类。

葛洪笃信《墨子五行记》中所述："其法用药、用符，乃能令人飞行上下，隐沦无方，含笑即为妇人，蹙面即为老翁，踞地即为小儿，执杖即成林木，种物即生瓜果可食，画地为河，撮壤成山，坐致行厨，兴云起火，无所不作"，他却从没有自己的亲身试验。又信《玉女隐微》"化形为飞禽走兽，及金木玉石，兴云致雨方百里，雪亦如之，渡大水不用舟梁，分形为千人，因风高飞，出入无间，能吐气七色，坐见八极，及地下之物，放光万丈，冥室自明，亦大术也。"（《遐览》）这些在比如《西游记》神话小说中随便说说尚可，在道书中反复引述，则不怙也。不过，葛洪在《抱朴子·道意》中又举数例言妖道巫术之妄，态度甚为矛盾。这或许是派别之争而致。

道术中的特异功能或幻术用于治病，大抵都与医药结合，借医药而神其术。所以"古之初为道者，莫不兼修医术，以救近祸焉。凡庸道士，不识此理，恃其所闻者，大至不关治病之方，又不能绝俗幽居，专行内事，以却病痛，病痛及之，无以攻疗，乃更不如凡人之专汤药者。所谓进不得邯郸之步，退又失寿陵之义者也"（《杂应》）。可知葛洪纂集《玉函方》百卷，又选粹《肘后救卒方》三卷，不无缘由。

这类道术可以辟疫："金木之年，必有大疫，万人余一。敢问辟之道。……仙人入瘟疫秘禁法，思其身为五玉：五玉者，随四时之色……又思冠金巾，思心如炎火，大如斗，则无所畏也。又一法，思其发散以被身，一发端辄有一大星缀之。又思作七星北斗，以魁覆其头，以罡指前。又思五脏之气，从两目出，周身如云雾，肝青气、肺白气、脾黄气、肾黑气、心赤气，五色纷错，则可与疾病者同床也。或禹步呼值日玉女，或闭气思力士，操千斤金锤，百二十人以自卫……"（《抱朴子·杂应》）这是以巫术的交感为辟疫之法，但也含有预防之意。

道士还经常利用"镜"的魔力。《殷芸小说》、《西京杂记》均记咸阳宫有方镜可照人内脏；《抱朴子》记林虑山有照妖镜，可置一明镜或日月镜或四规镜以照见吉凶。这可能都属道士的造伪，夸耀镜的魔力。但借此道士均以镜驱病魔鬼邪，随身都要带一面照妖镜。可能也是道士的幻术。

此外，道教中的黄箓大斋，为亡魂超度，也与医学有些关系。赵弼《效颦集》称蜀主之妃张太华游青城山被雷震死，"迨今魂滞幽阴，未获出离，伏望炼师哀怜。乞赐荐拔，俾早出冥途"。炼师李若冲于中元节设黄箓大斋为之超度。"醮毕，夜梦美人谢曰：妾荷炼师荐悼之恩，已受生于人世矣……"（《青城山志》）洞渊斋则可解禳疫疠等，按全套法术仪式施行。如除"三尸虫"，在案桌上置水三杯，饮一杯念一句："日月君水，除我头尸"；"真人水，除我腹中尸"；"日月君水，除我足尸"（《云笈七籤》）。"三尸虫"不去，不能修道，对初入道者特别重要，《太平经》、《抱朴子》更指出这是神仙术的第一步。不过，去三尸虫可能同时伴随服药。《千金要方》中云："郗愔曰：服饵大法，必先去三虫。三虫既去，次服草药；始得药力，次服木药；好得力讫，次服石药。依此次第乃得遂其药性，庶事安稳，可以延龄矣。去三虫方：生地黄汁三斗，东向灶、苇火煎三沸，内清漆二升，以荆匕搅之。日移一尺，内真丹三两；复移一尺，内瓜子末三升；复移一尺，内大黄末三两，微火勿令焦，候之可丸，先食服如梧子大一丸，日三。浊血下鼻中，三十日诸虫皆下，五十日百病愈，面色有光泽。"

还有种秘术指点治病法。如《游宦纪闻》载虞雍公"道中冒暑得疾，泻痢连日。重九日梦至一处，类神仙居。一人被服如仙官，延坐。视壁间有韵语药方，读之。其词曰：'暑毒在肺，湿气连脚，不泄则痢，不痢则疟。独炼雄黄，蒸饼和药，甘草作汤，服之安乐。别法治之，医家大错。'如方服之，遂愈。"是得青城道士指点。《泊宅编》载路时中路真官能"行天心正法，于驱邪尤有功"，将老狐假用的天灵盖打落，谓"古方治劳疾用天灵盖，既能治疾，岂不能为妖邪？"也属借喻指点之类。

也有用药治愈而兼带法术神秘色彩的。《洞微志》云：

> 显德中，齐州有人病狂。每唱歌曰："踏阳春，人间二月雨和尘，阳春踏尽秋风起，肠断人间白发人。"又歌曰："五云华盖晓玲珑，天府由来汝腑中。惆怅此情言不尽，一九萝卜火吾宫。"后遇一道士欲治。病者云，每梦一红衣女子，引入宫殿，有小姑歌云云。道士曰："此正犯大麦毒，女子心神，小姑脾神也。按医经，萝卜治百毒，故曰火吾宫。"即以药兼萝卜食之，疾遂愈。

道教医学中有种种法术，无法枚举。尤流俗于民间，人多信之。但对主流医学影响甚少。正人君子，更目之以为妖妄。

三、道林医生及其伟大贡献

道教医学中的法术之类用于辟疫、治病等而不入于正统医学主流。但道教中人入于医学主流者却不少，且一度为医坛主将，千百年来在医学史上扬名。

69. 葛洪旁骛医学

葛洪是道教丹鼎派领袖人物。他因纂著《玉函方》百卷、《肘后救卒方》三卷，于医学影响甚大，遂成医学史上著名医学家，举足轻重。但他并不是真正行医的医生。这从他的毕生经历和撰著医学书的过程中可看出。

葛洪约生于西晋太康四年（283）。祖上为吴、晋高官。十三岁时，其父在邵陵太守任上因疾死，家道遂破落而贫，葛洪乃以伐薪贸纸笔，借书夜读，十分刻苦。十六岁已遍诵《论语》、《诗》、《易》、《孝经》，并披涉正经诸史百家乃至短杂文章近万卷，以儒学知名。这是他家学根柢渊源。但他不为纯儒，对河图洛书谶纬之类一视便止，更不喜星书、算术、九宫、三棋、太一、飞符之类，认为这些书"苦人而少气味"。然而他后来仍然学了风角、望气、三玄、遁甲、六壬、太一之法，"粗知其旨，又不研精"。这是他初期的道学基础。十五岁已能作诗赋杂文，为其文学基础。二十岁（303）逢石冰之乱，从军任将兵都尉，功成而加伏波将军不就。这是其军事基础。然后转投戈释甲诣洛阳，广寻异书而又遇战事，北道不通。遇嵇君道而转至广州任参军职。未几，因广州刺史嵇君道遇害，于是辞入山林修道，这才真正转属于道林。可见葛洪在入道之前是一览观杂学、无所专业之人。

葛洪自称"性钝口讷，形貌丑陋"，"冠履垢弊，衣或褴褛，而或不耻"，以致"邦人咸称之为抱朴之士"，乃自名为"抱朴子"。在南土逗留多年，遇上党太守鲍玄，得其女鲍姑为妻，并游名山访道。据《抱朴子外篇·自叙》，葛洪于二十余岁开始著作"子书"，共得《抱朴子内篇》二十卷、《外篇》五十卷，《碑颂诗赋》百卷，《军书檄移章表笺记》三十卷，《神仙传》十卷，《隐逸传》十卷，及抄五经七史百家之言，与兵事、方技、短杂奇要等三百一十卷。《内篇》言神仙方药鬼怪变化，养生延年禳邪却祸之事，属道家；《外篇》言人间得失、世事臧否，属儒家。这些书当是他到广州后所作，并屡因战乱、走徙而有所亡佚。至建武年间（317－318年）予以修订增益成书。抄写之书则旧观未改。由于在《内篇》中已提及《玉函方》、《救卒方》，故此二书应属早年抄集的百家言、兵书、方技类等三百一十卷书之列。《救卒方》应成于 303 年左右，陶弘景公元 500 年序称"寻葛氏旧方，至今已二百许年"，谅非虚言。从此又可知此书并非葛洪本人的经验记录，而是集成抄录而加选择所得，《肘后救卒方》主要从《玉函方》中辑出。据此，在书中及其前半生经历中，根本没有他曾行医的影迹。

《内篇》中屡有提及从祖葛仙公葛玄的弟子郑隐，若以《内篇》等初著于二十余岁计，葛洪的入道当在十八岁左右，由郑隐为他举行了入道仪式。按师徒传授体系，应为：左慈→葛玄→郑隐→葛洪。郑隐授以《太清丹经》、《九鼎丹经》、《金液丹经》、《三皇内文》、《五岳真形图》等，在马迹山立坛盟誓，"受之四十年一传，传之歃血而盟，委质为约"（《抱朴子内篇·遐览》）。从此开始了炼丹生涯。他的想去洛阳访异书，在广州入山问道，均与此有关。

咸和初（327），司徒王导（276－339，东晋开国大臣）召补葛洪为州主簿，并累迁为谘议参军等，可知葛洪已于此前返回吴地。庚寅（330）诏书，赐爵关内侯，食句容之邑二百户，葛洪上书固辞。但不见许。后又与干宝深相亲友，荐洪才堪国史，选为散骑常侍，领大著作，固辞不受，以年老，欲炼丹以祈遐寿。于是"闻交趾出丹，求为勾漏令。帝以洪资高，不许。洪曰：'非欲为荣，以有丹耳。'帝从之。"葛洪于《外篇》自叙亦称"洪自有识以逮将老，口不及人之非，不说人之私"，可知此"老"字不虚。按《说文》："七十曰老。"则葛洪时近于七十。故葛洪回丹阳等地约逗留了二十余年。最终，"洪遂将子侄俱行，至广州，刺史邓岳留不听去。洪乃止罗浮山炼丹，表补东官太守，又辞不就"。其侄（兄之子望）为邓岳记室参军。"在山积年，优游闲养，著述不辍。"包括《外篇》之自叙，当写于此。至八十一岁"坐至日中，兀然若睡而卒。岳至，遂不及见"。依此推测，葛洪卒年在公元 363 年①（未注引文见《晋书·葛洪传》）。

从以上经历，可知葛洪为旁骛医学者。乃可讨论其《肘后救卒方》。

葛洪先此纂集《玉函方》（又称《金匮药方》）百卷，《肘后方》自序谓"采其要约，以为《肘后救卒》三卷"。命名"肘后"，是言方便。当时风俗，常挂一手袋于肘

---

① 葛洪卒年意见分歧。《晋书》谓八十一；《太平寰宇记》引《罗浮记》称六十一。侯外庐、陈国符、钱穆、胡乃长等主"六十一"说；王明主"八十一"说，并举《神仙传》葛洪叙平仲节于永和元年（345）死为证，知洪之死必不在 343 年。本文以《外篇》自叙"将老"为据，亦认为其必在近七十岁时方得言之。故主"八十一"（足岁八十）之说。

腕，内置随身所用之物。有诗云"何以致叩叩，香囊挂肘后"，即此同意（"叩叩"为一美人名）。"救卒"是说应急。一为贫家野居之需，一为修道入山之士所备。故《肘后救卒方》的动机首先是为了方便、应急。简便、实用、验廉乃其宗旨。

《肘后方》中，关于疫病预防的内容颇多。医学中明言传染病预防者始于葛洪。如"治伤寒时气温病方"的温毒发斑，"大疫难救"，除以大黄、甘草、麻黄、杏仁等组成一丸方为治外，且谓：

> 家人视病者，亦可先服取利，则不相染易也。此丸亦可预合置。

"先服取利"、"预合置"等皆为预防之意。

对于天花，"每多作毒意防之，用地黄黑膏亦好"；对于霍乱，"余药乃可准备；而理中丸、四顺厚朴诸汤可不预合，每向秋月，常买自随。"这类预防观念，《抱朴子内篇》亦多述及。是与其常入山修道炼丹有关。后来的预防观念大抵以葛洪之说为基点。

葛洪在疾病治疗中也总是念念不忘使用符咒、丹药：

> 凡卒死，中恶及尸厥，皆天地及人身自然阴阳之气，忽有乖离否隔，上下不通，偏竭所致。故虽涉死境，犹可治而生，缘气未都竭也。当尔之时，兼有鬼神于其间，故亦可以符术而获济者。（《肘后方·救卒中恶死方》）

用丹则如《肘后方》云：

> 治伤寒及时气温病及头痛，壮热脉大，始得一日方：取旨兑根叶合捣，三升许，和之真丹一两，水一升……

> 又方，以真丹涂身，令遍，面向火坐，令汗出，差。

射工、沙虱等致病，葛洪在《肘后方》中用马齿苋、胡蒜等为药；在《抱朴子内篇》中则属山水间精魅致病，令道士佩带禁方：

今吴楚之野，暑湿郁蒸，虽衡霍正岳，犹多毒蠚也。又有短狐，一名蜮，一名射工，一名射影，其实水虫也。状如鸣蜩，状似三合盃，有翼能飞，无目而利耳，口中有横物角弩，如闻人声，缘口中物如角弩，以气为矢，则因水而射人，中人者即发疮；中影者亦病，而不即发疮。不晓治之者煞人。其病似大伤寒，不十日皆死。

又有沙虱。水陆皆有。其新雨后及晨暮前，跋涉必著人，唯烈日草燥时，差稀耳。其大如毛发之端，初著人，便入其皮里，其所在如芒刺之状，小犯大痛，可以针挑取之，正赤如丹，著爪上行动也。若不挑之，虫钻至骨，便周行走入身，其与射工相似，皆煞人。人行有此虫之地，每还所住，辄当以火炙燎令遍身，则此虫堕地也。若带八物麝香丸，及度世丸，及护命丸，及玉壶丸、犀角丸，及七星丸，及荠苨，皆辟沙虱、短狐也……若道士知一禁方，及洞百禁，常存禁及守真一者，则百毒不敢近之，不假用诸药也。（《登涉》）

神仙养生术的却谷食气法，葛洪在《肘后方》中引作救荒年饥馑法。如"治卒绝粮失食饥惫欲死方"云：

粒食者，生人之所资，数日乏绝，便能致命。本草有不饥之文，而医方莫言斯术者，当以其涉在仙奇之境，非庸俗所能遵故也。遂使荒馑之岁，饿尸横路，良可哀乎。今略载其易为者云。若脱值奔窜在无人之乡，及堕坠溪谷、空井、深冢之中，四顾回绝，无可藉口者，便须饮水服气，其服法如……

以上均可证明葛洪是道林中的神仙养生炼丹家，医学是其旁及，并用以为修道炼丹服务。葛洪在其炼丹过程中及医方选粹中，主要是位唯物辩证论者；在其他方面，可能玄学唯心的解释多了一些。《肘后方》以简、便、验、廉著称，并非道士玄想而得；对天花、结核、恙虫病、血吸虫病、黄疸肝炎、炭疽病、狂犬病等疾病症状记述，都是医学史上的第一次，[①]并未加入太多玄想或鬼神迷信之类。即使作为累集者，他对医学的贡献也足够巨大。《肘后方》反映了两晋时代

---

① 参见拙文：《中国古代主要传染病辨异》，《自然科学史研究》10（3）：280-287，1991。

医学水平的大幅度提高，特别是对传染病个性特征的认识和预防观念，达到了前所未有的高度。葛洪及其《肘后方》对后世的影响始终是积极的、巨大的，为中医学经验积累性及编纂性成书也提供了良好榜样。2015 年 10 月 5 日，中国中医科学院屠呦呦赢得了诺贝尔医学奖，因为她在 1972 年发现了青蒿素的抗疟作用，为降低疟病死亡率作出了巨大贡献。而她的关键想法，就是从《肘后方》获得的。

70. 道坛领袖兼博物学家陶弘景

陶弘景（456－536），字通明，丹阳秣陵人，号华阳隐居，谥贞白先生。三十六岁前求于仕途发迹，期冀四十岁时能做到尚书郎。可惜从二十二岁起一直只是南齐诸王（巴陵王、安成王、宜都王等）的侍读兼诸王室书记；三十六岁仅得除授"奉朝请"（六品文官）职位。这使他非常失望："今年三十六矣，方作奉朝请，此头颇可知矣。不如早去，无劳自辱。"（《云笈七签》引《华阳隐居先生本起录》）同年，即"永明十年（492），脱朝服挂神武门，上表辞禄"（《南史·陶弘景传》）。陶弘景退居句曲山（今茅山），建华阳馆隐居修道，成道教上清派领袖，南朝道教改革之集大成者。

陶弘景少时即慕道，十岁读葛洪《神仙传》，"昼夜研寻，便有养生之志。谓人曰：仰青云，睹白日，不觉为远矣"。同时，又精儒家经典，"读书万余卷，一事不知，深以为耻"（《南史·陶弘景传》）。十七岁时，"神仪明秀，朗目疏眉"，并因文章诗赋才学闻名，与文士江斅等并称于时，为文优美绝众，得文豪沈约、任昉等称颂："如清秋观海，第见澶漫，宁测其深？"善书法，四岁起便"恒以荻为笔，书灰中学字"，"善隶书，不类常式，别作一格，骨体劲媚"（《本起录》）。又长于绘画、琴棋。可见陶弘景堪称一代文学艺术名家。陶弘景还精通天文历算、地理方物、医药养生、金丹冶炼，为博物学家。史载他曾手制天文仪器"浑天象"。他又妙解数术、图谶。萧衍将代齐称帝，"受封揖让之际，范云、沈约并秉策佐命，未知建国之号。先生引王子年《归来歌》水刃木处，及诸图谶，并称'梁'字为应运之符"（《南史·陶弘景传》）。令弟子进献，并为择郊禅吉日。又预知梁祚不久，作诗云："夷甫任散诞，平叔坐论空。岂悟昭阳殿，遂作单于宫。"侯景之乱，果然篡位于昭阳殿。梁武帝即位，弘景已入山，但仍多往还，"恩礼愈笃，书问不绝，冠盖相望"，"国家每有吉凶征讨大事，无不前以咨询，月中常有数信，时人谓为山中宰相。二宫及公王贵要，参候相继，赠遗未尝脱时"（《梁书·陶弘景传》）。天监三年（504），萧衍遣人送黄金、朱砂、曾青、雄黄等供陶炼丹；天监十五年（516）又为他建太清玄坛。先此，曾为弘景于雷平山北建过朱阳馆，后又于积金岭自建华阳馆，"弘景居其上，弟子居其中，宾客至其下"。"齐梁间侯王公卿从先生受业者数百人，一皆拒绝。唯徐勉、江佑、丘迟、范云、江淹、任昉、萧子云、沈约、谢瀹、谢览、谢举等，在世之日早申拥篲之礼；绝迹之后，提引不已。"（《华阳陶隐居内传》）弟子多达三千人（一说数十人），"唯王远知、陆逸冲称上足焉"（《真系·梁茅山贞白先生传》）。梁武帝尝欲召其出山，陶以一诗一画作答：《诏问山中何所有赋诗以答》："山中何所有？岭上多白云。只可自怡悦，不堪持寄君。"（《陶隐居集》）"画作两牛：一牛散放水草之间；一牛著金笼头。有人执绳，以杖驱之。武帝笑曰：'此人无所不作，欲学曳尾之龟，岂有可致之理。'"可知弘景儒道双修两不误，且多才多艺，无所不通，无所不能。

　　陶弘景祖上已是道教信徒，对同郡二葛（葛玄、葛洪）二许（许尚、许谧）甚为推崇。陶自诩"邦族末班"，私淑许翙为"玄中真师"。但他真正学道是在"甲子、乙丑、丙寅（484－486）三年之中，就兴世馆主东阳孙游岳咨禀道家符图经法"（《本起录》）。孙游岳（399－489），南朝著名道士，早年拜浙江缙云山陆修静为师，居山中修道四十七年不与世接。一度随陆修静入京，士族文人纷与之交。时弘景为诸王侍读，亦往从游。"特蒙赏识，经法诰诀，悉相传授。"陶弘景意犹未尽，又遍访江东各郡名山，会见隐逸道士，搜集散佚的杨、许手书上清经诀真迹，488年得之于茅山，甚喜；490年至浙越求灵异，谒娄慧明、杜京产、钟义山及天台山、东阳长山、吴兴天目山、於潜、临海、安国诸名山，无不毕践。492年正式归隐茅山，整理弘扬上清经法，撰《真诰》、《登真隐诀》、《养性延命录》等。自505年至525年二十年间，共得梁武帝支持而实验炼丹七次，其中六次失败。末次开鼎，"光炁照照，动心焕目"，炼丹成功。于是又撰集了《太清诸丹集要》等炼丹服饵论著多种。

　　陶弘景与弟子们苦心经营数十年，将茅山建成上清教派中心，奉南岳魏夫人为始祖。其实，这是葛洪等江南士族神仙道教改造旧天师道团成为官方正统道教的最后完成式。陶弘景总结并发展了上清教派修炼方术，创立茅山道团，同时建立起道教神仙信仰的完整体系，他在道教中的领袖地位因此不可动摇。

陶弘景又兼修佛教。"常以敬重佛法为业，但逢众僧，莫不礼拜。岩穴之内，悉安佛象，自率门徒受学之士朝夕忏悔，恒读佛经。"（唐·法琳《辩正论》卷六）"在茅山中立佛道二堂，隔日朝礼。佛堂有象，道堂无象。"（《陶隐居内传》）据说他去浙江时，"曾梦佛授其菩提记，名为胜力菩萨。乃诣鄮县阿育王塔，自誓授五大戒"（《南齐书·陶弘景传》）。朱阳馆亦以"东位青坛，西表素塔"。"初皆隐居所建，表两教双修之义。"他晚年弟子中并有僧人。所撰《茅山长沙馆碑》云："万物森罗，不离两仪所育；百法纷纭，无越三教之境。"（《茅山志》）《十赉文》曰："崇教惟善，法无偏执。"可见陶弘景实为集儒、道、佛于一身者。所以，他临终遗令以大袈裟蒙手足，"明器有车马，道人、道士并在门中。道人左，道士右"。明器属儒家之礼，道人指佛门僧人，道士为道教弟子。三合一，宗旨甚明。

因此，陶弘景的医药著作不过是他百科全书式学问中的一科，博物学知识中的一种而已。陶弘景不是医生。他的医学著作《补阙肘后百一方》的补阙时间在500年，《本草经集注》撰于5世纪末，《名医别录》略前，都是汇集、改订、补充注释之作，并非个人经验结集。由于他阅历广泛，积书甚多，所以《本草经集注》比《神农本草经》增出一倍成七百三十种，并改原来的三品分类为玉石、草木、果菜、虫兽等七大类，正是博物学家见识。至于药物性味、产地、采集、形态及鉴别和古今度量衡对照说明，考证《诗经·小宛》的"螟蛉有子，蜾蠃负之，教诲尔子，式穀似之"所注为讹，亦唯有作为博物学家的陶弘景才有此胆识。他曾"遍历名山，寻访仙药"，"每经涧谷，必坐卧其间"（《南史·陶弘景传》），修道生涯和丰富经历是他研究药物学的背景。

《华阳隐居补阙肘后百一方》，是陶弘景将葛洪的《肘后救卒方》三卷改为八卷，原七十九方增为一百零一方，取"佛经云，人用四大成身，一大辄有一百一病"之意，打乱葛氏体例，强合佛教医学壳体，内容却无佛医所传。

陶弘景著作繁多，传有四十四种。有《效验试用药方》五卷、《服草木杂药法》一卷、《集金丹药百要方》一卷、《服云母诸石药消化三十六水法》一卷、

《断谷秘方》一卷、《灵方秘奥》一卷等，似乎都关乎医药，可惜皆已失传，无法进一步窥知其道学文化于医药之真。但从书名已不难看出，皆为博物学性质且服务于炼丹服食。敦煌流散陶弘景撰《辅用诀脏腑用药法要》抄本，尤近道教医学。

要之，陶弘景的《本草经集注》、《肘后百一方》等对后世医学有莫大影响。

71. 道、医双卓的杰出医学家孙思邈

道、医双修而并卓的真正杰出的医学家是孙思邈。他死于唐永淳元年（682）。生年尚存疑，一般以李经纬教授推定的公元 581 年（隋开皇元年）为其生年，我则大胆考辨认为以 541 年（与隋开国皇帝隋文帝同年）出生能更好解释现所见全部有关史料[①]。在新的资料证据发现之前，容可两存。

孙思邈"幼遭风冷，屡造医门，汤药之资，罄尽家产"，对疾病痛苦体会深切，故"十有八而志学于医"；"至于弱冠，颇觉有悟"，"在身之患，断绝医门"（《千金要方》），可见对医药已颇精通。但他又为"韶年知道"之人，"七岁就学，日诵千余言。弱冠善读庄老及百家说，兼释典"。"周宣帝时（公元 579 年），思邈以王室多故，隐居太白山。"（《旧唐书》本传）他所自称，"三十八九自服五六两乳"，"深之体悉，至于将息节度，颇识其性"，正是此时（引文见《千金要方》）。他成为道林中的医生，兼作飞炼、服乳、养性、修道之人，游于太白、终南、嵩山、蜀中峨眉山等诸名山，炼丹并行医长达四十余年。他撰著炼丹术著作如《丹经要诀》、《龙虎论》、《烧炼秘诀》等，当在此期。又曾与沙门道宣律师等相接，撰《会三教论》，由此受佛教影响。隋文帝曾征辟而不就，但至唐太宗李世民即位，却被"召诣京师。嗟其容色甚少，谓曰：'故知有道者诚可尊重，羡门、广成岂虚言哉！'将授以爵位，固辞不受"。其时约八十六岁，致李世民（时年四十岁）有此嗟叹。旋即回到故里耀州一带，居于县东"小五台山"（今名药王山），修道兼行医药治病、采集之事。并开始撰著《千金要方》。"耄及之年，竟三余而勤药饵……检押神秘，幽求古今，撰方一部，号曰《千金》"（见《自

---

① 参见拙文：《孙思邈生年考及年谱简编》，《中华医史杂志》1981 年第 4 期。

序》），即指此。约花了三十年时间共成三十卷，于贞观末（649）前后完成。此期间曾有魏徵等因"受诏修齐梁陈周五代史，恐有遗留，屡访之。思邈口以传授，有如目睹"（《旧唐书》本传）。亦曾重游峨眉山，市得武都雄黄四十余斤，且大获曾青，"遂于蜀县魏家合成一釜"，炼出了"太一神精丹"。还手疗麻风者"六百余人，差者十分有一，病者颇有士大夫、异种名人"，及其他治病验案，均载于《千金要方》中，足见思邈道医本色。高宗李治即位，显庆三年（658）"诏征太白山人孙思邈至，居于鄱阳公主废府"；"显庆四年，高宗召见，拜谏议大夫，又固辞不受"（《唐会要》）。开始撰著《千金翼方》。咸亨四年（673），卢照邻、宋令文、孟诜"执师资礼以事"，"话齐梁间事历历如眼见"。夏四月，思邈被"征诣行在"，随御高宗，侍疾于九成宫半年，仅实"授承务郎直长尚药局"之职。至上元元年（674）方得辞疾请归，682年卒。"遗令薄葬，少藏冥器，祭祀无牲牢，经月余颜貌不改，举尸就木，犹若空衣。"（《旧唐书》本传）是说他已尸解仙去。逝世前已完成《千金翼方》三十卷。

综思邈一生，是位兼有理论及临床甚深造诣的医学家；同时又是养生家、杰出的炼丹家。故后世称为"孙真人"，北宋崇宁三年（1104）敕赐为"妙应真人"。他修道炼丹，成就显著，一般认为火药的发明，与其所用"伏火硫黄法"有关。在两部《千金》中，有养性、服饵、房中、飞炼、禁经等多卷，《翼方》中尤多，虽无炼外丹内容，却也提及伏火硫黄之法。将以上的内容均视为与医学一体，附以自己的体验评论，实属难能可贵，无论道学、医学，其修养之深是前无古人、后无来者的。

孙思邈的炼丹修炼未必以成仙为目的。尝自论曰："神仙之道难致，养性之道易崇。"（《千金翼方·养性》）实际上他讲求的是服食养生以求长年，并以医药拯夭枉。他本人富有临床经验，不像葛洪、陶弘景等并不为人行医治病。孙思邈综览前人所著，搜求民间方药，并采收外国舶来之品，是真正集唐以前医学之大成，开唐以后一代医风的伟大医药学家。

孙思邈的贡献，论者已多。例如伤寒、针灸、妇儿科及药物学等方面，例如对糖尿病、甲状腺肿、脚气病、夜盲症等的描述和治疗，不仅对中医学，对世界医学均具重大意义。特别是《大医精诚》、《大医习业》两篇垂训，对后世习医者堪称万世师表。他的著作，自唐时起即屡被引用，至明代且撮其要而刻成《千金宝要碑》；思邈本人，清代开始被誉称为药王。今则重修药王山，刻制《孙思邈医德碑》等，每年二月初一日他的生日，都有庙会药市。历代纪念之事不绝，于医学、于民风民俗均影响深远。

另外须指出，医学临床上的补剂应用，与思邈恐最多相关。《老子》中有"补不足、泻有余"论，《周礼》亦有"以药补之"说，《黄帝内经》更将此作为一条重要原则。但历来只有针灸补泻，用方药作补却未见。张仲景救卒诸方，急性热病用药，不可能用补，偶有用理中、四逆，略含温补意，但尚未作为临床应用大则，更未普及。魏晋方书亦偶有用补而已。但在思邈《千金要方》中，许多章节中有补虚方剂论述。如"膀胱腑"卷中，出"杂补"一节，并论曰："彭祖云，使人丁壮不老，房室不劳损气力，颜色不衰者，莫过麋角……琥珀散，主虚劳百病，除阴痿精清、力不足"；"苁蓉散主轻身益气强骨，补髓不足，能使阴气强盛"；"天雄散，治五劳七伤，阴痿不起，衰损"。等等。这些很清楚是从道家、道教养生、神仙补养中衍出并成治病大法。其他篇章中如"增损肾沥汤，治肾气不足、消渴、小便多、腰痛"，"黄芪汤，治消中、虚劳少气、小便数"等均同。《千金翼方》中，尤独辟"补益"一卷，论虚损及大补养等，更趋成熟。从这一实际对临床产生影响的角度看，可认为补益大法始自思邈。而思邈因于道家。但从另一方面论，亦是临床医学发展大势所趋。

孙思邈在将内、外丹术用作保健方面有大功绩。他主张摄生、服饵、养性、食治及适量服丹以祛病延年。如曰："今退居之人，岂望不死羽化之事，但免外物逼切，庶几全其天年。然小小金石事，又须闲解神精丹，防危救急所不可缺耳。伏火丹砂，保精养魂，尤宜长服；伏火石硫黄，救脚气，除冷癖，理腰膝，能食有力；小还丹愈疾去风；伏火磁石，明目坚骨……此等方药，固宜留心功力，各依本草；其余丹火，以冀神功，非可卒致，有心者亦宜精恳，傥遇其真。"（《千金翼方》卷十四）内丹术的运用，《千金要方》论及尤多："常当习黄帝内视法，存想思念，令见五脏如悬磬，五色了了分明勿辍也。仍于每旦初起面向午，展两手于膝上，心眼观气，上入顶，下达涌泉，旦旦如此，名曰迎气。常以鼻引气、口吐气，小微吐之，不得开口；复欲得出气少，入气多，每欲食，送气入腹……"即调气法。然后可自疗："若患心冷病，气即呼出；若热病，气即吹出；若肺病即嘘出；若肝病即呵出；若脾病即唏出；若肾病即呬出。夜半后，八十一；鸡鸣，七十二；平旦，六十三；日出，五十四；辰时，四十五；巳时，三十六。欲作此法，先左右导引三百六十遍。"除此之外，各种养生法已是众所熟知的了。如《孙真人养生铭》曰：

> 怒甚偏伤气，思多太损神，
> 神疲心易役，气弱病来侵。
> 勿使悲欢极，常令饮食均，
> 再三防夜醉，第一戒晨嗔。
> 亥寝鸣天鼓，晨兴漱玉津；
> 妖邪难妨己，精气自全身。
> 若要无诸病，常当节五辛，
> 安神宜悦乐，惜气保五纯。
> 寿夭休论命，修行本在人，
> 若能遵此理，平地可朝真。

所引未必是思邈原作，但思想同一，至少可见思邈养生术影响之大。

此外，民俗中的饮屠苏酒，与孙思邈关系极大。屠苏酒的最早记载见于《千金要方》卷九"辟温"中：

> 辟疫气，令人不染温病及伤寒，岁旦屠苏酒方：大黄十五铢，白术十八铢，桔梗、蜀椒各十五铢，桂心十八铢，乌头六铢，菝葜十二铢，一方有防风一两。右七味㕮咀，绛袋盛，以十二月晦日日中悬沉井中，令至泥。正月朔日平晓出药，置酒中煎数沸，于东向户中饮之。屠苏之饮，先从小起，多少自在。一人饮一家无疫，一家饮一里无疫。饮药酒得三朝，还滓置井中，仍能岁饮，可世无病。当家内外有井，皆悉著药辟温气也。

正月饮屠苏酒之风遂延及后世。宋陈元靓《岁时广记》卷五"屠苏散"条称："《岁华纪丽》：'俗说屠苏者，草庵之名也。昔有人居草庵之中，每岁除夕，遗里间药一帖，令囊浸井中。至元日，取水置于酒樽，合家饮之，不病瘟疫。今人得其方而不识名，但曰屠苏而已。'"结庐居草庵者当是道士者流，但不知是否思邈所传，方法则略同。作为民俗已流于全国。王安石诗云："爆竹一声旧岁除，东风送暖入屠苏。"至今民间仍多饮屠苏酒者。

应该看到，饮屠苏酒非但为民俗民风，实则为葛洪等道家预防观念的扩展。《千金方》中此类尚多，如"辟温气太一流金散方"、"辟温气杀鬼烧药方"、"断温疫转相染著乃至灭门延及外人无收视者方"等等。多用雄黄、丹砂为药，亦以道教之术御疫，很典型。

总之，孙思邈的《千金要方》、《千金翼方》共六十卷皇皇巨著，成为道林医学的高峰。

72. 其他道林医生的贡献

孙思邈的杰出贡献和行医事迹，使道林医学如鲜花盛开，辉映四野，延及后世。他而且成为当时正统医学主流的代表人物。在道教内部，道教本身发展虽已不复以医药为主要依托，其戒律、教规、派系、仪式等全套程式均已正规化，一般道士不再如孙思邈那样自由行走于山林民间，以医为业，但仍然乐于接受孙思邈所确立的医学宗旨，作为《黄庭内景经》系列的医学体系补充。同时也有一些道教中人继思邈之后，成为医学史上著名医学家，贡献于正统医学的主流发展。

例如孟诜（621－713），与卢照邻等执弟子礼事思邈，可算是孙思邈弟子。孟诜本人少好医术及炼丹，又从思邈学阴阳、推步、医药。曾举进士，充睿宗在藩侍读，后任同州刺史，也是著名文人。孟诜曾至侍郎刘袆之家，"见御赐之金，曰：'此药金也，若烧火其上，当有五色气。'袆之试之，果然。武则天闻之颇不悦，贬诜为台州司马。后又累迁"（《旧唐书》本传）。可见孟诜对炼丹也相当内行。神龙初（705）致仕，归伊阳之山隐居，但以药饵为事。年虽晚暮，志力如壮，尝谓所亲曰："若能保生养性者，常须善言不离口，良药莫离手。"撰《补养方》三卷。经张鼎增补，改名为《食疗本草》三卷。另《必效方》三卷佚。可知，孟诜亦是位方外道家，只是不知有否受戒仪式。但孙思邈也未必为正式入道教道士。孟诜在医学上颇有贡献，创用白帛浸于黄疸患者尿中，逐日晾干推列对比，以此观察黄疸病疗效。方法与今日尿化验试纸法颇相似。这一方法实又滥觞于葛洪《肘后方》："眼中黄，渐至面黄及举身皆黄，急令溺白纸，纸即如檗染者，此热毒已入内，急治之。"所以，孟诜名为文士，实亦道林医生。

又有王冰（约710—805），也是道林信徒，号启玄子。唐宝应中（762—763）的太仆令，世称王太仆。他的主要功绩是补注《黄帝内经素问》。可以说，《素问》一书标准本的确立和流行，全靠王冰。因王冰之注，《素问》更加道家化。王冰借此使道教医学理论更加成熟。王冰自序中说："冰弱龄慕道，夙好养生，幸遇真经，式为龟鉴。"他的传授得自"先生郭子斋堂，受得先师张公秘本"。张、郭皆无可考，但他们既为秘密传授，必有教派意味。王冰又云："释缚脱艰，全真导气"，也是道家人语。他所补入的"旧藏之卷"，就是运气七篇大论，包括天元纪大论、五运行论、六微旨论、气交变论、五常政论、六气正纪论、至真要论，虽至今有争议，或谓原属《素问》本文，或谓系王冰伪入，内容则多闳大阔辩，天文地理、五运六气，玄语不少，为道家或道教中人所崇尚无疑。王冰还著有《玄珠》，"以陈其道"。此书虽宋以前已佚，但诚如林亿"新校正云：详王氏《玄珠》，世无传者。今有《玄珠》十卷、《昭明隐旨》三卷，盖后人附托之文。虽非王氏之书，亦于《素问》第十九至二十四卷颇有发明。其《隐旨》三卷，与今世所谓《天元玉册》者正相表里"。这些均入《道藏》，同为道教秘籍。由此不难推知，王冰的道教观念多么浓重。王冰注释《素问》，发明"益火之源以消阴翳"，"壮水之主以制阳光"等，颇似炼丹人语。《内经》对鬼神置之漠然，但道教却崇尚鬼神，王冰次注《素问》，未敢违背，故注释时每用两可之言。如"宝命全形篇"有"独出独入，呿吟至微，秋毫在目"句，本无涉鬼神。王冰注曰："应效明著，速犹影响，皆神之独出独入，亦非鬼灵能召遣也。"又如"道无鬼神、独来独往"句，《素问》明白否定了鬼神，王冰复又注曰："夫如影之随形，响之应声，岂复有鬼神之召遣耶？盖由随应而动之自得尔。"仅以鬼神无法侵入作解释，隐隐中可见他内心对鬼神的迷信。王冰这类注释毕竟未能改造《素问》。但王冰补入的七篇大论，无论正反两面的影响倒都是非常巨大的。

北宋初道士王怀隐，睢阳人，居于汴梁建隆观，善医诊。太平兴国初（977）诏还俗任为尚药奉御，三迁至翰林医官使。并承命与副使王祐、郑奇共同编纂《太平圣惠方》。该书价值甚大。怀隐虽还俗，但其早年为道士医生之佼佼者乃无疑。

宋代还有位著名道士医生马志，得《海上方》（传为孙思邈作，实后人伪托）研读之，深明药性，治病多良效。曾于开宝五年（972）与刘翰共同治愈宋太宗病，授御医职。次年奉诏与尚药奉御刘翰、翰林医官翟煦、陈昭遇等九人同校《本草》，新增药品一百三十四种，并由马志注释《开宝新详定本草》二十卷。这也是道士医生的贡献。

以后一度道士医生之名不显。明中叶，有飞霞道人韩㦤（字天爵，又名白自虚，人称白飞霞）出，是四川泸州人。少为诸生，屡试不第而弃儒学道并医。游历几遍天下。事峨眉山高人陈斗南、金华名医王山人、武夷仙翁黄鹤老人、庐山良医休休子等，得秘传。终于学得医术精湛，活人无数，名满天下。他到楚地，适值春瘟大作，人不识症，治疗无策，马上率童子以"五瘟丹"分施病家，日起数百人。正德间（1506－1521）游京师，武宗赐号"抱一守正真人"，诏筑白云观予居，后还峨眉，晚年定居成都。嘉靖间（1522－1566），有一进士自言游峨眉遇韩飞霞，得授吐纳服食术。此人活至九十四岁而卒。可见韩㦤医术、道术都很高明。韩㦤著有《韩氏医通》二卷（1522）、《杨梅疮论治方》一卷及《方外奇方》、《滇壶简易方》、《韩氏有效方》等，现仅存《韩氏医通》。此书论四诊合参，医案格式等甚精，为前所未有，后所遵循。所制诸方又多简便有效。例如"三子养亲汤"，至今常用。杨梅疮即梅毒，其谓"不独交媾相传，禀薄之人，或入市登圊，或与患者接谈，偶中毒气，不拘老幼，或即病，或不即病"，在梅毒刚传入中国时，能有此见，殊为不易。现在泸州有仙顶山"飞霞洞"遗迹，为韩㦤修炼地。韩㦤是继孙思邈之后最杰出的道林医生。

其他道林医生尚多。虽不如上述一些出名和贡献巨大，但都是道教医学洪流中一分子。有的扩大了神仙之道的影响，有的默默为医学作出贡献。例如人痘接种术，就是道林医生的发明，详见后述。另外一些道林医生，多载于神仙道书中。譬如《酉阳杂俎》中有荆州道士王彦伯者，"天性善医，尤精别脉，断人生死寿夭，百不差一。裴胄尚书有子忽暴中病，众医拱手。或说彦伯善医，遽迎使视。脉之良久，曰：都无疾。乃煮散数味，入口而愈。裴问其状，彦伯曰：'中无鳃鲤鱼毒也。'其子实因脍得病。裴初不信，乃脍鲤鱼无鳃者，令左右食之，其候悉同，始大惊异焉"。这种无鳃鲤鱼，可能为河豚类毒较轻者。《国史补》亦曰："王彦伯自言医道将盛行，乃列三四灶，煮药于庭。老幼塞门而请。彦伯指曰：'热者饮此，寒者饮此，风者饮此，气者饮此。'皆饮之而去。翌日，各负钱帛来酬，无不效者。"

又如《稽神录》："广陵有木工，因病手足皆拳缩，不能复执斧斤。匍匐行乞，至后土庙前，遇一道士……因与药数丸曰：'饵此当愈。'……木工既归，饵其药，顷之手足痛甚，中夜乃止。因即得寐，五更而寤，觉手足甚轻。因下床，趋走如故。"

《宋史》有甄栖真传："甄栖真，字道渊，单州单父人，博涉经传，长于诗赋。一应进士，举不中第，叹曰：'劳神敝精，以追虚名，无益也。'遂弃其业，读道家书以自乐。初访道于牢山华盖先生。久之，出游京师，因入建隆观为道士，周历四方，以药术济人，不取为报。"

又有赵自然传："郑荣者，本禁军。夜遇神人谓曰：'汝有道气，勿火食。'因授以医术救人。七年赐名自清，度为道士，居上清宫，所传药能愈大风疾，民多求之，皆刺臂血和饼给焉。"

还有南宋时人皇甫坦传："显仁太后苦目疾，国医不能愈……以坦闻，高宗召见。问何以治身？坦曰：'心无为则身安，主无为则天下治……'治目疾，立愈。帝喜，厚赐之。令持香祷青城山。还复召问以长生久视之术。坦曰：'先禁诸欲，勿令放逸；丹经万卷，不如守一……'"

这些道士医生各有奇术，非同于一般医生。如人痘术的发明，多与道士医生的自由传统、探求精神有关。这类道士医生显名者不多，但医学的创造活力常借此于道教山林中得到发挥。据《青城山志》载，蜀中青城山的著名道士医生自唐至明不断，例如杜光庭、袁天纲、梅彪、韩隐庵、邢先生、李玹、郝姓医、彭晓、郑荣、皇甫坦、徐神翁、郭长孺、康道丰、萨守坚、李金指甲、张怀贵、罗仲光、郭运暄、谢武等不下数十人。其他各地道教名山，此类医生亦多；散佚于民间者必更多。

第九章　魏晋南北朝的玄学与医学

　　玄学是魏晋时期（265－589）新的哲学流派，但总体上仍属于道教哲学。《老子》第41章说："上士闻道，勤而行之；中士闻道，若存若亡；下士闻道，大笑之。不笑，不足以为道。"魏晋玄学就是"大笑"的那些清高知识分子群体创造出来的。可以称之为"新道学"、"新道家"。他们在历史上留下的特征就是"清淡"、潇洒和"服石"。

一、　玄学清谈与服石之风

73. 玄学清谈与侈靡人生面面观

　　汉末经学末流之弊，一在神学化泛滥到了极端，自将被有识之士抛弃；二在朴学校注，"一经之说，至百余万言"（《汉书·儒林传》），"说五字之文，至于二三万言"，愈衍愈繁，愈说愈琐，不堪卒读。于是，《老子》、《庄子》、《周易》中的玄理之学兴。加上汉末战乱，国家分裂，社会大动荡，一些统治者正需要新的哲学思想支柱。道佛教大盛代替不了非教人士的哲学思考；思想家也决不会错过发展独立思考的机会，从经学衰微中翻本，从佛道谈玄中得到启发。这样便开始了中国哲学繁荣的新转机。玄学清谈，实是一种哲学讨论。

　　玄学又称形而上学。汤一介先生指出："在哲学史上，形而上学（玄学）并不都是说的和辩证法相对立的孤立的、静止的、片面的看问题的方法。"[①]魏晋玄学有一个发展过程，从曹魏正始年间（240－249）王弼、何晏主张的以无为本"贵无论"到竹林时期（254－262）"越名教而贵自然"的"贵无"和向秀"以儒道为一"的"崇有"；再从元康前后（290前后）裴頠"自生而必

---

① 汤一介：《郭象与魏晋玄学》。湖北人民出版社1983年版。

有用"的"崇有"和郭象"物皆玄冥"的"独化",发展到东晋张湛"群有以至虚为宗"的贵无及道安的"无在万物之先"的"本无",情况相当庞杂。但"有、无","本、末","体、用"等中国传统的哲学范畴体系形成并明朗化了。天人感应神学目的论的外衣在一定程度上被抛弃;王充等的元气自然论的元气概念被借用,却又在思辨方面进到了一个新的阶段。这就是魏晋玄学,也是名士风流们清谈的主要内容。他们博识才辩,"语如悬河泻水,注而不绝";行为上又表现为"弃世绝俗"的风流倜傥,自成一派"玄风":"蔑弃典文,不遵礼度,游辞浮说,波荡后生。饰华言以翳实,骋繁文以惑世。搢绅之徒,翻然改彻;洙泗之风,缅焉将堕。遂令仁义函沦,儒雅蒙尘,礼坏乐崩,中原倾覆,故所谓'言伪而辩、行僻而坚'者,其使人之徒欤!"(《晋书·范宁传》)可谓写照。影响到社会风气亦然:"世人闻戴叔鸾、阮嗣宗傲俗自放,见谓大度。而不量其材力,非傲生之匹,而慕学之。或乱项科头,或裸袒蹲夷,或濯脚于稠众,或溲便于人前,或停客而独食,或行酒而止所亲。……夫古人所谓通达者,谓于道德,达于仁义耳。岂谓近乎亵渎而达于淫邪哉!"(《抱朴子·刺骄》)可知一般。清谈玄言,不拘形迹,成了相当强大的社会风气。南北朝时,流风所及,所谓士子竟无不崇尚而行。刘宋元嘉间且立"玄学"以相教授:"置玄学,立生徒,……并慕道来学,谓之南学。"到了梁代,更以"老、庄、易"总谓"三玄",谈论则为"玄言",著述则称"玄部",玄学之盛,达于极致。

清谈谈哲学,侈靡享人生。名士们置生死于度外,与当时的生死观念改变有关。有《列子·杨朱篇》,据杨伯峻考,[①] 是魏晋时代作品。其生死观念确不同于上古之论。其中有知寿之不永,倡享受人生之乐一段:

> 杨朱曰:百年,寿之大齐,得百年者无一焉。设有一者,孩抱以逮昏老,几居其半矣。夜眠之所弭,昼觉之所遗,又几居其半耳。痛疾哀苦,亡失忧惧,又几居其半矣。量十数年之中,逌然而自得亡介焉之虑者,亦亡一时之中尔。则人之生也奚为哉?奚乐哉?为美厚尔,为声色尔。

① 杨伯峻:《列子集释》。中华书局 1979 年版,第 348 页。

> 太古之人知生之暂来，知死之暂往，故从心而动，不违自然所好，当身之娱非所去也……从性而游，不逆万物所好，死后之名非所取也……名誉先后，年命多少，非所量也。

又进一步以朝穆（子产兄弟）之言诫之：

> 欲尊礼义以夸人，矫性情以招名，吾以此为弗若死矣。为欲尽一生之欢，穷当年之乐，唯患腹溢而不得恣口之饮，力惫而不得肆情于色，不遑忧名声之丑，性命之危也。

把这些话看成魏晋名士的座右铭倒很恰当。又曰：

> 万物所异者生也，所同者死也，生则有贤愚、贵贱，是所异也；死则有臭腐消灭，是所同也……然而万物齐生齐死……十年亦死，百年亦死，仁圣亦死，凶愚亦死。生则尧舜，死则腐骨；生则桀纣，死则腐骨。腐而一矣，孰知其异？且趣当生，奚遑死后？

生之不永，死之必来，生死观明确得很，体现在名士身上，即是他们的放浪行为；转化而出，即他们的人生观和玄学哲学。

所以，他们的处世态度是两重性的，甚至是矛盾的。"崇有"、"贵无"，均属此类；放浪形骸与服食养生，相偕而行。当时整理《列子》的张湛，在东晋也算得上一位养生家，并精通医药，著有《养生要集》十卷、《延生秘录》十二卷，惜均佚。不过还可找到一些痕迹。今传本宋·许叔微《普济本事方》中有他一段文字，名"读书损目论"：

> 读书之苦，伤肝损目，诚然。晋范宁尝苦目痛，就张湛求方。湛戏之曰："古方宋阳子少得其术，以授东鲁门伯，次授左丘明，遂世世相传，以及汉杜子美，晋左太冲。凡此诸贤并有目疾，得此方云：用损读书一，减思虑二，专内视三，简外观四，旦起晚五，早夜眠六。凡六物熬以神火，下以

气筱，蕴于胸中。七日然后纳诸方寸，修之一时，近能数目睫，远视尺箠之余。长服不止，洞见墙壁之外，非但明目，乃亦延年。"审如是而行之，非可谓之嘲戏，亦奇方也。

张湛的话，是有点名士气的。但许叔微（宋代名医）认为能做到节省目力，对眼睛确有好处。在《千金翼方》卷十二"养性禁忌"中亦有一段张湛的精彩之论：

> 张湛称养性缮写经方，在于代者甚众，嵇叔夜论之最精。然辞旨远不会近，余之所言在其义与事归，实录以贻后代。不违情性之欢，而俯仰可从；不弃耳目之好，而顾眄可行。使旨约而瞻广，业少而功多。所谓易则易知，简则易从。故其大要，一曰啬神，二曰爱气，三曰养形，四曰导引，五曰言论，六曰饮食，七曰房室，八曰反俗，九曰医药，十曰禁忌。过此已往，未之或知也。

这段文字很可能即是张湛的养生之要。既要养生又不误耳目声色之乐，并行不悖。不过，张湛于医药，又是十分谨慎从事的人。《千金要方》"大医精诚"引：

> 张湛曰，夫经方之难精，由来尚矣。今病有内同而外异，亦有内异而外同。故五脏六腑之盈虚，血脉荣卫之通塞，固非耳目之所察，必先诊候以审之。而寸口关尺有浮沉弦紧之乱，俞穴流注有高下浅深之差，肌肤筋骨有厚薄刚柔之异，唯用心精微者始可与言于兹矣。

名士嵇康曾与"王烈共入山，烈尝得石髓如饴，即自服半，余半与康，皆凝而为石"。似是嵇康没有福分饮此石髓。"闻道士遗言，饵术、黄精，令人长寿，意甚信之。"（《晋书·嵇康传》）看来嵇康只能饵药养生。其有《养生论》、《答难养生论》、《难宅无吉凶摄生论》，都是关于生死寿夭和养生术的较客观认识：

世或有谓：神仙可以学得，不死可以力致者。或云：上寿百二十，古今所同。过此以往，莫非妖妄者。此皆两失其情。

夫以蕞尔之躯，攻之者非一途；易竭之身，而内外受敌。身非木石，其能久乎？

否定人能修成神仙、长生不死。但可以养生保健：

善养生者……清虚静泰，少私寡欲。知名位之伤德，故忽而不营，非欲而强禁也；识厚味之害性，故弃而不顾，非贪而后抑也。外物以累心不存，神气以醇白独著，旷然无忧患，寂然无思虑，又守之以一，养之以和，和理百济，同乎大顺。然后蒸以灵芝，润以醴泉，晞以朝阳，绥以五弦，无为自得，体妙心玄，忘欢而后乐足，遗生而后身存。若此以往，庶可与羡门比寿，王乔争年，何为其无有哉！

神仙不可致，人不能长生不死，但延年益寿是做得到的。在他看来，养生之要在于：

知形恃神以立，神须形以存。悟生理之易失，知一过之害生。故修性以保神，安心以全身；爱憎不栖于情，忧喜不留于意；泊然无感而体气和平。又呼吸吐纳，服食养身，使形神相亲，表里俱济也。……凡所食之气，蒸性染身，莫不相应……故神农曰："上药养命，中药养性"者，诚知性命之理，因辅养以通也。（以上引自《养生论》）

养生有五难：名利不灭，此一难也；喜怒不除，此二难也；声色不去，此三难也；滋味不绝，此四难也；神虚精散，此五难也……含光内视，凝神复朴，栖心于玄冥之崖，含气于莫大之涘者，则有生可却、可存、可延也。……积善履信，世屡闻之。慎言语、节饮食，学者识之。过此以往，莫之或知。（《答难养生论》）

颇见其道家养生术源流，而又不带神仙气、不具放诞风。据《千金要方》卷二十七的引文，嵇康还对祛病养生颇有研究，且可谓是第一个观察到脚气病原因的人。其曰：

> 嵇康云，穰岁多病，饥年少疾，信哉不虚。是以关中土地，俗好俭啬。厨膳肴馐，不过菹酱而已；其人少病而寿。江南岭表，其处饶足。海陆鲑肴，无所不备；土俗多疾而人早夭。北方仕子游官至彼，遇其丰赡，以为福祐所臻。是以尊卑长幼，恣口食啖，夜长醉饱，四体热闷，赤露眠卧，宿食不消。未逾暮月，大小皆病。或患霍乱、脚气、胀满；或寒热、疟、痢、恶核、丁肿；或痈疽、痔漏；或偏风、猥退。不知医疗，以至于死。凡如此者，比肩皆是。惟云不习水土。都不知病之所由。静言思之，可谓太息者也。学者先须识此，以自戒慎。

其他疾病暂不论，脚气在晋宋南渡后十分流行。脚气的病因，现代研究认为是缺乏维生素 B_1 之故。维生素 B_1 在粗粮米壳中含量丰富，而精米面中甚少。嵇康所言，恰中此的。孙思邈有方以谷白皮粥等治之，恰可补维生维之不足，为最早针对之方。

由上可知魏晋士大夫的玄学清谈风气，侈靡享受人生是众所侧目的一个方面，追求淫乐是其消极处世的反映；另一方面，成仙的遐想几近破灭，而对长寿的向往仍未放弃，甚至有很认真严肃的态度。一方面清高、超脱得很，一方面又惶恐、战栗得很。似乎时代造成了他们的两面性格。例如阮籍任性放荡不羁，而"晋文王称阮嗣宗至慎，每与之言，言皆去远，未尝臧否人物"。嵇康亦然，"王戎云，与嵇康居二十年，未尝见其喜愠之色"（皆据《世说新语》）。人事如此，何况切己之养生、享受！

另外，清谈之中，亦不乏讨论医学者。梁武帝《劝医论》且认为这有益于医学理论的精研，其谓：

> 至如研精玄理，考核儒宗，尽日清谈，终夜讲习，始学则负墟尚诙，积功则为师乃著，日就月将，方称硕学。专经之后，尤须剧谈，网罗愈广，钩

深理见，厌饮不寤，惟日不足……

魏晋南北朝医学是中国历史上繁花似锦时代，清谈玄风亦助春花狂发。

74. 服食风气的兴盛

魏晋服食盛行，是上述背景中享受人生与企望长寿两者交叉点上的产物。服食是很有点玄风的。

作为长寿之道，道家方士和道徒炼丹服食早已有之。服食包括服石，进而言之，服石又称服食。但服石在魏晋兴盛之由，却与享受人生多有关系。《世说新语·言语篇》曰：

> 何平叔云，服五石散非唯治病，亦觉神明开朗。

所谓"神明开朗"，不仅仅是"心情愉悦"。这有点像今人之服食鸦片后"飘飘欲仙"的感觉。上文有注引：

> 秦丞相（秦承祖）寒食散论曰：寒食散之方虽出汉代，而用之者寡，靡有传焉。魏尚书何晏首获神效，由是大行于世，服者相寻也。

说明本来寒食散差不多已经失传。何晏又如何获神效使"大行于世"呢？且看皇甫谧所论：

> 寒食药者，世莫知焉。或言华佗，或曰仲景。考之于实，佗之精微，方类单省；而仲景经有侯氏黑散、紫石英方，皆数种相出入，节度略同。然则寒食草石二方，出自仲景，非佗也。且佗之为治，或刳断肠胃，涤洗五藏，不纯任方也。仲景虽精不及佗，至于审方物之候，论草石之宜，亦妙绝众医。及寒食之疗者，御之至难，将之甚苦。近世尚书何晏，耽好声色，始服此药，心加开朗，体力转强，京师翕然，传以相授，历岁之困，皆不终朝而

愈。农人喜于近利者，未睹后患。晏死之后，服者弥繁，于时不辍，余亦豫焉。（《诸病源候论》卷六引）

皇甫谧之论说明，寒食五石散原可能出自仲景治病方，何晏因偶然的机会，服用后"心加开朗，体力转强"，大有利于其"耽好声色"之便。已隐含强房事作用之意。孙思邈《千金要方》云：

有贪饵五石，以求房中之乐。

《巢氏病源》亦论：

强中候者，茎长兴盛不萎，精液自出，是由少服五石。五石热著于肾中，下焦虚。

苏轼《东坡志林》故曰：

世有食钟乳、乌喙而纵酒色而求长年者，盖始于何晏。晏少而富贵，故服寒食散以济其欲，无足怪者。

这些都说明了服石来历。享乐之风正炽，如火需油，五石散恰似火上加油，传播便更现迅速。

但五石散并不只是一种春药。它也可能有强壮体魄和延年益寿作用。秦承祖云：

夫寒食之药，故实制作之英华，群方之领袖。虽未能腾云飞首、练筋易髓，至于辅生养寿，无所与让。（《医心方》卷十九引）

或如《千金翼方》：

五石护命散，能久服则气力转强，延年益寿。

释慧义也认为：

> 五石散者，上药之流也，食可以延期养命，调和性理，岂直治病而已哉？（《医心方》引）

著《南方草木状》的博物学家嵇含甚至很有个人体会，其《寒食散赋》曰：

> 余晚有男儿，既生十朔，得吐下积日，嬴困危殆，决意与寒食散，未至三旬，几于平复。何矜孺子之坎坷，在孩抱而婴疾。既正方之备陈，亦旁求于众术。穷万道以弗损，渐丁宁而积日，尔乃酌醴操散，商量部分。进不访旧，旁无顾问。伟斯药之入神，建殊功于今世，起孩孺于重困，还精爽于既佳。

根据以上，我们无法否定五石散确有治病、长寿、强壮和兴房事的作用，不然其流行就完全失去了根据。

五石散方未必起于仲景，应是神仙方士炼服的石药（另一种为金丹）。淳于意从阳庆学，得《石神》一书，可能是医用石药之始。《内经》有云：

> 帝曰：夫子数言热中、消中，不可服高粱、芳草、石药。石药发瘨，芳草发狂。夫热中消中者，皆言贵人也。今禁高粱，是不合其心；禁芳草石药，是病不愈。愿闻其说。岐伯曰：夫芳草之气美，石药之气悍，二者其气急疾坚劲，故非缓心和人，不可以服此二者。（《素问·腹中论》）

王冰注："石药，英乳也。"即石英、钟乳类。可知前汉时已有不少服石致病的例子。据《小品方》，有：

> 荠苨汤，华佗解药毒，或十岁，或三十岁而发热，或燥燥如寒，欲得食饮，或不用饮食。华佗散法：有石硫黄热，郁之如热，浇洗失度，错服热药，剧者擗裂；礜石热，燥燥如战；紫石英热，闷阆喜卧，起无气力，或时

　　欲寒，皆是府气所生，脏气不和，宜服此汤……

　　证明华佗已有解五石散毒法。《中藏经》有"论服饵得失"篇，曰"石之与金，有服饵得失者，盖以其宜与不宜也"等，说明当时方士神仙服饵，有服石、服金丹诸法，故需有解毒之方。仲景又利用华佗之方医治伤寒杂病。

　　据余嘉锡考，[①] 五石散的五石，是赤石脂、白石脂、紫石脂、钟乳石、硫黄（后二味可代以寒水石、滑石）。同时合以干姜、桂枝、防风、栝楼、白术、人参、桔梗、细辛、附子等予加减。这可能是仲景见王仲宣，谓"君有病，四十当眉落，服五石汤可免"之方；可能是《金匮要略》卷下杂疗方"治伤寒令愈不复，紫石寒食散方"的主干。亦即皇甫谧所云仲景经中紫石英方。仲景经中另有"候氏黑散"，内仅礜石一味为"石"，其余为菊花、芎劳等草类药共十四味，"治大风，四肢烦重，心中恶寒不足"。余嘉锡认为系何晏合二方而成，仅取五石。其实，何晏可能得自方士。《神农本草经》将紫石英、白石英、石钟乳、五色石脂（包括青、赤、黄、白、黑五种）列为上品，"主养命以应天，无毒。多服、久服不伤人，轻身益气，不老延年"；以石硫黄入中品，"主养性以应人，无毒有毒，斟酌其宜，遏病补羸"。均为延年益寿补病之药。余氏将白、紫石英换为白、紫石脂，实为杜撰。五石可作神仙服饵修炼，当时方士必已流行，而何晏非方士者流，五石方为偶然得之。余氏之论全据皇甫，是为失察。仲景紫石寒食散方中无硫黄，多大黄、龙骨、石膏、寒水石、滑石等寒凉之品，具有制约另外四石之热的作用。因而将寒食散（五石散）之流弊责诸仲景，实属不当。

　　何晏自用的"五石散"，若无相制之药配组及施以相应解法，恐毒副作用将较大。《千金要方》"解五石毒"中云：

　　　　寒食五石更生散方，旧说此药方，上古名贤无此，汉末有何侯者行用，自皇甫士安以降，有进饵者，无不发背解体，而取颠覆。余自有识性已来，亲见朝野仕人遭者不一，以宁食野葛，不服五石，明其大大猛毒，不可不慎也。有识者遇此方即须焚之。

---

　　① 余嘉锡：《寒食散考》，载《余嘉锡论学杂著》。中华书局1963年版，第181页。

皇甫谧自云：

> 服者弥繁，于时不辍，余亦豫焉。或暴发不常，夭害年命。是以族弟长
> 互，舌缩入喉；东海王良夫，痈疮陷背；陇西辛长绪，脊肉烂溃；蜀郡赵公
> 烈，中表六丧。悉寒食散之所为也。远者数十岁，近者五六岁，余虽视息，
> 犹溺人之笑耳。而世人之患病者，由不能以斯为戒。失节之人，多来问余。
> （《诸病源候论》引）

这些毒副作用甚至致人死命。大抵为内热蕴积，发为痈疽。但从皇甫谧话中看
来，亦与不知节度有关。

五石散之所以又名寒食散，与其节度必与“寒”有关。服散要发热，恐为正
常药物反应：

> 凡是五石散，先名寒食散者，言此散宜寒食，冷水洗取寒。惟酒欲清，
> 热饮之。不尔即百病生焉。服寒食散，但冷将息，即是解药热。（《千金翼
> 方》卷二十二）

> 凡石之发，当必恶寒，头痛，心闷，发作有时，状如温疟。但有此兆，
> 无过取冷水淋之，得寒乃止。一切冷食，惟酒须温。　（《千金要方》卷
> 二十四）

唐许孝崇论云：

> 凡诸寒食草石药，皆有热性。发动则令人热，便冷饮食，冷将息，故称
> 寒食散。（《医心方》引）

皇甫谧的节度解散且要烦劳行走：

> 服药之后，宜烦劳。若赢著床不能行者，扶起行之，常当寒衣、寒饮、

> 寒食、寒卧，极寒益善。……药蹳不发，令人战掉，当更温酒饮食、起跳踊……

在如此将息节度之下，寒食散仍可作治疗之用：

> 产妇中风寒，身体强痛不得动摇者，便温服一剂，因以寒水浴即差，以浴后身有痹处者，便以寒水洗，使周遍，初得小冷，当数食饮酒……（《巢氏病源》引）

由此看来，既不能低估了服石引起的毒副作用，也不必认为它如洪水猛兽那般可怕。否则风流名士不会趋之若鹜、以服散为人生一大乐事。然则由服散而行散，在当时成了一种时尚。

魏晋人的"行散"，必宽衣大袍，颇显潇洒；裸袒赤身，人曰放荡不羁；温酒以醉，正乃诸阮之所为。可见魏晋风度，不仅只思想的自由解放，亦与服散行散的药力散发有关。既得药力，又遂名士风流潇洒之志，一举两得。于是朝野士庶，咸所乐为。如《梁书·处士传》："张孝秀，字文逸，南阳宛人也。性通率，不好浮华，常冠谷皮巾，蹑蒲履，手执并桐皮麈尾，服寒食散，盛冬能卧于石。"《魏书·邢峦传》："高祖因行药至司空府南，见峦宅，遣使谓峦曰：朝行药至此，见卿宅乃住。东望德馆，情有依然。"皇帝也服石行散。

应当承认，服石危害颇大，尤不善节度者、非适应证者。而且多为愈往后而愈显现，并非服后立见。皇甫谧为病废而服石，不能行散，属非适应证。另一些服后致病笃废，痈疽疮疡或死于非命，确实史有见载，余嘉锡谓：

> 俞理初尝比寒食散于鸦片。实则寒食散所发诸病，鸦片未尝尽有也。夫鸦片有瘾，至时不吸则病，吸之则已。寒食散所以治病也，服者多不过数剂……六朝人因散发致病且死者如彼其多也乎。（注同前）

综合起来，对于服石有以下三点需要评论：

一、服石从神仙长生术中分离出来，这原因之一大约是服石致死者比服金丹致死者少。皇甫谧说他目睹耳闻有九人患痈疽或夭丧，不可谓不多。但余嘉锡的推算以此为起点，未免以偏概全。他"五百年间以散发致死者无虑数十百万人"的结论，显然是夸大的、不符合事实的。从他"遍搜群书，上起三国，下迄周隋，亦仅五十余条而已"的史料来看，死于服石者五人，散发而病者十八人，谓服散有效或无甚坏处者二十六处。另数处不关好坏。如果服散那么糟糕，史料会有更多的记述；记述中也必以死、病居多，不会仅有五例死者。两种统计不能互相吻合，结论遂错。

二、服石致病或死的原因，史料显示多因不知节度。自皇甫谧作"寒食散论"，详论节度服法、解散之法，并立六反、六急、八不可、三无疑等后，服石致死或病者已大为减少。《小品方》故认为服石中毒"皆为自忤，遂推石过。深省其理，未曰合宜"。石毒治疗，亦有其法。例如徐嗣伯治例：

> 将军房伯玉服五石散十余剂无益，更患冷，夏日常复衣。嗣伯为诊之。曰："卿伏热，应须以水发之，非冬月不可。"至十一月，冰雪大盛，令二人夹捉伯玉，解衣坐石，取冷水从头浇之。尽二十斛，伯玉口噤气绝。家人啼哭请止。嗣伯遣人执仗防阃，敢有谏者挝之。又尽水百斛。伯玉始能动，而见背上彭彭有气。俄而起坐，曰："热不可忍，乞冷饮。"嗣伯以水与之，一饮一升，病都差。自尔恒发热，冬月犹单裈衫，体更肥壮。（《南史·张融传》）

由此竟造就一代名医。以治服石散毒而著名的医生还有徐文伯、曹歙、靳邵、范曲、释道弘、释慧义等。曹歙治疗用温法，与皇甫谧的冷法相反。后成为二学派之争，陈延之《小品方》批评温法，说明寒法效验得胜。道弘《寒食散对治方》发明对治法，以相应药物对消石药毒性。例如用白术、栝楼对钟乳类，《小品》亦作收录，只是认为不能作临急应用。徐之才《药对》一书（今佚）当受道弘启发而成。孙思邈亦用此法。说明服石药毒的治疗在中药药理理论及应用上有开拓之功。对药，近代名医施今墨犹倡之。

孙思邈搜集解寒食散毒之法及方计四十五条，治痈疽及其他并发证。既于解毒方法上有发明，更明显地促进了疮疡外科的发展。

至如《旧五代史·段深传》记：

开平中（907－960 年）以善医侍诏翰林。太祖抱疾已久，以为"疾愈复作，草药不足恃也；我左右粒石而效者众矣，服之如何？"段深以为不可："太仓公传曰：中热不溲者，不可服石。石性精悍，有大毒；凡饵毒药，弓甲兵不得已而用之，非有危殆不可服也。"太祖善之。

此亦说明医家甚知服石治病的适应证及节度。

三、寒食散或五石散的处方不仅一种。事实上，有的极毒，如五石更生散；有的一般人均可服用，如单服钟乳。例如孙思邈说：

吾年三十八九尝服五六两乳，自是以来深深体悉。

人不服石，庶事不佳。恶疮疥癣，瘟疫疟疢，年年常患。寝食不安，兴居常恶。非止己事不康，生子难育。所以石在身中，万事休泰。要不可服五石也。（《千金要方》）

过去研究者对孙思邈之既反对服五石又主张服石的"矛盾"态度很不理解。其实孙思邈反对的只是五石更生散之类（但他书中仍录此方，为治某特殊病）。孙思邈提倡服钟乳，可能成为后来服石的主要处方。《柳宗元集》谓"连州道地钟乳搜采一空"。唐宋药用工具中有"乳钵"，即为研钟乳之用，此名此物至今沿用。钟乳显然简便、易得、易服又廉价有效，故受欢迎。王焘《外台秘要》亦甚提倡，将服石及解散方"删略旧论，纂集新要，分成上下二卷，可谓价重千金，比肩万古。垂之于后学，豁若冰消者乎"。可知服石之方续有改进，信服者仍多。

所以，服食、服石于社会、于医药发展的影响均有正负两个方面，不可遽然以一面之词评断。

二、魏晋医学的繁荣

75. 皇甫谧与《针灸甲乙经》

皇甫谧以针灸学家闻名。今人更有称其为"针灸之父"者。其实西晋时人视其为名士而非医学家。左思未成名时，作《三都赋》，大文学家、名人陆机入洛，闻而大笑，写信给他弟弟陆云说："此间有伧父，欲作三都赋。须其成，当以覆酒瓮耳。"意即左思之作必鄙俚。后来左思写完了《三都赋》，"世人未重。皇甫谧有高名于世，思乃造而示之。谧称善，为其赋序"（《臧荣绪晋书》）。"自是之后，盛重于时，……豪贵之家竞相传写，洛阳为之纸贵。"（《晋书·左思传》）如果皇甫谧主要以医学而非文学著名，他作的序决不会引起人们如此重视，以至有"洛阳纸贵"的故事。皇甫谧作为大学问家是有据可查的。著作有《帝王世纪》、《高士传》、《逸世传》、《列女传》、《玄晏春秋》等，确实才华横溢，博览精思，卓有成就。医学上著《寒食散论》一卷，《针灸甲乙经》十二卷，比较起来，仅雕虫小技而已。

皇甫谧（215-282），幼年名静。字士安，号玄晏先生。安定朝那人（今甘肃灵台朝那镇）。为汉太尉皇甫嵩曾孙。但已破落，故家贫。过继叔父门下后迁居新安（今河南渑池县），四十岁返还本宗。自幼性顽劣，浪荡不学，习兵偷瓜。至十七岁，叔母含泪以劝，方浪子回头，带书而耕，并从席坦学，得通典籍百家之言。性格也转向沉静，并立高尚之志，专心著述，时称"书淫"。皇甫谧也很不幸。据余嘉锡考证（注同前），他"三十五岁得病"。即风痹疾。谧自称："久婴笃疾，躯半不仁，右脚偏小。"（《晋书·皇甫谧传》）当属脑血管意外，中风偏瘫之疾。四十七岁为治此疾，皇甫谧服寒食散，结果更惨："服寒食散违错节度，辛苦荼毒……隆冬裸袒食冰，当暑烦烦，加以咳逆，或苦温疟，或类伤寒。浮气流肿，四肢酸重，于今困劣，救命呼嗡。父兄见出，妻息长诀。""委顿不伦，尝悲恚叩刃欲自杀，叔母谏之而止。"（《本传》）后得兄士元"三黄散"作治，乃有好转。余嘉锡以为《寒食散论》著成于咸宁四年（278），可称允当。其曰："匪曰我能也，盖三折臂者，为医非生而知之，试验亦其次也。"看来他对解寒食散毒确有经验，颇引为自得。不过，此时距他去世仅余四年。寿六十八岁。

晋武帝泰始三年（267），皇甫谧年五十三岁。帝"频下诏敦逼不已"，令皇甫谧出仕，而谧"抱学不仕，身以著述为怀"（所著《元守论》）。他上疏曰："因疾抽簪，散于林皋。"虽非托辞，也可见其名士风度。如此者数次。最后"自表就帝借书，帝送一车书与之，谧虽羸疾，而披阅不怠"。

皇甫谧著《针灸甲乙经》，在甘露中（256－260）。自序曰："甘露中，吾病风，加苦聋，百日方治，要皆浅近。乃撰集三部，使事类相从，删其浮辞，除其重复，论其精要，至为十二卷。"所谓"三部"，即《针经》（灵枢）、《素问》、《明堂孔穴针灸治要》。时年约四十二至四十七岁，尚未尝试服用寒食散。著作此书与《寒食散论》或有共通之处。序中"百日方治，要皆浅近"中似有阙文。很可能曾试过针灸。只是中风后遗症能略有好转或控制不再恶化已属满意。偏废萎挛、不能行动自如，逼使他又服寒食散，致成悲壮身世，一波三折。

《针灸甲乙经》作为针灸史上的里程碑，有不可磨灭的功勋。但它不是出于一位针灸临床家之手，而出自一位学问大家之手，得医学外文化之力，也属中医学发展之常也，未足言奇。

76. 《物理论》、《神灭论》与生死观

魏晋思想大解放，才有玄学哲学的深入讨论和争辩。其中王充等的"元气自然论"被吸收利用，更有哲学家予以发挥，涉及医学生死观念等者则以杨泉、范缜为著。

杨泉，三国时吴人，入晋征为侍中，不就，终身为隐士，生卒不详。著《物理论》一书，讨论天文、地理、工艺、农业、医学等，无所不及。书于宋代已佚。其中关于元气与生命，略谓：

> 元气皓大，则称皓天。皓天，元气也。皓然而已，无他物也。
>
> 人含气而生，精尽而死。死，犹澌也，灭也。譬如火焉，薪尽而火灭，则无光矣。故灭火之余，无遗炎矣。人死之后，无遗魂矣。
>
> 智慧多则引血气，如灯火之于脂膏；炷大而明，明则膏消；炷少而暗，暗则膏息。息则能长久也。
>
> 谷气胜元气，其人肥而不寿；元气胜谷气，其人瘦而寿。养生之术，常使谷气少，则病不生矣。

杨泉已明白"有钱难买老来瘦"的道理。他以烛火膏燃比喻人的形神、体用关系，前所未见。然而他于医学原理，则与《内经》相同。又以血气为人资质，而生命为其外焰，人死精尽，渐灭不存，即无鬼魂之类可言。这方面的见解，与晋代另外的清谈家阮瞻、阮修相同。《晋书·阮瞻阮修传》云："瞻素执无鬼论，物莫能难，每自谓此理足可以辩证幽明。""尝有论鬼神有无者，皆以人死者有鬼，修独以为无。曰：'今见鬼者云著生时衣服。若人死有鬼，衣服有鬼邪？'论者服焉。后遂伐社树，或止之。修曰：'若社而为树，伐树则社移；树而为社，伐树则社亡矣。'"论点有逻辑力量，宣传无鬼论，与哲学家杨泉殊途而同归。

南朝宋何承天（370－447）亦无神论者。著有《达性论》、《报应问》等，批判当时流行的佛教轮回、因果报应、灵魂不死说，是杨泉之论的继续。《达性论》云：

> 天以阴阳分，地以刚柔用，人以仁义立。人非天地不生，天地非人不灵。三才同体，相须而相成。
>
> 至于生必有死，形毙神散，犹春荣秋落，四时代换，奚有于受形哉？

当时宗炳作《答何衡阳书》，曰："人形至粗，人神实妙，以形从神，岂得齐终？"何作《答宗居士书》以驳："形神相资，古人譬以薪火，薪弊火微，薪尽火灭。虽有其妙，岂能独传？"可见杨泉的生死观、形神观已成流派。

杨泉关于医学尚有一段论述，为今所残存之《物理论》中未见；而《古今图书集成·医部全录》犹录之：

> 夫医者，非仁爱之士不可托也，非聪明理达不可任也，非廉洁淳良不可信也。是以古之用医，必选名姓之后，其德能仁恕博爱，其智能宣畅曲解，能知天地神祇之次，能明性命吉凶之数，处虚实之分，定逆顺之节，原疾疹之轻重，而量药剂之多少。贯微达幽，不失细小，如此乃谓良医。且道家则尚冷，以草木用冷生；医家则尚温，以血脉以暖通。徒知其大趣，不达其细理，不知刚柔有轻重，节气有多少，进退盈缩有节却也。名医达脉者，求之寸口三候之间，则得之矣。度节气而候温冷，参脉理而合重轻，量药石皆相

应，此可谓名医。有有名而不良者，有无名而良者，人主之用医，必参知而隐括之。

讨论良医、名医的区别，提倡医家的求实求精精神，与《物理论》理趣相洽。

梁代范缜（450－515？）是王充之后的著名无神论者。他出身清贫，好危言高论，具清谈玄学家风采。他曾与齐竟陵王萧子良辩论因果报应：

> 初，缜在齐世，尝侍竟陵王子良。子良精信佛教。而缜盛称无佛。子良问曰："君不信因果，何得富贵贫贱？"缜答曰："人生如树花同发，随风而堕，自有拂帘幌坠于茵席之上，自有关篱墙落于粪溷之中。坠茵席者，殿下是也；落粪溷者，下官是也。贵贱虽复殊途，因果竟在何处？"子良不能屈，然深怪之。缜退论其理，著《神灭论》。（《梁书·范缜传》）

此书一出，"朝野喧哗。子良集僧难之而不能屈"。子良诱以高官厚禄，范缜答以不"卖论取官"，颇见名士气节。至梁武帝天监三年（504），宣布佛教为国教。武帝亲自出马纠集僧徒法云、东宫舍人曹思文、权贵萧琛等六十六人，著论七十五篇围攻《神灭论》。范缜毫不屈服，并针对曹作《难神灭论》一文，著《答曹舍人》以驳，逼使曹思文不得不承认他自己"无以折其锐"。

范缜《神灭论》首先立论："神即形也，形即神也。是以形存则神存，形谢则神灭。""形者神之质，神者形之用。是则形称其质，神言其用，形之与神，不得相异也。"然后用刀刃与锋利作比喻："神之于质，犹利之于刃；形之于用，犹刃之于利。利之名非刃也，刃之名非利也。然而舍利无刃，舍刃无利，未闻刃没而利存，岂容形亡而神在？"继而又以树木之质与人之质的差异、荣枯与结实的差异等作分析，指出"生者之形骸"与"死者之骨骼"有本质不同。有形骸而有知，才是生命本质；有骨骼而无知，是死亡表现。这种理论探讨已较他人大为深入了。

难者以"形即是神者，手等亦是神邪"相诘问，在逻辑上已偷换概念。范缜答以"皆是神之分也"，"手等能有痛痒之知，而无是非之虑"。"是非之虑，心器所主。"并以七窍感官所司不同，说明思虑之功能犹如视物之功能不能由耳朵代替一样，各有司属。故"张甲之情寄王乙之躯，李丙之性托赵丁之体，然乎哉？不然也"。这种功能司属于不同器官的论点，与医学的生理、解剖关系之厘清完全一致。最后，范缜又解释了祭祀宗庙实为伦理、社会秩序而立，亦很在理。

《答曹舍人》文中，解释了梦与神、形的关系，神病与形病各异，诘以"子谓神游蝴蝶（按指庄生梦蝶）是真作飞虫邪？若然者，或梦为牛，则负人辕轭；或梦为马，则入人胯下。明旦应有死羊死马"。很准确地破了梦之迷惘。指出："人之生也，资气于天，禀形于地；是以形销于下，气灭于上。"说明人死并无鬼神之变，皆已灭息。他说："黔首之情，常贵生而贱死；死而有灵，则长畏敬之心；死而无知，则生慢易之意。""仲尼云：吾欲言死而有知，则孝子轻生以殉死；吾欲言死而无知，则不孝之子弃而不葬。"（按：孔子引文为刘向《说苑》"辨物篇"之语，不见于《论语》等）用人伦之常来解释祭祀哀乐。

范缜将生死观念与无鬼神观念推向认识的一个新高度，比王充更彻底。魏晋的玄风虽多不经之论，但也不乏真知灼见。魏晋医学大抵仍在非鬼神领域内发展，其哲学根据在此。

77. 门阀山林医家兴旺于时

汉末至隋，动乱四百年，儒学经学，余绪犹存；兴佛灭佛，佛学大盛；炼丹修道，道教鼎立；名士清谈，玄学独胜；元气阴阳，无神论存……各家并立，思想解放，不亚于、甚至胜过春秋战国诸子蜂起时代。在这种情势下，医学亦为有史以来发展最快的一个新时期。

笔者统计，当时的医学著作在《隋书·经籍志》中列名者，有一百七十家，一千五百四十八卷，尚不包括葛洪《肘后方》自序所述《金匮玉函方》一百卷；在张杲《医说》中列为历代名医者四十六名，另见于《隋书·经籍志》作者姓名四十一人，再补以魏晋南北朝诸史及《古今图书集成医部全录》所载，共得医家一百四十八名。与《汉书·艺文志》仅三十六家、八百八十一卷、医生有名列出者四十五人相比，无论著作或名医均比两汉合共四百三十六年翻番。魏晋南北朝实为三百六十九年。魏晋南北朝可谓为我国医学的繁荣期。

这些医家可分门阀与山林两类。前者包括侍御医、官医等；后者包括僧医、道医及散于民间的医家。他们总体上在医学学术自由的气氛中做了几件大事，功盖后世：

一、整理、注释前代著作。如全元起注《素问》，王叔和整理《伤寒杂病论》，皇甫谧纂辑《针灸甲乙经》，吕博望注《难经》，陶弘景作《本草经集注》等。这使汉代隐于世的中医理论，从此成为显学。

二、发展了基础医学理论。如王叔和《脉经》、徐之才《药对》、秦承祖《偃侧人经》（历史上最早附图）、《曹氏灸方》、雷公《炮炙论》。

三、推进了临床医学。如通治方有《肘后方》、《小品方》、《名医别录》、《杂病方》、《要方》、《备急方》、《集验方》等；分科治疗有《辨伤寒》、《妇人药方》、《疗小儿药方》、《疗痈疽金创要方》、《鬼遗方》、《疗目方》、《疗耳眼方》等；解寒食散毒有《寒食散方》、《寒食散对疗》、《解散论》、《解散消息节度》；脚气病治疗有《脚弱杂方》、《疗脚弱杂方》等；传染病方面，有《肘后方》、《小品方》等中有关叙述，《议论备豫方》似有预防之义。

四、开始设置正规医学教育机构，如秦承祖奏置医学。

五、引入了外方医药，如佛教医学某些疗法及药物。

六、发展了内外丹及养生疗法。

以上为荦荦大者。具体内容无法一一论列。而且，魏晋医学很有些自己的个性和特点。

例如门阀世医的传统，实开一代医风。如徐氏八代世医。

徐熙原籍山东。后渡江徙丹阳，好黄老，乃隐钱塘秦望山，得道士授《扁鹊镜经》一卷，精心于医，遂名闻海内。其后世世有名医，或仕于南朝宋、齐，或仕于北朝魏、齐。

徐秋夫以针灸闻名，传曾为鬼针穴，愈后鬼来作访。神其术也。徐道度有脚疾不能行，宋文帝令乘小舆入殿，为诸皇子疗疾，无不绝验。文帝曰："天下有五绝，而皆出钱塘。"五绝指鞠弹棋、诗、横书、围棋及徐道度疗疾。兄弟徐叔响亦精父业。徐文伯以消石汤治宋孝武路太后，又治宫人腰痛牵心"发症"病，针刺堕胎验男女，皆为奇术。嗣伯治房伯玉寒食散毒；治张景石蚘、沈翼眼痛、妪人滞冷，用死人枕；又治一老妪钉疽，事皆怪诞。徐成伯隔幕诊病；为魏高祖

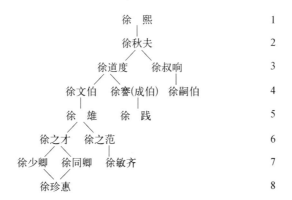

合金丹不成，而治疗得大效，受重赏；常吞道符。徐雄亦传家业，工诊察，能清言，多与贵游善。徐之才名闻北朝，治脚跟肿痛，割之得"蛤子"二；性喜谐谑，多得宠。之才子少卿、同卿不习医，但其中某者之子徐珍惠工医，以治黄疸著名。徐之范善医，开皇年中卒；子敏齐工医，赠朝散大夫，此皆已入隋。

　　史书所载多怪诞故事，亦反映当时医流之一方面。但从留存的论医诸作看，并非玄奇而颇平实。所著有《杂病方》、《疗少小百病杂方》、《徐氏家传秘方》等。《隋书·经籍志》载《徐王八世家传经验方》十卷。一般谓为徐之才撰集。丹波元胤《中国医籍考》解释为"至之才凡六世，并其族祖叔响及嗣伯为八世。之才撰其家传试验之方，以为编者。之才封西阳郡王，故称徐王"。此说可通。之才另撰有《药对》二卷，明药性相对之理；又有《小儿方》三卷，惜均佚。传创"七方十剂"，谓"宣可去壅，通可去滞，补可去弱，泄可去闭，轻可去实，重可去怯，滑可去着，涩可去脱，燥可去湿，湿可去枯"。在药物理论上贡献甚大，与"对药"的用于服石解毒方有异曲同工之妙。"十剂"后经宋·寇宗奭、明·缪希雍分别添加寒热、升降共成十四剂，至今方剂学仍多遵循。

　　魏晋南北朝的世医系统非独徐氏。诸如馆陶李氏、赵郡李氏、王氏、许氏、姚氏等。尤姚僧垣作《集验方》，后世多引用。又如范汪、殷仲堪、王珉、羊欣、秦承祖等，亦皆门阀医家，均有贡献于医学。可知门阀世医是魏晋朝时一大异军崛起。

　　山林医家，则多道士、佛徒，如葛洪、陶弘景、胡道洽（胡洽）、于法开、支法存、仰道人、释师深、释昙鸾、释慧义等，亦皆贡献突出。

　　门阀也好，山林也罢，魏晋南北朝涌现了一大批有成就的医家，各有所专。

除了以上所列，尚可举述如下：

首先如王叔和。皇甫谧谓"近代太医令王叔和撰次仲景遗论甚精……"（《甲乙经》自序）可知其曾为晋太医令。但史书无传。生卒不详。余嘉锡称其"与仲景弟子卫汛交游，当可亲见仲景"（《四库提要辨证》卷十二）。故至少距后汉不远，距仲景之书出不久。王叔和得仲景书并加以整理，世人美誉为"仲景之功臣"，当之无愧。否则，恐难有仲景之传。叔和又著《脉经》，约在 266－282 年，为脉学大总结，分二十四脉，定独取寸口并脏腑配合之理，于后世中医发展影响甚大。

又如范汪。父稚早卒，少孤贫，六岁过江南渡，依外家新野庾氏。年十三丧母，居丧尽礼，及长好学。外氏家贫，无以资给。汪乃庐于园中，布衣蔬食，燃薪写字，遂博学多通，善谈名理，官至东阳太守，人称范东阳。在郡大兴学校，甚有惠政。善医术，常以拯恤为事。凡有疾者，不问贵贱，皆为治疗。撰《范汪方》（《范东阳方》、《范东阳杂方》）一百七十余卷。于伤寒、外科颇有发明，影响后世甚大。陶弘景谓其"斟酌详用，多获其效"。书今佚，但《外台》、《医心方》中采录颇多。范汪可谓魏晋临床医家一典型。

复有陈延之。著《小品方》（又名《经方小品》）十二卷，生世不详。近人考其出身于中原地区，晋室南迁后寓荆杨一带。书约成于 454－473 年间刘宋朝。曾引录《秘阁四部书目录》中十六种文献，可见他能出入宫廷权贵之间。书名"小品"，可能受佛教《小品般若经》（《小品经》）的影响，但并无佛教内容引入；书中有"服石节度论"，云"服草木之药，则速发，须调饮食；金石者，则迟起，而难息"。可见曾亲身治疗服石服丹之毒者。前述他评皇甫谧等三家之说，且自集"解石发诸方"，可知他颇有治疗经验。陈延之为当时重要医家。《小品方》在唐列为太医署必读教本，重要性超过《肘后方》。因陈延之是一名医学临床家，自有不同一般的价值。陈延之和《小品方》是值得进一步研究的魏晋人物与著作。

有两部世称伪作的书。一为《中藏经》，署为华佗著，有邓处中序云：

余乃先生外孙也，因吊先生寝室，梦先生引余坐语：《中藏经》，其活人法也。子可取之，勿传非人。余觉，惊怖不定。遂讨先生旧物，获石函一具，开之得书一迭，乃《中藏经》也。予性拙于用，复授次子思，因以志其实。

邓处中是否华佗外孙，无可考。吕复称其为少室山人，则亦为道林中神仙家之类。若非华佗手著，则可能为六朝人手笔，但《中藏经》属魏晋南北朝时代书并无可疑。华佗弟子吴普、樊阿等入于魏晋，抑或华佗未著《中藏经》，但传于门徒并作记录整理，是非常可能的。此书发挥《内经》理论，尤辨脏腑虚实，甚多贡献。

另有《褚氏遗书》，传为褚澄作。褚澄为南朝宋文帝驸马，历官清显，善医术。南齐建元间（479－482）为吴郡太守。豫章王感疾，太祖召澄为治，立愈。寻迁左户尚书。永明元年（483）被劾，免官禁锢，释后为侍中，领右军将军。同年卒。澄女为齐东昏皇后。澄在吴郡太守任上，"百姓李道念以公事到郡，澄见谓曰：'汝有重疾。'答曰：'旧有冷疾，至今五年，众医不差。'澄为诊脉，曰：'汝病非冷非热，当是食白瀹鸡子过多所致。'令取苏一升，煮服之。始一服，乃吐出一物如升，涎裹之，动开看鸡雏羽翅爪矩具，足能行走。澄曰：'此未尽。'更服所余药，又吐得如向者鸡十三头。而病都差。当时称妙"（《南史·褚澄传》）。语虽涉诞，但褚澄善医必不假。《河南通志》曰："褚澄，阳翟人。所著医论十篇，世称《褚氏遗书》。"之所以称为伪书，因书从两次发冢而得。第一次发冢，是唐末五代时清泰二年（935），萧渊有序，谓"黄巢造变从乱群盗，发人冢墓，掘取金宝。遇大穴焉，方丈余。中环石十有八片，形制如椁；其盖六石，题曰南齐褚澄所归……环石内向，文字晓然，盗疑兵书，移置户外，视之弃去……"此萧渊先人萧广所遇，遂加慎护，买舟载归，且刻百本散之。其石复作棺椁之石埋墓。第二次在宋代，"靖康初（1126），金人犯顺，群盗乘间"，于时扬州城北萧墓被发，乃得石书并萧渊序十九片石。此为僧释义堪所遇："萧门结葬缘，适见其事，漫录诸策。"（见《褚氏遗书》释义堪序）时1127年，前后相隔近二百年。并刊刻行世。倘为伪书，似不必两编盗墓故事。《四库全书提要》不以其为伪。考书中所论，除《内经》医学外，亦受佛教医学等影响，尤多褚氏个人发明。

例不可能尽举。葛洪、陶弘景、雷敩等亦名此世，有另述。总之，人才辈出。这时代的医生，身份不一，贡献不一，作为不一，正是魏晋自由风气特点。比于欧洲文艺复兴时代，未必逊色。

第十章　儒学文化与医学

从道家哲学影响下产生了《黄帝内经》，形成中医基本理论开始，到汉代的方士医学，汉末的道教医学和魏晋南北朝的玄学医学，其总体实质上都是在"道家医学"范畴之内运转。儒家医学不具有主流地位。汉武帝独尊儒术，在政治上占了上风，在医学理论上并无建树，没有展示出创新局面。张仲景、华佗的医学理论体系是道家，医学伦理则受到儒家忠君、孝道的一些影响。汉末佛教传入中国，从而加上了一些佛教医学的因素，这在魏晋南北朝外来方书的大幅增加可见一斑。而因果报应、割股疗亲等等思想、行为一时间在民间流行泛滥。至隋唐五代，医学著作中有明显儒佛道合一倾向。但是道家医学仍然是中国医学的本体，不受其侵。及至宋代，儒学真正成为统治一切的主宰。知识分子、社会名流包括达官贵人，都隐藏起道家哲学的内心，而张扬儒士风度于外表，具有了"外儒内道"的特征。医家亦不例外，于是"儒家医学"获得了正统地位。

一、礼教钳制下的医学

"礼"是中国文化中十分看重的待人接物的行为和态度。

"礼教"通称"儒教"。许多伦理规则儒化后，更具理论形式；帝王崇儒，又作为社会政治律例贯彻。但它从未有如基督教、佛教、伊斯兰教和道教等等那种严格的组织和崇拜形式。儒教主要是伦理道德和文化层面上的推测。其核心是仁义礼智信、忠恕孝悌、三纲五常等。中国历史上发生的一切，或正面或反面，都与之有不可分割的关系，医学也如此。

78. 从舐痔吮痈到割股疗亲

很奇怪，中国古代竟有人愿为帝王舐痔："秦王有疾召医，破痈溃痤者得车一乘，舐痔者得车五乘。所治愈下，得车愈多。"(《庄子·列御寇》)医人地位如此低下。《韩非子》曰："医善吮人之伤、含人之血，非骨肉之亲也，利所加也。"可能与可得重赏有关。

不过，破痈溃痤，是医生应当做的。晏子也抚疡，并不都是为利。景公病疽在背，高子请曰："职当抚疡。"出后晏子请见，入而"呼宰人具盥，御者具巾，刷手温之，发席傅荐，跪请抚疡"。晏子所为，颇似医生，当然，他其实是出于政治需要。

若论"吮痈"，今日医生在必要时，并具消毒过程，偶尔也行之。然而古代佞臣吮痈，非出于医理，而为阿谀奉承，推"礼"于极端。《史记·佞幸列传》中邓通为汉文帝吮痈即其例。

"舐痔"史无后载，"吮痈"、"舐目"则不鲜见。《晋书》"徐苗传"载："弟患口痈破溃，苗为吮之。""李班传"载："及雄寝疾，班昼夜侍侧，雄少数攻战，多被伤夷。至是疾甚，痕皆脓溃。雄子越等恶而远之，班为吮脓，殊无难色。"《南齐书·韩灵敏传》："永兴概中里王氏女年五岁，得毒病，两目皆盲。性至孝，年二十，父母死。临尸一叫，眼皆血出，小妹娥舐其血，左目即开，时人谓为孝感。"《周书·柳霞传》："其母尝乳间发疽，医云：'此病无可救之理，唯得人吮痈，或望微止其痛。'霞应声即吮，旬日遂瘳。咸以为孝感。"《旧唐书·高宗纪》："时太宗患痈，太子亲吮之，扶辇步从数日。"《宋史·刘孝宗传》："养父两目失明，孝宗为舐之，经七日后能视。"皆此之类。

故"吮痈"已转化为"孝感动天"的证例，为礼教中"孝"字张本，尤与佛教因果报应说结合在一起，以行孝为医便大为流行起来。形形色色，自行秽恶，以求上天保佑。礼教的发展，得力于佛教不小。自行秽恶又发展到自残，如：《梁书·庾沙弥传》："嫡母刘氏寝疾，沙弥神昏侍侧，衣不解带，或应针灸，辄以身先试之。"《南史·南海王子罕传》："母尝寝疾，子罕昼夜祈祷，……母病亦愈，咸以为孝感所致。"《南史·徐份传》："……性孝悌，陵尝疾笃，份烧香泣涕，跪诵《孝经》，日夜不息，如是者三日。陵疾豁然而愈。"《张进之传》："益州梓潼人张楚母疾，命在属纩，楚祈祷苦，烧指自誓，精诚感悟，疾时得愈。"

烧指示孝，原佛教苦行僧作为，这便成为孝行最虔诚的表现。吮痈之类，更不在话下。最典型的是"割股疗亲"。《旧唐书·王友贞传》载：

友贞弱冠时，母病笃。医言唯啖人肉乃差。友贞独念无可求治，乃割股肉以饴亲，母亲寻差。则天闻之，就其家验问，特加旌表。

这是武则天在位时（684－704）的事，不知医为谁。医史著作将"割股疗亲"罪归陈藏器。藏器（713－741）开元二十七年（739）著《本草拾遗》。《新唐书·孝友列传》称："唐时陈藏器著《本草拾遗》，谓人肉治羸疾。自是民间父母疾多割股肉而进。"《医说》亦云："开元间明州人陈藏器撰《本草拾遗》云人肉治羸疾。自此闾阎相效割股。"

按照年代的先后，陈藏器并非始作俑者。当然写入药书，散布恶劣影响，自有难辞之咎。最早出处，实在佛经《妙音宝卷》中。略谓：有妙庄严王，膝下三女：妙颜、妙香、妙英。王病全身痌癞，医为之处方，云必以亲生骨肉拌药方效。二女不肯，唯幼女妙英公主愿割臂为父王疗。妙严庄王癞疾得愈。稍后又患眼疾，妙英又自请挖己眼为治，又愈。妙英乃成正果，转世成大慈大悲观世音佛。古代此类割股疗亲，因佛教传入中国而成愚孝。唐史载有四件。《宋史》有十余件。《金史·创政传》亦载："母疾，昼夜侍侧，衣不解带，割股肉啖之者再三。""每以舌舐母目，逾旬母能视物。"《元史》载有八条。

刲股不够，竟有凿脑："秦氏二女，河南宜阳人，逸其名。父尝有危疾，医云不可攻，姊闭户默祷，凿己脑和药进饮遂愈。父后复病欲绝，妹刲股内置粥中，父小啜即苏。"（《元史·秦氏二女传》）

在元代，不但汉族人受礼教陋习影响，蒙古族人亦如此："普兰溪八岁，裕宗养于宫中，母疾刲股和药疗之，不令人知。裕宗称其孝。"（《新元史·普兰溪传》）"闻郡人戴甲有疾，䯅胸肉疗之得差。一日俟家人出，引刀刲胸肉杂他以进，因病创。"（《胡孝女传》）胡孝女刲胸肉而自创难愈，但决不会因此而幡然悔悟，抛弃礼教习俗的束缚。

明代竟到了一发而不可止的地步。杨泰奴割肝、李孝妇割乳……《明史》中载例颇多。《本草纲目》亦引何孟春《余冬序录》一条："江伯儿母病，割胁肉以进，不愈；祷于神，欲杀子以谢神。母愈，遂杀其三岁子。事闻太祖皇帝，怒其绝伦灭理，杖而配之，下礼部议。"

礼教杀人而假医药之手，惨不忍睹。不禁则必更泛滥。五代时曾有禁令。但因"民苦于兵，往往因亲疾以割股、或既丧而割乳庐墓"（《五代史记·何泽杂传》），禁之为防逃避兵役。开平元年（907）："自今后所在郡县，如有截指割股不用奏；闻道是年诸道多奏军人百姓割股，青齐河朔尤多。帝曰：'此若因心，亦足为孝；但苟免徭役，自残肌肤，欲以庇身，何能疗疾？并宜止绝。'"（《旧五代史·太祖纪》第七）总是禁而不止。《明史·任亨泰传》记："亨泰议曰：人子事亲，居则致其亲，养则致其乐，有疾则谨其医药。卧冰割股，事非恒经；割股不已，至于割肝；割肝不已，至于杀子。违道伤生，莫此为甚；堕宗绝祀，尤为不孝之大者。宜严行戒喻。倘愚昧无知，亦听其所为，不在旌表之例。"以礼教制礼教，永无止时。"不再旌表"，仍多入"孝女传"。"听其所为"，实为容许。李时珍曰："陶九成《辍耕录》载：'古今乱兵食人肉，谓之想肉，或谓之两脚羊。'此乃盗贼之无人性者，不足诛矣。"（《本草纲目》人肉条）盗贼不假借口，礼教杀人则冠冕堂皇，不同之处仅在于此。

79. 身体发肤，不敢毁伤？

《孟子·离娄上》："不孝有三，无后为大。"赵岐注："于礼有不孝者三者，谓阿意曲从，陷亲不义，一不孝也；家贫亲老，不为禄仕，二不孝也；不娶无子，绝先祖祀，三不孝也。"并无身体发肤之伤为不孝的律条。

《孝经·开宗明义章》曰："身体发肤，受之父母，不敢毁伤。孝之始也。"是汉初时新增的。《孝经》这一条，是指活人身体不受伤或伤后宜悉心将养，爱惜身体而已。一般以此解释中医解剖学不发达的原因。更重要的是行孝必须全身而归。"曾子曰：全肢体以守宗庙，可谓孝矣。"（《吕氏春秋》引）真正指明解剖不可能实行，因为解剖必然使父母给的身体不能全身而归。

最典型的例子，是《南史·顾颙之传》所载：

> 时沛郡相县，唐赐往比村彭家饮酒还，因得病，吐蛊二十余物。赐妻张从赐临终言，死后剖腹。五脏悉糜碎。郡县以张忍行刳割，赐子副又不禁止，论妻伤夫五藏刑，子不孝。母子弃市。并非科例。三公郎刘勰议："赐妻痛遵言，儿识谢及理，孝事原心，非在忍害。"谓宜哀矜。颙之议："以妻

子而行忍酷，不宜曲通小情。"谓副为不孝，张同不道。诏如颢之议。

　　颇似今日"安乐死"法律地位问题，当时是死后解剖合法不合法的争论。"并非科例"，说明尚无先例。刘勰认为符合孝道，顾颢之议为不道。两位著名文人观点迥异，最后皇帝裁决，颢之的保守论胜利，唐副母子被处死。这样的判决，不可谓不严。中国古代一例真正的尸体解剖（并且有病理解剖意义），在礼教束缚下完全失败。此后再没有敢擅行的。

　　然而，这不等于说礼教禁止一切解剖。实际上容许对囚犯、俘虏、敌人甚至普通人实施解剖，而且都是活体解剖。史书记载共有五次：

　　一、商纣王。前已引过。《尚书·泰誓》作："商王受……焚炙忠良，刳剔孕妇"，"斮朝涉之胫，剖贤人之心，作威杀戮，毒痛四海……"拿孕妇、涉者、贤相比干等人作活体解剖。

　　二、王莽。"翟义党王孙庆捕得，莽使太医尚方与巧屠共刳剥之，量度五脏，以竹筳导其脉，知所终始，云可以治病。"（《汉书·王莽传》）这是明确为了医学目的，将翟义同党王孙庆作活体解剖。同党中还有葛洪曩祖，倒是遇赦免祸的。

　　三、吴简。"庆历间（1041－1048）广西戮欧希范及其党凡三日，剖五十六腹。宜州推官吴简，皆详视之。"（《宾退录》）"转运使杜杞，诱其党六百余人。始与之盟，置蔓陀罗花酒中，既昏醉……尽擒杀之。后三日，得希范等十数人，剖其腹。绘五脏图。"（李攸《宋朝事实》）看来"十数人"为"数十人"之讹。解剖结果：

　　　　杨介曰：欧希范被刑时，州吏吴简令画工就图上以记，详得其证。吴简曰：凡二日，剖欧希范等五十有六腹，皆详视之。喉中有窍三：一食、一水、一气。互令人吹之，各不相

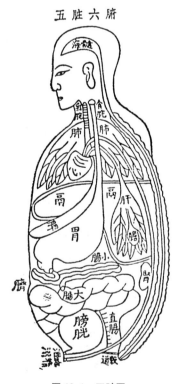

图 10.1　五脏图

庚。肺之下则有心、肝、胆、脾，胃之下有小肠，小肠下有大肠。小肠皆莹洁无物，大肠则为滓秽。大肠之傍，则有膀胱。若心有大者、小者、方者、长者、斜者、直者、有窍者、无窍者，了无相类。惟希范之心，则红而硾，如所绘焉。肝则有独片者，有二片者，有三片者。肾则有一在肝之右微下，一在脾之左微上。至若蒙干多病嗽，则肺且胆黑；欧诠少得目疾，肝有白点。此又别内外之应。其中黄漫者，脂也。(《存真图》)

这次是大规模解剖，多达五十六人，与处死同时进行，也是活体解剖。但吴简为推官，并非医生；又在两三天内完成，粗糙可知。以上描叙，错已不少。其所绘图亦必多讹，早佚。

四、李夷行。"崇宁中（1102－1106）刑贼于市，郡守李夷行遣医并图工往观。扶膜摘膏，曲折图之，尽得纤悉。介（杨介）取以校之，其自喉咽而下，心、肺、肝、脾、胆、胃之关属；小肠、大肠、腰肾、膀胱之营叠，其中经络联附，水谷泌别，精血运输，源委流达，悉如古书，少有异者。"（《存真图》)

这次不知解剖几人，也是刑贼作活体解剖。所绘图保存在元·孙渔《重刊玄门脉诀内照图》，有正、背、肺侧、心气、气海膈膜、分水阑门、命门大小肠膀胱之系图等多幅。比以前大有进步。但仍粗疏。

五、钦察："宋兵大败。（赵）匣剌亦被三创，镞中左肩不出。钦察惜其骁勇，取死囚二人刲其肩，视骨节深浅。知可出。凿创拔镞出之，匣剌神色不动。"（《新元史·赵匣剌传》)

这是取死囚二人作活体的局部应用解剖，以参照作扩创手术，拔出箭镞。效果显然很好。

这五次解剖都符合礼教，而且为活体解剖，这是中国的特点。因为是囚徒贼敌，再残忍也无所谓。杀既合法，剖亦合"礼"，活剥生剚，无可恻隐。可见礼教所禁止的是平民尸体解剖。

事实上，中国上古必有更多解剖存在。1983 年陕北考古工作队在清涧县李家崖村西发掘出一座商周时期北方少数民族鬼方族的古城址。宗庙院庭有一残存42×47 厘米刻石。上有一骷髅人像，可看清残存肋骨、脊椎等线刻图案。被认为是"我国最早的人体结构刻像"。①

《内经》云:"若夫八尺之士,皮肉在此,外可度量切循而得之,其死可解剖而视之。"说明《内经》时代的尸体解剖是寻常之事,无礼教限制。在此基础上,方有《内经》解剖基础可言。故宫博物院藏画中有一幅宋时街头货郎图,货郎担上竟挂一具小儿骷髅,骨骼描绘十分准确清晰,可见人们一般不缺解剖知识。也可能当时民俗不以骷髅为秽恶狰狞。

但是,中国古代医学史上从不将人体解剖视为非常重要和必要的大事——直到王清任出世。有了《内经》、《难经》的大体描述似已足够。解剖只是为了证实经典所已言。剖活体、无异议、不精细、遵经述古,是上述几次解剖的共同特点。不过,这并没什么可以指摘的。从根本上说,以《内经》为经典的中医理论体系及构成方法论,都不需要精细解剖。中医的外科多采取内治法;元史上的例子,也是蒙古族或阿拉伯风行的手术疗法。中医很少行手术,也就没有解剖的需要。

中医解剖不发展的另一个原因,与中国传统礼教将人视为高于一切动物走兽的思想有关。人为万物之灵,不能与动物相俦。绝不以禽兽作比。从未有人对动物作解剖研究,更无人敢说动物内脏与人的内脏有相似的形态、位置、功能。相对说,西方(如盖仑)基本上是动物解剖。虽然也存在错误,但就细部解剖了解的详尽、精细和准确的程度而言,都早已大大超过中国。文艺复兴人体解剖旗帜一举,错误甚易纠正,对人体结构的了解马上又进一步深入。实验医学——用动物作实验——也得以很快建立并飞速进步起来。中国的传统不屑于这样做,做出来也无人肯信,否则岂非"猪狗不如"?

这大约是中医解剖不发达的真正根源。

明代以后,直至清代晚末时的王清任(1768—1831),几乎没有新的解剖事例。这与理学和礼教统治的强化分不开。万历年间(1522—1619)孙一奎撰写的《医旨绪余》中,卷二"难经正义·三焦评"中引何一阳语云:

何一阳曰:余先年以医从征,历剖贼,复考验脏腑,心大长于豕心,而

---

① 吴智荣:《我国最早的人体结构解剖像》。《中华医史杂志》1987年3月号。

顶平不尖；大小肠与豕无异，惟小肠上多红花纹；膀胱直是脬之室。余皆如
《难经》所云。

何一阳不知何许人。从以上记叙看，也是活体解剖，不过他是第一个将人的
解剖所见与猪的内脏作比较的。但未引起医界重视，没有人从此将动物解剖开展
起来并延之于人。遗憾。

同在万历年间，有王圻、王思义父子著《三才图会》，内有《身体图会》七
卷。所刊人体脏腑等图均为旧有图谱的选集。清初的沈彤有《释骨》一卷，详细
考证文字和名词，无个人的解剖所见。

另据钮玉樵（？－1704）《觚賸》中记："武昌献花寺僧自究病噎死，遗言其
徒：'剖之胸腹。'果得一骨如簪，取置经案，久相传示。"似乎也算病理解剖，
但无更多资料。（观王渔洋《香祖笔记》同。）

唯有王清任对过去的脏腑解剖记载提出了怀疑。他认为：

> 治国良相，世代皆有；著书良医，无一全人。其所以无全人者，因前人
> 创著医书，脏腑错误；后人遵行立论，病本先失。病本既失，纵有绣虎雕龙
> 之笔，裁云补月之能，病情与脏腑绝不相符，此医道无全人之由来也。

> 夫业医诊病，当先明脏腑。尝阅古人脏腑论及所绘之图，立言处处
> 矛盾。

> 余尝有更正之心，而无脏腑可见。自恨著书不明脏腑，岂不是痴人说
> 梦！治病不明脏腑，何异于盲子夜行。

王清任的愿望不可谓不强烈，动机不可谓不正确。但他不可能亲自进行解
剖。他须要等待机会。从二十岁到三十岁，一等就是十年。嘉庆二年丁巳
（1797），他路过滦州稻地镇，见到一批死于疾疫的儿尸。他化了十天时间，总共
看了三十多具。但皆为犬食之余，破腔露腹，五脏不全。凑合起来，约看全十
人。许多细部解剖不用说，连横膈膜都无法看清。两年后，奉天（沈阳）一疯妇
打死其夫与翁，送刑场剖剐。他顾虑是位女性，不忍近前去看。嘉庆二十四年

（1820），他在北京崇文门刑场看到一男性剐犯，但"虽见脏腑，膈膜已破，仍未得见"。道光八年（1828）有一剐犯，却不容近前验看。次年底为一新疆将军诊病，攀谈中得知其曾杀贼剖腹，就此讨教所见膈膜形状，总算打听清楚。前后共计四十二年，真正看过的尸体脏腑只有稻地镇那一次。著成了《医林改错》（1830年刊）。所以，王清任做的工作，是看脏腑而非解剖脏腑。这样的结果自然影响精确度。

《医林改错》中的解剖器官描述，在今人看来少得可怜，常有批评《医林改错》"越改越错"的。其实这太过偏颇。清任所绘，要比原来的解剖图高明得多，脏腑形状及毗邻位置等都比较准确。清任之错，在于对这些器官生理功能的认识与西医学所描述的不同，例如他因尸体动脉管内已无血，就误认为是"气管"、"气门"：

> 左气门、右气门两管，由肺管两傍，下行至肺管前面半截处，归并一根，如树两杈归一本，形粗如箸，下行入心，由心左转出，粗如笔管；从心左后行，由肺管左边过肺入脊前，下行至尾骨，名曰卫总管……

显然，这些是对左右颈总动脉、主动脉弓、胸腹主动脉等解剖位置的正确描述，但却错认为是"气"之通行途径，又将颈总动脉内"气"的运行方向搞倒了。他见腔静脉等内有淤血，便误认为是"荣总管"；膈上因血液溢积，又误之为"血府"。这些都是生理知识的错误。

然而，这在中医理论中却是说得通的，不能认为是"错"。中医一向以气血运行理论作指导，王清任根据解剖所见，直观地沿着气血思路进行推测，无足可怪。并且进一步推理疾病机制，从而创出了新的淤血学说。他拟制的通窍活血、血府逐淤、膈下逐淤、少腹逐淤等方剂汤证，是中医理论和临床在血瘀方面的重要发展。而且，确确实实，这些方剂在治疗奇难怪症中有明显疗效。这是后世临床实践中证明了的。

这不能说是歪打正着。王清任是一位解剖革新家，但更重要的是他的活血化瘀学说在中医理论系统上有自己的创造发展。不过他的解剖革新是不彻底的，因为受到礼教的束缚，同时还因为受到遵经传统的影响。后来还遭到陆九芝诟骂。

可见解剖进步之难。

80. 君药臣尝、孝当知医与女子蒙帕诊脉

《礼记·曲礼下》："君有疾饮药，臣先尝之；亲有疾饮药，子先尝之。医不三世，不服其药。"《文王世子篇》言及王疾，"疾之药（世子）必亲尝之"。这是忠孝礼义规矩，不可不遵行。

例如汉代，"太后尝病三年，陛下不交睫解衣，汤药非陛下口所尝弗进"（《汉书·晁错传》）。成了好榜样。大约皇帝陛下尝之前，还有大臣先尝。"宪王疾甚，诸幸姬侍病……医进药，太子勃不自尝药，又不留宿侍疾。"（《汉书·景十三王传》）就受到谴责。甚至王莽也做得很好："父大将军风病，莽侍疾，亲尝药，乱首垢面，不解衣带连月。"（《汉书·王莽传》）元代大约是蒙古族统治者，怕有人不遵汉族礼规，皇帝亲自关照："（至元）十七年（1280）进正议大夫，尚药监。帝尝谕之曰：'朕闻父饮药，子先尝之；君饮药，臣先尝之。今卿典朕膳，凡饮食汤药，宜先尝之。'"（《元史·铁奇传》）

当然，也有为其他目的尝药的。宋《医说》载：

> 李防御，京师人。初为入内医官，直嫔御阁妃苦痰嗽，终日不寐。面浮如盘，时方有圣宠，徽宗幸其阁，见之以为虑。驰遣呼李，李先数用药，诏令往内东门供状。若三日不效当诛。李忧挠技穷，与妻对泣。忽闻外间叫云："咳嗽药一文一贴，吃了今夜得睡。"李使人市药十贴，其色浅碧，用淡韭水滴麻油数点调服。李疑草药性犷，或使脏腑滑泄，并三为一，自试之。既而无它，于是取三贴合为一，携入禁庭授妃，请分两服以饵。是夕嗽止。比晓，面肿亦消。

这是性命交关，试验服药，不得不为。总的来说，尝药为防药物中毒，特别是投毒者，保护皇上和父母辈，在当时似无可厚非。但"尝药"变成"尝粪"，就未免令人恶心了。《梁书·庾黔娄传》载：

　　齐永元初（499）……到县未旬，（父）易在家遘疾，黔娄忽然心惊，举身流汗，即日弃官回家。家人悉惊其忽至。时易始疾二日。医云："欲知差剧，但尝粪甜苦。"易泄痢，黔娄辄取尝之。味输甜滑，心逾尤苦。

　　《北史·田翼传》："隋开皇中（581－600）母患暴痢，翼谓中毒药，遂亲尝秽恶。"

　　更有尝呕吐物者："母曾呕吐，疑为中毒，因跪而尝之。"（《隋书·李士谦传》）

　　尝粪之事，中医原没有。龙门药方中用为药，则为印度等地传来。中国方书本草视为秽恶，决不加用。在古巴比伦，"臭腐的面粉或腐败的东西也可用来驱魔；术士还选择性地利用蛇毒、烂肉、尿、粪、小牛或猪的胆，以及那些一并被扫地出门的污垢和其他许多东西。看来似乎是这样，所用的药物要尽可能地臭和龌龊，以便倒掉魔鬼的胃口。"① 古埃及、古印度人亦如此，药房中有此作药。古印度人且认为七种排泄物：尿、粪、汗、黏液、发、爪、皮皱皆食物化来，尝其味可测疾病状况。而且他们很早知道尝尿甜以诊断糖尿病。中国唐代王焘《外台秘要》亦记尝尿甜法，有可能即自印度传来。尝粪也由印度佛教医学挟带而进，融入礼教成为示孝的事例表征。史书屡有见载：

　　　　时大夫魏元忠卧疾，诸御史尽往省之，霸独居后。比见元忠忧惧，请示元忠便液，以验疾之轻重；元忠惊悚，霸悦曰："大夫粪味甘或不瘳。今味苦，当即愈矣！"（《旧唐书·郭霸传》）

　　　　惠坅妻王氏，大都人。至正十四年（1354），坅病革，王氏曰："吾闻病者粪苦则愈。"乃尝其粪颇甘，王氏色愈忧。（《元史·王氏传》）

　　以上已部分地将粪作药转化为验粪。中世纪欧洲验尿多，中国元代则似验粪颇多。

---

　　① 参见拙译《世界医学五千年史》，第8页。

这种尝粪陋习十分容易传染肠胃道感染性疾病。但孝道旌表，不齿之法亦得鼓励，确属可悲。

不过，既要做孝子，就须懂医药。尝粪固为不经之说，但为行孝而学医、从医乃顺理成章。可能与张仲景《伤寒论序》提倡有关，其谓："怪当今居世之士，曾不留神医药，精究方术，上以疗君亲之疾，下以救贫贱之厄。"能医药可使忠孝得兼，礼教之士甚愿采纳。

例如《北史》：

> 祖道幼常以母疾，遂览医方，因而究极，时号名医。诫诸子曰："为人子者，藏膳视药，不知方术，岂为孝乎？"由是遂世相传授。（《许智藏传》）

> 初元忠以母多患，专心医药，遂善方技，性仁恕，无贵贱，皆为救疗。（《李元忠传》）

> 母患积年，名医疗之不愈，乃精习经方，洞闲针药，母疾得除，由是以医术知名。（《李密传》）

孙思邈也很强调为孝学医。《千金要方序》中说：

> 余缅寻圣人设教，欲使家家自学，人人自晓。君亲有疾不能疗之者，非忠孝也。

唐朝这样出身的医生颇多。《新唐书》中记述：

> （甄权）以母病与立言究习方书，遂为高医。（《甄权传》）

> （王焘）性至孝，为徐州司马。母有疾弥年，不废带，视絮汤剂，数从高医游，遂尽其术。因以所学作书，号《外台秘要》。（《王焘传》）

> 李逢吉……父颜有痼疾，逢吉自料医剂，遂通方书。（《李逢吉传》）

尤其是王勃，大倡"人子不可不知医"之说，影响甚大。他是著名文学家，"时长安曹元有秘术，勃从之游，尽得其术"（《王勃传》），兼成医生。作《难经》序，自谓：

> 勃养于慈父之手，每承过庭之训，曰：人子不知医，古人以为不孝。因窃求良师，阴访其道。

王勃学医六年多，并致神仙养生之道。由于他的文学家地位及宣传，为人子须尽孝、尽孝当知医，遂成一时风俗，唐以后更多。成为学医的动力之一。

中医史上受孔教影响甚大的一个特例，是"牵线诊脉"，常可以在戏剧舞台上见到。缘于"男女授受不亲"。《孟子·离娄上》：

> 嫂溺不援是豺狼也；男女授受不亲，礼也；嫂溺援之以手者，权也。

如果有人问孟子，女子有病医者可否直接触摸其身体或诊脉以断何病，孟子的回答肯定是："妇病诊之以手者，权也。"

到明朝万历帝（1573－1620在位）时，竟真的出现了"引线候脉"特例。据《襄阳县志》载：

> 崔真人，名孟传，北水关人。从族兄授医学，扫云留月，直得壶公妙术。万历朝太后病笃，真人应召。诏自帘孔引线候脉，投剂立愈。上赐官赐金皆不受。遂赐以真人号。后于武当羽化。自号朴庵。

如是者万历帝所倡。但日本考证学派医家丹波元简认为"此恐因小说《西游记》孙悟空之事傅会者"。"世传翠竹翁引线诊脉，医书所未言。"（《医賸》）故视为神仙小说家言可，而以为医学遵行则非。

汉代尚无不准医生以手为女子诊脉之规。《后汉书·郭玉传》载：

> 玉少师事（程）高，学方诊六微之技，阴阳隐侧之术。和帝时（89－

104 年）为太医令丞，多有效应。帝奇之，乃试令嬖臣美手腕者，与女子杂处帷中，使玉各诊一手，问所疾苦。玉曰："左阴右阳，脉有男女，状若异人，臣疑其故。"

可知，汉时容许为女子直接诊脉。隔以帷幕，仅仅是为了试验郭玉的诊脉技术，看他究竟能否区别男女，不令视见诊脉对象而已。

《北史·徐謇传》有类似例子：

> 显祖献文帝（466-471）欲验其能，置病人于幕中，使謇隔而脉之，深得病形，兼知色候……

宋·张杲《医说》有"医不贪色"条：

> 宣和间（1119-1125）有一士人，抱病经年，百治不瘥。有何澄者，善医。其妻召至，引入密室中告之曰："妾以良人抱疾日久，典卖殆尽，无以供医药之资，愿以身相酬。"医正色拒之。

证明医生与妇女来往、有接触是正常的。甚至可入密室。但医生秉有高德，不贪女色。

不过，《医说》又引《本草衍义》（1119 年刊），批评"妇人以帛蒙手臂"令医诊脉。说明宋代有以医诊女子为"授受不亲"之禁。其谓：

> 治妇人虽有别科，然亦有不能尽圣人之法者。今豪足之家，居奥室之中，处帷幔之内，复以帛蒙手臂，既不能行望色之神，又不能殚切脉之巧。四者（按指望闻问切）有二阙焉。黄帝有言曰：凡治病，察其形气色泽，形气相得，谓之可治；色泽以浮，谓之易已；形气相失，谓之难治；色夭不泽，谓之难已。又曰：诊病之道，观人勇怯、骨肉、皮肤，能知其情，以为诊法。若患人脉病不相应，既不得其形，医人止据脉供药，其可得乎？如此言之，乌能尽其术也。此医家之公患，世不能革。医者不免尽理，质问病

家，见所问繁，还谓医业不精，往往得药不肯服。似此甚多。扁鹊见齐侯之色尚不肯信，况其不得见者乎！呜呼，可谓难也已。

看来蒙帛切诊是宋代开始形成的，始作俑者为富豪之家，将妇女视作一己之玩物，借礼教教条掩护其私。张杲与《本草衍义》作者寇宗奭同为主持正义、坚决反对者，故引为驳论。

但医家虽力争，仍不敌礼教钳挟之力。《明史·后妃传》载：

> 宫嫔以下有疾，医者不得入宫，以证取药。

从此成为官方禁令，而人不识其愚。民间也便依行，医家只好"束手就擒"。明·李梴作《医学入门》（1515 年刊），作为医律一条写入，曰：

> 如诊妇女，须托其至亲先问证色与舌，及所饮食，然后随其所便。或证重而就床隔帐诊之；或证轻而就门隔帷诊之。亦必以薄纱罩手。贫家不便，医者自袖薄纱。

还好，他没有说可以"牵线诊脉"。作为医家自当明白：牵线是诊不到脉象的。除非现代化到换能器已十分灵敏，脉象仪真能远距离显示出脉象来。

明智的医生仍然抵制着。龚廷贤《万病回春》（1587 年刊）即云：

> 常见今时之人，每求医治，令患者卧于暗室帷帐之中，并不告以所患，止令切脉；至于妇人，多不之见，岂能察其声色？更以锦帕之类护其手，而医者又不便袤于问，纵使问之亦不说，此非愈求愈病，将以难医？

稍后，陈实功提出了一个比较合理的规则，亦成为今日中国医生为妇女诊病通例。《外科正宗》（1617 年刊）中"医家五戒十要"有一条：

> 凡视妇女及孀妇尼僧人等，必须侍者在旁，然后入房诊视。倘旁无伴，不

可自看。假有不便之患，更宜真诚窥视。虽对内人不可谈，此因闺阃故也。

这一段话，倒与现代西医诊妇女之规及保护病人隐私规定颇相类似。

所以，正确的医学伦理道德，可能从旧礼教蜕变而来，取中庸两可之意。"蒙帛隔纱"，礼教压迫之故；"牵线诊脉"，则为戏剧、小说家夸张之辞。

二、　道学、朴学与医学

中国哲学到宋朝发展为新的高潮，开始了道学时代。道学包括理学（以朱熹为集大成者）和心学（以陆九渊、王阳明为代表）。至清而有朴学成为显学。总体上是儒学在不同时期所采取的不同形式和不同发展，也是儒教、礼教所依凭的内核和理论支柱。

81.　从太极图到先天之本"肾命"学说

道学初为道教学说与儒家理论新的结合形式。"外儒内道"，始有理论依傍。先是陈抟老祖在华山石壁刻先天"无极图"，为炼内丹五大阶段的说明：得窍、炼己、和合、得药、脱胎。属性命双修理论图说。之后，陈抟此图说传于种放，种放传穆修，穆修传李之才，再传至郭雍。穆修又以太极图传周敦颐，敦颐传于程颢、程颐。同时，敦颐曾问学于东林常聪禅师，"东林为之委曲割论，周子广东林之语而为太极图说"（《尚直编》）。且得慧南、佛印之界说："敦颐尝叹曰：吾此妙心，实启迪于黄龙（按指黄龙山慧南），发明于佛印（庐山归宗寺佛印）。然易理廓达，自非东林开遮拂拭，无由表里洞然。"可见又受佛教禅宗影响。张载曾与敦颐同学于东林。看来道学源流，实为合儒、道、佛于一炉者。

周敦颐（1017 - 1073），字茂叔，湖南道县濂溪人，故又名濂溪。由于他的徒弟为二程，再传朱熹，所以周敦颐被称为宋代理学的开山祖师。周敦颐的太极图说，将阴阳五行等演成一体，通论万物发生：

无极而太极。太极动而生阳，静而生阴，静极复动。一动一静，互为其根。分阴分阳，两仪立焉。阳变阴合，而生水、火、木、金、土。五气顺布，四时行焉。五行一阴阳也，阴阳一太极也，太极本无极也。五行之生也，各一其性。无极之真，二五之精，妙合而凝。乾道成男，坤道成女，二气交感，化生万物。万物生生，而变化无穷焉。惟人也得其秀而最灵。形既生矣，神发知矣，五性感动，而善恶分，万事出矣。圣人定之以中正仁义，而主静（自注：无欲故静）。立人极焉。故"圣人与天地合其德，日月合其明，四时合其序，鬼神合其吉凶。"君子修之吉，小人悖之凶。故曰："立天之道曰阴与阳；立地之道曰柔与刚；立人之道曰仁与义。"又曰："原始反终，故知死生之说。"大哉《易》也，斯其至矣。

周敦颐将阴阳与五行及气互相连属成一统一体，是过去哲学大师们从来没有做过的。图说又经大儒朱熹（1130－1200）作《太极图说解》（1173 年刊）阐发，影响更加扩大。太极图勾画出一个宇宙模式，文字则具体指明了宇宙原动力的生发及运行规律，确是先秦道气阴阳五行哲学的一次极好概括、一个大发展。

此图说在中医理论中产生影响却相当迟，中间隔了四百多年。其先为明·赵献可著《医贯》（1617 年刊）。曰：

> 无极者，未分之太极也；太极者，已分之阴阳也。一中分太极、中字之象形，正太极之形也。一即伏羲之奇，一而圆之，即是无极。既曰先天太极，天尚未生，盖属无形。何为伏羲画一奇，周子画一圈，又涉行迹矣。曰：此不得已而开示后学之意也。人受天地之中以生，亦具有太极之形。在人身之中，余按古人铜人图画一形象，而人身太极之妙，宛然可见。

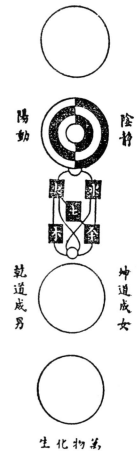

图 10.2　周敦颐的太极图

赵献可用太极来解释人体，试图寻找人体中的太极位置。认为人身太极，即是"命门"：

> 命门即在两肾各一寸五分之间，当一身之中，《易》所谓一阳陷于二阴之中。《内经》曰："七节之傍，中有小心"是也，名曰命门，是为真君真主，乃一身之太极，无形可见，两肾之中，是其安宅也。……此先天无形之火，与后天有形之火不同……命门无形之火，在两肾有形之中，为黄庭。故曰五脏之真，惟肾为根。

孙一奎（1522－1619?）著《医旨绪余》，倡"动气命门说"，也以太极图说作理论渊薮：

> 夫二五之精，妙合而凝。男女未判，而先生此二肾，如豆子果实，出土时两瓣分开，而中间所生之根蒂，内含一点真气，以为生生不息之机，命曰动气，又曰原气，禀于有生之初，从无而有。此原气者，即太极之本体也。名动气者，盖动则生，亦阳之动也。此太极之用所以行也。两肾，静物也。静则化，亦阴之静也。此太极之体所以立也。动静无间，阳变阴合，而正生水、火、木、金、土也。其斯命门之谓欤。

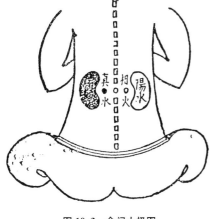

图 10.3 命门太极图

命门为先天太极、元气之本学说，从此建立起来。赵献可其至发挥说：

> 人之初生受胎，始于任之兆，惟命门先具。有命门，然后生心，心生血；有心然后生肺，肺生皮毛；有肺然后生肾，肾生骨髓；有肾则与命门合，二数备，是以肾有两歧也。（《医贯》）

他简直搞起了另一套胚胎学理论。

张介宾的《景岳全书》（1624 年撰）也有发挥：

> 水中之火，乃先天真一之气，藏于坎中。此气自下而上，与后天胃气相
> 接而化，此实生生之本也。

李中梓（1588－1655）更创"肾为先天本脾为后天本论"：

> 肾何以为先天之本？盖未有此身，先有两肾，故肾为脏腑之本、十二脉
> 之根，呼吸之本，三焦之源。而人资之以为始者也。故曰先天之本在肾。脾
> 何以为后天之本？盖一日不食则饥，七日不食则胃肠涸绝而死。《经》云：
> "安谷则昌，绝谷则亡"，胃气一败，百药难施。一有此身，必资谷气。谷入
> 于胃，洒陈于六府而气至，和调于五脏而血生，而人资以为生者也。故曰后
> 天之本在脾。（《医宗必读》）

所谓"肾"，实指命门。所以，太极元气说在中医中生进了一条牢固的根，
对后世中医学的理论和临床，始终发挥着作用。明代中医学理论方面的最大成
就，正在于此。

82. 张介宾的道学医理

作为明代杰出的医学家，张介宾受宋以来理气之学和心学的影响，遵从《内
经》而以心学之理作了些理论推导及处方药物制定、分析，因此理论上有所发
展；但在临床推导上主观成分较多，脱离了实际。

张介宾（1563－1640），字会卿，号景岳，别号通一子，浙江绍兴人。十三
岁随父至京，从名医金英学，尽得其传。年四十从成幕府，居数年无所就，归乡
而肆力于医。遍读名医之书，医道日进，声名日彰，并博学多识，凡六经、韬
略、相术、星纬、堪舆、律吕无不通。著有《类经》（及图翼、附翼）、《景岳全
书》等。

他受理学、心学影响甚大。号"通一子"，即太极之一，甚通其理之意。天启四年（1624）《类经》成。《类经图翼》正是用太极图来解释《内经》的。

张景岳受王阳明影响尤大。作《传心录》（又名《传忠录》）以步守仁后尘。其曰：

> 万事不能外乎理，而医之于理为尤切。散之则理为万象，会之则理归一心。夫医者一心也，病者万象也，举万病之多则医道诚难，然而才病之病，不过各得一病耳。譬之北极者，医之一心也；万星者，病之万象也。欲以北极而对万星，则不胜其对；以北极而对一星，则自有一线之直。彼此相照，何得有差！故医之临证，必期以我之一心，洞病者之一本。以我之一对彼之一，既得一真，万疑俱释，岂不甚易。一也者，理而已矣。苟吾心之理明，则阴者自阴，阳者自阳，焉能相混；阴阳既明，则表与里对，虚与实对，寒与热对。明此六变，明此阴阳，则天下之病固不能出入者……予于此录，首言明理以统阴阳绪论，详中求备，用帅八门。夫兵系兴亡，医司性命，执中心学，孰先乎此。是即曰传中可也，曰传心亦可也。然传中传心，总无非为斯世斯人之谋耳。故复命为《传忠录》。

明白说出了他对王阳明《传习录》的信奉，并遵以推导演绎医理。由太极而阴阳，由阴阳而六变，即后世中医盛传之"八纲"。景岳此推导总结相当准确，在临床非常有用。其又曰：

> 天之大宝，只此一九红日；人之大宝，只此一息真阳。
>
> 道产阴阳，原同一气。
>
> 凡人之阴阳，但知以气血脏腑寒热为言，此特后天有形之阴阳耳。至若先天无形之阴阳，则阳曰元阳，阴曰元阴。元阳者即无形之火，以生以化神机是也，性命系之，故亦曰元气；元阴者即无形之水，以长以生，天癸是也，强弱系之，故亦曰元精。元精、元气者，即化生精气之元神也。生气通天，惟赖乎此。……今之医只知有形邪气，不知无形元气……（《类经附翼》

及《景岳全书》）

张介宾在此对元气学说作了理论总结。其理论方法仍是王阳明心学。

朱丹溪倡"阳常有余阴不足论"，并云"气有余便是火"。介宾以心学理论为武器，从太极命门先天元气理论出发，作心学的理论逻辑推理，驳丹溪曰：

> 二者，阴也，后天之形；一者，阳也，先天之气。神由气化，气本乎天，故生发吾身者，即真阳之气也；形以精成，精生于气，成立吾身者，即真阴之精也……故丹溪引日月之盈亏，以为"阳常有余，阴常不足"，立补阴丸为神丹，不知天癸未至，本由乎气；而阴气自半，亦由乎气，是形虽属阴，而气则从阳也。故人体通身之温者，阳气也；及既死，则形存气去，此阳脱在前，阴留在后，可见生由乎阳，死亦由乎阳。非阳能死物也，阳来则生，阳去则死。……可见人之生，只此一息真阳为运行，孰谓阳常有余？而以苦寒之味伐此阳气乎！（《质疑录·论阳常有余》）

> 邪气有余即为火，若正气有余，便是人身之元气。人生之元气生于命门。命门者，精神之所舍，而为阳气之根也。故命门之火旺，则蒸糟粕而化精微。所谓人非此火不能有生者是也。是火即是气，不可误认有余之邪。气为生人少火，立命之本也。若正气有余，不可便指为火。丹溪之言殊欠明白。（《质疑录·论气有余即是火》）

景岳的理论推导很有见地，至少概念上澄清了先天、后天、正气、邪气。介宾主温补，丹溪主滋阴，在临床上各有一偏，故景岳之论未必尽适于临床，但理论辩说中，他是有理的。历来的中医学家，很少有能作这样理论和逻辑推导者。

景岳好用熟地，世有"张熟地"之讥。他对熟地药理的认识，亦本诸心学：

> 熟地黄……得土之气，而曰非太阴阳明之药，吾弗信也。惟是生者性凉，脾胃喜暖，故脾阳不足者所当慎用。至若熟则性平，禀至阴之德，气味纯静。故能补五藏之真阴，而又于多血之藏为最要得，非脾胃经药耶！且夫

人之所以有生者，气与血耳。气主阳而动，血主阴而静……人参、熟地则气血之必不可无。故凡诸经之阳气虚者，非人参不可；诸经之阴血虚者，非熟地不可。人参有健运之功，熟地禀静顺之德。此熟地之与人参一阴一阳，相为表里，一形一气，互主生成。性味中正，无逾于此。（《景岳全书》）

一个医学家，受道学影响如此之深，用来推导医理，综合经验，虽有偏见，仍属中医史上少见的医学理论家。

83. 格物致知中的医学反思

与陆、王的"即心明理"不同，朱熹主张"即物穷理"，"格物致知"。比较起来，后者是客观唯心主义。但总体上还是一致的。严格说来，张景岳的理论思考有较多的"格物致知"因素，因为就医学而言，病人和疾病对于一个从事一点临床的医学家来说，终究是客观存在的客体——"物"。

朱熹曾经说过："上而无极太极，下而至于一草一木一昆虫之微，亦各有理。一书不读，则阙了一书道理；一事不穷，则阙了一事道理；一物不格，则阙了一物道理。须着逐一件与他理会过。"（《朱子语类》卷十五）根据这一理论，朱熹逐一"格"了草木、人物、禽兽等。他这样"格"：

> 天地初间，只是阴阳二气。这一个气运行，磨来磨去，磨得急了，便拶许多渣滓，里面无处出，便结成个地在中央。气之清者便为天，为日月，为星辰，只在外常周环转动，地便在中央不动，不是在下。（卷一）

> 天地始初，混沌未分时，想只是水、火二者。水之滓脚便成地。今登高而望群山，皆为波浪之状，便是水泛如此。只不知因什么时候凝了。初间极软，后来方凝得硬。（卷一）

> 常见高山有螺蚌壳，或生石中。此石即旧日之土，螺蚌即水中之物。下者即变而为高，柔者变而为刚。此事思之至深，有可验者。（卷九十四）

显然，朱熹观察到一些事实，并通过他的"格物致知"思考，提出了天体成因假说和地壳变动假说。这些假说在当时无疑是最高水平的、合乎科学原理的。我们不能不钦佩他的想象力和假说构成能力。但他的"格物致知"方法论，毕竟属于"解释学"，而不是"探索学"，因此他的理论假说无法进一步深化。

医家中循着格物致知这条路走的，不乏其人。

例如朱震亨（1281－1358），字彦修，人称丹溪先生，浙江义乌人。金元四大家之一。他的家学渊源即是朱熹理学，在东阳八华山师从朱熹四传弟子许谦。后改而从医，得罗知悌传河间医学，并综易水等各派之论，参以太极等学说，学朱子之法而格医学之理，著《格致余论》（1347）及其他多种著作，倡"相火论"、"阳常有余阴不足论"，临床上以滋阴派而名重于世，影响远及日本。

其论相火曰：

太极动而生阳，静而生阴，阳动而变，阴静而合，而生水火木金土，各一其性。惟火有二，曰君火，人火也；曰相火，天火也。火内阴而外阳，主乎动者也。以名而言，形气相生，配于五行，故谓之君；以位而言，生于虚无，守位禀命，因其动而可见，故谓之相。天主生物，故恒于动；人有此性，亦恒于动。其所以恒于动，皆相火之为也。见于天者，出于龙雷，则木之气；出于海，则水之气也。具于人者，寄于肝、肾二部，肝属木而肾属水也……天非此火不能生物，人非此火不能有生。

朱丹溪以太极阴阳、形气动静、五行之配、天地君臣（相）作演绎类比，推理出人身之"火"有一种"相火"的存在。这里有医家自身对人体生理功能和病理现象观察的经验，但上升为理论则完全借助于道学哲理。他甚至引用周子、朱子的话为论证：

周子曰："神发知矣，五性感动而万物出。"有知之后，五者之性，为物所感，不能不动。谓之动者，即《内经》五火也。相火易起，五性厥阳之火相扇，则妄动矣。火起于妄，变化莫测，无时不有，煎熬真阴，阴虚则病，阴绝则死。君火之气，经以暑与湿言之；相火之气，经以火言之。盖表其暴悍酷烈，有甚于君火者也。故曰：相火元气之贼。周子又曰："圣人定中正仁义而主静。"朱子曰："必使道心，常为一身之主。而人心每听命焉。"此善处乎火者，人心听命乎道心，而又能主之以静，彼五火之动皆中节，相火惟有裨补造化以为生生不息之运用耳。何贼之有。

　　阐述了相火何以致病的病机，又如何使相火不致病的治疗原理，他自己也承认"如上文所云者，实推广二公之意"。

　　这充分说明他的相火论是用理学原理作"格物致知"而来的新的中医学病机理论。此论既为他的滋阴学说张本，又确实在临床上治疗阴虚火旺疾病收到良效，成为治此类疾病的准绳。这一方面与他实际接触的疾病经验有关，另一方面应当承认他的理论构成过程是与整个中医学理论体系一致的，何况恰巧过去的医经在这方面有缺陷。

　　但是，纯理论的演绎，也造成缺陷——具有或然性或不确定性。孙一奎批评说：

　　　　《格致余论·相火篇》，亦以龙雷之火为相火，又分君火为人火，相火为天火，愚甚惑焉！……愚谓火为造化生息之机，不能不动；第不可以妄动。火有天人之分，不可以君相分属天人。……以人身言，则心为君火，包络、三焦为相火。亦亘古不易之定论。……若彼肝、肾，虽皆有火，乃五志之淫火，而非五行之正火，致人疾而为元气之贼，不可一日而有也。今丹溪不以六气之火为天火，而以肝、肾阴火为龙雷之火，为天火；不以七情所感之火为人火，而以君火为人火。夫肝藏血，肾藏精，彼谓悉具相火，愚不知其何所见也？……彼于"相"之名义未明，是以相火之论未当也。（《医旨绪余》）

　　孙一奎的批评是有道理的。一是概念定义不准确，这是中医理论类比推理过程中的常见病；二是"不知其何所见也？"相火、君火的实际形态，谁都没有见过，也无法准确判别，包括孙一奎自己，又"何所见也？"其实大家都是从社会学上的君相之分作比附推论而来，这样的概念是无法从医学范畴内规定其外延内涵的。所以都是玄中之物。孙一奎的批评，也只是补充，而无法推倒。所以相火论依然流行。张介宾也批评相火论，但更是从文字义理作辩。他说：

> 予闻此说，尝掩口而笑，而觉其不察之甚也……五运之分，各职其一，惟火字独言君相，而它则不及者，何也？……夫既以相称之，而竟以贼名之，甚失圣人之意也远矣。且凡火之贼伤人者，非君相之真火，无论在内在外，皆邪火耳。邪火可言贼，相火不可言贼也。（《景岳全书》）

争来争去，大家都在"格致"，却因为没有一个严密的定义和逻辑系统，杂识丛出，歧见横生。好处是概念渐趋明确，"真理愈辩愈明"。《吴医汇讲》有文合论丹溪、景岳相火大意，折中综合，庶几可成圆善：

> 故景岳之说，日也，失其所则折寿而不彰；丹溪之论，日而火也，飞走狂越，莫能御之。今将指日为火，固失之；而指火为日，亦岂云得乎？《阴阳应象大论》曰："壮火之气衰，少火之气壮。"壮与少之别，即两家宗旨所分，故必合两家所论，义始完备。若偏执一说，于道失之。

以上便是典型的"格物致知"方法在医学理论争辩中的运用。其实，医学发展至元明清时期，临床中对火热证的经验事实已多，理论解释则尚需深入，于是引入道学家的推理方法，亦势所使然。但是引经据典及各人的"心学"体认不同，"格物致知"的结论也就产生了歧异。

朱丹溪还有"阳有余阴不足论"、"慈幼论"、"治病必求其本论"等，推理方法类似。不管如何，宋明理学所引起的医学理论反思从总体上看有积极的意义。

84. 宪章文武的遵经医学传统

"子曰：述而不作，信而好古，窃比于我老彭。"（《论语·述而》）似乎说明孔子自己就提倡遵古崇经。但他本人所"述"，同样成了后世经典。以此观之，"述而不作，信而好古"只是个招牌、口号，并不是真的"不作"，仅是"好古"。经学、儒学大倡之后，人人都以"祖述尧舜、宪章文武"为招贴，大肆贩卖自己的私货。医学亦然。应当指出的是，贩卖的"私货"中不乏珍品。

前面历数的各家首先也是遵经。标榜解释经义、发扬奥旨，然后售其一得之见。由于这些人的努力，中医学的理论学说才时时更新，总在缓慢前进。在中医史上，售卖得多一些、大一些的，便是伟大的革新家了。但是，这一传统的弊病也是明显的：没有、也不可能出现打破经典框框的医学革命家。

清代朴学的发展，使遵经的旗帜更加高举。总体上的气氛是"儒者不能舍至圣书而求道，医者岂能外仲师之书以治疗？""非仲景之书不读，非仲景之方不用。"所有的医学理论和治疗实践，都要求"言必本于圣经，治必遵乎古法"（《医学源流论》）。

但是，在遵经的方法、途径、源流认定等上却是众口难调，各执一词。这样，医学家们找到了发挥己论的缝隙。最典型的是关于《伤寒论》的争论。

这场争论的始作俑者是明代的方有执（1522 -?）。方有执之前，张仲景的《伤寒论》经王叔和整理，接着便有诸多注释家，延续经学考据、校勘、注释传统，已属遵经流风，其中自也不无发挥。方有执忽发奇想，力持错简之论，认为王叔和的整理本身已非仲景原貌。准此则后来的一系列注释，也皆兜底倒翻。他说：

> 愚自受读以来，沈潜涵泳，反复细绎，窃怪简编条册，颠倒错乱殊甚。盖编始虽由于叔和，而源流已远。中间时异世殊，不无蠹残人弊，今非古是，物固然也。而注家则置弗理会，但徒依文顺释，譬如童蒙受教于师，惟解随声传诵，一毫意义，懵不关心。至历扞格聱牙，则又掇拾假借以牵合。即其负前修以误后进，则其祸斯时与害往日者，不待言也。（《伤寒论条辨》）

方有执此种想法的由头仍在于宋明理学。首先尊仲景为圣："仲景既其已首事其间，而乃有是论之作……于是医门尊之以为圣，犹儒门之圣孔子而宗师焉。"然后他推论"圣人之所以大，无有不出自天者"，"天者，理也。理在人心，无古今方隅之异也"。既是这样，仲景之书"法而世为天下则，方而世为万病祖，乃至预有集斯道之大成，而擅百世宗师之同归者。道不同而同出于天"。方有执借此把仲景的《伤寒论》推到理学所能承认的最高峰，变成不可更易的了。

　　从这个前提出发，方有执主张必须恢复仲景书原貌。他认为王叔和编本中卷一的"辨脉法"、"平脉法"、"伤寒例"和卷七至卷十的"汗吐下可不可"诸篇，都是王叔和"述仲景之言，附己意以为赞经之辞，譬则翼焉传类也"。他大动刀斧，改其体例，按他的想象调整篇章文字，认为从此恢复了《伤寒论》在王叔和诠次前的旧貌。

　　清初的喻昌（1585－1665?）对方有执大为称赏。其谓：

　　　　万历间方有执著《伤寒条辨》，始先即削去叔和"序例"，大得尊经之旨。然未免失之过激。不若爱礼存羊，取而驳正之。是非既定，功罪自明也。其于太阳三篇，改叔和之旧，以风寒之伤营卫者分属，卓识超越前人。（《尚论篇》）

　　此后追随方、喻的，竟成一大派，有张璐、黄元御、吴仪洛、周扬俊、程应旄、章楠等著名医家，又各有自己的发挥。

　　反对者是"旧论派"。以为《伤寒论》"本经章句，向循条例，自为节目。细玩章法，联贯井然，实有次第。信非断简残篇，叔和之所编次也"（《伤寒论宗印》）。这一学派有张遂辰、张锡驹、陈念祖等诸家，均系"尊王赞成"，认为王叔和的本子是仲景旧论，并无错简可言；成无己的注释亦无可挑剔。同样是尊经，只是所尊之经，版本不同。陈修园更是说：

　　　　叔和编次《伤寒论》，有功千古，增入诸篇，不书其名，王安道惜之。然自"辨太阳病脉证篇"至"劳复"止，皆仲景原文，其章节起止照应。王肯堂谓如神龙出没，首尾相应，鳞甲森然。兹刻不敢增减一字，移换一节。（《伤寒论浅注》）

　　这一版本之争，正如闵芝庆所评：

　　　　设使人各一见以自高，何时复出仲景而始定！（《伤寒阐要编》）

比较实在的话倒是出自号召"言必本于圣经，治必遵乎古法"的徐大椿之口。他说：

> 后人各生议论，每成一书，必前后更易数条，互相訾议，各是其说，愈更愈乱，终无定论。不知此书非仲景依经立方之书，乃救误之书也……当时著书，亦不过随证立方，本无一定之次序也。

确实，仲景之书当时为"救误之书"，针对临床所见治不见效和病者横夭的实际状况，而以其经验总结、归纳、推理而成。尊而为经，是后来人为的结果。

但大椿是要遵《内经》。"非仲景依经立方之书"已一语道破天机。

清代伤寒争论流派尚多，兹不一一。争论从遵经开始，却收到对伤寒类疾病研究的丰硕成果。这是理学—朴学共同影响于医学所致，有值得肯定的地方。

朴学之兴，原也与理学密切相关。康熙帝大力推崇宋明理学，祀孔子，祭朱熹，列于十哲，并亲撰"圣谕"以为弘扬。雍正还规定《圣谕广训》必须家喻户晓，人人背诵。《朱子全书》、《性理精义》几乎人手一册。同时大兴文字狱，仅乾隆朝即有七十四案之多，株连九族，死者千人。知识界人人自危，不得不依诏钻进故纸堆中讨生活，作音韵、训诂、制度、校勘、考据之学，一时竟造就了大批考据学家。故清代医学著作的考据工夫下得最深。《四库全书》、《古今图书集成》等是典型例子，中间不知网罗了多少医家，耗费了他们多少精力，孜孜汲汲，成了蠹鱼。但也为后世留下很多文献财富。

除了伤寒学派的争论，受遵经哲学影响的，尚有"经方派"、"时方派"之争。时方派为经验学派，包括"俗方"，为经方派所不齿。但徐大椿又出高论，略谓：

> 古圣治病之法，其可考者唯此两书（按指《伤寒论》、《金匮要略》），其所谓经方之祖，而与《素》、《灵》并垂者。今……之医者，动云古方。不知古方之称，其指不一。若谓上古之方，则自仲景先生流传以外无几也；如谓宋、元所制之方，则其可法、可传者绝少，不合法而荒谬者甚多，岂可奉为典章乎！自明人以前，皆称古方，则其方不下数百万。夫常用之药，不过数

百品，而为方数百万。随拈几味，皆已成方，何必定云某方也？嗟嗟！古之方何其严，今之方何其易！（《医学源流论》）

此论既可谓贵古贱今，定畛域之分；亦可谓经方、时方之争，实无来由。任应秋先生划徐于伤寒诸派中为"辨证论治派"[①]，本非确切；但徐氏确为既遵经，又重视临症活法者。他欣赏朱肱《类证活人书》的一段话，最能说明问题：

宋人之书，能发明《伤寒论》，使人有所执持而易晓，大有功于仲景者，《活人书》为第一。……其书独出机杼，又能全本经文，无一字混入己意，岂非好学深思、述而不作，足以继往开来者乎！（《医学源流论》）

这一评论可谓对清代医家遵经创学特点的总结。甚至如温病学派的崛起，其革新意义不可谓不大，但温病学诸大家打的无不是遵经旗帜，祖述素、灵，甚至标榜自家学说亦出于仲景。这是中医学长期以来的传统。近代谢利恒《中国医学源流论》说得非常正确：

儒家所谓道统者，移而用之于医者，于是神农、黄帝犹儒家之二帝二王；仲景、元化犹儒家之有周公、孔子矣。于是言医者，必高语黄农、侈谈灵素。舍是几不足与于知医之列矣。

以此扩而论之，笔者以为，宋以前为"道医"；宋则转而为"儒医"崛起。就方法论而言，道医观察事物，总结规律，多创造性；儒医遵经论道，以解释学为宗，为新经验找理论根据，又进而发展、发挥出新理论。

三、　儒医传统的崛起

医而称儒医，在医家中算是最高称誉。这是因为礼教、儒学在中国所处居高

---

① 参见任应秋《中医各家学说》。

不下的地位的缘故。不过，儒与医相联是宋以后的事。宋以前，儒士对医还有一种表示不屑的态度，诚如韩愈所说："巫、医、乐师、百工之人，君子不耻。"（《师说》）

85. 不为良相，则为良医

至宋一代，一者医学的地位因皇帝的偏好，与日俱隆；二者儒教的正统地位更加巩固和突出；三者儒士本身有格物致知倾向的发展和对实际应用的价值取向，于是医学被认为是实行儒家理想的途径。"不为良相，则为良医"成为旷世流风，儒士箴言。儒医的道德传统便开始形成了。

"不为良相，则为良医"一语非常具有号召力。初与名公范仲淹（989－1052）有关。据吴曾记录：

范文正公微时，尝诣灵祠求祷。曰："他时得为相乎？"不许。复祷之曰："不然，愿为良医。"亦不许。既而叹曰："夫不能利泽生民，非大丈夫平生之志。"他日有人谓之曰："大丈夫之志于相，理则当然。良医之技，君何愿焉？无乃失于卑耶？"公曰："嗟乎，岂为是哉！古人有云：常善救人，故无弃人；常善救物，故无弃物。且大丈夫之于学也，固欲遇神圣之君得行其道，思天下匹夫匹妇有不被其泽者，若己推而内之沟中。能及小大生民者，固惟相为然。既不可得矣，夫能行救人利物之心者，莫如良医。果能为良医也，上以疗君亲之疾，下以救贫民之厄，中以保身长全。在下能及大小生民者，舍夫良医，则未之有也。"（《能改斋漫录》）

范仲淹在宋仁宗朝官至参知政事，即副首相[①]。其政绩及"先天下之忧而忧，后天下之乐而乐"的名言，忧国忧民的政治道德为历世传诵。良相良医之论完全是他政治伦理观的反映。范仲淹没有宰相的正式名分，更没有成为一名医生，但他的行为已足够被称颂为"良相"。朱熹称范文正公"先忧后

---

① "参知政事"一职，在唐时一度为临时首相，在宋则为副首相。

乐"一语"振作士大夫之功为多";我们也可以说良相良医一语振作儒医之功甚多。

受此箴言鼓舞者比比皆是。如崔世明（13 世纪广州人）："试有司连黜，每曰：'不为宰相，则为良医。'遂究心岐黄之书，贫者疗之不受直。"（《宋史·崔与之传》）又如左元丰《风科集验名方》序："达则愿为良相，不达愿为良医。良医固非良相比也，然任大责重，其有关于人之休戚则一也。"

范仲淹所谓"良医"，实即"儒医"。林亿曰："通天地曰儒，通天地不通人曰技。斯医者，虽曰方技，其实儒之事乎！"（《新校正黄帝针灸甲乙经序》）已启儒医之门。但儒医养成，还与医生必须有儒学修养有关。宋徽宗崇宁二年（1103年）诏谕，大有促进之力：

> 今欲别置医学，教养上医。

相当于开办中央医科大学教育高级医生。臣僚于是共议：

> 正在今日，所有医工，未有奖进之者。盖其流品不高，士人所耻。故无高识清流，习尚其事。今既别兴医学，教养上医，难以更隶太常寺，欲比三学，隶于国子监，仿三学之制……仿三学立法……诸学赐出身，以待清流，庶有激励……赐医学出身除七等，差遣上舍生高出伦辈之人，选充尚药局医师、医学博士、医学正录，或外州大藩医学教授、诸州军医学教授等。（《宋会要辑稿》）

医学脱离太常寺而入隶国子监，正是为了将医学纳入儒学教育体系，改变医学教育的性质、医生的素质。"流品不高"，指原来医生的儒学修养不够。医生入儒，可成"上医"。宋徽宗的"上医"与"儒医"是同一意思：

> 建学之初，务欲广得儒医。

> 朝廷兴建医学，教养士类，使习儒术者通黄素，明诊疗，而施于疾病

者，谓之儒医，甚大惠也。（注引同上）

具备上述资格的，与儒生同等看待，"入于清流"。并且按等任命官职。宋以前医官无阶，宋初套用武阶，至此自成系统，医官的地位便不同于前。儒医的地位得到确立。宋徽宗甚至认为还太低，主张超拔。

由此看来，儒医不仅仅指良医，而且指习儒而通于医术的人。以儒知医，儒而知医，或儒而兼医。儒医的提倡，实质是要用儒学帮助医学、改造医学，并非只是既通儒又通医。追溯儒医传统的形成，与宋太祖宋太宗以来编撰《太平圣惠方》等及成立校正医书局都以儒士任事、医者为辅有关。而且这类工作持续时间长、影响广，已为儒医现象的出现准备了条件。范文正公之论起了触媒作用，宋徽宗则刻意引导之。

另外，不可忽视的是，儒医之说适合了当时一些落魄儒士的需要，为他们指明了一条出路。既满足了他们的精神需求，又可谋生计。《古今医统》的一个故事颇能窥其一斑：

> 庆历（1041－1048）中，有进士沈常，为人廉洁方直，性寡合。后进多有推服，未尝省荐。每自叹曰："吾潦倒场屋，尚未免穷困，岂非天命耶？"乃入京师，别谋生计。因游至东华门，偶见数朝士，跃马挥鞭，从者雄盛，询之市人，何官位也？人曰："翰林医官也。"常又叹曰："吾穷孔圣之道，焉得不及知甘草大黄辈也？"始有意学医。

说明当时医官地位令落魄儒士艳羡。但沈常对医术的认识是浅薄的，认为医不及儒，未肯用苦功。当时太医医师赵从古给了他一番教诫：

> 医术比之儒术固其次也。然动关性命，非谓等闲。学者若非性好专志，难臻其妙……儒识礼义，医知损益。礼义之不修，昧孔孟之教；损益之不分，害生民之命。儒为医岂可轻哉？儒与医岂可分哉？

这段故事反映出儒医之称初起时一般落魄之儒的心态——既以医为可得名望

生计之途，又有轻视以为唾手可得之意。不过，后来因举业不成而改从医业并成为著名医家者却不胜枚举。李时珍、张元素、刘完素、葛应雷及葛乾孙父子、喻昌、汪昂、张璐、吴瑭等，都是弃儒从医并在医学史上作出杰出贡献的人，皆可称为儒医。

宋代儒臣不但不再轻视医学，反而以不知医为耻。不少士大夫亲自整理、搜集单验方或家藏方，编纂成册、刊行于世，如陈尧叟《集验方》、郎简《集验方》、钱惟演《箧中方》、洪遵《洪氏集验方》、陆游《集验方》、杨倓《杨氏家藏方》、魏岘《魏氏家藏方》、苏轼和沈括《苏沈良方》等，均属此类。司马光《医问》、文彦博《节要本草图》、《药准》、高若讷《素问误文阙义》、《伤寒类要》、程迥《活人书辨》、《医经正本书》、郑樵《本草成书》、《本草补类》、《食鉴》等则为文臣名士撰著的医书。而黄庭坚《通神论序》、苏轼《简要济众方》跋、蔡襄《圣惠选方序》、朱熹《伤寒补亡论跋》、文天祥《王朝弼金匮歌序》等①，则几乎有文人学士"附庸风雅"之嫌：以涉猎于医为荣。

此时，亦有戒慎之论，认为士大夫未可轻言医。如南宋叶梦得（1077－1148）云：

> 士大夫于天下事，苟聪明自信，无不可为。惟医不可强。本朝公卿能医者，高文卿一人而已。尤长于伤寒。其所从得者，不可知矣。而孙兆、杜壬之徒，始闻其绪余，尤足名一世。文庄郓州人，至今郓多医，尤工伤寒，皆本高氏。余崇宁大观间在京师，见董汲、刘寅辈皆精晓张仲景方术。试之数验，非江淮以来俗工可比也。子瞻（苏轼）在黄州，蕲州医庞安常亦善医伤寒，得仲景意。蜀人巢谷出圣散子方，初不见于前世医书，自言得之于异人。凡伤寒不问证候如何，一以是治之，无不愈。子瞻奇之，为作序，比之孙思邈三建散，虽安常不敢非也。乃附其所著伤寒论中，天下信以为然。疾之毫厘不可差，无甚于伤寒，用药一失其度，则立死者皆是。安有不问证候而可用者乎？宣和后，此药盛行于京师。太学诸生信之尤笃，杀人无数。今

---

① 这些人名书名的罗列，笔者径摘自张瑞贤《儒家文化向医学渗透的途径之一》一文，该文为1990年第九届全国医史学术讨论年会学术论文。

医者悟，始废不用。巢谷本任侠好奇，从陕西将韩存宝出入其间，不得志，客黄州，子瞻以故为之游。子瞻以谷奇侠而取其方。天下以子瞻文章而信其言。事本不相因，因趋于名者又至于忘性命而试其药，人之惑盖有至是也。（《避暑录话》）

叶梦得很严厉地指责了"圣散子方"被妄作传播造成的危害。其害在于苏轼以文臣名儒身份宣扬，"天下以子瞻文章而信其言"。可知儒之涉医，不深则必害人，害人则必不浅。甚应戒慎。"圣散子方"在叶梦得时代必曾造成药误而死颇多。但张杲《医说》却谓"圣散子主疾功效非一，去年春杭州民病，得此药全活者不可胜数"。看来问题在于对不对症。儒者偶涉于医，常不能辨此。明代俞弁《续医说》同意叶梦得之评，其谓：

弘治癸丑年（1493）吴中疫疠大作。吴道令孙磐令医人修合圣散子遍施街衢，并以其方刊行。病者服之十无一生，率皆狂躁昏瞀而卒……殊不知圣散子方中有附子、良姜、吴茱萸、豆蔻、麻黄、藿香等剂，皆性味燥热，反动火邪，不死何待！若不辨阴阳二证，一概施治，杀人利于刀剑。

俞弁是医家；张杲则是儒士。差别亦在于此。圣散子不对症必杀人，儒士岂可轻言医！

不管如何，"医为儒者之事"的观念日逐根深蒂固。即使在元代，儒者地位有所下降，官民十等：一官二吏三僧四道五医六工七猎八民九儒十丐（或说七匠八娼九儒十丐），医生地位高于儒，仍未能驱逐汉族民众意识中的医儒不可分的观念。儒医之论仍复迭出，儒医之称仍是医家向往的美誉。元代有名士傅若金作"赠儒医严存性序"：

儒者通六籍之义，明万物之故，其于百家之言，勿事则已，事之必探其本始，索其蕴奥，极其变故，勿异夫庸众勿止焉……里人严存性，年少而力学，博涉经史，旁及医药百家之言，方将以儒术取进士，第以见用于世，而科举废矣，于是益取医家之书而读之，求尽其术以游四方而行其志焉……往年余留京师，闻京师之人多称之；今年余还乡，又闻乡里之人多德之。及与之语，出入百家，征以六籍，于是知存性果儒者而为医也，其为医果异夫庸众者也……（《傅与砺诗文集》）

实写了一位弃儒从医而成为儒医的人物，儒学医术兼精，为人称颂。傅又曾作"赠世医李宜卿序"，谓其"儒而世其医者"。可见儒医在元代是颇受尊敬的。

明代以后，儒医地位更加崇高，居于正统地位。诚如胡翰《择术》所云：

儒者之医，趋人之急不规其利；推吾之仁不矜其技；呻吟痛苦，视彼犹己，恒平其施。……行于州里，贫贱不苟拒，姻友不苟取，曳裾公卿之间，不知爵禄之为荣、而势利之可慕，非儒者畴臻是乎！（《胡仲子集》卷三）

胡翰认为儒者难以做到的事，医者都能做到；儒医的道德是儒家最高尚的道德。这正是范文正公"不为良相，即为良医"的本意。

86. 庸医种种

中国历史上，"良医"早已有之，"庸医"之名较晚出。例如《墨子·非攻》云："譬若医之药人之有病者然。今有医于此，和合其祝药之于天下有病者。而药之万人食此，若医之四五人得焉，犹谓之非行药也。""此譬犹医之药万有余人而四人愈也，则不可谓良医矣。"有良医之称，而治万仅愈四者，竟无专称。

《黄帝内经》有"上工平气，中工乱脉，下工绝气危生，故曰下工不可不慎也。"（《灵枢·根结》）"能三合而行之者，可以为上工，上工十全九；行二者为中工，中工十全七；行一者为下工，下工十全六。"（《灵枢·邪气藏府病形》）分为上中下三等，"工"即医生。两句话的区分标准不相同。说明当时尚无统一看法。《素问·至真要大论》云："《大要》曰：粗工嘻嘻，以为可知……"又出"粗工"一称，但似不属庸劣，是粗疏者的作为。

"庸医"一词，最早见于书载的大约是孙思邈《千金要方》序。他在自序中引用了张仲景伤寒论序的一段话，原本的"委付凡医"，在孙思邈笔下变成了

"委付庸医"。也许张仲景序原也如此，但至少目前无证据。但唐代肯定已多用"庸医"作医术低劣、医德不佳者之称。例如《旧唐书·张文仲传》中有："文仲奏曰：……大抵医药虽同，人性各异，庸医不达药之行使，冬夏失节，因此杀人。"

明代徐春甫《古今医统》曾对医生进行分类并加以定义。其谓：

> 学医者，有精粗不同，故名因之有异。精于医者曰明医，善于医者曰良医，寿君保相曰国医，粗工昧理曰庸医，击鼓舞趄，祈禳疾病曰巫医。

这只是徐氏一家之论。并且他还有"时医"之称，并未列入上述分类：

> 俗云，"明医不如时医"。盖谓时医虽不读书明理，以其有时运造化，亦能侥效。常自云："趁我十年时，有病早来医。"又云："饶你熟读王叔和，不如我见病证多。"里谚有云："左心小肠肝胆肾，时来每日有千钱。"所谓明医不如时医，良以此也。《卫生宝鉴》所谓福医深足为戒。今之患者不达此理，委命于时医，亦犹自暴自弃，甘于沟壑者，何异哉？

照此则"时医"亦属庸医。又称"福医"。其中有轻视实践经验倾向。但大多数情况下，熟读王叔和而又多有临症经验者毕竟要高于仅有临症经验者。

"时医"、"福医"的极典型例子可见清·吴芗厈《客窗闲话》。略谓：吴某业医，兼设药肆，治邑宰之女感冒以防风散而卒，逃亡于外。后邑宰迁官，吴某复还乡开业，集乡党庆宴。席间有叩门求痧子药，嘱妻弟与之。后检之知错给信石毒药，又亡避。不料此药为一将军服之，素有寒疾一时得愈。乃致酬谢。吴躲而不敢见，后知所以，方出迎，并得重赏。由此业大兴。起大宅，并自为门联曰："运退防风杀命，时来信石活人。"全凭时运。

严格说来，这类时医、福医与售假药、施骗术、根本不懂医药而罗致钱财的江湖医生还有点不同。虽不精于医，多少还懂一些针灸、汤丸。倘此出于"儒医"之手，至多也是"药误"、"医疗事故"而已。这类事例甚多，未见斥为"庸医"。如李杲治一例：

　　　　冯叔献之侄栎年十五六，病伤寒目赤而顿渴，脉七八至，医欲以承气汤
下之。已煮药。而杲适从外来。冯告之故。杲切脉大骇，曰："几杀此儿！
《内经》有言……令持姜附来，吾当以热因热用法处之。"药未就而病者爪甲
变。顿服者八两，汗寻出而愈。（《金史·李杲传》）

　　前医尚不太差，李杲更识见过人。如病人死，也不一定以庸劣视之。当时对
时医、福医的贬斥态度，恐怕主要还在儒医正统地位与草泽医之争。儒者眼中，
儒医方是良医，草泽医读书不多，必庸妄。《吴文定公家藏集》中有云：

　　　　医之为道，非精不能明其理，非博不能至其约。是故前人立教，必使之
先读儒书，明易理、素、难、本草、脉经而不少略者，何也？盖非四书无以
通义理之精微，非《易》无以知阴阳之消长，非《素问》无以识病，非《本
草》无以识药，非《脉经》无以从诊候而知寒热虚实之证。故前此数者，缺
一不可。且人之生命至重，病之变化无穷，年有老幼，禀有厚薄，治分五
方，令别四时，表里阴阳寒热须辨，脏腑经络气血立分。六气之交伤，七情
之妄发，运气变迁不常，制方缓急尤异。更复合色脉，问其起居，证有相
似，治实不同。圣贤示人，略举其端而已。后学必须会群书之长，参所见而
施治之，然后为可。

　　这段话可视为良医即儒医的标准。反之即为庸医类。
　　但仅以儒医标准来作区分良医、庸医，多少带有一点偏见。任何时候，疗效
标准是第一位的。这在历代，均最为强调。例如宋仁宗皇祐元年（1049）诏：
"无使贫民为庸医所误，夭阏其生。"（《宋史》）嘉祐五年（1060）诏："京师大
疫，贫民为庸医所误，死者甚众。其令翰林医官院选名医于散药处参问疾状而给
之。"（《资治通鉴长编》）代表了官方态度。陆游诗云："庸医司性命，俗子议文
章。"看来宋时庸医还颇不少见。
　　江湖医生游荡村头里巷者，如《金史·贾铉传》载："泰和三年（1203）……
亳州医者孙士明辄用黄纸大书'敕赐神针先生……'等十二字，及于纸尾年月间
摹作宝样朱篆青龙二字，以诳惑士人。有司捕治款伏。"即此类。

唐宋以降，对庸医的谴责愈来愈多，愈来愈强烈，对于医学道德风尚的形成、医疗技术的求精，毫无疑问具有促进意义；对于病家择医，亦有惊策惕厉作用。

博学者对庸医的识见又深一层。如顾炎武在《日知录》中曰："古之时，庸医杀人。今之时，庸医不杀人，亦不活人。使其人在不死不活之间，其病日深而卒至于死。"最终是"庸医杀人不用刀"的后果，但他提出了一个更严格的标准：不以当时是否立死作评判。当时病人未死，但致病情迁延不愈的亦属庸医罪过。

徐大椿则指出有些"名医"未必不是庸医：

> 世故熟，形状伟，剿说多，时命通，见机便捷，交游推奖，则为名医。杀人而人不知也。知之也不怨也。反之者则为庸医。有功则曰偶中，有咎则尽归之。故医道不可凭，而医之良贱更不可凭也。（《医贯砭序》）

同样，周学霆认为有些所谓"大医"其实也是庸医：

> 世之所称大医者，我知之矣。非医大也，补之大也。补何以大？药大而医亦大耳。其出门也，衣轻策肥，扬鞭周道，意气可谓都矣。其诊脉也，凝神闭目，兀坐终朝，经营可谓苦矣。其开方也，咀笔濡毫，沉吟半晌，心思可谓专矣。及阅其所撰之单，黄芪、白术、附子、干姜，讵知热得补而益裂，寒湿得补而益凝，辗转周旋，酿成不用。可胜悼叹！盖尝微窥底蕴，其素所挟持者然也。咄咄逼人，独会医门之捷径；扬扬得意，别开海上之奇方。原未梦见何者为脾胃，何者为命门，开口不曰脾胃土败，便曰命门火衰。本草千百味，约之不满十味；古籍千百方，算来只用两方。何分内外之伤，概归一补。不论阴阳之证，总是一温。《灵枢》、《素问》，一笔可勾；《汤液》、《难经》，百年难学。汉唐宋元之书，许多阐发；张朱刘李之论，徒事铺张。从来医书万言，记得仅有三言。人心七窍，剖开全无一窍。譬彼夏虫语冰，徒知有寒，不知有热；方诸春蛙坐井，不知有石，只知有墟。可惜英雄将相，枉死非辜；剧怜才子佳人，空伤不禄。午夜鸡鸣，不作回头之想；半生马迹，悉是挢舌之方。大医所以见明医，引身而避；草医见大医，

而羞与之为伍也。噫，明医不世有，草医不敢用。大医之流毒，宜乎众矣。（《三指禅》）

剀切之论，自有所指。岂仅指用药偏补者！花花架子，腹中空空，名谓大医，不如草泽有经验。周学霆见解，又升一阶。于古于今，存此立照，可鉴良庸。

故吴瑭有云："生民何辜，不死于病而死于医，是有医不若无医也。学医不精，不若不学医也。"（《温病条辨序》）此语可为学医者永久座右铭。徐大椿曰："今之学医者，皆无聊之甚。习此业以为衣食之计耳。孰知医之为道，乃古圣人所以泄天地之秘、夺造化之权，以救人生死。其理精妙入神，非聪明敏哲之人，不可学也……非渊博通达之人，不可学也……非虚怀灵变之人，不可学也……非勤读善记之人，不可学也……非精凿确切之人，不可学也。故为此道者，必具过人之资，通人之识……以通儒毕世不能工之事，乃以全无文理之人，欲顷刻而能之，宜道之所以日丧，而枉死者通天下也。"（《医学源流论》）

吴瑭与大椿之论深具真知灼见。良医教育不予加强，势必至儒医难多有，庸医遍地流。明·龚信《庸医箴》一篇，学医者皆当一读。今之为饭碗而学医行医，对医学草率不求甚解者比比皆是，不亦羞乎！

总之，良医与庸医作为医生群体中的对立面，是医学史上的客观存在。又是儒家文化投射于中医文化的聚焦点，无论医生行为、伦理道德、医疗技术、医学教育等诸方面，都有集中反映。

87. 医为仁术

儒家文化在伦理道德方面的核心为一"仁"字。浸浴在儒家文化中的医学伦理，自然也难脱离此框架。喻昌曰："医，仁术也。仁人君子必笃于情。"（《医门法律》）孔孟语录中，诸如"仁，人也"，"仁者爱人"，"博施于民而能济众"，"己欲立而立人，己欲达而达人"，"幼吾幼以及人之幼，老吾老以及人之老"，"恻隐之心，人皆有之；羞恶之心，人皆有之"，等等，几乎都被原封不动地移植到医学伦理中。儒医、良医，无非一个道德标准，一个技术标准。道德标准主要是儒家的标准。

但是，《内经》中尚无与"仁"相涉之文字。至张仲景方见，其序中有"进不能爱人知人，退不能爱身知己"之叹，并斥搢绅之士"遇灾值祸，身居厄地，蒙蒙昧昧，蠢若游魂"。还引用孔子一句话："生而知之者上，学则亚之。"可见仲景对儒家之学有点研究，以学医行医为仁、孝之一端。不过仍未将仁孝等儒家伦理真正搬进医学。

皇甫谧在仲景的基础上有所深入。其《甲乙经》序中说：

> 夫爱先人之体，有八尺之躯，而不知医事，此所谓游魂耳。若不精于医道，虽有忠孝之心，仁慈之性，君父危困，赤子涂地，无以济之。此固圣贤所以精思极论，尽其理也。

他实际上还不能跳出"孝当知医"的范围，只是将忠孝、仁慈等点了出来。仍上升不到作为医生的职业道德和行为规范的高度。而且他本人不行医，不是临床医学家，因此未能涉足更大范围。

孙思邈是位医学道德伦理学家。孙思邈受佛教教义影响或启发而作《大医精诚》，是中国古代第一篇医德训诫或誓辞。但围绕的核心仍是儒家的"仁"字。实为将仁学及佛说引入医学伦理的第一人。

不过医家接受仁学标准作为评论标准则要早得多。例如《后汉书·郭玉传》："玉仁爱不矜，虽贫贱厮养，必尽其心力……"这是一种道德评判。以后均以此评述医家。例如说华佗"性恶"，杜度"尚于救济"之类。对医家著书，亦多作此评介。如曾世荣的《活幼心书》："是心也，恒心也，恻隐之心也，诚求之心也"等等。医书冠以"仁"字为名者亦颇不少，以表明作者心迹。诸如《仁术志》、《仁术便览》、《仁斋小儿方论》、《仁斋直指》、《仁端录》、《博爱心鉴》、《幼幼新书》、《老老恒言》之类。

三国吴杨泉第一个提出良医标准。一为世医出身，二为仁恕博爱，三为智能宣畅曲解医术。有良好医术而无良好医德，被称为"名医"，而不能称"良医"。南宋《小儿卫生总微论方》（作者佚名）中的"医工论"最充分地概括了仁术伦理的医德标准阐述。其谓：

　　凡为医之道，必先正己，然后正物。正己者，谓能明理以尽术也。正物者，谓能用药以对病也。如此然后事必济而功必著矣。若不能正己，岂能正物？不能正物，岂能愈疾？

　　凡为医者，性存温雅，志必谦恭，动须礼节，举乃和柔，无自妄尊，不可矫饰。广收方论，博通义理，明运气，晓阴阳，善诊切，精察视，辨真伪，分寒热，审标本，识轻重。疾小不可言大，事易不可云难，贫富用心皆一，贵贱使药无别。苟能如此，于道几希；反是者，为生灵之巨寇。

　　凡为医者，遇有请召，不择高下，远近必赴。如到其家，须先问曾请医未曾？又问曾进是何汤药？已未经下？乃可得知虚实也。如已曾经下即虚矣，更可消息参详，则可无误。又治小儿之法，必明南北禀受之殊，必察土地寒温之异。不可一同施治，古人最为慎耳。

将伦理标志与行为规范、医疗技术实施一并纳入，认为良好的服务与良好的技术皆来自有仁人之心以"正己"。

龚信作《明医箴》，概括性更强：

　　今之明医，心存仁义。博览群书，精通道艺。洞晓阴阳，明知运气。辨药温凉，脉分表里。治用补泻，病审虚实。因病治方，对证投剂。不计其功，不谋其利。不论贫富，施药一例。起死回生，恩同天地。如此明医，芳垂万世。

李梴的"习医规格"（见《医学入门》）主要为医学生规范学医准则，并为将来做医生作准备，属医德伦理教育。尤其强调读书的必要，认为儒理可指导医学。"盖医出于儒，非读书明理，终是庸俗昏昧，不能疏通变化。"

龚廷贤《万病回春》论"医家十要"、"病家十要"、"医家病家通病"等，有医学行为学的研究倾向，从医生、病人的行为、相互关系角度作讨论。但总体上仍以"仁学"为指导。如"一存仁心，乃是良箴，博施济众，惠泽斯深"；"十勿重利，当存仁义，贫富虽殊，药施无二"等，都直承传统。

至陈实功《医家五戒十要》，可称为古代医德准则之集大成者。文字颇长，不具引。核心仍是"仁"。

所以，如果说礼教以仁为道德伦理核心统制中国人的行为准则的话，医学的伦理道德自也不能出此范围。史书稗抄中表彰之事例颇多，兹不一一。

第十一章　皇帝、政府与医学

一、皇帝与医学

88. 汉唐皇帝与医学

皇帝或皇亲国戚同样要生病，要有求于医。只是各人对疾病态度不同。齐桓讳疾忌医，死到临头时亦不得不降格以求。秦皇亦必多病，故侍医不离左右。《史记·刺客列传》："荆轲逐秦王，秦王环柱而走……是时侍医夏无且以其所奉药囊提荆轲也。……已而论功、赏群臣及当坐者各有差，而赐夏无且黄金二百镒。曰：无且爱我，乃以药囊提荆轲也。"即是证明。这里涉及皇帝与医生的关系问题。皇帝还有个人兴趣雅好医药的；或因医者未能起死回生而记恨医生的。总之，皇帝的态度影响着医药进步。兹从汉代论起。

> 高祖击布时，为流矢所中，行道病。病甚，吕后迎良医，医入见。高祖问医。医曰："病可治。"于是高祖谩骂之曰："吾以布衣三尺剑取天下，此非天命乎？命乃在天，虽扁鹊何益！"遂不使治病。赐金五十斤罢之。（《史记·高祖本纪》）

汉高祖信天命而不信医，且很自信。但也不贬低医生，仍有重赏。汉武帝信神仙之术，已认为"天命"有可以修改的余地。他乐于接受医生治疗："修氏刺治武帝得二千万耳。"（《汉书·外戚传》）赏赉颇不薄。汉文帝对待医生的态度，可从他诏问仓公的过程中看出，意欲了解医学。汉和帝则不甚重视。他不甚相信郭玉的本事，故先作试验；为其贵人治疾，一针而愈，未作赏赐。郭玉在太医令丞职位上"年老卒官"（《后汉书·郭玉传》）。

曹操视医生为"鼠辈"，后虽"悔杀华佗"，但对同时代的另一名医张仲景仍了无反应，可知亦甚轻视。北魏帝拓跋嗣患头风，态度便颇见不同：

> 周澹，京兆鄠人也，为人多方术，尤善医药，为太医令。太宗尝苦风头眩，澹治得愈。由此见宠，位至特进，赐爵成德侯。（《魏书·周澹传》）

南朝宋后废帝刘昱略通医药，却视人命如儿戏：

> 出乐游苑门，逢一妇人有娠。帝亦善诊之。曰："此腹是女也。"问文伯，（答）曰："腹有两子，一男一女。男左边青黑，形小于女。"帝性急，便欲使剖。文伯恻然曰："若刀斧恐其变异，请针之，立落。"便泻足太阴，补手阳明。胎便应针而落，两儿相续出，如其言。

梁简文帝萧纲对医药颇多关怀。因历数帝之病皆得名医姚僧垣治愈，故甚赏识之。且自作《劝医论》，说明他个人对医药的兴趣和爱好。这三位皇帝的态度反映出魏晋南北朝时代对医学的接纳和关切态度。

唐太宗不懂医药，但敬重医生，悯民疾苦。初即位即召见思邈，称赞说："故知有道者诚可尊重，羡门、广成，岂虚言哉？"（《旧唐书·孙思邈传》）亲访百岁以上老人，予以优抚。如甄权，亦名医，"贞观中，权已百岁，太宗幸其舍，视饮食，访逮其术"（《新唐书·甄权传》）。他对下属十分关心，"右卫大将军李思摩中弩矢，帝亲为吮血，莫不感动"（《旧唐书·高丽国传》）。李勣"时遇暴疾，验方云须灰可以疗之，太宗乃自剪须，为其和药……"（《旧唐书·李勣传》）尤其"太宗尝览明堂针灸图，见人之五藏皆近背，针灸失所，则其害致死。叹曰：'夫箠者五刑之轻，死者人之所重，安得犯至轻之刑，而获致死！'遂诏罪人无得鞭背"（《新唐书·刑法志》）。"贞观四年（650）戊寅，制决罪人不得鞭背，以明堂孔穴针灸之所。"（《旧唐书·太宗纪》）甚有尊于医学。对普通罪犯及平民均有利。

唐太宗约有慢性支气管哮喘类疾病，自己也懂一点医理："朕有气疾，热便顿剧"，"朕有气疾，岂宜下湿？"（《贞观政要》）而且他与长孙皇后均对神仙长生之道没有兴趣。《贞观政要》云：

贞观二年（628），太宗谓侍臣曰：神仙事本是虚妄，空有其名。秦始皇非分爱好，为方士所诈，乃遣童男童女数千人随其入海求神仙，方士避秦苛虐，因留不归，始皇犹海侧踟蹰以待之，还至河丘而死。汉武帝为求神仙，乃将女嫁道术之人，事既无验，便行诛戮。据此二事，神仙不烦求也。

长孙皇后遇疾，渐危笃。皇太子启后曰："医药齐尽，今尊体不瘳，请奏赦囚徒并度人入道，冀蒙福佑。"后曰："死生有命，非人力所加。若修福可延，吾素非为恶者；若行善无效，何福可求？赦者，国之大事；佛道者，上每示存异方之教耳。常恐理体之弊。岂以吾一妇人而乱天下法？不能依汝言。"

以上可谓贞观之治、政风清朗的一个方面。"禁鞭背"至后世且有遗响。《新元史·刑法志》曰："尝读唐《贞观政要》，所载太宗阅铜人，见人之五脏皆系于背，诏天下勿鞭背，可谓人君知爱民之本，为万世之龟鉴也。"（按："阅铜人"，当为"览明堂针灸图"之误勘。唐时尚无针灸铜人。）

武则天对医学亦颇重视。知侍御医张文仲尤善疗风疾，令"集当时名医共撰疗风气诸方，仍令麟台监王方庆监其修撰"（《旧唐书·张文仲传》）。张文仲与李虔纵、韦慈藏为当时三大名医，韦慈藏且被誉为药王。文仲有《随身备急方》三卷行于代。

唐代亦有因医药不效而罪戮无辜侍医的。如唐懿宗：

咸通十一年（870）八月同昌公主薨。懿宗尤嗟惜之。以翰林医官韩宗召、康仲殷等用药无效，收之下狱。两家宗族支蔓尽捕三百余人，狴牢皆满。瞻召谏官令上疏，无敢极言。瞻自上疏曰："臣闻修短之期，人之定分，贤愚攸一，今古攸同……一昨同昌公主久婴危疾，深轸圣慈，医药无征，幽明遽隔。陛下过钟宸爱，痛切追思，爰责医工，令从严宪。然韩宗召等因缘艺术，各荷宠荣；想于诊候之时，无不尽其方，亦欲病如沃雪，药暂通神。其奈祸福难移，竟成差跌。原其情状，亦可哀矜；而差误之愆，死未塞责。自陛下雷霆一怒，朝野震惊，囚九族于狴牢，因两人之药误，老幼械系三百余人。咸云：'宗召荷恩之日，才禄不沾；进药之时，又不同议。此乃祸从天降，罪非己为。'物议沸腾，道路嗟叹！……伏望陛下尽释系囚，易怒为喜……"帝阅疏大怒。即日罢瞻相位。(《旧唐书·刘瞻传》)

唐懿宗殃及池鱼，实无道之君。

89. 宋代皇帝与医学

对医药最感兴趣的皇帝在北宋，李经纬教授论之已详。[①] 太祖赵匡胤（960-976 在位）、太宗赵光义（976-997 在位）兄弟二人，均谙医药。"乾德改元，受命杜太后，传位太宗。太宗尝病亟，帝往视之，亲为灼艾。太宗觉痛，帝亦取自灸。每对近臣言，太宗龙行虎步，他日必为太平天子，福德吾所不及。"(《宋史》卷三) 赵匡胤亲作针灸，为光义灸治。而赵光义自云：

> 朕昔自潜邸，求集名方、异术玄针，皆得其要。兼收得妙方千余首，无非亲验，并有准绳。贵在救民，去除疾苦……朕尊居亿兆之上，常以百姓之心，念五气之或乖，恐一物之所失，不尽生理，朕甚悯焉。所以亲阅方书……(《太平圣惠方》御序)

《宋史·王怀隐传》亦曰：

> 初，太宗在藩邸，暇日多留意方术，藏名方千余首，皆尝有验者。至是，诏翰林医官院各具家传经验方以献，又万余首……成一百卷。太宗御制序，赐名《太平圣惠方》，仍令镂板颁行天下。诸州各置医学博士掌之。

可知赵光义早已爱好医药、收集名方，并亲自作验证。郭若虚《图画见闻志》且云："太宗在潜邸，多方求名艺，文进（高文进）往依焉。"高文进亦名

---

① 李经纬：《北宋皇帝与医学》。《中国科技史料》1989 年第 3 期。

医，前曾提及。

其后七位皇帝，虽不像开国二位皇帝那样多少懂点医药，但却继承和扩展了此风，对医学均表关心。真宗（998－1022 在位）于咸平四年（1011）见军士中流矢自颊贯耳，众医不能取，医官阎文显以药傅之，信宿而镞出，甚为嘉许，赐绯。赵自化为太医之长，1005 年死，遗表以所撰《四时养颐图录》献，真宗改名《调膳摄生图》，并制序。仁宗（1023－1063 在位）"初纳光献皇后……后有疾，国医不效。帝曰：'后在家用何人医？'后曰：'有疾服孙用和药辄效。'寻召用和，服其药果验。用和迁尚药奉御。"（《中国医籍考》卷四十五）且曾下诏："自今师巫以邪神为名，屏去病人衣食、汤药，断绝亲戚，意涉陷害者，并共谋之人，并比类咒诅律条监之。"（《续资治通鉴长编》卷一百零一）"嘉祐（1056－1063）初，仁宗寝疾，下召草泽，始用针自脑后刺入。针方出，开眼曰：'好惺惺！'翼日，圣体良已，自称其为'惺惺穴'（即风府）。"（《医部全录》卷五百零七）"好惺惺"意同"真舒服"。"仁宗尝患腰痛，李公主荐一颗卒治之，用针刺腰。才出，即奏曰：'官家起行。'上如其言，行步如故。赐号'兴龙穴'。"（《宋人轶事汇编》）看来仁宗对草泽医甚至颗卒均无歧视之意。"仁宗不豫，侍医数进药不效，人心忧恐。冀国大长公主荐许希针心下包络之间，帝疾愈。命为翰林医官。希请以所得金，兴扁鹊庙。帝为筑庙于城西隅……因立太医局于其傍。"（《宋史》卷四百六十二）"尝因京师大疫，命太医和药，内出犀角二本，析而视之，其一'通天犀'。内侍李舜举请留供帝服御。帝曰：'吾岂贵异物而贱百姓？'竟碎之，又镯公私僦舍钱十日，令太医择善察脉者，即县官授药，审处其症状予之，无使贫民为庸医所误，夭阏其生。"（《宋史》卷一百七十八）仁宗能关心民瘼，以医药救疫，并兴扁鹊庙，很用医药为百姓做了些好事、实事。

宋英宗（1064－1067 在位）、神宗（1067－1085 在位）、哲宗（1086－1100 在位）亦各有作为。至徽宗赵佶（1101－1125 在位），竟自撰《圣济经》，于重和元年（1118）颁布。其御制序曰：

> 一阴一阳之谓道，偏阴偏阳之谓疾。不明平道，未见能已人之疾者。……可以跻一世之民于仁寿之域，用广黄帝氏之传，岂不美哉？（《中国医籍考》卷四十七）

他而且"御笔于诏：颁之天下学校……令由内学校，课试于《圣济经》出题"（《宋大诏令集》卷二百二十四）。在此基础上，又诏医共修，撰成《圣济总录》。

此书可算作中国方书最大集成。宋朝政府组织撰集方书、本草及校勘刊布之书颇不少，大抵与皇帝重视并爱好医药的传统有关。宋朝实为官方医学最盛之朝。

90. 康熙皇帝与医学

元、明皇帝与医生交好、表示对医学重视的，有朱元璋："太祖不豫，少间出御右顺门，治诸医侍疾无状者。独慰思恭曰：'汝仁义人也！毋恐。'已而太祖崩，太子嗣位，罪诸臣，独擢思恭太医院使。"（《明史·戴思恭传》）这是皇帝与名医的个人友谊和信任。但毕竟不如宋之代代相传。直到清代康熙皇帝，医药才又一次大受皇上青睐。

康熙帝于接受金鸡纳药、推广人痘术，均有莫大之功。对中医药的一般了解和关心，也与其他朝代皇帝不同。雍正皇帝辑《圣祖仁皇帝庭训格言》中有康熙的许多训示，兹摘录如下。

关于养生，其谓："节饮食，慎起居，实却病之良方也。""凡居家在外，惟宜洁净。人平日洁净则清气著身。若近污秽则为浊气所染。而清明之气渐为蒙蔽矣。""养生之道，饮食为重。设如身体微有不豫，即当节减饮食，然亦惟比寻常稍减而已。今之医生一见人病，但令勿食，但以药物调治。若或内伤饮食者禁之犹可，至于他证，自当祝其病由，从容调理，量进饮食，使血气增长。苟于饮食禁之太过，惟任诸凡补药，鲜能资补气血而令之充足也。养身者宜知之。"康熙饮用的水尤为讲究："人之饮食，饮良为要。故所用之水最切。朕所经历多矣，每将各地之水称其轻重，因知水最佳者，其分量甚重。若遇不得好水之处，即蒸水以取其露，烹茶饮之。泽布尊旦巴胡突克图多年以来所用皆系水蒸之露也。"他能长期执掌朝政（六十一年，为所有皇帝中在位最长者），恐与他注意饮食、清洁卫生及养生有关。他对道家养生术也颇有研究："庄子曰，毋劳汝形，毋摇汝精。"又引庚桑子之言曰，"毋使汝思虑营营。盖寡思虑所以养神，寡嗜欲所以养精，寡言语所以养气。知乎此可以养生。故形者生之器也，心者形之主也，神者心之会也。神静而心和，心和而形全，恬静养神则自安于内，清虚栖心则不诱于外。神静心清则形无所累矣。"

康熙对药性懂得不少。他说："朕自幼所见医书颇多，洞彻其原，故后世托古人之名而作者必能辨也。今之医生所学既浅而专图利。立心不善，何以医人。如诸药之性，何由知之？皆古之圣人之所指示者也。是故朕凡所试之药，与治人病愈之方，必晓谕广众，或各处所得之方，必告尔等共记者，惟冀有益于多人也。""药品不同，古人有用新苗者，有曝干者，或以手折口咬撮合一处。如今皆用曝干者，以分量称合，此岂古制耶？如蒙古有损伤骨折者，则以青色草名绰尔海之根，不令人见采，取食之甚益。朕令人试之诚然。验之即内地之续断。由此观之，蒙古犹有古制药。惟与病相投，则有毒之药亦能救人；若不当，即人参，人亦受害。是故用药贵与病相宜也。"康熙重考证，又重药验，思路非常清晰，抓到了药物应用的要害处。

康熙分析临床诊治也甚为在理："医药之系于人者大矣。古人立方各有定见，必先洞察病源，方可对症施治。近世之人多有自称家传妙方，可治某病，病家草率遂求而服之，往往药不对症，以致误事不小。又常见药微如粟粒而力等大剂。此等非金石之酷烈，即草木中之大毒……其误人也可胜言哉！""人有病请医疗治，必以病之始末详告医者，乃可意会而治之。亦易往往有人不以病原告之，反试医人之能，识其病与否，以为论难。则是自误其身矣。又病各不同，有一二剂药即瘳者，亦有一二剂药不能即瘳者，若急望救，以一二剂药不见病减，频换医人乃自损其身也。凡人皆宜记此。"这是就病家的求医心理和求医行为作精辟分析。关于医生，他则说："古人有言不药得中医。非谓病不用药也，恐其误投耳。盖脉理至微，医理至深，古之医圣医贤，无理不阐，无书不备……今之医若肯以应酬之工用于诵读之际，推求奥妙，研究深微，审医案，探脉理，治人之病如己之病，不务名利，不分贵贱，则临症必有一番心思，用药必有一番识见，施而必应，感而遂通，鲜有不能取效者矣。延医者慎之。"论及医学道德与医学技术关系，很透辟。

康熙对灸法似印象不佳。这是从他本人体验而得："灸病者非美事而身亦徒苦。朕年少时常灸病，厥后受亏，即艾味亦恶闻矣，闻即头痛。徒灸无益，尔等切记，勿轻于灸病也。"

以上"庭训"，雍正称为"四十年来祗聆默识"者。康熙自己不会行医，但他对医药了解之深，剖析之细，诚不愧一清醒的皇帝。《清朝野史大观·述异》载："上留心医理，熟谙药性。尝谓诸医云：圣贤道理，俱有一定之论。至于医卜星相，言人人殊；世间庸医，于寒热虚实，率未能辨。南人喜用补，北人好用泻，皆非适中之道。大抵温补之药，其效甚微；酷烈之药，其效立见。方书所载汤头甚多，若一方可疗一病，何用屡易！西洋有一种树皮，名金鸡勒，以治疟疾，一服即愈。可见用药只在对症也。"看来他不但接受西洋传来之药，而且希冀改革医学，求一方（一药）以对一病（一症），颇有新思维。另外，康熙着力推广人痘术，功厥伟，事见后述。遗憾的是，康熙之后历位皇帝，未能真正领略康熙意图，加以闭关政策厉行，中医的一次革命机会也就悄悄溜走。

二、 政府医事卫生机构及制度

皇帝对医学兴趣好恶不同。政府亦有对医学重视不重视之异。中国又是几千年大一统封建帝国，多遵从前朝定制。所以即使偶有建树，却无进一步发展的可能。乃至道光二年（1822）竟永禁太医院内针灸科。荒唐。幸民间针灸仍一息尚存。

91. 政府医疗卫生机构和医生的地位

中国最早的政府医疗卫生机构设置状况，见《周礼》：

> 医师，掌医之政令，聚毒药以共医事。凡邦之有疾病者、疕疡者造焉，则使医分而治之。岁终则稽其医事，以制其食，十全为上，十失一次之，十失二次之，十失三次之，十失四为下。

> 食医，掌和王之六食六饮六膳，百羞百酱八珍之齐。

> 疾医，掌养万民之疾病。四时皆有疠疾，春时有痟首疾，夏时有痒疥疾，秋时有疟寒疾，冬时有嗽上气疾。以五味五谷五药养其病，以五气五声五色视其死生，两之以九窍之变，参之以九藏之动，凡民之有疾病者，分而治之。死终则各书其所以而入于医师。

　　病医，掌肿疡、溃疡、金疡、折疡之祝药刮杀之齐。凡疗疡，以五毒攻之，以五气养之，以五药疗之，以五味节之。凡药，以酸养骨，以辛养筋，以咸养脉，以苦养气，以甘养肉，以滑养窍。凡有病者，受其药焉。

　　上列"医师"是全国医事总管，该算"卫生部长"。"疾医"负责内科类疾病治疗，"疡医"负责外科类疾病治疗。他们并非专为君王服务，可称为全国总医师。只有"食医"是帝王专职营养医师。每一位总医师之下，分别配备有上士、中士、下士、府、史、徒等，人数不等，但职责分明，并且岁终均有考核制度。这是后来政府医事机构建制的基础。

　　秦设太医令，掌全国医药，《周礼》中的"医师"从此改了名称。增设了专门为皇帝服务的侍医，即御医。上士、中士等设为医士。这些名称后来长期被用作官方称谓。政府医事机构，在西汉时分属太常寺（管理全国医事）、少府（专管贵族医药）。至东汉将少府辖下的太医丞分成医、药两职，分称方丞、药丞，另有尚药监、中宫药长、尝药太官、医工长、医工等职。曾有出土铜盆，上刻"医工"二字，应是制药工具。魏晋南北朝又有一些并分增减，如太医博士、仙人博士（典煮炼百药）。其中北魏始设尚药监，南朝宋始设太医署、尚药局、药藏局、尚食局，这类机构有相对独立职能，与原来太常寺、少府的混同统管有了很大区别，虽然这些机构仍属此二机构管辖。特别是太医署，已成为专门的医学教育机构，隋唐继之，堪称"中央医科大学"。是医事管理和分工方面的一次大飞跃。

　　宋开始设太医局，掌医学教育。又有翰林医官院（五代始有翰林医官），掌医事政令，御药院掌皇室医药，中央和地方设惠民局、和剂局、安济坊、福田院、慈幼局、养济院、漏泽院等。金元改称太医局为太医院，设院判、院使等，掌普通医事并医学教育，各省分设医药提举司，统辖各路医药提举等，太医院成为国家最高医药管理机构。明清大体亦沿用太医院制，另有御药房、惠民药局类。

　　总的来说，是管理和医疗已经有很大进步，机构层次也比较清楚。不过还是以为宫廷服务为主。普通百姓同时予以兼顾，特别是建立起诸多机构为弱势群体服务。这是前所未有的。医疗卫生的机构和管理，与其他职官建制相比，既薄弱又混乱。直到清末受西洋医学影响而在民政部下设卫生司，才略微像样一点。

医生的地位，宋代始与其他文武官员公同论等，说明比较受到重视，称翰林医官、保和大夫、保安大夫、保和郎、成全郎等，后来称医生为"大夫"、"郎中"，可能与此有关。金元时品级最高，到过秩正二品。明清时官制相同，但至多只能到正五品。其他各级，更无可论。医生的称谓，有太医、侍医、御医、医官、医工、医效、医痊等，多只是随职分而异，并无定称。除了受到皇帝和朝廷大官宠信者外，一般地位都不高。

92. 养疾问病和医事卫生政令

在以上体制下，总体上皇帝和政府对于百姓的疾病和卫生还是比较重视的。但是具体执行机构和地方官员对国家整体的卫生管理和医事处置始终处于散漫的、自发的、应急的或即兴式的暂时性因应对付状态。一些有点成效的医事制度主要依靠传统；一些关心民瘼的措施则是暂时性的，多出于皇帝或权臣的"体恤之情"。

例如养病问疾，《管子》曾有强调。"五辅篇"中有"养长老、慈幼孤、恤鳏寡、问疾病、吊祸丧，此谓匡其急"；"入国篇"中有"九惠之教，一曰老老，二曰慈幼，三曰恤孤，四曰养疾，五曰合独，六曰问疾，七曰通穷，八曰振困，九曰接绝"，这些都颇利于百姓的医药卫生，其中的"养疾"："凡国都皆有掌养疾，聋、盲、喑、哑、跛、躄、偏枯、握递、不耐自生者，上收而养之疾，官而衣食之，殊身而后止，此之谓养疾。"很像疗养院、医院，并且"公费医疗"，"公费供给"。"殊身而后止"，譬如今日的治愈出院。"问疾"制度，"凡国都有掌病，士人有病者，掌病以上令问之，九十以上日一问，八十以上二日一问，七十以上三日一问，众庶五日一问，疾甚者以告，上身问之。掌病行于国中，以问病为事，此之谓问病"。这是管仲论政的乌托邦理想，从未见实行。《礼记》中也有类似文字："凡三王养老皆引年，八十者一子不从政，九十者其家不从政，废疾非人不养者一人不从政"，"喑聋跛躄断者、侏儒，百工各以其器食之"。大抵也是空话，史书稗说中无可旁证。

倒是皇帝新即位，或心血来潮，或民怨沸腾，或另见奏告，可能会临时发通诏令养疾问病。但都只是一次性的政令措施。例如：

汉宣帝元康二年诏："今天下颇被疾疫之灾，朕甚悯之。其令郡国被灾

甚者，毋出今年租赋。"（《汉书·宣帝纪》）

"民疾疫者，为舍空邸第，为置医药。"（《汉书·平帝纪》）

皇兴四年（470）三月丙戌诏曰："朕思百姓病苦，民多非命，明发不寐，疚心疾首，是以广集良医，远采名药，欲以救护兆民。可宣告天下：民有病者，所在官司遣医就家诊视；所须药物，任医量给之。"（《魏书·显祖纪》）

太和十七年（493）十二月，"诏隐恤军士疾病：务令优给。"（《魏书·显祖纪》）

永平三年（501）十月"丙申诏曰：……可敕太常于闲敞之处，别立一馆，使京畿内外疾病之徒，咸令居处，严敕医署，分师疗治，考其能否，而行赏罚。虽龄数有期，修短分定，然三疾不同，或赖针石，庶秦扁之言，理验今日，又经方浩博，流传处广，应病投药，卒难穷究。更令有司，集诸医工，寻篇推简，务存精要，取三十余卷，以班九服，郡县备写，布下乡邑，使知救患之术耳。"（《魏书·世宗纪》）

这差不多像个官设医院了；并且广写医书，布告乡邑，有点像现代的卫生知识普及宣传。延昌元年（512），"癸未诏曰：肆州地震陷裂，死伤甚多，言念毁没，有酸怀抱，亡者不可复追，生病之徒宜加疗救。可遣太医折伤医，并给所须之药就治。"（《魏书·世宗纪》）这是一次地震救灾。看来北魏皇帝还是挺关心民生疾苦的，所发诏令对医药卫生发展有利。

宋代皇帝这类诏令尤多。例如宋太宗淳化三年（992）诏："以民多疾疫，令太医署选良医十人，分于京城要害处，听都人之言病者，给以汤药。扶病而至者，即与诊视。赐太医钱五十万，分给市药之直，中黄门一人，往来按行之。"（《宋大诏令集》）又如北宋大中祥符二年（1009）"诏医官院处方并药，赐河北避疫灾民"等。据李经纬教授统计，仅北宋皇帝的医药卫生政令，就达二百四十八条。[①] 因此，北宋的医药卫生状况确实比较好。在一定程度上说，皇帝虽为标榜"爱民如

---

① 参见《北宋皇帝与医药》。

子"，但百姓因此得到实际受益，仍值得肯定。问题是北宋皇帝如此频繁发布卫生政令，又恰好说明政府的卫生部门尚无常规的卫生管理和医院等医疗治疾机构的普设。

地方行政官吏也有推动医药卫生或刊布医书的。例如"陈玄，京兆人也。家世为医，初事河中王重荣。乾符（874－879）中后，唐武皇自太原率师攻王行渝，路出于蒲中。时玄侍汤药，武皇甚重之……明宗朝为太原少尹，入为太府卿。长兴（930－933）中，集平生所验方七十五首，并修合药法百件，号曰《要术》。刊石置于太原府衙门之左，以示于众，病者赖焉。"（《旧五代史·陈玄传》）刊石传布医药更有名的如药王山《千金宝要碑》，初为宋·郭思摘取《千金方》内容分类编成，刻于华州公署。后来明代隆庆年间（1572年）秦王守中又予复刻，四通八面，至今完好。又如"戎州俗不知医，病者以祈禳巫祝为事。（周）湛取古方书刻石教之，禁为巫者，自是人始用医药。"（《宋史·周湛传》）

还有一些地方官吏资助医家个人医书刊刻，这对于一批乏资刊行的医书起了极大的帮助流布的作用。《景岳全书》即为其中之一。张氏的外孙林日蔚"纪略"曰："是编成于晚年，力不能梓，授先君，先君复授日蔚……岁庚辰携走粤东，告方伯鲁公。公曰：此济世慈航也，天下之宝，当与天下共之。捐俸付剞劂。阅数月工竣。不肖得慰藉先人，以慰先外祖于九原。先外祖可不朽矣。"像张景岳这样在世及身后均无力刻书的情况，医家中不少。他们的著作能得以流传，幸得政府官员个人之力。

公共卫生方面，从皇帝到各级政府似均未加重视。但汉灵帝做了一件好事：《后汉书·张让传》载汉灵帝中平三年（186），"令掖廷令毕岚作翻车渴乌，用洒南北郊路，以省百姓洒道之费"，系个别例子。《南齐书·王敬则传》中，"录得一偷，召其亲属于前鞭之，令偷身长扫街路。久之乃令偷举旧偷自代"。将公共卫生打扫街道作为一种惩罚措施。甚至有这样的奇事：

　　遂安令刘澄，为性弥洁，在县扫拂郭邑，路无横草、水翳虫秽。百姓不堪命，坐免官。然甚贞正，善医术，与徐嗣伯埒名。（《南史·何佟之传》）

一位县令竟因太讲究公共卫生而被免职。可知举国上下均不认识公共卫生的重要意义。这方面，直到西洋医学公共卫生理论传入之前，无论是医界或是政界，始终为薄弱环节。

总体上看，医事卫生管理诸方面都不够得力。

93. 太医署和官方医学教育

中医教育的基本传统是师徒传授，并有秘密团体的性质。虽非秘密团体，亦"一日为师，终身为父"，互相纠结，关系绝非一般。选择徒弟，"得其人乃传，非其人不传"。按《灵枢·官能》所言，对徒儿还有分类选择，因材施教：

> 明目者，可使视色；聪耳者，可使听音；捷疾辞语者，可使传论语；徐而安静，手巧而心审谛者，可使行针艾，理血气而调诸逆顺，察阴阳而兼诸方；缓节柔筋而心和调者，可使导引行气；疾毒言语轻人者，可使唾痈咒病；爪苦手毒，为事善伤者，可使按积抑痹。各得其能，方乃可行，其名乃彰。不得其人，其功不成，其师无名。故曰：得其人乃言，非其人勿传，此之谓也。手毒者，可试按龟，置龟于器下而按其上，五十日而死矣。手甘者，复生如故。

政府或皇家的医师均从民间擢拔。故无官方医学教育可言。至北魏，官制中有太医博士（七品下）、太医助教（九品中），由此开始了专职医学教育。博士、助教，即是教职。然后见于南朝宋：

> 宋元嘉二十年（443），太医令奏置医学，以广教授。（《唐六典·医博士》注）

"医学"，即"医学校"之义。当时刘裕及其继位者重视教育，诏有司兴学，大办学馆，聚门徒授业，故史称"江左风俗，于斯为美。后言教化，称元嘉（424－453）焉"。医学于是挟带而立。

不过，当时的医疗状况，确令政府感到有设立官方正规医学教育的必要：

针药之术，世寡复修；诊脉之技，人鲜能达。民因是益征于鬼，遂弃于医，重令耗惑不反，死夭复半。今大医应男女习教，在所应遣吏受业，如此故当愈于媚神之愚，微正腠理之敝矣。(《宋书·周朗传》)

在这两种因素促进下，南朝刘宋开始设立太医署。即国立医学学校。隶门下省（相当于中央直属机关）。可见是为培养宫廷医药人才所设。

隋朝太医署改隶太常寺，机构有所扩大。"太常寺掌陵庙群祀、礼乐仪制、天文术数、衣冠之属。"（《隋书·百官志》）太医署从宫廷医药服务范围内解脱出来，规模人数大增，下设主药二人，医师二百人，药园师二人，医博士二人，助教二人，按摩博士二人，祝禁博士二人，约共二百一十五人。而医学生为一百二十人，按摩生一百人，仅二百二十人。以此推测，太医署已具全国中央级医院和医学校合办的性质，相当于今日医科大学，共分医、药、按摩、祝禁四大科系专业授受。医学生当时称"医生"，即"医之学生"。

唐袭隋制，太医署又有扩大，增加针灸学系，且分科更细。如医科中分体疗（内科）、少小（小儿科）、疮肿（外科）、耳目口齿（五官科）、角法（火罐，外治法）等五个专业。学制最长七年，最短三年。此外又仿而置地方医学："贞观三年（692）九月癸丑，诸州置医学。"（《旧唐书·太宗纪》）各府州设医学博士、助教各一人，医学生三十名或十名不等。

宋代医学教育有过几次大变革，可惜都不能算成功。唐宋都设有国子监，相当于中央大学，收七品以上京官子弟入学；另有太学收八品以下及平民子弟入学。宋初太医署尚隶太常寺，至淳化三年（992）改名太医局，仅主医学教育，协理一些诊治事务。范仲淹曾奏请：凡医师未经太医局师学，"不得入翰林（医官）院"（《范文正公集》卷二）。反映出医学职任教育正规化的趋势。庆历四年（1044），诏"国子监于翰林医官院选能研医书三五人为医师（医之师），于武成庙讲说《素问》、《难经》等文字，诏京城习学生徒听学"（《宋会要辑稿》）。却遭到国子监反对，认为武成庙乃士人读书之地，不容技术杂流玷辱士类。是知医学仍为士类所不齿，医难入于儒。

王安石（1068-1085）变法，于熙宁九年（1076）将太医局从太常寺独立出来，仿三舍教学法，医学亦加改作。科目由九科：大方脉（内科）、风科、小方脉（小儿科）、产科、眼科、针灸科、口齿兼咽喉科、金镞兼书禁科、疮肿兼折伤科等，合并为三科：方脉科、针科、疡科。春秋招考，三百名学生为额。上舍生（高年级）四十人，内舍生六十人，外舍生（低年级）二百人。每月一私试，每年一公试，成绩分优、平、否三等，优者补内舍。隔年一次舍试，成绩优、平二等补上舍。上舍生又分三等，二优为上，一优一平为中，二平或一优一否为下。临床对象是太学、律学、武学学生和各营将士，轮流为治，并发给印纸，记录治疗经过及结果，作年终考查用，可依次递补，并予奖励。这一改革如果成功并维持下去，显然将大有益于提高医生水平。

但王安石不久罢相。元丰中（1078－1085）医学又复为九科。元丰八年（1085）司马光为相，三舍法完全废除。元祐八年（1093），高太后死，宋哲宗又恢复新法。1100年死，旋废。崇宁元年（1102），徽宗再恢复，至1120年又废。如此反反复复，终致功败垂成。南宋时虽沿袭三舍法，但毕竟偏安江左，国势衰微，已无法振作了。

宋徽宗1103年诏另建太医局作为医学教育独立单位，不隶太常寺，改隶国子监，提升了医学地位。同时又加强了理论方面的教学内容如五运六气之类。由于这些改革，医学中的经院习气大见增强，儒风遂弥漫医界。

元明清医学教育因循旧制，无多发明。整个中医教育的历史，一仍旧贯，仍以师徒传授为主。

由上观之，政府在医学卫生体制、政令、教育等诸方面，无大作为，改变不多。春秋立框架，秦汉分等级，刘宋置医学，隋唐成建制，两宋作改革，明清因循之。这些在世界医学历史上，应该说是属于走在前列的。

三、 官修本草、医书与针灸铜人的制作

94. 政府颁行的国家药典

中国历史上官修本草自唐代始，故《唐·新修本草》为中国乃至世界上第一部药典。继之有宋代皇帝隔不多年即另予修订，于是国家药典在宋成为序列：

宋太祖开宝七年（974）：《开宝重定本草》（《开宝本草》）

宋仁宗嘉祐二年（1057）：《补注神农本草》（《嘉祐本草》）

宋仁宗嘉祐六年（1061）：《图经本草》

宋仁宗嘉祐七年（1062）：《重广补注神农本草》

宋徽宗大观二年（1108）：《经史证类大观本草》（《证类本草》）

宋徽宗政和六年（1116）：《政和新修经史证类备用本草》（《政和本草》）

宋高宗绍兴中（1131－1162）：《绍兴校定经史证类备急本草》（《绍兴本草》）

《新修本草》修于唐高宗显庆二年（657），正是贞观之治以后唐代政治清明、经济强盛时代。"时右监门吏长史苏敬上言，陶弘景所撰本草，事多舛谬。"乃诏中书令许敬宗、吕才、李淳风及"礼部侍郎孔志约并诸名医共二十余人，增损旧本，仍令司空李勣总监定之，并图合成五十四卷"。即《新修本草》。其中李勣是声名显赫的大将军，深得唐高宗信任，居然亦写过两本医书（《本草药疏》和《脉经一卷》）。他被任命为《新修本草》总管。有一轶事，可见其性格：

> （李勣）遇疾，高宗及皇太子送药，即取服之。家中召医巫，皆不许入门。子弟固以药进，勣谓曰："我山东一田夫耳，攀附明主，滥居富贵，位极三台，年将八十，岂非命乎？修短必是有期，宁容浪就医人求活？"竟拒而不进。（《旧唐书·李勣传》）

李勣如为医学中人，不会拒绝医药。但李勣官居高位，对于修订一部全国性的药典，是必要的一位行政主持长官。如此方可"上禀神规，下询众议"，并"普颁天下，营求药物"，"征天下郡县所出药物并书图之"。否则无法进行这样规模浩大的全国性药物调查过程。事涉十三道、一百一十三州，非区区医官所能调动，必得政府官吏出面组织方可。事经两年，659年此书撰著完成。全书较陶弘景《本草经集注》药数增至八百五十种，订正了不少伪误。当时高宗曾经诏问："本草尚矣，今复修之，何所异行？于志宁对曰：昔陶弘景以《神农经》合杂家《别录》注铭之。江南偏方，不周晓药石，往往纰缪；四百余物，今考证之；又增后世所用百余物，此以为异。帝曰：善。其书遂大行。"（《新唐书·于志宁传》）

从组织修订、内容质量、皇帝提倡、全国施行等各方面标准看，此书作为世界最早药典当之无愧。

修订《开宝本草》的情形相似。据《宋史·刘翰传》:

> 尝被诏详定唐本草,翰与道士马志、医官翟煦……(等九人),乃命局
> 考传误,刊为定本……去非取是,特立新条,自余刊正,不可悉数。下采众
> 议,定为印板,乃以白字为神农所说;黑字为名医所传;唐附今附,各加显
> 注。详其解释,审其形性,征张素、吴复珪、王光佑、陈昭遇同议。……参
> 定新附一百三十三种。既成,诏翰林学士、中书舍人李昉,户部员外郎知制
> 诰王佑,左司员外郎知制诰扈蒙详覆毕,上之。昉等序之曰:'三坟之书,
> 神农预其一,百药既辨,本草存其录……义既判定,理亦详明。今以新旧药
> 合九百八十三种,并目录二十一卷,广颁天下,传而行焉。

李昉、王佑、扈蒙等为政府监修官员、组织者无疑。李序口气甚大,非一般
医家可比。

在官修本草中,大观二年(1108)的《证类本草》值得特别关注。蓝本系四
川民间医生唐慎微独力撰写。据宋赵与时(宝庆二年,1226 进士)《宾退录》,
唐氏于元祐间(1086-1094)师事李端伯,从家乡蜀州晋原(今四川崇庆)迁至
成都,世业医。精于经方,医术高明。宇文虚中幼时曾得其治,后于 1143 年为
《政和本草》作跋,云:

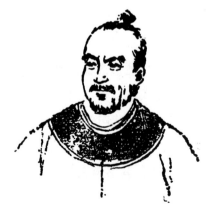

图 11.1 唐慎微像

> 唐慎微,字审元,成都华阳人。貌寝陋,
> 举措语言朴讷,而中极明敏。其治病百不失
> 一。一语证候,不过数言,再问之辄怒不应。
> 其于人不以贵贱,有所召必往,寒暑雨雪不避
> 也。其为士人疗病,不取一钱,但以名方秘录
> 为请。以此士人尤喜之。每于经史诸书中得一
> 药名、一方论,必录以告,遂集为此书。

唐慎微新增药物五百二十六种。若合入

《本草图经》所增则共六百二十九种。总数为一千七百四十六种。虽仅为汇集，但总增数较李时珍之增出三百七十四种多近一倍，并成为李时珍《本草纲目》的蓝本，贡献之大不容轻忽。数百年来，他的个人贡献却被抹煞了，他的名字几乎被人忘却。

究其原因，一方面为民间医生，个人无力刊刻如此巨型大著；另一方面则与其著作权被官方侵夺有关。书成不久，集贤院学士孙觌得到善本，命官校正。大观二年（1108）又有艾晟（官通仕郎行杭州仁和县尉管勾学事）据之重订，并上于朝廷，诏命正式刻行，并改名为《经史证类大观本草》，成为宋政府的药典。以后诸部药典，亦在此基础上修订。近有论者称其为"对长期以来的手抄本草资料进行了历史上最后一次大规模的整理，成为自北宋以来本草渊薮"。[1] 此言甚当。

宋代颁行、修订药典的传统，对中医本草学发展有很大功劳。

95. 官家校勘医书

中国历代较大规模的医书校勘行世，大多靠官家之力。《汉书·艺文志》有"侍医李柱国校方技"，其为汉成帝时（公元前 33 -前 29）侍医，计校医经七家二百一十六卷，经方十一家二百七十四卷，另校神仙家、房中家十八家三百九十二卷。工程非小，无官方组织经办不能为。李柱国当属主事者。所憾校勘诸医书除《黄帝内经》外，后世皆佚，不见其貌，未能探究也。又，汉平帝元始五年（公元 5 年），"征天下通知逸经、古记、天文、历算、钟律、小学、史篇、方术、本草及以五经、论语、孝经、尔雅教授者，在所为驾一封轺传，遣诣京师，至者数千人"（《汉书·平帝纪》）。应也有对医书的收集整理，但史书无记载。

推测隋朝时或曾有政府负责校集医书之举。隋文帝结束连续三百年的战争分裂状态之后，为巩固统一，做过不少努力。所创隋制，为后世历朝遵循，贡献巨大。其中收编全国图书亦为一项。当时采纳牛弘建议，访求遗书，每获一卷，赏绢一匹。校写完毕，原书归还本主。因此搜求到不少异书。加以北周武帝（572-

---

① 尚志钧等：《历代中药文献精华》。科学技术文献出版社 1989 年版，第 221 页。

578）积累书籍逾万，灭齐得新书五千。一时朝廷集书达三万七千余卷，合复本八万卷。隋文帝使人总集编次，称之古本；又补续残缺，抄出副本。隋炀帝虽荒淫无度，但文采不差，对此事尚热心，又抄副本，藏东都观文殿。唐时魏征撰《隋书·经籍志》，即依据观文殿书目。可知已有所编集整理。所以，隋代诏医生对医书作出编集，不是不可能的事。

今传本《诸病源候论》很像当时政府编集之本。据北宋宋绶序曰：

> 《诸病源候论》者，隋大业中太医巢元方等奉诏所作也。会粹群说，沈研整理，形脉治证，罔不该集。

"奉诏所作"，"会粹群说"，可知是政府组织、皇帝指示，有多人参加。《隋书·经籍志》中有"《论病源候论》五卷（目一卷），吴景贤撰"。有认为"贤"为"监"之误，故吴景可能是监撰官，而巢元方为主要捉刀者。《隋书·麦铁杖》有一条关于吴景的史料：

> 顾谓吴景贤曰："大丈夫性命自有所在，它能艾炷灸颏、瓜蒂喷鼻，治黄不差，而卧死儿女手中乎？"

依此则"吴景贤"亦为医者，或与巢元方共为主事人。关于巢元方，史料殊少。《开河记》中记其大业间（605－617）为太医博士，正为隋炀帝开运河之时。

简而要之，此书为中国医学史上率先由政府组织力量而集病源、证候之大成之书应不会错。全书共五十卷，分六十七门，共一千七百三十九论。各科疾病名目无不概集，对后世影响极大。《四库全书总目》称为"证治之津梁"；周学海且云：

> 汉晋之间，明医辈出，类能推见大义、施治有效，故其论颇多可采。历年久远，散佚不可复见矣。独隋·巢氏所辑《病源候论》见传于世，今日欲考隋唐以前明医之论，独有此书而已……且博采兼搜，于人间病名略尽，可

不谓勤矣哉！（《周氏医学丛书》）

但《诸病源候论》有论无方。这也可作为推论此书为官家诏集的另一证明。《隋书·经籍志》中，医方类尚有"《四海类聚方》二千六百卷，《四海类聚单要方》三百卷"，今佚。它们一定很早就散佚了，否则医学史将改写。从书名推测，正可羽翼《诸病源候论》。可以说：《诸病源候论》专以集论，而"类聚方"专以集方。[①]《诸病源候论》中常有如下文字：

> ……其汤熨针石，别有正方；补养宣导，今附于后。

然后将《养生方》导引治疗方法列出。方药及针灸之类即其所谓"正方"当别有所出，或指另编。

唐代孙思邈之二《千金方》集唐以前医学之大成，其中很少征引病源论语，亦未见巢源名。可知孙氏未见此书。王焘《外台秘要》，则以巢源之论为论，千金之方为方。这可能由于孙氏系山野闲散之人，无缘见政府藏书；王焘曾于弘文馆用事，政府图书当可得见。但同样显然，弘文馆里并没有《四海类聚方》存在。

北宋政府编刊医书最为隆盛。1057－1069年设立校正医书局，由掌禹锡、高保衡、林亿等专职校正医书。十余年间，除了《证类本草》等药典书的编集外，校正、补注、整理了《素问》、《针经》、《伤寒论》、《金匮玉函经》、《脉经》、《甲乙经》、《诸病源候论》、《千金要方》、《千金翼方》、《外台秘要》等一大批宋以前医学要籍。同时又编刊了当时医家的一些重要医著，如《本草图经》、《集验方》、《四时摄生论》、《南阳活人书》等。工程浩大，历时亦长。这些书籍对于促进中国当时及其后数百年医学的发展有很大作用。此前明永乐皇帝敕修《永乐大典》，又称为《世界最大百科全书》。但后来被抢掠、焚毁、散佚，所剩无几。

继宋以后，隔了六百多年，至清朝方又重视校集编纂图书。《四库全书》、

---

① 十年前同学胡乃长首发此议，特志此以彰。

《古今图书集成》虽非专为医书编集，中搜罗医书、医事、人物等之众广，为前所不及。乾隆（1736－1795）在位，于1739年时敕吴谦、刘裕铎为总修官编撰《医宗金鉴》，其下36人参与修撰，将内府所藏及征天下秘籍"分门别类，删其繁杂，采其精粹，发其余蕴，补其未备……"付梓。共十三部，九十卷，1742年完成。此书诚如《四库全书总目提要》所评：

> 自古以来，惟宋代最重医学。然林亿、高保衡等校刊古书而已，不能有所发明。其官撰医书，如《圣济总录》、《太平惠民和剂局方》等，或博而寡要，或偏而失中，均不能实裨于治疗。故《圣济总录》推行节本，而《局方》尤为朱震亨所攻。此编……根据古义而能得其变通；参酌时宜，而必先求其征验；寒热不执成见，攻补无所偏施。

此评指出了宋代编集医书不足之处，而《医宗金鉴》已非仅编勘，加上了发挥、增益及验证工夫，因此该书的质量大大高过从前。《郑堂读书记》称此书"大都理求精当，不尚奇邪；词谢浮华，惟期平易；酌古准今，芟繁而摘要。古今医学之书，此其集大成矣"。可见清政府编修之功。徐大椿进一步指出："习医者即不能全读古书，只研究此书，足以名也……"（《慎疾刍言》）确实，《医宗金鉴》作为一部各科咸有的标准中医学教科书，当之无愧。

96. 铸造针灸铜人

宋政府不仅修药典、校医书，且铸针灸铜人作针灸教学之用，更是旷古未有的事。据《铜人腧穴针灸图经》夏竦序，仁宗天圣四年（1026），"尚药奉御王惟一素授禁方，尤工厉石，竭心奉诏，精意参神，定偃侧于人形……上又以古经训诂至精，学者封执多失，传心岂如会目，著辞不若案形。复令创铸铜人为式，内为脏腑，旁注豀谷……名曰《新铸铜人腧穴针灸图经》，肇颁四方，景式万代"；惟一考次针灸之法，铸铜人为式。医官院上所铸铜人式二，令一置于医官院，一置大相国寺仁济殿。《图经》同时摹印颁行，赐诸州；又刻针灸经于石。碑上题篆为仁宗御笔。该刻石本世纪50年代北京开掘地基时发现。出土已碎成数块。

但足证史载不谬。①

铜人极其精巧。南宋周密《齐东野语》"针砭"条云：

尝闻舅氏章叔恭云，昔倅襄州日，尝获试针铜人。全象以精铜为之，脏腑无一不具。其外腧穴，则错金书穴名于旁。凡背、面二器相结合，则浑然全身。盖旧都用此以试医者。其法外涂黄蜡，中实以水（按：有刻本谓是汞），俾医工以分折寸，按穴试针，中穴，则针入而水出。稍差，则针不可入矣。亦奇巧之器也。后赵南仲归之内府，叔恭尝写二图，刻梓以传焉。

据此知铜人因迁都战乱，到过襄州，终入内府。据传另有一座曾被金兵掳走，议和时派特使王楫送还，至元代迁至北京。历经沧桑，铜人表面已昏暗难辨，无法修补，于是着手仿制。《新元史·阿尼哥传》载：

阿尼哥，尼波罗（尼泊尔）人也……颇知画塑范金之艺。帝命取明堂针灸铜象示之，曰："此安抚王楫使宋时所进。岁久阙坏，无能修补者，汝能仿制之乎？"对曰："臣虽未尝为此，请试之。"至元二年（1265）新象成，关鬲脉络皆备，金工叹其天巧，莫不愧服。

阿尼哥很可能是位范塑佛像的能匠，故可仿制铜人而受赞叹。明清又有几次仿制。明孝宗（1488－1505 在位）曾用来考医生：

孝宗闻（凌）云名，召至京，命太医官出铜人蔽以衣试之，所刺无不中。乃授御医。（《明史·凌云传》）

另外，《医部全录》引《长安客话》称："太医院署有古铜人，虚中注水，关

---

① 据《续文献通考》："王圻曰，贞元间建三皇庙，在明照坊内，有三皇并历代名医象。东有神仪堂，内置铜人针灸图二十有四，凡五脏旁注为溪谷所会，多为小窍，以导其原委。其碑之题篆，则宋仁宗御书。元世祖至元间自汴移至此。"

窍毕通。古色苍碧，莹然射目。相传海潮中出者。"此应亦是针灸铜人。

《医宗金鉴》修成，清廷为奖掖吴谦等，每人除赐书一部外，另赐小铜人一座。其中一尊被医史学家王吉民于 40 年代购得，今藏上海中医学院医史博物馆。系一女性铜人，高四十六厘米，实心，体表布刻针灸穴位，但不能作考试用也，颇似今日泡塑针灸人体模型。近年南京中医学院等曾仿制大铜人数座。日本存有一座，据称系天圣铜人，是清季庚子之变时掠去，据为国宝，秘不示人。存疑待考。①

针灸铜人的铸造，说明政府对针灸的重视；亦证科技进步，为中医文化之光耀。

四、医事法律制定和法医学的进步

97. 医律制定概况

与政府医政大有关系并在中国古代得到比较显著成就的，还有医律的制定和法医检验方法结构体系的建立。

法律制定，本系邦国大事。国外以古巴比伦《汉谟拉比法典》（*Codex Khammurabi*，公元前 18 世纪）、古印度《摩奴法典》（公元前 2 世纪左右成书）为世界最早法律文献。其中包括不少关于医学的法律条文。例如《汉谟拉比法典》有：

> 215 条：医生用青铜刀治愈全权自由民（卜师、贵族等）之重伤或眼内障者应得十个银币。

> 216 条：如患者为非全权自由民（纳贡人），则应得五个银币。

> 218 条：如医生用青铜刀给自由民割治造成患者死亡或眼损害者，则应处以断指之罪。

---

① 近悉中国中医科学院黄龙祥研究员对针灸铜人沿革考证甚详，足堪参阅。笔者居海外久，未能得见其文为憾。2006 年中央电视台"探索·发现"栏目有报道而略知一二。

219 条：……治疗奴隶而致其死亡者，则应赔偿一个奴隶。

中国法律没有发现比《汉谟拉比法典》更早的。但比《摩奴法典》早的肯定有。例如，1975 年 12 月湖北云梦睡虎地发现竹简，其中共有十种法律文书，包括《秦律十八种》、《封诊式》、《法律答问》等。其年代在秦始皇时或秦始皇前。即公元前 3 世纪以前。

实际上可能还要早些。《周礼》"地官司寇"是管理法制施行之官。《礼记·月令》中有：

孟秋之月……是月也，命有司修法制，缮囹圄，具桎梏，禁止奸慎罪邪务搏执，命理瞻伤、察创、视折、审断、决狱讼、必端平。

这也说明法治状况。其中包含法医鉴定程序。公元 407 年，魏文侯任用李悝，颁布《法经》，已是明确的成文法。唯均早佚。但商鞅变法（公元前 359 -前 350 年）是以此为据加以变革的，可知皆不晚于《摩奴法典》。目前无法推断各书是否有医律及内容。不过，至少有理由说，《周礼》以及各朝的医师考核制度，以及医事政令、皇帝诏谕，都具有民事法律效力。略举数例：

御防者，宋后家属，并以无辜委骸横尸，不得收葬。疫疠之来，皆由于此。宜敕收拾以安游魂。（《后汉书·卢植传》）

太医李玄伯者，帝所喜，以钱七十万聘之……玄伯又治丹剂以进，帝饵之，疽生于背。懿宗立收玄伯及方士王虞、紫芝等俱诛死。（《新唐书·毕诚传》）

此二例仅为个案，但一般同类案件将参照处理。另外皇帝发出诏令也相当于法律：

（皇庆元年，1312）禁医人非选试及著籍者，毋行医药。（《元史·仁宗本纪》）

（至治二年，1322）丙辰敕医卜匠官居丧不得去职，七十不听致仕，子孙无阴叙。能绍其业者，量材录用。（《元史·英宗本纪》）

真正明文载入法律，现可见的是《唐律》。如：

堕人胎，徒二年。

诸以毒药药人及卖者绞。即卖买而未用者，流二千里。

买毒药拟将杀人，卖者知其本意而未用者流二千里。

脯肉有毒，曾经病人有余者速焚之。违者杖九十。若故与人食，并出卖令人病者，徒一年。以故致死者绞。

诸医为人合药及题疏针刺误不如本方杀人者徒二年半。

其故不如本方杀伤人者，以故杀伤论。虽不伤人，杖六十。即卖药不如本方杀伤人者亦如之。

等等。诸如医师骗取财物，违反本方，为人作疗疾病，则计其赃数，以盗论罪；为皇帝治病，合和御药误不如本方，别处绞刑；即使药草拣择不精，也徒一年半。唐律确已比较细致完善。后来各朝皆准此而行，条文有增无减。元代增禁止不习医道人乱行针医、禁街头诱说卖药及行医针灸、孕妇有罪可待产后杖笞或产后复入狱等。《大清律例》有处理医疗纠纷一条，亦颇有趣：

若人命不先告官而乘机纠众扛尸上门、抢财伤人者，抵偿之外，亦须引例问断。

甚符合中国国情。但历代法制终非完整谨严，医律亦然。今之医院遇此等事例仍不少，亦缺明确法律规管，令医护人人自危。嗟乎！

98. 法医学与法医检验

中国古代法医学的成就为世所肯定。其间有政府管辖之力，也有地方刑侦官吏努力之功。春秋时有验毒法，洒酒于地，视其反应。因当时酒中置毒者颇多。还有用人畜作验："公至，毒而献之。公祭之地坟，与犬犬毙；与小臣，小臣亦毙。"（《春秋左氏传》）

现知最早的法医文书为《睡虎地秦简》。出土墓主名喜，生于公元前262年，死于公元前217年，历任秦安陆御史、安陆令史、鄢令史及鄢狱吏，都与司法有关。竹简见于棺中，或置腹上，或置其侧，可见为生前施用而视为珍贵之物，从中颇能窥知当时政律。就法医内容论，竹简中《法律答问》篇有杀伤、杀婴、麻风病的检验；《封诊式》中有麻风病、流产、毒言（即巫术厌胜术之一）、他杀、缢死等的检验。检验有分工，有格式，有程序，颇详备。其中如流产胎尸检验一案，先是两人斗殴，一人腹痛子出（流产），即以告官，派人查勘，并验儿尸：

> 所诣子，已前以布巾裹，如脓血状，大如手，不可知子。即置盎水中摇之。脓血，子也。其头、身、臂、手指、股以下到足，足指类人。而不可知目、耳、鼻、男女。出水中又脓血状。其一式曰：令隶妾数字者某某诊甲，皆言甲前旁有干血，今尚血出而少，非朔事也。某尝怀子而变，其前及血出如甲□。

最后结论是确系斗殴所致流产。检验过程中以水漂法判断其为儿尸抑为血块，颇为先进而科学。参验伤妇阴道出血状况，故能鞫实。

又如验缢死。断为自缢。证据是：

> ……头上去杈二尺，足不傅地二寸，头背傅壁。舌出齐唇吻，下遗矢溺污两脚。解索，其口鼻气出喟然。索迹椒郁，不周项二寸。它度无兵刃术索迹……

所谓"索迹椒郁",是淤血、出血斑于绳索勒道处所见;"不周项"即索沟不环合,是自杀与他杀的重要区别。倘无以上两项及"舌不出、口鼻不喟然,索终悬不能脱"数条,则非自缢。判断标准十分明白。

从上推知,秦时法医检验已有相当水平,而且条例清楚,很可能有更详尽文书。

用"滴血沥骨"作亲子鉴定,在古代流行已久。《南史·孙法宗传》载:"以父尸不测,入海寻求,闻世间论是至亲以血沥骨,当悉渍浸。乃操刀沿海,见枯肉则刻肉灌血。如此十余年,臂胫无完皮,血脉枯竭,终不能逢。"这是鉴定阴性之例。但另有一人名陈业,兄渡海丧命,同死者五六十人,尸腐不能辨。陈乃割臂滴血于骨,果有一骸血能沁入,余不入。此为阳性例。又如梁武帝第三子豫章王综,其母曾得幸于齐高祖,齐亡又幸于武帝。七月而生综,宫中疑非武帝子,综以血沥死骨渗者为亲之说,私发齐东昏墓。洒臂血试之果然沁入尸骨。不信,又杀亲子,埋久后发之,取尸骨再验,又得征信。乃信。虽得试验证实,但实属残忍。对滴血沥骨法今尚乏足够研究,多否定其有效性。但历来法医著作中均列其为常法,中外皆然。而中国约早于欧美一千四百余年。①

汉至隋律书不得其详。从和凝《疑狱集》(后周,951)看,当时有此类书当无疑。其中有一例曰:

> 张举,吴人也。为句章令。有妻杀夫,因放火烧舍,乃诈称火烧夫死。夫家疑之,诣官诉妻,妻拒而不承。举乃取猪二口,一杀之,一活之,乃积薪烧之。察杀者口中无灰,活者口中有灰。因验夫口中,果无灰。以此鞫之,妻乃伏罪。

这是"张举烧猪"的著名故事,方法颇可取。和凝为唐末宋初人,所记则为汉末三国时事。

《巢氏病源》中也记有验毒法:

---

①　贾静涛:《中国古代法医学史》。群众出版社 1984 年版,第 46 页。

欲知是有毒非毒者，初得便以灰磨洗好熟银令净，复以水杨枝净口齿，含此银一宿卧，明旦吐出看之。银黑者是不强药；银紫斑者是焦铜药。

取鸡子煮去壳，令病人齿啮鸡子白处，亦著露下。若齿啮痕中黑即是也。

至唐代进一步发展成"银钗验毒法"。《唐律》并且规定：

诸诈病及死伤受检验不实者，各依所欺减一等；若实病死及伤不以实验者，以故入罪论。

以唐律作基础，宋代检验制度益明。且规定了初检、复检、检验官职责、验尸文件等细节。

在以上法医检验经验基础上，乃有系统性法医学论著的纂成。和凝父子《疑狱集》（930－990）、《折狱龟鉴》（1131－1162 间，郑克撰）、《棠阴比事》（1208－1211 年刊，桂万荣撰）三大宋代刑侦书中包括了法医内容。专门之作则有《内恕录》、《检验法》先出，但佚；继之有宋慈之《洗冤集录》为所总集（1147 年刊）。其自序云："自《内恕录》以下凡数家，会而粹之，厘而正之，增以己见，总为一篇，名曰《洗冤集录》。"

宋慈（1186－1249）字慈父，福建建阳人，宁宗嘉定十年（1217）进士，历任主簿、县令、通判兼摄郡事等职。嘉熙六年（1239）升提点广东刑狱，八月之内清解二百余待决之因，后移任江西提点刑狱，兼知赣州，淳祐间（1241－1252）除直秘阁、提点湖南刑狱，并兼大使行府参议官。此期间著成此书。由以上已不难知道，宋慈任刑官多年，富有亲身检验经验，然后参照了古代记载而积累撰集了《洗冤集录》。此书成就巨大，诚如法医史家贾静涛教授所论：[1]

《洗冤集录》是一部系统的法医学著作……因为它已经运用有关科学的

---

① 《中国古代法医学史》，第69－70页。

知识，创立了不同于这些科学的独特科学体系。

可以说，《洗冤集录》乃是集宋以前尸体外表检验经验之大成的法医学著作；或者说，《洗冤集录》是指导尸体外表检验的法医学。这就是《洗冤集录》的本质。

此书具体成就不复列举。可参阅贾著。宋慈自谓：

> 狱事莫大重于大辟，大辟莫重于初情，初情莫重于检验。盖死生出入之权舆，幽枉屈伸之机括，于是乎决……慈四叨臬寄，他无寸长，独于狱案，审之又审，不敢萌一毫慢易心……如医师讨论古法，脉络表里先正洞彻，一旦按此以施针砭，发无不中，则其洗冤泽物，当与起死回生同一功用矣。

诚为肺腑之言。该书受到历代政府乃至帝王重视，一再翻刻、增订，版本近四十种。明初传至朝鲜，继而日本，直至欧美。不久前美国尚有一新译本印出，足见其影响和意义的重大。

然而，中国古代法医学仅在外观检验上发展，不准解剖、检验分工不合理及法医学内容被不恰当地法令化，阻碍了法医学的进步，最终未能向着现代科学的法医学跃进。这是中国政体制度之弊。

尤可叹者，法医检验实已颇具实验及分析思维之经验基础。但中国没有一位思想家、理论家能像弗兰西斯·培根那样，将刑侦拷问的方法转化为自然科学的实验方法和分析思维。据此，恩格斯（Engels）称赞他为"实验科学之父"。但是中国古代的医学临床家大约也从未注意到法医检验方法在临床中有用武之地。实验医学未能在中医学中崛起，实亦机会之错失耳。

皇帝、政府官员、政令制度等对中医学发展的影响不止于此，此仅略论而已。

本 编 结 语

秦汉时代奠定了中医学的理论基础，是先秦以来道家、儒家、阴阳家等宣扬的阴阳、气和五行哲学与医学经验结合的结果，自然哲学深深地渗透到医学理论之中。此以《黄帝内经》为代表。此书约成于公元前 239 年至公元前 179 年期间，是当时医学秘密团体的授徒教学记录。汉末形成了临床辨证论治体系，张仲景和华佗认识到和完成了医学理论与临床实践的完美结合，中医从此走上康庄大道。道家学说、儒家学说、方士及魏晋玄学、佛教和道教在不同时期的兴盛，以不同的方式丰富和发展了中医学，政府乃至皇帝的个人因素也有很大作用。唐代是医学的集大成时期；到宋代则发展渐渐成熟，并形成了"内道外儒"的儒医传统，文人士子以知医为荣，"医为仁术"成为业医者基本准则。中医学的本质是朴素的生态（包括自然生态、社会生态和心理环境）医学理论及其临床实践。

但是，先秦开始，中国人对长生不老的理想追求，其愿望之强烈，其手段之多样，直到魏晋南北朝，尤其是方士道教和魏晋风度，其炼外丹、内丹、服石服食等等，使医学既有实在的创造和进步，同时又处于虚无缥缈的幻境之中。《黄帝内经》、《伤寒杂病论》等等真正的医学思想；针灸、药物等等实实在在的治疗方法和作用，被淹没在虚幻的茫茫大海之中。中国医学的方向仍旧处于奄昧之中。不过，污泥浊水之中亦有真金，科学的中医终将脱颖而出，成为主流。

第三编 生态环境、科技及一般文化习俗中的医学

　　除了上编所述的哲学、宗教、政治等之外，医学作为一种社会存在，还受到自然和社会诸生态环境及文化中多因素影响，此就其总体的几个方面作一论述。

第十二章　社会生态状况改变对医学的影响

一、 战争和动乱影响下的医学

99. 历史上战乱时期的医学状况

战争给人类带来灾难，生灵涂炭，尸横遍野，饥饿与疾疫接踵而来。社会处于动乱状态，这是人类社会生态受到人为因素严重冲击的时刻。中国古代历史上，曾有过六次这样连绵数十年乃至数百年的社会动乱时期。

在这六次大动乱时期，除了唐末五代一次外，另外五次竟恰巧是中医学理论上有重大创新、突破的时期。

中国第一位真正的医生出现，结束了巫术医学时代。

第一次	春秋战国至秦汉之交	阴阳、气、五行医学核心理论基础形成。以《黄帝内经》为代表
第二次	汉末魏晋南北朝时期	临床辨证论治体系建立，以《伤寒杂病论》、《脉经》、《中藏经》、《肘后方》、《小品方》等为代表
第三次	金元时期	金元四大家争鸣，四大家学派理论形成
第四次	明末清初	温病学派崛起
第五次	清末	中西汇通派崛起

唐末五代约近六十年纷乱，比较起来时间最短，医学上未见有重大建树。似乎时间的长短也是一个重要因素。

当然，战争和动乱本身并不会产生医学的创新和突破，甚至谈不上对医学发展有直接促进作用。问题在于中国处于长期、严格的封建统治下，也许只有战乱才为人们打开了一扇窗户：一方面新鲜空气可以流入，一方面思想的自由度增加。哲学上，不管是唯心、唯物，玄学、儒学，经学、清谈，至少可以爱怎么发挥就怎么发挥。佛、道、伊斯兰等各种宗教也于此时乘隙而起，乘虚而入。医学中的思考则大大拓宽了思路。同时，长期战乱，人民颠沛流离，疾疫丛生。一些从未见过的疾病出现了；一些传染病从国外被带入中国；一些本来散在的疾病出现了爆发流行。诚如《老子》所言："大军之后，必有凶年。"（三十章）作为医生，必须面对病人予以处治。旧的经验、旧的经典条文在现实面前接受考验，或被扬弃，或作出必要的转换。新鲜的经验积累起来，医学理论的新思维被提了出来。此外，战争造成一些人才流向医学。本来可以入仕途的，可能因此被迫转向医学；或因朝代更替，亡国有忠臣，有些高级儒士便隐入山林、民间，以医为业，掩盖其政治上的反抗活动。明末著名的方以智、吕晚村、傅青主等就是典型的例子。这些因素间接地促成了医学的新发展。

100. 军队卫生组织

战争需要军队参与，军队卫生组织的产生和建设，比较直接地受战争因素的影响。

军队需要医生。中国古代军队建立之初，军事家们已注意到了这一问题。姜太公吕望《六韬》中说："方士三人，立百药以治金疮，以痊万病。"方士即西周军内医生，军医。《墨子·迎敌祠》中说："举巫、医、卜有所。长具药，宫之。善为舍。巫必近公社，必敬神之。巫、卜以请守。"军中此三者职司不同，巫、卜行祷神、望气，医则备药为战。各有派定居所。《墨子·号令》中则说："伤甚者令归治病家善养。予医给药，赐酒日二升，肉二斤。令史数行间，视病有瘳，辄造事上。""归治病家"，非指回老家治疗，而是后方分散的某些去处，与今日"后方医院"相近，但因不集中，所以需要行间巡视。《孙子兵法》中亦说："凡军，好高而恶下，贵阳而贱阴，养生而处实，军无百疾，是谓必胜。"（《行军篇》）部队行军要择地宿营，并配置相应医药人员，使无百疾，以保证战争胜利。

《居延汉简》中，发现驻军有疾病统计簿、医护人员记勤簿、折伤簿（士兵负伤记录，并用膏药治伤）。烽燧中同时发现有药函，上有"显明队药函"字样。说明是该烽燧守军日常备用药。《汉书·李陵传》中甚至有救护用专门车辆："连战士卒，中矢伤三创者载辇；两创者将车；一创者持兵战。"《后汉书·皇甫规传》载延喜五年（162），皇甫规征陇右，"军中大疫，死者十三四。规亲入庵庐，巡视将士，三军咸悦"。"庵庐"当为临时隔离病院类。

隋代军中设"尚医军主"，为九品军医官。唐初置天策上将军府，有功曹、参军事二人兼管药物等事务。各府、州、县中也有功曹、司曹负责医药行政。此职衔撤销后，则主要由地方医药行政兼管军队卫生及医药疾病。如唐代地方部队折冲府六百三十四处，共有太医、药童、针灸、禁咒诸生二百一十一员。平均三府一员。但开元间（713－741），据赵蕤《儒门经济长短篇》称，军队组织中有"方士三人，主为医药，以全伤病人"。《通典》引李靖兵法，每营设"检校病儿官"。有点像野战部队编制。还规定营主和检校病儿官应按照伤病员伤势轻重给予照护。能行走的给傔人（看护？）一名；病重不能行走者加给驴一头；重伤不能乘骑者给驴二头、看护二人"缚辇"（担架）运送。照护不好，病儿检校官和傔人各杖一百；若将未死的伤病员掩埋，处斩。制度相当严密。

五代时清泰三年（936），和凝奏望令太医署合伤寒、时气、痢疾等药，量给付本军主掌，又"敕所奏博士诸道合有军医"（《五代会要·医术》）。从此有了"军医"之称。

宋代"自建隆（960）以来，近臣皇亲诸大校有疾，必遣内侍挟医疗视……边郡屯帅多遣医官、医学随行，三年一代。出师及使境外，贡院锁宿，皆令医官随之。京城四面，分遣翰林祗侯疗视将士，暑月即令医官给药，与内侍分诣城门寺院，散给军民。上每便坐阅兵，有被金疮者，即令医官处疗"（《宋史·冯文智传》）。后又有太医局三舍生为武学等三学学生及各营将士治病。军中临时有疾疫，亦另拨太医局医生往治。军队内部有专职军医。许洞《虎钤经》称："医须二十以上，以兵数增之。"此书与《武经总要》均有行军卫生、防毒法记载。

元代军队卫生组织略受阿拉伯人影响。爱薛主持的广惠司，主要治疗西征军回防军士。其后的回回药物院、达鲁花赤亦类似，不过军民并治。至元七年（1270）元世祖敕各地方供给回乡途中士兵医药、口粮；在蒙古、汉军、新附军三十余翼中设立"安乐堂"，类似于医院组织，收容患病军士，量病死多寡及疗效施行责罚或奖励。

明清军队卫生组织均以太医院临时派员治疗为主，军内医士力量不强。但地方医生多不愿去军队服务。故亦有军队要求自行培养。例如1408年、1454年在陕西、甘肃、山西等地驻军要求下，专设训练军医的学校。老弱病残官兵亦设养济院存养。

太平军中的军医组织更加严密："各军内医四人，职同总制；各军内医十四人，职同军帅；恩尝检点督医将军一人；掌医（外科）二十五人，职同总制；各军拯危急（急救），职同监军，属官无数，则皆治外科，主疗受伤之人。"战伤先由"拯危急"救治，再送"能人馆"（伤兵医院）休养。如能人馆任满，则住民房，待痊愈后销假。并且规定，"凡营盘之内，俱要干净打扫，不得任意运化作践，有污马路，以及在无羞耻处润泉（大小便）"。故太平军中"将士病者，医疗甚勤，药饵无缺，左右常有服侍之人"，与清军营中"瘟疫繁兴、死亡相继⋯⋯尸骨狼藉，无人收埋，病者无人传药，甚至一栅之内，无人炊爨"，迥成对照。著名中医王旭高，曾任太平军军医。洪秀全颁布的天王体惜号令中且谆谆告诫将官：

> 凡为将佐者，当知爱惜士兵。譬如行营，沿途遇有被伤以及老幼人等，遇有越岭过河不能行走者，必须谕令各官，无论何人所有马匹，俱率与能人（伤病员）骑坐；如马匹不敷，总要令士兵抬负而行，庶无遗弃。至于扎定营盘之时，必谕令拯危官员将所有能人，每逢礼拜之期，务要查实伤愈者几名，一一报令宰夫官三日、两日按名给肉，以资调养。又令掌医、内医格外小心医治，拣送新鲜药饵，不可因其脓血之腥臭而生厌心。其为将佐者，当公事稍暇，亦必亲到功臣衙看视。其有亲属者，本营兄弟总要小心提理，念同魂父所生，视为骨肉一样。

干王洪仁玕年轻时因为与传教士医生合信（Dr. Benjamin Hobson, 1816 - 1873）等有交往，对医药多所关心，故干王府内附设医院一所，兼收伤病官兵。

李鸿章的淮军后来亦吸收了洋枪队长戈登（C. G. Gordon）的整顿建议，在军中设置医院，并创办了北洋医学堂训练军医。

总的看来，军队卫生医事组织比较完善，并日趋进步，大不同于地方医事卫生处于无组织无机构的状态。不过，中国没有能像西方那样以十字军东征军队医院为基础，发展出全民性的医院组织。军队归军队，地方归地方。军队本身的医事组织最终也没有正规化起来，与整个后勤系统情况一样，总体上处于比较散漫、粗放的层次。

101. 军阵外科

军阵之中，创伤最多。多为矢镞刀剑或跌扑之伤。故战伤外科的发展受影响最大。

史书中最早的记述，是《三国志》中关羽刮骨疗毒的故事，虽然在此之前疗创技术已有发展。其曰：

> 羽尝为流矢所中，贯其左臂。后创虽愈，每至阴雨，骨常疼痛。医曰："矢镞有毒，毒入于骨，当破臂作创，刮骨去毒，然后此患乃除耳。"羽便伸臂令医劈之。时羽适请诸将饮食相对，臂血流漓，盈于盘器。而羽割炙引酒，言笑自若。(《关羽传》)

这在《三国演义》中移为华佗行术，前已作澄清。未用麻醉（麻沸散），但清创术适应证的表述是正确的，为蜀中军医所为。割炙引酒，也有分散注意力、减轻疼痛的作用。这类手术，在魏晋南北朝时代大约相当常见，例如《晋书·景帝纪》载：

> 初，帝目有瘤疾，使医割之。鸯之来攻也，惊而目出。惧六军之恐，蒙之以被。痛甚啮破，败而左右莫知焉。闰月疾笃。

此例虽非战伤，却发生于战时。医生行目瘤割除术，必胸有成竹。当时有殷仲堪任荆州刺史，帐下有医能补兔缺，谓"可割而补之，但须百日进粥，不得笑语"（《晋书·魏咏之传》）。这是颌面外科唇裂修补术，并不易行。又如《宋书》记有："螫毒在手，解腕求全。"（《宋书·何尚之传》）因被蜂螫而作截肢术，似过甚，但看得出手术的把握颇大，能透视出当时手术治疗颇普通。名医徐之才亦善手术治疗：

> 有人患脚跟肿痛，诸医莫能视。之才曰："蛤精疾也。由乘船入海，垂脚水中。"疾者曰："实曾如此。"之才为剖，得蛤子二，大如榆荚。（《北齐书·徐之才传》）

蛤精云云，因其形状若蛤。徐之才作了诊断，并用手术治疗，反映出此期手术的神速进步。"身体发肤，受之父母，不可毁伤"的律条，已不见信守。

以上证明手术在战争时有相当大进步，不但是军阵外科，且影响到普通外科。

创伤止血技术亦得到发展。不过不是结扎或缝合止血，仍属口服药类。事见《魏书·悦般国传》：

> 真君九年（448），遣使朝献，并送幻人，称能割人喉脉令断，击人头令骨陷，皆血出，或数升或盈斗，以草药内其口中，令嚼之，须臾血止，养疮一月复常，又无痕迹。世祖疑其虚，乃取死罪囚试之皆验。云中国名山皆有此草。乃使人受其术而厚遇之。

语近诞，但止血药应真，如仙鹤草、无名异等，今仍常用，可内服可外敷，均有止血之效。可能是少数民族纳献而得魏世祖试验应用。为战争军阵所急需。

创伤感染敷裹之药，《北齐书·马嗣明传》有一例：

> 杨令患背肿，嗣明以练石涂之便差。练石法以粗黄色石，鹅鸭卵大，猛火烧令赤，内淳醋中，自屑频烧。至石尽，取石屑曝干，捣下筛，和醋涂以肿口，无不愈。

这可能为硫黄散之类，治疮疡有效。马嗣明为侍医，通直散骑常侍，可能兼为军医。

外科名著《刘涓子鬼遗方》也是战乱时代产物。龚庆宣为 5 世纪末齐梁间人。其序曰：

> 昔刘涓子者，晋末于丹阳郊外照射，忽见一物高二丈许，射而中之如雷

电，声若风雨。其夜不敢前追，诘旦率门徒子弟数人，寻踪至山下，见一小儿提罐，问何往，谓我主被刘涓子所射，取水洗疮。而问小儿曰：主人是谁人？云黄父鬼。仍将小儿相随还来，至门，闻捣药之声。比及，遥见三人，一人开书，一人捣药，一人卧尔。乃齐唱叫突，三人并走，遗一卷《痈疽方》，并药一臼。时从宋武北征，有被疮者，以药涂之即愈。论者云，圣人所作，天必助之。以此天授武王也。于是用方为治，千无一失。……余既好方术，受而不辞。自得此方，于今五载，所治皆愈，可谓天下神验。刘氏昔寄龚方，故草写，多无次第。今辄定其前后，簇类相从，为此一部，流布乡曲。有识之士，幸以自防。齐永元元年（499）太岁己卯，五月五日撰。

这篇序文应可勘。刘涓子遇黄父鬼的故事有些渲染，恐是夜间慌乱中的误觉。次日所见，并无高二丈许的人。且展读医书，照方配药，可知是人而非鬼。草写凌乱无次第，知其为经验积累撷拾。龚庆宣有整理之功。序中故事，与箭镞金创有关，亦是战伤类。

此故事与《南史·宋本纪》刘寄奴故事颇相同。略曰：

宋高祖武皇帝刘裕，字德舆，小字寄奴。彭城县绥舆里人，姓刘氏。汉楚元王交之二十一世孙也。

帝素贫……后伐获新洲，见大蛇长数丈，射之伤。明日，复至洲，里闻有杵臼声，往觑之，见童子数人皆青衣，于榛中捣药。问其故，答曰："我王为刘寄奴所射，合散傅之。"……帝叱之皆散，乃收药而返。又经客下邳逆旅，会一沙门谓帝曰："江表当乱，安之者其在君乎！"帝先患手创，积年不愈。沙门有一黄药，因留与帝，既而忽亡。帝以黄散傅之，其创一敷而愈。宝其余及所得童子药，每遇金创，傅之并验。

"刘寄奴"，今为一中药名，《新修本草》云："刘寄奴生江南，茎似艾蒿，长三四尺……"其功用，《名医别录》云"下血止痛，治产后余疾，止金疮血"。是外科创伤用药。故事中亦为射伤，捣药，情节相同。黄父鬼或为黄药讹来，即遗药之沙门。此书原共十卷，宋以后仅为残卷。1902 年新疆吐鲁番出土《刘涓子方》残叶二纸，属早期传本内容。今之五卷本分别为痈疽病因、鉴别；金疮外伤治法；痈疽等病治疗；黄父痈疽论及治方；痈疽、疥癣、乳肿、小儿疮毒、竹木刺伤、火伤等杂治药方。

其中痈疽论等，与当时皮肤脓疡疾病颇多，更可能与服石发疽等有关。但金创治疗部分，必定是战伤外科经验总结。大抵可分如下几类：

止血：乌章根止血散。

休克：琥珀散。

疼痛、烦乱、失眠：当归散、麻黄散、白薇散等。

肠出不能内：小麦饮喷疮口、磁石散。

箭镞入肉不能出：白蔹散、瞿麦散等。

中筋骨挛缩疼痛：败弩散。

失血虚弱内补：苁蓉散、当归散、瞿麦散。

金疮内塞（引流不畅）：泽兰散、黄芪散。

腹内瘀血：蒲黄散、乌鸡汤、桃核汤、白马蹄散。

金疮痈疽：续断生肌膏、生肉膏。

肉瘘：蝙蝠消血散、蒲黄散。

均为内治或外敷药。全书无手术疗法记述，所佚五卷中不知有否。上列内治方药，至少证明金创之内治法已甚有法度，为军阵外科重要组成部分。可以认为，此系后世中医外科内治创伤之先河。这种发展，很可能与手术前后消毒和控制感染方法未能解决有关，也与手术操作和镇痛、止血等方法效果尚不理想有关。

今本《刘涓子鬼遗方》中的金创诸方几乎全可在《千金翼方》中查见，仅稍有改动。如瞿麦散，孙氏改为瞿麦丸，主药不变，仅配伍及剂型不同。其中有一自记案例曰：

> 正观中有功臣远征，被流矢中其背膂，矢入四寸。举天下名手出之不得，遂留在肉中，不妨行坐，而常有脓出不止。永徽元年秋，令余诊看，余为处之瞿麦丸方……终冬至春，其镞不拔自然而落。取而量之犹得三寸半。

可见鬼遗方治创伤方药对后世影响之一斑。

隋代外科手术，《诸病源候论》颇多记述，李经纬教授论之已详。[①] 其中记金创病共二十三候。例如：

> 金疮伤筋断骨候：若被疮截断，诸解身躯；肘中及腕、膝、髀，若踝际亦可连续，须急及热，其血气未寒，碎骨（去）便更缝连，其愈后直不屈伸。若碎骨不去，令人痛烦，脓血不绝。不绝者不得安。

> 箭镞金刃入肉及骨不出候：箭镞金刃中骨，骨破碎者，须令箭镞出，仍应除碎骨尽乃傅药。不尔，疮永不合。终合常疼痛。

清创术务须去除碎骨是十分正确的，否则易成死骨并继发感染化脓。肌腱缝合亦当，但手术方式不甚精细，故缝合后有短缩，以致"愈后直不屈伸"。又如：

> 金疮肠断候：夫金创肠断者，视病浅深，各有死生。肠一头见者，不可连也。若腹痛短气，不得饮食者，大肠一日半死，小肠三日死。肠两头见者，可速续之。先以针缕如法，连续断肠，便取鸡血涂其际，勿令气泄，即推内之。肠但出不断者，当作大麦粥，取其汁持洗肠……若肠腹胐（按：指大网膜）从疮出，有死者，有生者，但视病取之，各有吉凶，胐出如手，烦闷短气，发作有时，不过三日必死，胐下不留，安定不烦，喘息如故。但疮痛者，当以生丝缕系，绝其血脉，当令一宿，乃可截之。勿闭其口，膏稍导之。

所叙肠吻合术，可算当时世界上最先进的手术。大麦粥洗肠比小麦饮喷疮又高明些。一者大麦粥曾经长时煮沸，有消毒作用；粥呈胶体状，有滑润、等渗之效。大网膜截除术过程以生丝结扎血管，一宿后截除，手术时间拖延太长，但目的在于分辨结扎血管的供血范围，以便截除术不致遗下出血后患，仍有可取之处。

---

① 李经纬：《中国古代外科成就》。《科学史集刊》1963年第五辑。

另外，还说到"金疮中风痉候"、"金疮惊痉候"等，当是破伤风证候。

巢氏病源的这些金创治疗记录，可能是魏晋南北朝战伤外科手术积累的经验。与内治法并行发展。

《新唐书·安金藏传》所载，亦为军阵外科手术遗绪，说明当时手术确有发展。时为武则天长寿二年（693），武则天怀疑皇嗣（睿宗）有异谋。诛其近侍数名以后，又诏问其他。左右畏惨楚，欲引服。太常工安金藏"大呼曰：'公不信我言，请剖心以明皇嗣不及也。'引佩刀自剖腹中，肠出被地，眩而扑。后闻大惊，舆致禁中，命高医内肠，褫桑皮线之，阅夕而苏"。唐代尚有高医能作腹部创伤手术。用桑白皮线缝合腹壁，可抵消腹壁肌创口的张力，且不易拉破皮肤。

该肠纳入术被收入《圣济总录》中：

> 金刃肠出……肠出不损者，急内入，取桑白皮尖茸，接为线，缝合腹皮，缝上掺药，血止立活。如无桑白皮，用生麻缕亦得。

军阵外科中多见矢镞伤。深而至骨，乃用钳、凿骨术取：

> 隋末，高开道被箭镞入骨。命一医工拔之不得。开道问之，云：畏王痛。开道斩之。更命一医云：我能拔之。以一小斧子当刺下疮标，用小棒打入骨二寸，以钳拔之。开道饮啖自若。赐医工绢三百四。后为其将张金树所杀。（《独异志》）

> 从简尝中流矢，镞入髀骨，命工取之。工无良药，欲凿其骨，人皆以为不可，从简遽使凿之，工迟疑不忍下。……良久未能摇动，从简瞋目谓曰："何不沈凿？洎出之。"左右无不恻然，从简颜色自若。（《旧五代史·苌从简传》及《五代史记·杂传》）

也有不用手术，以中药外敷、内治而使镞出的。瞿麦丸散即为内治方。外敷药如：

（宋）咸平（998－1003）中，有军士尝中流矢，自颊贯耳，众医不能取。医官阎文显以药敷之。经宿而镞出，上嘉其能，命赐绯。又有医学刘赟亦善此术。天武右厢都指挥使韩政从太祖征晋阳，弩矢贯左髀，镞不出几三十年。景德初（1004），上遣赟视政，赟傅以药，出之，步履如故。政请见自陈感激，愿得死所，又极称赟之妙，特赐赟白金，迁医官。（《宋史·冯文智传》）

这种外敷药，可能是白敛散、瞿麦散之类，力可拔镞。另有治箭创药，《圣济总录》中有"红散子方"治中箭头。包括曼陀罗子、草乌头尖、麒麟竭、茄子花、蓖麻子等，细散、酒调、涂摩创口。主要是镇痛、麻醉药。麒麟竭为血竭中上品，而血竭常用于金创治疗：

……战良久，身中十八矢。一矢贯腹，闷绝复苏。曰："得血竭饮之，血出可生。"世祖亟命取血竭疗之。（《新元史·张禧传》）

也有用艾灸治的：

右臂中矢，炷以艾，力疾驰逐。（《辽史·马人望传》）

多发性箭创治愈之例如：

……敌营矢下如雨，身被三十三创。成宗亲督左右出其镞，命医疗之。（《元史·忽林失传》）

"亲督左右出其镞"，必非医者。故有十分粗陋行术的：

……尝从军为流矢贯眦，拔之不出，令人以足抵其额而拔之。（《元史·张荣传》）

可知军阵外科并无规范，技术良莠不齐，高下不一。

唐末五代有一例，矢镞出而成瘘管经年不愈："（潘）环每预战，先登陷敌，金疮遍体。《玉堂闲话》云：'潘环尝中流矢于面，骨衔其镞，故负重伤。医至经年，其镞自出。其症成漏，终身不痊。"（《旧五代史·潘环传》）看来瘘管的治疗颇有困难。

元代危亦林的《世医得效方》（1343 年刊）去粗取精，正确总结和规范了外科创伤的种种治法。此外，他重新发明或总结了麻醉药方。选用的主要药物为曼陀罗、草乌等经验之品。书中说："治伤损骨节不归窠者，以此麻之，然后用手整顿。""麻倒不识痛，或用刀割开，或用剪剪去骨锋者，以手整顿骨节归元。"看来麻醉效果颇佳。日本的华冈青州所引用并饮誉国际的麻醉处方，亦取于此书。危亦林在战伤及正骨治疗方面的历史贡献极为卓著。

元代时用决齿灌药法治疗窒息急救：

（郝）经母许匿窖中，贼热火熏之闷绝。经以蜜和寒菹汁决母齿饮之始苏。（《新元史·郝经传》）

对外伤性休克的治疗则采用了蒙古族的特殊治法：

布智儿从征回回、斡罗斯等国，每临敌必力战。尝身中数矢。太祖亲视之，令人拔其矢，流血闷仆几绝。太祖命取一牛，纳布智儿于牛腹，浸热血中，移时遂苏。（《新元史·布智儿传》）

清人亦用此法，且得康熙赞许。觉罗伊桑阿为骨伤科名医，善用此术，并治脑外伤：

（觉罗伊桑阿）乾隆（1736－1795 年）中以正骨起家至巨富。其授徒法：削笔管为数段，包以纸，摩挲之，使其节节皆接合，如未断者然。乃如法接骨，皆奏效。故选上三旗士卒之明骨法者，每旗十人，隶上驷院，名蒙古医士。凡禁庭执事人有跌损者，命医治，限日报痊。逾期则惩治之。侍郎齐召

南坠马伤首脑出，蒙古医生以牛脬蒙其首，其创立愈。时有秘方能立奏效，伊桑阿名最著。(《清史稿本传》)

还有剖白驼腹治疗的：

绰尔济墨尔根氏，蒙古人，天命（1616－1626年）中率先归附，善医伤。时白旗先锋鄂硕与敌战，中矢垂毙。绰尔济为拔镞，傅良药，伤寻愈。都统武拜身被三十余矢，昏绝。绰尔济令剖白驼腹，置武拜其中，遂苏。有患臂屈不伸者，令先以热镬薰蒸，然后斧椎其骨，揉揉有声。即愈。(《清史稿本传》)

有名张朝魁的，手术水平几乎与近代医学同。张朝魁又名毛矮子，湖南人。年仅二十八岁，自称从乞者处得授治痈疽、瘰疬及跌打损伤危急之证技术：

……能以刀剖皮肉，去瘀血于藏府，又能续筋正骨。每动刀时，旁观者皆为股栗，而病者毫无痛楚。术后敷以药。时有刘某患腹痛，仆地濒死。朝魁往视曰："病在大小肠。"剖其腹二寸许，伸指入腹理之。数日愈。辰州知府某，乘舆越银壶山，忽堕岩下，折髑骨。朝魁以刀刺之，拨正，傅以药。运动如常。(《清史稿·张朝魁传》)

看来张朝魁于麻醉术与清创、正骨、开腹诸术均属高明，不啻华佗再世！

若从总体上评价军阵外科，主要是就手术治疗的历史面貌论，则外科手术的三大难关：镇痛、止血、抗感染，在各个不同时期、各个不同医生，应当说都有一定程度的突破或提高。但没有从理论上作出总结，故未成体系。所有手术治疗或止血、麻醉、抗感染的经验，都是零散的、个别的，缺乏有机组合及继承性。相对而言，内治法比较系统、有理论，成为主导原则。军阵外科与军队卫生组织的状况一样，在可以得到发展或突破的时候，由于理论研究的阙如，未能成为中国医学外科手术及卫生组织系统的带头力量。

二、 太平盛世的医学

102. 承平时代与医学的孱守

春秋战国之后，中国历史上有过秦汉、隋唐、北宋、明、清等几个相对稳定而持续时间又比较长的承平时期，分别长达四百四十一年、三百二十六年、一百六十七年、二百七十六年、一百九十六年之久。其中更有史册上反复美誉过的文景之治、贞观之治、开元之治、康雍乾盛世等著名的大治时代。太平盛世，人民相对安居乐业，各方面均有发展。医学自不例外。

这种发展在医学主要表现为集大成的总结倾向，而创造、革新的成果相对不多，因此从另一种意义上说，是以孱守为特征的。①

朝　代	书　　　籍	撰集校刊者
两汉	《黄帝内经》 《神农本草经》 《难经》 并校医经、经方、房中、神仙等方技共三十六家	医家编著 但不明撰人 李柱国等
隋唐	《诸病源候论》、《四海类聚方》 《黄帝内经太素》 《千金方》 《外台秘要》 《新修本草》 《次注素问》	巢元方等 杨上善 孙思邈 王　焘 苏　敬等 王　冰
北宋	校正医书局诸书 本草药典书 《太平圣惠方》、《圣济总录》、《和剂局方》等大型方书 针灸铜人图经等 各专科汇集性专著	政府主持 医家自著

---

① "孱守"一词，是范行准先生提出，用以概括明代至鸦片战争这一时期医学特征的。见其所著《中国医学史略》，第 196 页。谓此期间"我国医学历史也如当时经济停滞一样，处于孱守时期"。这一结论笔者不敢苟同。但于此借用此词，以概括历史上各承平时期医学的相对平稳发展而无大的进取、创造特点。

朝　代	书　　　　　籍	撰集校刊者
明	《医学纲目》、《本草纲目》等 《古今医统》、《证治准绳》等 《类经》、《景岳全书》等 《张氏医通》等 《太平御览》	楼　英、李时珍 徐春甫、王肯堂 张景岳 张　璐 政府纂修
清	《医宗金鉴》 《素问》、《灵枢》集注 《四库全书》 《古今图书集成医部全录》	吴　谦等 张志聪等 纪　昀等 陈梦雷等

屡守有屡守的好处，譬如美国科技史家库恩（T. Kuhn）将科技史分成"范型"、"突破"诸阶段，"屡守"正是范型的巩固或科学革命前的保守、平稳阶段。没有这样的屡守，医学恐也不能有阶梯性的或螺旋形的上升，创新和革命的成果亦易丧失。由于社会环境的安定，政府有可能进行集大成工程的组织实施，医家个人同样较能安心著述。大体上说，各个承平时期有以下一些具有集大成功能的医书编成或校集。（见上表）

以上为荦荦大者。其中约一半由政府主持修纂；个人所著，无数十年精力，非和平安定环境必不能。这些集大成著作构筑成中医学大厦的柱础，理论得以传继，进步高潮迭起；同时也有利于医学知识的普及与医学教学中的官方和师徒传授。

"集大成"或"屡守"并非意味着只有纂集而无理论发明，实际上，各种集成之著，多半同时有对某一医学观点的新的发挥，这些点滴理论发挥和新的临证经验的记述，对启迪后世医学生、医学专家的理论和临床实践进步，同样作用甚大。例如张介宾，在对有关经典作新的解释、对医家新鲜经验进行记述的同时，凭个人的经验和理解，在许多问题上发表了个人见解，甚至生发形成了一个新的学派，即所谓"温补学派"。他运用理论逻辑作武器，否"阳有余阴不足论"，倡"阳非有余阴不足论"及"相火为元气之本"等，临床上力主用温补治疗阴不足、阳虚乏之证，是集大成诸家很典型的理论补充或纠偏形式。屡守期的医学不是革命性变动期的突破性质，但仍可发展，仍可有所创造。

103. 病源、千金、外台论

太平盛世医学于中医学主流发展贡献最卓著的，当首推隋唐时代的集大成，即《诸病源候论》、《千金要方》和《千金翼方》、《外台秘要》等的著成。

一般多以《黄帝内经》为中医学基础理论的奠立；张仲景《伤寒杂病论》为临床辨证论治体系的开创。这自无差讹。但这些理论上的创新，在两汉和魏晋南北朝相当长的历史时期中，未成荦荦大系。其时，《内经》的实用性问题未解决，《伤寒杂病论》影响式微。魏晋南北朝临床诸家蜂起，均或多或少游离于《内经》理论之外，与张仲景的辨治纲领亦不尽相合。方书丛出，撷拾经验，多以简便验廉实用为目的。理论专属脉络不清，所以发明虽多，终如散沙乱石，仅为"建筑材料"而已。即使有小型"民居式建筑"，亦不成群体，且多简陋低矮。唯有巢氏病源、孙氏千金、王氏外台，方如气魄宏伟的大厦摩天，形态庞然、结构缜密、条理层次清晰，真正构筑了中医学的完整方城。

首先是巢氏病源。此书的贡献不仅仅在于篇幅多达五十卷、疾病分为六十七门类、证候罗列出一千七百三十九条。它虽未明确内、外、妇、儿、五官等分科，但已有相对集中的论述；并且全部用《内经》的阴阳等理论串连诠释。将《内经》理论全面应用于临床，并使之体系化、条例化，从而构成临床医学大系者，实推此书。

就大系言，书中集中论述了外感传染性热病、不同脏腑或身体部位相应之病、特种疾病（如脚气病或解散病之类）、外科病（包括金创、痈肿、瘿瘤等）、妇儿病及五官病。就病证言，则层层深入细分，说其共性，论其特征，溯述病源。例如风病，下有中风、风痉、偏枯、风痹、风湿等候；每候下又有不同之证，如中风候下有肺中风、心中风、脾中风、肾中风、肝中风等，各具不同症状特点，一一说明并指出鉴别要点和预后。尽管这些归纳分类从现代角度看仍多不确，但在当时确为一伟大的成绩，学医者均可得到层次分明的概念，并足以作为临床辨别诊断的依据。在实用性和方法学上都具直接指导意义。这是巢元方等对魏晋及其前医家经验汇集并用《内经》理论作指导进行总结的结果。周学海在新刻本序中说：

汉晋之间，明医辈出，类能推见大义、施治有效，故其论颇多可采。历年久远，散佚不可复见矣。……今日而欲考隋唐以前明医之论，独有此书而已。

这一评述只说了《巢氏病源》的一半意义。应当说，非《巢氏病源》则隋以前发明之医论不得存；非《巢氏病源》且中国临床医学不能成大系。

《巢氏病源》的缺憾是有论无方（除了养生导引方之外）。唐代孙思邈的《千金要方》、《千金翼方》有论有方，弥补了此不足。故其集大成、构大系的意义，又在《巢氏病源》之上。一般论者以为《巢氏病源》影响及于千金方。但通检三书，巢源与千金实无雷同。孙思邈可能根本没有读过《诸病源候论》。其所有论及前代医家之辞，从未提及巢氏及其书；其所引述医论，皆出于魏晋各家医书，未见转引巢源之迹；尤其编撰体例，完全独成一家而与巢源不同；分科更为明确，特别突出了妇人、少小、七窍病，并强调了食治、养性、禁方等。搜集更全而胸有定见，包罗万象却不乱体系。附方达六千五百多个，甚至包括外国方药、民间底层用方及个人验案。徐大椿云：

仲景之学，至唐而一变。仲景之治病，其论藏府经络，病情传变，悉本《内经》；而其所用之方，皆古圣相传之经方，并非私心自造。……药味不过五六品，而功用无不周。此乃天地之化机，圣人之妙用，与天地同不朽者也。《千金方》则不然。其所论病，未尝不依《内经》，而不无杂以后世臆度之说；其所用方，亦皆采择古方，不无兼取后世偏杂之法；其所用药，未必全本于神农，兼取杂方单方及通治之品。故有一病而立数方，亦有一方而治数病，其药品有多至数十味者。其中对症者固多，不对症者亦不少。故治病亦有效有不效。大抵所重尚在于药。而古圣制方之法不传矣。此医道之一大变也。然其用药之奇，用意之巧，亦自成一家，有不可磨灭之处。（《医学源流论》）

大椿对于"古圣制方之法不传"颇有遗憾。其实，思邈广集方药，为"古圣制方之法"的发展，而无"不传"。其尊《内经》、尊仲景，推广《伤寒论》辨证论治，功莫大焉。至今奇难怪症，常可从《千金方》中求方法。实为"集唐以前医学之大成，开唐以后一代医风"。

王焘的《外台秘要》，撰成于 752 年。其自序云：

> 自雷歧仓缓之作，彭扁华张之起，迨兹厥后，仁贤间出，岁且数千，方逾万卷。专车之不受，广厦之不容。然而载祀弥远，简编亏替，所详者虽广，所略者或深，讨简则功倍力烦，取舍则论甘忌苦。永言笔削，未暇尸之。余幼多疾病，长好医术，遭逢有道，遂蹑亨衢。七登南宫，两拜东掖，便繁台阁二十余载。久知弘文馆图籍方书等。由是睹奥升堂，皆探其秘要。以婚姻之故，贬守房陵，量移大宁郡，提携江上，冒犯蒸暑。自南徂北，既僻且陋。染瘴婴痾，十有六七。死生契阔，不可问天。赖有经方，仅得存者。神功妙用，固难称述。遂发愤刊削，庶几一隅。凡古方纂得五六十家，新撰者向数千百卷，皆研其总领，核其指归。近代释僧深、崔尚书、孙处士、张文仲、孟同州、许仁则、吴昇等十数家，皆有编录，并行于代。美则美矣，而未尽善。何者？各擅风流，递相矛盾；或篇目重杂，或商较繁芜。今并味精英，钤其要妙，俾夜作昼，经之营之。捐众贤之砂砾，掇群才之翠羽，皆出入再三，伏念旬岁。上自炎昊，迄于圣唐。括囊遗厥，稽考隐秘，不愧尽心焉。

序中所叙，基本符合事实。王焘不是医生，但著《外台秘要》，足堪冠以"医学文献大师"称号。《外台秘要》可视作中国古代医学大系的完成者。其分类取自巢源；其用方以千金为主体，实掇二者之长。又羼以各家，使内容大为丰富。徐大椿评曰：

> 唐王焘所集《外台》一书，则纂集自汉以来诸方，汇萃成书。而历代之方，于焉大备。但其人本非岐家之学，故无所审择以为指归。乃医方之类书也。然唐以前之方，赖此书以存，其功亦不可泯。但读之者，苟胸中无成竹，则众说纷纭，群方淆杂，反茫然失其所据。（《医学源流论》）

评价似过低。王焘不仅集录医方，他的编类、分录、审择，后世医家多仿效汲取。若自家太多偏择，则仅得一家之言，不为大厦，仅成枝蔓矣。

隋唐三大著作，既是集大成之著，又是整体中医临床体系框架完整确立之标帜，后世均在此基础上添砖加瓦而已。

104. 纲目、医案、入门和歌诀类书的编撰

宋代的《太平圣惠方》、《圣济总录》等虽为方书大成，其实是《外台秘要》的同例。作为这一庞大体系的一部分或补充、扩展，明清朝的纲目、全书类著作日繁；而集要、入门、歌诀类著作亦应运而生。更有医案书等的编纂，作为医学理论的形象证明。这也是盛世医学的景象，分别具有工具书、标准教科书、普及教育用书的功能。

明代李时珍（1518－1593）的《本草纲目》尽人皆知。达尔文甚至也受其启发并称之为"中国百科全书样的著作"。此书在药物总数和分类学上都达到了新的高度。其分类法是国际标准林奈氏分类命名法出现之前最好的一种分类法。纲举目张，以"部"为纲，以"类"为目；标名为纲，列事为目；或"但标其纲，附列其目。共分一十六部，六十类目，以明总体分类"；又"每药标一总名，正大纲也；大书气味主治，正小纲也。分注释名、集解，评其目也"。或为"标龙为纲，而齿、角、骨、脑、胎、涎皆列为目；标粱为纲，而赤、黄粱米皆列为目"。可见其纲目之分，并非单线、单层次排列的。

"纲目"的名称，原起于《通鉴纲目》，非医家发明。当年朱熹及其门人赵师渊等，根据司马光《资治通鉴》、《举要历》及胡安国《举要补遗》等书著《通鉴纲目》。以纲为提要，模仿《春秋》；目以叙事，模仿《左传》。以《春秋》笔法，"辨名分、正纲常"，宣扬儒家纲常名教。其后竟衍成中国编年体史书体裁，号称"纲目体"。元·陈桱《通鉴续编》等皆沿用之。并以大字提要称纲，小字叙事为目，每事又有一提纲。颇便于检阅。"纲目体"的形成，与社会稳定、统治体制结构严密、层层相扣相一致。恰如"君为臣纲，父为子纲，夫为妻纲"的儒家体系构成一样。

医家采用此体例的，首推明·楼英（1320－1389）的《医学纲目》。《医学纲

目》的编纂，使医学理论和临床更趋规范化。而药物品类繁多，李时珍继而编成《本草纲目》。《本草纲目》约迟于《医学纲目》二百年，撰成于 1578 年。大文学家王世贞（1526－1590）为之序曰：

> 予开卷细玩，每药标正名为纲，附释名为目，正始也；次以集解、辨疑、正误，详其土产形状也；次以气味、主治、附方，著其体用也。上自坟典，下及传奇，凡有相关，靡不备采。如入金谷之国，种色夺目；如登龙君之宫，宝藏悉陈；如对冰壶玉鉴，毛发可数也。博而不烦，详而有要，综合究竟，直窥渊海。兹岂仅以医书观哉！实性理之精致，格物之通典，帝王之秘箓，臣民之重宝也。李君用心嘉惠何勤哉！

王世贞点出了《本草纲目》为太平盛世儒家影响于医学的产物，说明了纲目体的特征。

全书、总录、金鉴、宝鉴、准绳、医统类著作，其实也是纲目体，这些纲目体著作，对中医体系架构起了调整、加固作用。另于体系起有填充、补苴作用的著作，为医案类。淳于意有《诊籍》，后来的医家有个案示例，至明清有江瓘《名医类案》（1549）、魏之琇《续名医类案》（1770）、喻昌《寓意草》（1643）、叶桂《临证指南医案》（1764）、俞震《古今医案按》（1778）、柳宝诒《柳选四家医案》（1904）等大批医案出现。这些医案汇集了大量新鲜经验，是对医学固有理论的补充，又是对临证医学发展趋向的提示。叶天士的医案即起过此类作用。真正的医药发展应依傍于临床家而不是文献家，医案类著作可视为"临床文献"，意义独具。

在医学大系形成之后，医学教育、医学普及便成为必然趋势。特别是明朝后期，医学入门类书作为医学扩张的一个方面，乃成蜂拥潮流。例如李梴《医学入门》（1575）："寓目古今方论，论其要、括其词，发其隐而类编之、分注之"，"医能知此内外门户，而后可以设法治病，不致徇蒙执方，夭枉人命，故题之曰《医学入门》。"李中梓《医宗必读》（1637）："……俚者不堪入目，肤者无能醒心，约者多所挂漏，繁者不胜流览。盖余究心三十余年，始知合变，而及门者苦于卓也。……纂述是编，颜曰必读，为二三子指南。"萧京评"所刻《医宗必读》，仅五册。词简而明，法精以详，允为当世正法眼"（《轩歧救正论》）。李中梓另著有《内经知要》、《药性解》等，都是入门书。

清代医学普及书，以《医学三字经》（1804）、《汤头歌诀》（1694）等最为典型。《医学三字经》作者陈修园（1756－1823），原曾中举做知县，1819年致仕后讲学于嵩山草堂。另著有《神农本草经读》、《时方妙用》、《时方妙用歌括》、《医学实在易》、《伤寒论浅注》、《长沙方歌括》等十六种，均易诵读、易记忆，浅显明了，是初学者基础教本。《医学三字经》采用儒学《三字经》形式，初学医者最易接受。其自序曰：

> 童子入学，塾师先授以《三字经》，欲其便诵也、识途也。学医之始，未定先授何书，如大海茫茫，错认半字罗经，便入牛鬼蛇神之域。余所以有三字经之刻也。

出于此原因，该书字字精当，能琅琅上口。如首卷"医学源流"中曰：

> 医之始，本岐黄；《灵枢》作，《素问》详；
> 《难经》出，更洋洋；越汉季，有南阳；
> 六经辨，圣道彰；《伤寒》著，《金匮》藏；
> 垂方法，立津梁……

又如"水肿第十一"曰：

> 水肿病，有阴阳；便清利，阴水殃；
> 便短缩，阳水伤；五皮饮，元化方……

皆条列分明，辨治精当，熟读在心，确有益于临床。且有医德之诚，对初学者来说可算是面面俱到。

汪昂的《汤头歌诀》，更早于陈修园。此书"歌不限方，方不限句；药味药引，俱令周明。病症治法，略为兼括。或一方而连汇多方，移而歌省，并示古人用药触类旁通之妙，便人取裁"。如作"达原饮瘟疫初起"歌诀曰：

> 达原厚朴与常山，草果槟榔共涤痰；
> 更用黄芩知母入，菖蒲香草不容删。

或"茵陈蒿汤黄疸"歌诀：

> 茵陈蒿汤治疸黄，阴阳寒热细推详。
> 阳黄大黄栀子入，阴黄附子与干姜。
> 亦有不用茵陈者，仲景柏皮栀子汤。

汪昂，安徽休宁人，本业儒，三十余岁时弃举子业而潜心医学。可见只有具备儒学根柢，方能将汤头歌诀诗文写得如此简括明活。

医话类著作须有临床经验体会，属于"经验之谈"类，与医案共为辅翼。诸如陆以恬《冷庐医话》、王士雄《潜斋医话》、魏之琇《柳州医话》等。多谆谆善诱，语重心长，或典雅风趣，别具一格。接引初具医学基础知识者登堂入室，睹及深奥。虽具盛世医学消闲清淡之风，但有助于医学教学。

由此，明清间医者泛滥。初识文字，便借读入门书而涉医。这虽不能说是医学入门书太滥之过，至少也与太平日子、有书泛览相关。无怪乎徐大椿批评曰：

> 人之死误于医家者十之三；误于病家者十之三；误于旁人涉猎医书者亦十之三……偶得一知半解，举以试人。轻浅之病，或能得效；至于重大疑难之症，亦以一偏之见，妄议用药。一或有误，生死立判矣。……又有文人墨客，及富贵之人，文理本优。偶尔检点方书，自以为已有心得。傍人因其平日稍有学问品望，倍加信从。……执一偏之见，恃其文理之长，更著书立说，贻害后世。此等之人，不可胜数。嗟乎，古之为医者，皆有师承……今之医者，皆全无本领，一书不读。故涉猎医书之人反出而临乎其上。致病家亦鄙薄医者，而反信夫涉猎之人，以致害人如此。此其咎，全在医中之无人，故人人得而操其长短。（《医学源流论·涉猎医书误人论》）

大椿此言说明入门书之多，医学之普及确有一些弊病。他甚至说：

> 今之学医者，皆无聊之甚，习此业以为衣食之计耳。……苟以此求衣食，故只记数方，遂以之治天下之病，不复更求它法。故其祸遂至于此也。（《医学源流论·医非人人可学论及医学渊源论》）

这成为当初"为人子者不可不知医"的悖论了。事至极端，便走向反面。

三、 历史上的人口状况、 自然生态与疾病关系

以上讨论的战争与和平不同期中与医学相关方面，是社会生态影响的大略。人类自从社会化以后，几乎一切原属于自然生态的因素都社会化了。但为了叙述的方便，我们仍将较多保存有自然特征的生态环境因素，如气候、地理、人口自身的增长等厘分出来讨论。希望这不妨碍大家对人类生态系统是社会化生态系统的理解，医学是在这一综合系统影响下发生和成长的。

105．地理环境与五方疾病论

自然生态对人类体质和疾病的影响，中国古代很早便有认识，且有专门的理论。这或可称为"五方疾病论"和"五运六气致病学说"。

《素问·异法方宜论》曰：

> 东方之域，天地之所始生也。鱼盐之地，海滨傍水，其民食鱼而嗜咸，皆安其处、美其食。鱼者使人热中，盐者胜血，故其民皆黑色疏理，其病皆为痈疡。其治宜砭石，故砭石者，亦从东方来。

> 西方者，金玉之域，沙石之处，天地之所收引也。其民陵居而多风，水土刚强，其民不衣而褐荐，其民华食而脂肥，故邪不能伤其形体。其病生于内，其治宜毒药。故毒药者，亦从西方来。

北方者，天地所闭藏之域也。其地高陵居，风寒冰冽，其民乐野处而乳食。藏寒生满病，其治宜灸焫。故灸焫者，亦从北方来。

南方者，天地所长养，阳之所盛处也。其地下，水土弱，雾露之所聚也。其民嗜酸而食胕。故其民皆致理而赤色。其病挛痹，其治宜微针。故九针者，亦从南方来。

中央者，其地平以湿，天地所以生万物也众。其民食杂而不劳。故其病多痿厥寒热，其治宜导引按跷。故导引按跷者，亦从中央出也。

故圣人杂合以治，各得其所宜。故治所以异而病皆愈者，得病之情，知治之大体也。

这是地理环境、食物异同、人体劳动因素影响于人体素质禀赋及疾病发生的关系。虽不完全正确，但这是历史上第一次观察并加以描述的记录，总体在其时当无差。由此影响到医学发生，各有特点。

具体的地理条件影响疾病发生。《左传·宣公十五年》云："谚曰：高下在心，川泽纳垢，山薮藏疾……"指出山林河流对疾病有影响。《吕氏春秋·尽数》则曰："轻水所多秃与瘿人，重水所多尰与躄人，甘水所多好与美人，辛水所多疽与痤人，苦水所多尪与伛人。"《大戴礼·易本命》："坚土之人肥，虚土之人大，沙土之人细，息土之人美，耗土之人丑。""食水者善游能寒，食土者无心而不息，食木者多力而拂，食草者善走而愚……"《琐碎录》亦云："山气多男，泽气多女，水气多暗，风气多聋，木气多伛，石气多力，险气多瘿，暑气多残，云气多寿，谷气多痹，丘气多隘，衍气多仁，陵气多贪……"虽也不少不经之论，或为互渗律思维的遗响，但确实在不同程度、不同方面涉及了生态环境、食物因素等与人类个体体质及疾病的关系。

从现代观点看，不同的地理环境、生态状况不同，而且微量元素的多寡含量和摄入亦不同，常导致某些地方病的发生，可印证古人所见。例如我国西南地区发现有地方性天然氟中毒症，多"秃人"。东北克山病好发区，可能与缺少锗等稀土类元素有关，"多尰与躄人"。秦巴山区为我国地方性甲状腺肿好发地区，

《小品方》云："长安及襄阳蛮人，其饮沙喜瘿，有核瘰疬耳。无根，浮动在皮中，其地妇人患之。"与缺碘及其他微量元素有关。嵇康《养生论》曰："齿居晋而黄。"这是地方性氟中毒的氟斑牙（斑釉牙）。这甚至在山西阳高许家窑人的古人类化石中发现。更有一些地方性疫源性传染病：江南水网地带多血吸虫病，岭南有瘴疟流行，东南沿海多丝虫病，山东有黑热病流行等。广东人喜食鱼生粥，易患肝吸虫病；绍兴人爱吃醉蟹，易得肺吸虫病；水乡多嗜生菱，常有姜片虫病。均与食物有关。

孙思邈《千金翼方》著入"择地"，要求居住环境"背山临水，气候高爽，土地良沃，泉水清美"，这是对生态小环境的考究。甚至堪舆风水，亦有某些利于健康的因素考虑。

中药素有"道地药材"之称，如《千金翼方》，特冠"药录纂要"，写明各州郡产地，认为"其余州土，皆有不堪进御，故不繁录"；采摘也有时节，"缘土气有早晚，天时有愆行"，是对自然生态因素影响药效功用的认识。

传统还认为医家理论及处方，也与其居住地的经验有关，根据当地环境及人的体质不同而处方给药。例如朱丹溪滋阴，与江南地理气候有关。俞根初（1734-1799）《通俗伤寒论》中曰："浙绍卑湿，凡伤寒恒多夹湿。""湖南高燥，凡伤寒者最易化燥。"至今北方医家治伤风感冒喜用重剂，而南方医生畏用石膏、附子。又如《续医说》云："风土异宜，如西北之地，山广土厚，其俗所食黍麦粱肉，故其禀受差壮，而多风痹之疾；东南之地土薄水深，其俗所食粳稻鱼虾，故其禀受差弱而多脾胃之疾。苟能察此用药，则庶乎可以言医矣。"地理生态间接影响医家理论及临床。但也不可过分拘执于地理医学。徐大椿对此有卓见。《医学源流论·五方异治论》云：

> 人禀天地之气以生，故其气体随地不同。西北之人气深而厚，凡受风寒，难于透出，宜用疏通重剂；东南之人气浮而薄，凡遇风寒，易于疏泄，宜用疏通轻剂。又西北地寒，当用温热之药；然或有邪蕴于中，而内反甚热，则用辛寒为宜。东南地温，当用清凉之品，然或有气随邪散，则易于亡阳，又当用辛温为宜。至交广之地，则汗出无度，亡阳尤易，附桂为常用之品。若中州之卑湿，山陕之高燥，皆当随地制宜。故入其境，必问水土风俗

而细调之，不但各府各别，即一县之中，风气亦有迥殊者。并有所产之物、所出之泉，皆能致病。土人皆有极效之方，皆宜详审访察，若恃己之能、执己之见，治竟无功，反为土人所笑矣。

大椿此论，可为《灵枢·师传》岐伯曰："入国问俗，入家问讳，上堂问礼，临病人问所便"的部分含义作解。对地理环境对疾病与医药影响的认识日逐深入。

106. 五运六气说

同样，对五运六气理论的致病及治疗学说，也应作如是观。

"运气"论，本自《内经》王冰所补七篇大论。所谓"五运"，指木、火、土、金、水"五行"的运行；所谓"六气"，是风、热、湿、火、燥、寒六气配合于三阴三阳主时。分别与天干地支相配，而有十干化运、十二支化气，与天文地理气象气候均有密切关系，结构成一个缜密而玄奇的理论体系，用以解释疾病之生、医理之治。[①] 说是气象医学也可，说是生态医学理论则更确切。其重要性在鬼臾区看来，正如《素问·天元纪大论》中所云：

> 夫五运阴阳者，天地之道也，万物之纲纪，变化之父母，生杀之本始，神明之府也。可不通乎！故物生谓之化，物极谓之变，阴阳不测谓之神，神用无方谓之圣。

五运六气的内容十分复杂，以下一些简化图（图 12.1 - 12.15）可作概括的表示。

图中主运、客运、建运、推运、司天在泉、天符岁会等等，属于中国古代的象数理论，是天文气象观测和数学计算推演得出的理论而又应用于医学者，第十

---

① 要在这里概括而清晰地说明运气理论是不可能的。甚至可以说从未有人真正全面、完整、正确地掌握或阐明过。可参阅任应秋教授著《运气学说》一书，上海科技出版社 1982 年版。

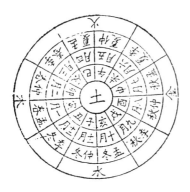

图 12.1　十二支月建五行所属图

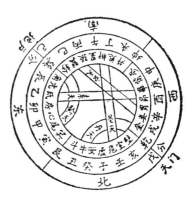

图 12.2　五气经天化五运图

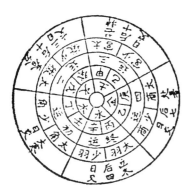

图 12.3　五运主运图

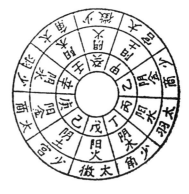

图 12.4　五音建运太少相生图

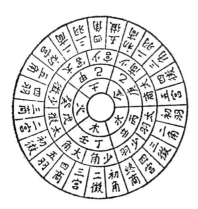

图 12.5　五运客运图

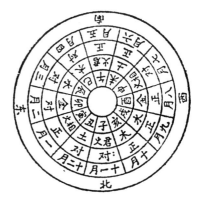

图 12.6　六气正对化图

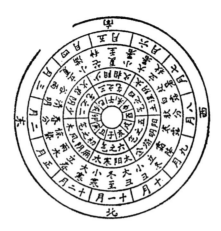

图 12.7　六气主时节气图

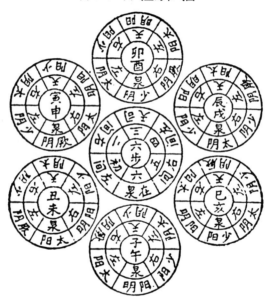

图 12.8　司天在泉左右间气图

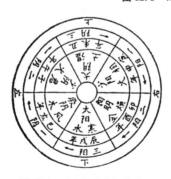

图 12.9　六气互为上下左右图

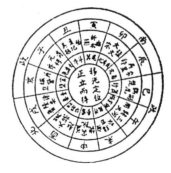

图 12.10　南北政分宫次星土图

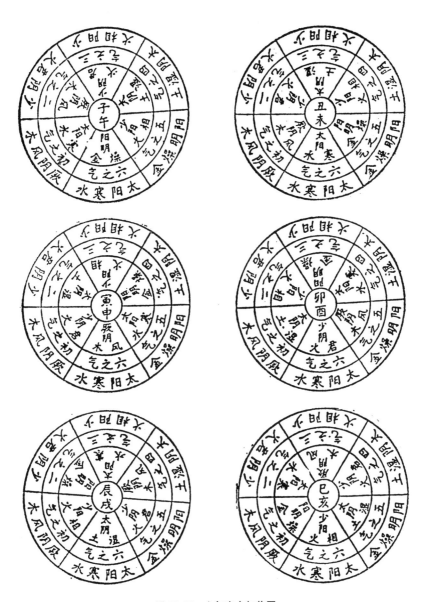

图 12.11　六气客主加临图

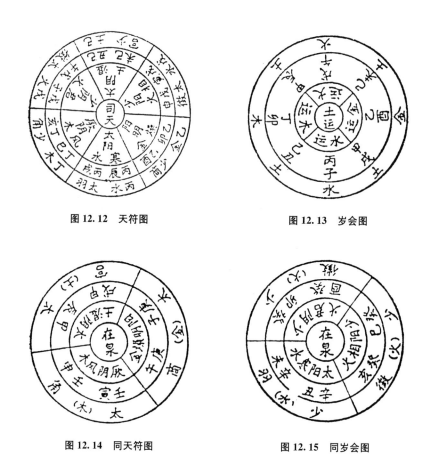

图 12.12　天符图　　　　　　　　　图 12.13　岁会图

图 12.14　同天符图　　　　　　　　图 12.15　同岁会图

五章中的子午流注学说可视为同一体系的不同方面。其核心在于阐明天文、气象、节候这些自然生态环境的变化因素如何造成疾病，医生该如何认识、利用这些规律预防和治疗疾病。整个理论体系的基本原则与《内经》其他章节一致；但具体的生态变化及其影响的阐述则又是特殊的，或曰独特的。这一理论，肯定是《月令》中有关节气与疾病的理论基础上的发展和提高。于此谨摘一段文字为例：

帝曰：胜复之动，时有常乎？气有必乎？岐伯曰：时有常位，而气无必也。帝曰：愿闻其道也。岐伯曰：初气终三气，天气主之，胜之常也。四气尽终气，地气主之，复之常也。有胜则复，无胜则否。帝曰：善。复已而胜何如？岐伯曰：胜至则复，无常数也，衰乃止耳。复已而胜，不复则害，此伤生也。帝曰：复而反病何也？岐伯曰：居非其位，不相得也。大复其胜则主胜之，故反病也。所谓火燥热也。帝曰：治之何如？岐伯曰：夫气之胜也，微者随之，甚者制之。气之复也，和者平之，暴者夺之。皆随胜气，安其屈伏，无问其数，以平为期。此其道也。帝曰：善。(《素问·至真要大论》)

这里的有常有变；和者平之，暴者夺之；以平为期等，都是阴阳平和变续原理。而胜复居位、初气终气等，又是象数理论的计算推运。如此以公式化计算来表述医学规律，说明生态与疾病、与治疗的相关性，可以说不但在古代，即使在现代都是独一无二的。五运六气理论的价值也在于此。

我们虽然无法断定王冰所补运气七篇的著作年代，但它确实带有强烈的时代性。上承《月令》，傍及天文星历，很可能与张衡(78-139)创制浑天仪、创立浑天学说的时代相当，或受其影响发展而来。《素问·五运行大论》中有很明确的"浑天说"表述：

……天垂象，地成形，七曜纬虚，五行丽地。地者，而以载生成之形类也。虚者，所以列应天之精气也。形精之动，犹根之与枝叶也。仰观其象，虽远可知也。帝曰：地之为下否乎？岐伯曰：地为人之下，太虚之中者也。帝曰：冯乎？岐伯曰：大气举之也。

这就是说，地球是悬浮于大气之中的，即浑天说。浑天说是世界上最早对地球的正确认识。

因此，以五运六气说为宋朝或五代时人所著的说法[1]值得商榷。倒不如说，五运六气说除受张衡天文理论影响之外，又受象数谶纬学说影响甚大。

运气学说初未流行的原因，很可能是由于其中的象数理论太复杂，没有高深天文象数理论造诣的医家难以应用，计算不准确则无法与临床所见相符合。至北宋，情况有了变化。大科学家沈括深谙天文气象历法，在《梦溪笔谈》中亲自加以验证：

医家有五运六气之术。大则候天地之变，寒暑风雨，水旱螟蝗，率皆有

---

[1]　见范行准：《五运六气说的来源》，《医史杂志》第三卷第一期(复刊号)，1951年。文中以为王冰七篇大论实为宋初人伪补，《褚氏遗书》亦推为萧渊伪作。说"伪"亦太滥矣。

法；小则人之众疾，亦随气运盛衰。今人不知所用，而胶于定法，故其术皆不验。假令厥阴用事，其气多风，民病湿泄，岂溥天之下皆多风，溥天之民皆病湿邪耶？至于一邑之间，而旸雨有不同者，此气运安在？欲无不谬，不可得也。大凡物理，有常有变，运气所主者，常也；异夫所主者，皆变也。常则如本气，变则无所不至，而各有所占。故其候有从、逆、淫、郁、胜、复、太过、不及之变，其发皆不同。若厥阴用事，多风而草木荣茂，是谓之从，天气明絜，燥而无风，此之谓逆；太虚埃昏，流水不冰，此之谓淫；大风折木，云物浊扰，此之谓郁；山泽焦枯，草木凋落，此之谓胜；大暑燔燎，螟蝗为灾，此之谓复；山崩地震，埃昏时作，此之谓太过；阴森无时，重云昼昏，此之谓不足。随其所变，疾病应之，皆视当时当处之候。虽数里之间，但气候不同，而所应全异，岂可胶于一定？熙宁中京师久旱，祈祷备至。连日重阴，人谓必雨；一日骤晴，炎日赫然。予时因事入对，上问雨期。予对曰：雨候已见，期在明日。众以谓频日晦溽，尚且不雨，如此旸燥，岂复有望。次日果大雨。是时湿土用事，连日阴者，从气已效，但为厥阴所胜，未能成雨。后日骤晴者，燥金入候，厥阴当折，则太阴得伸，明日运气皆顺，以是知其必雨。此亦当处所占也。若他处候别，所占亦异。其造微之妙，间不容发。推此而求，自臻至理。

沈括阐明了五运六气学说在气象预测中的应用，特别指出要"随其所变，疾病应之，皆视当时当处之候"。"若他处候别，所占亦异"，"岂可胶于一定？"生态医学亦同，生态环境、气候变化对于疾病的影响是肯定的，而如何影响及适合怎样一种具体规律和推演公式，则需灵活处置。

《圣济总录》于是列于卷首加以宣传。刘温舒作《运气论奥》予以张扬。更有刘河间著《内经运气要旨论》、《医方精要宣明论》及《素问玄机原病式》以作译解。特别是《原病式》，以《内经》病机十九条归结原理，创火热病机学说，又出新论，开创了金元学派理论发挥的先河。其序曰：

夫别医之得失者，但以类推运气造化之理，而明可知矣。观夫世传运气之书多矣，盖举大纲，乃学之门户，皆歌颂铃图而已，终未备其体用，及互有得失，而惑人志者也。况非其人，百未得于经之一二，而妄撰运气之书，传于世者，是以矜己惑人，而莫能彰验，致使学人不知其美，俾圣经妙典，日远日疏，而习之者鲜矣。悲夫！世俗或以谓运气无征，而为惑人之妄说者；或但言运气为大道玄机，若非生而知之则莫能学之者。由是，学者寡而知者鲜。设有攻其本经，而复有注说雕写之误也，况乎造化玄奥之理，未有比物立象以详说者也。

可见宋时运气学说的流行程度。谚云："不读五运六气，检遍方书何济！"不是虚言。究其实，是自然生态医学适应理论之一端。

后来的金元各家，均以"运气不齐，古今异轨"为己说张本。所以说生态医学的探讨有益于中医理论的发展。

不过，生态环境各种变化因素对疾病和医学的影响虽被认定，运气理论的推算仍迷惑难行。因此后世医家的评价始终不能一致，推崇反对，褒贬不一。缪仲淳"自信其为天运气数之法，而非医家治病之书"，是"杂学混滥，贻误后人"（《神农本草经疏》）；陈修园则云"其实无关于医道"，"若熟之以资顾问则可，苟奉为治病之法，则执一不通矣"（《医学三字经》）。欲剔运气说于医学之外；相反，冯兆张认为"善言运气者，随机观变，方得古人未发之旨"（《锦囊秘录》）。吴瑭更以为"精通气运之理，有先知之妙，时时体验其气之已至、未至、太过、不及，何者为胜气，何者为中气，何者为复气，何者为化气，再用有者求之，无者求之，微者责之，盛者责之之功，临症自有准的"（《医医病书》）。直至今日，对于运气学说的应用，仍众说纷纭。这是生态医学理论未能解决的问题。

相信随着今后生态医学研究的深入，对运气学说的评价和应用会趋于准确。

107. 中国古代的人口状况和疾病关系

将历史上的人口状况作为单一因素提出来讨论疾病发生的关系是困难的。但毫无疑问，其中的某些奥秘值得探索。

至少，例如水痘病毒，要在几十人以上的人群聚落中才能生存；牛天花病毒可存在于千人以上聚落；疱疹病毒要求两千人聚落；囊虫病只能存在于二十万人以上聚落；麻疹病毒需五十万人以上群体居住条件。其他如立克次体病、狂犬病、乙型脑炎、斑疹伤寒等动物疫源性疾病，则依动物群落分布及聚集状况而定。研究证明，人类特有的人传染源疾病如麻疹、天花、霍乱、伤寒等，均必须在人群聚集增加、城市发展的基础上才会发生；动物疫源性疾病则与人类聚居地与动物疫源的毗邻关系成正相关。此外，早期人类多饥饿性疾病、地方性疾病、寄生虫病、流产、难产等，相对而言高血压、心脏病、癌症等较少。因此，人口状况与疾病发生之间的关系肯定存在。

中国历史上的人口曲线值得注意，参见图 12.16。[①]

朝　代（年份）	人口数（百万人）
东周，春秋战国（约公元前 390 年）	10.00
西汉，汉高祖元年（公元前 206 年）	30.00
西汉，汉平帝元始二年（公元 2 年）	55.59
东汉，汉和帝永兴二年（公元 105 年）	53.26
晋，晋武帝大康元年（公元 280 年）	16.16
唐，唐玄宗天宝元年（公元 775 年）	52.92
宋，宋神宗元丰元年（公元 1078 年）	33.30
明，明世宗嘉靖元年（公元 1522 年）	60.86
清，清世祖顺治十八年（公元 1661 年）	21.07
清，清高宗乾隆六年（公元 1741 年）	143.41
清，清高宗乾隆五十一年（公元 1786 年）	291.11
清，清宣宗道光二十年（公元 1840 年）	431.81

注：历代王朝人口数均系其版图所辖范围内人口数字。

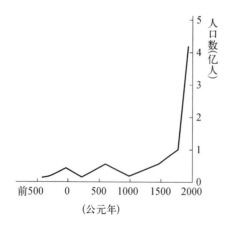

图 12.16　中国历代人口曲线图

要分析人口数量与历史上疾病谱改变的关系，仅仅依靠上述数字和曲线图是不够的。我们又无法获得更详尽的古代统计资料。只好暂先避开这一棘手的问题，不作有关的结论推测。

但上列数字提示中国历代的人口增长在长达两千年左右的时间内，基本上在五千万基数上下波动。其中仅有西汉末汉平帝元始二年（公元 2 年）、唐天宝元年

[①]　录自杨德清主编：《人口学概论》。河北人民出版社 1982 年版，第 124 - 125 页。

（775）前后达到两个高峰。明嘉靖元年又一次跃升，清初一度下落后至乾隆间突破一亿大关。此后的一百年（1740－1840）间，又翻了两番，增加到四亿多。即便如此，年平均增长率亦仅达到千分之一（从汉平帝到鸦片战争前）。

影响人口增长速度的因素很多。战争、灾害、饥饿、疾疫、婚姻状态等是主要因素。魏晋和明末的两次人口曲线低谷与战争和疫病关系最大。从 1840 年至 1949 年一百零九年间，人口仅增加了一亿三千万人，年平均增长率仅百分之零点二六。而这一百年间，战争频繁、疾疫流行是有目共睹的。

不过，人口数量在短期内急剧下降，又在短期内迅速恢复，个中机制，是一个待解之谜。同样，中国人口何以在清代剧增，目前也没有可靠答案。个人意见是与人痘接种术推广预防天花有较大关系。

人口增减的相关因素，通过族谱研究或可发现一二。郭松义氏对三十三部载生卒年月的清代族谱作过统计[1]，其中成年男子死亡率最高在五十至六十九岁年龄段，达百分之四十六；妇女在六十至七十九岁年龄段，占百分之三十八。成年人的体质和健康状况不算太差。青壮年的死亡，或某一家族人口的突然大量衰减，原因主要在战争。如浙江分水《凤氏赵氏宗谱·世表引言》载："四下儒桥天水一族，自道清公始迁以来，绳绳相继，椒衍繁盛。咸丰间聚族而居者不下千余人。无何时，丁不造劫，遭红羊虏亡殆尽，大小男妇什不存一，综计之仅一二十人。"安徽泾县潘氏"十甲四派原宅公支旻公四派"第二十九至三十一世总人口数四百一十九人，遇难并不知下落者九十六人，占百分之二十二点九一。看来疾病不是青壮年死亡的主要原因。

族谱中没有准确反映婴幼儿死亡率。推测是相当高的。按照族谱规则，七或十岁以下死亡儿童不得入谱。但根据 1938 年十八省区统计，平均婴儿死亡率达到千分之一百六十三点八，而绥远省甚至高达千分之四百二十九点九。[2] 由此上推，应有很高的婴儿死亡率。族谱中七或十岁至十九岁死亡者不登具体生卒年月，仅注明"殇"、"夭"、"早世"、"幼亡"等，据十六家族谱统计，男性早亡人数约占男子总数百分之一至百分之三十七不等，平均为百分之二十点八。比例相

---

① 郭松义：《清代人口问题与婚姻状况的考察》。《中国史研究》1987 年第三期。

② 刘长新、苍开极：《人口统计》。中国财政经济出版社 1984 年版，第 124 页。

当高。当然，我们还无法区分各种致死原因所占比例，疾病因素总是其中之一。

很遗憾，对于人口与疾病——同样是一个生态与疾病的问题，现在只能说这么多。还有经济方面的社会生态因素，目前也只好保持缄默。有心者或能从疾病谱、各时代的医药状况中窥知一二。

108. 几种与社会生态原因有关的疾病

余云岫先生的《古代疾病名候疏义》一书，从《十三经》、《尔雅》、《方言》、《释名》、《说文解字》等中所记载的字义考索，得到大约一百八十种病名，大致可看出先秦至汉代疾病谱的概况；如果再补上《山海经》、《黄帝内经》等所叙述的疾病，共得三百二十三症。因各有成书，于此兹不赘引。

另有几种疾病，在史籍记载中颇引人注目，笔者认为与社会生态因素有较大关系，略述如下。

例如汉代的消渴病。当时可能新增或有较多病例，有"嫁女不嫁消渴郎"的俗谚。"相如病渴"，亦为成语。

消渴病即糖尿病，尿中有糖，症状为"三多一少"（多饮、多尿、多食而疲乏消瘦）。张正见诗《置酒高殿上》云："长卿病消渴，壁立还成都。"司马相如消瘦无疑。多饮多尿多食，在"消渴"二字中已透露。相如嗜饮，喝酒颇多，文君当垆也。陆游《秋思》诗："相如病渴年来剧，酿酒倾家畏不供。"李商隐《汉宫词》曰："侍臣最有相如渴，不赐金茎露一杯。"李商隐本人大约也患消渴病："嗟余久抱临邛渴，便欲因君问钓矶。"（《令狐八拾遗绹见招送裴十四归华州》）

消渴病在《内经》中有三种原因："五脏皆柔弱者，善病消瘅……其心刚，刚则多怒，怒则气上逆，胸中蓄积……转而为热，热则消肌肤，故为消瘅。"（《灵枢·五变》）或曰："消瘅、仆击，肥贵人则高粱之疾也。"（《素问·通评虚实论》）又曰："肥者令人内热，甘者令人中满，故其气上溢，转为消渴。"（《素问·奇病论》）《内经》将消渴归因于愤怒、肥胖及营养过度。这种情况，在汉代承平时期富贵人家较多见。痈肿类可能是糖尿病人的皮肤继发感染。《千金方》提出消渴病人对此应加预防。魏晋以后患痈疽、消渴病者甚多，可能与服石及饮酒过度有关。《诸病源候论》云："夫消渴者，渴不止、小便多是也。由少服五石诸丸散，积经年岁，石势结于肾中，使人下焦虚热……故引水而多小便也，其病变多发痈疽……"《千金方》曰："凡积久饮酒，未有不成消渴。"可为证明。

目前西医学亦尚未真正找到糖尿病胰岛破坏的原因（除了坏死性胰腺炎等继发者外）。根据以上记叙，服石、饮酒和营养过度以及情绪性的原因，至少可以认为社会生态方面的因素在引发消渴病中有重要地位。现代西医也有类似看法。

同理，魏晋南北朝时代高发的"解散病"，即服石中毒者大大增加，也可认为是社会生态因素所致，可详前论。

又有脚气病，即维生素 B_1 缺乏引起的脚气性水肿、脚气性心脏病之类，亦在魏晋时期出现。孙思邈曰：

> 考诸经方，往往有脚弱之论，而古人少有此疾。自永嘉南渡，衣缨士人多有遭者。岭表江东，有支法存、仰道人等，并留意经方，偏善斯术；晋朝仕望，多获全济，莫不由此二公。又宋齐之间，有释门深师深道人述法存等诸家旧方为三十卷，其脚弱一方近百余首。魏周之代，盖无此病，所以姚公集验，殊不殷勤；徐王撰录，未以为意，特以三方鼎峙，风教未一，霜露不均，寒暑不等，是以关西、河北，不识此疾。自圣唐开辟，六合无外，南极之地，襟带是重，爪牙之寄，作镇于彼，不习水土，往者皆遭。近来中国士大夫虽不涉江表，亦有居然而患之者，良由今代天下，风气混同，物类齐等所致之耳。（《千金要方》卷七）

语中传达出三个信息：永嘉南渡（307-313）始有脚气病流行；地域主要在江南，尤为衣缨士人，而北魏、北周、关西、河北等地无；唐代流行普遍，不仅江表及江南远镇不习水土之地，而且天下皆有。不过患者仍多士大夫。

葛洪《肘后方》云：

> 脚气之病，先起岭南，稍来江东，得之无渐，或微觉痛痹，或两胫小满，或行起忽弱，或小腹不仁，或时冷时热。皆其候也。不即治，即转上入腹，便发气，则杀人。

又如《诸病源候论》所论:

> 江东岭南土地,卑下风湿之地,易于伤人。初得此病,多从下上,所以脚先屈弱。然后毒气循经络,渐入府藏。府藏受邪气,便喘满。以其病从脚起,故名脚气。

三家的叙述基本相似。显然脚气病流行与战乱造成人口大量南移、饮食成分改变有关。江南产精白大米,北方人惯食粗粮,骤见之下,嗜食之,久而便致维生素 B_1 缺乏。维生素 B_1 大量含于糠秕之中。唐代国家富足,南方大米输向全国,脚气病遂遍见全国。孙思邈于《千金翼方》载一方云:

> 治脚气常作谷白皮粥防之法即不发方。谷白皮(五升,切勿取斑者,有毒),右壹味,以水壹斗,煮取七升,去滓,煮米粥,常食之。

"谷白皮"即较细糠秕,防治脚气病有效。用以煮米粥,反证唐时人的嗜精米。国外直至 19 世纪末才有荷兰医生埃克曼发现米糠可治此病;20 世纪初荷兰科学家从米糠中提纯出维生素 B_1 白色结晶,方有对症之药。30 年代国人鲁桂珍氏用在上海李斯特研究所研究维生素 B_1 治疗脚气病之原理,亦上承于思邈者矣。

总之,自然的或者社会化后的自然生态,对疾病发生影响巨大。以上仅举数例说明。这些疾病的出现或流行,又促使医家去寻索预防和治疗的方法,使医学迈上新的台阶。

第十三章　疾疫流行与灾难激发机制[①]

一、古代流行病及流行因素

109. 历史上的疫病概况

历史上的疾疫流行，最可反映出战争、和平、灾荒、经济发展、人口变迁等自然和社会生态诸因素综合作用所产生的效应。不过，史书上对疾疫流行的状况记载并不完整。《春秋公羊传》甚至说"外灾不书"，缺漏于是无可避免。从现可查载的明清时期地方志及医学书籍中的记载来看，正史关于疾疫次数的记述确缺漏甚多。野史则本不具载全面。

根据正史存录，疾疫发生的次数大致如下：

《汉书》十七次；《后汉书》十八次；《三国志》十六次；《晋书》四十次；《宋书》五十余次；《南齐书》、《梁书》、《陈书》等二十余次；《唐书》十六次；《宋史》五十余次；《元史》十二次；《明史》二十三次（其他书籍统计则有六十四次）；《清史稿》不下三百多次。

张志斌先生考较甚细，研究颇深，按世纪为单位统计出疫病频发次数[②]。现据其统计情况，绘成曲线图：

由于古代记载少，近现代记载多，以上曲线仅为拟似。不过，5 世纪到 10 世纪这一段低谷的出现，证明这一曲线具有一定的客观性。这一段时期，恰当隋唐到北宋之朝，是中国历史上社会相对比较安定，国家统一，政府颇为重视医药的时期。看来人为的控制和医药发展有助于遏制疫病上升的趋势。

[①]　我想在此说明，"灾难激发机制"一词是西安医科大学张文教授与我在敦煌至西安车旅中谈论医学中一些特殊现象时，由他首先提出的。他从现状论，我从历史言。

[②]　张志斌：《古代疫病流行的诸种因素初探》。《中华医史杂志》1990 年第一期。

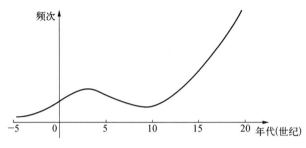

图 13.1　中国历史记载疫病流行频次图

　　"大兵之后，必有凶年"；"大荒之后，必有大疫"。战争与灾荒对疫病发生的影响巨大，史书称为饥疫、旱疫、兵疫、荒疫等。《北史》云："江浙饥荒之余，疫疠大作，死者相籍。"《后汉书》云："绿林中，至有五万余口，州郡不能制。三年，大疾疫，死者且半。"马援征交趾，"军吏经瘴疫死者十四五"。《三国志》记曹操赤壁之战，因"大疫，吏士多死者，乃引军还"。南宋时金兵围开封三次，致病疫而死者逾百万，颇似黑死病流行欧洲时的死亡状况。可见张志斌有关统计表：

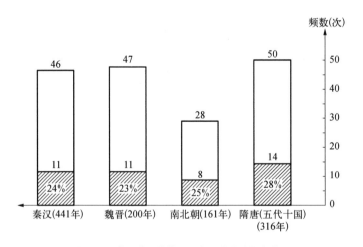

图 13.2　唐以前历代战后（中）疫病流行频数图

　　地理环境南北不同，人口分布有异，对疫病影响颇大。《巢氏病源》云："南地暖，故太阴之时，草木不黄落，伏蛰不闭藏，杂毒因暖而生。"张志斌又对南北地区疫病流行频数及明清两代十二省疫病流行频数作了比较。

　　随着交通的发展，流行范围日见扩大。每次流行超过五地者所占流行总数百分比逐代递增。

表 13.1　历代灾害后疫病流行情况

朝　　代	东周	秦汉	魏晋	南北朝	隋唐	宋	元	明	清	总计
该代流行总频数（次）	5	46	47	28	50	73	33	134	141	557
灾荒后流行频数（次）		12	13	6	15	13	20	30	19	129
占总数（%）		26	28	21	32	18	61	22	13	23

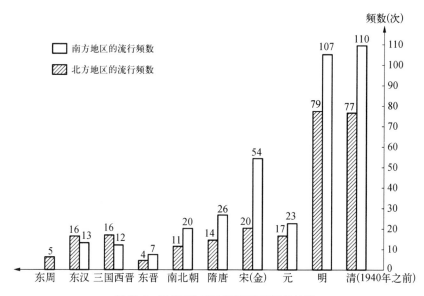

图 13.3　历代南北地区疫病流行频数比较图

　　宋代大文学家、大政治家苏轼云："杭（州）水陆之会，疫死比它处常多。"（《宋史》）大医学家王孟英认为上海"各省商舶麇集，帆樯林立，踵接肩摩"，是造成霍乱流行的原因。

　　以上这些流行因素，是从宏观上看。可参看上章社会生态对疾病的影响。尚有局部的直接传染因素，多与无疾病预防卫生知识有关。例如前述尝粪，正可传染痢疾。又如《宝山县志》载："正德五年（1510）庚午四月大疫，横尸陈河，不可以舟。"尸体随河而下，足致疫病扩大流行。更有如熊立品指出的：

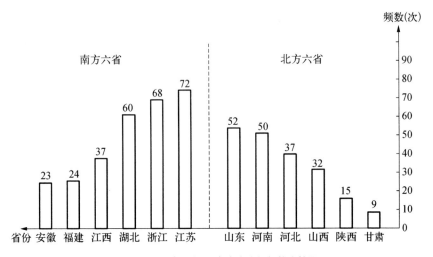

图 13.4　明清两代 12 省疫病流行频数比较图

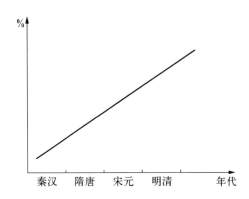

图 13.5　历代疫病流行每次超过五地的递增曲线

　　一人患病，旁议纷纷。或说鬼称神，求符请咒，延巫数辈，摆设铺张……每见连夜禳求，劳神伤食后而次日家人邻戚辄致病起。此难保其病人之病必不致渐相染者又其一也。（《瘟疫传证汇编》）

周扬俊亦论及：

　　因骴骼掩埋不厚，遂使大陵间积尸之气随天地之升降漂泊远近。人在气交之中，无可逃避，感之而病而死。（《温热暑疫全书》）

　　总之，中国古代疫病流行曾经十分严重。诸流行因素交错综合起作用。政府重视、医药进步时，常对疾疫有所遏止。不过，对于传染性疫病，毕竟缺乏现代科学的预防知识及方法，不可能有大作为。

110. 周秦汉初的主要传染病

历史上的疾病，因生态变迁而有增减，因人们认识深浅又有知否。传染性疾病尤其如此。因而关于中国古代疾病史的研究，从来令人棘手。幸而从历代的记载，总或多或少尚能看出一点当时疫病状况的端倪。现按西医传染病分类的概念，略作申论。

周秦至汉初时代，传染性疾病以上呼吸道感染（包括伤风感冒之类）及疟疾为多。《周礼》中说："四时皆有疠疾，春时有痟首疾，夏时有痒疥疾，秋时有疟寒疾，冬时有嗽上气疾。"疟寒疾即疟疾之类，以周期性寒颤发热为主症；嗽上气疾应是支气管炎、支气管哮喘或肺部感染之类，但应以伤风感冒为多。痒疥疾至少应包括皮肤感染如疥癣等，是寄生虫（疥虫）引起的疥疮之类，属传染性皮肤病。痟首疾则多半为头部疾病，至少头痛脑热是有的，郑玄注云："痟，酸削也；首疾，头痛也。"则也是伤风感冒之类。古时人只知以季节分，乃说"四时皆有疠疾"。不过正好说出了季节性流行的特点。四时"疠疾"有较大规模流行时，即称为"疫"。范行准先生释"疫"字起于"役"、"丛集多人生活于一处的军队……作役，因病加疒为疫、瘦，后又简而径作疫"。[①] 可通。

古人认为四季疠疾即热病。多因受寒而起。故《内经》曰："今夫热病者，皆伤寒之类也。"（《素问·热论》）"人之伤于寒也，则为病热，虽甚不死。"（同上）"伤寒"二字并非病名，是指热病的原因。进而热病以潜伏期分，为"冬伤于寒，春必病温"（《素问·生气通天论》）。"先夏至日者为病温，后夏至日者为病暑。"（《素问·热论》）于是又生出温病、暑病两种。若以症状分："尺肤炬然先热后寒者，寒热也；尺肤先寒，久大之后热者，亦寒热也。"（《灵枢·论疾诊尺篇》）"脉尺粗常热者，谓之热中。"（《素问·平人气象论》）又出现了寒热、热中等病名。《内经》又分为太阳、阳明、少阳、太阴、少阴、厥阴、两感，或肝热、心热、脾热、肺热、肾热等症名，依经络脏腑命名，极重者可致死，但似并

① 《中国病史新义》，第 264 页。

不占主要位置。

疟疾一病，现在人皆知是疟蚊传播，与雨水湛积、沼泽之地及夏秋季节关系密切。早期人类基因系统对疟疾尚有防护作用，如红细胞中的血红朊和血红朊C。西方历史上，古罗马称疟疾为"沼泽的热病"；疟疾的猖獗，甚至使濒于灭亡的罗马帝国加快了衰退过程。① 疟疾在东西方都是最早的流行病之一。

《说文》释"疟"："热寒休作"。抓住了疟疾症状的特点。"疟"在早期文献中又作"虐"、"痁"。当时北方气候不像现在这样寒冷、干旱，而类似今日温带气候，雨水丰沛，多沼泽池塘，故蚊蚋孳生，易致流行。古人不认识蚊子与疟疾的关系，只大略看到季节及水湿地热的关系，故曰"秋时有疟寒疾"；又以颛顼三子之一的水疫鬼称为"疟鬼"。在《内经》中，有"疟论"专篇，归病因为风寒暑火之邪。文帝十六年（公元前 164 年），"会暑湿，士卒大疫，兵不能逾岭"。（《史记·古越列传》）可能是严重的疟疾暴发流行。南方瘴疠之地，系恶性疟（瘴疟）流行区，无免疫力人群进入每可致死。

除了以上之疾较多，尚有狂犬病之出现，称为瘈（或猘，或瘿）。"国人逐瘿狗。"（《左传·襄十七》）"国狗之瘿，无不噬也。"（《左传·哀十二》）虽未及被咬者的发病情况，但《素问·骨空论》有述："犬所啮之处，灸之三壮，即以犬伤病法灸之。"可证狂犬之啮，已受医家重视。后来在《肘后方》中有犬脑敷创口等法，《小品方》有吮吸被咬创口恶血以为紧急处理，均证明此病之传已久，流行非轻。治疗也有了一些简易办法。

麻风病是又一种。孔子的弟子冉耕（伯牛），"有恶疾，孔子往问之。自牖执其手，曰：命也夫！斯人也，而有斯疾，命也夫！"（《史记·仲尼弟子列传》。另见《论语·雍也》文略有异。）这里"恶疾"指麻风。麻风病有瘤型、结核型等，麻风杆菌侵犯人的表浅神经，致感觉麻木，面部可呈狮面之相，鼻坍塌，皮肤溃疡、结节，脱毛，貌甚丑陋。故"疠"（厉）也指麻风，或称为"癞"。麻风病潜伏期、发病期甚长，不影响一般活动及劳动能力。所以当时有人装病，"漆身为疠"，如楚人接舆、晋之豫让的故事。说明他们都颇懂此病特征。豫让为游侠，充刺客为主子智伯报仇，"漆身为疠，灭须去眉，以变其容，为乞食人。其妻曰：

---

① 参见《世界医学五千年史》，第 49 页。

'状貌不似吾夫，何其音之甚相类也。'让遂吞炭以变其音。"(《战国策》)

传楚地为厉乡，可能是麻风病多发区。即老子家乡。"疠"又称"疠风"、"大风"，故《素问·风论》云："疠者，有荣气热胕，其气不清，故使鼻柱坏而色败，皮肤疡溃。"《素问·长刺节论》："病有大风，骨节重，须眉堕，名曰大风。"当时人必知传染之事，故"女有五不娶，世有恶疾不娶"（《大戴礼·本命》）。甚至怕遗传子女："厉之人，夜半生其子，遂取火而视之，汲汲然唯恐其似之也。"（《庄子·天地》）其实若非密切接触，或皮肤有破损，一般不传染。此病后世颇常见。东汉末年的王粲是麻风，刘表嫌其"貌寝"，不愿嫁女给他。唐代卢照邻也是麻风，请孙思邈治疗过，最后自溺而死。孙思邈还曾带一批麻风病人入山治疗，说是成仙得道之材。

胃肠道疾病在秦汉时期流行较多。《内经》中的霍乱，实是急性胃肠炎之类，多有呕吐、腹泻。《内经》中曰："清气在阴，浊气在阳，营气顺脉，卫气逆行，清浊相干，乱于肠胃，则为霍乱。"（《灵枢·五乱》）"太阴所至，为中满，霍乱吐下。"（《素问·六元正纪大论》）"土郁之发，民病呕吐霍乱。"（同上）显然，都不是真性霍乱。另外泄泻性质程度较轻的，多为慢性肠胃炎或慢性菌痢。至于"肠澼下脓血，……脉悬绝则死，滑大则生"（《素问·通评虚实论》）。"厥阴之胜，少腹痛，注下赤白。"（《素问·至真要大论》）肠澼下脓血，看来是赤白菌痢之类。至若"春伤于风，夏生飧泄"。"湿胜则濡泻。"（《素问·阴阳应象大论》）"多寒则肠鸣飧泄，食不化。"（《灵枢·百病始生篇》）可能是慢性肠炎、消化不良性腹泻之类。《左传·宣十二》申叔展提到士兵腹泻，称为"河鱼之疾"。可能为集体食物中毒或传染病腹泻。

亦有见黄疸传染性疾病。"疸"有时亦作"瘅"，但后者包含病种更多。黄疸疾病中，非传染者亦多，如梗阻性黄疸、溶血性黄疸。不过，某些记载当为肝细胞性黄疸，以传染性肝炎或肝炎后肝硬化等病为多，部分可能为钩端螺旋体病性黄疸。诸如："食不下，烦心，心下急痛，溏、瘕、泄、水闭、黄疸、不能卧……"（《灵枢·经脉篇》）"病入舍于肺……弗治，肺即传而引之肝……弗治，肝传之脾，病名曰脾风，发瘅，腹中热，烦心，出黄。"（《素问·玉机真藏论》）均为急性。"溽暑湿热相薄，争于左之上，民病黄瘅而为胕肿"（《素问·六元正纪大论》），有流行性。"多赤、多黑、多青皆见者，寒热身痛而色微黄，齿垢黄，爪甲上黄，黄疸也。安卧，小便黄赤，脉小而涩者，不嗜食。"（《灵枢·论疾诊尺篇》）应为慢性黄疸，或肝硬化之类。仓公《诊籍》中，女子薄吾患"蛲瘕"，"寒热笃、腹大、上肤黄粗、循之戚戚然"，可能为寄生虫病引起的肝硬化性黄疸，伴腹水，如血吸虫病肝硬化之类。黄疸一症，总以传染性疾病为多。

此外，肺结核病亦有。"少阳司天，火淫所胜，民病咳唾血。"（《素问·至真要大论》）"肺脉微急为肺寒热，怠惰，咳唾血。"（《灵枢·邪气脏腑病形篇》）咯血，伴微热、怠倦乏力，似可排除支气管扩张咯血或肺炎肺脓肿等有咯血症状的病症，而应为肺结核。《史记·韩长孺列传》中"意忽忽不乐数月，病呕血死"。呕血可能是咯血，"意忽忽不乐"，与肺结核症状较合。

据《汉书·匈奴传》载："会连雨雪数月，畜产死，人民疫病。"这是公元前90年时事，若人畜同病疫死，可考虑炭疽病曾爆发流行。

111. 两汉魏晋及南北朝的主要传染病

周秦与两汉传染疫病记载不详，至魏晋南北朝渐见明确。但与两汉颇有连属，故一并述之。

《汉书·五行志》："严公十八年秋有蜮。刘向以为蜮生南越，越地多妇人，男女同川，淫女为主，乱气所生，故圣名之曰蜮。蜮犹惑也，在水旁能射人。射人有处，甚者至死，南方谓之短狐。近射妖，死亡之象也。"师古注："以气射人也。""即射工也，亦呼水弩。"为射工水弩病。

葛洪《肘后方》有所谓"射工水弩毒"。其曰：

> 江南有射工毒虫，一名短狐，一名蜮，常在山间水中，人行及水浴，此虫口中横骨角弩，唧以射人形影则病。其诊法，初得或如伤寒，或似中恶，或口不能语，或恶寒热，四肢拘急。旦可、暮剧，困者三日，齿间血出，不疗即死。其中人有四种，初觉则遍体视之，其一种正黑如墨子，而绕四边者，人或犯之如刺状；其一种作疮，疮久即穿陷；一种突起如石之有棱；其一种如火灼人肉，煤起作疮。此种最急，并皆煞人。居溪傍湿地，天大雨，

或逐人行潦流，入人家而射人。

在《抱朴子内篇·登涉》中，同有一段记述：

> 今吴楚之野，暑湿郁蒸，虽衡霍正岳，犹多毒疠也。又有短狐，一名蜮，一名射工，一名射影，其实水虫也。状如鸣蜩，状似三合盃，有翼能飞，无目而利耳。口中有横物角弩，如闻人声，缘口中物如角弩，以气为矢，则因水而射人。中人身者即发疮，中影者亦病，而不即发疮。不晓治之者煞人，其病似大伤寒，不十日皆死。

综合以上，可知蜮病（射工水弩）有以下特点：1. 有一种能飞"水虫"为致病原因；2. 发病如严重伤寒，有寒战高热类；3. 伴有四肢拘急、齿间出血（三日后）；4. 皮肤可有疮，应为丘疹性溃疡，可熛起、穿陷，有一型乃黑如墨绕四边，似为焦痂溃疡。也有不见此疮的；5. 十日皆死；6. 流行因素与大雨、湿地行走、水流入屋、水浴等有关，多见于东南江楚。与水网地带有关。

以上特点与恙虫病比较符合。恙虫病以恙螨幼虫为传播媒介，寄生于鼠啮类动物、鸟类、鹅鸭等动物，喜欢湿地、沼泽、河流地带，我国流行于东南诸省，夏秋农忙季节好发，洪水时尤然。发病急骤，有高热、寒战、四肢酸痛拘急、全身疲乏思睡、恶心呕吐、面色潮红、结膜充血，也可有出血症状，全身有斑丘疹，轻者可无，伴肝脾及淋巴结肿大。病程约十三天，剧者可于十天内死亡。尤以恙螨叮咬局部有焦痂溃疡为十分突出特点：始为红色丘疹，继成水疱，破裂后呈新鲜红色小溃疡，边缘耸起，周围有红晕。一两天后中央坏死结成黑痂，圆或椭圆墨子样。痂皮脱落又成小溃疡，基底部为淡红色肉芽组织，常有血清样渗出液。正如葛洪描述的"熛起作疮"等状。

有理由认为，"蜮病"或"射工水弩毒"，即恙虫病。属东方立克次体传染。关于此病的载述颇多，尤其是晋后，可能此期传染尤烈。

至于"蜮"或"短狐"、"射工"，称为水虫，并非指恙螨本身。或为蠓类，或仅出于揣测，亦可能是某人得病，偶见飞虫，于是联想误衍。

最易混淆的是沙虱病，自范行准开始，一直以为即是恙虫病。① 葛洪《肘后方》对此病描述如下（校以《外台秘要》）：

> 山水间多有沙虱，甚细，略不可见。人入水浴，及汲水澡浴，此虫在水中，著人身；及阴天雨日行草中亦著人，便钻入皮里。其诊法，初得之，皮上正赤，如小豆黍米粟粒，以手摩赤上，痛如刺。三日之后，令人百节强，疼痛寒热，赤上发疮。此虫渐入至骨则杀人。凡在山涧水澡浴毕，当以布拭身数遍，又以故帛拭之一过……已深者针挑取虫子，正如疥虫，著爪上映光方见行动也。若挑得，便就火上灸三四壮。则虫死病除，若觉犹昏昏，见是其已太深……七日中宜差。不尔，则仍有飞虫在身中，噉人心藏，便死，慎不可轻。

过去的研究者，常把葛洪"针挑取虫子，正如疥虫"一语，誉为观察入微，解以肉眼检验恙螨。其实有误。按恙虫病为恙虫的幼虫恙螨叮咬人体而传染，成虫不具传染能力，生活于野外，以昆虫卵为食，大小约一毫米；恙螨则寄生于鸡鸭等，有接触人体机会时即叮咬而致病。大小约零点六毫米。恙螨一旦叮咬人体吸血后，马上落地入土而为稚虫，并不在人体皮肤停留。入土由稚虫发育为成虫。绝不可能在叮咬人体后尚可于局部以针"挑出虫子、正如疥虫"。故葛洪必有误认。或山行草丛间其他飞蚊小蠓所叮咬。恙螨叮咬处形成焦痂如墨子，葛洪于射工病中见之，而沙虱毒中一字不及。仅有红色斑丘疹。三日后才有疼痛发热、百节强等症状出现。这些特点，加上与水接触发病关系密切，比较符合急性血吸虫病感染特征。

证诸《太平广记》，更可知沙虱病不是恙虫病，而以血吸虫病急性感染较似：

① 见范行准《中国预防医学思想史》，第105页。他近版之《中国病史新义》（中医古籍出版社1990年版，第279-289页）且进而认为沙虱毒、射工毒、溪温、蜮病等均为江南俗称之"沙病"。此说有误。"沙症"即"痧症"，多指中暑，用刮痧等物理刺激法治。即使在宋之前，似亦非范氏所云之烈性传染病。张杲《医说》引《叶氏录验方》"辨沙病"云："沙病，江南旧无，今东西皆有之。原其证医家不载。大凡才觉寒慄，似伤寒而状似疟，但觉头痛，浑身壮热，手足厥冷。乡落多用艾灸，以得砂为良，有因灸，脓血逬流，移时而死者，诚可怜也。"似脓毒血症。

潭、袁、处、吉等州有沙虱，即毒蛇鳞中虱也，细不可见。夏月，蛇为虱所苦，倒挂身于江滩急流处，水刷其虱；或卧沙中，碾虱入沙。行人中之，所咬处如针孔粟粒，四面有五色纹，即其毒也。得术士禁之，乃剜其少许，因以生肌膏救治之即愈。不尔，三两日内死矣。

需要指出，汉末魏晋最广泛流行的疾病还不是恙虫病及血吸虫病，因为这两种传染病有明显地域特征，与疫源有关；而东汉末年建安时期（196－220）数次大疫，促成张仲景著《伤寒杂病论》，此“伤寒”后又盛传，应为流行最广的病。仲景自序：

余宗族素多，向余二百。建安纪年以来，犹未十稔，其死者三分有二，伤寒十居其七。

粗略推算，死亡率约为百分之四十五，可谓惊人。但以十年平均，每年约死于“伤寒”者九人，又不算太高。

此“伤寒”并非今日西医学所称伤寒（typhoid fever）或副伤寒。根据张仲景的描述，我认为多半属重型流行性感冒：甚者致死。又包括了一般普通感冒（上呼吸道感染），以七日为自然病程，可不治而愈。部分其他传染病的前驱期也被混入一统论之，但后期便出现其本症严重状貌，故谓为变症、坏症类。

流感的病原体为流行性感冒病毒，其抗原性及致病力最易变异，十至十五年可有一次大变异而引起一次大流行。平时则小变异便有小流行，散发流行年年不断。此病本世纪50年代末曾再度大流行，首先席卷亚洲各地，称亚洲甲型。治疗乏术，死亡者不少。能度过高热期，则又渐自愈。自然病程七至十四天。普通感冒自然病程亦同。两类疾病交叉在一起，又经年不断，普遍存在，引起张仲景特别注意而撰作《伤寒论》，后世医家，亦因常见病而加以重视，实不为奇。

《金匮要略》中又有“阴阳毒”，可认为是一种严重传染性疾病：

阳毒之为病，面赤斑斑如锦文，咽喉痛，唾脓血，五日可治，七日不可治。

> 阴毒之为病，面目青，身痛如被杖，咽喉痛，五日可治，七日不可治。

阴阳毒症情，若有淋巴结肿大、鼠情及大批流行情况，可认为是肺鼠疫、败血型鼠疫类。但此症被列入杂病类，又无其他特征叙述，无法断定。也可疑为斑疹伤寒、流行性脑脊髓膜炎之华弗氏综合征、败血症或其他严重疾病之 DIC 期（弥漫性血管内凝血性出血）。

斑疹伤寒的流行，还有另外一点线索。建安十三年（208），曹操赤壁之败，按史书记述；并非如《三国演义》所渲染仅败于诸葛亮借东风火烧赤壁：

> 秋七月，公南征刘表。八月，表卒。其子琮代，屯襄阳。刘备屯襄樊。九月公至新野，琮遂降，备走夏口，公进军江陵……十二月公自江陵征备至巴丘……公至赤壁与备战，不利。于时大疫，吏士多死者，乃引军还。（《三国志·魏志·武帝纪》）

> （孙）权遂遣瑜及程普等与备并力逆曹公，遇于赤壁。时曹军众已有疾病。初一交战，曹军败退。……公烧其余船，士卒饥疫，死者大半。（《三国志·吴志·吴主传》）

> 先主与吴军水陆并进，追到南郡。时又疾疫，北军多死，曹公引归。（《三国志·蜀志·先主传》）

曹操是因疫病而败。曹操与孙权书云："赤壁之役，值有疾病。孤烧船自退，横使周瑜虚获此名。"不免英雄气短。

所患疫病，李友松推测为急性血吸虫病[1]。沙虱毒与急性血吸虫感染有疑似之处，当时恰值流行。西汉时长江流域已有血吸虫病，从马王堆女尸、江陵男尸尸检中已发现血吸虫卵沉积。水网地带历代皆为血吸虫病疫区。近数十年卫生学调查早已证明。外来人群感染急性血吸虫病反应尤其厉害，这可能正是曹操军队的遭遇。

---

[1]　李友松：《曹操兵败赤壁与血吸虫病关系之探讨》。《中华医史杂志》（2）：87，1981。

骤然看来，李氏的推测不无道理。但其根本性的错误在于季节。曹军兵败赤壁在 12 月，非血吸虫病感染季节。

因此季始荣、田树仁等驳论①是有道理的。季氏推测为疟疾，但疟疾同样不可能发于冬季；田氏疑为流行性斑疹伤寒，此有可能。

流行性斑疹伤寒为虱媒传染之普氏立克次体引起，主要发病于寒冷地区或寒冷季节。冬春为高峰。过度疲劳、全身抵抗力下降时尤易得病。遇战乱、饥荒则可爆发流行，又称"战争热"、"饥荒热"。曹军自 7 月南征，辗转作战，至 12 月已颇为疲惫；时值寒冬，正合流行爆发时机。"于是大疫，吏士多死者"。可惜史书未言及症状。此病应有高热、寒战、昏迷、皮肤斑丘疹（初鲜红、按之可退；后暗红，或为出血性瘀斑，按之不退），即阴阳毒表现。次年（209）据《三国志·魏书》记，武帝令曰："自顷以来，军数征行，或遇疫气，吏士死亡不归，家室怨旷，百姓流离。而仁者岂乐之哉？不得已也。"可以想见曾连年流行不断。

又有曹操第三子，著名文学家陈思王曹植《说疫气》云：

> 建安二十二年（217 年），疠气流行。家家有僵尸之痛，室室有号泣之哀。或阖门而殪，或覆族而丧。或以为疫者，鬼神所作。夫罹此者，悉被褐茹藿之子，荆室蓬户之人耳！若夫殿处鼎食之家，重貂累蓐之门，若是者鲜焉。此乃阴阳失位，寒暑错时，是故生疫。而愚民悬符厌之，亦可笑也。

联系前述分析，仍可能是流行性斑疹伤寒。贫苦人家"债多不愁，虱多不痒"，不料虱正是灭门瘟神的携带者。曹丕《与吴质书》云："昔年疾疫，亲故多离其灾。徐、陈、应、刘一时俱逝，痛可言邪！"即徐干、陈琳、应玚、刘桢（"建安七子"之四）等亦死于疫，则与钩端螺旋体等无涉，可能为虱传斑疹伤寒。此亦可解为何贫困人家发病多、富豪殿处发病少。

不过因症状记述不明，终难定论。葛洪《肘后方》述有"温毒发斑，大疫难

---

① 季始荣：《对〈曹操兵败赤壁与血吸虫病关系之探讨〉一文的商榷》。《中华医史杂志》（2）：124，1982；田树仁：《也谈曹操兵败赤壁与血吸虫病之关系》。《中华医史杂志》（2）：126，1982。

救"；"初得伤寒，便身重腰背痛，烦闷不已。脉浮，面赤，斑斑如锦纹，喉咽痛或下利，或狂言欲走，此名中阳毒，五日可治，过此死"；"若身重背强，蛰蛰如被打。腹中痛，心下强，短气呕逆，唇青面黑，四肢冷，脉浮细紧数，此名中阴毒，五日可治，过此死"。则中阳毒者颇似斑疹伤寒，中阴毒者颇似流行性脑脊髓膜炎。"湿温"也有类似症状，为流行性出血热之类。

天花亦于此期流行，有专章（第十四章）另叙。

除了上述急性传染疫病，《肘后方》另有一些历历可辨的描述，比《内经》更确切。如：

> 比岁又有肤黄病，初唯觉四体沉沉不快，须臾见眼中黄，渐至面黄，及举身皆黄。急令溺白纸，纸即如檗染者，此热毒已入内，急治之。

应为急性传染性黄疸肝炎。且有了客观白纸验尿黄法。又如：

急性菌痢："天行毒病，挟热腹痛，下痢……脓血不止。"葛洪《肘后方》首载用新鲜青蒿绞取汁治疗。1972年中医研究院屠呦呦受此启发，提取青蒿素成功并经临床试验证明有效。2015年她获得诺贝尔医学奖。

急性扁桃体炎："毒病攻咽喉肿痛……"

疟疾，且分出"老疟"（慢性疟疾）、温疟、瘴疟（恶性疟）等。用青蒿、常山治。青蒿治疟，近年已实验证实有效，并被世界卫生组织承认为唯一不带喹啉环结构的抗疟药，属新发现。

狂犬病："凡猘犬咬人，七日一发，过三七日不发，则脱也。要过百日，乃为大免耳。"对潜伏期认识颇为准确，今日一般认为是十天至三个月。治疗则"先嘬却恶血"，"仍杀所咬犬，取脑傅之，后不复发"。一般认为是被动免疫的首见试用。

炭疽："剥死马，马骨伤人手，毒攻欲死。"

结核病："（尸注）其病变动，乃有三十六种至九十九种。大略使人寒热、淋沥、悗悗默默，不的知其所苦，而无处不恶。累年积月，渐就顿滞，以至于死。死后复传至旁人，乃至灭门。"这是结核病最早而详确的描述。

丝虫病也已有述及："恶脉病，身中忽有赤络脉起如蚓状，此由春冬恶风入络脉之中，其血瘀所作……余度山岭即患，常服五香汤、傅小豆得消。"应为急性淋巴管炎。而"恶核病者，肉中忽有核如梅李，小者如豆粒，皮中惨痛，左右走，身中壮热，瘰恶寒是也。此病卒然而起，有毒入腹杀人。南方多有此患"。为淋巴结炎。至少部分与急性丝虫感染有关。腹中深部淋巴结炎可误为急腹症，症见凶恶。范行准且上推至《诗经》所述"尰"为丝虫病象皮腿[①]。

其他寄生虫病如蛔虫等，华佗为治虫专家已详于前。

……

总之，魏晋及汉末为传染病广泛、多次频繁流行的时期，亦是记载较多而详明的时期。

112. 隋唐及其后出现的传染病

隋唐北宋的疫病状况整体上比较平稳，如前曲线图所示。但一些原已存在的传染性疾病，在此期医著中叙述较前详明准确。除了像"九虫候"等之外，真正的绦虫病、蛲虫病之类得到了相当科学的认识。例如《诸病源候论》曰：

寸白虫候。寸白者，九虫内一虫也，长一寸而色白，形小扁。因府藏虚弱而能发动。或云饮白酒、川桑枝贯牛肉炙食并生栗所成。

食生鱼后即饮乳酪，亦令生之。其发动则损人精气，腰脚疼弱。

此虫生长一尺则令人死。

白虫相生，子孙转大，长至四五尺，亦能杀人。

一尺等于十寸。显然，寸白虫即绦虫，总长达四五尺，虫节片长一寸左右，与生食牛肉等有关。特点基本上得到了表述。

---

① 参见《中国病史新义》，第 346－365 页。范氏又谓脚气病中也有一部分即丝虫病脚肿。谨记此。

> 蛲虫候。……形甚小，如今之蜗虫状，亦因府藏虚弱而致。发动甚者，则能成痔瘘、疥癣、癞、痈疽、癣诸疮。蛲虫至细微，形如菜虫也，居胴肠间，多则为痔……

这一描述与现代医学所论蛲虫病相同。

"赤虫，状如生肉，动则肠鸣。"这可能是钩虫，吸血后呈肉红色，每致腹中鸣，扰扰不安。至于"胃虫，状如虾蟇"，"令人呕逆吐喜哕"，可能为姜片虫。蚘虫则为蛔虫无疑。

结核类病原称注、尸注、飞尸、传尸。《巢氏病源》改用"骨蒸"为名，指出了此病痼久难愈、深及于骨的慢性过程及熇熇蒸热的特点。《旧唐书·许胤宗传》载：

> 时关中多骨蒸病，得之必死，迭递连染，诸医无能疗者。胤宗每疗无不愈。

以上显示结核病的流行甚广。后世骨蒸为常见病之一，可知愈演愈烈之势从隋唐已经开始。许胤宗疗无不愈则为夸大之辞。

北宋钱乙《小儿药证直诀》分疮疹为五：

> 疮疹候。面燥腮赤，目胞亦赤，呵欠顿闷，乍凉乍热，咳嗽喷嚏，手足稍冷，夜卧惊悸多睡。此疮疹证。此天行之病也，惟用温凉药治之，不可妄下及妄攻发，受风冷。五脏各有一症：肝脏水疱，肺脏脓疱，心脏斑，脾脏疹，归肾变黑。

是对水痘、天花、斑疹伤寒、麻疹的共论。所以水痘是前代医书未叙及的。而天花自《太平圣惠方》开始专属儿科，钱乙尤作为小儿主要传染病。看来宋以来天花在成人人群中已具有相当抵抗力。麻疹在《诸病源候论》中尚未从伤寒、温病等中分隶出来，庞安时（约1042－1099）的《伤寒总病论》则已明确分辨并称为"麻子"："热毒内盛，攻于脏腑，余气流于肌肉……此病有两种，一则发斑，俗谓之麻子，其毒稍轻；二则豌豆，其毒最重，多是重温所变……"已明确区分了麻疹与天花。钱乙乃称为疹。至元代滑寿《麻疹全书》才用"麻疹"为名，并云江浙称"痧"。《景岳全书》有"麻疹诠"等专篇。认识渐深，经验愈富，发病亦必甚繁。

宋代似有白喉流行。庞安时云：

"元祐五年（1090），自春至秋，蕲黄二郡人患急喉闭，十死八九。速者半日一日而死。"应为咽白喉、喉白喉之类。

周密《齐东野语》载：

> 喉闭之候，极速而烈。前辈传帐带散，惟白矾一味。然或时不尽验。辛丑岁（1241）余侍亲自福建还，沿途多此证。至有阖家十余口，一夕并命者。道路萧然，行旅惴惴。及抵南浦，有老医教以用鸭嘴、胆矾研细，以酽醋调灌，归途恃以无恐。然亦未知其果神也。及先子守临汀日，铃下一老兵素愿谨，忽垂泣请告曰："老妻苦喉闭，绝水粒者三日，命垂殆矣。"偶药笈有少许，即授之，俾如法用。次日，喜拜庭下云："药甫下咽，即大吐，去胶痰凡数升，即瘥。"其后凡治数人，莫不立验。然胆矾难有真者，养生之家不可不预储以备用也。

周密所记约为扁桃体白喉类。白喉的严重型可致扁桃体及咽部明显充血水肿，且白膜可成大片，致吞咽、呼吸均感困难，甚至窒息而死。并发白喉心肌炎亦致死。白喉病人颈淋巴结常肿大，并伴淋巴结周围组织炎，致颈部肿大如"牛颈"。后世医书中因此称白喉为大头瘟、虾蟆瘟。喻昌云："虾蟆瘟者，喉痹失音，项筋胀大者是也。"（《寓意草》）颇似牛颈白喉。吴又可《温疫论》云："时时众人发颐，或时众人头面浮肿，俗名大头瘟是也。"郑梅涧《重楼玉钥》（1815年刊）描述"喉间起白腐一症，此患甚多，小儿尤甚，且多传染"。命之为"白缠喉"。

看来到郑梅涧，白喉典型症状描述才落到实处。

金元时代战乱频仍，疫病流行甚繁。最引人注目的是李东垣在《内外伤辨》中描写的：

　　向者壬辰改元（1232），京师戒严迨三月下旬，受敌者凡半月。解围之后，都人之不受病者万无一二；既病而死者，继踵而不绝。都门十有二所，每日各门所送，多者二千，少者不下一千，似此者几三月。此数百万人，岂俱感风寒外伤者邪！大抵人在围城中，饮食不节，乃劳役所伤，不待言而知。尤其朝饥暮饱，起居不时，寒温失所，动经三两月，胃气亏乏久矣。一旦饱食太过，感而伤人，而又调治失宜，其死也无疑矣。非仅大梁为然，远在真祐、兴定间（1213－1221），如东平，如太原，如凤翔，解围之后，病伤而死，无不然者。余在大梁凡所亲见，有以表发者，有以巴豆推之者，有以承气汤下之者，俄而变结胸发黄，又以陷胸汤丸及茵陈汤下之，无不死者。

当时首都开封究竟有多少人口不得而知。死亡人数三个月间达数百万似夸大其词。但这是一次严重疾病流行殆无疑问。

这几次疾疫流行，《金史》亦载：

　　（天兴元年，1232）汴京大疫，凡五十日，诸门出死者九十余万人，贫不能葬者不在是数。（《金史·哀宗本纪》）

　　（贞祐元年，1213）九月，大元兵围汴，加以大疫，汴城之民死者百余万，后皆目睹焉。（《金史·宣宗皇后传》）

两次前后相隔仅二十余年，每次死者皆在百万，不知开封城居民共几何。可能因兵灾逃入者甚众的有关。

范行准先生推定这是鼠疫流行。[①] 但证据不足。李东垣当时身居围城，目睹手疗，症状是清楚的。上段所记，及他另外著作的《脾胃论》等，均不见淋巴腺肿、咯血、皮肤出血或瘀血等症状。也没有鼠情出现。如果是鼠疫，蛛丝马迹总应当有。

东垣所叙，结合《脾胃论》"饮食劳倦所伤热中论"等篇，仍以恶寒、发热、

---

① 《中国医学史略》，第 183 页。

身痛头痛及伤气、虚衰表现为主，伴有腹痛、便秘或腹泻等症，病程急者半至一月，死亡率较高。用泻下法适速其死，常可出现结胸、黄疸等并发症。这些症状，比较起来与真性伤寒相似。

真性伤寒（即肠伤寒，typhoid fever）在我国发病率及病死率均曾居前二三位。特征为全年发病，借水或食物传播。青壮年多，战乱或灾荒年间易爆发流行。全身症状有畏寒、头痛、乏力、发热，热型稽留，纳呆、烦渴、腹胀、腹痛、便秘。仔细观察检查，则可见少量腹部玫瑰疹、相对缓脉、肝脾肿大等。严重期常见神态迟钝、表情淡漠、无欲、耳聋。甚至谵妄、昏迷。死亡原因多为爆发型及并发症（肠出血、肠穿孔、心肌炎、中毒性肝炎等）。并发症多见于第二至三周，每于热退纳复时骤然进食而突致肠出血、肠穿孔。这些与开封解围，病人病程最相当，特别是多进食。劳倦虚衰之象，亦正是伤寒病人的怠惰、淡漠表现。结胸、黄疸可能与并发中毒性心肌炎、肝炎相关。

据此，可推断李东垣经历及描述的这几次疫病，是中国历史上严重的真性伤寒爆发流行。任应秋先生认为是"流行性肠胃病"，[1] 不够准确，因为流行性肠胃病死亡率不至于如此高。

明清间疫病复杂频繁。前朝流行的，此期内均有；国外新传入或在原有状况下又加入新传染而流行的亦颇不少（如鼠疫、霍乱，辨见后）。又如猩红热，在宋代关于斑疹性传染病的记叙中，很可能已有包括，只是到了清代才被分辨出来，称为"烂喉痧"。叶天士医案中已有描述，曰"雍正癸丑年（1733）以来，有烂喉痧一症，发于冬春之际，不分老幼，遍相传染，发则状热烦渴，痧密肌红，宛如锦纹，咽喉肿痛，腐烂一团"（华菊吟 1847 年刊《秘传烂喉痧治法经验》中转引）。嘉庆六年（1801），陈耕道著《疫痧草》，实为猩红热专书。此期内猩红热曾多次爆发流行。

113. 鼠疫、霍乱流行考辨

医药有从外国传来，疾病也有从外国传来的。前者是文化交流，后者则是

---

① 《中国医学史略》，第 139 页。

灾难，引起社会、人群、心理刺激和变动，间接地又影响医学发展。国外传来疾病，一般认为有天花、鼠疫、霍乱、性病。天花与性病另述，这里先讨论鼠疫和霍乱。

鼠疫。世界医学史上以公元6世纪东罗马帝国流行的"贾斯廷鼠疫"（The Justinian Plague）为确定无误的世界第一次鼠疫流行。仅君士坦丁堡就死了一万多人。但八百多年后才有另一次大流行。即1347年夏天开始而持续了近两年的欧洲黑死病（Black Death）。四个月内灭绝了四千二百万人。单欧洲就有二千五百万人死亡。[①] 著名的《十日谈》就是这段时期中的故事。卜伽丘（Boccaccio，1313 - 1375）描写说：

> ……1348年，意大利的城市中最美丽的城市——就是那繁华的佛罗伦萨，发生了一场可怕的瘟疫。……染病的男女，最初在鼠蹊间或是胳肢窝下隆然肿起一个瘤来，到后来愈长愈大，就有一个小小的苹果，或是一个鸡蛋那样大小。一般人管这瘤叫"疫瘤"。不消多少时候，这死兆般的"疫瘤"就由那个部分蔓延到人体各部分。这以后，病征又变了，病人的臂部、腿部，以至身体的其他各部分都出现了黑斑或是紫斑，有时候是稀稀疏疏的几大块，有时候又细又密；不过反正这都跟初期的毒瘤一样，是死亡的预兆。……任你怎样请医服药，这病总是没救的。……白天也好，黑夜也好，总是有许多人倒毙在路上。许多人死在家里，直到尸体腐烂，发出了臭味，邻居们才知道他已经死了。……城市里就这样到处尸体纵横……每天一到天亮，只见家家户户的门口都堆满了尸体……从三月到七月，佛罗伦萨城里死了十万人以上。

这是很典型的腺鼠疫惨状描述。以全身淋巴结肿大为主，毒血败血症而死。从小说家口中说出，却丝毫没有夸张。

据说这一次流行发生在1371年干旱的夏天，与鞑靼（蒙古）军队围困卡法（Cafta，黑海克里米亚东南端港口城市，现名费奥多西亚 Feodosiya）有关。城

---

① 《世界医学五千年史》，第62 - 63页。

内已准备投降，围城军队却在一夜间撤空，只留下了上万具尸体，其中有些被攻城器械抛入了城中。居民开始乘船逃难，却不料将鼠疫一路带到了欧洲各地。其发起地是中亚细亚，鞑靼军队是首当其冲的传染对象。时当元末，在1352－1359年间中国境内也发生了几次大疫，起于西北，后及中原。症状不见描述，不过，有理由怀疑是鞑靼军队回撤而带回的鼠疫。明·徐树丕云：

> 初，京师有疙瘩瘟，因人身必有血块，故名。甲申春，吴中盛行。又曰西瓜瘟，其一吐血一口，如西瓜状，立刻死。（《识小录》）

与此型十分相近。

不过，朱橚的《普济方》（15世纪初刊）曾云及：

> 时疫，疙瘩肿毒病者，古方书论不见其说……自天眷、皇统间（1138－1153年）先于岭北，次于太原，后于燕蓟，山野颇罹此患，至今不绝。互相传染，多至死亡。

如此则中国早于欧洲黑死病已有鼠疫流行。但缺乏进一步的证据。

鼠疫中另一严重型为肺鼠疫。起病急、高热、虚脱等全身毒血症状及咳嗽、气促等呼吸系症状为初起症状，一二日后出现大量色鲜红、流质或泡沫样痰，二三天内死于心力衰竭，全身紫绀。败血型则更为凶险，高热或竟无热，全身中毒及中枢神经系症状极著，并呈全身出血倾向，可于数小时或二三天内死亡。吴又可《温疫论》中的描述与此数型极为相似：

> 或为斑疹，或为疮疥疔肿，或时人目赤肿痛，或时众人呕血暴下。俗名为瓜瓤瘟、探头瘟是也；或时众瘿疾，俗名疙瘩瘟是也。为病种种，难以枚举。

> 至于瓜瓤瘟、疙瘩瘟，缓者朝发夕死，急者顷刻而亡。

可以肯定吴又可描述的瓜瓤瘟、探头瘟为肺鼠疫、败血型鼠疫；疙瘩瘟为腺
鼠疫类。唯一奇怪的是所有记述或史志所载，均未见鼠疫发生前或同时应该出现
的鼠情或鼠死迹象。鼠疫原为自然疫源疾病，本为鼠类及野生啮齿类动物如旱獭
的疾病。先由野鼠传至家鼠。病鼠死后，疫蚤（多为印度鼠蚤）另觅宿主，此时
人可受其叮咬而感染。流行初期以腺鼠疫居多，不及时治疗则并发败血型或肺
型，后者可借呼吸道飞沫传播，形成"人—人"间传播，迅速造成原发性肺鼠疫
大流行。吸入染菌灰尘者也可病发。大约这一过程太快，而人际间鼠疫爆发状甚
惊心动魄，以至人们对最初的鼠情注意不够而被淹没。直到乾隆年间，才有赵州
师范（1751 - 1811）撰书中有其子师道南《死鼠行》一首涉及。诗云：

> 东死鼠，西死鼠，
> 人见死鼠如见虎。
> 鼠死不几日，
> 人死如圻堵。
> ······
> 人死满地人烟倒，
> 人骨渐被风吹老。

可作佐证者有洪亮吉《北江诗话》：

> 时赵州有鼠怪，白日入人家即伏地呕血死，人染其气，亦无不立殒
> 者。······不数日，道南亦即以鼠怪死。

师道南作诗后不久亦死于鼠疫。此赵州是云南赵州，在今祥云、弥渡一带。
《鹤庆县志》载："乾隆三十七年（1722），有鼠疫人。继之次年又疫。"这一股鼠
疫发生于中缅边境一带，向内地传播，从缅甸传来的可能性很大。《竹叶亭杂记》
亦有记述。

类似情景，清同治年间（1862 - 1874）又曾发生。俞樾记：

同治之初，滇中大乱……时则又有大疫。疫之将作，其家之鼠无故自毙……人闻其臭，鲜不病者。病皆骤然而起，身上先坟起一小块，坚硬如石，颜色微红，扪之极痛，旋身热谵语，或逾日死，或即日死，诸医束手，不能处方……其得活者，千百中一二而已。疫起乡间，延及城市，一家有病者，则其左右十数家即迁移避之，踣于道路者无算，然卒不能免也。甚至阖门同尽，比户皆空，小村聚中绝无人迹……云南人为余说如此，盖其所亲见也。

吴子存亦曰：

同治间，此证始于安南，延及广西，遂至雷、廉沿海城市。至是，吴川附城作焉。（以上均转引自《鼠疫抉微》）

更明确描述了由越南传入的一次鼠疫。伍连德考证："据天主教教士记录，此病于 1866 年侵入云南满城。"

后来又有数次从国外传入的鼠疫疫情。1910 年从俄国传入东三省，造成鼠疫大流行，经过伍连德博士努力于 1911 年扑灭，伍连德被誉为"鼠疫斗士"。1941－1942 年日寇飞机撒布鼠疫菌（蚤）于浙江宁波、金华、衢州一带，致成浙、闽、赣鼠疫流行；1945 年哈尔滨南因日寇七三一细菌部队撤离遗下污染物而造成鼠疫流行。后二者是尤为明显的日本帝国主义人为撒布的鼠疫，造成了中国人民大批死亡。这是日本侵略者细菌战犯下的罪行。

说鼠疫的流行全都由外国传入是武断之论，但说晚近鼠疫流行从外国传入则大致无差。霍乱也有类似情形。

"霍乱"的病名已相当古老。《黄帝内经》中曰：

清气在阴，浊气在阳，营气顺脉，卫气逆行，清浊相干乱于肠胃，则为霍乱。（《灵枢·五乱》）

不远热则热至，热至则身热，吐下霍乱。（《素问·六元正纪大论》）

从这些文字看，霍乱还只是"乱于肠胃"，以呕吐、腹泻为临床表现的一种疾病。"乱"就是排便失去正常次序，乱于肠胃，统称"霍乱"，中文名"霍乱"不能一概等同于西方名词"霍乱"。

张仲景《伤寒论》有"辨霍乱病脉症并治"篇：

> 问曰：病发热头痛，身疼恶寒、吐利者，此属何病？答曰：此名霍乱。霍乱自吐下，又利止，复更发热也。

> 霍乱，头痛发热，身疼痛，热多欲饮水者，五苓散主之。

以头痛、发热伴吐泻为主症，严重者四肢厥冷，脉微欲绝。仍不是真性霍乱，而似肠胃道急性感染性炎症。

《肘后方》描述霍乱，认为"多起于饮食或饱食生冷物，杂以肥腻酒鲙，而当风露湿，薄衣露坐，或夜以失覆之所致"。症状有身冷、呕吐、洞泄以及吐下后渴、烦闷、腹痛、转筋等："霍乱两臂、脚及胸胁转筋者方……剧者引阴，阴缩必死。"这一"转筋"症状，似为真性霍乱。

《千金要方》认为"霍乱之为病也，皆因食饮，非关鬼神"；"阴阳乖隔，变成吐利，头痛如破，百节如解，遍体诸筋皆为四转，论时虽小，卒病之中最为可畏，虽临深履危，不足以谕之也"。均甚当，转筋等危殆症，是真霍乱。

《外台秘要》综取各家。后来的诸家方论亦大半如此。现代医学一般认为，霍乱流行性发病，多与饮食特别是水源污染有关；多先泻后吐、无恶心，呕吐日可十数次，吐清水样至米泔水样物；腹泻可日数次至数十次甚至无法计数；剧烈吐泻后失水、虚脱、各处肌肉（尤腓肠肌和腹肌）痉挛、并可尿闭而昏迷；一般无发热、腹痛；死亡率极高。对照以上诸家之论，则中国魏晋南北朝已有此病。

西方称此病为 Chorela，认为多发生在热带国家，印度尤多见。《牛津插图辞典》（The Oxford Illustrated Dictionary）称其为"印度的地方特有病"（Endemicin India）。西洋医学传入中国，音译此病名曰"虎列拉"，后改译为"霍乱"，音近义近，颇可通。

但不能认为中医名为"霍乱"的全是 Chorela，即使明哲如王士雄，著有

《霍乱论》（1862 年重订本），也不都是真霍乱，而包括中暑、急性肠胃炎、重症痢疾、食物中毒等在内。他叙及："今夏余避地来游，适霍乱臭毒番痧诸症盛行，而臭毒二字，切中此地病因。"认识到上海霍乱的流行与战争及"外国经营日广"，"附廓之河，藏污纳垢，水皆恶浊不堪"有关，可谓高明。他又提出："食井中每交夏令，宜入白矾雄黄……解水毒……水缸内宜浸石菖蒲根、降香"，不失为较好的消毒预防法。

徐子默于 1860 年撰《吊脚痧方论》，以"吊脚痧"直名真性霍乱。其谓：

> 自道光辛巳（1821）夏秋间忽起此症。其症或吐或泻，或吐泻并作，有腹痛者，亦有不痛者。吐泻数次后，即作腿抽搐，或手足并皆弯挛。痛愈甚，抽亦愈甚。顷刻则肌肉尽消，渐患气短声嘶，腿肉落陷，渴欲饮冷，周身冷汗如冰，六脉渐无。或半日即死，或夕发旦死、旦发夕死。甚至行路之人，忽然跌倒，或侍疾问病之人传染先死，医以霍乱之法治之百不救一……

他是第一个在中医著作中对 Chorela 作最典型、最准确描写的人。但以"吊脚痧"来区别于"霍乱"并不合适。"吊脚"是旧称霍乱中"转筋"之症。

据伍连德考证，霍乱首次流行于中国在 1817 年。正值印度孟加拉邦南部霍乱流行猖獗之际，疫气循陆路蔓延，直侵中国南部。1820 年，因英国用兵缅甸，霍乱流行，又经海道侵广州，并波及宁波、温州，次年在中国境内大流行。即徐子默所见。在陈修园《医学实在易》、王凯《痧症全书》、王清任《医林改错》、陆定圃《冷庐医话》等中也有记叙。方志中如《昆新两县修合志》、《南汇县志》、《同治上海县志》等都有记及。此后于 1826 年又由印度传入中国、1842 年由印度调英印联军侵入中国、1888 年及 1932 年等又有数次大规模流行，均从国外传来。多为近百年的事，是与侵略战争相关。

二、流行病学理论的嬗变

古代疫病流行如此频繁复杂且危害巨大，历代医家目睹惨状不能不怦然心动，积极寻索治疗遏制之法，并创造出新的理论。这就是"灾难激发机制"的涵义所在。

114. 时气、厉气和吴又可 《瘟疫论》、杂气病因说演变

热性传染病被认为多由伤于"寒"而引致伤寒。而伤于"寒"实乃伤于"风"，因为"风为百病之长"（《素问·玉机真藏论》）。所谓"风"，则指"四时之气"与"八方来风"之不正者，或曰"贼风"。带有致病力。所以民间俗称"感冒"为"伤风"是对的。"伤风"是热性病中症状较轻者；伤寒则颇为严重，发热可以很高，而且死亡者不少。《素问·热论》中说："今夫热病者，皆伤寒之类也，或愈或死。其死者皆以六七日间，其愈者皆以十日以上。"

《内经》为热性传染病理论提出了一个大概轮廓。真正比较系统论述四时之气所致温热疾病病因的是《阴阳大论》。此书早佚，据《伤寒论·伤寒例》所引，大抵为两类：

四时不正之气为病。主要为伤寒："冬时触冒之，中而即病名曰伤寒。以伤寒为最毒者，以其最成杀厉之气也。"正式提出了伤寒的病名。而"不即病者，寒毒藏于肌肤，至春变为温病；至夏变为暑病"。这些春夏的温暑热病，"辛苦之人多得，皆由冬时触寒所致"。如果"冬时严寒，万类深藏，君子固密，则不伤于寒"。这是传统的伤寒、温病、暑病定义。

时行之气为病。时行不正之气，即时行疫气。"春时应暖而复大寒；夏时应热而反大凉；秋时应凉而反大热；冬时应寒而反大温，此非其时而有其气。""气候应至而不至，或有未应至而至，或有至而太过，皆成病气。"已不仅仅是伤于"寒"而是伤于疫气了。以中国传统的二十四节气论，故自霜降至春分，触冒霜露，体中寒即病者为伤寒；冬有非节之暖而得病为冬温；立春节后发于冬时伏寒，为温病；春分至秋分，天有暴寒，则为时行寒疫，"病与温及暑病相似，但有殊耳"。总之，"一岁之中，长幼之病多相似者，此则时行之气也。小人触冒，必婴暴疹。须知毒烈之气，留在何经而发何病，详而取之"。这里的热病概念已不同。

以上可认为是温热疫病病因说大纲。主要以时令节气和发病有无间歇期为区分。张仲景予以引述，说明他是同意的。后世各家之论，多出于此。显然，这

与东汉末疫病大肆流行而不拘于冬春季节的特征有关,《阴阳大论》作者做出了新的总结。

但是,葛洪却提出了反对意见和新的病源说。《肘后方》中说:

> 伤寒、时行、温疫,三名同一种耳,而源本小异。其冬月伤寒,或疾行力作、汗出得风冷,至夏发,名为伤寒;其冬月不甚寒,多暖气及西风,使人骨节缓堕受病,至春发,名为时行;其年岁中有疠气兼挟鬼毒相注,名为温病。如此诊候相似,又贵胜雅言,总名伤寒,世俗因号为时行。道术符刻,言五温亦复殊,大归终止,是共途也。然自有阳明、少阴、阴毒、阳毒为异耳。少阴病例不发热,而腹满下痢,最难治也。

葛洪的"三名同一种"说,认为伤寒、时行不过是名称的雅俗之别,真正要紧是"岁中有疠气兼挟鬼毒相注"的温病。唯一应加区别的是发在何经、见为何证。这样,他实际上已接近于提出传染性热病的统一病因说,即"疠气说"。这种疠气会引起传染("相注")。可谓透辟。

但葛洪没有在这一理论指导下进一步深入下去。他的《肘后方》并未将疠气说贯彻始终,分类上亦仍凌乱。于是"疠气说"行之未远。

大约一百年后的陈延之在《小品方》中对葛洪的理论作了批评,而回到了《阴阳大论》的说法。之后,是巢元方的《诸病源候论》。作为集成之家,他将前代之论兼收并蓄,列成伤寒病、时气病、热病、温病、疫疠病五类论述。不过,总体大纲仍不出《阴阳大论》。分列的证候则互多重复。如在"疫疠病"类中,其谓:

> 病与时气、温热等病相类,皆由一岁之内,节气不和,寒暑乖候,或有暴风疾雨,雾露不散,则民多疾疫,病无长少,率皆相似,如有鬼疠之气,故云疫疠病。

"鬼疠之气"采自葛洪。亦略似《阴阳大论》的"时行之气"。这在伤寒病候、时气病候、温病候中则称为"乖戾之气",并指出了"传染"的特点及可

"令不相染易"：

> 伤寒令不相染易候：伤寒之病，但人有自触冒寒毒之气生病者，此则不染着他人；若因岁时不和，温凉失节，人感其乖戾之气而发病者，此则多相染易，故须预服药及为方法以防之。
>
> 时气令不相染易候：夫时气病者，此皆因岁时不和，温凉失节，人感乖戾之气而生病者，多相染易，故须预服药及为方法以防之。
>
> 温病令人不相染易候：此病皆因岁时不和，温凉失节，人感乖戾之气而生病，则病气转相染易，乃至灭门，延及外人，故须预服药及方法以防之。

根据以上描述，巢氏认为都是戾气所染易，可称为"戾气学说"。发病和染易皆与乖戾之气有关。同时，巢元方使传染与预防在概念和方法上大大进了一步。指出伤寒有传染与不传染（实为传染性较弱）两种，而其他几类均具传染性，更是空前的。巢元方的理论进步，是魏晋以来疫病大行、各种理论学说受激发而产生的结果。

孙思邈、王焘等在唐朝盛世，仅在巢氏病源的分类上有所改窜（如改"时气"为"天行"、黄疸纳入温病），具体方药在辟疫气、辟温气、辟温病等有所增益，无大变。王焘且不强调多相染易的特点，是倒退。疫病之学至宋无所进展。

金元诸大家从五运六气立论。见后述。戾气说不受重视。直至明末吴又可（1592－1672），才重新举起疠气致病说的旗帜，并在具体特征的论述方面大有发展。他在吴中家乡目睹疾疫流行而治者无方，乃作《温疫论》（1642），对前代理论作了彻底的反省，并结合个人临床经验，提出了一套完整的传染病学理论。他说：

> 夫温疫之为病，非风、非寒、非暑、非湿，乃天地间别有一种异气所感。其传有九，此治疫紧要关节，奈何自古迄今，从未有发明者。仲景虽有《伤寒论》……盖为外感风寒而设。故其传法与温疫自是迥别。嗣后论之者，纷纷不止数十家，皆以伤寒为辞，其于温疫证则甚略之。是以业医者所记所诵，连篇累牍，俱系伤寒；及其临证，悉见温疫，求其真伤寒百无一二。不

知屠龙之艺虽成而无所施，未免指鹿为马矣。

确实，尽管葛洪的"疠气说"、巢氏病源的崟述，实际上已将传染热病病因理论提到相当高明的程度，但是始终不曾占据主导地位。病源一书有论无方，殊不足以指导临床。孙思邈、王焘，尤其宋代伤寒学派均致力于宣传和恢复仲景《伤寒论》的原貌。所以，真正支配着中医临床的，仍是《伤寒论》。而仲景的"伤寒"，其实是以上呼吸道感染，即伤风感冒类为主的疾病，传染性不强，但是明末清初正是传染疫病流行时期，所以吴又可故曰"盖为外感风寒而设"。而此后"连篇累牍，俱系伤寒；及其临证，悉见温疫"，温疫的理论和临床，到了非突破不可的时候。眼见疫疠流行，人民死亡，医者用伤寒方治而无效。在这样强烈的刺激下，吴又可终于悟出温疫不是伤寒，必有别一种"异气"所感，从而推翻了千古以来在医坛上占据主要地位的风寒暑湿六气致病说。这样，在时隔一千三百年以后，他重新回到了葛洪最初的理论：

> 伤寒与中暑，感天地之常气；疫者感天地之疠气。在岁运有多寡，在方隅有厚薄，在四时有盛衰。此气之来，无论老少强弱，触之者即病。……邪之所着，有天受，有传染。所感虽殊，其病则一。

吴又可又进一步分析了疠气（厉气）实为"杂气"之一，不同的杂气可致不同的病症，不能一概而论。

"杂气论"是吴又可传染病理论上的最大贡献。此论打破了六气、时气、疠气等一气致病论，指出病证不同，病因之气也必不同。论中提到的疫病，如腮腺炎、白喉、霍乱、斑疹伤寒、鼠疫、小儿麻痹症、流行性脑脊髓膜炎、丹毒、痢疾、脑炎等，按现代认识，各由不同的病毒、细菌如腮腺炎病毒、灰髓炎病毒、白喉杆菌、霍乱弧菌、鼠疫杆菌等引起。可惜，直观的观察方法无法使吴又可的认识深入下去。

不过，吴又可毕竟是位杰出的临床观察家。他注意到人畜之间传染病的不同，具有种属选择性的特点。他说："牛病而羊不病，鸡病而鸭不病，人病而禽兽不病。究其所伤不同，因其气各异也。"此外，他还观察到疫病有散发性存在的情况，虽未成流行之势，但其病相同。

中国的传染病理论还要走更多的弯路——诚然，在另一个方向上，从另一种意义上说，是又开辟了一条新路：火热病机说、内伤学说等等，都各有发明和存在的价值。实际影响比吴又可还大。

115. 古方新病不相能与火热病机说、攻邪论

五运六气盛于北宋，以刘温舒的《素向运气论奥》（1099 年刊）为标志。刘本为朝散郎太医学司业，是一位懂医的人士。他作此书有普及五运六气学说的目的。

真正运用五运六气理论以阐明传染热病病机学说的医家，首推刘完素。他约生于 1110 年，卒于 1200 年，字守真，自号通玄处士，河北河间人，又称刘河间。金章宗曾三聘而不起，潜心于医学。有感于当时热性病流行而局方多用温热燥烈之药，治不对病，多致误死，于是从运气理论中的病机十九条出发研究，提炼出火热二字为温热病病机根本。热病流行，促使刘完素在现成理论中寻找新的根据。但若非对五运六气理论了如指掌，必不能借病机十九条发挥出火热病机学说。例如他在《素问玄机原病式》（1186 年成书）中说：

> 风本生于热，以热为本，以风为标，凡言风者，热也。热则风动……所谓风气甚而头目眩晕者，由风木旺。必是金衰不能制木，而木复生火，风火皆属阳，阳主乎动，两动相搏，则为之旋转。

> 热则息数气粗而为喘。火热为阳，主乎急数也。胃膈热甚则为呕，火气炎上之象也。凡郁结甚者，转恶寒而喜暖，所谓亢则害、承乃制，而阳极反似阴者也。

刘完素巧妙地利用"亢则害，承乃制"的原则，将病机十九条文字与五运六气序列一一相接，解释之并从而得出了"六气皆从火化"的结论，于是火热致病说创立。治疗之法，自然非寒凉药莫属。从此世称"寒凉派"。倘就理论到理论

对刘完素的书作分析，可以发现漏洞百出。甚至可说离经叛道而颇与五运六气本论相背。问题是一来刘完素自己坚信不疑，并不知有理论漏洞；二来当时温热疫病流行，新制寒凉药用方如双解散等确实有效，甚至可力起沉疴。于是河间学派声名鹊起，完素被崇为一代名医。

与之同时而稍为年轻的张元素为易州人，字洁古。八岁试童子举，二十七岁试经义进士，因犯庙讳下第，乃改而学医，亦无所知名。某日，张元素知刘完素病重患伤寒八日，"头痛脉紧，呕逆不食，不知所为。元素往候，完素面壁不顾。元素曰：'何见待之卑如此哉？'既为诊脉，谓之曰：'脉病云云。'曰：'然。''初服某药，用某味乎？'曰：'然。'元素曰：'子误矣，其味性寒下降，走太阴，阳亡汗不能出。今脉如此，当服某药则效矣。'完素大服，如其言，遂愈。元素自此显名。"（《金史·张元素传》）显然，张元素否定了刘完素的寒凉用药，在学术上是针锋相对的。所谓金元四大家争鸣开其衅，仅有此一记。

实际上，张元素并非不重视五运六气学说。他所著《医学启源》（约撰于12世纪后期），据任应秋教授1964年"点校叙言"称：

> （张元素）不仅全部吸收了刘完素《素问玄机原病式》的内容，同时更把五运六气的理论扩大到制方遣药方面去了。言方则分风、暑、湿、火、燥、寒，六气也；言药则分风升生、热浮长、湿化成、燥降收、寒沉藏，五运也。最后还从肝木、心火、脾土、肺金、肾水等假设五行制方生克法，并举当归拈痛汤、天麻半夏汤两个方例来说明。可见刘完素运用五运六气，是专从六淫病机来发挥的；而张元素运用五运六气，则专从制方遣药的理论来发挥。刘张相较，自有各别；虽互为影响，却不尽相侔。然则，从脏腑寒热虚实以言病机辨证，从五运六气之化以言制方遣药，已足以概见元素学术思想的大体了。

何况张元素有一名言："运气不齐，古今异轨，古方新病不相能也。"（《金史本传》）更显得他在运气学说总前提下，从变法入手，临证能灵活处方。他在《医学启源》中论"治法纲要"：

前人方法，即当时对证之药也。后人用之，当体指下脉气，从而加减，否则不效。余非鄙乎前人而自用也。盖五行相制相兼、生化制承之体，一时之间，变乱无常。验脉处方，亦前人之法也。厥后通乎理者，当以余言为然。

又于"用药用方"中说：

后人之用古方者，触类而长之，则知其本，而不致差误矣。

张元素与刘完素在学术见解上有差异，仅在于不主张全以火热病机、寒凉药治，而当灵活辨证施治。总体上是五运六气学说理论的尊崇者、变通运用者。由于这种差异，张元素被另列为易水学派。

河间学派传人张从正（1156－1228），字子和，睢州考城人，是一位比刘完素更激进的医学家。他反对尊古泥古，更倡古方新病不相能之意。学术上由刘完素寒凉药用法基础再进一步，化出"汗吐下"攻法理论，认为"夫病之一物，非人身素有之也。或自外而入，或由内而生，皆邪气也。邪气加诸身，速攻之可也。"这一理论高明在将"邪气"作为外加或内生物看待，相当于致病因子或病理产物，与疠气、杂气学说迹近相通。尤其张子和认为邪气可攻逐出外，由汗或吐或下之法祛之，从逻辑上来说十分正确。并且辩证地看待正邪关系，指出："先论攻其邪，邪去而元气自复也。"即使从现代医学的角度来看，此论也是正确的。后世批评他的大抵为谨慎保守者；同时也因为攻下之法虽不错，而汗之、吐之、下之，未必真能逐邪。

简单地说，金元四大家都具有革新精神。同属河间学派的朱丹溪，亦持"操古方以治今病，其势不能尽合"之论。因此在理论上也有所建树，临床中颇多发挥。金元时代疫病流行的频繁和复杂，促使医家们不能不作出新的思考，这在太平盛世是不可想象的。

116.　"内伤学说"与"阴证论"

在这疫气横流、新说丛出的时代，李东垣的"内伤学说"理论也被提出。一般说，疫病流行总是使医家更多地从外因——自然界的"外邪"——去追索、去构建新的理论，李东垣却反其道而行之，从"内伤"角度去探求病机。作为易水学派张元素的传人，他以《医学启源》为教本，受"古方今病不相能"教谕甚深；张元素多从脏腑辨证立论，东垣受到启发，乃有内伤脾胃学说的创立。

李东垣的理论，首先受目睹开封解围而死亡者达百万人的疫情激发。他认为：

> 此数百万人，岂俱感风寒外伤者邪！大抵人在围城中，饮食不节，乃劳役所伤，不待言而知。尤其朝饥暮饱，起居不时，寒温失所，动经三两月，胃气亏乏久矣！一旦饱食太过，感而伤人，而又调治失宜，其死亦无疑矣。

这是他著《内外伤辨惑》（1247 年成书）的动机出发点及所谓事实根据。现在的人们也许可以批评他对疫气致病性的暴烈程度的无知，但我们也不能忽视中医学理论体系对除自然界致病因素之外的社会生态方面的原因及人体正气受到的损害所关乎疾病发病机理的方面，历来也是十分重视的。从这一角度论，李东垣的理论实有发前人未发之处。

因此，他的逻辑分析并非全无道理。既亲历大疫，又有大疫以后治疗一般热性病的经验，他的"内伤学说"是他临床经验的总结。但他没有区分大疫时的病种、病情与疫病流行之后的散发性病例及病种之间的差异，因此，在某种程度上说，又是经验的狭隘性造成了他的错觉。他的内伤理论及补脾土、甘温治大热的方法，恐怕在于疾疫大流行时不能起作用。不过，他仍然引经据典，从《内经》中，特别是五运六气理论出发，寻章摘句，作为他创论的依凭。这样，他的内伤说或脾胃论却又都是解释和演绎式的。这是一种奇特的混合，但也是医家常见常用的思维方法。东垣内伤脾胃及补土理论的贡献，主要不在传染病方面，而在一般内科疾病的治疗方面，可谓有开拓性意义。

所以，他的同学（同学于张元素）兼学生（元素死而以东垣为师）的王好古（字进之，号海藏，约生于 1200－1264），据此进一步发挥出"阴证论"。著《阴证略例》（1236 年成书）说："既有三阴可下之法，亦必有三阴可补之法也，予欲举内伤三阴可补之剂。未见仲景药，时人皆不言三阴；既举仲景药，分而知之，皆得知有三阴也。""有人饮冷内伤，一身之阳便从内消。身表凉，四肢冷，脉沉细，是谓阴证，则易知之，若从外走，身表热，四肢温，头重不欲举，脉浮弦，按之全无力。医者不察，便与表药双解等，复使汗出，三焦之气绝。以此杀人者多矣。"既是东垣内伤论的延伸，又为针对河间派用寒凉攻伐之偏而作补弊。阴证出现的根本机理在于"以其虚人，内已伏阴，外又感寒。内外俱病，所以不可治也"。这是另有一番见地的。

李东垣、王好古等创立了一派新理论，为临床治疗开辟了新途径。特别应当指出，由于东垣的脾胃内伤论，使元气（真气）学说在中医学得到真正确立，并实际应用于临床，功劳尤大而深远。

117. 叶天士等建立的温病学说

温病学派则要从伤寒学派分离出来，势在必行，但还是有些迟疑，还有些羞羞答答。因为大家都尊经崇古，尤其自推仲景为"亚圣"之后，似乎不从"伤寒"论"热病"，就是离经叛道了。其实，葛洪、巢元方等都已记叙了热性病不能仅以"伤于寒"作解，而别有一种疠气或异气所感。《伤寒论》中占极大篇幅的太阳经病证类，实际上早已退居次要位置。金元时代的严重疾疫流行，使四大家之论虽不以《伤寒论》为攻击对象，其实却奠定了温病学说的基础。分道扬镳的是吴又可，他就温疫作振聋发聩之论，提出"辨明伤寒、温疫"，认为伤寒有感冒之因，时疫无之；伤寒发热恶寒，时疫但热不寒；伤寒可一汗而解，时疫虽汗不解；伤寒不传染于人，时疫传染于人；伤寒自毫窍而入，时疫由口鼻而入……已将伤寒与温疫区别明白，并在病机、诊断、治疗上均列为截然不同的系统。吴又可至此本当将温病学说直呼而出，独立于伤寒之外。可叹他虽然作"正名"曰："夫温者热之始，热者温之终，温热首尾一体，故又为热病即温病也；又名疫者，以其延门合户，又如徭役之役，众人均等之谓也"云云，但当时他的影响却并不够大。这一方面可能与他《温疫论》诸方治疫的实际疗效不高有关；另一方面，大疫渐平，传染性不强的温热病见多，吴又可过于强调"疫"的特点，与普通温热病产生距离；而一般医家又多附和于"伤寒"。同理，戴天章（17世纪中康熙时人）、余师愚（18世纪乾隆间人）亦不能创出温病学派而与伤寒学派抗衡。

叶桂（1667－1746）叶天士出，局面才有改观。桂亦苏州人，祖、父两代业医，本人从父学，父死又从父之门人米某学。闻人医道有所擅长辄师事之，于是在十年内先后从十七师。兼通诗文词赋、经史子集，且临证经验丰富，年三十时已名噪大江南北。尤长于治痧痘时疫，可见其治温根柢。《清史稿本传》称其"治方不出成见"，"治病多奇中"。《温热论治》① 是他对温病理论的总结。其中略谓：

> 温邪上受，首先犯肺，逆传心包。肺主气属卫，心主血属营。辨卫气营血虽与伤寒同，若论治法则与伤寒大异也。

> 大凡看法，卫之后方言气，营之后方言血。在卫汗之可也，到气才可清气，入营犹可透热转气。如犀角、元参、羚羊角等物。入血则恐耗血动血，直须凉血散血。如生地、丹皮、阿胶、赤芍等物是也。若不循缓急之法，虑其动手便错耳。

这就是温病学大纲。言简意明，病因病机，诊法治则均一一了如指掌。并一语点破与伤寒的区别。天士本为临床名家，医案中治温病例颇不少。不但治大疫，亦治普通温病。足以立为温病学派创立之丰碑。他对温病症重危殆，入于营血见出血瘀斑诸证与近年西医描述 DIC（弥漫性血管内凝血性出血）相同，可见叶天士对疾病共同过程观察之深、之早。

关于叶天士，传说甚多。不少故事旨在为温病学派张本，而不仅仅是好事之徒的游戏文章。陆以湉（1802－1865）《冷庐医话》载"叶薛轶事"云：

> 乾隆间，吴门大疫，郡设医局以济贫者，诸名医日一造也。有更夫某者，身面浮肿，遍体作黄白色，诣局求治。薛生白先至，诊其脉，挥之去，曰："水肿已剧，不治。"病者出，而叶天士至，从肩舆中遥视之，曰："尔非更夫耶？此薰驱蚊带受毒所致，二剂可已。"遂处方与之。薛为之失色。

---

① 该篇首刻于唐大烈编，中医历史上第一本杂志刊物《吴医汇讲》第一期中，后华岫云集《临证指南医案》又刊于卷首，名"温热论"，字句略有出入。

因有"扫叶庄"、"踏雪斋"之举。二人以盛名相轧盖由于此。

　　经考证[①]非事实。薛雪（1681－1770），字生白，号一瓢，略年轻于天士，同为苏州人。因母多病而究心医学，博览群书，精于医术。洞庭山人患伤寒甚重，薛雪处方三剂而愈，名曰"三妙汤"。一般认为薛未著书。今存《湿热条辨》，疑非其作。但此书对温病学的湿热病证治发挥尤多，可补天士《温热论》不足。《清朝野史大观》中有"叶薛二医"条，各述其事，无涉二人之间有龃龉事。薛雪同学好友、文人名士沈德潜《归愚文钞》有"扫叶庄记"，略谓"扫叶庄在郡城南园，薛徵君一瓢著书所也，地在俞家桥。沿流面城，树木蓊郁，落叶封迹，行人迷迹，宛如空林。呼童缚帚扫除，静中得忙久矣，成课业矣……今一瓢注《易》……屡定屡更，芟汰疵类，与扫除落叶相似，则以'扫叶'颜其庄者，意或在于斯乎？抑闻韦左司寄友诗云：'欲持一瓢酒，远慰风雨夕；落叶满空山，何处寻行迹。'取夫人工不与，一扫自然。扫者从人，不扫者从天地也。扫与不扫之间，一瓢试更参之。"可明扫叶庄名由来。《一瓢诗话·自序》中亦云："扫叶庄，一瓢耕牧且读之所也。"《苏州府志·薛雪传》称"每见叶处方见善，未尝不击节也"。均证叶薛之间并无"扫叶""踏雪"之仇。后人衍生闲话，可能意在离间温病学派。

　　温病学派的大纛直矗，亦在叶、薛之后。吴瑭（1736－1820）、王士雄（1808－1890）分著《温病条辨》（1798年刊）、《温热经纬》（1852年撰），为温病学说之集大成，并创论三焦辨证，与天士卫气营血辨证一纵一横，成温病学说之极致。

　　自"时气说"、"火热病机说"等而下，无论"内伤说"、"阴证论"或温病学派的创立，都是有关传染性热病的理论学说。各有创论，均与传染疫病反复爆发流行有关。仁者见仁，智者见智。病本各异，论者经验及观察角度又不同。各受激发作一偏之论。愈后愈繁，又综成温病一派对峙于伤寒论派。就现代观点看，传染性热病有总体规律，伤寒论派也好，温病学派亦罢，均为就其一部分而言。各有所长，各有所短，本无殊分。但门户之见如此，乃成歧争。

---

　　①　张孝芳：《"扫叶""踏雪"辨》。《中华医史杂志》1985年第二期。

第十四章　中国历史上的天花治疗和
人痘预防接种术

　　现代世界上人们对于 2003 年春夏发生的 SARS（Severe Acute Respiratory Syndrome，俗称"非典"、"非典型性肺炎"），至今心有余悸。据统计，全世界感染 SARS 约八千八百八十人，死亡约八百五十人；中国内地感染五千三百二十七例，共死了三百四十六人。[①] 又，对于不绝如缕地此起彼伏在各国发生的上世纪末英国的"疯牛病"、2006 年的禽流感和 2009 年的猪流感，谈虎色变。殊不知此数者与历史上的可怕流行病相比，实在只是小巫见大巫。

　　在一般人的印象中，"黑死病"（鼠疫）是历史上最可怕的流行病。然而疾病史研究学者告诉我们，以死亡率排列出七种史上死人最多的瘟疫，鼠疫仅是排在第三。天花排在第一。其依次为：

　　a. 天花。据称在美洲原住民中就死了三至五亿人。是欧洲人和非洲人到达美洲带进天花病源的。欧洲在 18 世纪死于天花约六千万人。WHO 估计，1967 年全世界仍有约两百万人死于天花。

　　b. 西班牙流感。1918－1919 两年间夺去了五千万到一亿人的生命。仅美国就死了五十万人，比希特勒，核武器和所有恐怖分子杀人总和还要多。

　　c. 黑死病。仅 1340－1771 的欧洲鼠疫大流行，14 世纪就杀死了欧洲约一半人口；以后时有爆发，死亡总数达七千五百万人。

　　d. 疟疾。1600 至今每年平均有二百万人死于此病。

　　e. 艾滋病。1981 至今，约夺去了二千五百万人生命，约四千万人带 HIV 病毒。

　　f. 霍乱。发源于印度。1871 年英国驻印度军队死于霍乱一万人，无人统计

---

　　① 参见杜松、曹洪欣等：中医药防治 SARS 综合疗效概况。中医研究院主编：《中医药发展与人类健康》上册，北京：中医古籍出版社 2005 年版，第 670 页。

过多少印度人死去。1947 年埃及仍有约三万人因霍乱而死。

　　g. 斑疹伤寒。公元前 430 年至今，曾经发生多次流行，死亡人数未有统计。1918 - 1922 年之间杀害了三百万人，死亡率 10% - 40%。

　　以上七种惨绝人寰的烈性流行性传染病，因抗生素的发明和预防医学科学的进步，多数已能得到较好预防控制和有效治疗，但流感和艾滋病仍在肆虐。唯有天花一种，1981 年 WHO 宣告已经消灭。在报告书中，这一功劳被归为牛痘接种术的发明和推行。

　　那么，人痘接种术呢？这一页历史应该如何书写和评价？

一、 天花在中国的流行和中医治疗

118. 天花流行中国考

　　国外一些医学史著作常常把埃及或印度称为"疾病的故乡"。由于文明的古老，许多疾病的最早记录常在那儿发现，这是事实。但不能因此说世界上的疾病大多从那里起源。不过，很遗憾，关于天花的有关证据，最早仍只能从埃及木乃伊身上的痘瘢开始，法老拉美西斯五世（Pharoah Ramses Ⅴ，死于 B. C. 1157 年）面部的痘痕至今历历可辨。[①] 古印度也很早就有关于天花的记述。

　　中国古代有很多关于疾病的详尽记录。但天花的记载，要到晋代葛洪的《肘后方》中才有。今本（商务印书馆 1955 年校正本《葛洪肘后备急方》）中有如下文字：

　　　　比岁有病时行，仍发疮头面及身。须臾周匝，状如火疮，皆戴白浆，随决随生。不即治，剧者多死；治得差后，疮瘢紫黑，弥岁方灭。此恶毒之气。世人云，永徽四年，此疮从西东流，遍于海中。煮葵菜，以蒜齑啖之即止。初患急食之，少饭下菜亦得。以建武中于南阳击虏所得，仍呼为虏疮。诸医参详作治，用之有效方：
　　　　取好蜜通身上摩。亦可以蜜煎升麻，并数数食。

---

　　①　Howard W. Haggard: Devils, Drugs, and Doctors. p. 220. New York. 1929.

又方，以水浓煮升麻，绵沾洗之，若酒渍弥好。但痛难忍。

其余治犹依伤寒法。但每多作毒意防之。用地黄黑膏亦好。

这段文字清楚描述了天花（当时叫"虏疮"）的症状。并且表明：与作者写书年代邻近（比岁），有过一次流行，医生们已取得一些治疗的经验，还提及预防。

但由于今本是陶弘景补阙本。上引文字中有些乃陶弘景所加。范行准先生甚至认为全段文字均系陶氏所记，[①] 等于否定了葛洪曾记述天花，这是大谬不然的。

根据王焘（约 670-755）《外台秘要》（752），可判定上引文字中部分为葛洪原文，部分为陶氏所加。《外台》曰：

肘后：比岁有病，天行发斑疮头面及身，须史周匝，状如火疮，皆戴白浆，随决随生。不即疗，剧者数日必死。疗得差后，疮瘢紫黯，弥岁方灭。此恶毒之气也。世人云：以建武中于南阳击虏所得，仍呼为虏疮。诸医参详作疗，用之有效方：

取好蜜通身上摩。亦以蜜煎升麻数数拭之，亦佳。

又方，以水浓煮升麻，渍绵洗之。苦酒渍煮弥佳，但燥痛难忍也。

以上应是葛洪原文。因为下另引有陶弘景（456-536）羼入之文：

文仲陶氏云：天行发斑疮，须史遍身，皆戴白浆。此恶毒气方。

云永徽四年，此疮从西域东流于海内，但煮葵菜叶、蒜齑啖之则止。鲜羊血入口亦止。初患急食之，少饭下菜亦得。

---

① 参见范行准《中国预防医学思想史》第 106-110 页。范先生考"永徽"年号乃"元徽"（473-477）之误，进而认为"建武"年号为萧齐明帝时的建武（494-497），"比岁"即陶氏补辑时的公元 500 年相近之建武四年（497）。认为天花为刘宋时战争，经鲜卑人从西域传来。

问题很明显，陶弘景与张文仲记叙的是另一次天花流行。葛洪原书中无。应该是陶弘景首先述及。永徽年号讹，当非葛洪误。因此，建武年号只可能从葛洪那个时代上推。

葛洪著《肘后备急方》是公元303年前后，第八章已作考辨，属于他的早期著作。在此之前的建武年号，唯有东汉光武帝时代的公元25－56年。此时期正值光武中兴，东汉初建，历史上影响甚大，历时又长，史家每称其年号。明代万全曰"痘乃马援征交趾带归"，从时代上来说是讲得通的。因为建武十七年（公元42年，正好是"建武中"），马援奉命南征交趾，至"二十年秋（公元45）振旅还京师，军吏经瘴疫死者十四五"（《后汉书·马援传》），共历三年，且经瘴疫，其中包括天花的可能性很大。击外敌曰击虏，呼为"虏疮"亦符合。

但"南阳"一名有讹。南阳为光武帝乡，位居中原，非击虏之地。即使后来的几个建武年号（304；317－318等），也没有"击虏"战事发生。"南阳"很可能是"南疆"之误。据郦道元《水经注》：

《林邑记》曰：建武十九年，马援树两铜柱于象林南界，与西屠国分汉之南疆也。

《外域记》曰：交趾昔未有郡县之时，土地有雒田……后蜀王子将兵三万来讨，雒王雒侯服诸，雒将蜀王子因称为安阳王。后南越王尉佗举众攻安阳王……南越王知不可战，却军往武宁县。

赵佗为南越王，时在汉高、文帝朝，可见交趾地在南疆，又有"安阳"之称，很可能造成"南阳"之讹。

因此，天花最早因马援征交趾从越南传入中国是可以相信的。而葛洪第一个详尽描述了天花症状及治疗。

如果"永徽四年，此疮从西东流……"一段文字为陶弘景所补，则"永徽"可能是"元徽"之误，但也可能是"永嘉"之误。陶氏是继葛氏之后记述天花的第二人。

天花在魏晋南北朝时定有多次严重流行，因此对中国医学界的冲击影响极大。关于传染疫病概念认识的深化及预防、治疗方法的提出，都产生了剧变。因此，我们称为"灾难激发机制"。这期间史书上见到的天花症状描写，是在《北史·崔瞻传》：

> 崔瞻字彦通，洁白善容止，神彩嶷然……瞻经热病，面多瘢痕。

此当是崔瞻患天花热病留下麻斑之证。崔氏卒于武平三年（572）。

《巢氏病源》所记的"皰疮"、"登豆疮"应即是葛洪所称"虏疮"，状若火疮。该书是对魏晋南北朝天花症状的总结。其曰：

> 伤寒登豆疮候：伤寒热毒气盛，多发皰疮。其疮色白，或赤，发于皮肤，头作㿀浆、戴白脓者，其毒则轻；有紫黑色作根，隐隐在肌肉里，其毒则重。甚者五内七窍皆有疮，其疮形如登豆，故以名焉。

> 时气皰疮候：夫表虚里实，热毒内盛，则多发皰疮，重者周布遍身，其状如火疮。若根赤头白者，则毒轻。若色紫黑则毒重。其疮形如登豆，亦名登豆疮。

另外"热病皰疮候"、"疫疠皰疮候"文字大抵相同（无"温病皰疮候"）。区分出出血性天花（色紫黑）为危重型，很对。

书中将皰疮（登豆疮）与"斑疮"区别而论。专列有"时气发斑候"、"热病斑疮候"等。如曰：

> 时气发斑候：夫热病在表，已发汗未解，或吐下后，热毒气不散，烦躁谬言语。此为表虚里实，热气躁于外，故身体发斑如锦文。凡发斑不可用发表药，令疮开泄更增斑烂，表虚故也。

所以我们认为"赤斑"、"斑疮"等均非单纯天花别称。范行准先生将《南齐书》剡县"有小儿年八岁，与母俱得红斑病"判为同患天花，实属错误。（注同前）

　　《巢氏病源》中的"登豆疮"则为刻本流传中缺落之误。"登"实为"登"，板刻中脱落"宀"而成"登"，进而误为"登"。其实"登"即"豌"之本字。从《外台秘要》引巢源文中作"豌豆疮"可知；《千金方》亦作"豌豆疮"，可证。豆科植物有"豌豆"而无"登豆"。而天花疱疮，状若豌豆。至今还有人以为古称天花为"登豆疮"的，误深矣！

　　唐代大诗人李义山的子女可能患过天花。《说郛》卷五引其《杂纂》卷上，以"子女豆瘢"而"羞不出"。可知此时以豆疮（豌豆疮）为名仍有流行。

　　陶岳《五代史补》卷一录一诗话云：

　　　　陈黯，东瓯人，才思敏速。时年十三，袖卷谒本郡牧。时面上有斑疮新
　　　愈，其痕炳然。郡牧戏之曰："藻才而花貌，何不咏歌？"黯应声曰：
　　　　"玳瑁宁堪比，斑犀讵可加；
　　　天嫌未端正，敷面与装花。"[1]

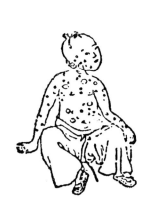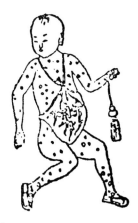

图 14.1　天花图

　　从此推测，五代时已有斑疮名词相混。而"天与装花"，恐即隐含"天花"名。民间俗呼天花，可能与从印度传入有关，"天花娘娘"即佛教中掌管天花之神。然后在中国也成了掌管天花病之神。

---

　　[1]　《全唐诗》及《文苑英华》所载稍异。袁牧《随园随笔》云："《文苑英华》载：陈黯
　　　幼时，面疮初脱。见清源牧咏河阳花。牧戏之曰：藻才而花貌，何不咏？黯应声曰：
　　　玳瑁应难比，斑犀定不加；天嫌未端正，满面与妆花。"

北宋初开始以"痘疮"为名，《太平圣惠方》中开始专属小儿科病类。估计这时天花主要侵袭小儿，成人已具免疫力。

宋元明时代痘症专书大量出现，推测与天花流行猖獗有关。但史书中均以"疫"一字以概之，无法分辨有多少次是天花流行。

西北边远地带的天花，在明后期方延及。《明史》载：

> 朔漠素无痘症，自嘉靖庚戌（1550）深入石州，染此症犯者辄死。打儿汉者，卜失兔祖吉能部落也，数将命奉贡，累官指挥同知。一日互市还，与其侪秃退台吉等俱染痘死。（《杜桐传》）

> 会他部铁雷以痘疮死，妄言边吏毒杀之。（《官秉忠传》）

东北地区原也无天花。《清史稿》云：

> 满洲兵初入关，畏痘。有染辄死。京师民有痘者，令移居出城，杜传染。有司行之急，婴稚辄弃掷。（赵）开心疏请四郊各定一村，移居者与屋宇聚处。（《锡良传》）

> 皇考升遐复，朕谕蒙古王公未出痘者不必来京；和珅擅令已未出痘者俱不必来。大罪十。（《和珅传》）

> （浩罕）头目等以未出痘，不敢入中国。谨遣师入朝……（《浩罕属国传》）

清代的第一个皇帝顺治于1661年死于天花，事见王熙《年谱》等。以后规定王子未出痘不得继承王位，康熙因此提倡人痘接种。足证东北地区本无天花流行。①

天花这样一种主要由外国传入中华的疾病，不但造成了流行，伤害性命，同时也引起医学文化的激变——人痘术的发明；且因人痘术的外传又造成了跨文化传通

---

① 近十数年对天花和人痘研究渐多，流行情况考证也细。例如台湾诸学者。尤请参见邱仲麟：明清的人痘法——地域流布，知识传播与疫苗生产，台北：《"历史语言研究所"集刊》第七十七本，第三分，2006年，第451-516页。

的特例，刺激了牛痘术的发明和返传中国。个中的意义，值得反复推敲而深思。

119. 天花的中医治疗

（一）治疗方论源流

天花的治疗在西医历史上缺乏方法，也鲜有记载。即使现代，因为天花是病毒传染性疾病而抗病毒药物至今缺如，治疗上除保守疗法外，别无他途。人们忽略了中医史上中医药治疗天花的伟大成就，连中医史学者的论文或专著也很少提及。这不能不说是一极大缺憾。

我们完全有理由说，葛洪是世界上第一位描述天花的医学家已如上述。他比过去医学史论定的最先描述天花的阿拉伯名医拉齐（Ar Rhazi；或 Rhazes，累塞斯。864-935）早了六百年。葛洪同时也是世界上第一位用药物治疗天花的医生。

自葛洪起，中国的医生们开始了对天花（痘症）的治疗研究。治疗痘症专著之多，恐怕除了"伤寒"之外，无能匹敌。以《中医文献辞典》[①] 条目统计，伤寒书有二百五十余种，痘症书约九十余种，温病书约五十余种。其他病症专著一般皆在十种以下。

治疗的方法和药物，如上节所引，葛陶的时代是十分简单的。葛洪以外用法为主：蜜摩；升麻水煮或苦酒渍而洗之。亦可用地黄黑膏外涂。又云可以用治伤寒法以驱毒。陶弘景用口服法，煮葵菜叶，蒜韭或鲜羊血饮服。这些可认为是当时的经验用法。

孙思邈《千金要方》将豌豆疮归在伤寒门类，作为时气热病论治。此当是沿葛洪以伤寒法治之之旧。没有对天花与伤寒病作出区隔。但根本上说，天花是属于"时气热病"是对的。书中也不列入小儿病专科内（虽然伤寒之豌豆疮方中也有一方提及小儿），可知那时天花是全员发病，不像后来以小儿群体为主。其治疗方法比较杂乱，在卷十（伤寒下）"治人及六畜时气热病豌豆疮方"等诸十五条目之下，列有外用，内服十五方。其中药物增加了黄连、青黛、大黄、牡蛎、石膏、大猪胆等，多为单味方药煮服。其清热解毒用意是清楚的，在治疗理论和

---

① 余瀛鳌，李经纬主编：《中医文献辞典》，北京科学技术出版社，2000年版。

实践方面都较前迈进了一步。

其中也有一个复方："治疮出烦疼者，木香汤方：青木香，薰陆香，丁香，矾石，麝香，右五味咬咀，以水四升，煮取一升半。分再服。热毒甚者加犀角一两。无犀角以升麻代。病轻者去矾石。神验。"此方明显是对天花危重症，高热将进入昏迷病人救急所设。其中多为芳香开窍之药。这是天花治疗的第一张复方。

还有针灸方一个："热病后发豌豆疮，灸两手腕研子骨尖上三壮。男左女右。"这也是首次倡用针灸治疗天花。

北宋《太平圣惠方》（978－992）将痘症列入小儿门下，新出方药甚多。这说明其时天花已转为主要见于小儿的疾病；而方剂以治疗各种不同证型和夹杂症、并发症，纳入了中医辨证论治体系。这是一大进步，使疗效大大提高。

钱乙《小儿药证直诀》系阎孝忠在大观年间（1107－1110）将所得钱乙儿科方论参校整理编成。这是中医儿科发展的一个里程碑。但就痘症而言，其价值主要在于所附董汲《小儿斑疹备急方论》，开始有了对痘症和斑疹的专论。至于就理论而言，则钱乙的"胎毒论"影响后世极大。他在书中说：

> 小儿在胎十月，食五脏血秽，生下则当毒出。故疮疹之状，皆五脏之液。

后世痘症方家，无不奉为圭臬。这一理论从现代医学观点看，实质上是错误的。因为天花是传染病，归于"时气热病"庶几正确。自钱乙起，后世虽有称之为"痘疫"者，却终难脱离"胎毒"窠臼。

之所以产生这种认识错误，是因为胎儿出生以后，几乎无法避免罹患天花，钱乙于是联想，以为这是娘胎里的胎毒带来造成的。却不足以成为我们这些后来人批评前人的把柄。天花的病源被认清是天花病毒，要到西方病毒学发展并找到病毒株，试验出其传染性以后。而"胎毒"若转换一个角度理解，又何尝不可以看作先天性免疫能力对某种疾病之缺乏。无免疫力则外来病毒得以乘机肆虐，造成天花流行。

金元以还，时气热病学说和异地"水土不服"之论尤见泛滥，胎毒与时气异气感发理论渐渐走到一起。两者的结合，正好就是免疫能力缺乏与外感病毒致病立论的中国解释版本。虽曰与现代理论仍大相径庭，但其探索的道路，庶几离真理亦不远矣。

试看明清，痘症专家们已形成比较一致的看法。例如明代万全在所著《痘疹心法》中说：

>……然则待时而发者，胎毒也。或速而危，或徐而安，或暴而死。气之微甚所使也。发则其毒泄矣。所以终身但作一度，后有其气不复传染焉。

清代张琰（字逊玉）《种痘新书》（1741）云：

>痘症……此本胎元之毒，秉自先天，无人不有其毒。故无人得免。其疮若遇天行，疫气传染乡间，则浸淫渐感，毒气必增……
>
>……欲火积为痘种，胎毒发为痘疮，命门养虎，秽毒深藏。遇天行之疫疠，触胎毒意为殃……

《医宗金鉴》也说：

>夫痘，胎毒也。伏于有形之始，因感而发，为生人所不能免。

中医这一理论开始于 12 世纪，与现世的天花传染发病原理适成对照。"外感时气"与天花病毒传染略有相近之处，承认外源性的原因；中医认为内因是有胎毒的天然存在，西医认为内因是人体对天花病毒天然免疫力的缺乏。要之，西医有这种认识已是 19 世纪中叶的事。

中医医家们的理论认识在天花的治疗和预防中有着重要价值。元明而下，痘科名医不止百家，专著接二连三，新的药物和方剂层出不穷。这些治疗方药，是经验的进一步积累，更是以上述理论作为指导而创制出来的。在西方医学史中，没有关于治疗天花的记载，中国是独一无二的。

（二）较为成熟的天花临床治法

以张琰《种痘新书》为例，书中列有治痘用药二百四十九种；基本用方二百余方。他的分阶段治疗方药，已经相当成熟。他指出：

凡痘，三日发热，三日出齐，三日起胀，三日灌浆，三日收靥。盖五三十五日为正期也。

此一病程日期之阐述，与现代流行病学对天花的描述完全一致。是为常态，治疗也有常规；其中又多变证，逆症，处理自当不同。他进而说：

……出齐起胀六日，吉凶皆定于此，最为紧要，切莫忽略。症之轻者，不拘常数，或十二三日，亦皆收靥。症之重者，则出常数之外，或至二十余日而后乃全靥也。但痘色明润，根脚红活，二便如常，又无杂症，即迟数日亦无妨。设有当出不出，当起不起，当靥不靥者，须详察之。或为元气虚弱不能运行，则宜补其气；或为杂症攻剥不能贯通，则速去其杂症。又，六日以前，毒未发尽，有杂症者，常也；六日以后，毒当尽出，而杂症亦当除矣。当除而不除者，逆也。须急治之。

这不仅是一治痘老手的经验之谈，实在是对天花病症规律的总结。

于是，他就病程各阶段提出了各有不同的诊治原则，开出了不同方药。

1）初热三日：其谓首日发热而病症未显，姑稍待而不必服药。此因诊断未明，药不滥施，可见谨慎。次日应已可区别出并非外感风寒等引起之发热，可予苏解丸，使有微汗；体弱者兼予千金丸，补中带发。并可施之推拿手法以松肌表，开窍行气而不损元气。第三日若身热燎人，苔黄，则其毒必盛，非丸散之力可退，宜急用和中散毒，或清解散，连进重剂水药数服以解其毒，不可松手。先选加减升麻汤发表驱毒；体弱用扶元宣解汤或参苏饮。他说：

凡痘，初热之时，毒之轻重，症之吉凶，皆兆于此。盖热之微者，毒必轻而痘必稀，吉之兆也；热之甚者，毒必盛而痘必密，凶之机也。此必然之理，医者宜预知之。

他认为这一阶段的正确而恰当诊治将为全程顺利向愈创造良好前提。有些并发症该治或不予治，也都很有讲究。例如：

初热时或吐或泻，不可骤止。盖吐者，邪从上解；泻者，毒自下奔。因吐泻发越而毒乃轻，是顺症。若骤以止之，是关门闭盗，其轻者反变重矣。况毒气奔越之吐泻，俟痘出后则勿药亦自止矣，又何必施治乎。凡不必施治之际而强治焉，正恐复增它症也。

然而，对有大热，诸症加重，急宜解毒汤或调元解毒汤。各种险症，视病情选用苏解散加天麻等；或二宝饮，犀角地黄汤，扶元祛风汤等。夹杂证如惊搐、腹痛、呕吐、泄泻、闭结、咳嗽、脓痰、喘急、诸痛、出血等等不一，共列有五十三症，又分别制方以治。逆症有十九种，多为不及治而成死症。

2）见点三日：天花一般在发热第三，四日出现皮疹，点状，色红紫。张琰指出，首先要与"蚊蚤所伤""斑丹疮疥"区分清楚以免误诊。认清是痘疹始发后，他说不"见点用药与初发略同"。但

宜解毒而佐升提。凡补滞辛热之品此时尚不敢妄投。故肉桂，附子，丁香，干姜，炙芪，炙草，鹿茸，鹿血，白术，茯苓，淮山，枣仁，远志，熟地，藿香，砂仁，豆蔻，诃子，五味（子）一切温滞之药，此际切宜慎之。即用黄芪甘草，亦用生而不用炙；芍药用赤而不用白；地黄用生而不用熟。盖虑其滞毒气而助毒火，以贻祸于其后也。

其观查要点是：红点隐于皮下（多先见于头面手足，后及全身）应出而不出，症状如发热等却很重，是"毒在内攻，须臾告变，不可救矣。"他说：

自古方书皆详于已出之后，略于未出之前，深言出而稠密之危，不言留中之祸。不知已出之毒，外寇也；未出之毒，内寇也。速出而稠密者外攻也；留中而不出者，内攻也。内寇与外寇孰烈？内攻与外攻孰甚？故痘已出而死者必在旬日之外；未出而死者必在六日之中。此余所以长顾深虑，谆谆为天下警也。

天花与麻疹一样，中医认为出疹见点期关键在于能否顺利透发。能顺利透发

者是顺症，内毒得以外泄，各种伴发症状可随之而减，安然度过危险期。反之为逆，性命堪虞。所以观察和判断皮疹状况很重要。如果发现出点不顺，张琰主张急用升麻、川芎、蝉蜕、牛蒡子等透发其疹，同时给予黄连、黄芩、连翘、穿山甲等清热解毒。这一原则贯彻始终，是基于内有胎毒因时气激发而发病的理论的。毒不外泄，病不能愈。与西医观念全然不同。他说：

> 痘见点后，潮热渐减，杂症渐退，饮食渐进，吐泻皆止，至五六日上，痘齐热退，杂症全无，饮食如常，精神清爽者，吉。盖毒尽出于肌肤而不少留于脏腑也。又安有它虞乎！

胎毒是内毒，所以要外泄而安。这是从胎毒理论来的。但其杂症，险症，种种逆症，似多与外来时气有关。所谓"秽气所冲"，"贼痘"、"痘疔"之类是也。用清热解毒方药治之。还有体质因素，元气不足，见点隐隐不出，发热等并发症状严重，此时需要用平和汤，人参百虎汤等根据不同情况补泻权衡论治之。

他列出异豆三十八种，险症约三十种，杂症九种，逆症三十种。

3）起胀三日：见点之后，顺症患者其皮疹很快开始起胀，即由丘疹变成疱疹，疱内含液，清亮饱满。其曰：

> 痘出皮肤要渐渐起胀。盖痘起一分，则毒出一分。避痘胀满而毒乃尽出。倘痘不起胀，则痘虽见点，其毒仍留脏腑。数日之后，其毒内攻，不可救矣。鼓出齐三日之内，其时日十分紧要。急于此时观察形色，审证用药，犹如拯溺而不可缓，救焚而不可迟也……盖痘出齐后，潮热已退，杂症又除，稀疏明朗，尖圆红润，皮粗而厚，体实而坚者，气血俱盛，毒气又清，必能起胀……若或稍生不顺，或热不退，杂症不除，色暗而不明，势弱而不振，界地不分，颗粒不圆，紫而不解，焦而不润，淡而无血，薄而不坚者，非毒盛之失解，即气弱之当扶。此症若无药救之，则必不能起胀，不能灌浆，亦可以先知也。故必于此时，力为调治，犹可救也……症之生死，决于痘之起伏。痘起则毒从外出而可化；毒留则内攻以为殃。故起胀方有生机，陷伏必从死例。

起胀顺症不须用药，妥予调理，让其自然转入下一阶段即可；伴发症状、险症（列有二十余种及"五陷"险症）、杂症（十二种）则需要精心调治。逆症二十七种甚难救治。总之须洞察先机，及早发现。毒气壅盛而滞留，予调元化毒汤等；元虚而留毒不出，宜用千金内托散等。险症尤当细辨，用清用补，药物炮制程度，饮食起居护理，一一需要周详。他列有二十余方供参考选用。

4）灌浆三日：所谓"灌浆"，实际指的是天花疱内液体化而成脓。这是天花病程的一个自然过程。张琰认为：

> 凡痘，至七日宜灌，八日宜满，九日十日乃浆期也。初出是血；其后血化为水；水化为脓。至于成脓，其毒乃出尽。必浆脓，毒乃化尽。痘虽起胀，若不成脓，则毒虽出而未化，势必扰攘于皮肤，倒流入里。
>
> 脓之所以不成者，皆由五六日前失于解毒，以致毒壅而炽，血燥而凝，气滞而馁，故不能运化以成浆也。然至九日十日以来，内脏空虚，当用补。且正气与毒气相持已久，至此元气必衰，断以扶元为主。况痘为脏中之毒，急斩关破壁出于皮肤，脏腑必为不固。若不内托已卫元神，采则方出之寇，恐复乘虚而入，此倒陷倒靥之所自来也。至于倒陷倒靥，则毒返内攻，虽有良医，莫能救矣。故时至九日，总宜温补，不敢清凉。固肌内托，是此时之要领；健脾补气，为此日之纲常。

然后他指出具体药物方剂选择和炮制，告诫病家和医生，战战兢兢，如履薄冰，如临深渊。他要求：

> 凡治痘之法，须宜预虑。莫待变证而始仓惶。故发热之初，当为出痘之计；见点之日，宜思起胀之谟；出齐即要立行浆之地……故犯痘之家，必于六日以前宜急请医调治，勿迁延以致自误。治痘之医，当于七日之内，速为力救危亡，毋怠忽以致误人。

他列有险症九，杂症二十四，逆症十八。并各与方剂和预后。

5）结痂：天花病程进入结痂阶段，似乎已到尾声。但医家依然轻忽不得。张琰称：

> 痘至十三四日，血劲毒解，其脓渐干，色如苍蜡，蜡如葡萄色。从口鼻
> 两旁，人中上下，左右二颧收靥起，乃至地角，颈项，胸腹，腰背，逐渐收
> 下，然后上及头颅，下至于足，逐次收结。痂厚疕圆，或黄或赤，杂症全无
> 者，吉。

然而，并不是到此阶段都是顺症，仍有险症或杂症出现的情况。张琰描述了
三十种险证，十七种杂症和十一种逆症（包括六种可能不治而死）。列出一系列
方药供选用。

6）痘后杂症：主要是变症，夹杂症，并发症，后遗症等。若不小心调治，亦
可功亏一篑，留下莫大遗憾。他说：

> 痘至十五六日，靥齐，其功已就。至是虽可无虞，第恐浆清痂薄，致留
> 余毒为殃……痘收结痂厚，迟之三日自落者，吉。又，痂色光润，其瘢带
> 红，更无他症，饮食如常者，吉。

他共列出三十一种杂症，各予方剂治法；十二种逆症，仍多有死而不治者。

此外，他对女子特别是孕妇出痘作了专门论述。

凡此种种，在此虽云不厌其烦作了引述，其实仅是管窥而已。但从中应已明
诸症及后遗症，其凶险情况和预后的判断等，何等精确细密！顺逆治疗之方药，
使用时机等等，多么周到谨慎！与西方医学的记载相比较，在那个时代，他们无
愧乎在世界医学史上首屈一指。

过往的医学史研究，对于天花的中医诊断和治疗，几乎无人涉及。在此作专
门提出，企盼引起大家的注意：中医的痘症师们在人痘术发明之前和之后，都对
天花的治疗做出过了不起的贡献。

（三）治疗的效果

关于治疗之效，古来未有统计之法案也无统计资料可供查阅。但从张琰书之

自序，我们仍可见一斑：

> 余读父书，遍临痘症，几及万人。用数十年艰苦之思，日忧勤于治痘之
> 法……辨证发药，因病制方，重可使轻，逆可使顺，危可使安。虽遇不治之
> 症，亦或为之治矣。但年暮离疲，无复四方之志。爰将生平之学力，悉笔于
> 书。非敢曰创千古未有之奇也，特以独得而心裁者，公之于世，末以补慈幼
> 之术，而新岐黄之耳目云。

这是一段自信心满满的自述。不是治愈率高，不敢写此书、传此术、言其
效。其疗效从为其作序的著名学者伍士玉评述中也可看出：

> 余友逊玉张先生……潜心医术，而于痘症愈加意焉……症又不容缓救，
> 盘根错节，利器有时而难施。唯先生独神其术，遍行州郡，济众扶危，四方
> 咸以二天戴之……

此"二天"云云，是指"再生之天"，赞扬其给了病孩第二次生命。可见在老
百姓心目中，张琰治疗痘症的声誉是非常高的。不难想象其疗效之好。

证诸其他人的记述，并非只是张琰有如此好的疗效。例如《秘传痘疹寿婴
集》（1491 年）著者胡璟，自云：

> 予生子女者十人，其卒于痘疹者几半。弘治改元（明，1488），一子二
> 女俱婴于痘。予惩前日之殇殇，而震恐之不下，乃求钱氏诸家痘疹方药，谨
> 循其序而治之。重者轻，轻者愈。不逾月而俱获安全。

这是明代人用宋代钱乙等之方药治愈天花的例子。同是明弘治（1488-
1505）时人的蔡维藩，著有《痘疹集览》四卷，《痘疹方论》一卷（一名《小儿
痘疹袖金方论》，1518 年刊）。其人曾将所用之治痘疹方药，因利乘便，以宦游
兼作医生身份，传而检验其效。结论是：

> 验之两淮；验之两畿；官辙所至，冀之北，湖之南；又从而验之，无往
> 弗协。

他所到之地，有淮南淮北（安徽）；北京南京等两京及郊区；又及于河北、湖南等地，范围不可谓不广，而效果均佳。他因而著书，欲"进而验之天下"。他的做法，一方面是传播治痘之术，一方面重视验证。这在古代，是难能可贵的。而其必验之有效方铸书广传，其态度是科学的。其结论因此尤为可信。

明代佚名所著《痘疹正传指心法》称其学于，路边地头陈守泉，陈见田，曹省泉诸痘医，于万历十二年（1584）开始行医。其效果显著：

> 转危就安者纷然。吴中阒然知有医药之功，危痘亦能挽回。故今概信认服药有效矣。

这是江苏苏州一带。各地时间先后或有差异，但一旦经过治疗，其疗效是明显的。到清代，吴中的叶天士，确更以痘疹高手名驰南北。《清朝野史大观》中记有一则他治痘故事。其女云："父素谓痘无死症。"其信心暴满如此，足见叶天士治痘技术之高，能化险为夷，治无不效。所以中医药治疗天花的有效性，应无疑义。

但是，我们并不认为治痘效果是 100% 的好。王清任在《医林改错》"论痘非胎毒"中提到：痘"分顺，险，逆，辨别轻重死生"。其中"痘之险证，随手而愈不足论"，"惟一见逆证，遂无方调治，即云天数当然"，"至某日必死"。可知痘之逆证，多半死亡。不过，王清任自己，特创通经逐瘀汤，会厌逐瘀汤等，能救其危殆：

> 至于逆证，皆有本源，辨明本源，岂不可救？如余所治闷痘不出，周身攒簇，细密如蚕壳，平板如蛇皮，不热即出，见点紫黑，周身细密无缝，紫白灰色相间，蒙头锁口，锁项托腮，皮肉不肿，遍身水泡，不起胀行浆，不化脓结痂。见点后抽风不止，九窍流血鲜红，咳嗽声哑，饮水即呛，六七天作痒，抓破无血；七八日泄吐，胃口不开；至危之时，头不能抬，足歪不

正，两目天吊，项背后反等逆症。初见之时，辨明虚实，皆可望生。明此理者，知余补前人之未及，救今人之疑难；不明此理者，妄加评论，以余言为狂妄。而不知非狂妄也，知痘之本源也。

可以说，治痘著作的作者，从钱乙、董汲、陈文中以下，包括朱丹溪、黄石峰、蔡维藩、万全、郭子章、高如山、陈文治、汪机、朱栋隆、吴勉学、唐云龙、朱巽、翁仲仁、聂久吾、翟良、吕献策、朱一麟、黄序、陈尧道、宋麟祥、沈巨源、吴损翁、张璐、朱纯嘏、叶大椿、汪琥、董维岳、袁大宣、黄元御、吴谦、叶天士、宋邦和、熊立品、焦循、周冠、田之丰、张五云、曾鼎、陈奇生、文梦弼、徐大椿、张潮青、杨竹溪、侯百里、朱楚芬、王清任、曹禾、唐威原、叶向春、陈启运、费启亨等等，皆为治痘大师。明清时期，治疗天花的医生，医著纷然而出，蔚为大观。

相比而言，在西方世界并无治疗天花病方面的进展。对天花染病，束手无策。即使今天，因为天花属于病毒性疾病，西医没有对抗病毒的药，唯有保守疗法，静观其变而已。这种差距是何等之大！

天花发病快，症状危重，在现代医学中也属于危重急诊之列。由此而进言之，中医治疗危重急诊方药技术，也是斑斑可考的，殊非仅仅天花一症而已。更非如今之俗云"西医治急性病，中医治慢性病"可简单概括。

从治疗天花的历史经验和成就中，我们应当得到启发：在现代和未来，当一种突如其来、从未遇到过的急性传染病开始流行而西医束手无策之时，想想中医吧。中医以其辨证论治理论和方药，多少是有些办法的。对付 SARS 和禽流感而中医药效果显著的事实已再次作出证明。

二、人痘术的发明和康熙皇帝的推广

120. 人痘接种术发明渊源考辨

（一）预防观念和最初方法

中国医学历来有重视预防的传统；而对天花治疗十分细致用心的同时，也就考虑到如何预防天花的问题。《内经》有"上工治未病"，张仲景在《金匮要略》中指出："夫治未病者，见肝之病，知肝传脾，当先实脾……"治之于传变之先。葛洪更于论述天花时要求："每多作毒意防之。"这些预防思想和理论，是天花预防方法产生的重要指南。所以朱纯嘏《痘疹定论》"种痘精神形气论"中说：

> 种痘之说，治未病也。未病要其必病，已病要其全愈。

依此言之，天花预防的方法，值得先予一提的是"稀痘方"，是为已病者减轻病情，求其全愈。稀痘方每见附于治痘之书一隅。如张琰《种痘新书》在末卷（第十二卷）中，列"稀痘"二十一方。其中有曰：

> 神功消毒保婴丹。每岁春分秋分日服一丸，能清痘毒。若三年连服六次，毒尽消减，痘必无虞（方内用药包括豆藤，山楂，升麻，生地，独活，牛蒡，黑豆，赤豆，当归，连翘，桔梗，神砂，川连，防风，荆芥，苦丝瓜……）。
>
> 兔红丸。硃砂，甘草，六安茶等分，共为末。候腊八日午时，取生兔血将前三味和合成丸如梧子大。逢三六九日与儿食之，可免痘疮。
>
> 四脱丹。蝉蜕，蛇蜕，凤凰衣（即鸡蛋壳），神仙脱（即父母指甲）。各等分为末，炼蜜作丸如菉豆大。每年除夕服一钱为度，连服三年，永不出痘。
>
> 葫芦花汤。八月取葫芦花，不拘多少，阴干。俟除夕夜煎汤浴儿，可免痘疮。
>
> 苦楝子汤。取苦楝子，不拘多少，煎汤浴儿，可免痘疹。即出亦稀。
>
> 乌鱼汤。除夕日将七星大乌鱼一尾，小者一二尾，俟黄昏时煮汤，将儿遍身洗浴。耳鼻口孔俱要水到。不可因鱼腥而再用清水。洗之时，人不信，或留一手一足不洗。遇行痘症，其未洗处偏多；洗处则稀。此明验也。洗法或云随月无拘。
>
> 种痘保婴丹。缠豆藤四两，紫草茸四两，酒洗，忌铁器，防风二两，去芦，荆芥一两，升麻二两，盐水炒，牛蒡二两炒，甘草梢二两去皮，硃砂三

钱，天竺黄一钱二分，牛黄一钱二分，蟾酥一钱二分，黑豆，菉豆，赤小豆各四十九粒。共为细末。外用紫草三两，水煎熬膏，入砂糖半盏，和匀，为丸如赤小豆大。用硃砂为衣。未痘之时用甘草煎汤，磨九入服。已发热时，以姜汤磨服。服后以被蒙头，令出微汗。则毒重者可减半；毒轻者则甚稀。痘者已见点，用甘草磨服亦可。使轻且保无虞。但不可多服。

三花丹。将出痘时用之，可稀痘。梅花，桃花，梨花。三花各等分。通取已开未开者，阴干为末。用兔脑为丸，雄黄为末，以赤黑菉三豆煎汤服。

六味稀痘饮。将发痘时预服。山楂，紫草，牛蒡各一钱，防风，荆芥各一钱二分，甘草五分。生姜引，水煎服。

如此等等，不一而足。还有麻油檫法之类。总体上看，是表散为主以减轻皮肤毒素淤结。此类方多于痘发前用之，按理可收成效。而长年预防之效果如何，乌鱼汤有一验证之法，虽不尽善尽美，但可知古人并非信口雌黄者也。

稀痘方的专著为明，郭子章（相奎）之《博极稀痘方论》，二卷。辑于万历五年（1577）。万历二十九年（1601）吴勉学将之辑入《痘疹大全八种》刊印。此书非仅收方，而以钱乙痘为胎毒理论做指导，主张孕妇怀胎应注意起居饮食，以免胎儿受邪腹中；初生婴儿当设法祛除胎毒；痘疹流行，则应避地而居。这是避痘、逐痘、稀痘等预防天花方法的一次有意义的总结。即使就围产期医学而言也是有价值的。

稀痘方论的预防思想实质上为人痘接种预防天花准备了一个基础，或创造了一种氛围。或在其后，或与之同时，种痘法就脱颖而出了。

（二）种痘法缘起的传说

关于人痘接种法的最早年代，董玉山著《牛痘新书》（1884年刊）中说：

> 考上世无种痘，诸经唐开元间，江南赵氏，始传鼻苗种痘之法……

因系孤证，不能论定开元间（713-741）已发明了种痘。但《千金要方》有"种疹法"，"治小儿身上有赤黑疵方：针父脚中，取血贴疵上即消"；"治小儿疣目方：以针及小刀子决目四面，令似血出，取患疮人疮中汁黄脓傅之"等，已略具"以毒攻毒"之义；敦煌药方中有"兔皮疗豌豆疮方"，也可能有"痘衣法"的初意。总之，含有主动免疫意义的预防思想和方法在唐代已有生发。

又，传说北宋初四川峨眉山一带有种痘法出现。是否空穴来风？此说首见于朱纯嘏《痘疹定论》（康熙五十二年，1713 刊，是应康熙之询问而写）之"种痘论"。其原始版本现难得见，纪宝忠先生"康熙御医朱纯嘏《痘疹定论》手稿"①一文揭载："2006 年 2 月 26 日，在北辰区某农民房屋拆迁中发现其手稿。该手稿为刊刻抄校稿本，经其二子朱兆众、三子朱兆汉和女婿秦朝光参校。用小楷书写，毛边纸。色米黄，丝线绳装订。本属古籍藏书中的上品，因保存不当成残本。原著应为四卷，今仅存卷一、卷二中的大部分，合订为一册。无封面。短缺卷二的最后一论'种痘精神形气论'。"此残卷笔者尚未一见为憾。

较早版本，乾隆三十四年（1769）沈大成刻本，王鸣盛序，其中"种痘论"如此云尔：

> 宋仁宗时，丞相王旦生子俱苦于痘。后生子素，招集诸医探问方药。时有四川人请见。陈说峨眉山有神医，能种痘。百不失一。其法以尖圆红润泽、四字俱全痘痂研末。纳于男左女右之鼻孔内。一岁之儿女，可用此痂三十粒，于净磁锺内，以木作杵，研此痂为细末。用洁净棉花些许；又用洁净之水，春秋温用，夏则凉用。冬月略带热些。滴三五点入于锺内。干则又加几点。总以研匀不干。捏成枣核样。以红线拴定。约留寸许，余线剪去。纳儿鼻中，露线在外，以防吸上。未满一岁之儿，种六个时辰取出。若二三岁之儿，种十个时辰取出。即种十二个时辰足亦可。此痘痂春秋二季，即一个月之痂可种得；若夏五六月，半月二十日之痂亦可种；若冬月严寒，四五十日之痂亦可种。盖以寒则气聚热则气散，故时日有不同耳。至种苗取出，约计五日，而五脏传遍。至七日，身必发热。发热三日，苗必现焉。见苗三日而出齐。出齐之后，痘必次第长浆。浆长三日，而脓浆充足。既足浆，则回

---

① 纪宝忠：康熙御医朱纯嘏《痘疹定论》手稿。中国人民协商会议天津市北辰区委员会文史委员会编：《北辰文史资料》第 10 辑：北辰文物，第 118 页。

水结痂之候也。发热三日，应天时正二三月，春令发生之时也；见苗出齐，应天时四五六月，夏令长养之时也；长浆足浆，应天时十月十一月十二月，冬令收藏之时也。若不出齐，以及灌浆未足，不妨多一日。以像闰月。此在人神而明之也。凡环峨眉山之东西南北，无不求其种痘。若有神明保护。人皆称为神医。所种之痘，称为神痘。若丞相必欲与公郎，某当往峨眉敦请，亦不难矣。

不逾月，神医到京。见王素，摩其顶曰：此子可种。即于次日种痘。至七日发热；后十二日，正痘已结痂矣。由是王旦喜极而厚谢焉。神医年近九十。乃辞厚赠。对王旦曰：修行人要金帛何用。汝为丞相，内则赞助君德，外乃表率臣工。镇中国而抚四边，令天下万民共享太平。此则我受汝之酬谢，比金帛更多焉。遂回峨眉。传素皈依者告之曰：我乃慈悲观世音菩萨示现，指出种痘之法。欲天下之幼儿少女，咸跻寿域。吾今以此法传授汝等，当为我广传，以垂久远。言毕坐化而去。

这个故事版本，因未见朱纯嘏原版，中间有无改篡，不得而知。但至少在后来的刊本中，是与沈大成版本有很大不同的。例如同治七年（1870）的《重订痘疹定论新编》的"种痘论"中这样说：

宋仁宗时，有丞相王旦，初生诸子，俱苦于痘。后老年生一子，名素。招集诸幼科而告之曰："汝等俱明于治痘否乎？"咸应之曰："不敢言明于治痘，但略知治痘之法也。"王旦曰："能知之即能明之也。每年予各以十金相赠，俟小儿出痘，众皆请来。共相认痘，订方用药。俟结痂还元之后，再厚赠酬谢。幸毋客教推诿。"时有四川人做京官者，闻其求医治痘，乃请见而陈说种痘之有神医；治痘之有妙方。十可十全，百不失一。王旦闻之，喜相问曰："此神医是何姓名，何处居住也？汝既知之，为我请来。"彼应之曰："此医非男子，乃女人也。传说生身于江南徐州之地。自幼吃斋念佛，长不婚嫁，亦不披剃。云游至四川，峨眉山顶，盖茅菴而居焉。惟时有上桥，中桥，下桥三处女人好善者，俱皆皈依。吃斋念佛。后此现身说法。自出痘症，至一十二日，回水结痂。乃命上中下桥女人曰：此痘痂可种也。一岁之儿女，可用此痂三十粒，于净磁钟内，以柳木作杵，研此痂为细末。用洁净棉花些许，又用洁净之水，春秋温用，夏则凉用，冬月略带热些。摘三五点，入于钟内。干则又加几点。总以研匀，不干。捏成枣核样，以红丝线拴定。约有寸许，则剪去其线。纳于男左女右之鼻孔内。线露在外，以防吸上。未满一岁之儿，种六个时辰取出；若二三岁之儿，种十个时辰取出；即种十二个时辰足亦可。此痘痂，春秋二季，即一个月之痂，可种得；若夏五六月，半月二十日之痂亦可种；若冬月严寒，四五十日之痂亦可种。盖以寒则气聚，热则气散，故时日有不同耳。至种苗取出，约计五日，而五脏传遍；至七日，身必发热；发热三日，苗必现焉；见苗三日而出齐。出齐之后，痘必次第长浆；浆长三日而脓浆充足。既曰足浆，则回水结痂之候也。以发热三日应天时，正二三月春令发生之时也；见苗出齐，应天时四五六月，夏令长养之时也；长浆足浆，应天时七八九月，秋令成熟之时也；回水结痂，应天时十月十一月十二月，冬令收藏之时也。若未出齐，以及灌浆未足，不妨多一日，以像闰月。此在人神而明之也。汝等依予之法，将汝自己之儿女种之。十可十全，百不失一。遂如法种之。皆得痊愈。自是环峨眉山之东西南北，无不求其种痘。若有神明保护。人皆称为神医。所种之痘称为神痘。若丞相必欲与公郎种痘，某当雇人夫肩舆，即往峨眉山敦请此神医，亦不难矣。"

　　不逾两月，敬请神医到京师。见王素，摩其顶曰："此子可种。"即于次日种痘。至七日发热，后十二日，正痘已结痂矣。由是王旦喜极而厚谢焉。神医年近九十，乃辞厚赠。对王旦曰："我修行人，要金帛何用。汝为丞相，内则赞助君德，外乃表率臣工。镇中国而抚四边，令天下万民共享太平。此则我受汝之酬谢也，比金帛更多焉。"由是辞回峨眉。至次年，传三桥女人前皈依者，明白指示之曰："我非凡胎所生。乃慈悲观世音菩萨转劫，指出种痘之法，欲天下之幼儿少女，咸跻寿域。吾今以此法传授汝等，当为我广其传焉。"三桥女人皆俯伏求慈悲普度。俱称赞神功。命我等称何名号。以垂久远。神医曰："吾乃天姥娘娘。凡种痘之家，焚香礼拜，称扬天姥娘娘。吾即于虚空之中，大显神通。化凶为吉，起死回生。"言毕，坐化而去。

这后来的版本，较之前者，增改了 450 字左右，尤其是加进许多佛家内容。

宋仁宗为宋真宗之误。两个版本此错相同。王旦（957－1017）是真宗时有名的"太平宰相"，任职 12 年。其子王素（1007－1073）生在王旦进居相位的次年。

《医宗金鉴》（1742 年刊）亦云：

> 古有种痘一法，起自江右，达于京畿。究其所源，云自真宗时峨眉山有神人出，为丞相王旦之子种痘而愈，遂传于世。

依上所叙，似乎种痘一法，起于 11 世纪四川峨眉山，然后因王丹之请入于河南（开封）。吴谦显然是按朱纯嘏故事说的。仅属传说而已。他文中又说，"起于江右（按：今之江西），达于京畿（按，此当指当时北京城一带）。"这当是指纯嘏到京种痘，传播种痘法。

1727 年俞茂鲲著《痘科金镜赋集解》，1885 年有重刻本，其中加入了以下一段话：

> ……又闻种痘法起于明朝隆庆年间宁国府太平县。姓氏失考，得之异人丹家之传，由此蔓延天下。至今种花者，宁国人居多。近日溧阳人窃而为之者亦不少。当日异传之家，至今尚留苗种，必须三金，方得一枝丹苗。买苗后医家因以获利。时当冬夏种痘者，即以亲生族党姻戚之子传种，留种谓之养苗。设如苗绝，又必至太平再买。所以相传亦无种花失事者。近来昧良利徒，往往将天行已屬之痂偷来作种，是名败苗。虽天行之气已平，而疫疠之气犹在。所以二百小儿，难免三五受害也。

宁国府太平县，即今日安徽黄山市。"得之异人丹家之传"，即峨眉山神人一脉传来。属道教医学家的发明和伟大贡献。李约瑟博士也认为人痘接种法是道家（丹家）发明的。[1] 道教文化背景产生了这一伟大发明。

---

[1]　李约瑟：《中国与免疫学的起源》。笔者等译载于《中国医药学报》1983 年第 4 期、第 5 期。

但是，种痘术始终还是民间秘传。《种痘新书》（1741 年刊）中张琰云：

> 宇内方书总无种痘之说，岂治痘之方则宜传于世，而种痘之术不可向人言乎？盖秘其诀而不肯笔之于书，私其技而不欲公之于世也……

> 医书充栋，惟种痘之术不传。盖术家欲专其利，故秘其术以自私也……

（三）种痘法的文献考查

从直接的文字记载考查，目前可以发现"种痘"二字最早见于万全的《万密斋医学全书》（现存最早刊本为康熙二年，即 1663 年刊本）之《痘疹心法》（明嘉靖二十八年，即 1549 年刊）。其中卷八有云：

> 或曰：人有终身不出痘者，何也？曰：痘乃胎毒，又名百岁疮。天下岂有无父母而生，能逃于造化之外者哉？但云受天地之清气，秉父母之清气，气清质粹，无有秽毒，当天令种痘之年，亦曾发热，只出一两点而不觉也。岂真终身不出乎！

卷二十一又云：

> 女子种痘，经水忽行，暴喑不能言语者……先以当归养心汤，养心血，利心窍。待其能言，以十全大补汤调之。

有一种看法认为，此书详于治痘，"种痘"仅有以上两处提及而语焉不详，似非与"种人痘"或"人痘接种"同义。例如清初洪若皋就在所著《南沙文集》中说到："痘疫谓之种痘，譬如种荳然。温即出，寒即不出。理势然也。"[①] 洪氏所言是以"种荳"比喻痘疫之发生条件，故亦曰"种痘"，其实与万氏书中之"种痘"并不切合。

---

① 清洪若皋：《南沙文集》卷五"庸医传"，第 388 页。（据康熙刻本影印，收入《四库全书存目丛书》集部第 255 册。）其中以"种荳"比喻痘疫之起发，故亦曰"种痘"。

从以上万氏书引文的意思看，是指人痘接种无疑，并且在卷八下接一段中，明显讲到接种用痘苗的保存护养：

> 或曰，世俗保养痘子者，习用僧道洒水颂咒以解厌，可乎？曰：世俗已久，不能遽改。用与不用，从其所好，不可阻止。设有变怪，归咎于医，而悔僧道之未用矣。

"保养痘子"是指保养种痘用痘苗。这段话甚至透露出，种痘和痘苗保养之法传习已久，非自万全始；而其谓"世俗保养痘子"，是欲区别与医家乎？万全未对种痘予以专门章节论述，其亦有隐耶？此留后论。

以目前所见，提及"种痘"之医书，按时间先后顺序大约有以下这些：

1. 明，万全：《痘疹心法》（又名《痘疹世医心法》，二十三卷。嘉靖二十八年（1549）刊。）后收于《痘疹全书》（1610）及《痘疹心要》（又名《痘疹心要全书》，万历年间 1573 - 1620 刊）及《万密斋医学全书》（1663）等中。内有三处提及种痘。

2. 明，佚名：《种痘法》。见于董其昌（1555 - 1636）《玄赏斋书目》。

3. 明末清初：方以智（密之，1611 - 1671）：《物理小识》。崇祯十六年（1643）成书，顺治六年（1649）增补。其中论及"神痘法"（鼻，衣，被法）。

4. 清，傅政初等：《天花仁术》。康熙二十二年（1683）撰。黄百家序。黄百家系黄宗羲（1610 - 1695）第三子。

5. 清，张璐（路玉，1617 - 1699）：《张氏医通》，康熙三十四年（1695）序刊。卷十二附《种痘说》。

6. 清，允肃：《种痘书》，一卷。康熙三十九年（1700）撰。

7. 清，史锡节（晋公）：《痘书大全》。康熙四十六年（1707）刊。卷上《原痘论》提到种痘。

8. 清，朱纯嘏（玉堂）：《痘疹定论》（又名《种痘全书》），四卷。康熙五十二年（1713）刊。

9. 清，蒋良臣（亮工）：《种痘仙方》，三册。雍正十年（1732）刊。此书先得于徐无忝所抄录之《种痘仙方》，不著撰人，也不知撰于何时；其时有朱升学为石府二十余人种痘皆佳，蒋氏为医数十载，甚奇之。后得徐所藏书，乃整理修纂而成此书。然每附刻于明傅懋光《医学疑问》中，不察则以为明代之书也。

10. 清，张琰（逊玉）：《种痘新书》，十二卷。乾隆六年（1741）刊；内有第三卷专论种痘。

11. 清，吴学孔（赴日后改名李仁山）：《李仁山种痘和解》。原著汉名《种痘说》，延亨元年（乾隆九年，1744）赴日种痘大获成效，乃由平野繁三郎，林仁兵卫译成日文刊印。

12. 清，毓兰居士：《种痘法》（又名《保婴要旨》。约成于乾隆十五年（1750）。末附明郑望颐《种痘论》）；此书道光二十二年（1843）刊本为《种痘要法》，并附稀痘法；宣松亭摘录为《种痘万全要法》钞本，前云陈复正原辑，则陈氏当即为毓兰居士。然是否即飞霞道士则待考。

13. 清，吴谦（六吉）等：《种痘心法要旨》，为《医宗金鉴》十五种之一。论种痘颇详。乾隆七年（1742）刊。

14. 清，叶桂（天士，1667－1746）：《临证指南医案》，门人彙辑，刊于乾隆三十一年，1760年。第十卷《幼科要略 痘》颇有种痘医案。

15. 徐大椿（灵胎，1702－1780）：《医学源流论》，乾隆二十二年（1757）刊；《兰台轨范》，乾隆二十九年（1764）刊；及《医砭》（收于道光年间辑成之《潜斋医学丛书八种》）均提及种痘。

16. 清，王珠：《种痘心法要旨集注》。乾隆四十六年（1781）刊。系为《医宗金鉴》之《种痘心法要旨》做注释发挥。

17. 清，曾鼎（亦峦）：《痘疹会通》，五卷。乾隆五十一年（1786）撰。内附取苗种痘法。

18. 清，周冠（甄陶，？－1803）：《痘疹精详》，乾隆五十九年（1794）刊。学宗聂久吾，卷一评述并摘录朱纯嘏及张琰之种痘说。

19. 清，焦循（理堂，1763－1820）：《种痘书》。乾隆末（1795?）撰。原书未见，但其《雕菰集》中有"种痘书序"，述其据痘医程维章所述，厘成《种痘书》十篇。且于其后依程氏所教为子廷琥（1791），孙授易（1809），授书，授诗（1816）亲自种痘。

20. 清，文起（梦弼）：《痘科辑要》，六卷。嘉庆六年（1801）辑。取《痘疹定论》,《种痘新书》等之种痘内容而述之。

21. 清,黄朝坊(妙山):《金匮启钥》,九种三十七卷。内"痘科"六卷。嘉庆九年(1804)刊。

22. 清,朱奕梁:《种痘心法》,一卷。嘉庆十三年(1808)刊。此卷曾被摘抄见附于重编本明朱一麟《摘星楼治痘全书》卷十八补遗中,显为晚清刊本附入,非朱氏旧有。

23. 清,佚名:《种痘指掌》。不知撰人及年代,嘉庆十三年(1808)由黄廷鉴为之刊刻并序。其书后半部全录允肃之《种痘书》全文。

24. 清,芝屿樵客:《儿科醒》。嘉庆十八年(1813)刊。内附《种痘说》。

25. 清,王清任:《医林改错》,道光十年(1830)刊。内云:"世上种痘之医,所种之痘无论多少,无一不顺。"

26. 清,朱楚芬(苣滨):《痘疹集成》,四卷。道光十七年(1837)刊。内有种痘法。

27. 清,曹禾(畸庵):《痘医蠡酌录》。道光二十四年(1844)刊。其中有痘苗选择与收藏。

28. 清,陈东岭:《刘神医先生种痘书》(又名《种痘奇书》,《陈氏种痘书》,应系刘神医原著(姓名,故里,年代失考。陈东岭族兄得广东刘神医传授种痘术,再传于东岭)。道光二十六年撰成,次年(1847)刊刻。

29. 清,王士雄:《古今医案按选》。四卷。咸丰三年(1853)撰。内提及时苗种痘之害。

30. 日本明治三十二年,久我克明:《种痘龟鉴》,二卷。明治四年(1871)撰。

31. 清,高培元重刊:《经验小儿月内出痘神方》,光绪十五年(1887)重刊。原刊于道光十六年(1836),撰人不详。高氏重刊序认为"种痘一法,广搜医宗群书,莫测其原。虽云宋真宗时峨眉山人所创……成方中附托,非经传所载,不作为据。"

32. 民国,徐丽洲:《痧痘证治》。撰年不详。其人(1892-1962)善以人痘接种法预防天花。

以上勾勒了一个种痘预防天花医学著作源流的大致轮廓。但有两本历来认为为种痘法较早记述之书，上表中未列入，在此做进一步说明。

一是题为"明，朱一麟（应我，号摘星楼主人）：《摘星楼治痘全书》"。刊于乾隆五十四年（1789）。卷十八"补遗"中有《附摘钞种痘心法》。一般都以为此即朱一麟原书之重刻，种痘内容亦应是朱一麟钞入。他的原本称《治痘大成集》，刊于明万历四十八年（1620）。于是种痘之书的出现被推测在此期间。实际上，《摘星楼治痘全书》是朱一麟后人朱遵先的重辑本，加入了种痘内容，而且这些内容与《医宗金鉴》（1742）之《幼科种痘心法要旨》颇相雷同。书名亦被变改，以致后人误认为是明代原著已有。

二为清雍正五年（1727）首刊的俞茂鲲（天池）撰《痘科金镜赋集解》，又名《痘科集解》、《痧痘集解》。此书为训释明代万历七年（1579）翁仲仁所撰《痘疹金镜录》之作，搜集众说，参以辨论，备载方药，附录治验。今之所见者，多为后世重刊本，例如光绪十一年（1885）刻本。书名易为《俞天池先生痧痘集解》。此刻本中详记种痘术，倡用"熟苗"，反对"败苗"，并以其所云"……又闻种痘法起于明朝隆庆年间，宁国府太平县……"常被作为种痘起源讨论之早期依据。甚至由此而上推到翁仲仁，以为他的《痘疹金镜录》已有这些记载。但查阅早先刊本，例如现存乾隆五十二年，1787年刊本，里面并无种痘内容。显然这些都是扬州李芸重刻时另加的。在该光绪十一年重刻本中，后加的有"种痘说"、"种痘法"、"种痘六事"。是知种痘来历，并不像万历（1573－1620）与隆庆（1567－1572）隔那么近、可信度那么高。

有关痘疹书在重刊时加入种痘术内容并非只有以上两书，如曾一贯重刊陈奇生《痘科扼要》（1755）；怀幼学人增纂明翟良《治痘十全便读》（1768），崔炘岚重刊崔岳《痘疹详辨》（1820）等。[①] 所以有关痘疹文献，一定要考证清楚原版与翻刻本差异，翻刻本的增删有时相当严重而又常常不言明其增删内容、原因、出处。

（四）人痘法起源传说考辨

到底人痘接种预防天花方法技术始于何时？北宋王旦故事可靠吗？历来颇多

---

① 参见邱仲麟：《明清的人痘法——地域流布，知识传播与疫苗生产》，台北：《"历史语言研究所"集刊》第七十七本，2006年，第478页。

争论。我原亦认为，朱纯嘏作为康熙御用之医，受到皇帝充分信任，他说的故事应该没有大差。否则"欺君之罪"谁担当得起？不过，重新审视这些问题，恐怕应有一个不同的结论。

首先，从王素种痘（约1110）到明中叶（以嘉靖二十七年，1549年万全在《痘疹心法》提及种痘计），四百余年间种痘之术在史书稗抄、笔记小说、医学著作等中全无影迹，这是难以想象的。宋代皇帝对医学有特殊嗜好，真宗雅好医学的故事前已述及，他对敷药出镞和养生且如此重视，如其宰相家有此神医种痘故事，则他不可能不知道，王旦亦不敢不上奏报告。而皇帝知道则不会不加褒奖。那些文人墨客闻之更不可能不笔之于书，王旦门人食客中应不乏此类。叙说故事的主角就是一位京官，当是宰相门生者流。峨眉山有神医种痘，他能在首都开封知道，这消息就不是秘传的了；故事中说："环峨眉山之东西南北，无不求其种痘。若有神明保护，人皆称为神医。"如是则其声名已广布于川南一带，加以峨眉山佛道均是胜地，往来香客不断，如此神医奇迹，路人焉有不闻之理？故事未曾流传，未得记录，不可征信。此其一也。

宋代医学在中医历史上是一个高峰，杰出医生和医著频频出现，何以丞相府中有神医而独无人知？故事中他召集诸医，此等医生又何能无动于衷？王素（1007－1073）年代，其实与钱乙（约1032－1113）相若。钱乙作为儿科大家，元丰（1078－1084）中应召治长公主女入朝，治愈得授翰林医学，从此居于京都。是者对同时代发生之事应有所闻，但他的《小儿药证直诀》，阎孝忠为之编次（1114），无一字提及种痘。董汲《小儿斑疹备急方论》也未言及。

又可证诸唐慎微。氏为成都人，离峨眉山不远。其人

> 世为医，深于经方。其治病，百不失一。凡诊候，不过数言。其于人，不以贵贱异。有召必往，寒暑雨雪弗避也。为士人疗病，不取一钱，但以名方秘录为请。以此士人尤喜之，每于经史诸书中得一药名，一方论，必录以告。遂集为《证类本草》。

《证类本草》搜罗广集，是当时的医药百科全书。其于1082年初成，1098－1108年定稿，年代与钱乙等相仿。《证类本草》同样并无种人痘内容。倘峨眉山有

种痘事，且"环峨眉山之东西南北，无不求其种痘"，岂独慎微不知？唐氏每不收诊金而"以名方秘录为请"，是不可能不知也；士人坊间不可能不闻而告之也。

金之陈文中著《小儿痘疹方论》，同样未见种痘之法。

从钱、董、陈几位小儿痘疹专家到唐慎微这样杰出的民间医生和医学百科全书家，从首都开封到四川当地诸医家士人，岂皆于种痘术不闻不问或无动于衷者乎？非也，乃其时种痘术尚未问世也。此其二。

同样的道理，北宋以后，医学继续繁荣，金元医家争鸣反映出学界的思想解放运动，如有人痘接种这样的技术存在或存在过，也不可能不透露出来。何况故事中"天姥娘娘"明白指示"三桥女人"："指出种痘之法，欲天下之幼儿少女，咸跻寿域。吾今传授汝等，当为我广其传焉"，没有要她们秘而不宣之意。所以，无论开封还是峨眉山，都不存在人为阻碍种痘术传播的因素。而依故事中情形，种痘术相当成功，也不存在本身技术问题或效果不彰等问题中止传播的可能性。一种好的技术，一件重大而影响生命健康的医学发明，默默无闻而湮灭人间数百年，这是不可想象的。此其三。

再者，"种痘论"故事中以"痘痂法"为峨眉山神医传授之法，未言其他。但痘痂法是种痘技术发展到一定程度后改进而得的产物，并非一开始就有的（参见后述第一百二十二节）技术。此其四。

《痘疹定论》有许多刊本，关于种痘源流的故事各出其巧，增改颇多任意处。此或令当时求医者更所信任，于历史考证研究者，反是露出马脚之处，增其不可信也。

由此看来，北宋种痘故事，实出于后世好事之徒之杜撰。范行准先生引述章次公所言，峨眉山神医故事实为湖州府德清县生员胡璞编造[1]，不是不可能的。类似的这种道听途说的神话，还有康熙初方象瑛江西道士峨眉山修行得梦说；允肃氏三白真人说；曾衍东观音痘说；李仁山天后妈祖传授说等[2]，都是牵强附会以求自高的胡言。这与西方一些教徒喜欢编造所谓神迹显灵故事异曲同工。

《种痘仙方》（1732 年刊）"种痘后说"中一段话值得一读：

---

① 参见范行准：《中国预防医学思想史》，第 113 页。
② 参见第 465 页注 1，邱仲麟文，第 460－461 页。

昔有湖广一富商，生子俱为痘殇。因极行善，虔奉天妃圣母观音大士，晚年得一子。遇一道人，授以种痘法，遂得保全。因广传于人。至简易，至真确。万无一失。近来种痘者，恐人轻忽，故为神奇其说。

这对朱纯嘏书中所述的北宋种痘故事及其衍变的理解，是否很有启发意义？很可能，这就是北宋种痘故事的原始版本，好事者将之渲染延伸，将虔奉的"天妃圣母观音大士"转换成王旦聘请的峨眉山神医（观世音菩萨转劫的天姥娘娘）。故事编得活灵活现，有声有色，连朱纯嘏亦深信不疑，写进了自家书中。而且，事情并不仅止于此，论在康熙时原版（1713）《痘疹定论》已难一见，而乾隆三十四年（1769）沈大成刻本与前引同治七年（1870）重订新编本内容已大相径庭。仅"种痘论"有关种痘故事一节（见第476至477页）就新增加了四百五十字左右。无端加出许多佛家细节，更令人存疑。莫不是因其个人信仰？

（五）种痘之法起始于明中晚期江南一带考辨

相比于北宋种痘若为真，却留下四百四十年的空窗期（1110 - 1549）而言，明之中晚期出现种痘消息，虽云秘传，却很快四处流布开来，是有据可稽的。如前所述，现存医籍中，最早出现"种痘"二字的是万全《痘疹心法》。此书刊于1549年，即明嘉靖二十八年。其书并未描述具体种痘方法，只是就妇女经期痘出现变症提出治疗方药，以及养苗是否要祝祷神明提出看法。他认为实际上是不需要的，但为了心理安慰，亦不妨行之。万全本人可能并不行种痘之术，所以在其书中不加渲染。万全（1495 - 1580），江西南昌人，寄寓湖北罗田，历弘治、正德、嘉靖、隆庆、万历五朝。其祖、父皆以医名。本人尤擅儿科、痘疹。他知种痘而自不种痘，实有几分奇怪。但可能与他未得亲炙而不宜妄施有关。作为一个以治痘闻名的医生，在他的书中提到种痘，已属难能可贵。嘉靖元年（1522）郑善夫（1485 - 1523）的"与应南洲"信中，言及"春间得越中二手教，继得显仁济上种痘事"[1]，显仁为应南洲之子，曾在济南种痘。时代是相近的。其时无书证，种痘在民间施行。

---

[1]　郑善夫：《少谷集》。见《景印文渊阁四库全书》第1269册，卷20，第29页，"与应南洲"。

万全在自己医学著作中能录入种痘二字，已为不易。未亲行亲自经验者不加具体渲染，亦可见其科学而慎重之态度也。有一点可以肯定，种痘之术要早于他的著作写成年代。

聂久吾（尚恒，1572－?）应是亲自种痘并传授其术于他人的一位痘疹医生。但他的著作《痘疹慈航》（又名《活幼心法》、《活幼心法大全》，万历四十四年即1616 刊）中，竟也只字未提种痘。然而张琰却在《种痘新书》（乾隆六年，1741 刊）中透露了他祖传种痘术的来源，正是聂久吾。他的自序中说：

> 余祖，承聂久吾先生之教，种痘箕裘，已经数代；余读父书，遍临痘症，几及万人……

其友伍琢章（士玉）为之所作序中也写道：

> 余乃问："先生高术何自而传？"先生为余言曰："昔聂久吾先生莅任宁阳，余先祖拜其门下。于痘科得其手书，又兼口授。袭箕裘已三世矣。"予曰："公家既有秘传，曷不公之于世，普利群生？"先生叹曰："医书充栋，唯种痘之术不传。盖术家欲专其利，故秘其术以自私也。余行术数十年，阅历既深，临症亦众……今，余年将就衰，欲将其术传之天下。故攒述遗篇，详加参考；且将祖父秘传，一一书之于册，付之剞劂，以为济世良方……"

邱仲麟先生单引伍序中"昔聂久吾先生莅任宁阳，余先祖拜其门下，于痘科得其手书，又兼口授，袭箕裘者已三世矣"一句，未引紧接之下文，也未察张琰自序中有"承聂久吾先生之教，种痘箕裘……"之句，乃断言"张琰先人习得种痘法，应得自他人传授，而非来自聂尚恒"[①]。这是对文献的漏考。

所以我认为，由张琰自序和伍士玉序，足见其术始由聂久吾传之于张琰先祖，然后下传三世而至张琰。聂久吾先生当为有文字可考实施种痘第一人。另请

---

① 参见第 465 页注邱仲麟文第 464 页。

注意，张序中说，聂久吾对张琰先祖的传授，是"得其手书，又兼口授"。口授部分完全可能是种痘方法，不在书中。

聂久吾本江西清江人，朱纯嘏谓其生于隆庆末年（1572）。其于万历年间（1573 -1620）以乡进士身份出任福建汀州府宁化县事。这就是张琰先祖得以拜其门下的机遇。张琰自序下署"三山汀郡宁阳张琰逊玉"之汀郡宁阳即为此地。《中医人物辞典》称张琰"山东宁阳人"①，是为失考。张琰作序时为乾隆六年（1667），自谓"年暮"，"年将就衰"，以七十岁为衰老之期计，当是七十岁左右。以此推算，张琰约生于 1671 年（康熙十年）。以二十年为一世，三世六十年，则其祖父当生于 1611 年（万历三十九年）左右。是则聂久吾在。聂久吾到宁阳为官，张琰祖父至多年仅九岁，是不可能拜入门下为徒的。故张琰所谓"三世"是指曾祖父、祖父、父亲，而又云"已经数代"，可见先祖才是拜入聂久吾门下学得种痘术之人，其后下传三世。

聂久吾在宁阳为官家身份，同时旁骛医学。《中医人物辞典》云其②

> ……暇日究心医术，博览方书，精察病情，尤精于治幼治痘。因病施治，不拘旧说古方，每治辄效。数十年博取精研，成果归休后取平日医治有验者，刻《奇效医术》两卷（1616）。又以治痘疹之心得，撰《活幼心法大全》（又名《活幼心法》，《痘疹慈航》）九卷。首论受病之源，次析诸家之衷，辟时医之谬，辨虚实寒热之异，晰气血盈亏消长之理，精究用药之法，痘疹各阶段之证治，详论紧要诸证方论，设痘疹或问六条，列痧疹治法总论，又论杂症。末详述治痘要方。朱纯嘏评谓："集痘疹之大成，开幼科之法眼，议论精，辨证确，用药不偏于寒凉，亦不偏于温补，深得中和之理。"尚撰辑《医学汇函》十四卷，首卷列医学姓氏，导引法，运气等；次述王叔和脉诀，难经，临证各科，本草总括等。又有《痘门方旨》（附《麻疹方旨》，《痢门方旨》）八卷，《痘科慈航》三卷等。

---

① 中国中医研究院中国医史文献研究所：《中医人物辞典》，上海辞书出版社 1988 年版，第 342 页。

② 同上书，第 479 页。

可怪的是，他如此著作等身，又以幼科、痘科为主，竟无一字言及种痘。张琰述其祖上受业于聂久吾，"余祖承聂久吾先生之教，种痘箕裘，已经数代"，是则其种痘之术实承继于聂久吾。如此言之凿凿，岂为空言哉！然而其竟有所批评：

> ……宇内方书，总无种痘之说。岂治痘之方则宜传之于世而种痘之术不可向人言乎？盖秘其诀而不肯笔之于书，私其技而不欲公之于世也。余今乃泄人之所未泄，传人之所不传……

若此之论，则置聂先生之教而不入其所著之书于何地耶？实令人费解。

何况朱纯嘏已有种痘专著，张琰实是孤陋寡闻，也未读到过朱纯嘏早他二十八年刊印的《痘疹定论》（1713），似也无闻于康熙诏选痘医入宫种痘之事。此或地域之别，一在江西为皇上特谕诏选，一在福建，偏于一隅，信息闭塞有关。也可能聂氏种痘术在福建传非张琰祖父一人，而其他传人则秘而不宣？甚或以之牟利？乃遭张琰诋评。而聂氏之未将种痘术笔之于书，或亦因于慎重乎？其实，张琰在其《种痘新书》中，多处提及他的朋友（非同一人）在泰邑等地种痘，可见那时亦非单传。

朱纯嘏读过聂氏《活幼心法》，而且评价甚高，并受其影响颇大。其于《痘疹定论》自序中说：

> 予经今五十年以种痘，深得胎毒细微之理，并透彻胎毒纯粹之精，有顺无逆，决无虚谬。前此之名家，业是科者，代不乏贤。而论证用药，不偏于寒则偏于热。惟清江聂久吾，讳尚恒者，生于隆庆末年，著有《活幼心法》，论痘与疹，极其详切有据；订方用药，极其中正无差。予乃遵其成规，发其蕴奥，补前哲之所未详，删方书之所不合。然此痘疹定论稿，虽草创于康熙二十年以前，尚未全备……皇帝陛下，御极五十二载……静夜自思，年将老朽，无以仰报高厚隆恩，谨将心得之余，分别条例，极其明白，著为痘疹定论，刊刻流传，将有得是论而熟读之……

看来朱纯嘏对聂久吾十分推崇。朱纯嘏也是江西人，朱的家乡新建距聂之家乡清江不远，仅一县之隔，百里之遥。聂久吾的种痘术和治痘术，在那一带传播应是很容易的。当时江西督粮道李月桂受命挑选种痘师，各地送来甄选的人数相当可观。据朱纯嘏自序说：康熙二十年（1681），

> 适值钦差内务府，广储司郎中，徐公讳廷弼者，奉旨来饶制造御器，特到江省，传皇上旨意。命江西督抚考选种痘，并明于医药调理者两人。有江省督粮道李公讳月桂，凡各属呈送到来医家，不知凡几。李公问医等，痘疹始于何时，胎毒藏于何处，种痘自何人立法，痘书以何人为的，议论以何人为当，辨别以何人为详。痘有虚实寒热，药有补泻温凉，方有君臣佐使，治有标本先后。略晰明白。方合吾选。独于侪众之中，挑选予与陈添详两人，于本年七月二十二日，自江省起程；八月十四日到京。次年奉旨选种试苗，俱皆全愈。然后奉旨在大内，遇喜处种痘……

在"不知凡几"的"侪众"中选了两人。足见那时江西省范围内，能种痘的医师之多。以此观之，至少在江西，种痘并不是一个保密的行当。也许福建有别于江西。此张琰之所以讥评也。

朱纯嘏著作《痘疹定论》草成于康熙二十年（1681）前，定稿于康熙五十二年（1713）。据其"正心诚意论"篇中言："予今年七十有七，供奉内廷二十五载"，他应是生于1636年（明崇祯九年）。其时距聂久吾在世尚不远。同在江西，聂氏对他产生影响是不奇怪的。

万全祖上为江西人，父亲精儿科，曾著《痘疹心要》。成化十六年（1480）因兵荒而客居湖北罗田。原籍南昌与新建相邻，距清江也不远。万全的《痘疹心法》刊于1549年（嘉靖二十八年），有可能是在父亲《痘疹心要》基础上修撰而成。时代更在隆庆之前。大胆推测一下，在明中叶成化（1465起）至隆庆（1572止）于江西一带已存在种痘法，这种可能性是很大的。天启（1621－1627）及崇祯（1628－1644）年间笔记、书信等中记及种痘之事已颇多出现。[1]

---

① 参见邱仲麟文，第461－464页。

由上可知，吴谦《医宗金鉴》说"……种痘一法，起自江右，达于京畿"和其他人（例如光绪版《痘科金镜赋集解》）云"起于明朝隆庆年间"的说法大体是沿袭朱纯嘏自序所提及地点时间，虽是有其所本，却并不十分准确。

如此说来，聂久吾或其家族在江西施行过种痘术，并传到附近州县和福建，殆无疑问。但此恐非聂氏专利。更早或同时代种痘术多头起源的可能性是存在的。安徽、浙江、江苏、湖南等长江流域各省都有早期种痘术的出现。惟其种痘术之从民间走入当时主流医学的殿堂，是在康熙召请朱纯嘏等及朱纯嘏的《痘疹定论》、张琰的《种痘新法》、吴谦的《医宗金鉴》等出版以后。其中尤以康熙居功厥伟。

121. 康熙皇帝推广人痘术贡献述评

康熙皇帝是个麻子，这在大多数中国人是不知道的，因为近臣们绝对避忌讲，亦没人做记录。外国人却在传播，是当年在康熙身旁的传教士南怀仁（P. Ferdinandus Verbiest，1623 - 1688，比利时人）透露了这个消息。[1] 另一位法国的传教士白晋（P. Joach Bouvet，1656 - 1730）也描述说："康熙帝略微弯曲的鼻子上有一些天花后的麻子，不过并不影响他的俊朗。"[2] 看来康熙是微麻，不算严重。但没有记载说明他何时得的天花。

然而他父亲顺治死于天花。痛切哀思，遂成终天之恨。《四库全书》卷一"圣祖仁皇帝圣训"中记载：

> 康熙五十九年庚子十二月甲辰，诸王贝勒贝子公，满汉文武大臣谨奏：皇上御极六十年，普天大庆，恭请行庆贺典礼。
>
> 上谕大学士等曰：朕素性不喜行庆贺礼，是以元旦惟照例行礼，停止筵宴。虽万寿日，亦久不行庆贺礼。今王大臣等为朕御极六十年奏请庆贺行

---

① 南怀仁著，薛虹译：《鞑靼旅行记》。见杜文凯编：《清代西人见闻录》，中国人民大学出版社 1985 年版，第 84 页。

② J. Bouvet：*The History of Cang-Hy*，*The present Emperor of China*，p. 2. F. Coggan，London，1669.

礼。钦惟世祖章皇帝，因朕幼年时未经出痘，令保母护视于紫禁城外。父母膝下未得一日承欢。此朕六十年来抱歉之处。

正月初七日，世祖章皇帝忌辰；二月十一日孝康章皇后忌辰，朕何敢于正月初七，二月十一日以前行庆贺礼。此所奏不准行。

俞正燮《癸巳存稿》卷九载：

伏读圣祖仁皇帝御制文集，康熙六十年喻：今王大臣等为朕御极六十年，奏请庆贺行礼。钦惟世祖皇帝因朕幼年时未经出痘，令保母护视于紫禁城外。父母膝下未得一日承欢。此朕六十年来抱歉之处。

孝陵告祭文云：伏念臣昔在冲龄时，防出痘遂依保姆居于禁外，父母膝下未承一日之欢。此臣六十年来深疚负歉者也。故正月初七日，二月十一日，因念忌辰之前，庆贺皆不敢受。

这些记载过去被认为是顺治因天花而濒临死亡之时，玄烨（康熙）未曾得过天花的证据。但他在群臣商议要为他登基六十周年举行庆祝之时，断然加以拒绝，并且勾起他当时被隔离于紫禁城外、未能克尽孝道的痛苦回忆。究其根源，毕竟天花是肇因。父亲死于天花，自己因天花而麻，这双重的打击，不会不在他心底留下阴影。这与他在康熙二十年（1681）诏使官员去召请种痘医生的决定肯定有密切关联。

顺治帝于1661年二十四岁时因天花去世，是年康熙八岁。当时康熙是否已经得过天花是值得讨论的一个疑案。据上引康熙的自述，一般认为，那时他还没有出过天花；但《清史编年》、《汤若望传》却说康熙即位是因为他已出痘。当时汤若望（John Adam Schall Von Bell，1591－1666）年高七十，深得顺治与其母孝庄文皇后的信任和器重。在顺治生命垂危之际，被召入宫内商议择嗣继位的问题。他提出以皇三子玄烨继之为君。理由是："这位年龄较幼的皇子，在髫龄时已经出过天花，不会再受这种病症的伤害。而那位年龄较长的皇子，尚未曾出过天花，时时都得小心着这种可恐怖的病症。"① 这与康熙的自述似乎有点矛盾。中文史料中没有这一段记述。两者必有一错。我宁愿相信康熙自述是准确的。

但汤若望是顺治十分信赖的一位传教士，顺治患天花病危时召见过汤若望也是事实。在西方出版的几种汤若望传记中，德国人 Alfons Vath S. J. 写的一种最为可靠②，确切记述了汤若望对顺治的建议，其中建议让玄烨继位的原因之一就是他已经患过天花。他所据的文献是汤若望的至交 LE P. FRANCOIS DE ROUGEMONT（鲁日满当年与卜弥格一起到华）的著作 *Historia Tataro-Sinica nova*（*ad ann. 1666 ad ann 1666*），关于鞑靼中国的当代史。足可征信。

如此看来，康熙幼时出过天花无疑。于此回头检阅康熙的庭训，其中所说"幼年时未经出痘"，和他的告祭文"昔在冲龄时未经出痘"，康熙并未具体说到年龄和时间，也没有说是他父亲病重时避痘紫禁城外。他所说的"幼年"、"冲龄"及避痘紫禁城外，很可能是顺治患天花之前，而不是他患天花之时。我们有理由认为，康熙在八岁继位前已经出过天花；顺治患了天花，汤若望建议由玄烨继位；康熙六十年时他为自己幼年避痘而未能在父母身边而遗憾不已。

不管如何，在帝皇历史上，康熙是一个少见的勇于面对现实而对新事物十分敏锐的皇帝，一旦知道世间对天花有预防之法，他不可能置之脑后。他采取了行动。康熙二十年（1681）派钦差到江西考选种痘师两名进京种痘，前引朱纯嘏自序已明。中选者即朱纯嘏本人及同乡陈添详。他们 1681 年农历八月十四日到京，并未立即着手种痘，可能是有一个考察期。次年亦是"奉旨选种试苗。俱皆全愈。然后奉旨在大内，遇喜处种痘……"可见康熙是十分慎重的。"试种"云云，是有人体实验的意味。可以说是世界上第一次由皇帝主导的医学人体实验。实验成功使朱氏获得皇帝的极大信任并予赏赐有加。

朱的自序中接着说：

---

① 白新良等著，《康熙皇帝传》。百花文艺出版社 2007 年版，第 10—11 页。
② Alfons Vath S. J., *Johann Adam Sehall von Bell S. J.*, VERLAG J. P. BACHEM G. M. B. H. KOLN, 1933.

复又差往边外，各蒙古地方，历历俱获全愈……予叨皇恩，较之诸医，特恩有加无已。赐予居址，授爵御医……异日应诏为圣子、神孙、公主、郡主种痘……

据张嘉凤的考证，其实在朱纯嘏之前，康熙于1678年、1680年两次诏傅为格入大内为皇太子和宫中小阿哥种痘。[①] 康熙十九年十二月曾有记录：

武昌府通判傅为格善为小儿种痘，曩皇太子喜事，令诊视疗治，获奏痊愈。今宫中小阿格等欲种痘，已令往取。[②]

然而傅为格此次是否如期到京城未见后文交代。也许他因故未到，乃有下诏到江西考选痘医之举。傅氏之种痘术亦受学于江西，得王唐二先生传授。

要之，康熙帝决心推广种痘是严肃认真的。他指派朱纯嘏到"边外，各蒙古地方"种痘，已如上述。王鸣盛在《痘疹定论》乾隆三十二年（1768）重刊本所撰序中说：

康熙二十年，圣祖命内务府广储司郎中徐定弼至江西求痘医时，督粮道李月桂以纯嘏应诏。命试种痘术有效，遂入大内，为皇子孙种痘皆愈。又至蒙古科尔沁治八德马亲王痘；至鄂尔多斯治根都世希牙布贝子痘……

给边外和蒙古种痘，给皇子皇孙种痘，英国人的一本书中提到康熙的日记（起居注?）中曾记及：

……我保持士兵们的定期操练……与对我自己的孩子们一样，为他们种

---

① 张嘉凤：清康熙帝采用人痘法的时间与原因试探。《中华医史杂志》第26卷第1期，1996年，第30-32页。按：文中颇有几处混淆，如皇长子与皇太子同名；皇太子究为出痘抑为种痘叙述欠清。其中或为手民误植所致。

② 中国第一历史档案馆整理：《康熙起居注》。中华书局1984年版，第645-646页。

痘以对抗天花……①

对种痘术在宫内、边外和各藩属、四十九旗军民大获成功，颇有些沾沾自喜。他在《庭训格言》中说：

> 训曰：国初人多畏出痘。至朕得种痘方，诸子女及尔等子女，皆以种痘得无恙。今边外四十九旗及喀尔喀诸藩，俱命种痘。凡所种皆得善愈。尝记初种时，年老人尚以为怪。朕坚意为之。遂全此千万人之生者，岂偶然耶！

康熙对推广人痘接种的自我评价是相当得意的。这在当时，一定也是事实。他的庭训，是想他的子子孙孙都能照办不误。这在一二代之内大约是有效的。乾隆时修撰的《医宗金鉴》或有贯彻遗训余意。其中《痘疹心法要诀》专列《幼科种痘心法要旨》一卷，曰：

> 今将种痘一法，细加研究，审度精详，纂辑成书，永垂千古。庶为种痘之津梁，咸登赤子于寿域也。

其中也批评：

> 方书未载……相沿日久，无所考稽。使至理良法，竟置无用之地。神功湮没，岂不大可惜哉！

看来祖宗的遗训和苦心到第三代已经出现危机，并没有使后代皇帝牢记并遵行。他身前十分宠爱的孙子弘历，即后来的乾隆皇帝，说起来也很尊崇爷爷的，偏偏就没有照康熙爷爷的祖训去做。乾隆秘立的皇太子永琏（皇次子）九岁死于

---

① Jonathan Spence：*Emperor of China: Selfportrait of K'ang-his*，p. 18. Harmondsworth UK：Penguin. 1977.

天花；继立的皇太子永琮（皇九子）两岁又殇于痘。① 再看从康熙起算的第七代，同治皇帝（1862－1874）也是死于天花，可知后来的皇帝们都没有照种人痘。同治得病，初以为风寒；第九日见点以后才诊断为天花。然后慈禧及文武大臣在宫内外供送痘神，供奉痘疹娘娘，张挂驱邪红联，穿"天花衣"，到景山寿皇殿行礼，祈求祖先神灵赐福……②闹腾得不亦乐乎。迷信占了上风，就是忘了康熙祖训或者有训不遵：幼年未种人痘。同治死于顺治当年死的养心殿。清宫医案，记载历历在目。真是不该发生的一场悲剧。他不早死，就不会有慈禧后来垂帘听政种种闹剧了。

但不管如何，康熙皇帝对人痘术的推广应用，其功实不可没。至少在他到乾隆时代，皇家和旗人旗兵中种痘起到的预防天花作用是不可否认的；种痘术的西传也是从那时开始。据俞正燮《癸巳存稿》卷九《查痘章京》记载：

> 国初有查痘章京，理旗人痘疹，及内城民人痘疹，迁移之政令。久之事乃定。康熙时俄罗斯遣人至中国学痘医，由撒纳特衙门移会理藩院衙门，在京城肆业。西洋地气寒，其出洋贸易回国者，官阅其人有痘发，则俟平复而后使之入。该其气始于南洋，今遍及也。

中国的治疗痘疹技术吸引俄罗斯派人来学（康熙二十六年，1687），足见康熙时中国痘医声名显赫。查痘章京可能始设于前而完善于康熙朝。俄罗斯人学成痘医，似乎并非回国应用，而是在北京城里肆业，专门为俄罗斯商人有痘发者治痘，使不传染到其本国。这些俄罗斯医生学习治疗痘疹之术，是否同时学习种痘之术，俞氏未有记载。上引文字之后，他紧接着就谈康熙御制文集种痘内容（同前有关之引文），可见他对种痘术是很看重的。何况俄罗斯人来学之时，正当康熙积极推广种痘术之时。所以俞氏所说的"俄罗斯遣人至中国学痘医"，完全可能兼及治痘和种痘二者。

没有记录说康熙曾要求民间同样广种人痘，这可视为他的错失。但应看到，在民间由于朱纯嘏的《痘疹定论》和吴谦《医宗金鉴》的示范和教科书作用，仍

---

① 阎崇年：《正说清朝十二帝》。中华书局 2005 年版，第 124、141 页。
② 同上书，第 223 页。

产生了积极的推广和预防意义。乾隆年间一位日本医学家平泽元恺在《琼浦纪行》中提到：

> 余问："《医宗金鉴》载种痘法甚悉，此际未有行者。不知中土一般皆用此法否？"汪曰："种痘之法，由来已久。中土高贵之家，种者十之八九。"

这一时期，民间的种痘其实并不仅是"高贵之家"。江西的清江府一带为种痘法原乡之地，自不待说；福建汀州一带因张琰而成为重要传播种痘术之地；北京由于康熙提倡，傅为格、陈天祥，尤其是朱纯嘏的种痘和著作，是北方的一个种痘中心；安徽宁国府太平县据光绪十一年刻本《俞天池先生痧痘集解》应是另一中心，而安庆府可能更早；浙江湖州府在清初以胡璞为始，渐而传播至金华、杭州、宁波、绍兴等地；湖南广东一带也有自成一家的种痘群落。

很可惜，没有证据说清代民间种痘术的盛行与康熙皇帝有任何直接关系，他没有将此一先进预防天花技术以政令方式推广以惠及万民百姓。他把这一技术用于保障皇嗣承续而后世裔孙不能领会而遵循；倒是为边外士兵和四十九旗子弟种痘，无意中导致人痘术的西传和异变为牛痘术的发明。墙里开花墙外红。此为后话，且按下不表，详析请见本书下卷。

应当指出，人痘术在民间没有得到行政有力措施的推行，所以都是自发行为，不平衡发展。大抵是南方多而北方少。知识分子较乐于为之，但亦不乏抵触者；而贫苦乡村闭塞，又苦于苗金太贵，不易施行；无良痘师或医者不能取信于民以致种痘也有死者，以及兵乱等等皆影响推广。邱仲麟先生对此多有研究。[①]其引曾鼎《痘疹会通》自叙，颇能反映乾隆末年南北之异，北方天花流行而童尸盈车之惨状：

> 国朝康熙年间，吾乡朱纯嘏、陈添详，尽始相偕至京师试苗选种，视天行自出者一时全活。迄今吾乡犹有种痘之师。而都下无此说，每遇岁时流行，互相传染，则有一车而累累然载小棺数十者，不能不见之而惨然。

---

① 参见邱文第 488－495 页。

三、人痘术的理论、技术和成就

122. 人痘接种的理论和技术

中国人对疾病的预防概念是根深蒂固的，葛洪说对天花"每多作毒意防之"，就是此种预防观念的贯彻。葛洪在《抱朴子》中常提及"避疫"深山人迹罕至之处；古代亦有"逐疫"之例；这些也许就是葛洪所指的防毒的方法。但其书无明言，不可妄测。惟民间"水土不服"，到异地营商或做官常有避忌；明清时代，关外塞北蒙古等族人进入中原俱甚畏痘，常取"避痘"、"逐痘"之法以防传染，当与上法一脉相承。清兵入关前后之设立"避痘所"、"查痘章京"，均是预防之一法。然而，这些毕竟都是比较被动的预防，尚不足以成为人痘术预防天花的理论基础或解释基础。

（一）胎毒和种痘以泄毒的理论

前已述及，自钱乙开始，对于斑疹类疾病，其病理概以"胎毒论"作解，此论自然也延伸到天花病因病理的解释。陈文中认为，小儿在胎之时，乃母五脏所养成形。其母不畏禁忌，恣意所欲；加添滋味，好啖辛酸；或食毒物。其气抟于胞胎之中，所以小儿在胞胎之时受得。其中"不畏禁忌，恣意所欲"，当是指孕期不节制性生活。共称为"三液秽毒"，即是胎毒。这一理论便被引入解说天花病因病理，因为三液秽毒，人人皆有；天花出疹，无人可免，两者就自然联系起来。张琰《种痘新书》卷二"论痘宜种"种说：

> 夫世俗之人，道及痘症，其难其慎，惶恐无措，每欲避之，以免其祸。孰知此本胎元之毒，秉自先天。无人不有其毒，无人得免其疮。若遇天行疫气，传染乡间，浸淫渐感，毒气必增。

可知医家就是这样将天花人皆不可免的道理解释出来的。然则此一病因理论与种痘术联系起来，是种痘师们为解释种痘原理的进一步发挥：天花既然人人一生皆不可免，又必然是因为出生前先天存在于体内的胎毒作祟，一旦胎毒经过出痘而排除，就可以永不再受天花之苦，解释了人一生只得一次天花的原理。首先要解释的是为什么人之患天花，终身只有一次？万全说：

> 待时而发者，胎毒也。或速而危，或徐而安，或暴而死，气之微甚所使也。发则其毒泄矣，所以终身但作一度，后有其气不复传染焉。

按这样方式解释，颇能自圆其说。这种理论首先导出了稀痘方，使出天花的症状严重度减轻，已如前述。又很好地指导了治疗，使痘疹温和顺利透发，泄毒以尽而不伤性命。减低出天花后的死亡率和后遗症，以后再也不会得天花，当然是一大功绩。

再进一步，就导出了人痘法原理解释。《种痘仙方》（雍正十年，1732 辑刊）"种痘说"这样说：

> 痘本胎毒，根于先天。发则由于时气。以故沿门合境，安危相率，与疫疠传染无异。且多外挟风寒，内停宿滞，及乎跌扑惊恐，为患种种。匪可意料。自伏波迄今，天生天杀，莫可谁何。迩年有种痘之说，始自楚中江右，达于燕齐，近则遍行南北。详究其源，云自玄鸟降乩之方。专取痘气熏蒸，发儿胎毒于安宁无病之时，则开发之机裕如。不似正痘之天人合发，内外合邪，两难分解也。

"发儿胎毒于安宁无病之时，则开发之机裕如"，就是说胎毒的泄出，可以赖种痘之术达到，而且灵活掌握在医生手中。种痘的原理，就在于安全妥帖地把胎毒在时气传染之前透析出来，症状轻，终身又可避免天花感染，这就是人痘法的泄毒原理。

同时这段话又透露了一个事实：胎毒理论并不足以指导人们去发现提前排毒以预防天花的办法，所以说种痘法"云自玄鸟降乩之方"。这与种痘起源其他牵强附会说法如峨眉山神医、天姥娘娘等所传授是一样的道理。

不过，这种理论确实为种痘术提供了至少在当时令人信服的解释工具。就是先在健康状况下泄除胎毒，从而避免时气传染、内外夹攻造成的病状危殆。《种痘仙方》又说：

> 当知胎毒有限，时气助虐无穷。况苗发之痘，既无客邪鼓动血气，势无痒塌闷乱之虞。正气内守，虽酒气秽气，略无妨碍。脱痂绝无瘢痕。口鼻无残废之厄。允为避险就安之捷径。

"胎毒有限"，"时气助虐无穷"，这很有意思。解释了为什么种痘可泄出胎毒而症状不重、终身不再传染天花的道理。

朱纯嘏在《痘疹定论》"种痘精神形气论"中说：

> 种痘之说，治未病也。未病要其必病；已病要其痊愈。

此为明确的预防概念。语中"必病"二字，或为手民误植，应为"不病"。然于种痘，必有轻度发热和少量出痘，曰以"必病"，而得痊愈，亦属允当。

经几十年种痘之思考和临床实践，他把胎毒理论发挥得更加淋漓尽致：

> 痘疹定论自序　痘疹者何？原于胎毒，感于时气，发出而为痘与疹之证也。定论者何？前此之论未定，而今日始定之也。何言乎前此之论未定，而今日始定之？必有据也。前此言胎毒，有因欲火之所致；有因恣食厚味，辛热炙煿之所由；有因降生之顷，口中含有秽血，未得取出，咽下入胃之所自也。殊不知皆非确论，与理不相入也。
>
> 《易》曰：大哉乾元，万物资始。资始者气之始也。又曰：至哉坤元，万物资生。资生者形之成也。夫人之有生，受气于父，成形于母。则胎毒亦随之而根于阳施阴受之始。岂待成胎之后，欲火不忌，厚味不节，降生之顷，咽其秽血而后有是毒耶？
>
> 前此又言，胎毒藏于五脏，故有痘出五脏，疹出六腑之说。殊不知阳施阴受之始，成其胎元，先有命门，则胎毒必随其气化而藏于命门。真且确矣。自命门之阳动阴静而生水火木金土。夫天一生水，生肾也；地二生火，

生心也；天三生木，生肝也；地四生金，生肺也；天五生土，生脾也。此皆逐日逐月，渐次生成。及胎五月之后而五脏六腑始有定形。岂命门所藏之胎毒，至此又将阴毒迁移于五脏而为痘，又将阳毒转移于六腑而为疹？不惟无此事，并且无此理。然命门，体也；五脏，用也；六腑又五脏之用也。胎毒藏于命门，所藏者阴阳之气也。阴阳之气藏于命门，至深至密。形气俱泯，必赖五脏六腑传送时令之气。透入命门，感痘之气而为痘；感疹之气而为疹。他如幼科杂病，命门不相干涉。因以知五脏六腑为命门之用也。

前此，言惟肾无候；又曰：变黑归肾。何言之不合于理。殊不知五脏相须而成，缺一不可也。痘中之浆，血所化也。血非水不生。既藉肾中之水以生血。乌可曰惟肾无候。至于变黑，毒火燥烁变其色也。岂归肾之谓乎。

前此言胎毒，重则出痘与疹必逆。殊不知胎毒有顺而无逆，犹人之性有善而无恶。然人之为恶，气秉习俗之所移。痘疹之为逆，时令浊气之所变。稍能明乎阴阳，气化鼓舞两间，其中有清浊邪正之分。乘其清正之气，得清正之痘痂，种出顺症之痘，历历有验。则知胎毒之所以为痘，止有顺而无逆。疹虽无痂可种，然得其清正之气，亦趋于顺。予经今五十余年以种痘，深得胎毒细微之理，并透彻胎毒纯粹之精，有顺无逆，决无虚谬。

朱纯嘏将胎毒纯化，认为是先天具有的阴阳之气，与怀孕期与分娩时的色欲、食毒、血秽无关。这就等于说胎毒是正常之气了。从而又将种痘与时气感染区隔，藉以说明种痘是在人体正常情况下将胎毒引出，故必然为顺症而不险；时气为疫疠不正之气，其时触动胎毒而发痘，必成逆症而危殆。朱纯嘏部分地推翻了前人理论，从而为种痘术张目。他是能自圆其说的。他还区分了"痘气"和"疹气"，是则某种程度上认识到天花与麻疹有不同病因。他又指出，天花有痘痂可行种痘；麻疹无痂，不能种疹以预防也。我们不能不认为，在传染病现代意义上的病因病理学说没有产生之前，朱纯嘏的理论有积极和正面的价值。

要之，胎毒理论在人痘法中的贡献在于：种痘与天花流行出痘不同，是选择在"安宁无病之时"，"未病要其必病"，将胎毒先行泄出，然后即使时气来袭，因体内胎毒已泄，天花于此儿即不能传染，避过危险。与现代免疫学理论相比，中医为去除病本基础，西医为诱发产生抗体。一去一生，迥成对照。古人之想象力、解释力，可见一斑矣！现代研究者如何从此体会出研究中医之途径，不妨有所借鉴也。

朱纯嘏其实也知道，光有胎毒，其实未必就出天花。他在"年长男子出痘论"中说到为边外四十九旗种痘时这样认为：

> 边外……人以迁徙为常，部落散处。痘疹之气不传。故有年老不出痘者。世有无知之辈，妄曰北方地寒，不出痘疹。何见闻之不广一至于是乎！

张琰也观察到，有人可终生不得天花。如此又何以用胎毒论作解？以下文字颇有意思，值得一记：

> 夫痘本胎毒，藏于脊骨第七骨节之中。无以触之，则终身不发。必因外面痘毒之气，冲到命门，则气类相求，引之即动。新苗气旺，一吹入鼻，直冲脏腑，故所种必发。发亦必轻。盖苗毒不致逗留，祗为招毒之使，而非助伊作恶也。其症之来，安不顺乎。（《论苗贵新贱旧》）

这或许可看作朱纯嘏理论的补充，外因（痘苗或痘疫之时气）通过内因（胎毒）起作用，而内因（胎毒）无外因（痘疫时气和痘苗）亦可以不作为——不出痘。这与现代天花传染和免疫理论有不谋而合之处：天花病毒（外因）在人体无免疫抗体（内因）情况下传染于人，发生天花；人体在无免疫力（内因）但又无天花病毒（外因）情况下，不会发生天花。

差不多一百年以后，作为医学革新家的王清任在《医林改错》中发出了"痘非胎毒"的呼喊。他说：

> ……诸家之论，出痘总是胎毒。诸书又曰：自汉以前，无出痘者。既云胎毒，汉以前人独非父母所生？此论最为可笑。若以古人之论，有谓胎毒藏于脏腑，而何以未出痘以前，脏腑安然无病？有谓胎毒藏于肌肉，而何以未出痘以前皮肤更不生疮？又有谓胎毒藏于骨髓，或因惊恐跌扑，或因伤食感冒，触动其毒，发为天花。信如斯言，因惊恐跌扑，伤食感冒触动而发则是

自不小心。伏思出花正甚时，非止一人出花，少则一方，多则数省。莫非数省之人，同时皆不小心？此论更为无理。再见世上种痘之医，所种之痘，无论多少无一不顺。若是胎毒，毒必有轻重；毒重者痘必险，何以能无一不顺？由此思之，如何胎毒二字牢不可破！殊不知痘非胎毒，乃胞胎内血中之浊气也。儿在母腹，始因一点真精凝结成胎，以后生长脏腑肢体，全赖母血而成；胞胎内血中浊气，降生后仍藏荣血之中。遇天行触浊气之瘟疫，由口鼻而入气管，由气管达于血管，将血中浊气逐之自皮肤而出。色红如花，故名天花；形圆如豆，故名曰痘。总之，受瘟疫轻，瘟毒随花而出，出花必顺；受瘟疫重痘毒在内逗留，不能随花而出，出花必险；受瘟疫至重，瘟毒在内烧炼，其血必凝……痘之顺逆在受瘟疫之轻重。治痘之紧要，全在除瘟毒之方法。瘟毒不除，花虽少而必死；瘟毒若除，花虽多不致伤生。痘科书中，但论治胎毒，而不知治瘟毒；纵知治瘟毒，而不知瘟毒巢穴在血。若辨明瘟毒轻重，血之通滞，气之虚实，立救逆痘于反掌之间。此所谓知其要者，一言而终耳"。

王清任的反诘之词铿锵有力，并且认识到瘟毒是天花发病主因。然而仍以"胞胎内血中浊气"立论，此与胎毒理论，不过是五十步笑百步而已。

（二）种痘方法及其改进

胎毒理论对于解释种痘原理起到了作用，但我们不难注意到，不是先有理论后有方法，它未必起到过指导种痘法的发明的作用。作为比较积极主动的预防天花的种痘法，其产生可能有偶然性。但必然性寓于偶然性之中。偶然的经验积累多了，一种新的理念就可能产生。这就是为什么痘衣法、痘被法是最初的种痘方法。因为它最简单、最容易被观察到。当人们注意到健康小儿盖用痘疹小儿用过的被子，或穿了痘疹小儿贴身穿过的衣服以后就得了痘疹传染，而这种传染发病的病况程度却要轻得多；出了此种种出之花，同样一生不会再出痘。这就自然而然地令人想到主动去利用痘被、痘衣得到一次轻度传染，以避免一次严重传染及终生不再出花的可能性。

痘被法和痘衣法早期并不见载于医家之书，可能是民间的发现和流传。后来的医书如毓兰居士的《种痘要法》、吴谦的《医宗金鉴》更持明确否定的态度。但文人墨客还是有所记及，例如方以智《物理小识》。大多是在一些偏远贫苦之地所见。例如，顺治九年董含（1624-?）《蓴乡赘笔》中提到："安庆张氏传种痘法，云已三世。"其法先收取稀痘浆贮于小瓷瓶，遇有欲种者，取所贮痘浆染衣，让小儿穿上。[①] 张氏的方法已在直取小儿痘衣法的基础上有很大改进。已有三世，可见其早。属人痘术起始时期方法。浙江遂安的方象瑛康熙五年（1666）也说到："患痘幸痊，相与袭其衣，分啜其粥，皆得传染无恙。"[②]

痘被法过去未受注意。邱仲麟发现康熙初张扶翼《望山堂文集》卷一"送种痘师宋泰来序"中，记有他出任湘西沅州黔阳知县时（1662-1670）所见"痘被法"：将种痘小儿出痘之被覆盖未出痘小儿，"使受其气"，七八日至半月内开始发烧，再一二日出痘。奇异的是"一被所铺，少或一二儿，多而先后相续或至数十百儿"；"大约一气所感，出者十之六七，其不出者十之三四"。宋泰来以此法为张之孙子和同宅小儿种了痘，"痘出而儿不苦"。宋医还到隔邻的贵州省黎平府种痘，"试之辄效"[③]。

痘衣法与痘被法更早在方以智《物理小识》中其实已经提到：

> 丸痘汁纳鼻，呼吸即中矣。或取衣、被。久传二三十人，即有一恶，须易新丸痘。

"丸痘汁纳鼻"，当是浆苗法：取患儿痘浆，以棉裹之，塞入鼻内。此法对患儿有直接损伤。同时痘浆内病毒处于活泼状态，毒力较强。这在实际上使受种小儿冒了很大风险。衣被法也有与自然传染的接触途径相类似处。据张扶翼氏所见，小儿衣被法出痘者"十之六七，其不出者十之三四"，似乎对出痘率已很满意。但较之后来的改良法，恐怕还是太少了些。

于是有旱苗法等的出现。雍正七年刻本《揭阳县志》记载：

---

① 参见邱仲麟文，第 463 页。
② 同上书，第 466 页。
③ 同上书，第 467-468 页。

（顺治）十四年（1657）丁酉……民间始请医出痘。其术以好痘之痂，塞儿鼻内，吸其气。所出皆吉，百无一失。此后相传，遂为永利。小儿无麻面者，痘时无天扎者。

雍正十年（1732）蒋亮工纂辑前人而刊出的《种痘仙方》是主张用浆苗法的。其中"种苗法"有如下论述：

用浆苗，将净水润湿碎破，男左女右，塞鼻孔内半寸许。外仍用无浆净棉花塞住。

如用靥苗，用光硬木槌，隔纸敲为末，将松棉花作薄片，如围棋子大。打湿裹靥末六厘，净在内。捏作小团，不可狼藉些须。将细丝线缚了，塞儿鼻孔，男左女右，不可差错。线头垂于鼻外，易于取出。一则可以照看，不使小儿私自挖出；再将棉花塞满鼻孔，不使漏气。若漏气，鼻下必出一扁痘。儿小鼻细，酌量减之。最小者减半。塞拾个时辰取出。若打嚏，或偶然脱落，随即塞好。

余见杭城朱升学种法，不然。将靥苗用小乳钵擂碎，以小细弯竹筒或银管，约二三厘许，男左女右，吹入鼻中。再用净棉润湿，仍蘸靥苗少许，塞住鼻孔。

如有浆苗更妙，则不必用靥。已塞一昼夜取出。服解毒丹。

这里叙述了浆苗、水苗、塞鼻法、吹鼻法。但认为浆苗比用靥（痘痂）为好。纂辑此书的蒋亮工为名士，隐于医。顺治七年（1650）受聘于杭州石公府邸；十七年遇余杭朱升学到石府种痘，因而得见其操作。他说：

庚子（1660）春，石公聘余杭朱子升学来署种痘。石公之若子若女，及家属童子，种二十余人。下苗结靥，甚易易也。叩其所学，曰：仙术也，不敢轻泄。所以易者，不过无六淫之邪以杂之耳。

他后来在朋友徐无忝处得到《种痘仙方》：

越数载，晤仁和幕友徐子无忝。其为人也，喜录方书。行笥中藏有《种痘仙方》三册。余因为之序其先后，删其重复，补其阙略，纂成一书。种痘仙法，殆无余蕴焉。

可见《种痘仙方》原著较早，朱升学所行吹鼻法已比原书所述浆苗法先进。但蒋氏宁信书而不信人，乃仍以为"如有浆苗更妙"。可为一叹。《种痘仙方》"种痘说"中颇显露浆苗来历的玄机及痘痂的替代原由：

原其种痘之苗，别无他药。惟是盗取痘儿标粒之浆，收入棉内。纳儿鼻孔，女右男左，七日其气自通。热发点见，少则数点，多不过一二百颗。亦有面部微肿。胎毒随解。大抵苗顺则顺，必然之理。

如痘浆不得盗，痘痂亦可发苗。痘痂无可窃，则以新出痘儿所服之衣，与他儿服之亦能出痘。总取同氤氲为胎毒之向导。其盗机也，天下莫能知，而圣功生焉。

张琰后于蒋氏等。他的观点显然不同于蒋氏。他的《种痘新书》卷三是专讲种痘的。其中"放苗秘诀"说：

昔人种痘则以棉团蘸其浆脓，塞于小儿鼻孔之内，谓之浆苗。后因犯痘之家，不肯与人剔破痘疮，故取痘疵，乳，为细末，略兼放通关散少许，合同乳匀。用小竹管乘苗，吹入鼻窍。男左女右。未吹之时，令去鼻浆，然后将苗吹入。又要使其头面端正向上，执管而吹，不歪不斜，直透窍中，则苗无不到矣。然苗太少则气不盛，亦种不发。必多放些苗，而苗又新，则百种而百发。吹入之时，即将手闭其鼻窍片刻，令苗吸归气道方妙。

通关散：牙皂、北辛等分为末。或加雄黄亦妙。

张琰说出了从浆苗到旱苗的改进过程。但其痘痂吹鼻和以乳汁，则又与水苗相似；所用为竹管，实际上已有用银管的。此不必拘泥也。但他加入通关散，则更显其考虑之周到。

朱纯嘏的《痘疹定论》晚于《种痘仙方》原著而早于张琰《种痘新论》。他的种痘法见前引他的卷二"种痘论"中关于天姥娘娘所授之法，已作描述。他在同卷"续补种痘之法论"中说：

> 天姥教人种痘之法已于前《种痘论》中言之详矣。今复续补种痘之法。此乃后人之变法也，为之亦似有理。
>
> 若在大内种痘，必须依天姥之种法。至于穷乡僻壤，则以续补种痘之法亦可。其法以纹银，命银匠造一银管，约有五寸长，其管之孔可以入得鼻内。先著痘痂末于管内，对上鼻孔，轻吹入于鼻内。此续补之一法。
>
> 又有以出痘之衣，当长浆，足浆三四日内，痘气充盛，取其贴身里衣，于未出痘之儿女穿之。穿两三日，夜间亦不脱下。至九日，十一日，始发热。曾见七日发热者，十中不过一二。此乃衣传，恐气薄不透，多有不热不出。
>
> 若夫狂妄之辈，挑破痘浆而作种者。此乃不仁之人，不必再言之矣。
>
> 当日种痘，男种左鼻孔，女种右鼻孔。未满一周（岁），种六个时辰取出；若一周岁之后，十个时辰取出……

可见朱纯嘏认为"天姥之种法"为最佳，在皇家种痘必须此法。亦即水苗法。民间可用旱苗吹鼻法，但未言其短处。对痘衣法，认为"多有不热不出"，成功率欠高。此二者于穷乡僻壤可为替补之法。痘浆法则其所排斥。以此看来，朱纯嘏"天姥之法"即水苗法，已是成熟之法。亦可推论较为后起。"天姥"云云，好事者假托耳。

后来毓兰居士《种痘要法》对诸法作臧否之论：

> 有以棉塞痘浆，塞鼻种之者，名痘浆种。此捏破痘粒取浆，令彼儿泄气害事，最是残忍。又有服痘儿贴身染浆之衣而种之者，名痘衣种。此乃衣传，多因气薄不透，往往不验。又有以痘痂屑干吹入鼻种者，名旱苗种。此过于迅烈，令儿难当，并风入脑门致患。且吹鼻必致嚏，苗随涕出，亦常不验。三者断不可从。

他是主张以水苗为上法的。《医宗金鉴》"种痘要旨"中也说:

> 尝考种痘之法,有谓取痘粒之浆而种之者;有谓服痘儿之衣而种之者;有谓以痘痂屑干吹入鼻种之,谓之旱苗者;有谓以痘痂屑湿纳入鼻孔种之,谓之水苗者。然即四者而较之,水苗为上,旱苗次之。痘衣多不应验,痘浆太涉残忍。故古法独用水苗。盖取其和平稳当也。近世始用旱苗,法虽捷径,微觉迅烈。若痘衣,痘浆之说,则断不可从。
>
> 水苗之所以善者,以其势甚和平,不疾不徐,渐次而入;既种之后,小儿无受伤之处,胎毒有渐发之机,百发百中,捷于影响,尽善尽美,可法可传,为种痘之最优者……(旱苗法)犹与水苗之法相近,儿体壮盛,犹或可施。

至此水苗法为最佳的地位基本被肯定下来。但水苗在以乳调和后,必须当日用完,不可久留。张琰指出:

> 凡种痘必先开小儿姓名,观其多寡,然后乳苗。盖乳碎之苗,易于走气。更兼通关之药,走而不守,其气尤易泄也。故今日所乳之苗,只可今日用之。他日其气已泄,即种亦不发矣。(《种痘新书·放苗秘诀》)

要之,从痘衣法、痘被法到浆苗塞鼻法,再到水苗塞鼻法和旱苗吹鼻法,方法在不断地改进。以痘痂代替痘浆,是避免损伤出痘儿童,同时结痂后天花病毒活力减小,毒力减轻;以水苗塞鼻法代替旱苗吹鼻法,是减少病毒颗粒进入身体内部数量,亦有减毒作用。都对安全性提高和痘苗收藏及扩大种痘人群带来好处。不过,这并不等于说此后及各地都统一用水苗塞鼻之法了。我父亲(1911-1990)就告诉我,他小时候就是吹鼻法种的人痘。民间的种痘,在那样的时代,并无标准化或划一而行之说的。

附带需要一提的是,中国到底有没有用过刺破皮肤种入痘苗的方法?据邱仲麟氏的考证,嘉庆以后,湖南出现了一种"点苗法","不择苗,亦不入鼻,但将肱旁一穴,名曰曲外,将小刀刺破,置苗于上,以所制之药敷之",是从牛痘接种法那儿学来的，惟因牛痘苗不易得，替之以人痘苗。① 以此观之，中医师并不以刺破皮肤（"身体发肤，受之父母，不可毁伤"）为讳。前引孙思邈书中的"种疹法"，应亦是刺破皮肤而种的。但我们实在没有能找到任何文字记载说明清时中国人自发地用刺臂法种人痘。

（三）人痘法的有效性和安全性保障措施

中国的人痘法是有很多讲究的。种法如上述各有不同，要之在于选择安全而有效者为上。同时又发展出一套择苗、藏苗、选时、适人和种痘后调理等以保障种之必出、减毒而避免发出恶痘及防止并发症的办法来。

（1）择苗

原则有三：一是不用"时苗"。时苗在《种痘仙方》称"凡苗"；在张琰书中称以"凶苗"；《痧痘集解》称为"败苗"；郑望颐《种痘方》则说："自出天花之痂，谓之'时苗'。"允肃翁《种痘书》说：

> 忌用时苗，致有变端，坏名非浅。啐总以神苗为美。神苗者，即种痘所取之浆苗及屬苗是也。

一般而言，就是不要用自出天花之浆或痂，特别是天花流行时的"凶苗"。

二是不用直接取自孩子的浆苗。上引允肃翁文，尚云可取种痘后之浆苗。这在其他人书中，多持否定之论（详后述）。

三为所取之苗，无论是自出之痘或者种出之痘，务必是痘疱发出为圆润饱满者所结之痂为佳。舍弃各种浆苗不用而取痘痂为苗种，本身已是一重要的减毒过程；浆内病毒活性大，毒力强，传染性大；不在流行季节和区域取苗，避免以毒力强大的"凶苗"为苗而造成一次真正的传染，亦可认为是减毒或避毒的一种措施；痘疱灌浆时圆润饱满，说明此天花病毒活力强健，没有发生变异，亦无交叉感染，是可避免意外的麻烦，不妨也视为减少种痘副作用的必要举措。

当然，原则如上，实际操作也有灵活运用；各家经验也不尽相同。《种痘仙

---

① 参见邱仲麟文，第 480－481 页。

方》"取苗法"中说：

> 其种原是仙授，非寻常时痘之种。必须原是种出之浆，方可取用。将棉花匀如青豆大，拣选圆正顶尖饱绽之痘浆，足日，或回浆之时，将棉花拌其浆。或取痘靥亦可。如无仙苗，即取凡苗，务取稀少顺症之浆，或靥……

还是以浆苗为上，必要时亦取凡苗。但要圆润饱满之痘是一致的。对于时苗，张琰要求分外戒慎。《种痘新书》卷二"论痘宜种"中说：

> 余行痘科数十年，往往见苗顺者十无一死；苗凶者十祗八存。种痘之家，医人必取吉苗。苗吉则痘无不吉矣。

又在"辨苗吉凶"中说：

> 夫种痘之家，全恃苗头之吉。盖苗之吉者，犹纪律之师，进必有序，行必有方；毒气之发，必由经络次序传宣。故无一齐涌出之弊。达至皮肤，泄于毛孔，各分道路，寻窍而出。又无铺氊蚕种之虞；且毒不凝于血分而血自荣，毒不滞于气道而气自畅。气血荣畅，则痘必光润起胀，灌脓总无灰白紫黑之患。
>
> 若苗之凶者，犹之乌合之众，进止无节，尊卑紊淆。毒气一动，不由经络，一涌而出。不寻毛窍，各无道路。以致一片红膻，又或密如蚕种，且毒无所泄，非紊于血，必缠于气，而五陷痒塌之危不旋踵而至矣。是以术家宜取吉苗，慎勿妄取凶苗，以致误认人而自误也。戒之，戒之。
>
> 昔吾一友在建邑种痘。其初，吉苗所种，无不安泰。远近驰名。后往东乡，人多苗少。彼贪其利，遂将天行痘苗兼而用之。及其痘发，险逆之症甚多。夭折数十余人。怨尤交住，夜遁而行。不知者皆谓其流年月限之不利，岂知皆取苗之不正之过乎！
>
> 或曰：彼取之苗，虽是天行痘种，然亦择其吉者而取之。何致不利？余应之曰：是年建邑，疫气普邑流行。其间痘之美者，乃其人秉毒本轻，血气又

盛，故痘乃佳。竟是恶疫之种。遇秉毒稍盛之人，必形险逆之症。故恶疫之处，万不可取苗以自误也。种痘原无奇术，但靠好苗而已。特术家秘而不宣，恐人识破，而轻其术也。学者切宜着意择苗，方不负余谆谆告诫之意也。

张琰和朱纯嘏一样，都是主张用痘痂而不用痘浆作苗的。对于何种痘发之痂可取，很有讲究。朱纯嘏的叙述比较简单，在"种痘精神形气论"篇中说：

　　始则慎于选苗。拣择痘之稀疏，浆之充满，尖圆红润四字俱全；结痂苍蜡色，且又厚实。此等痘苗，得天地阴阳清正之气，收其痘痂作种，百发百中，万不失一。

有不著撰人之《种痘指掌》一书，其中说到痘痂之别：

　　黑燥而厚者，不宜用；细薄少种者，亦不宜用。高厚有种者，苗可月余，种来必出；细薄者，半月外其气已脱，种之无益。至若因旁人种痘，沾染而出，其毒与时气不远，名曰野苗，亦不宜用。

张琰则在"择苗秘诀"中有较详细描述：

　　夫苗者，痘之痂疵也。大凡取苗，要访其痘之来路。乡间之中，其痘吉多凶罕，逆症全无，乃往取之。又要看其颗粒分明，无蒙头锁颈之弊；头面胸背，稀疏出齐；热退浆足痂厚，润泽光明，不药而愈者，其来路既正，气血又充，毒化已尽，乃佳苗也。痘虽多，亦是美种。遍体四肢之疵俱好，只要厚实光彩。

　　往取之时，须嘱其父母，但见儿睡起，即将睡衣数抖，令痂落于席上，检取包固，置于身旁，勿令泄气。

　　若疵薄而白者，苗路虽好，究亦无力，种多不发。

　　若出齐犹热者，乃是险症，其痂不可用。

　　痂色带黑者，热毒必盛，其苗亦不可用。惟赤色者上，黄者次之。

　　切宜紧记，不可潦草而取，以致自误，后悔何及。

以此而论，他们其实取的还是有时苗性质，不过是张琰所称的时苗中的"吉苗"。否则养苗将是一个很大问题。吴谦《医宗金鉴》亦不例外。其中说：

　　选苗时宜留种细察，不可轻忽。其中有可用者，有不可用者，惟在痘之顺与不顺别之……痘之顺者，始终无夹杂之证，出则尖圆，色则红润，浆则充满；所落之痂，苍蜡光泽，肥大厚实。此得天地阴阳之正气，极顺之苗也。收而用之，效如响应。但此痂甚少，所遇无多，或不能亲其事而假手他人，亦必令彼身亲目睹方可。否则宁置而勿用。切勿滥用，种者审之。

如此谨慎，是为选取毒力较轻之苗。选取之后，必加精炼。朱奕梁《种痘心法》云：

　　若"时苗"能连种七次，精加选炼，即为"熟苗"。不可不知。

　　其苗传种愈久，则药力之提拔愈清，人工之选炼愈熟。火毒汰尽，精气独存，所以万全而无患也。

显然，这一过程相当于现代的传种培养，毒力逐代减低，而抗原性仍得保留。这样的苗是安全的。

（2）藏苗和养苗

藏苗原意在于保持痘苗生物活性，如此主动免疫才能产生抗体。一旦保藏不当，痘苗失活，接种就无效了，但在保藏过程中，却又起到了某种减毒作用。李约瑟说：[1]

　　将疫苗在体温或稍低的温度下保存一个多月，这当然会使80％的活病

---

[1]　李约瑟：中国与免疫学的起源。参见笔者等译载于《中医药学报》文，1983 年第 5 期，第 10 页。

毒颗粒产生热失活效应。但由于这些死蛋白质的存在，当接种到人体时，就像抗体产生一样，强烈地刺激着产生干扰素。

在保证痘苗活性和减毒而不致种出恶痘之间，要拿捏得准确，是不容易的。藏苗期限和存放温度有关键意义。《种痘仙方》"取苗法"有云：

> 即取凡苗，务取稀少顺症之浆或靥，用棉纸各自包固，记写日月在上。先包真射香分余，放小竹筒内，后入痘靥包。要盖得紧，将竹筒日夜放在身边。不可触孕妇。亦有不用射香者。
>
> 其浆可藏二七，靥可藏四七；若十二月，可藏四十余日；十一月正月，可藏三十余日；十月二月可藏一个月；九月三月可藏二十余日；四月八月可藏二十日；五月七月，可藏半月；六月只可藏七八日。过时则靥坏无用。
>
> 新靥要过三日方可用。大约种痘之苗，则不费力，时痘之苗，稍觉利害。

是具体明确藏苗保存法和日期，而最后说"新靥要过三日方可用。大约种痘之苗则不费力，时痘之苗，稍觉利害"，是与减毒有关。不过，种痘师们真正关心的是如何保证种苗在保藏过程中不会失活。曾鼎比较保守一点，他在《痘疹会通》中说：

> 如遇冬令，则留至一月，尚可用也。春秋二季，可留半月，二十日为期。若炎夏之时，只十一二日为宜。过则泄气无用。

朱奕梁《种痘心法》进一步认为：

> 苗之大而厚者，冬月春初可贮月余；秋末夏初，犹可半月；盛暑仅可六七日。若更薄小，焉能耐久。

郑望颐《种痘方》更分南北地域而定：

其苗在北方天气凉，春月之苗，一月之内尚可种；冬月之苗，四五十日尚可种。南方之气温，夏月之苗四五日，春月之苗二十日，冬月之苗三十日。若延日久，则气薄无力，恐种不出矣。

朱纯嘏在"种痘论"中叙及天姥之教："春秋二季，即一个月之痂可种得；若夏五六月，半月二十日之痂亦可种；若冬月严寒，四五十日之痂亦可种。"这与后面说到"不逾两月，敬请神医到京师"然后为王素种痘，必是冬季，在时限上应是符合的。但是这也是为了保证痘苗活性，种之有效。不过，时间越长，毒力越小，减毒的作用也已显示出来。

张琰在"藏苗法"中有另一番见解：

既取苗来，用纸包固，再纳小竹筒中以塞其口，勿令泄气。不可晒于日中，亦不可焙于火上，须带在身边，令其自干。且苗包须写取苗月日。盖冬月之苗，阳气在内，虽晋三四十日，种之犹发大半；夏月之苗，阳气外泄，即过二十余日，亦少发矣。总之，苗必以新为主。新则气盛，十常发九；稍旧则气弱，只发其半；再旧则无气，虽种亦不发矣。若新苗少而人又众，则须兼旧苗而用之。但吹苗时，要多放些，种之亦自能发。

显然，他对痘苗之活性是否足够使接种成功富有经验。减毒可以说是歪打正着的副产品。这些有丰富经验的种痘师们对种痘的安全性很有信心。

同时张琰对于旧苗的使用特别另外有所告诫。"论苗贵新贱旧"中说：

放苗之后，七八日间发者，其症必轻。若旧苗气弱，不能直射命门，此非特种而不发以致人之讥诮，尤恐外毒客留藏腑，反增内毒之邪。故放苗之后，迟至十余日乃发者重。俟加苗后发者亦重。此皆用旧苗之过也。学者可不审乎！

昔吾一友，在泰邑向余索苗，迟之三四十日方去放苗。其所种之儿，祗直发其一。值乡中天行痘到，其所种者陆续而发，皆是逆症，以致怨尤交作。此用旧苗之鉴也。

其他一些种痘名家也有类似收藏之法。例如允肃翁《种痘书》说：

> 必置于有节竹管内，一头塞之，佩于身边，以得人气，不可间断。

曾鼎则说：

> 取下用乌金纸包封，外加京川纸再裹，入于竹管内或小罐中，日带身上，毋令泄气。

朱奕梁《种痘心法》言之更详：

> 贮苗先选合式之痂，用指撚净浮污，预备干洁竹纸包好……包不宜用红矾纸，恐损苗故也。宜于近身少佩片时，以去痂中潮气，则不蒸霉。即藏于干净磁瓶内，置之凉爽之处。盖热则苗气易耗，秽则苗气易杂，不燥则潮湿相侵，不密则鼠虫窃损，皆所宜避。遇暑月及有时疫痘症，或预备坚厚竹筒，烘晒干洁，纳苗包好。须紧塞其口，庶苗气不散，疫气不侵。

痘苗收藏，即使在十二月冬天，最多亦只能保存四十余日。如何能全年延续有苗？这看来是个难题。前引光绪版《痧痘集解》中云：

> 当日异传之家，至今尚留苗种。必须三金，方得一支丹苗。买苗后医家因以获利。时当冬夏种痘者，即以亲生族党姻戚之子传种，留种谓之养苗。设如苗绝，又必至太平再买。所以相传亦无种花失事者。

种痘师们有宁国府太平县这样一个供苗中心，看来并不愁苗源。但太平如何能常年保证供给丹苗而不中断？实为一谜。无任何记载可考其养苗方法。允肃翁《种痘书》云"择人家房屋高大者种一二人，方可望苗不断"；《儿科醒》亦谓"五六七月间，借以深邃房屋，少少种之，以为接苗之计。"《摘星楼治痘全书》则曰"为工者，每于深山穷谷之家，济以药饵之资，随种数人，以为接苗之法。"

郑望颐在《种痘方》中更提到：

> 有胆大种师，于五六月中，觅贫家壮实之儿种之，不惟不索酬谢，反肯
> 津贴银钱，次第传种三四个儿，延至七月，则苗亦可不断矣！

这些肯定是接续苗种之法，主要因炎夏不能种痘而采取的办法。太平县供量
必大，其养苗之法当有更高明者乎？以其利大而不外传之耶？

（3）种痘时机选择

首先，种痘要避开时气疾疫流行季节。《种痘仙方》"种痘说"云：

> 当知胎毒有限，时气助虐无穷。况苗发之痘，既无客邪鼓动血气，势无
> 痒塌闷乱之虞。正气内守，虽酒气秽气，略无妨碍……其于痘症初行，疫邪
> 方炽之时，切须避其锐气。当俟大势稍平，方可施补天浴日之妙用。其间或
> 有不顺者，此必苗非顺痘，医非惯家，是不能无揠苗助长之憾。然皆方士之
> 所为。人知其神之神，而不知不神之所以神也。

张琰更明确地说，要在时疫到来之前种痘：

> 余劝世人，凡有子女，断不能免痘疹。当时疫未临之际，宜预请医人种
> 痘。斯为最得计也。若疫气临门方请人种痘，恐疠疫之气预染。医者固不敢
> 妄种，即种亦难收全美。恐致烂额之惊，故呈徙薪之策。（《论痘宜种》）

> 凡放苗，必其门内无天行恶痘，方可与之种苗。若门内有痘，必其症多
> 险逆故请人种。医者苟不访察而妄与下苗，孰知其儿已沾疫气之毒，及痘发
> 不顺，致咎医人。纵决西江之水，亦难洗其冤矣。悔之又何及乎。

> 余昔在泰邑，有颜姓来请种痘。余到其家，未曾详审，即与放苗。及放
> 苗之后，方言天行痘症，已进门二十余日矣，乃引余往视。未进房门，臭气
> 冲人。形若蛇皮。诚恶候也。余始悔之。亦无及矣。后未出三日，诸小儿尽
> 皆发热。竟有身已热，亦来吹苗者。其间恶症甚多。不得不任其责。如拯溺

救焚，何尝全活。其邻朱姓，则恶痘未入其门，虽共日放苗，而数十余人，悉无险症。可见主家莫待天行到宅，方去请医种痘；术家亦要访无天行恶症，方可与之于苗。

但痘毒传染，必在起胀灌脓之际；毒化成脓方有腥气传人。若初到门，当发热见点之时，其余小儿即与放苗，则天行之痘未染，放苗美种先施，斯亦必皆顺症。故天花临门，凡请医者，不可迟延。而行术者亦当审察。慎勿冒昧。施苗迁延，观望以自贻伊戚也。（《放苗秘诀》）

张琰在自序中强调过：

惟于无事之日，以佳苗而引胎毒，斯毒不横而症自顺。敢曰人谋能夺造化之柄哉，亦趋吉免凶，保安无危，仁人慈幼之善术耳。

要求恰到好处地掌握种痘时机是很科学的。另外，季节也有讲究。《种痘仙方》说：

种痘时，以二三四月为上，八九十月次之，至于大寒大热之时，皆不可种。

毓兰居士《种痘要法》亦说"严寒酷暑均非所宜"，但又说正、二、三、八、九、十月为上；四、七、十一、十二不得已时亦可种，五六月则不可种。前后有些矛盾。

（4）小儿身体状况之可种与不可种

并不是所有小儿都适宜种痘。如其体弱多病，就不宜接种。这开了现代免疫接种适应证界定的先河。

《种痘仙方》说：

凡病后之儿，及颜色太娇，骨干太弱，肌理太疏者，皆未可轻试也。

若不察小儿有外感内伤，妄为下苗，与时痘无二。切须斟酌，必细心体察观玩。或有内伤脾气者，或有病后元气未复者，或阴分不足者，或骨蒸潮热者，或偶受惊恐者，或腹内有积滞者，或有虫积痞块者，或平素好食生冷者，有此数症，不可种矣。若种必凶。更有疮毒蜡梨，汤火刀伤，不可种。种则毒气暂聚其处，痘势恶劣。必须治好方可种。

夫耳为肾窍，痘毒必从肾经发出。须先验两耳。平素或有肾热肝热之症，必现筋纹于耳后。若筋淡红色，其纹不乱，种痘必稀；鲜红亦好。或红色间青筋，出痘略重，热时必发惊搐无妨。纯是青筋，出痘必重，不可轻种。若青筋中，间黑筋者，及纯是黑筋者，大凶，断不可种矣。

上引末段，与今之观察微循环以判预后有所类似。朱纯嘏也有"不可种痘论"，但其中所指，皆是些不仁不义、道德沦丧之家，谓其子孙不得善报，出痘必坏，故不宜为种。此因果报应思想也。他同时又撰"种痘精神形气论"，是言身体适应与不适应证：

若夫在外所种之幼稚男女，甫及一岁者为上；岁半者次之；若至二岁三岁又次之；若长至五六岁，知识渐开，未免任其性情，不依调理，不肯服药，难于种痘。学种痘者，当先知之。

至所种之幼稚男女，必要辨别其精神。所谓精神者，面部有精彩喜色，明亮透达。印堂，山根，年寿无青暗之色。满面红光，纯粹者吉。所谓神者，两目视瞻平正，愈看有神。至于神之完固，乍见奇异而不惊；就看熟悉而必要神情安逸，嬉笑自如，更兼目有精光者吉。若目无神思，昏蒙倦怠者，不种。

更要详察其形气。夫所谓形气者，头面，胸背，手足，形也。体之各具者也。必要详看其骨肉相称，肥不见肉，瘦莫露骨，肉色要紧，微带紫黑色者吉。若松宽如发𧐚样者，不种。所谓气者，体之充也。天柱端正，颈不歪斜；手执物件，把持有力；站立怀中，脚不倦怠；小便远而长，肾囊紧小，微带紫黑色如荔枝壳者吉。若形气倦怠，呼吸之气不均匀，出入粗细不一者，不种。

目无神者；面无喜色者；皮肉如发𧐚样者；形气瘦弱者；内有疳积者；病后虚弱者；吐泻才愈元气未复者；浑身有疥疮者；生大毒正气未复者；声

音不亮并不长者；俱不可种。

张琰的"先观小儿形色然后施苗秘诀"的论述更为完整：

> 夫痘毒之发，出自五脏，是室中之盗也。发越之际，邪正交争，而元气壮旺，力能逐毒则毒气虽盛，亦必退外而自散。若元气祛弱，不能胜毒，则毒气横盛，势必内攻以为殃。凡人之内毒，虽不可以逆睹，而小儿之气血，观形察色，自可立知。

> 未放苗时，须察其颜色之荣枯，荣则血盛，枯则血衰；观其毛发之焦黑，焦则血枯，黑则血盛。且发疏而嫩者，气多不足；发稠而粗者，气必有余。既详毛发，再看囟门。囟门阔者，胎元未足，而脑骨故而难收；囟门小者，胎气甚充而阳会，所以易合。且五脏之精华，皆着着于两目，神光炯炯，则内精自足无疑。瞳子昏沉，则元神知其未足。山根青者，痰多，体弱，惯惊风。面色青者，质祛元亏多吐泻。发开路而直垫，断有疳积。唇淡白而倦怠，定作虚看。声亮而长，丹田知其气足；音竭而促，气海自是多亏。指有紫纹而起起，其儿蓄热必将宣；腹有青筋而硬胀，已有食积而当知。是以壮实无病之人，方可与之下种；元亏有病之辈，切莫轻与投苗外，此儿未满周，须虑根基未稳，奶娘鲜乳亦防缺养之虞。

> 女子若过十四，天癸已动须防痘发而行经；男人若到十五，欲火或张，更虑房劳而泄损。有孕之妇，恐痘出而胎动难安。

> 孤只之孩，虑风霜而偏凌弱草，或腰不挺者，其肾必亏；膝常软者，其髓必薄。偶见令人心怯，即此变是凶机。父母或出危言，究竟终非吉兆。过慎之家，不宜与种；越趄之户，切莫轻试。

> 此施苗之种诀。余尝屡试而皆然。谨嘱后贤，宜从吾论。

这些都是有睿智卓识的经验之谈，可见种痘师之慎重从事和科学态度。

（5）种痘后的观察和用药调理

种痘同时张琰用通关散混于痘苗一起吹入鼻中，谓可通关透达经络，出痘顺畅，此于前已引过。《种痘仙方》则于种后予服解毒丹或透痘丹：

……已塞一昼夜，取出。服解毒丹。

解毒丹：端午午时，取韭地上蚯蚓粪，趁湿丸如细黄豆大，朱砂为衣，种时开水或银花甘草汤，调服一丸。要稀。次日再服一丸。

透痘丹：丹砂（透明大块者研极细末三钱）绿色升麻（取末三钱）白干葛（取末三钱）大粉草（取末三钱）共研极细，加梅花冰片一分，研匀，入磁罐封固。凡种痘过一昼夜，可用灯心汤送下。每岁一分。至十五六岁亦只服一钱。

朱纯嘏则谓：

……用芩连以酒炒之。藉其清毒而使气分舒畅，血不凝滞，运化毒火而归于痘浆。此聂氏订方之精心熟虑。予则心领神会此方之妙，全在生黄芪，生地，当归引酒炒芩连入气血两途，运化毒火而成浆。今特表而出之。

《种痘仙方》记载了种痘后"发块"，实为颌下淋巴结肿大。其中说：

种后第六日，男左女右，颐下当发一块。大小不等。盖拘一身之毒，聚于阳明部位，使毒不泛滥。其痘必稀。此种痘之妙，不比时痘之毒，散漫而多变症也。俟痘起，浆灌热退，其块自消。亦有痘后方渐渐消者，切不可认作毒治，乱用敷药。有不发块者，每误事。是种之不得其法耳。

朱纯嘏亦有描述：

……三五日之后，男则左颈项之下，与咽喉相隔不远，微有小疙瘩。此痘苗必发之候也。女则在右颈项之下，亦与咽喉相隔不远，微有小疙瘩。亦痘苗必发之候也。然此说不可一概而论。亦有无疙瘩者，其苗亦发。恐日后学种痘者，见此疙瘩，势必惊疑，因笔之于此，以广后学之见闻。若痘长浆之期，必用药催浆，催得大浆充足，此疙瘩自然消散。若消散不尽，势必余毒凝结而为痘毒矣。

看来朱纯嘏的见解更成熟一些。肿大淋巴结的男左女右，其实是因为塞鼻用的鼻孔是男左女右。

种痘后的出痘过程，《种痘仙方》作了描写：

> 种后第六日，男左女右颐下，当发一块……（按：见前引淋巴结文）

> 第七日当发热。亦有头痛者。虽热，不似时痘之热。第十日当见点。稀者数颗，名曰开花。长（胀）灌如期，毒之至轻者也。密者不过二三百颗。粗者起贯（灌），细者自消。易贯（灌）易靥，不比时疫之变更。可以不必服药。其见点起长（胀），灌浆回靥，与时疫顺症不差时日。然亦有迟早不同者，或有失手者。不过百中之一二。此亦天命使然耳。

> 若单发热不见点，名曰散痘。发热有汗，其毒随汗从毛窍而出，俱可作痘，永不再出。

> 如不发热，不出者，必须复种。如再不出，是毒气锢闭，非遇时毒相蒸，不能出矣。

所以，种痘后按不同时日而有轻度发热、见点、出痘、灌浆、结痂，其过程与天花自然过程基本一样。但发热等程度要轻得多。所种出之痘不像天花时那样深入真皮层，所以结痂并脱落后，多数不留瘢痕。有的如"散痘"，单发热，不见点，亦可有出痘一样效果，起到"永不再出"的预防作用。这与我父亲告诉我他小时候吹痘之后的情况是一致的。他身上亦无瘢痕。

有些种痘后出现症状及痘疱较严重，此时医生就要加以调理治疗。在《种痘仙方》中有详细罗列，主要有升麻葛根汤、透痘丹、透肌散、凉血解毒汤、灌浆散、保元调中汤、参芪四圣散、仙收饮、调元汤、牛黄化毒丹、清凉解毒汤、齿牙散等，分别不同时段、症见辨证论治。还有外用针、挑、焠、涂等法，不一而足。在朱纯嘏、张琰等的书中，干脆与治疗天然之痘各种变症合一而论，方剂治法是一样的。

《种痘仙方》中还特别提到种痘后的调护。其曰：

> 种苗之后，切忌伤食冒风，受寒受暑，热闷疹气，及火酒辛辣毒物；更

防惊恐，如猫犬跳叫，跌磕出血，争闹打骂之类。惊则块散毒盛，痘必稠密。

该书还提醒大家：

又有庸陋儿科，因种痘妨于医道，百般谤毁。言某家种痘误事，某家种过重出。言之凿凿。且贿嘱星卜，致人疑虑。遂使婴儿受无穷之痛苦，枉无穷之性命。

凡种痘，必须原医看视，切勿更医。若有恶医，或暗投巴豆于药内，或潜涂狗血于手中，阴害小儿，尤当谨防。更有以假药骗人，云吃此药，永不出痘。往往误事。

还有民俗迷信，亦渗入种痘过程之中，此种文化现象，值得于此一提。张琰《种痘新书》卷三在讲完种痘诸要点后，下接"起坛法"、"解厌法"和"解坛法"三篇。其中说：

起坛法　凡下苗后，须选吉日起坛。要备三牲及齐仪果供各五味，供奉神圣；要红布四尺，在神位上挂彩；将红纸一张写神位；神位下书童男童女姓名；要择洁净之室以建坛。

各方神圣从左到右排列为：当年恩主至德尊神，药王会上前传后教历代神医，左辅文班贤圣，行浆童子调气血，敕封九天碧霞仙府至尊神圣掌痘示君和天后仙宫至慈圣母司痘娘娘（两者居中），布种郎君保安康，右弼武列神明，痘府宫中散花破厌解厄仙师，本坊社庙感应神祇。从这些神圣的名称上看，都属于道教神仙而不是佛家菩萨。其起坛仪式、符咒诵词真言剑诀等，皆是道士作法用言语。间中亦有一则摩诃般若波罗蜜多心经，外请神中有"峨眉山顶四洲明觉禅师菩萨"，但多数为道教神仙。

解厌法亦复如此，以道教神仙为主，间杂佛家。云：

道法本无多，南城灌北河。总书三个字，降尽世间魔。弟子发下佛水，法水，圣水。在天为天水，在地为地水，在吾堂中为起煞压煞破煞破厌圣水。此水洒天天开，洒地地裂，洒人人长生，洒鬼鬼邪灭。谨按洞中玄虚晃朗太元斩妖缚邪杀鬼万千中山神咒，元始玉文，持诵一遍。却鬼延年。按行五岳，八海知闻，邪魔束手，侍卫我轩，凶秽消荡，道气常存。

然后解坛，依起坛礼仪，同样备三牲及各种金花表礼等，焚香祝拜，感谢诸路神祇。最后以纸船两条，焚化成灰送于河中。此亦即毛泽东诗云"纸船明烛照天烧"也。

以上仪式，并不见于《种痘仙方》、《痘疹定论》等书。某些医家行种痘之余，亦崇信道佛；尤民智未开，民间父母长辈面临天花这样一危险疾厄，毕竟信心有所欠缺，需要找到一种心理支撑，亦不是不可理解。惟后来有些泛滥成灾，以致淹没了种痘法本身，所以如前所述的同治皇帝，就不再种痘，徒行起坛祝祷之事，死于非命，不亦冤乎！

123. 人痘接种术的成功率

人痘接种术的成功率，在明清那样早的时代，不可能有科学统计方法，亦不能有详细记载。但在许多文人记叙及种痘医籍中，蛛丝马迹，还是透露出许多信息，可供参考。例如康熙时林云铭《吴山穀音》卷五提到福建种痘或有夭者，然"千百中不能一二"。如此等等，可供参考。而种痘医籍中，则无有不夸其神效者。其中或有自诩成分，但基本是说了事实的。有的名医，例如徐大椿和王清任，自己可能并不种痘，但对于种痘有所观察，对其效果有所评论。王清任的《医林改错》就提到："世上种痘之医，所种之痘，无论多少，无一不顺。"这样的说辞，虽未必准确，但应当说是亲历所见，比较客观。亦有一些非为医生的文人学士，他们的评论也可作为旁证。例如《种痘仙方》王慎思序言中称：

近世仙传种痘一法，相其阴阳虚实，于儿无病之日下苗种，慎风寒，节饮食，服药调理，百不失一。人定胜天，为术甚奇……斯术也，避凶而趋吉，起死而回生，何痘之足患。不禁喟然叹曰：真仙术也。虽小道，厥功伟矣。

王君为见证者也。是书本文中则云：

> 苗发之痘，既无客邪鼓动血气，势无痒塌闷乱之虞。正气内守，虽酒气秽气，略无妨碍。脱痂绝无瘢痕；口鼻亦无残废之厄。允为避险就安之捷径。
> 或有失手者，不过百中之一二。

可见著者信心满满，98％-99％成功，且无麻子及口鼻残废等后遗症。末附的故事亦讲到：

> 授以种痘法，遂得保全。因广传于人，至简易，至真确。万无一失。

朱纯嘏在《痘疹定论》中多处提到他的种痘效果。"种痘论"中说：

> 予种痘俱遵天姥垂训，凡调治俱遵久吾聂氏活幼心法，果然十可十全，百不失一。种痘多顺症，调治得宜，不至夭折。此一定之理也。

"正心诚意论"中又说：

> 予今年七十有七，供奉内廷二十五载。十种十全，百不失一。

"种痘精神形气论"再一次强调：

> 予自辛酉仲秋考选进京，为圣子神孙公主郡主种痘，仰赖皇上洪福历二十五年之久。凡所出种俱获全安……百发百中，万不失一。

这些一定都是实话，不然岂非冒欺君之罪之大不韪？事实上，康熙帝目睹亲历这一过程，他是认可并赞赏朱氏等的种痘成效的。所以才会在他的《庭训格言》中说：

> 国初人多畏出痘。至朕得种痘方，诸子女及尔等子女，皆以种痘得无恙。今边外四十九旗及喀尔喀诸藩，俱命种痘，皆得善愈。尝记初种时，年老人尚以为怪。朕坚意为之。遂全此千万人之生者，岂偶然耶？

人痘法实际的预防效果之佳，郑望颐《种痘方》中曾指出：

> 假使一庄之中有百儿出天花，未尝不延医服药；若能八九十收功，人咸称为太平痘矣。甚有极力调治，而损伤几及一半者，不闻其归咎于医生。……今若种百儿之痘，设或损伤四五个，则必责罚种师，并不容其托足于一村矣。

这反映了当时的舆论评价。治疗天花的效果优时可达 80％-90％，差者为 50％。但要求种痘的失败率不能高于 5％，否则种师受罚，甚至打掉饭碗。可见种痘的成功率应在 95％以上。

张琰《种痘新书》中谈到他自身经历：

> 途遍历诸邦，经余种者不下八九千。屈指记之，所莫救者不过二三十耳。若行于天时，安有如是之吉乎？

依此折算，他的种痘失败率仅在 0.25％。

徐大椿是一位很挑剔的医学评论家，如果他不是亲自看到种人痘的效果，是不可能加以称赞的。他在《兰台轨范》中说：

> 痘疮无人可免。自种痘之法起，而小儿方有避险之路。此天意好生，有神人出焉，造良法以救人也。然往往以种痘仍有死者，疑而不敢种。不知乃苗之不善，非法之不善也。况即有死者，不过百中之一；较之天行恶痘十死八九者，其安危相去何如也！

自然天花如不治疗，死亡率高达 80％－90％。万全《痘疹世医心法》中也说过："嘉靖甲午（1534）春，痘毒流行，病死者什八九。"可见并非虚语；而种痘失败者不到 1％。大椿并且认为，即使如此，也是因为"苗之不善，非法之不善"。苗不善，可能是本身失去了抗原性，不再起免疫作用；也可能用了时苗，毒力过于强大。

据当时外国传教士 Dyer Ball 记载[①]，我国山西省由于应用人痘接种法，天花死亡率从 20％－30％（甚者 50％－60％）下降到 1％。人痘接种法传到国外，控制天花流行的效果也很明显：1722 年，英国皇家学会的 James Jurin 医生根据伦敦 1667－1721 年的统计数字，发现未种人痘而患天花的小儿，六人中死一人；种过人痘而得天花而死的，九十一人中有一人。牧师 Cotton Mather 对美国波士顿市 1721 年天花大流行也做了统计调查，同样证明未种者死亡 1/6，而种了人痘的三百人中，仅 1/60 死亡。（注见王、伍医史）

表 14.1 653 例 1919 年前出生老人抗天花预防接种回顾调查资料统计表

年龄分段				首 种 失 败		严重后遗症	未种患天花	未种无天花	小 计		
年 龄	例数	人痘	牛痘	人痘	牛痘				人痘	牛痘	未种
65～69	221	23	184	0	3 (1.60％)	2 (人痘)	9	0	25 (11.3％)	187 (84.6％)	9 (4％)
70～79	311	53	239	0	8 (3.23％)	0	9	2	53 (17.04％)	247 (79.42％)	11 (3.53％)
80～89	111	30	69	1 (3.22％)	5 (6.75％)	0	5	1	31 (27.93％)	74 (66.67％)	6 (5.4％)
＞90	10	6	3	0	0	0	1	0	6 (60％)	3 (30％)	1 (10％)
合计	653	112	495	1	16 (3.1％)	2	24	3	115 (17.6％)	511 (78.25％)	27 (4.13％)

① 王吉民、伍连德（Wong and Wu）：History of Chinese Medicine，p. 141，the Tientsin Press LTD，1932.

本人于 1984 年对当年六十五岁以上的六百五十三名老人作了随机抽样回顾性调查。[①] 调查结果显示，就这些健在老人的情况而言，以接种后是否再传染天花、接种有无严重后遗症两个指标作评价，则人痘接种者一百十四例，失败二例，有效率 98%；牛痘接种者五百十一例，失败十六例，有效率 97%，P＞0.05。但未作人痘或牛痘接种者二十七例，罹患天花者有二十四例，达 89%，P＜0.01。由此可见，接种与不接种，对天花的抵抗力十分悬殊，而用人痘还是用牛痘，并无差别。

尽管人痘接种术如此成功，批评者仍有所指责。其实种痘医生自己并不讳言种痘失败的例子，并寻找其原因。张琰《种痘新书》有多处述及：

1. 种出之痘偶遇危重，医者方寸易乱，必得镇静方可挽回。

> 昔余在泰邑江宅放苗。三日一儿出痘，形如蚕种，势不可疗。予往视之，直言其危。宜另请高明医治。彼应余曰：泰邑痘科无出先生右者。先生束手，他人岂能治乎！病即不救，亦不敢怨先生。余闻是言，一时忧怀顿释。明目张胆，遂与清毒活血猛烈之剂，药可数两。至次早往视，界地已清，大热已退，痘皆起胀。其儿竟愈。（《辟主家怨咎医人》）

类似的例子，他共举了三个。可知医道高明固然重要，临阵不慌亦是要诀，否则心乱而方无从出，坐视其死。

2. 妄取凶苗，或以天行之苗兼用，失去控制，痘发险逆。

> 昔吾一友在建邑种痘……后往东乡，人多苗少，彼贪其利，遂将天行痘苗兼而用之。及其出痘，发险逆之症甚多。夭折数十……故恶疫之处，万万不可取苗以自误也。（《辨苗吉凶》）

时气发痘而取之为苗，毒力强大，等于一次传染，是以殃及性命。

---

① 马伯英："以史为镜，可明兴替——19 世纪末 20 世纪初抗天花预防接种回顾调查"。《上海中医药杂志》1991 年第 1 期。

3. 痘苗失活而种不能出。

　　昔吾一友在泰邑向余索苗。迟之三四十日方去放苗。其所种之儿，只十发其一。值乡中天行痘到，其所种者陆续而发，皆是逆症。以致怨尤交作。此用旧苗之鉴也。（《论苗贵新贱旧》）

4. 不识小儿已获天花传染，正在潜伏期内，轻率与种痘苗，天然天花出现危逆之症，归咎于种痘所致。

　　余昔在泰邑，有颜姓来请。未详审即与放苗。及放苗之后，方言天行痘症，已进门二十余日矣……余始悔之亦无及矣！后未出三日，诸小儿尽皆发热。竟有身已热，亦来吹苗者。其间恶症甚多，不得不任其责如拯溺救焚，何尝全活！（《放苗秘诀》）

5. 不敬神明。

　　余昔在建邑袁宅种痘，主家不敬神明，香灯俱无，钱财不化。忽一日坛上所存纸钱，无故自燃。只化纸钱，余皆未毁。后其家果不吉。
　　又于泰邑丁宅种痘，有人亵盗坛土香者，其儿发痘，自言腹中有二百线香燃烧，热不可当。其儿竟毙。
　　此皆神明显圣之明验也。姑举一二，而示天下以为慢神之鉴云。（《论要敬神》）

　　以上诸例，除第五条不足为训外，其余均为医家避免种痘失误的实在道理。至于敬神，此神明取去坛上纸钱以示儆戒亦便罢了，何残忍之于取小儿生命？其非太过不仁乎？是经不起推敲者也。
　　种痘失败，实不离"苗非顺苗，医非惯家"八字。种痘医师一定要掌握好各种前面提到过的种痘技术，不能有一点疏忽大意。王士雄在周镕辑《王氏医案》中曾对种痘失败的医案作一眉批：

种痘之法，以人巧而夺天工，原属妙法。但须慎于择时。若疫气流行之时，感其气者尚有肿颐烂喉之酷，况又加以胎毒耶？此乃医之不明，未可尽归于种痘也。

王士雄的话，可谓中肯。近人曹炳章（1878－1956）在《慈幼新书》中亦有一按语：

世有神痘家，其术在能定婴儿秉赋出痘不死，然后种之，百无一失。间有坏事者，偏属富贵之子。盖非不能卓见，未免贪利心切，即不可种而意图侥幸，遂至失手。此医之过，抑富贵者自取。果能听造化主持，出痘虽重，高明犹可着手；乃必勉强矫揉其正气，使之根本脱离而不可救，不亦可哀也夫！

他的话也是对的。医家不辨婴儿体质而种之，或富贵家庭不听医家言而强求种之，不受其利，反受其害，还不如"有病不治，常得中医"。

人痘接种术的发明，是中医对中国人民乃至世界人民的巨大贡献。其医学和文化意义的探讨，是饶有兴味的。

第十五章 科学技术与医学·
古代职业病及防治

一、古代的科技发展与医学进步

中国古代医学就其自然哲学的性质而言，与中国古代的科学思想属于同一体系，发展基本上也是同步的。科学理论的发展和技术的进步，无疑对医学有积极的影响和推动作用。但从实践体系的发展来看，医学进步似乎还更快一些和超前一些。

124. 时间医学、生物节律和子午流注学说

五运六气学说一方面反映出生态与疾病及治疗间的关系，可谓"气象医学"；从另一方面看，它又深深受到天文学、历法、象数学等的影响，是古代科学与医学联盟的一个重要例证。

与此同时，时间医学也在中医学中迅速发展起来。

古代时间观念的产生，与日夜更替、月亮圆缺、星移斗转及四时递嬗等现象的观察、认识有关。《汉书·五行志》谓：

> 斗柄指东，天下皆春；斗柄指南，天下皆夏；斗柄指西，天下皆秋；斗柄指北，天下皆冬。

"斗柄"即北斗七星中天权、玉衡、开阳、摇光四星的连线；而天权、天玑、天璇、天枢组成"斗身"。斗身的天枢与天璇二星相连并延长五倍，正好是北极星。北斗绕北极星而旋转。"斗柄悬在下则旦"（《夏小正》），以定一年之始。最早一年分为十个月，每月三十六天；余下五至六日作为举行祭祀活动和特定的生

产活动的日子，故称"十月太阳历"。殷商时期采用了阴阳合历，年分十二月，月分三旬，每旬十天，十九年七闰，平均每年三百六十五点二五日。同时开始有了干支共六十甲子记日。在《黄帝内经》中，这种天文时知识已见运用。如曰"大小月三百六十五日而成岁，积气余而盈闰"。

一年二十四个节气的划分，《吕氏春秋》已见。但完整的记载是在《淮南子·天文训》中。据《周髀算经》记："二至者寒暑之极，二分者阴阳之和，四立者生长收藏之始，是为八节。节三气，三而八之，故为二十四。"在《内经》中则曰："五日谓之候，三候谓之气，六气谓之时，四时谓之岁，而各从其主治焉。"（《素问·六节藏象论》）同篇又说："立端于始，表正于中，推余于终，而天度毕矣。"由此见，当时天文学圭表测量等科学的时间测度法也已引入医学。

根据《淮南子·天文训》的记载，圭表测量还用于日时的划分。而《内经》中的日时分法已把时间的运行因素与疾病的易发性联系到了一起。特别是人的死亡，似与时刻最密切相关：

> 九候之脉，皆沉细悬绝者为阴，主冬，故以夜半死；盛躁喘数者为阳，主夏，故以日中死。是故寒热病者，以平旦死；热中及热病者，以日中死；病风者，以日夕死；病水者，以夜半死。（《素问·三部九候论》）

不同时刻疾病的症状有不同的变化：

> 夫百病者，多以旦慧昼安，夕加夜甚……朝则人气始生，病气衰，故旦慧；日中人气长，长则胜邪，故安；夕则人气始衰，邪气始生，故加；夜半人气入藏，邪气独居于身，故甚也。（《灵枢·顺气一日分为四时》）

这是就一般而论。但五脏病各不同，故又有异：

> 肝病者，平旦慧，下晡甚，夜半静；
> 心病者，日中慧，夜半甚，平旦静；
> 脾病者，日昳慧，日出甚，下晡静；

> 肺病者，下晡慧，日中甚，夜半静；
>
> 肾病者，夜半慧，四季甚，下晡静。（《素问·藏气法时论》）

以上可谓"时间病理学"。"时间生理学"也有涉及：

> 阳气者，一日而主外。平旦人气生，日中而阳气隆，日西而阳气已虚，气门乃闭。（《素问·生气通天论》）

> 营在脉中，卫在脉外，营周不休，五十而复大会。阴阳相贯，如环无端。卫气行于阴二十五度，行于阳二十五度……夜半为阴陇，夜半后而为阴衰，平旦阴尽而阳受气矣；日中为阳陇，日西而阳衰，日入阳尽而阴受气矣。夜半而大会，万民皆卧，命曰合阴。平旦阴尽而阳受气，如是无已，与天地同纪。（《灵枢·营卫生会》）

如果说这是中医学关于血液循环（气血循环）的最早粗浅描述，那么可以说，这种"循环"的概念得自时间的周而复始；日月星辰天象运行的周而复始。是受天文科学和时间理论的直接影响的结果。比古希腊、罗马时代认为血液如地中海潮汐涨落而不循环的观念高明得多。著名的英国医生、实验生理学的奠基者哈维（W. Harvey，1578－1657）之所以研究并发现血液循环，也是受了哥白尼"天体运行论"的影响，才想到血液可能是"循环"的。地在东西两端，时隔一千八百年以上，古代中国的医学家与近代英国的生理学家同样都受天文学的启发发现血液循环。

此外，人体生理病理还被认为与月相时间因素有关。《灵枢·岁露论》中说：

> 人与天地相参也，与日月相应也。故月满则海水西盛，人血气积，肌肉充，皮肤致，毛发坚，腠理郄，烟垢著。当是之时，虽遇贼风，其入浅不深。至其月郭空，则海水东盛，人气血虚，其卫气去，形独居，肌肉减，皮肤纵，腠理开，毛发残，膲理薄，烟垢落。当是之时，遇贼风则其入深，其病人也卒暴。

以上种种是对生物节律、生物钟的认识。实际情况可能还要精密。中国是世界最早的机械钟发明地，宋代苏颂建造的一座巨型天文计时钟（建于1088－1090年，见《仪象法要》）的下部五层木阁称"报刻司辰轮"，有"时计木偶"在不同时刻出现，一天以十二均分时辰及百刻计时。上有浑天仪和天球仪。是观察地球、太阳、月亮及天文星体运行位置与时间关系的精密仪器。

百刻计时的每刻相当于今天十四分钟又二十四秒，较日分九十六刻、每刻十五分钟略短。每刻又作十分，每分相当于今天一分又二十四秒强。我们无法知道早于这种报时钟的形式是何样，但计时分百刻与滴漏方法大约是一样的。因为《内经》中有记述，并用来说明气血运行。如《灵枢·五十营》云：

> 黄帝曰：余愿闻五十营奈何？岐伯答曰：天周二十八宿，宿三十六分。人气行一周，千八分。日行二十八宿，人经脉上下、左右、前后二十八脉，周身十六丈二尺，以应二十八宿。漏水下百刻，以分昼夜。故人一呼，脉再动，气行三寸；一吸，脉亦再动，气行三寸。呼吸定息，气行六寸。十息气行六尺，日行二分。二百七十息，气行十六丈二尺。气行交通于中，一周于身，下水二刻，日行二十五分。五百四十息，气行再周于身，下水四刻，日行四十分。二千七百息，气行十周于身，下水二十刻，日行五宿二十分。一万三千五百息，气行五十营于身，水下百刻，日行二十八宿，漏水皆尽，脉终矣。所谓交通者，并行一数也，故五十营备，得天地之寿矣。凡行八百一十丈也。

时间用"漏水百刻"计算，与二十八宿相配，可见《内经》时代必已有类似苏颂所造的天文钟，才能被引用到医学中来。但依上论，人体周身气血每日仅循环五十次，而现代医学测定，一般周身循环一次的时间仅为十至二十秒。可知"五十营"云云不是从人体生理实际研究得来，而与"脉度"的测量和机械计算有关，用上了加法和乘法。（当时想必已有乘法口诀表）：

> 手之六阳，从手至头，长五尺，五六三丈；手之六阴，从手至胸中，三尺五寸，三六一丈八尺，五六三尺，合二丈一尺；足之六阳，从足上至头，

八尺，六八四丈八尺；足之六阴，从足至胸中，六尺五寸，六六三丈六尺，五六三尺，合三丈九尺；跷脉从足至目，七尺五寸，二七一丈四尺，二五一尺，合一丈五尺；督脉任脉各四尺五寸，二四八尺，二五一尺，合九尺。凡都合一十六丈二尺。此气之大经隧也。（《灵枢·脉度》）

十六丈二尺再乘以五十（营），就是八百一十丈。共计二十八脉，与二十八宿相对应，也是受天文学影响。

气血环周运行于全身，是针灸学的生理基础。《灵枢·卫气行》将之具体化在体表部位上：

> 故卫气之行，一日一夜五十周于身。昼日行于阳二十五周，夜行于阴二十五周，周于五藏。是故平旦阴尽，阳气出于目，目张则气上行于头，循项下足太阳，循背下至小指之端。其散者，别于目锐眦，下手太阳，下至手小指之间外侧。其散者，别于目锐眦，下足少阳，注小指次指之间。以上循手少阳之分，侧下至小指之间。别者以上至耳前，合于颔脉，注足阳明，以下行至跗上，入五指之间。其散者，从耳下下手阳明，入大指之间，入掌中。其至于足也，入足心，出内踝下，行阴分，复合于目，故为一周。

这就是所谓经络中经气的来去。针刺的关键在于"得气"，"气至而有效"，必须按气所行而刺。故该篇接着说：

> 谨候其时，病可与期。失时反候者，百病不治。故曰：刺实者，刺其来也；刺虚者，刺其去也。此言气存亡之时，以候虚实而刺之。是故谨候气之所在而刺之，是谓逢时。在于三阳，必候其气在于阳而刺之；病在于三阴，必候其气在阴分而刺之。水下一刻，人气在太阳；水下二刻，人气在少阳；水下三刻，人气在阳明；水下四刻，人气在阴分；水下五刻，人气在太阳；水下六刻，人气在少阳；水下七刻，人气在阳明；水下八刻，人气在阴分……水下二十五刻，人气在太阳。此半日之度也。从房至毕十四舍。水下五十刻，日行半度，回行一舍，水下三刻与七分刻之四。《大要》曰：常以日

之加于宿上也，人气在太阳。是故日行一舍，人气行三阳，行与阴分，常如是无已，天与地同纪，纷纷盼盼，终而复始。一日一夜，水下百刻而尽矣。

这是经络中卫气运行的"日节律"，与二十八宿相应。这种时间节律的认识，《褚氏遗书》中的说法另成一系：

天地之气，周于一年；人身之气，周于一日。人身阳气，以子中由左足而上循左股、左手指、左肩、左脑；横过右脑、右肩、右臂、手指、胁、足，则又子中矣。阴气以午中自右手心通右臂，右臂横过左臂、左肩、左胁、左足、外肾、左足、左胁则又午中矣。阳气所历，充满周流，阴气上不过脑，下不遗趾。二气之行，昼夜不息，中外必遍。

这些着力于时间节律的论述，是后世子午流注学说的滥觞。子午流注学说企望通过对经气流行时刻和位置的相对确定，准确施针，从而取得最佳或特殊的疗效。营气流注规律为子午流注纳子（支）法；卫气流注为子午流注纳甲（干）法。与子午流注学说相偕的，还有灵龟八法、飞腾八法等。这一理论体系的形成较晚，目前所见以金代何若愚《子午流注针经》为最早，窦汉卿《子午流注》、《针经指南》及明代徐凤《针灸大全》等已趋于成熟，至高武《针灸聚英》、杨继洲《针灸大成》则集其大成。子午流注不仅在医学（针灸）中有特殊应用，而且在武术功夫点穴术等中有奇异的威力。生物节律的一般原理近年已为现代科学证实，应用于临床，如激素制剂的服用、抗高血压药物的使用，都有很明显的时间梯度，但子午流注规律尚有待探索。

此外还有岁时节律、季节节律、病气节律等，皆时间医学，此不一一。

125. 中医学中的朴素系统论和实验思想

系统论，现代十分行时的一种科学理论，在中国古代可以找到朴素的雏形，而且这一雏形，正是中医学理论方法的骨架。

现代一般系统论（General System Theory）是 20 世纪下半叶科学和技术的

基本特征之一，研究的目标是对客体作出综合的、整体的描述。它首先由著名理论生物学家路德维希·冯·贝塔朗菲（Von Bertalanffy Ludwig，1901－1972 年）提出①。系统论的主要原则是整体性（"整体大于部分之和"）、目的性（信息决定系统的行为，系统的质料和能作为信息的载体起作用）、综合性（有序的统一）、相关性（相互作用的非线性因果原则）、历时性（动态性）。这些都可以用数理统计的方法予以定量化确定。中国古代科学可能从未使用过"系统论"这一概念名词。但上述一些原则，除了数理统计和定量化确定之外，都或多或少、或严格或粗略地作为方法论原则指导了前科学体系的构成。

这也许与中国古代科学的理论体系是以天文、地理、物候、农业等的大系统观察和性质（规律）认定为目标有关。日月星辰的运行、四时气候的变化、五方地理特征的归纳、谷物禽畜等的种植饲养，乃至社会政治和朝代的轮替，都被作为一个有序的整体看待，互相层层叠叠、各各相反相成……这一切都显示出朴素系统论的方法论原则。结晶出来的哲学理论是阴阳五行等等，认识的方法论原则却是朴素系统论。同样，中医学的全部体系也是按这一原理构成的。

中医学的整体观念因此特别突出。首先是人与天地相参，天地人构成一个大整体；其次是体内脏腑、经络、气血等构成人身本体的整合系统；再者是疾病（邪气）与健康（正气）的关系；诊断中的四诊合参和治疗上的理法方药和标本兼顾的治疗；即使是一个处方，同样要君臣佐使，作为一个小系统发挥作用。如此等等，中医学与西医学的以原子论（还原论）方法论为科学原理而采用的分解和分析方法迥然相异。无怪乎诺贝尔奖金获得者、系统论的另一位杰出领袖人物、瑞典的普里高津（Prigogeon）于 1979 年来华访问后要说："中国的传统学术思想是着重于研究整体性和自发性，研究协调和协和，现代新科学的发展……都更符合中国的哲学思想。""西方科学和中国文化对整体性、协和性的很好结合，这将导致新的自然哲学和自然观。"②

中国古代的这种朴素系统论思想和方法，同时伴有经验的检验或试验，以作

参照和评价系统。这也是由自然科学的一般发展提供的。《荀子》、《韩非子》、《吕氏春秋》等中都曾有所表露。例如《吕氏春秋》中说："善言天者，必有验于地，必有征于人。"正是《内经》的理论构成和检验方法：

> 黄帝问曰：余闻善言天者，必有验于人；善言古者，必有合于今；善言人者，必有厌于己。如此则道不惑而要数极，所谓明也。今余问于夫子，令言而可知、视而可见、扪而可得，令验于己而发蒙解惑，可得闻乎？（《素问·举痛论》）

> 岐伯曰：……合而察之，切而验之，见而得之，若清水明镜之不失其形也……若鼓之应桴、响之应声、影之似形，故远者司外揣内，近者司内揣外，是谓阴阳之极，天地之至，请藏之灵兰之室，弗敢使泄也。（《灵枢·外揣》）

这种外揣法、征验法，现代称为"黑箱"方法，是控制论方法的基本构成之一。由于这一方法的引入，中医学传统上对解剖只需要粗略的了解，根本不必追究其精细构成；生理系统理论的组合，主要根据外部功能表现而找出其概念统一体，并论其相互关系；疾病的诊断，完全依靠四诊所得的信息，探察内部阴阳平和的状态或偏倾的程度、性质；疾病的治疗，几乎都具有试探的性质，在初服数剂或初试几次针灸等治疗后，重新调整以为适应。

当然，这种黑箱方法的"检验"或"试验"都是不严密的、粗略的，带有医者的主观随意性。整个朴素系统论的方法论也有这种缺陷。而这正是当时古代朴素系统论的自身缺陷造成的。

举罗谦甫（李东垣学生）医案为例：

> 罗谦甫治真定赵客，六月间乘困伤湿面，心下痞满，躁热时作，卧不安，宿于寺中。僧以大毒热药数十丸，下数十行。痞稍减，越日困睡。为盗劫其赀，心动，遂躁热而渴，饮水一大瓯。是夜，脐腹胀痛，僧再以前药复下十余行，病加困笃，四肢无力，躁热，身不停喜冷水，米谷不化，痢下如

烂鱼肠脑，赤水相杂，全不思食。强食则呕，痞甚于前，噫气不绝，足胻冷，小腹不任其痛。罗诊脉：浮数八九至，按之空虚。曰："予溯流寻源，盖暑湿已伤正气，以有毒大热之剂下之，一下之后，其所伤之物，已去而无余矣。遗巴豆之气，流毒于肠胃间，使呕逆而不能食，胃气转伤而然。及下脓血无度，大肉脱下，皮毛枯槁，脾气弱而衰矣。舌上赤涩，口燥咽干，津液不足，下多亡阴之所致也。阴既已亡，心火独旺，故心胸躁热，烦乱不安。经曰：独阳不生，独阴不长，天之由也。"遂辞去。易一医，不审脉究原，惟见痞满，即以枳壳为下之，病添喘满，利下不禁而死。《金匮》云：不当下而强下之，令人开肠洞泄，便溺不禁而死，此之谓也。（《名医类案》）

经三人诊察，二人作治，罗谦甫放弃。对象相同，结论迥异，病人终于误治而死。可见黑箱方法，一方面与观察者学识有关，另一方面与经验有关。这样就大大增加了不确定性。没有客观化的标准所致。从案例看，这人应是细菌性痢疾之类，脱水、中毒而死。

但是，这种经验性的尝试、验证，始终是中医学的基本方法。总体上仍促进了中医药的进步，只是中间不免有不少病人作了牺牲。神农尝百草开其端。《五十二病方》中不少方子有"尝试"的字样，如曰："犬所齧，令毋痛及易瘳方：令齧者卧，而令人以酒财沃其伤，已沃而□越之。尝试。毋禁。"后世方论、医话，亦如之，均为经验验证所记。诚如陶弘景《补阙肘后百一方》序中所云：

> 凡此诸方，皆是撮其枢要。或名医垂记，或累世传良，或博闻有验，或自用得力……

"博闻有验"、"自用得力"，即黑箱检验。检验愈成熟，可靠性也愈大。中医学的生命力赖此保持旺盛，实践赖此发展，得力于经验检验甚大。

作为实验或试验思想的另一面，是对中毒的测试。《春秋·左传》中有动物及奴隶试验法："公至，毒而献之，公祭至地坟，与犬犬毙，与小臣小臣亦毙。"《诸病源候论》验毒法："欲知是毒非毒者，初得便以灰磨洗好熟银令净，复以水杨枝洗口齿。含此银一宿卧，明旦吐出看之。银黑者是不强药；银青黑者是蓝药；银紫斑者是焦铜药"；"取鸡子煮去壳，令病人齿鼯鸡子白处，亦著露下，若齿鼯痕中黑即是也"。《外台秘要》验蛊毒则曰："取银钗若箸或钗含之，经宿色黑即是，不黑者非。"

这些试验法有很明显的实验思想成分，动物试验也罢，银钗、鸡蛋等试验法也罢。尤其后者，必有化学实验的背景。可能与炼丹化学的发展有关。可惜这些试验设计并不严密，化学反应的实际状况不明，试验毒物是否确实可靠，仍然大有疑问。而且，这些试验法仅用于试毒，本身又不发展、不精密精确，更难推广到更大的方面如试验药物之类。

126. 药物的鉴定、炮制和提炼

中药取道地药材，不但须鉴别出产地、采集季节等，而且必须善于辨认和估价真伪、质量。中药鉴定学的发展与生物学、物理、化学等有关科学技术的进步相关。邹家林先生曾举例说明[①]，认为《吴普本草》记钟乳"聚溜汁所成，如乳汁黄白色，中空相通"，为性状鉴定；硫磺"烧令有紫焰"是火焰试法；木防己"根外黄似桔梗、内黑如车辐"为横断面特征鉴定；防风"琅牙者良"属品质鉴定。陶弘景在鉴别方面甚富经验，《本草经集注》中指出："医不识药，唯听市人；市人又不辨究，皆委采送之家；采送之家传习造作，真伪好恶，并皆莫测。所以钟乳醋煮令白，细辛水渍使直；黄芪蜜蒸为甜，当归酒洒取润，蜈蚣朱足令赤，螵蛸胶于桑枝，以虻床当蘼芜，以荠苨乱人参。"既透视出造假人的本领，更显出辨伪者"道高一尺，魔高一丈"。也是当时科技进步的表现。因此陶氏鉴定法，如钟乳"唯通中轻薄如鹅翎管，碎如爪甲，中无雁齿，光明者为善"，比《吴普本草》又进了一步。龙骨"舐之著舌为良"，是吸附试法；硝石"强烧之，紫青烟起"，为火焰试法；牛黄"磨爪甲，舐试不脱者真"为透甲法；琥珀"惟以手心摩热拾芥者真"，属静电吸引法。《雷公炮炙论》则谓"琥珀如血色，安于布上拭，吸得芥子起者，真也。"沉香"沉于水者为上，半沉者次之"（水试比重法）等等，无非皆从物理现象观察和知识增长中移用进医药鉴定。

---

① 邹家林：《中药鉴定学的沿革》。《中华医史杂志》1985 年第 3 期。

　　中药又必经炮制。为增强疗效发挥，减轻毒副作用，改变药性，便于应用。炮炙过程实际上是一个物理化学的制药过程，虽然不如今日提炼生物碱或改变化学结构等制药法那么高明，却也有提炼和改变化学结构所不能及的优点。

　　炮炙技术专著的出现，是在刘宋（420－497）时的雷敩，又称雷公，他的《雷公炮炙论》不但是医药经验自身的总结，而且是魏晋以来炼丹化学工艺技术等渗透发展的结果。此书曾经刘宋道士胡洽的整理，参考过乾宁先生（晏封）的《制伏草石论》，它炼丹化学的背景就更清楚了。

　　书中对减除药物毒性、增强药物吸收功效、利于药物保存等做了颇大努力。如曰：

　　　　凡修事巴豆，敲碎，以麻油并酒等同煮巴豆子，研膏后用。

　　　　凡使乌头，宜文武火中炮，令皱折劈破用。若用附子，须底平有九角如铁色，一个重一两，气全勿用杂木火，只以柳木炭中炮，令皱折以刀刮去上孕子，并去底尖，埋土取出暴干用。若阴制者去皮尖，薄切，以东流水并黑豆浸五日夜，洒暴用。

　　巴豆、乌头均极毒，经炮制后方可用。以上是基本的方法，显然有去除某些毒性物质的作用。

　　炮炙约分四类十七法，即所谓炮、燀、煿、炙、煨、炒、煅、炼、制、度、飞、伏、镑、擦、晒、曝、露，归为修制、水制、火制、水火合剂，工艺工序颇为复杂。但一般又多并用。如丹砂：

　　　　凡修事朱砂，先于净室内焚香斋沐，然后取砂以香水浴，拭干即碎捣，之后向钵中更研三伏时，即取一磁锅子，放了砂子用甘草、紫背天葵、五方草各剉之，著砂上下，以东流水煮，亦三伏时，勿令水尽，阙夫时候约去三分，次入青芝草，山须草半两，盖之。下十斤火煅，从巳至子时方歇。候冷再研似粉。如要服则入熬蜜丸如细麻子许大，空腹服一丸。如要入药中用，则依此法。凡煅，自然炭火，五两朱砂用甘草二两，紫背天葵一镒，五方草自然汁一镒。同东流水煮过。

　　炮制的工具也随科学技术的进步而进步。最早常用牙齿咬碎"咬咀"。丁鉴圹研究员考证："汉刘胜墓出土有小石磨，下部装有铜漏斗形器，是与金针、煎药器、医工铜盆等放置一起，为制药之用无疑。"[①] 金属矿石的粉碎，如《天工开物》研朱图，用机械操作。少量则用铁药碾。切制则有锋快的切刀、铡刀等。

　　炮制法中，常须加入酒、醋、乳、某种草类、甚至童便等，或盐水炒、姜汁炒、蜜炙等，其中必有某些特殊化学过程或化学反应发生；即使炒焦、炒黄、炒炭，存性不同，也有改变药物成分结构的可能。催化剂及催化作用，可能业经实际应用。各种剂型，如丸、散、膏、丹、酒、露、锭、饼、茶、条、线、生药、导药等，最多用的汤剂、煎剂、饮剂类，所利用的微妙化学变化及制作技术，大半也是受医药之外科技的影响，药露技术之类，更是阿拉伯所传来。

　　药物炼制中，最引人注目的是秋石制剂。过程复杂，化学反应特殊，与炼丹技术关系尤为直接。《苏沈良方》中沈括（1035－1095）记曰：

　　　秋石方：凡世之炼秋石者，但得火炼一法而已。此药须兼用阴阳二石，方为至法，今具二法于后。凡火炼秋石，阳中之阴，故得火而凝，入水则释然消散，归于无体。盖质去但有味在，此离中之虚也；水炼秋石，阴中之阳，故得水而凝，遇暴润，千岁不变，味去而质留，此坎中之实。二物皆出于心肾二脏而流于小肠。水火二脏，腾蛇元武正气，外假天地之水火，凝而为体，服之还补太阳相火二脏，为养命之本。具方如后。

　　　阴炼法：小便三五石，夏月虽腐败亦堪用，置大盆中，以新水一半以上相和，旋转搅数百匝，放令澄清。

　　　辟去清者留浊脚。又以新水同搅，水多为妙。又澄去清者，直候无臭气。澄下秋石如粉即止。暴干，刮下，如腻粉光白，粲然可爱，都无气臭味

---

①　丁鉴圹：《中国古代药物研磨粉碎工具的应用和发展》。《中华医史杂志》1984 年第 3 期。

为度。再研以男子乳，和如膏，烈日中暴干。如此九度。须拣好日色乃和，盖假太阳真气也。第九度即丸之，如梧桐子大，暴干，每服三十丸，温酒吞下。

阳炼法：小便不计多少，大约两桶为一担。先以清水，接好皂角浓汁，以布绞去滓，每小便一担桶入皂角汁一盏，用竹篦急搅，令转千百遭乃止。直候小便澄清，白浊者皆碇底。乃徐徐撇去清者不用，只取浊脚。并作一满桶。又用竹篦子搅百余匝，更候澄清，又撇去清者不用。十数担，不过取得浓脚一二斗。其小便，须是先以布滤过，勿令有滓。取得浓汁，入净锅中煎干，刮下捣碎。再入锅，以清汤煮化，乃于筲箕内。丁淋下清汁，再入锅熬干。又用汤煮化，再依前法丁淋。如熬干色未洁白，更准前丁淋，直候色如霜雪即止。乃入固济砂盒内，歇口火煅成汁。倾出。如药未成窝，更煅一两度，候莹白五色即止。细研入砂盒内固济，顶火四两，养七周夜（久养火尤善）。再研，每服二钱，空心温酒下。或用枣肉为丸如梧桐子大，每服三十丸，亦得。空心服。阳炼日午服，阴炼夜半服。

广南有一道人，惟与人炼秋石为业，谓之还元丹。先大夫曾得瘦疾，且嗽凡九年，万方不效，服此而愈。郎侍郎简师南海，其室病久，夜梦神人告之曰：有沈殿中携一道人，能合丹，可愈汝疾，宜求服之。空中掷下数十粒，曰此道人丹也。及旦，卧席上得药十余粒。正如梦中所见。及先大夫到番寓，郎首问此丹。先大夫乃出丹示之，与梦中所得不异。妻服之即愈。又予族子尝病颠眩。腹鼓。久之渐加喘满，凡三年乖困。亦服此而愈。皆只是火炼者。时予守宣城，亦大病逾年。族子急以书劝予服此丹，云实再生人也。予方合炼，适有一道人又传阴炼法。二法相兼，其药能动人骨髓，无所不至。极秘其术，久之方许传。依法服之，又验。此药不但治疾，可以常服，有功无毒。予始得之甚艰，意在救济人，理不当秘。火炼秋石，人皆能之，煎炼时须大作炉鼎，煎炼数日，臭达四邻。此法极省力，只一小锅便可炼，体如金石，永不暴润，与常法功力不侔。久疾人只数服便效。予偶得之，极为神妙。

可见炼秋石工艺技术与炼丹服石技术发展息息相关，而秋石主要用于治病，尤其是久病消瘦、咳嗽、颠眩、喘满、腹鼓等症。并"可以常服，有功无毒"，后来也有人用作长生药。《明史·顾可学传》云：

> 世宗好长生，而同年生严嵩方炳国，乃厚贿嵩，自言能炼童男女溲为秋石，服之延年。

也有人以为可作壮阳药。但未见古书记载。沈括，字存中（1031－1095），浙江杭州人。李约瑟博士誉为中国古代科学技术史上的坐标，对中国古代科学技术发展有巨大贡献。李约瑟博士和鲁桂珍博士认为秋石实为世界上最早的性激素人工合成制剂。这一推测得到英美一些生物化学教授如 R. Short，H. Dixon，H. G. Williams-Ashman，A. H. Reddi 等的赞同。尤其推测皂荚加入之后，皂荚分子结构中的甾环结构有可能成为甾体类激素合成的基础。他们将此誉为"在内分泌学史中揭开了令人兴奋的新的一章。……中国人在好几百年以前就已勾画出 20 世纪优秀甾体化学家们在 20 到 30 年代所取得的成就"，认为这是"医学史上卓著的新篇章"。[①] 山西太原工业大学孟乃昌教授对"秋石"也作了专门的研究。他认为："通过考究，去掉晦涩语言和道家名词的神秘色彩、物质的理化性质就呈现出来。其对秋石的生理、药理作用的叙述是素朴、简洁和生动的。通过分析，有助于我们了解道家学说对化学和医学实践有多大的概括性。"[②]

127. 其他科技进步对医学的影响

科技进步对医学卫生的影响无处不在。从针灸工具，由石针、竹木针等到青

---

① 参见阮芳赋《性激素的发现》，科学出版社 1983 年版，第 130 页。关于秋石及其炼法能否结晶出性激素的问题，1988 年中国科技大学的张秉伦教授等，美国的黄兴宗博士等，均分别主持过模拟验证试验，但没有成功。台湾的刘广定教授则更早从理论推导上作了否定。笔者曾为此与鲁桂珍博士作专门的讨论、询问。她认为有关模拟实验可能有问题，例如实验的条件、方法等，某一环节上的疏漏，均可能导致失败。并且，古书上提到的炼制法，也还没有全部尝试过。在这样的情况下，不宜过早下否定性结论。她仍然坚持认为秋石是世界上最早的人工性激素制剂。

② 孟乃昌：《沈括和李时珍对"秋石"的理论阐释》。《中华医史杂志》1987 年第 3 期。

铜九针及金银针（西汉刘胜墓见有金针），以及针灸铜人的铸造，其他医疗器械或卫生用品的制造，如薰笼、唾壶、贮药瓶、蚊香等，都说明了这一事实。造纸、印刷术的发明大幅度地促进了医学教育和医药书刊的传布，更是不争的事实。磁石的吸铁作用，被用于吸取气管、食道、耳道内的铁质异物，如《千金要方·小儿婴孺方》载：

> 治小儿误吞针方：取磁石如枣核大吞之，及含之，其针立出。

有一些技巧性的医疗手段，亦与人们日常的手工技术等有关。例如《医说》引《名医录》云：

> 巧匠取喉钩：咸平中，职方魏公在潭州有数子弟皆幼，因相戏以一钓竿垂钓……一子学之而误吞其钩至喉中，急引乃钩，以须逆不能出。命之诸医不敢措手……时本郡有一莫都料性甚巧，令闻魏公……莫都料曾水中打碑，塔添仰瓦……遂召莫都料至，沉思时久。言要得一蚕茧及大念珠一串。公与之。都料遂将茧剪如钱大，用物权四面令软，以油润之，仍中通一窍，先穿上钩线，次穿数珠三五枚，令儿正坐，开口，渐添引数珠挨之到喉，觉至系钩处，乃以力向下一推，其钩以下而脱即向上急出之，见茧钱向下裹定钩线须而出，并无所损。魏公大喜，遂厚赂之。公曰：心明者意必大巧，意明者心必善医。

这是能工巧匠以技术而为医，简直可与现代医院异物掇取术媲美。又如沈括《梦溪笔谈》卷十三所记：

> 世人以竹木牙骨之类为叫子，置人喉中，吹之能作人言，谓之"颡叫子"。尝有病喑者，为人所苦，烦冤无以自言，听讼者试取叫子令颡之作声，如傀儡子，粗能辨其一二。其冤获伸。此亦可记也。

这种"嗓叫子"，简直可誉为世界最早的人工喉。并且已试用于"病喑者"

（哑巴），获得成功。

　　类似的事例尚多。即使如刘昉《幼幼新书》（1132）作小儿指纹图、施发《察病指南》（1241）作脉象图，用图示方法来作示教，或用以揭示指纹、脉象的某些医学原理，也可认为是技术思想影响于医家的结果，虽然这与现代的脉象仪测定等还完全是两码事。

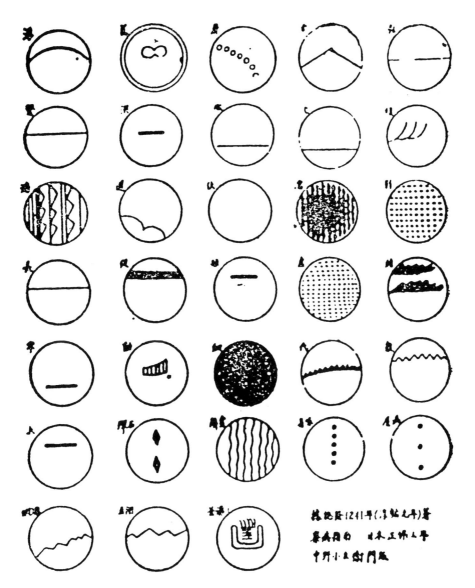

图 15.1　宋代施发《察病指南》之脉象图

更有价值的是东汉时出现的"天禄虾蟆"和"翻车渴乌"。我国自先秦就有很精致的下水道，房屋的建筑也考虑到通风、采光、保暖等卫生因素。但以机械引水专作洒道或饮用（可能与自来水相似），则未见。《后汉书·张让传》曰：

> （张让）又使掖庭令毕岚铸铜人四，列于苍龙玄武阙；又铸四钟，皆受二十斛，悬于玉堂及云台殿前；又铸天禄、虾蟆，吐水于平门外桥东，转水入宫；又作翻车、渴乌，施于桥西，用洒南北郊路，以省百姓洒道之费。

天禄和虾蟆都是动物名，天禄头有一角，状若麒麟；虾蟆形同青蛙。设此为器物名，作平门外输水入宫的工具，犹如今天的自来水。翻车则为机车吸水；渴乌用曲筒，利用虹吸原理以气吸水，又称注子、偏提、过山龙。《通典》卷一五七曰：

> 以大竹筒雄雌相接，勿令漏泄，以麻封漆裹漏，推过山外就水。置筒入水五尺，即于筒尾取松桦干草当筒放火，火气潜通水所，即应而上。

从虹吸原理和机械技术上看，这些都是惊人成就。用于"洒南北郊路，以省百姓洒道之费"，是卫生。可惜这一机械发明后世似未传承。

二、古代职业病及其防治

随着科技进步，手工业、工业、开矿等规模扩大，职业性疾病、中毒、劳动伤害等也就有增多。当然，相对也发明了一些防治措施。

128. 职业性中毒与伤害

职业性中毒多与开矿、打井、冶炼等时接触有毒气体或有毒物体有关。《诸病源候论》中已有记述：

凡古井塚及深坑阱中，多毒气，不可辄入。五六月间尤甚。以其郁气盛故也。若事辄必须入者，先下鸡鸭毛试之，若毛旋转不下，即是有毒，便不可入。

《外台秘要》则引《小品方》用动物试毒法：

亦可内生六畜等置中，若有毒，其物即死。

五代独孤滔的《丹房镜源》中有方铅矿（硫化铅）矿井和冶炼场上二氧化硫气体危害的记述；沈括对四川陵州盐井中毒及预防则描述更细：

陵州盐井深五百余尺，皆石也……岁久井干摧败，屡欲新之，而井中阴气袭人，入者辄死，无缘措手。惟候新雨入井，则阴气随雨而下，稍可施工，雨晴复止。后有人以一木盘满中贮水，盘底为小窍，洒水一如雨点，设于井上谓之雨盘，令水下终日不绝。如此数月，井干为之一新，而陵井之利复旧。（《梦溪笔谈》）

这可能为井盐分解的氯气之类经水淋而成为稀盐酸，可消除氯气中毒危害。

另如陈承《本草别说》（宋）、瞿仙《庚辛玉册》（明），也提到信州银矿、商州汞矿等开采遇含砷气气体的危害；宋·孔平仲《谈苑》述及有些工匠在"后苑银作镀金，为水银所熏，头手俱颤"。系慢性水银中毒，类于日本晚近发现的水俣病患者。

《本草纲目》云：

铅生山穴石间，人挟油灯入至数里，随矿脉上下曲折研取之。其气毒人。若连月不出，则皮肤痿黄，腹胀不能食，多致疾而死。

这是急性铅中毒典型症状。其引何梦春《著余冬录》：

其铅气有毒，工人必食肥猪、犬肉……以厌之。枵腹中其毒辄病致死，长幼为毒熏蒸，多痿黄瘫挛而毙。

以富含脂肪性食物防中毒，与现代"脱铅法"防治原则一致。尤空腹、饥饿易中毒，甚有警戒预防作用。

宋应星《天工开物》（1637 年刊）对煤矿工人瓦斯中毒等叙述甚详：

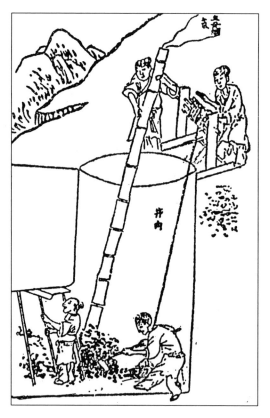

图 15.2　挖煤

初见煤端时，毒气灼人。有将巨竹凿去中节，尖锐其末，插入炭中，其毒烟从竹中透上，人从其下施镢拾取者。或一井而下，炭纵横广有，则随其左右阔取，其上支板，以防压崩耳。凡煤炭取空，而后以土填实其井。

如此则既防毒——引瓦斯而出，又防冒顶及井空后失陷、积毒。

深井挖宝，亦有措施：

> 凡产宝之井，即极深无水……其中宝气如雾，氤氲井中，人久食其气，多致死……下井人以绳系腰……腰带以巨铃，宝气逼不得过，则急摇其铃。井上人引缒提上，其人即无恙。然已昏瞆，止与白滚汤入口解散，三日之内不得进食粮，然后调理平复。

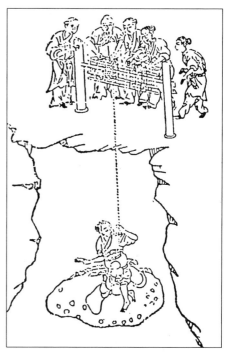

图 15.3　采宝石

"烧砒"曾是相当大规模的工业，至今湖南农村等犹如此。而砒极毒。宋应星云：

> 初烧霜（砒）时，人在上风十余丈外立。下风所迫，草木皆死。又以和饭毒鼠，死鼠猫犬食之亦死。毒过于射罔远矣。
>
> 烧砒之人，经两载而改徙，否则须发尽落。

立于上风预防砒中毒不为奇；两年一换则是职业病预防中一个颇具灼见的原则。

升炼水银时的预防措施，要比烧砒严密。既设"固济"以防护，又筑以隔墙（图 15.5）。《本草纲目》云："观丹客升炼水银，轻粉，鼎器稍失固济，铁石撼透，况人之筋骨皮肉乎？"固济即坩埚、反应室

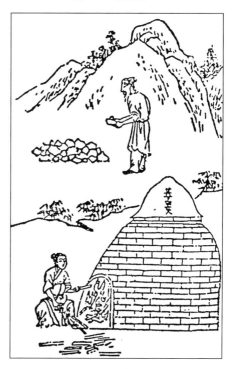

图 15.4　烧砒

及其密封固定诸处。

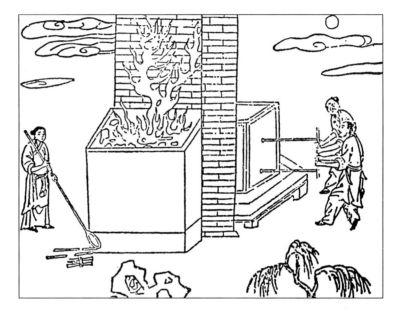

图 15.5　镕礁结银与铅

《农政全书》中也说：

> 地中之脉，条理相通，气有伏行焉，强而密理，中人则九窍俱塞，迷闷
> 而死。凡山乡高亢之地多有之，泽国鲜焉。此地震之所由也，故曰震气。凡
> 凿井遇此，觉有气飒飒侵人，急起避之。俟泄尽更下凿之。欲候知气尽者，
> 缒灯火下视之，火不灭是气尽也。

此气未必为"震气"，但为有毒气体及井内缺氧无疑，凿井开矿宜先试探，
甚有道理。

采矿中的伤害，主要为冒顶坍塌、水患、爆炸等。王充《论衡》中说到"道
术之家，以为雷烧石色赤，投于井中，石燋井寒，激声大鸣，若雷之状"。颇似
道家人在研究爆炸原理，炼丹时必多见。又云："当冶工之消铁也，以土为形，
燥则铁下，不则跃溢而射。射中人身，则皮肤灼剥。"是锻冶中的皮肤灼伤。《后
汉书》述及工匠脸部灼伤常致"形貌毁瘁"。吴其濬《滇南矿图略》中记"掘洞
至深，为积淋所陷，曰浮硐，攻者不得出，常闷死，或数人，或数十数百"。今

犹常见。据周秀达、黄永源踏勘浙江遂昌宋明古银矿场，"发现二具古矿匠尸骨，可能也是死于缺氧窒息。二具古尸倒在独头巷道，脊柱关节变形，脊柱侧凸，证实是驼背的矿匠"[①]。古代矿下作业劳动性伤害必甚多。该矿遗址中还发现有一百三十五辆农用脚踏水车残留，分级排水防免水患，故推测对于不少矿井，水患也是很大伤亡因素。

此外，如邓淳《岭南丛述》记韶州铜矿深井开采发生天然气中毒窒息事故及防毒方法；赵学敏《本草纲目拾遗》述及氨等刺激性气体危害；张介宾提到煤气中毒……及刘文凤《东陲纪行》记其视察漠河金矿，见矿匠多"眼生白瘴、腿肿、牙龈烂不易愈"等，证明职业性中毒与伤害的发生确实很多，防治之法仍有限。

有一则药物管理性中毒的事。医工、药工中，恐不乏职业性中毒。《明史·盛寅传》：

> 初，寅晨直御药房，忽昏眩欲死。募人疗寅，莫能应。一草泽医人应之，一服而愈。帝问状，其人曰："寅空心入药房，猝中药毒。能和解诸药者，甘草也。"帝问寅果空腹而入，乃厚赐草泽医人。

129. 职业性疾病

职业性中毒与伤害同样是职业病。但除上述以外，还有些疾病与职业有关。

最早的职业性疾病及防治的记载，即前述《庄子》所载"宋有善为不龟手之药者，世世以洴澼絖为事"。这与中国很早有了丝织业，缫丝要将蚕茧煮熟、用手拉丝而出、然后漂洗等多道工序有关。浣纱、缫丝工人双手皮肤常易得皲裂职业病。这种职业病在造纸工人、农民、渔民等中亦不少见。

中国是最早发现并使用真漆的国家，据李约瑟博士考证，公元前13世纪已经有了。庄周还曾做过漆园吏，管理漆树，"漆可用，故割之"。于是漆疮被最早

---

① 　周秀达、黄永源：《我国古代职业病史初探》。《中华医史杂志》1988年第1期。

认识。"漆身为疠"，恐不单是油漆涂抹伪饰，还可能与漆引起皮肤过敏而成漆疮有关。故可如同癞疠。《诸病源流论》最早记载了这种油漆过敏的症状及原因：

> 漆疮候：漆有毒。人有禀性畏漆，但见漆便中其毒。喜面痒。然后胸臂腔䏴皆悉瘙痒，面为起肿，绕眼微赤，诸所痒处，以手搔之，随手摹展，起赤痦癗。痦癗消已，生细粟疮甚微。有中毒轻者，证候如此。其有重者，遍身作疮，小者如麻豆，大者如枣杏，脓㿀疼痛，摘破小定或小瘥。随次更生。若火烧漆，其毒则厉，着人急重。亦有性自耐者，终日烧煮，竟不为害也。

其中指出"禀性不耐"，即过敏体质，甚属高见。"性自耐者"为不过敏体质。由于中国历代髹漆工艺发达，无处不用漆器，不但造漆工人易得，普通人有过敏体质者偶尔经过，闻触生漆，也可能引起过敏漆疮。

炼丹家、用药人、职业性接触者，有因接触腐蚀性物品而致害的。《龙川略志》记陈熠之父因烧丹而病指痈而没。南齐刘瓛，"有至性，祖母病疽经年，手持膏药，渍指为烂"（《南齐书本传》）。《冷庐医话》记疡医陈天士因手制秘药，"岁久毒气熏炙，晚年中拇指生恶疽而死"。可能为手指皮肤癌。薛己《内科摘要》记一销银匠，因手工操作冶炼，久之出现劳倦、寒热、手麻等症。有医误为疔毒。用寒凉药及内服外敷无效。薛认为系职业所致，用"补中益气及温和之药煎汤渍手而愈"。孙廷铨（1613－1674）著《颜山杂记》中则提到："顾烧琉璃者，多目灾；掘山炭者，遭压溺；造矾者，多有喑疾；烧丹铅者，畏内重。"一些锡矿工人则病瘠不起。甚至"天下神祀中巫祝间少有肥者，盖纸钱烟常熏其鼻息故也"，所论亦颇恰当。

矽肺为采矿工人常见职业病。孔平仲《谈苑》云：

> 卖饼家窥炉，目皆早昏；贾谷山采石人，末石伤肺，肺焦多死；铸钱监卒，无白首者，以辛苦故也。

"末石伤肺，肺焦多死"，即矽肺。清·萧琢《医案》记"矿山窿工咳嗽病"，大抵也是矽肺或粉尘刺激引起的支气管炎症类。矽肺至今无治愈之法。

劳动性职业病，如前引矿工的脊柱弯曲驼背，申拱宸记述的担肩瘤等均是。炼丹炉火热炎炎，故《天工开物》云：

> 砌砖墙一垛，高阔皆丈余。风箱安置墙背，合两三人力，带拽透管通风，用墙以抵炎热。鼓鞴之人，方克安身。

历史上诸葛亮等能工巧匠发明的木牛流马、龙骨车、独轮车等，均对减少劳动强度、防免某些劳动性职业病有利。但去此失彼，也可能造成新的职业性损害。不过，王桢《农书》（1313 年刊）中载有"秧马"，颇与今日的插秧机相类，对减轻插秧季节农民的劳动强度甚有好处。其曰：

> 予昔游武昌，见农夫皆骑秧马。以榆枣为腹，欲其滑；以楸梧为背，欲其轻。腹如舟，昂其首尾；背如覆瓦，以便两髀雀跃于泥中。系束藁其首以缚秧，日行千畦，较之伛偻而作者，劳佚相绝矣！

劳动性职业病名目繁多。如我国农村长期广泛流行的钩虫病，亦具有职业性特征，于此不赘。

第十六章　生殖文化与医学

原始人的生殖崇拜，后来以生殖文化的不同形式深刻影响着后世人们的生殖观念。医学的科学认识与原始文化的孑遗错综复杂地交织在一起。

一、胎孕与分娩

130. 结胎与求子

中国上古时代对胎孕的情况很少记载。商纣"剖孕妇而观其化"，史载其事但不见观化结果。传为老子弟子文子所作的《文子》中有十月胎孕变化记述：

> 一月而膏，二月血脉，三月而胚，四月而胎，五月而筋，六月而骨，七月成形，八月而动，九月而躁，十月而生。（《九守》）

唐·柳宗元《辨文子》中已斥《文子》为"驳书"，谓多剽窃《淮南子》，不足信。但这段话却与范蠡之师计然所述相同，与马王堆出土《胎产书》所记略同，与《淮南子·精神训》、《广雅·释亲》有一些文字差异。实际上这些认识都是简略粗糙的，谈不上对胚胎十月变化的准确描述。《管子·水地篇》可能还早一些，其谓：

> 男女精气合而水流形。三月如咀，咀者何，曰五味；五味者何，曰五藏；酸主脾，咸主肺，辛主肾，苦主肝，甘主心。五藏已具，而后生肉，脾生膈，肺生骨，肾生脑，肝生革，心生肉。五肉已具，而后发为九窍，脾发为鼻，肝发为目，肾发为耳，肺发为窍，心发为舌。五月而成，十月而生，生而目视耳听心虑……

这里对五藏及诸器官组织的生成顺序及联络原理，大部分是猜测的。仅就生理功能和开窍关系看，也与《内经》等后来医学著述不同。《千金要方》的说法近乎正确："妊娠一月始胚，二月始膏，三月始胞，四月形体成，五月能动，六月筋骨立，七月毛发生，八月脏腑具，九月谷气入胃，十月诸神备。"

但《内经》中却没有胎孕情况的说明，仅《灵枢·经脉》中曰：

> 人始生，先成精，精成而脑髓生。骨为干，脉为营，筋为刚，肉为墙，皮肤坚而毛发长。谷入于胃，脉道以通，血气乃行。

"谷入于胃，脉道以通，血气乃行"，倒有一点婴儿在娩出、断脐以后，自身循环过程开始的意味。出生以后人一生的生长发育，在《素问·上古天真论篇》中表述得相当准确全面。其中关系生殖的如：

> 女子……二七而天癸至，任脉通，太冲脉盛，月事以时下，故有子……七七，任脉虚，太冲脉衰少，天癸竭，地道不通，故形坏而无子也。丈夫……二八肾气盛，天癸至，精气溢泻，阴阳和，故能有子；……七八，肝气衰，筋不能动，天癸竭，精少，肾藏衰，形体皆极；八八，则齿发去，肾者主水，受五藏六腑之精而藏之，故五藏盛，乃能泻。今五脏皆衰，筋骨解堕，天癸尽矣，故发鬓白，身体重，行步不正，而无子耳。

"天癸"相当于现代医学内分泌腺尤性腺的发育、成熟，女子有月经，男子生精液，为能生育年龄。天癸竭，女子绝经，男子无精液，不再有生育能力。男女皆有天癸。但后世"天癸"一词不再代表整个内分泌系统，仅表示女子月经。

看来，男子阳精、女子阴血是生子的必要条件。所以性交是重要的。鸟兽精血往来尾间而成胎，人类则通过交媾而相合。故《玉房秘诀》云：

> 素女曰：求子法自有常体，清心远虑，安定其衿袍……以妇人月经后三日夜半之后，鸡鸣之前，嬉戏令女感动，乃往从之。适其道理，同其快乐，却身施泻。勿过远至麦齿，远则过子门，不入子户。若依道术，有子贤良而

老寿也。

"嬉戏令女感动","同其快乐"是性交技巧以达高潮;"若依道术"则是为"有子贤良而老寿",是为后代。但是,有性交未必有子。古人因此也作了探索。《巢氏病源》云:

> 妇人无子者,其事有三也。一者坟墓不祀,二者夫妇年命相克,三者夫病妇疹,皆使无子。其若是坟墓不祀,年命相克,此二者非药能益;若夫病妇疹,须将饵,故得有效也。

《千金要方》则曰:

> 夫欲求子者,当先知夫妻年命,五行相生,及与德合。并本命不在子休废死墓中者,则求子必得。若其本命五行相克,及与刑杀冲破,并在子休废死墓中者,则求子了不可得,慎无措意。纵或得者,于后终亦累人。若其相生并遇福德者,仍须依法如方避诸禁忌,则所诞儿子尽善尽美,难以具陈矣!

即使是著名医家,仍然认为冥冥之中,生子予夺大权并不操于男女双方,而由鬼神年命控制。至今民间婚配仍有先合八字、算年命的。《医说》中有这样的种子之方:"正月十五日灯盏令人有子。夫妇共于富家局会所盗之,勿令人知之。安卧床下,当月有娠。"民俗中倘不育无子,常首先选择祈祷祀神,如求送子观音。然后再考虑是否"夫病妇疹"。《礼记》已有"五不娶",即同姓不娶、恶疾不娶等。因为"同姓相娶,其生不蕃"。已包含对女方的审择——通常不育症总诿过于女子,由来已久。张景岳甚至讲究女子外在之相,以为可判别有子之"基址"。《景岳全书·妇人规》中云:

> 欲绵瓜瓞,当求基址。盖种植者必先择地。砂砾之场,安望稻黍?求子者必先求母。薄福之妇,安望熊罴?倘欲为子嗣之谋,而不先谋基址,计非

得也……大都妇人之质，贵静而贱动，贵重而贱轻，贵厚而贱薄，贵苍而贱嫩。故凡唇短嘴小者不堪……耳小轮薄者不堪……声细而不振者不堪……形体薄弱者不堪……饮食纤细者不堪……发焦齿豁者不堪……睛露臀削者不堪……颜色娇艳者不堪……肉肥胜骨者不堪……山根唇口多青气者不堪……脉见紧数弦涩者不堪。必真阴亏弱、经候不调而生气沓然者也。此外，如虎头熊项，横面竖眉及声如豺狼之质，必多刑克不吉，远之为宜。又若刚狠阴恶，奸险克薄之气，尤为种类源流，子孙命脉所系，乌可近之？虽曰尧亦有丹朱，舜亦有瞽叟，二气相合，未必非一优一劣之所致。倘使阴阳有序，种址俱宜，而稼穑有不登者，未之有也。唯一有偏胜，则偏象见矣。是种之不可不择者有如此。不然，则《麟趾》之诗，果亦何为而作者耶？余因人艰嗣之苦，复见人有不如无之苦，故愿天常生好人，所以并虑及之。

非但为求子，且为优生之论了。基址无非是健康端庄丰满女子。而婚后不育，不少是男女疾病所致，正如《千金要方》所云：

> 凡人无子，当为夫妻俱有五劳七伤，虚羸百病所致，故有绝嗣之殃。夫治之法，男服七子散，女服紫石门冬丸，及坐药荡胞汤，无不有子也。

七子散由菟丝子、鹿茸、天雄（附子）、蛇床子、苁蓉、巴戟天、石钟乳等构成，主要是壮阳药；荡胞汤以朴消、大黄、桃仁、当归、赤芍、牛膝、䗪虫、水蛭等组成，多为破淤活血药。并以皂荚、戎盐、矾石等盛于绢袋，做成长三寸条状塞入阴道，引导赤脓汁等下。然后服紫石英、天门冬等组成的紫石门冬丸。这两种治疗方，是治男女生育方面疾病的基本方，后世多从其出。此外还有白薇丸、承泽丸等及针灸疗法，皆为对症之治。

《巢氏病源》更注意妇女疾病一些，治疗则颇多巫术意味。如谓：

> 妇人挟疾无子，皆由劳伤血气，冷热不调，而受风寒客于子宫，致使胞内生病，或月经涩闭，或崩血带下，致阴阳之气不和，经血之行乖候，故无子也。……《养生方》云：月初出时，日入时，向月正立，不息八通，仰头

吸月光精，入咽之。令人阴气长。妇人吸之，阴气益盛，子道通，阴气长，益精髓脑。少小者妇人，至四十九已上还子，断绪者有子。久行不已，即成仙矣。

显然《养生方》是神仙导引术，属道教中书。吸食月光之精以助阴气，这是巫术互渗。但所论病未尝不对。另有月水不利无子候、子脏冷无子候、带下无子候、结积无子候等，均甚合理。如云"月水不通"，"非止令无子。血结聚不消，则变为血瘕；经久盘结成块，亦作血瘕。血水相并，津液壅涩，脾胃衰弱者，水气流溢，变为水肿。如此难可复治，多致毙人"。颇似一腹部或盆腔肿瘤患者，如卵巢肿瘤、癌症等，当然很难怀孕。

妇科疾病较多，易引起不孕，中医学因此在内治法治疗不孕症方面特别发展。历代医书均有专述。例如傅山的《女科仙方》，有很大篇幅论述身瘦不孕、肥胖不孕、骨蒸夜热不孕、下身冰冷不孕等。此在西方妇产科著作中所罕见。

但是，也有些医家认为不孕不一定因为疾病。例如《褚氏遗书》这样说：

建平王妃姬等皆丽而无子，择良家子未笄女人御又无子。问曰："求男有道乎？"澄对之曰："合男女必当其年。男虽十六而精通，必三十而娶；女虽十四而天癸至，必二十而嫁。皆用阴阳气完时而后交合，则交而孕，孕而育，育而为子坚壮、强寿。今未笄之女，天癸始至，以近男也，阴气早泄，未完而伤，未实而动，是以交而不孕，孕而不育，育而子脆不寿。此王之所以无子也。"

这一解释颇符合今日性生理学观点。过早结婚、性交及过频性交，均不易怀孕。俞弁《续医说》解释说：

贵公子侍妾满前，得子反少，渔郎一夫一妇，得子反多，何也？盖寡欲乃有子，多欲则无子。譬调一杯羹，盐恰好，有味；若盐少，则无味也。士大夫欲得子法，宜清心寡欲，此种子之妙诀也。

陈修园引宋·骆龙吉《种子论》则曰：

> 以无子而诿于天命，岂不泥乎。间有资药饵以养精血，候月经以种孕育，多峻补以求诡遇，又求嗣未得而害已随之，深可痛可惜也。兹幸拜名师，于百年中而得有秘授焉。一曰择地，二曰养种，三曰乘时，四曰投虚。地则母之血也，种则父之精也，时则精血交感之会也，虚则去旧生新之初也。余闻之师曰：母不受胎者，气盛血衰之故也，衰由伤于寒气，感于七情，气凝血滞，荣卫不和，以致经水前后多少，谓之阴失，其道何以能受。父不种子，气虚精弱故也，弱由过于色欲，伤乎五脏，脏皆有精而藏于肾。肾精既弱，辟之射者力微，矢枉不能中的，谓之阳失。其道何以能神。故腴地也不发瘠种，而大粒亦不长碗地，调经养精之道所宜讲也。诚精血盛矣，又必待时而动，乘虚而入。如月经一来即记其时，算至三十时辰，则秽气涤净，新血初萌，虚之时也，乘而投之。如恐情窦不开，阴阳背驰，则有奇砭纳之户内，以动其欲，庶子宫开，两情美，百发百中者也。岂谬言哉！（《女科要旨》）

这些论述，原则上并无大错。但具体时日的计算，却完全走错了方向。"乘时投虚"是中医妇科千百年来种子理论上最大的谬误，因为正在"安全期"内。用"奇砭启宫"，属性交技术。

有一条相当正确。这就是《巢氏病源》所云：

> 月水未绝，以合阴阳，精气入内，令月水不节，内生积聚，令绝子，不复产乳。

月经期不得性交，这对保护宫内卫生不受感染、防止月经病及积聚血淤类病，显然有好处。但未必致绝育。

另外，房中书认为性交采取一些适当的方式有利于种子及生子健康。例如《玉房秘诀》云：

彭祖曰：求子之法，当蓄养精气，勿数施泄。以妇人月事断绝洁净三五日两交，有子则男，聪明才智、老寿高贵；生女清贤配贵人。

常向晨之际以御阴阳，利身便躯，精充益张，生子富长命。

唐代《洞玄子》曰：

交接泄精之时，候女快来，须与一时同泄，泄必须尽先，令女正面仰卧，端心一意，闭目内想受精气。故老子曰：夜半得子为上寿，夜半前得子为中寿，夜半后得子下寿。

中国人传统上最关心的另一个问题是生男与生女。尤其是如何能够得子生男。除了《洞玄子》"单日交合为男、双日为女"之说外，《颅囟经》作如是论：

真一元气乘之则母情先摇，荡漾慨然，是阳盛发阴，当妊男也。六脉诸经，皆举其阳证……二仪纯阴之证，升杂真一者，谓阴发阳，则父精薄。妊当成女也。六脉之精，皆发阴证。

《褚氏遗书》则认为：

男子之合，二精交畅，阴血先至，阳精后冲，血间裹精，精入为骨而男形成矣。阳精先入，阴血后参，精间裹血，血入为本，而女形成矣。

孙思邈之论也非常有代表性，曾流行日久。认为性交日期与时间的选择可以决定生男生女。其谓：

若欲求子者，但待妇人月经绝后一日三日五日，择其王相日及月宿在贵宿日，以生气时夜半后乃施泻，有子皆男，必寿而贤明高爵也。以月经绝后二日四日六日施泻，有子必女。过六日后勿得施泻，既不得子，亦不成人。

王相日：春甲乙，夏丙丁，秋庚申，冬壬癸

月宿日：正月——一、六、九、十、十一、十二、十四、二十一、二十

四、二十九

二月——……

……

若合春甲寅乙卯，夏丙午丁巳，秋庚申辛酉，冬壬子癸亥，与此上件月宿日合者尤益。（《千金要方·养性》）

这也许可作为"时间医学"：生殖周期与时间的日或月节律相关。"王相"、"贵宿"云云，皆星占家之论。经后六日不得子显然为错。

《褚氏遗书》还有一论：

然妇人有所产皆女者；有所产皆男者。大王诚能访求，多易妇人，谋易宫府，有男之道也。王曰：善。未再期，生三男。夫老阳遇少阴，老阴遇少阳，有一子之道也。

这简直是多妻制的理论根据了。认为生男生女完全由女方决定，有的女子专门生男，有的女子专门生女。不能生男，当然只能换一个女子。又有老阴少阳等等，是阴阳学说与《易》的排比律。

这一点，直到18世纪方见驳论。清·函斋居士的《达生篇》（1715年刊）曰：

生男生女，夫命所招。百世禋祀，以夫家为主，与妇人何干。倘或连胎生女，此亦人事之常……不明公婆，愚蠢夫婿，将妇抱怨，每每致病伤生，可笑可恨……又有将女溺死者，忍心害理，后嗣不畅。

此论大前提并不正确，但结论倒无大差。确实，生男生女并非女方责任。古代不能认识这一点，女子不能生子传嗣，便入于"七出之条"，至少是夫妻家庭不睦一大因素。残杀女婴，更令人发指。但即使今天，生男育女之谜亦尚未有充

分的了解，民间求男心理仍然迫切，甚有害于社会。①

古代人很聪明，为了生子为男，竟发明出"转女为男"法：

> 论曰：阴阳调和，二气相感，阳施阴化，是以有娠。而三阴所会，则多生女。但妊娠二月，名曰始膏，精气成于胞里；至于三月，名曰始胎，血脉不流，象形而变，未有定仪，见物而化，是时男女未分。故未满三月者，可服药方术转之令生男也。
>
> 治妇人始觉有娠，养胎并转女为男，丹参丸方：丹参、续断、芍药……
>
> 又方：取原蚕矢一枚，井花水服之。日三。
>
> 又方：取弓弩弦一枚，绛囊盛，带妇人左臂。一法以系腰下，满百日去之。
>
> 又方：取雄黄一两，绛囊盛带之。要女者带雌黄。
>
> 又方：以斧一柄，于产妇卧床下置之，仍系刃向下，勿令人知。如不信者，待鸡抱卵时，依此置于窠外，一窠儿子尽为雄也。（《千金要方》）

言之凿凿。但除了"丹参丸"为中药制剂外，其余或多或少带有巫术交感意味，或者说互渗律在起作用。这些并非孙思邈的发明，马王堆出土《胎产书》中已见：

> 三月始脂，果隋宵效，当是之时，未有定仪，见物而化……□欲产男，

---

① 现代研究认为，女子性染色体为 XX；男子性染色体为 XY。故卵子中恒为 X；精子中有 X，有 Y。所以生男生女由男子决定：Y 精子与卵子结合，得含 XY 的胚卵细胞。目前均以此说为准。不过，事恐非皆然。因为授精过程中的某些条件，影响着 Y 精子的活力或进入卵细胞的机会。例如阴道分泌物的酸碱度（pH 值），偏碱性时有利于 Y 精子的活力，于是人们便以改变阴道酸碱度的方法求子。血液中的激素水平亦影响 XY 结合的可能。国外最近又有研究认为在排卵时性交，生男孩的可能性为80%，因 Y 精子数量较多、运动较快而寿命较短，性行为与排卵时间越靠近，则 Y 精子越可能抢先授精，捷足先登。

笔者另外有个看法。我在剑桥大学时的朋友王明伟博士在（1988 年）研究课题中发现，子宫壁细胞中有适合于受精卵着床的受体以及对之实行封闭的机制。一旦子宫壁细胞受体封闭，受精卵即不能着床而被排出体外，如此则多致不孕症。我评论此结果认为还有另一种意义，建议他深入一步研究：是否子宫壁细胞的受体或受体封闭机制还有选择性？例如对 XY 合体则拒绝着床之类，倘如是，则生男生女，就不仅仅决定于男方了。

置弧矢，□雄雉，乘牡马，观牡虎；欲产女，佩蚕（簪）耳（珥）。

这些方法已略见于《徐之才逐月养胎方》，可见其来源之早。《医说》引《博物志》（晋·张华）一例，更可证明巫术影响：

> 妇人妊三月未满，着婿衣冠。平旦绕井三匝，映水视影勿反顾，必生男。陈成者，生十女。其妻绕井三匝，咒曰："女为阴，男为阳；女多灾，男多祥。"锁井三日不汲，及期果生一男。

《圣济总录》甚至试图以"阳刚之气"作感应解释。如谓：

> 食牡鸡，取阳精之全于天产；带雄黄，取阳精之全于地产；操弓矢、籍斧斤，取刚物之见于人事。

如果"转女为男"法真有用，今日中国该成男子国了！

不过，中医学对妇女怀孕已否、怀男怀女，历有切脉为诊法，每多奇中，值得进一步研究。《内经》曰："阴搏阳别，谓之有子。"《千金要方》则云：

> 诊其手少阴脉，动甚者妊子也；少阴，心脉也，心主血脉。又：肾名胞门子户。尺中，肾脉也。尺中之脉，按之不绝，法妊娠也。三部脉沉浮正等，按之无绝者，有娠也。

《医说》亦曰：

> 妇人少阴脉动甚者，妊子也。少阴脉，掌后陷者中当小指，动而应手者也。

进而又以"左男右女"为判别。《易》之哲学，左阳右阴，从来以左属男，右属女。《千金要方》云：

> 妊娠四月，欲知男女者，左疾为男，右疾为女，左右俱疾为产二子。又法：左手沉实为男，右手浮大为女，左右手俱沉实猥生二男，俱浮大猥生二女。尺脉若左偏大为男，右偏大为女。左右俱大产二子。大者如实状。又法：左手尺中浮大者男，右手尺中沉细者女。若来而断绝者，月水不利。又法：左右尺俱浮为产二男，不然女作男生；俱沉为产二女，不尔男作女生。又法：得太阴脉为男，得太阳脉为女。太阴脉沉，太阳脉浮。

看来早期诊法很乱，不像今天以滑脉见于左手为男，见于右手为女来得简捷。但也与个人经验有关。《千金要方》中又有另外几种辨男女法：

> 又遣妊娠人面南行，还复呼之。左回首是男，右回首者是女。又看上圊时，夫从后急呼之，左回首是男，右回首是女。又妇人妊娠，其夫左乳房有核是男，右乳房有核是女。

如今民间则观孕妇腹部形状，如箕为男，如斗为女，也是经验之谈。又有所谓十三陵地宫出土查验男女表等，多伪造。宋·骆龙吉《种子论》有以卦象作计算预测，亦多不经之论：

> 及其既孕，欲审男女，先以父生年一爻在下；母生年一爻在上；后以受胎之月居中。或遇乾、坎、艮、震，阳象也，则生男；或遇巽、离、坤、兑，阴象也，则生女。有可预知者焉。（《女科要旨》引）

131. 胎教与优生

当代研究优生，颇轰轰烈烈。胎教亦成热门课题。竟有科学家用实验方法对中国古老的胎教理论和方法加以验证，认为胎儿在母腹中能听到声音，能与母亲"对话"，能随音乐节拍而动，能受到母亲情绪及诸外界因素的影响，甚至也能学习。美国还有人办起了"胎教大学"，说经胎教训练的孩子出生以后成熟度明显高于其他孩子，能早说话、早识字；在母腹时常听音乐，出生成长后可能特具音乐才能等。

在中国，以往多斥"胎教"为"迷信"。今日有颇多提起但无作进一步深入研究的。

胎教传统开始在三千年前周文王时。卢辩注《大戴礼·保傅篇》云：

> 大任孕文王，目不视恶色，耳不听淫声，口不起恶言，故君子谓大任为能胎教也。古者妇人孕子之礼，寝不侧，坐不边，立不跸，不食邪味。割不正不食，席不正不坐，口不起恶言，目不视邪色，耳不听淫声。诵《诗》，道正事，如此则生子形容端、心平正、才过人矣。妊子之时必慎所感，感于善则善，感于恶则恶也。

《大戴礼》该篇又记"周后妃妊成王于身，立而不跂，坐而不差，独处而不倨，虽怒而不詈。胎教之谓也"。

文王为西周奠基者，成王乃文王孙。看来西周初胎教已兴。《保傅篇》专述小儿时期教育，从胎孕时期即开始，慎之又慎。强调：

> 谨为子孙娶妻嫁女。必择孝悌世世有行义者，如是则其子孙慈孝，不敢淫暴，党无不善，三族辅之。故曰：凤凰生而有仁义之意，虎狼生而有贪戾之心，两者不等，各以其母。呜呼，戒之哉！无养乳虎，将伤天下。故曰素成。胎教之道，书之玉版，藏之金匮，置之宗庙，以为后世戒。

此外又见：

> 《青史氏之记》曰：古者胎教，王后腹之七月，而就宴室（按：指休息室）。大史持铜而御户左，太宰持斗而御户右，比及三月者。王后所求声音非礼乐，则太师缊瑟而称不习；所求滋味者非正味，则太宰倚斗而言曰：不敢以待王太子。

可见胎教的要求很高。贾谊《新书》所论略同。《博物志》则曰:

> 妇人妊娠,不欲见丑恶物、异鸟兽,食当避异常味。勿见熊虎豹射御,勿食牛心、白犬肉、鳗鱼头。正席而坐,割不正不食。听诵诗书讽咏之声,不听淫声,不视邪色,以此产子,贤明端本寿考。所谓胎教之法。

看来秦汉以来,胎教之论颇盛,人多笃信。医学中,《胎产书》已言"三月……未有定仪,见物而化";"毋使侏儒、不观沐猴、不食葱姜、不食兔羹"之类。至《巢氏病源》,已基本作为医学正论;《千金要方》所述也近似。医家尤重胎孕的第三月,认为这时最易受感应而成教,故反复申论。以巫术交感之说为缘起,结合进生理理论,便成"科学"了!《太平圣惠方》曰:

> 泥在钧,金在镕,陶冶所成。子在母胎,岂无待而然耶?故示以贤人君子,使知好德。示以礼法度数,使知制心。扬以声音之和,若琴瑟钟鼓。欲厌足于耳,作以刚毅之气,若犀象军旅;欲感动于目,观圭璧珠玉,取阴阳之至精;诵诗书箴诫,取言语之至正,以至调心神,和情性,戒喜怒,节嗜欲,皆因物随感,有益于得者也。若人有残废物,有丑恶鸟兽之毒怪者,欲其勿见。形不全、割不正、味异常者欲其勿食。是又防闲忌慎,无所不至。在胎如此,生则明智忠厚,端庄好德,美好寿考矣。

将胎儿的发育看成如同陶金诸器,可塑性甚大,决定于艺人的技巧,即陶冶。而且已不仅限于胎孕三月,而推至整个怀孕期。《幼幼新书》引张涣论,更加明确:

> 妊娠一两月,血脉行涩,勿食腥辛,居必静;三四月形成,无食姜兔;五六月勿食辛;七八月勿食瓜果酸物;九十月忌生冷一切动风痰物,常端心清虚,行住坐卧,视听言动、喜怒思虑,皆无邪魇。见伛偻丑恶人则避之,田野禽兽之类则不睹。盖动静听闻,胎必随母。不依此法,儿无由聪慧且多疾病。

总不出怀孕期的视、听、食、动、情绪、行为等范畴，认为足以影响胎儿心理成长。据 1957 年美国心理学家汤普森的母鼠实验，怀孕期处于惊恐不安之中的母鼠后代，较正常环境中度过孕期的母鼠后代要胆小、迟钝得多。可知上述胎教理论具有一定的实践意义。但有些说法则近于荒唐。如《玉房秘诀》曰："妇人怀子未满三月……取男子冠缨烧之，以取灰以酒尽服之，生子富贵明达。秘之。"

关于优生，不仅止于胎教。《千金要方·养性》有关于性交受孕的时日、环境等影响的论述。其曰：

> 御女之法，交会者当避丙丁日，及弦望晦朔、大风大雨大雾大寒大暑雷电霹雳，天地晦暝，日月薄蚀，虹蜺地动。若御女者则损人神不吉，损男百倍，令女得病，有子必颠痫顽愚，喑痖聋聩，挛跛盲眇，多病短寿，不孝不仁。又避日月星辰、火光之下，神庙佛寺之中，井灶圊厕之侧，冢墓尸枢之傍，皆悉不可。夫交合如法，则有福德大智善人降托胎中，仍令性行调顺，所作和合，家道日隆，祥瑞竞集。若不如法，则有薄福愚痴恶人来托胎中，仍令父母性行凶险，所作不成，家道日否，殃咎屡至。虽生成长，家国灭亡。夫祸福之应，有如影响，此乃必然之理，可不再思之！

孙思邈说得太严重了些。但环境恶劣，至少对性交卫生是不适宜的。至于是否影响受精成胎，则无证据。不过，受孕的时间很可能对胎儿及其出生后的心理、智力、健康等产生一定影响。大约与生物钟节律有关。近人研究，认为人体生物钟的运行，有智力、体力、情绪三个周期不同曲线的波动。有研究证明，倘夫妇双方的六条曲线，在他们怀孕之日均处于高潮期，或大体高潮期，则所孕产子女在智力、体力、心理方面均较好，反之则差。① 如此看，孙思邈所论有可重

---

① 赵德志先生曾测试一千三百多例青少年，得出了这一结论。参见《生物钟与优生》一文，载娜丽编《胎教方法》，中央民族学院出版社 1988 年版，第 81－92 页。可用曲线图标出。高潮期可用函数法求知，也可用该图查出，即：出生总天数÷33＝整数＋余数（智力线位点）；出生总天数÷23＝整数＋余数（体力线位点）；出生总天数÷28＝整数＋余数（情绪线位点）；各余数相当于曲线标出的日数位点。

视之处，值得作进一步研究。

当然，古人所论与今人的科学测算距离很大，这里仅指出其可能含有某些科学因素。古人将一些特殊的日子作为"凶日"或不宜之日，未必合适。但是，认为胎儿出生后即有疾病与性交授精时某些因素有关，则颇合理。如《幼幼新书》载：

> 社公儿带月信受胎①；……骨软酸痛，酒醉交合；胎聋哑，天聋地哑日受胎；手足短小，无鼻缺耳，侧卧受胎；天阉石女，父母大小便俱急受胎；无粪门，多食毒物受胎；……无发，产前多病，服金石药毒；……胎中体黄，胞中受胎。

《产经》则曰：

> 夫合阴阳之时，必避九殃。九殃者，日中之子，生则呕逆，一也；夜半之子，天地闭塞，不喑则聋盲，二也……

其他还有。其中有些因素的确影响优生，如大醉、劳倦、多食毒物、产前多病服金石药毒等，为现代医学所认可。

为使所生小儿健康，古代很重"胎养"。徐之才有《逐月养胎方》，《医说》有"避忌法"、"养胎大论"等，分述妊娠十个月每月的归经所养、五行之精所受、饮食宜忌、所主脏腑、居处选择、情绪控制、劳动及活动所适、休息和安胎药方等等。如徐之才云：

---

① 所谓社公儿，见《续医说》引《席上辅谈》，是指："社日受胎：今人指须眉发如雪而肌肉纯白者，以为社日受胎，故男曰社公，女曰社婆。此说非也。按徐撰《胎育产化论》云，受胎之时，母之经水正行，荣血泛溢，是以成胎，则肌肉色白。《诸氏遗书》所谓血先肌肤则身白者是也。或又问曰：毛发皆白，目视眊眊者何也？经曰：毛发者血之余。又云肝受血而能视。今值月水方行，血耗肝虚，毛发失所润，目睛失所养故也。此理晓然，足以破愚者之惑。"现代医学认为白化病是一种遗传基因性疾病，全身色素先天缺失症。古人认为与月经期受孕有关。错。

妊娠七月，始受木精，以成其骨。劳身摇肢，无使定止。动作屈伸以运血气。居处必燥，饮食避寒，常食稻粳，以密腠理，是谓养骨而坚齿。

妊娠七月，手太阴脉养，不可针灸其经。手太阴内属于肺，主皮毛。七月之时，儿皮毛已成，无大言，无号哭，无薄衣，无洗浴，无寒饮。

妊娠七月，勿惊恐摇动腹痛，卒有所下，手足厥冷，脉若伤寒。烦热腹满短气，常苦颈项及腰背强，葱白汤主之方：葱白……

若曾伤七月胎者，当预服杏仁汤方：杏仁、甘草……（转引《千金要方》卷二）

如此等等，每月均有详论，以保养胎气，助胎儿发育，同时亦防治流产、早产。不过，多以静养为主，不像七月劳动、活动较多。《巢氏病源》的看法略有不同：

母怀娠时，时劳役，运动骨血则气强，胎养盛故也。若侍御多，血气微，胎养弱，则儿软脆易伤。

《千金要方》强调饮食避忌：

妊娠食羊肝令子多厄；食山羊肉令子多病；食驴马肉延月；食骡肉产难；食兔、犬肉令子无音声并缺唇；食鸡子及干鲤鱼令子多疮；食鸡肉糯米令子多寸白虫；食椹并鸭子令子倒出心寒；食雀肉并豆酱令子满面多䵟黵黑子；食雀肉饮酒令子心淫情乱不畏羞耻；食鳖令人项短；食冰浆绝胎。妊娠勿向非常地大小便，必半产杀人。

虽然不少避忌出于互渗交感思维，但不无可探究之处。如食冰浆绝胎等，必有经验。陈修园还指出药忌，非但斑蝥、水蛭、蛇蜕、蜈蚣、水银、信砒等明显大毒之品不可用，其他药也多忌。"妊孕药忌歌"曰：

乌头附子与天雄，牛黄巴豆并桃仁，

> 芒硝大黄牡丹桂，牛膝藜芦茅茜根，
>
> 槐角红花与皂角，三棱莪术薏苡仁，
>
> 干漆蔺茹瞿麦穗，半夏南星通草同，
>
> 干姜大蒜马刀豆，延胡常山麝莫闻。
>
> 此系妇人胎前忌，常须记念在心胸。（《女科要旨》）

这与现代强调妊娠期间少服药、慎用药的观点不谋而合。中医历来认为"妊娠男女未分之时，有宿疾痼疹，因而有娠；或有娠之时节适乖理，致生疾病，并令腑脏衰损，气力虚羸，令胎不长，故须服药去其疾病，益其气血，以扶养胎也"（《诸病源候论》）。"妇人重身，毒之如何？岐伯对曰：有故无殒，亦无殒也；大积大聚其可犯也，衰其大半而止。"（《素问》）两种规则，相辅相成，并不截然成反对，只看医者如何灵活运用。

此外，有一种看法认为妊娠期间应禁忌房事。俞弁《续医说》云：

> 妇人有娠，男子即不宜与接。若不忌，立半产或产难。盖女与男接，欲动情胜，亦必有所输泄；而子宫又闷固而致半产。尝闻牛马之类受胎后，牡者近身则蹄之，谓之护胎。所以无半产者。人惟多欲而不知忌，故往往有之。按演山《活幼口议》云："凡成胎之后，父母若不禁欲，甚为不可；又有临产行淫，其子头戴白被而出。此病天之端也，不可不戒。"

今日西医妇产科，亦认为妊娠早期二三月内宜忌房事，免流产；第八月同，防早产。

132. 分娩与接生

产妇分娩，是一件危险大事。俗谓"一只脚在鬼门关内，一只脚在鬼门关外"。苏联曾推广曹维扬诺夫无痛分娩法，后又发明水中分娩法，意在近于自然，因为胎儿出生前生活在羊水中；甚至认为人从水生动物进化而来。然而水中分娩法，中国古代已有：

孕妇将产，以水灌之，且以水涤其子。置水中生，而与水习矣。（《明史·沙瑶与呐哔啴传》）

不过此法未见推广。常用的方法，是让临月待产妇服滑胎药，以使顺产。《徐之才逐月养胎方》中即云："妊娠十月，五藏俱备，六腑齐通，纳天地气于丹田。故使关节人神皆备，俱俟时而生。"孙思邈续曰："十月诸神备，日满即产矣。宜服滑胎药。入月即服。"方有丹参膏、甘草散、保生丸、蒸大黄丸、易产方等。

除服药外，产妇临产时的坐卧位置被认为特别重要。

人处三才之间，禀五行之气，阳施阴化，故令有子。然五行虽复相生，而刚柔刑杀，互相害克。至于将产，则有日游、反支禁忌，若犯触之，或横致诸病。故产时坐卧产处，须顺四时五行之气。故谓之产法也。（《诸病源候论》）

妇人产乳，忌反支月。若值此月，当在牛皮上，若灰上。勿令水血恶物著地，则杀人。及浣濯衣水，皆以器盛，过此忌月乃止。凡生产不依产图，脱有犯触，于后母子皆死。若不至死，即母子俱病，庶事皆不称心。若能依图无所犯触，母即无病，子亦易养。（《千金要方》）

这一产图在今本《千金要方》中已无。可能类似于《外台秘要》所录"崔氏年立成图法"、"十二月立成法"、"推日游法"、"日历法"等。是按年龄、分娩月日而定避忌。例如：

女人年二十二，行年在辛亥，反支在四月、十月，祸害在西南坤，绝命在西方兑，生在南方离，宜唤南方赤衣师看产。产妇宜著赤衣，卧南首，悬尸在丑未日，开壮在壬八，壮在癸。

正月三月五月七月九月十一月，福德在丙壬。二月四月六月八月十月十二月，福德在甲庚。夫人临产，必须避诸凶神，逐月空、福德之地。若神在

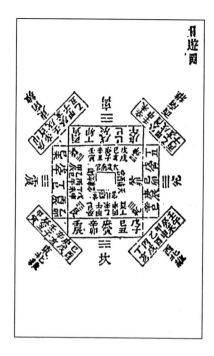

图 16.1　日游图

外，于舍内产；若在内，于舍外产。令于福德及空地为产帐。其舍内福德地，亦依帐法。

还有更多图表。每天甲乙纪日又各有方位避忌等，颇繁复。又有"体玄子为产妇借地法"、"安置产妇法"等等，多迷信之说，但足见分娩之难，死亡率或难产率之高，因此才有求于神明、巫术。于中也有一些合符科学的见解，如著上二法的崔知悌，唐高宗（650－683 在位）时人，著有《产图》一卷，他认为：

夫人生寿夭，虽有定分；中间枉横，岂能全免。若调摄会理，或可致长生。若将护乖方，乃胎乳伤促。且中人之性，识异弘远。言及产育，情多鄙之，都未知此道幽深，博施处广……想畜生之类，缘何不闻有产死者？淫女偷生，贱婢独产，亦未闻有产死者。此当由无人逼佐，得尽其分理耳。其产死者，多是富贵家。聚居女妇辈，当由儿始转时觉痛，便相告报。傍人扰扰，令其惊怖；惊怖蓄结，生理不和。和气一乱，痛切唯甚。傍人见其痛甚，便谓至时。或有约髻者，或有力腹者，或有令水噀面者。努力强推，儿便暴出。蓄聚之气，一时奔下不止，便致运绝……日晡时见报云：儿妇腹痛，似是腹痛。余便教屏除床案，遍一房地，布草三四处，悬绳系木作衡。度高下，令得蹲当腋，得凭当衡。下敷慢毡，恐儿落草误伤之。如此布置讫，令产者入住。语之坐卧任意，为其说方法，各有分理。顺之则全，逆之则死。安心气，勿怖强。此产亦解人语……时时隔户问之何似，答言小痛可忍。至一更，令烂煮自死牝鸡，取汁作粳米粥。粥熟，急手搅，使浑浑适寒温，劝令食三升许。至五更将末，便自产。闻儿啼声，始听人入。产者自若，安稳不异。云小小痛来，便放体吐长气，痛即止。盖任分和气之效也。……此为产

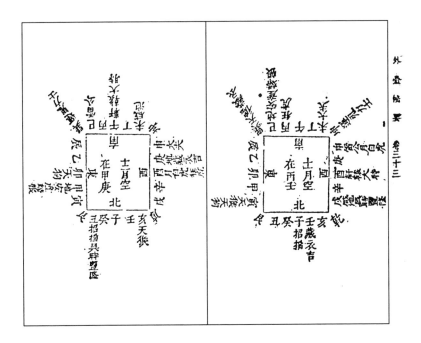

图 16.2　产帐图例

术之妙，所传之处，无不安也……然则日游、反支之类，复何豫哉！但以妇
人怯弱，临产惊遽，若不导以诸法，多恐志气不安，所以简诸家方法，备题
如左。其间取舍，各任量裁。凡妇人产难，必须先简此书，推所投月日，知
犯忌，各须豫慎，不得犯之。其次应须帐幕皮醋藏衣等物之类，并早经营，
入月即须使足。若不预备，临急用逮事必致阙……又凡产者，虽是秽恶，然
将痛之时，及未产已产，皆不得令死丧污秽家人来，视之必产难。若已产
者，则伤子。又凡产法，唯须熟忍，不得逼迫。要须儿痛欲出，然后抱腰，
傍人不得惊扰，浪作形势……

崔知悌认为只要能回复到自然临产，则"日游、反支之类，复何豫哉！"在
巫术与医学之间，还是有正确选择的。

孙思邈对此，也有相同关照：

凡欲产时，特忌多人瞻视，惟得三二人在旁待总。产讫乃可告语诸人
也。若人众看之，无不难产耳。

凡产妇第一不得匆匆忙怕。傍人极须稳审，皆不得预缓预急及忧悒，忧悒则难产。若腹痛眼中火生，此儿回转，未即生也。儿出讫，一切人及母皆忌问是男是女。儿始落地，与新汲井水五咽。忌与暖汤物。勿令母看视秽污。

但也有巫术感应法：

凡欲临产时，必先脱寻常所著衣以笼灶头及灶口，令至密即易产也。

大约是以衣取气助产。古代的科学与迷信，在接生过程中似特别突出，并存。陈修园在《女科医旨》中有一段很可取：

临产将护及救治之法何如？曰：《达生篇》一书，发挥详尽，一字一珠，不必再赘。凡男人遇本妇怀孕，宜执此书，日与讲论三四页。不过半月也，可令全书熟记。较日夜与之博弈，或闲谈逍遥，孰得孰失，请一再思之。

由丈夫为妻子作产前辅导，这是中国人的创造。如今国外流行"孕妇学校"，传授分娩知识，由专门人员教学。不过还主张分娩时丈夫陪在身旁，可使产妇镇定。

《达生篇》（1715年刊）中关于孕产的高论，用来指导产妇临产，是十分有益的。如曰：

临产。六字真言：一曰睡，二曰忍痛，三曰慢临盆。

初觉腹痛，先要自家拿定主意。要晓得此是人生必然之理，极容易之事，不必惊慌。但觉痛一阵子不了又疼，一连五六阵，渐疼渐紧，此是要生，方可与人说知，以便伺候。若疼得慢则是试痛，只管安眠稳食，不可乱动……若将试痛认作正生，胡乱临盆则错到底矣。

此时第一要忍痛为主。不问是试痛是正生，忍住疼照常吃饭睡觉，疼得极熟自然易生……千万不可轻易临盆坐草，揉腰擦肚，至嘱至嘱……

> 到此时必要养神惜力为主。能上床安睡，闭目养神最好。若不能睡，暂时起来，或扶人缓行几步，或扶桌站立片时。疼告稍缓，又上床睡。总以睡为第一妙法。但宜仰睡，使腹中宽舒，小儿易于转动。且大人睡下，小人亦是睡下，转身更不费力。盖大人宜惜力，小儿亦宜惜力，以待临时用之，切记切记。

这比现代无痛分娩法至少早一百五十年，是一篇极妙的孕产妇普及教育宣传用教材。

不仅如此，《达生篇》还发明了分娩动力学：除了母体的动力外，另有胎儿本身主动的功能作用，即所谓"小儿自会转动"。这在今日医学研究中尚未见。但可相信是一客观存在。

对于难产，历来有多种方药技术，可谓中医特色。《千金要方》有"产难"专节，宋代陈自明《妇人大全良方》等更多发明，其中手法助产更为现代助产倒转手法之先声。① 针灸助产，北宋名医庞安时的故事十分有名：

> 尝诣舒之桐城，有民家妇孕将产，七日而子不下，百术无所效。安时之弟子李百全适在旁舍，邀安时往视之，才见即连呼不死。令其家人以汤温其腰腹，自为上下扪摩。孕者觉肠胃微痛，呻吟间生一男子。其家惊喜而不知所以然。安时曰："儿已出胞，而一手误执母肠，不复能脱。故非符药所能为。吾隔腹扪儿手所在，针其虎口，既痛即缩手，所以遽生。无它术也。"取儿视之，右手虎口针痕存焉。其妙如此。（《宋史·庞安时传》）

这是夸张之说了。除非子宫破裂，否则小儿手不可能在胞外"执母肠"；若已破裂，则母子生命均不能保，又怎能以针刺使娩出！不过，针灸确实可治难产。如《小品方》云：

---

① 参见张志斌《古代中医妇产科疾病史》，中医古籍出版社 2000 年版。

　　　　疗横产及侧或手足先出方：可持粗针刺儿手足，入二分许，儿得痛，惊
　　转即缩，自当回顺。

　　其他针刺方法尚多，医书多载有。但史书中仍以神话形式写历史，很遗憾。
如《明史·凌云传》：

　　　　吴江妇临产，胎不下者三日，呼号求死。云针刺其心，针出，儿应手
　　下。主人喜问故，曰："此抱心生也，手针痛则舒。"取儿掌视之，有针痕。

　　用作宣扬可以，照行则不成。实际上还是说明难产不易处理，因而巫术之法
就不少见。《本草经集注》：

　　　　陶隐居云：产难，取弓弩弦以缚腰及烧弩牙令赤，内酒中饮之。皆取发
　　放快速之义也。

　　或如《百一选方》：

　　　　凡产难，密以净纸书本州太守姓名，灯上烧灰，汤
　　调即产。此虽厌胜，颇验。

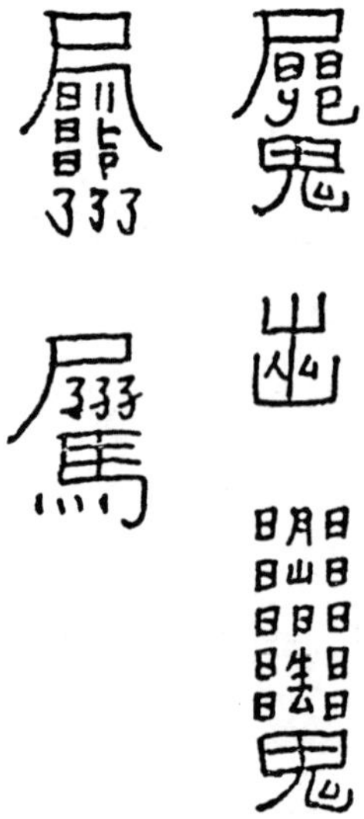

　　《崔氏产书》与敦煌卷子中还有专门催产符，如
图 16.3。

　　但接生和难产处理的主流仍有沿科学道路之发展。
唐·昝殷《产宝》（约 847－859 年成书）作为第一本产
科专著出现，宋杨子建《十产论》（约 1078 年刊）继之。
后者的难产手法处理令人赞叹。如肩产式转胎手法、脐
带绕颈处理手法，几乎与今日西医的方法相同。又有催
生药，种类颇多。《千金要方》用针灸，并服赤小豆、
阿胶或皂荚子等治滞产；《琐碎录》有"催生歌"：

图 16.3　催产符

一乌（梅）二巴（豆）七胡椒，

细研烂捣取成膏；

酒醋调和脐下贴，

便令子母见分胞。

尤其特殊的是，宋代已利用兔脑作"催生丹"：

经验方云：催生丹，兔头二个，腊月取头中髓，涂于净纸上，令风吹干。通明乳香二两，碎刀前干兔脑髓，同研。来日是腊（日），今日先研……以猪肉和丸如鸡头大。用纸袋盛贮，透风悬。每服一丸，醋汤下良。久未产，更用冷酒下一丸，即产。此神仙方，绝验。（《证类本草》）

此方亦见于虞流《备产济用方》（1140）中，称"神效催生丹"。全兔脑中包括脑垂体，而垂体后叶可分泌催产素。今日西医常用提纯的催产素作催产用。古人不见得意识到这点，但却使用了。《医说》、《达生篇》等且讨论了适应证，强调"未见时候，切不可强用催生药"。甚是。

《达生篇》对临盆时间的诊断也很高明。曰：

薛院史云，欲产之时，觉腹内转动，即当正身仰睡，待儿转身向下，时时作痛，试捏产母手中指节或本节跳动方与临盆。

这一方法有参照价值。另外，怀孕九月，主张始服达生汤或保胎神效汤之类；产下即服生化汤。照应得面面俱到，至今沿用。

产下婴儿，产妇即进入产褥期。此中调护甚严。产后好好休息，有利于母子健康。《千金要方》曰：

论曰：妇人非止临产须忧，至于产后，大须将慎。危笃之至，其在于娇。勿以产时无他，乃纵心恣意，无所不犯，犯时微若毫末，感病广于嵩岱。何则，产后之病，难治于余病也……所以妇人产后百日以来，极须殷勤忧畏。勿纵心犯触，及即便行房。若有所犯，必身反强直，犹如角弓反张，名曰蓐风，则是其犯候也。若似角弓，命同转烛。凡百女人，宜好思之。苟或在微不慎，戏笑作病，一朝困卧，控告无所。纵多出财宝，遍处求医，医者未必解此。纵得医来，大命已去。何处追寻。学者于此一方，大须精熟，不得同于常方耳。特忌上厕便利，宜室中盆上佳。凡产后满百日，乃可合会。不尔至死、虚赢百病滋长。慎之！凡妇人皆患风气，脐下虚冷，莫不由此。早行房故也。

"蓐风"即产后破伤风，除与产程中损伤、感染有关外，确可由过早性交造成。所以产褥禁忌有一定的医学道理。民间风俗甚重此事，则还与"百日血忌"（凶神）等有关，于此不赘。

对娩出婴儿的处理，中医历来很重视。在窒息处理、断脐防脐风等方面均有可取之处，通史类著作言之已详。

以上生殖过程及其处理，反映出人们对生殖的恐惧及科学处理方法的日渐进步。

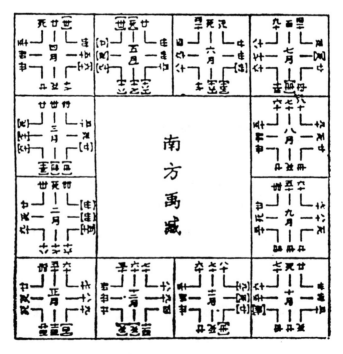

图16.4　南方禹藏

在生殖文化中，还有一个胎盘娩出后的去向问题，也很特殊。

胎盘被认为是很神圣的东西。据对马王堆出土医书《胎产书》和《杂疗方》的考证①，当时有"禹藏埋胞图"以指示埋藏胎盘胞衣的方位。方位准确与否，决定着小儿一生的吉凶寿夭。

据说这一埋胞方法系禹所教。《产经》中曰：

> 数之失子藏胞衣之法。昔禹于雷泽之上，有一妇人悲哭而来，禹问其由。答曰："妾数生子而皆夭死，一无生在，故哀哭也。"禹教此法，子皆长寿。

《产经》是隋代成书。马王堆出土书则在先秦汉初。所以埋胞由来已久，虽不一定是禹所创教。显然，这种方法的产生，是为了克服当时甚高的新生儿死亡率。胞衣是胎神所在，不安置妥当，便可犯煞遭忌。另外，对地方位置的选择也很严格。日期同样有讲究，又有诸禁忌日等等，埋胞竟十分复杂。这一民俗今日江南农村还有。

不过，风俗迷信是一方面，利用人胞作药又是另一方面。最早见唐·陈藏器《本草拾遗》（739 年成书）：

> 人胞，治气血羸瘦，妇人劳损，面黯皮黑，腹内诸病渐瘦者。

后来"人胞"又被称为"紫河车"，可能是道教用语。《本经逢原》（1695 年刊）中张璐曰：

> 紫河车禀受精血结孕之余液，得母之气血居多，故能峻补精血，用以治骨蒸羸瘦、喘嗽虚劳之疾，是补之以味也。

从此胎盘成为一大补品，近年尤盛行。西医用"胎盘注射液"，中医用"青

---

① 潘远根：《马王堆帛书埋胞图考证》。《中华医史杂志》1989 年第 4 期。

春宝"、"胎宝"等各种制剂,市场上很抢手。不但补虚,还可治小儿癫痫。

133. 流产与药物堕胎

十月怀胎,至期而生,称为"正产"。因此流产又称"半产"。医家历来对流产颇重视。"胎动"、"漏胞"即先兆流产;"胎死腹中"约为过期流产;"数堕胎"则是习惯性流产。各有方药,如安胎方泰山磐石饮等治先兆流产;黄芪散、紫石门冬丸等治习惯性流产等。至于过期流产,虽不像今天可行刮宫术,但古时也有用针灸、汤药下死胎,或用手挖。如:

> 故甘陵相夫人有娠六月,腹痛不安。佗视脉,曰:"胎已死矣。"使人手摸知所在,在左则男,在右则女。人云"在左"。于是为汤下之,果下男形。即愈。(《三国志·华佗传》)

《千金要方》有"子死腹中"专节。论曰:

> 凡妇人产难,死生之候……治动胎及产难子死腹中,并妊两儿,一死一生,令死者出,生胎安,神验方:蟹爪一斤,甘草二尺,阿胶三两。右三味以东流水一斗,先煮二物得三升,去滓内胶令烊,顿服之。不能分,再服。若人困,拗口内药,药入即活。煎药作东向灶,用苇薪煮之。

另外有用牛屎涂母腹、灶下黄土酒服、服水银及夫尿等方,道术色彩较浓,迷信杂掺。主要为难产所用。过期流产亦有诸方:

> 治胎死腹中,干燥著背方:葵子一升,阿胶五两……

> 治妊娠未足月而胎卒死不出,其母欲死方:以苦酒浓煮大豆,一服一升,死胎立出……

> 治妊娠胎死腹中,若子生胞衣不出,腹中引腰背痛方:甘草一尺、蒲黄

二合……顿服之，胎胞秽恶尽去，大良。

既能令死胎堕出，也可将活胎打下。也许可称为古代的人工流产。不过并非手术，而是服堕胎药、针灸等。史书载：

> 孝嗣字始昌。父被害，孝嗣在孕。母年少，欲更行，不愿有孕，自床投地无算。又以捣衣杵舂其腰，并服堕胎药，胎更坚。及生，小字遗奴。（《南史·徐孝嗣传》）

这是不成功的例子。前引《南史》宋后废帝与徐文伯打赌，文伯不得已针女子而堕生，则是成功之例。但都不是救病。孝嗣母跳跶投地、杵腰服药，是平民百姓常用方法。打胎不下，被认为是"神佑"，而不是堕胎药无效。

但到后世，记载成功者见多。大概是堕胎药的有效率提高了。《明史·孝穆纪太后传》及《明史·万贵妃传》：

> 时万贵妃专宠而妒。后宫有娠者，皆治使堕。

> 掖庭御幸有身，饮药伤坠者无数。孝宗之生，顶寸许无发，药所中也。

看来万贵妃堕胎药成功率颇高，仅一人幸免。《千金要方》中，有"治妊娠得病须去胎方"，不是断人之嗣，而为治病救人。但方药构成极普通，如：

> 大麦曲五升，酒一斗，煮三沸。去滓分五服，令尽。当宿勿食，其子如糜，令母肥盛无疾苦。千金不传。

另有方用鸡蛋和盐、麦蘖和蜜、神曲与酢等。究竟能否堕胎，现代人尚无试验证明。不过，《外台秘要》引《广济方》有"落胎方"甚奇：

> 取牛膝六七茎，绵缠捶头令碎，深内至子宫头。忌生葱、猪牛肉。

此法至今民间犹有用之，甚验，笔者"文革"中行医曾见一例：一农妇每与人私通而孕，自取鲜牛膝塞入阴道，不日则胎堕而出。其本人亲述于余也。且谓屡试屡验。牛膝活血破淤，中药堕胎方中常用。《张氏医通》载下胎法，亦皆此类。

至少唐宋以来，堕胎药效果大有提高，可能与活血破淤药的应用有关。《夷坚志》载：

> 潘璟，字温叟，名医也。虞部员外郎张咸之妻孕五岁，南陵尉富昌龄妻孕二岁，团练使刘彝孙妾十有四月，皆未育。温叟视之，曰："疾也。凡医妄以为妊尔。"于是作大剂饮之。虞部妻堕肉块百余，有眉目状；昌龄妻梦二童子，色漆黑，仓卒怖悸疾走而去；彝孙妾堕大蛇，犹蜿蜒不死。三妇人皆无恙。

虽说非胎，至少是宫内疾病，或为葡萄胎之类。能服药使之下，足见药力强大。一般今日治妇科症瘕类疾病，亦用破淤药。

但堕私胎历来被认为是道德人伦上不容许的。宋·张杲《医说》引《名医录》曰：

> 下胎果报　京师有一妇人姓白，有美容。京人皆称为白牡丹。货下胎药为生。忽患脑疼，日增其肿，名医治之皆不愈。日久溃烂臭秽不可闻。每夜声唤，远近皆闻之。一日遂说与家中云："我所蓄下胎方，尽为我焚之。"戒子弟曰："誓不可传此业。"其子告母云："我母因此起家，何弃之有。"其母曰："我夜夜梦数百小儿咂我脑袋，所以疼痛叫唤。此皆是我以毒药坏胎，获此果报。"言讫遂死。[1]

---

[1]　近得白馥兰教授（Prof. Francesca Bray）自美国洛杉矶加州大学寄来论文："中国古代堕胎的伦理学特征研究"（Abortion in Premodern China：Ethics and Identity），是1990年8月在英国剑桥召开的第六次中国科学史国际讨论会上的报告。文中也引用了此段记载，转引于德国学者文淑德教授（Prof. Paul U. Unschuld）的英译。英译校以《医说》原文略有差距。Prof. Unschuld 误以为此文出于16世纪医生手，错。《医说》成书于1189年，是12世纪书。但 Prof. Bray 准确指出，堕胎曾受佛家因果报应及伦理学的影响而不能有大发展及文中其他一些观点，均颇有见地。

可见下私胎行业曾大发展，堕胎药也很灵验。妇人因病而心理负担过重，才有此梦，论者借以夸张，作为卫道武器。

不过，这种情况不能一概而论。清代名臣纪昀《阅微草堂笔记》有一则故事，反映出纪晓岚犹认为堕胎并非皆违背伦理、大逆不道，当堕仍须堕：

> 吴惠叔言：医者某生，素谨厚。一夜有老媪持金钏一双，就买堕胎药。医者大骇，峻拒之。次夕，又添持珠花两枝来，医者益骇，力挥去。越半载余，忽梦为冥司所拘，言有诉其杀人者。至则一披发女子，项勒红巾，泣陈乞药不与状。医者曰："药以活人，岂敢杀人以渔利！汝自以奸败，与我何尤？"女子曰："我乞药时，孕未成形，傥得堕之，我可不死；是破一无知之血块，而全一待尽之命也。既不得药，不能不产，以致子遭扼杀，受诸痛苦。我亦见逼而就缢。是汝欲全一命，反戕两命矣。罪不归汝，反归谁乎？"冥官喟然曰："汝之所言，酌乎事势；彼所执者，则理也。宋以来，固执一理而不揆事势之利害者，独此人也哉？汝且休矣！"拊几有声，医者悚然而寤。

借冥司判官而控告道学礼教的吃人。纪昀主张堕胎合法。反观现今世界，堕胎与反堕胎各执一词，在美国更成司法与竞选大题目，不亦可叹乎！

顺便说到避孕和绝育。由于房中术的"施而不泻"及种子方以月经净后五日内性交可有子为教诫，其结果实际反是避孕性质。主观上以避孕为目的的记载，诸种典籍佚书均无。但有绝育"断产"方药：

> 妇人断产方：蚕子故纸方一尺，烧为末，酒服之，终身不产。

> 又方：油煎水银一日勿息，空肚服枣大一枚，永断，不损人。（以上《千金要方》）

> 断产方：故布方圆一尺，烧屑，以酒饮服之，终身不产。

> 又疗妊身欲去之，并断产方：栝楼、桂心各三两，豉一升，右三味切。

以水四升，煮取一升半，分服之。

又方：附子二枚，捣为屑，以淳苦酒和涂右足，去之大良。（以上《外台秘要》）

是否确实有效，就不知道了。《张氏医通》也有"断子法"。不具引。

二、育儿文化与医学

134. 小儿寿夭与婴儿调护

中医重小儿，特别是孙思邈。他在《千金要方》中说：

> 夫生民之道，莫不以养小为大。若无于小，卒不成大。故《易》称"积小成大"；《诗》有"厥初生民"；《传》云"声子生隐公"。此之一义，即是从微至著，自少及长，人情共见，不待经史。故今斯方，先妇人小儿，而后丈夫耆老者，则是崇本之义也。

古代生殖崇拜犹重传宗接代，何况后世开化人！于是医者更关心小儿疾病调护和寿夭，例如婴儿初生后的调护，孙思邈曰：

> 论曰：小儿初生，先以绵裹指，拭儿口中及舌上青泥恶血……若不急拭，啼声一发，即入腹成百病矣。儿生落地不作声者，取暖水一器灌之，须臾当啼。儿生不作声者，此由难产少气故也。可取儿脐带向身却捋之，令气入腹。仍呵至百度，啼声自发。亦可以葱白徐徐鞭之，即啼……断脐，不得以刀子割之，须令人隔单衣物咬断……断儿脐者，当令长六寸……儿洗浴断脐竟，裰抱毕……宜与甘草汤，以甘草如手中指一节许，打碎，以水二合煮，取一合，以绵缠沾取，与儿吮之……令尽此一合止。如得吐去恶汁，令儿心神智慧无病也；饮一合尽都不吐者，是儿不含恶血耳。勿复与甘草汤，

乃可与朱蜜，以镇心神、安魂魄也……与朱蜜法，以飞链朱砂如大豆许，以赤蜜一蚬壳和之，以绵缠筋头沾取，与儿吮之……勿过，过则伤儿也。与朱蜜竟，可与牛黄，如朱蜜多少也。牛黄益肝胆、除热、定精神止惊、辟恶气，除小儿百病也。新生三日后，应开肠胃，助谷神，可研米作厚饮，如乳酪厚薄……满七日可与哺也……若三十日而哺者，令儿无疾……（《千金要方》）

这一处理过程，从初生到断脐，处理得相当科学。其后服药，糅进了道家炼丹术士的健身辟谷服丹法。认为小儿与秽血同出，必须服甘草、朱砂、赤蜜、牛黄等，方能辟除恶气、免除百病，也有预防之意。然后开肠胃、助谷神。但喂哺须至七日或三十日后，显然不当。今日民间新生儿不用朱蜜，但喂以黄连水、牛黄等颇多见，取"三朝吃得黄连苦，来日天天吃蜜糖"说，同时去胎中热毒。广东乡俗则喂人参汤，以致有中毒的（可予萝卜汁或籽烧汤解）。又有吃开口奶，三朝后寻一乳母喂第一口，女婴须找生男婴乳母，男婴找生女婴乳母，如此长大成人方易找到配偶。可见民俗对初生儿的调护十分重视，虽然带些迷信成分。

为保新生儿健康，沐浴也多讲究。冷热调和，不太久太频，但又不可不浴，"不浴令儿毛落"。用猪胆一枚取汁入汤浴儿，可"终身不患疮疥"。不可用杂水。生后第三日则用桃根汤浴，"去不祥，令儿终身无疮疥"。更有甚者，"治小儿惊，辟恶气，以金虎汤浴：金一斤，虎头骨一枚，以水三斗煮为汤浴。但须浴即煮用之"（《千金要方》）。这就不是贫家能办到的了。多为巫术交感意味。不过浴后皮肤清洁，当然有消毒和防病的作用。

发现新生儿舌系带过短，孙思邈谓"可以爪摘断之"。未加消毒是不对的，但对小儿语言发育的处理原则是正确的，今日医生用手术剪断延长。鹅口疮（口腔念珠球菌感染）用草药煎汤拭去也对，但认为是"妊娠时嗜糯米使之然"则错。

择乳母法十分严格，认为：

凡乳母者，其血气为乳汁也。五情善恶，悉是血气所生也。其乳儿者，皆宜慎于喜怒。夫乳母形色所宜，其候甚多。不可求备。但取不胡臭、瘿瘘、气嗽、瘑疥、痴癃、白秃、疬疡、渖唇、耳聋、䶝鼻、癫痫，无此等疾

者，便可饮儿也。师见其故灸瘢，便知其先疾之源也。（《千金要方》）

此外，乳母的饮食言止，亦须甚加注意。

巢元方《诸病源候论》对小儿调护的论述也很多。如曰：

> 小儿始生，肌肤未成，不可暖衣。暖衣则令筋骨缓弱。宜时见风日。若都不见风日，则令肌肤脆软，便易伤损。皆当以故絮著衣，莫用新绵也。天和暖无风之时，令母将儿抱日中嬉戏，数见风日，则血凝气刚，肌肉硬密，堪耐风寒，不致疾病。若常藏在帏帐之内，重衣温暖，譬犹阴地之草木，不见风日，软脆不任风寒。又当薄衣。薄衣之法，当从秋习之。不可以春夏卒减其衣，则令中风寒。从秋习之以渐，稍寒如此，则必耐寒。冬月但当著两薄襦，一复裳耳。非不忍见其寒，适当佳耳。爱而暖之，适所以害也。

这好比今日所说的"温室里的花草"难耐风寒。小儿多晒太阳，可增加维生素 D 的转化吸收，又对培养小儿智力有益。俗谚所云："若要小儿安，常带三分饥与寒"，也是这个道理。

巢元方在病源论中还有"戒养小儿，慎护风池"，用菊花作枕，乳母乳儿以手摸儿项风池，发热则熨风池，把针灸按摩用于育儿。但反对小儿一有病即用针灸或吐下之药，而应以热汤浴、热散粉、赤膏摩等外治法为上。这个原则今日还适用。

新生儿发育有变蒸之说，是标新立异独有的。首先见于《诸病源候论》，以后自《千金要方》起，凡言小儿方的无不抄引。其谓：

> 小儿变蒸者，以长血气也。变者上气，蒸者体热。变蒸有轻重：其轻者，体热而微惊，耳冷髋亦冷，上唇头白泡起如死鱼目珠子，微汗出；而近者五日而歇，远者八九日乃歇。其重者，体壮热而脉乱，或汗或不汗，不欲食，食辄吐哯，无所苦也。变蒸之时，目白睛微赤，黑睛微白，亦无所苦，蒸毕自明了矣。先变五日，后蒸五日，为十日之中热乃除。变蒸之时，不欲惊动，勿令傍边多人。变蒸或早或晚，依时如法者少也。初变之时，或热甚者，违日数不歇。审计日数，必是变蒸。服黑散发汗。热不止者，服紫双

丸。小瘥便止。勿复服之。其变蒸之时，遇寒加之，则寒热交争，腹痛夭矫。啼不止者熨之，则愈变蒸。与温壮伤寒相似。若非变蒸，身热耳热髋亦热，此乃为他病。可为余治。审是变蒸，不得为余治。其变日数，从初生至三十二日一变；六十四日再变，变且蒸；九十六日三变，变者丹孔出而泄也；至一百二十八日四变，变且蒸；一百六十日五变；一百九十二日六变，变且蒸；二百二十四日七变；二百五十六日八变，变且蒸；二百八十八日九变；三百二十日十变，变且蒸。积三百三十日小蒸毕，后六十四日大蒸；后百二十八日变蒸。积五百七十六日，大小蒸毕也。

孙思邈《千金要方》文字略有不同，且谓"……积五百七十六日，大小蒸都毕，乃成人"。又说：

> 又一法，凡儿生三十二日始变，变者身热也。至六十四日再变，变且蒸，其状卧端正也。至九十六日三变，定者候丹孔出而泄；至一百二十八日四变，变且蒸，以能咳笑也。至一百六十日五变，以成机关也。至一百九十二日六变，变且蒸，五机成也。至二百二十四日七变，以能匍匐也。至二百五十六日八变，变且蒸，以知欲学语也。至二百八十八日九变，以亭亭然也。凡小儿生至二百八十八日九变四蒸也。当其变之日，慎不可妄治之，则加其疾。变且蒸者是儿送迎月也。蒸者甚热而脉乱，汗出是也。近者五日歇，远者八九日歇也。当是蒸上，不可灸治妄治之也。

这样看，则变蒸是生理性周期性发热，同时有小儿智力发育的进步，呈阶梯性上升。四个半月能咳笑，近八个月能匍匐，近九个月始牙牙学语，近十个月能立。其后还有几次大蒸，至一岁零七个月方止，所谓"成人"。孙思邈所据与巢元方所据有同有不同，所以变蒸之说应推于隋前，或南北朝时。

现代医学认识的小儿生长发育规律，"三抬六坐九立一岁走"，七个月时会爬行，四个月能大声发笑，八个月开始能发"妈妈"、"爸爸"等复音，并开始懂语意，可算学语真正起步，与上述基本相同。但从没有说以周期性发热为标志的。不过，小儿神经系统中枢调节功能差，体温调节差，因此小儿体温极易波动，也是事实。耐热力较强，故有时虽高热，仍可无严重反应而嬉耍如常。也许因此稍见间歇发热，古代医家便认为是"变蒸"。确实如无并发感染，不需作任何治疗。这可算中医学家的特殊认识，可惜没有缜密观察记录。值得儿科学研究者深入。

变蒸名称及理论的提出，很可能与魏晋以来炼丹术的兴起有关。一者基于对小儿生理变化过程的经验认识；二者炼丹家喜欢将炼丹过程称为结胎，炼丹中有蒸有变，也是常见现象。

135. 胎毒论与小儿指纹诊

中医育儿文化的另一特色是对小儿疾病的病源认识和证候诊察。小儿不能言，因此只能用望诊，尤其是诊视小儿指纹；小儿出娘胎不久，多将病与娩出时的污血秽气联系起来，于是有"胎毒论"。

大约从宋代起，医家便发现小儿最常见的疾病是麻（麻疹）、痘（天花）、惊（惊风、搐搦症之类）、疳（小儿营养与发育不良）四类。《太平圣惠方》将痘症列作小儿专科疾病。这些病症，尤其是痘、麻等急性传染病流行甚剧，小儿人人必患，于是引发了儿科学家钱乙的深入思考。他结论说：

> 小儿在胎十月，食五脏血秽，生下则其毒当出。故疮疹之状，皆五脏之液。肝主泪，肺主涕，心主血，脾为裹血。其症出有五名：肝为水疱，以泪出如水，其色青小；肺为脓疱，如涕稠浊，色白而大；心为斑，心主血，色赤而小，次于水疱；脾为疹，小次斑疱，其主裹血，故赤色黄浅也。涕泪出多，故脓疱、水疱皆大；血营于内，所出不多，故斑疹皆小也。病疱者，涕泪俱少；譬胞中容水，水去则瘦故也。（《小儿药证直诀·疮疹候》）

这是最早的胎毒论。用人的眼泪、鼻涕、血色等比附于诸种传染病的皮肤损害形状、颜色，并反推到小儿胎孕期间"食五脏血秽"带来，以此解释小儿皆要发疮疹病的原理。真是亏他想得出来！

步钱氏后尘，董汲生发出"小儿斑疹，本以胎中积热"说，实为"食五脏血秽"的变种；以后如《幼幼新书》等论胎热、胎寒、胎风、胎惊等，大半归于此类。照此则"胎毒论"本欲解决传染病病因学问题，却反而从内因寻找，实走上了歧路；但却又为一些先天性疾病或体质性疾病找到了一种病机解释，属于歪打正着。只有徐灵胎《兰台轨范》作出新的寻绎：

> 小儿在胎，食五脏血秽，伏于命门。若遇天行时热，或乳食所伤，或惊恐所触，则其毒当出。初起之候，面燥腮赤，目胞亦赤，呵欠顿闷，乍凉乍热，咳嗽喷嚏，手足稍冷，惊悸多睡。宜究其何脏所发，察其何因所起，令乳母亦须节饮食、慎风寒……

这样内外因俱论，更接近正确。

至于小儿指纹诊，可能以孙思邈《千金要方》为滥觞：

> 夫痫，小儿之恶病也。或有不及求医而致困者也。然气发于内，必先有候。常宜审察其精神，而探其候也。手白肉鱼际脉黑者是痫候；鱼际脉赤者热，脉青大者寒，青细为平也。

这是诊鱼际，尚不及指。稍后，约唐咸通间（860－874），有应"九经举"不第而入天台山学道，后来成为青城山著名道士的杜光庭，著《玉函经》，中有"指迷赋"，云：

> 论脉尺寸未定，别病虎口纹，临次指分三等，青红在两寻。女寻右手，男看左指。气在下纹，风居中里，过风关名曰命关，定其色青之与紫。先论管气，初节为始，微见紫红，脾气有滞，外青枝……

可惜光庭之书早佚。上论被引于《小儿总微论方》（1132年成书）中。而刘昉引入《幼幼新书》（1132年刊）者为亡名氏的《水鉴》：

> 儿托质胞胎成形，气血诞生之后，三岁之间荣卫未调，筋骨轻软，肠胃微细，动静易惊，致于夭亡。得不伤哉！编成三关之脉于右，深可指迷。

以"水鉴"为书名，谅系道家所出，有与杜光庭相同处。但三关分法已异于杜：

> 脉形论：儿手第二指，指有三节，脉之形出其上，近虎口之位，号曰风关；其次气关；指端曰命关。凡有疾当视三关之脉。察病断之指，右手指也。

光庭为"气风命"三关，并分"男左女右"；《水鉴》则一概右指，为"风气命"三关。后世医家遂成派别。

刘昉采《水鉴》说并图为主，兼参杨大邺《宝童》及庄某说。录图数幅于此。

> 鱼刺形：风关慢惊可医；气关心疳可医；命关难医。形如鱼刺物多惊，遍体如汤面色青，或泻或狂宜此断，消征调气便惺惺。

> 曲虫形：风关伤肺堪治。气关大肠有积。命关难治。形如曲虫疳积深，肺家有病肾桀心，患此若能医得好，良工须是用情深。

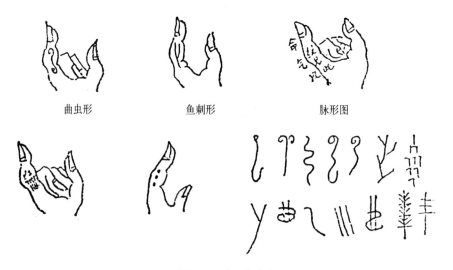

曲虫形　　　　　　鱼刺形　　　　　　脉形图

图 16.5　小儿指纹诊

　　乱纹形：风关、气关、命关三关若有，皆虫。纹乱涎横虫在心，悲啼晓夜痛难禁。求神拜鬼浑无效，吃药安和望治深。

　　流珠形：又名流米。三部都遇，有积。命关独有不治。面身有者是流米死候。流珠死候不须医，更看三关在所推；风气得之犹可治，命关有此死何疑。

　　"曲"字形：虎口团成曲，因惊或感风，热生由病乳，神乱脸仍红。

　　……

　　诸如此类，从风气命三关纹形及颜色诊断小儿疾病，如果"三关射甲"，即从风关直透命关，则岌岌乎殆哉！

　　小儿疾病的这种诊察法有些道理。20世纪60年代，上海静安中心医院院长钱潮医生从中得到启发，用阿托品抢救中毒性菌痢病例，即以观察甲皱循环作为标志。射甲之"甲"也。以后发展出研究血液微循环的新方法、新理论及新药物，修丽娟教授由此而获世界大奖。而于一般小儿疾病，医家亦仍习用指纹诊法。

第十七章　性文化与医学

一、古代房中术

136. 性学与房中书、画

中国古代术语"房中"、"房内"、"房室"、"阴道"等等，相当于今日的"性学"（Sexology）。一般可以分为技术与理论两个方面，已达到可称为一门学问的标准了；而且这门学问的成立，大约也是世界上最早的。它始终与医学有相当密切的联系。

对性的关注，首先出于生殖崇拜。古人的性崇拜与生殖崇拜至少在原始人时代未必区分得很清楚。[①] 产食文化的主体，从生殖自然延伸到性，而"食、色，性也"（《孟子·告子上》）一般注作"人之甘食悦色者，人之性也"，反映了心理上追求享受的一面，所以并非为了生殖才有性。性快乐和性享受的追求必然是人类社会及其文化发展的一个组成部分。

中国古代性学的最大特点，在于其研究和实践的宗旨，既非为生殖，也非为性享受，而主要是为长寿。以性交求健康和长寿，这在世界的其他文化中是找不出来的。《洞玄子》云：

> 房中者，性情之极，至道之际。是以圣人制外乐，以禁内情而为之节。久乐而有节，则和平寿考；迷者弗顾，以生疾而殒性命。信哉是言！曰极，曰际，曰制，曰禁，非纵欲以败度，乃养性以延龄也。

[①]　赵国华先生的《生殖崇拜文化论》认为："初民对女性生殖器的崇拜，就是生殖崇拜，绝对不含性崇拜的意味。初民对男性生殖器的崇拜是如此，对男女生殖器结合的崇拜、对男女交媾以及男女合体的崇拜也是如此。"中国社会科学出版社1990年版，第394页。性崇拜完全被剔除，笔者不敢苟同。

又如《玄女经》云：

> 玄女曰：天地之间，动须阴阳。阳得阴而化，阴得阳而通。一阴一阳相须而行……能知其道，乐而且强，寿即增延，色如华英。

在性交养生保健中兼及生殖求子和性技术、性交欣快感的满足，大约是中国古代房中术的全部本质。极情纵欲是被反对的；高度的性交控制技术是最基本的；行气、蓄精、采补返还、强精益髓是更高级的技术；通过这些技术和过程达到长生益寿乃至炼成内丹（或竟成为神仙），是最高的目的。从理论上看，是节制性欲的，如《素问·上古天真论》所说：

> 以酒为浆，以妄为常，醉以入房，以欲竭其精，以耗散其真，不知持满，不时御神，务快其心，逆于生乐，起居无节，故半百而衰也。

这可视作警诫之语。而《千金要方》"房中补益"一段话则说出了房中术的真谛：

> 论曰：人年四十已下，多有放恣；四十已上，即顿觉气力一时衰退。衰退既至，众病蜂起。久而不治，遂至不救。所以彭祖曰，以人疗人。真得其真。故年至四十，须识房中之术……此方之作也，非欲务于淫佚、苟求快意。务存节欲，以广养生也；非苟欲强身力、幸女色以纵情，意在补益以遣疾也。此房中之微旨也。

《素女经》重刊本序曰："《大戴礼》所言……无非端性情，广嗣续，以尽位育之功能。性学之情，岂后世礼学迂儒所能窥其要妙！"可谓深通性学。

从现知的房中术文献情况看，前曾提及的战国时《行气玉佩铭》铭文是最早的一种。"行气玉佩铭：行气，深则蓄，蓄则伸，伸则下，下则定，定则固，固则萌，萌则长，长则退，退则天。天几椿在上，地几椿在下。顺则生，逆则死。""行气"是房中术的目的和主干，具体的技术是为之服务的。我已根据马王堆出土竹木简中的房中书，将铭文所隐含的性交动作与行气术语破译出来（此略）。

马王堆出土竹木简中，直接可定为房中类的共四种，整理小组分别定名为《十问》、《合阴阳方》、《天下至道谈》、《杂禁方》。有所涉及的是帛书三种：《养生方》、《杂疗方》、《胎产书》。这七种书的年代，据有关考证，上限不越过战国晚期，下限在秦汉之际，也不晚过下葬的汉文帝十二年（公元前168年）。这些断简残编的内容充分证明：战国末至秦汉之交是中国古代房中术基本格局的奠定时期，与《黄帝内经》的成书年代相仿佛。

《汉书·艺文志》载房中八家：《容成阴道》二十六卷、《务成子阴道》三十六卷、《尧舜阴道》二十三卷、《天老杂子阴道》二十五卷、《天一阴道》二十四卷、《黄帝三王养阳方》二十卷、《三家内房有子方》十七卷等。大抵可视为同期作品，有些部分可能就是马王堆出土书内容。至少出土书（主要为《十问》）中提到的姓名（黄帝、天师、大成、曹熬、容成、尧、舜、王子巧父、彭祖、盘庚、耆老、禹、师癸、文挚、齐威王、王期、秦昭王、黄神、左神）中有几位与房中八家书名中提到的名字相同。

东汉初的王充，应已读过《素女经》等新编房中书。《论衡·命义》中云："素女对黄帝陈玉女之法，非徒伤父母之身，乃又贼男女之性。"《素女经》部分内容可见于今《医心方》，比马王堆房中书有更详尽的阐释发挥。《玄女经》、《彭祖养性》等有可能也是此期之作。

《隋书·经籍志》子部医方类所录，大抵为《汉书·艺文志》以后至隋时所见存的房中性书，包括《序房内秘术》一卷（葛氏撰）、《玉房秘诀》八卷、《徐太山房内秘要》一卷、《素女秘道经》一卷（并《玄女经》）、《新撰玉房秘诀》九卷、《素女方》一卷、《彭祖养性》一卷、《郯子说阴阳经》一卷等共八种。这一时期为房中术著作的繁荣期。《孔子闭房记》、《洞玄子》应也为此期所撰。

《新唐书·艺文志》子部医术类则著录有《葛氏房中秘书》一卷、《冲和子玉房秘诀》十卷（张鼎）、《彭祖养生诀》一卷等，似无大的发展。敦煌残卷中有白居易之弟白行简撰《天地阴阳交欢大乐赋》，是新作品。医家之作如《产经》、《古今录验方》、《千金要方》、《外台秘要》、《医心方》等均收录了较多房中书内容，说明医家对房中术持吸收态度。

宋代以后，房中术主要在道教内部秘传，有关著作收入《道藏》，并出现了大量以房中术为基础的炼内丹著述，用隐晦秘语阐述房中技术和内丹修炼过程。

这一最重大转变，与隋唐及其前的性开放风气自宋以下变成封闭社会相一致。但医家著作仍不晦谈房中术，唯不再注重性技巧，而较重于生殖。比较突出的如《妇人良方》、《济生方》、《儒门事亲》、《格致余论》、《广嗣纪要》、《景岳全书·妇人规》、《张氏医通》等。

20 世纪初有好事者叶德辉，从《医心方》和其他医书中辑出《素女经》、《素女方》、《玉房秘诀》、《玉房指要》、《洞玄子》等，连同白行简《天地阴阳交欢大乐赋》编成《双楳景闇丛书》刊行，每篇各加序跋。而明清以来民间坊刻春宫书画及造型像不少，性学渐溺于庸俗。

由上可知，中国古代的性学主要在道家—道教—医学的范围内发展。宋以后并没有失传，而是转变了形式，并发展了内丹术，同时部分分离出来成为狭义的性医学。就社会一般性文化论，宋明理学使中国社会的性观念发生了陡然变化，儒教的道学面孔导致了"性禁忌"和"性神秘"，但另一方面却是黄色、庸俗的性文化在底层泛滥。

137. 性器官与性技术知识的增长

性器官的解剖部位和命名及其功能作用，似乎比现在的医学所使用名词还要复杂、详细。综合起来，大抵有以下一些：

笄光，又称玉理、金沟，相当于阴道口、阴道前庭。也有认为是处女膜。

封纪，又称中极、玉门、玄门。相当于大小阴唇。也有认为即指阴道。

涧瓠，又称玄圃，天庭。指阴阜或阴道前庭，也有认为即指外阴。

鼠妇，又称鼠俞、臭鼠，相当于阴道口、阴蒂，有认为指小阴唇。

谷实，指阴蒂。有认为是阴道内深五寸处。

麦齿，琴弦，有认为合指处女膜。有认为是阴道内深二寸处。

婴女，有认为指阴道内后穹窿。有认为是阴道内深三寸处。

反去，又称左右辟雍。指左右穹窿。有认为是大阴唇。

何冥，又称幽谷、丹穴，指阴道内穹窿。

赤缴，又称赤珠、交筋，指阴蒂，或阴道口、阴道穹窿。

去豉九，或即是赤珠（赤豉）？指宫颈口或宫颈穹窿部。

碛石，又称昆石，有谓指阴道内四寸处，有谓指后穹窿之与直肠子宫陷窝相接处。

子宫，有时也用指阴道内全部。

子宫两歧，指输卵管入口。

阳锋，指男子龟头。

玉茎、题禛、玉策、玉筴，均指男子阴茎。

……

这些名词多为马王堆出土房中书中用名，性技术描述中常有用到，说明其功能感觉之异。

性器官的异常，古称"五不女"，不宜交合、生育。《广嗣纪要·择配》云：

　　五种不宜：一曰螺，阴户外纹如螺蛳样，旋入内；二曰文，阴户小如筯头大，只可通，难交合，名曰石女；三曰鼓花头，绷急似无孔；四曰角花头，尖削如角；五曰脉，或经血未及十四而先来，或十五、六始至，或不调，或全无。此五种无花之器，不能配合太阳，焉能结仙胎也哉。

以上相当于今天的阴道狭窄、痉挛，处女膜孔闭锁、半闭锁、子宫脱垂、大小阴唇粘连（如女阴割礼等后）、原发性闭经、先天性无子宫或无阴道、月经不调之类。是性交有困难更不能生育的。

作为性对象，上述性器官疾病自然要排除在外。如果勉强交合，被认为有害于男。由于性交的目的在于养生健身，所以性对象的选择十分严格。除以上外，《玉房秘诀》指出：

　　《太清经》云，黄帝曰：入相女人，云何谓其事？素女曰：入相女人，天性婉顺，气声濡行，丝发黑，弱肌细骨，不长不短，不大不少，凿孔居高，阴上无毛，多精液者。年五五以上，卅以还，未在产者。交接之时，精液流漾，身体动摇不能自定，汗流四道，随人举止。男子者虽不行法，得此人由不为损。

　　又云，凡相贵人尊女之法，欲得滑内（肉？）弱骨，专心和性，发泽如漆，面目悦美，阴上无毛，言语声细，孔穴向前。与之交会，终日不劳。务求此女，可以养性延年矣。 （以上转引自《医心方》，下同）

主要从女子体态、性情上选择，是中国男人的审美观。而性交时女方若能主动投入、配合，被认为更好。《千金要方》且说："妇人不必须有颜色妍丽。"但不可为"恶女"相：

《玉房秘诀》云：恶女之相，蓬头垢面，槌项结喉，麦齿雄声，大口高鼻，目精浑浊……黄发少肉，阴毛大而且强，又多逆生。与之交会，皆贼损人。

《太清经》云，相女之法，当详察其阴及腋下，毛当令顺而濡泽。而反上逆、臂胫有毛、粗不滑泽者，此皆伤男。虽一合而当百也。

又云：女子阴男形，随月死生，阴雄之类，害男尤剧。赤发龅面，癃瘦，固病无气，如此之人无益于男也。

以"阴柔"与否作标准来衡量。而且认为与恶女相者性交，将损害男子健康。

有了性对象的选择，然后有性交前的准备动作。中国古代性技术中十分讲求使女方性兴奋发动，性高潮能够及时或较快到来。《千金要方》曰：

凡御女之道，不欲令气未感动，阳气微弱即以交合。必须先徐徐嬉戏，使神和气感良久，乃可令得阴气。

这些性准备动作，现代性学称为"性唤起"。常用于对一些性欲抑制的女子作性技术指导。古代房中家不仅为性高潮、性唤起，更在于"致其气"而养生。所以马王堆《天下至道谈》强调：

人人有善者，不失女人。女人有之，善者独能。毋予毋治，毋作毋疑。

必徐以久，必微以持。如已不已，女乃大怡。喉息，下咸土阴光阳；喘息，气上相薄，自宫张。絫哀者，尻彼疾而动封纪；吹者，盐甘甚而痒乃始；齘者，身振寒，置已而久。是以雄牡属为阳，阳者外也；雌牝属为阴，阴者内也。凡牡之属摩表，凡牝之属摩里。此谓阴之属，牝牡之理。为之弗得，过在数已。娱乐之要，务在迟久。苟能迟久，女乃大喜。亲之弟兄，爱之父母。凡能此道者，名曰天士。

性唤起对于男女双方都是必要的。东汉大学问家、大科学家张衡有《同声歌》诗一首，形象化地写出了男女情悦然后交接的过程：

> 邂逅承际会，得充君后房。
> 情好新交接，恐慄若探汤。
> 不才勉自竭，贱妾职所当。
> 绸缪主中馈，奉礼助蒸尝。
> 思为莞蒻席，在下比匡床。
> 愿为罗衾帱，在上卫风霜。
> 洒扫清枕席，鞮芬以狄香。
> 重户纳金扃，高下华灯光。
> 衣解金粉卸，列图陈枕张。
> 素女为我师，仪态盈万方。
> 众夫所希见，天老教轩皇。
> 乐莫斯夜乐，没齿焉可忘。

看来张衡时代性相当开放。素女、天老、轩皇的房中术书及图，成为性技术的教科书。

从性唤起到交接并达性高潮，整个过程是连续的，也有具体性技术问题。

各类性交姿势、动作、具体技术不下三十余种，诸房中书有详细介绍。马王堆《合阴阳》言：

气至，深内而上撅之，以抒其热。因复下返之，毋使其气歇。而女乃大竭。然后热十动、接十节、杂十修。接形已没，遂气宗门，又观八动，听五音，察十已之征……

"十动"是行气养生法；"十节"，乃模仿十种动物（如虎、蝉、尺蠖、鱼、兔等）动作；"十修"则颇与《行气玉佩铭》所述相仿；"八动"是性高潮到来时女方的反应和要求。

十修：一曰上之，二曰下之；三曰左之，四曰右之；五曰疾之，六曰徐之；七曰稀之，八曰数之；九曰浅之，十曰深之。

八动：一曰接手，二曰伸肘，三曰直踵，四曰侧钩，五曰上钩，六曰交股，七曰平踊，八曰振动。夫接手者，欲腹之傅也；伸肘者，欲上下摩且距也；直踵者，深不及也；侧钩者，旁欲摩也；上钩者，欲下摩也；交股者，刺太过也；平踊者，欲浅也；振动者，欲人久持之也。

又有"五音"、"十已"，是性兴奋达到高潮时的表征：

五音。瘾息者，内急也；喘息者，至美也；絫氾（按指呻吟母叫。又作累哀）者，玉筴入而痒乃始也；瘀（吹。亦为呻吟母叫之声）者，盐甘甚也；齧者，身振动，欲人之久也。

十已之征：一已而清凉出，再已而臭如燔骨，三已而澡，四已而膏，五已而芗（米谷清香气），六已而滑，七已而迟（持久），八已而脂，九已而胶，十已而绲（惰弱）。绲已复滑，清凉复出，是谓大卒。大卒之征，鼻汗唇白，手足皆作，尻不傅席。起而去，成死为薄。当此之时，中极气张，精神入臧，乃生神明。

男子性高潮以射精为告终。但中国人的观念，很爱惜肾精。因此要用意念和技术控制，使精少泄。使两性共同怡悦，互相协调的观点，是十分合适的。《千金要方》指出性交动作切忌粗暴：

> 弱而内迎，坚急出之。进退欲令疏、迟，情动而止。不可高自投掷，颠
> 倒五脏、伤绝精脉，生致百病。

从性医学角度来看，中国古代已达到了相当水平，近现代西方性学家的研究
大约也不过如此。

138. 房中术的初始理论和蓄精行气法

以房中术达到养生、保健、长寿的目的，令人百思不得其解。习惯看法总认
为性交和泄精虽有一时之快，但必然非常耗精费神，使人易于衰老。一些人性交
次日感到头昏眼花；频次性交则浑身乏力；久而消瘦……中医师归为"房事过
度"、"肾阳虚衰"。中国人心理上实际承负着重大压力。西方人观念有些不同，
乐此不疲，甚至认为缺少性生活将令人失健。在他们看来，精液丧失，只不过是
一点蛋白质。尽管如此，仍然没有说频繁的性交可强身益寿的。所以，中间有观
念差别和理性指导原则的问题。

中国古代的房中养生术，很可能与下述三个因素有关。

一为天人相应的理论指导。与《黄帝内经》等医学理论的指导原则一样，人
只有遵从天地大自然阴阳变化的根本规律和具体法则，才能保持和增进健康。人
之男女即阴阳。男女交接，是行阴阳之事，完全是顺行自然大道，所以不但不伤
人，且益于人。

马王堆房中书《十问》第一问就阐明了这一根本原则。其谓：

> 黄帝问于天师曰："万物何得而行？草木何得而长？日月何得而明？"天
> 师曰："尔察天之情，阴阳为正，万物失之而不继，得之而赢。食阴揲阳，
> 稽于神明。"

万物"食阴揲阳"，即后世的"食阴补阳"。阴阳之道互相转化的原理是房中

术通过阴阳交合使人长寿的理论根据。

二为生殖器崇拜的孑遗，在此转换为另一种形式。古人认为生殖器是伟大的、了不起的；但在人身，其功能却最早衰退，继之而来的是生命终结。如果能保持生殖器功能不减退，岂非有益于延长寿命？古人正是这样直观认识并作推理的。《十问》中第五、第七问即表达了这一意思，如"第五问"：

> 尧问于舜曰："天下孰最贵？"舜曰："生最贵。"尧曰："治生奈何？"舜曰："审乎阴阳。"尧曰："人有九窍十二节，皆设而居。何故而阴与人俱生而先身去？"舜曰："饮食弗以，谋虑弗使，讳其名而匿其体。其使甚多，而无宽礼，故与身俱生而先身死。"尧曰："治之奈何？"舜曰："必爱而喜之，教而谋之，饮而食之，使其题颎（玉茎）坚强而缓事之，必盬（按：音"古"，啖食之之意）之而勿予。必乐矣而勿泻。材将积，气将褚（蓄也），行年百岁，贤于往者。"舜之接阴治气之道。

生殖器崇拜以这样特殊的形式表达出来，为人始料所未及。由此推论，中医学理论的重视肾、肾精、命门、外肾（即生殖器），作为"先天之本"，是同出一辙的。

三是神仙家的补养导引技巧具体应用于性交过程，认为可与服食、饮露、吐故纳新等同样达到健身长寿的目的。在房中术中，认为性欲高潮是阴精产生过程；若不予施泻，导引之使其还精补脑，是最好的补益方法。倘不行男女交接之事，反而不好。故《玉房指要》曰：

> 黄帝问素女曰：今欲长不交接，为之奈何？素女：不可。天地有开合，阴阳有施化。人法阴阳，随四时。今欲不交接，神气不宣布，阴阳闭隔，何以自补、练气数行、去故纳新以自助也？玉茎不动则辟死其舍，所以常行以当导引也。能动而不施者，所谓还精。还精补益，生道乃著。

关键在于性交过程中要固精不泄。既使阴精因不断御接而不断产生，又不施泄于体外，从而补助自己身体。身体变成一个制造阴精的工厂了。而制造的技术过程是性交，目的是利用这些阴精自补，从而强身益寿。在早期理论中，还没有后来"采补术"采女子之阴以补男子之阳的意思。但已有同时服食补养，性交过程中兼行导引服气之术。

房中术理论和实践成功的秘诀是"治八益"、"去七损"。《天下至道谈》中说：

> 气有八益，又有七损。不能用八益、去七损，则行年卅（四十）而阴气自半也。五十而起居衰，六十而耳目不聪明。七十下枯上脱，阴气不用，澡泣流出（涕泣俱出？）。令之复壮有道。去七损以振其病，用八益以贰其气（副补其气）。是故老者复壮，壮者不衰。君子居处安乐，饮食恣欲，皮腠曼密，气血充赢，身体轻利。疾使内，不能道，产（生）病出汗喘息，中烦气乱；弗能治，产内热。饮药灼灸以致其气，服司以辅其外。强用之，不能道，产痤肿橐；气血充赢，九窍不通，上下不用，产痤疽。故善用八益、去七损，五病者不作。

性交过程中如不善用"八益"去"七损"，就会产生五种疾病。很像今天练气功而不善者"走火入魔"。或者反致身体羸弱虚垮。《素问·阴阳应象大论》中也曾述及：

> 能知七损八益，则二者（指阴阳）可调。不知用此，则早衰之节也。年四十而阴气自半也。起居衰矣。年五十体重、耳目不聪明矣。年六十阴痿、气大衰、九窍不利、下虚上实，涕泣俱出矣。故曰：知之者强，不知则老。故同出而名异耳。智者察同，愚者察异；愚者不足，智者有余。有余则耳目聪明，身体轻强，老者复壮，壮者益治。

《内经》作者对房中术必有了解，因此才将之与疾病有关部分录入。内有阙文，以致后世长期不知"七损八益"为何物。王冰注错，《医心方》与原意亦偏离。

马王堆出土书《天下至道谈》恢复了"七损八益"本貌：

八益，一曰治气，二曰致沫，三曰知时，四曰蓄气，五曰和沫，六曰窃气，七曰待赢，八曰定倾。

治八益：旦起起坐，直脊开尻，翕州印（抑）下之，曰治气；饮食、垂尻、直脊、翕州、通气焉，曰致沫；先戏两乐，交欲为之，曰知时；为而软脊，翕州，抑下之，曰蓄气；为而勿亟勿数，出入和治，曰和沫；出卧，令人起之，怒释之，曰积气；几已，内脊毋动，翕气，抑下之，静身须之，曰待赢；已而洒之，怒而舍之，曰定倾。

此谓八益。

七损，一曰闭，二曰泄，三曰竭，四曰勿，五曰烦，六曰绝，七曰费。

七损：为之而疾痛，曰内闭；为之出汗，曰外泄；为之不已，曰竭；臻欲之而不能，曰带；为之喘息中乱，曰烦；弗欲强之，曰绝；为之臻疾，曰费。此谓七损。故善用八益、去七损，耳目聪明，身体轻利，阴气益强，延年益寿，居处长乐。

可见"八益"主要是性交时行气蓄精的方法和注意点；"七损"是性交过程中容易出现的问题，或本身易造成的疾病。"七损"可以通过"八益"得到治疗或补救。

《医心方》中"七损八益"录自《玉房秘诀》，但已面目全非。"八益"为益精、安气、利藏、强脊、调脉、蓄血、溢液、道体。大抵是八种性交姿势，每种又分别可治病，如女门寒、月经不利、女阴发白之类。"七损"略相似，但也有差别，其谓：

一损谓绝气。绝气者，心意不欲而强用之，则汗泄气少，令心热目冥……二损谓溢精。溢精者，心意贪爱，阴阳未和而用之，精中道溢。又醉而交接，喘息气乱则伤肺，令人咳逆上气消渴……三损谓夺脉。夺脉者，阴不坚而强用之，中道强泻，精气竭。及饱食讫交接，伤脾，令人食不化，阴痿无精……四损谓气泄。气泄者，劳倦汗出未干而交接，令人腹热唇焦……五损谓机关厥伤。机关厥伤者，适新大小便，身体未定而强用之则伤肝，及辛暴交会……久生偏枯，阴痿不起……六损曰百闭。百闭者，淫佚于女，自用不节，数交失度，竭其精气，用力强泻，精尽不出，百病并生……七损谓血竭。血竭者，力作疾行，劳困汗出，因以交合。俱已之时，偃卧推深，没本暴急，剧病因发，连施不止，血枯气竭，令人皮虚肤急，茎痛囊湿，精变为血。

每损之下，又述以性交姿势的调整作为治疗。这些亦与《天下至道谈》不同。

不妨将《玉房秘诀》所论看成"七损八益"理论的发展。"八益"有更明确的导引行气之意；"七损"则可视为房事过度、施泄太多造成的疾病。

简单地说，汉代，特别是道教成立以后，房中术从理论到实践起了根本性的变化：采补、采战乃至炼内丹成为房中术的主要特点。试看下节。

139. 房中采战与内丹

采补之说开始是自采自补。东汉开始包括采阴益阳，从性对象的女方采阴精以补。但并没有非常清楚的界限。葛洪《抱朴子》云：

房中之法十余家，或以补救劳损，或以攻治众病，或以采阴补阳，或以增年延寿，其大要在于还精补脑之一事耳。此法乃真人口口相传，本不书也。虽服名药，而复不知此要，亦不得长生也。人复不可都绝阴阳，阴阳不交则坐致壅阏之病。故幽闭怨旷，多病而不寿也。任情肆意，又损年命。唯有得其节宣之和，可以不损。若不得口诀之术，万无一人为之而不以自伤煞者也……

看来葛洪时代已经有些神秘化，并有采阴补阳的口诀，合宜节度。这种节度，《素女经》曰：

黄帝曰：夫阴阳交接，节度为之奈何？素女曰：交接之道，故有形状，男致不衰，女除百病，心意娱乐，气力强。然不知行者，渐以衰损。欲知其道，在于定气、安心、和志，三气皆至，神明统归，不寒不热，不饥不饱，亭身定体，性必舒迟，浅内徐动，出入欲稀。女快意，男盛不衰，以此为节。

从这段话看，采补术对男女双方都有利，均可用。不但男可采女，女也可采男。这是不同于秦汉最初的房中行气术的。《玉房秘诀》曰：

若知养阴之道，使二气和合，则化为男子。若不为（男）子，转成津液流入百脉，以阳养阴，百病消除，颜色悦泽，肌好，延年不老常如少童。审得其道，常与男子交，可以绝谷九日而不知饥也。有病与鬼交者尚可不食而消瘦，况与人交乎。

男可补女，女可补男；采阴补阳，采阳补阴。这是房中采补说的一大发展。也是第一大变化。

第二大变化是主张多交。不但是一次性交中"十动"而不施泻，而且如《玉房指要》所云：

能一日数十交而不失精者，诸病皆愈，年寿日益。

孙思邈为此而提出了"数交而一泻"的新理论。他说：

凡精少则病，精尽则死，不可不思，不可不慎。数交而一泻，精气随长，不能使人虚也。若不数交，交而即泻，则不得益。泻之精气，自然生长，但迟微。不如数交接不泻之速也。（《千金要方》）

又不仅是对一个性对象实施"数交"，还提出了"御多女而不泄"。这是这一时期房中采补说的另一大发展。《素女经》曰：

交接之法，法之要者在于多御少女而莫数泻精。使人身轻，百病消除也。

《玉房指要》亦云：

彭祖曰：黄帝御千二百女而登仙，俗人以一女而伐命。知与不知，岂不远耶。知其道者，御女苦不多耳。

此外，还认为御接的性对象，要选择童女。如曰：

不必皆须有容色妍丽也。但欲得年少未生乳而多肌肉者耳。但能得七八人便大有益也。（《玉房指要》）

夫男子欲得大益者，得不知道之女为善。又当御童女，颜色亦当如童女。女但苦不少年耳。若得十四五以上，十八九以下，还甚益佳也。然高不过卅，虽未卅而已产者，为之不能益也。吾先师相传，此道者得三千岁，兼药者可得仙。（《玉房秘诀》）

如此多的性对象，又要年轻童女，又要一日多御，故"采补"又称"采战"，非"战"不能得胜矣！

第三，这一时期的房中术，更强调性交过程中作导引行气。对行气的方法也有更多研究。

首先是要候"气至"。气至则佳，气不至反致夭伤。《玄女经》曰：

欲交接之道，男须四至，乃可致女九气。……四气至而节之以道，开机不妄，开精不泄矣。

久与交接，弄其实，以感其意，九气皆至。有不至者容伤。

致气之道，则如《千金要方》曰：

采气之道，但深按不动，使良久气上面热，以口相当，引取女气而吞之。可疎疎进退，意动便止，缓息眠目，偃卧导引，身体更强。可复御他女也。数数易女，则得益多。人常御一女，阴气转弱，为益亦少。

凡人习交合之时，常以鼻多内气，口微吐气，自然益矣。交会毕，蒸热，是得气也。以菖蒲末三分，白果粉傅摩气燥。既使长盛，又湿疮不生也。

凡欲施泻者，当闭口张目，闭气，握固两手。左右上下缩鼻取气。又缩下部及吸腹，小偃脊膂，急以左手中两指抑屏翳穴，长吐气并琢齿四遍，则精上补脑，使人长生。

这样具体的房中同时导引行气法，昔所未见。不仅如此，房中导引行气还可直接用来治病：

调五脏，消食，疗百病之道。临施张腹，以意纳气，缩后，精散而还归百脉也。九浅一深至琴弦麦齿之间，正气还，邪气散去。令人腰背不痛之法：当壁伸腰，勿甚低仰，平腰背所，却行常令流。欲补虚，养体治病，欲泻勿泻，还流，流中，流中通热。

令人目明之道。临动欲施时，仰头闭气大呼，嗔目左右视，缩腹还精气，令入百脉中也。

令耳不聋之法。临欲施泻，大咽气，合齿、闭气，令耳中萧萧声。复缩腹合气，流布至坚，至老不聋。（上皆引自《玉房秘诀》）

在施泻之后，亦可取女气以补男子；导引行气的同时还发明了主动或被动的闭精方法。总之，到隋唐时期，房中术的采战炼内丹趋向已越来越明显。孙思邈《千金要方》所引《仙经》，其实已是炼内丹术：

《仙经》曰：令人长生不老，先与女戏，饮玉浆。玉浆，口中津也。使男女感动，以左手握持，思存丹田，中有赤气，内黄外白，变为日月，徘徊丹田中，俱入泥垣，两半合成一因，闭气深内勿出入，但上下徐徐咽气，情动欲出，急退之。此非上士有智者不能行也。其丹田在脐下三寸，泥垣者在头中对两目直入内思。作日月想，合径三寸许。两半放形而一。谓日月相揄者也。虽出入仍思念所作者勿废，佳也。又曰：男女俱仙之道，深内勿动，精思脐中赤色大如鸡子形。乃徐徐出入，情动乃退。一日一夕可数十为定。令人益寿。男女各息意共存思之，可猛念之。

显然，这是早期的房中结内丹法。《龙威秘书戊集》亦云：

修养家存神于泥丸，使丹田之气上升。盖神之所至，气亦随之而注也。房中术所谓手按尾闾，吸气咽津，虽得其绪余，而亦不泄。

《钟吕传道集》等已明显将房中术包括在内丹修炼内。但从此房中术语多以坎离、龙虎、铅汞等秘语代之。

宋代道教领袖之一的张伯端，著有《悟真篇》，也是讲房中采战以炼内丹。分凝神定息、运气开关、保精炼剑、采药筑基、还丹结胎、火符温养、抱元守一等七步，全书以诗歌口诀形式写成。其中一首曰：

人人本有长生药，自是迷徒狂摆抛；
甘露降时天地合，黄芽生处坎离交；
井蛙应谓无龙窟，篱鹞争知有凤巢；
丹熟自然金满屋，何须寻草学烧茅。

已明显透露出以房中术炼内丹之意。康熙年间有"知幾子"作集注，更透露出房中采战炼丹真相。如曰：

若还丹真种，必取先天首经……其药生于二七之门，肇自混沌鸿蒙……又看唇红如珀，瞳黑如漆，方可急忙下手。三家相见，结婴儿正在片晌之间也。

道教中这一类专著如《性命圭旨》等，均被引为经典。炼内丹与房中采战实际已合而为一。小说中的"采花贼"之类，也是一种讥讽指斥。但道教自有严格戒律，不可等同而语。又有狐鬼故事，言其化作美女，与男子交而采取元精，最终可得道升仙，更是假托。纪晓岚《阅微草堂笔记》有言："媚惑采补者，如捷径以求售……其媚惑采补，伤害或多，往往干天律也"，实为戒慎之辞。

这类故事中多为"女采男"，与房中采战及炼内丹之以男性为主截然相反。确然，女道士房中采战既见于采阳补阴；又见于炼内丹"斩赤龙"。"斩赤龙"是道教玄语，意思是令女子月经断绝。"赤龙"即经血，修炼而使断绝，故曰"斩"。至此方可修炼结丹。

女子的房中修炼，看来更加复杂微妙。功成可如"万朵紫云朝玉宇，千条百脉种泥丸"；"面如桃花肤似玉，到此赤龙永断绝，清静法身本无尘，功满飞升朝玉阙"（《樵阳经女工修炼》）。甚至炼成这样功夫：入室静坐则有遍体发火之感，霎时会见一火珠如豆大从明堂射出一丈多高，如闪电一般。这也是道士打斗法术了，可从武侠小说中见到。

从医学角度看，女子房中修炼是用心理意念控制并改变月经生理。这不是完全不可能的事。但整个过程，近乎自我摧残，自戕情欲，非常人所能为。

女子的月经，也被称为"红铅"。《本草纲目》云：

> 今有方士，邪术鼓弄愚人，以法取童女初行经水服食，谓之先天红铅。巧立名色，多方配合，谓《参同契》之金华、《悟真篇》之首经，皆此物也。愚人信之，吞咽秽滓，以为秘方，往往发出丹疹，殊可叹恶！

这是从房中采补变异而来。采月经为药，作为补阴补阳之品，明代尤其流行，称为"仙药"，又称"红丸"，认为服之可以"立见气力焕发，精神异常。草木之药千百服，不如此药一二服"（明·张时彻《摄生众妙方》）。著名的明光宗"红丸案"遂成历史龟鉴。

实际上，房中术自转入炼内丹秘密系统后，已趋于衰落。对普通人来说，即使"彭祖"，也认为宜乎"上士别床，中士异被。服药百裹，不如独卧"。"一接损一岁之寿"，"欲求长生寿考服诸神药者，当须先断房室"（《千金方》引）。

医家对房中养生的批评尤多。朱丹溪云：

> 或问《千金方》有房中补益法，可用否？予应之曰：……故著房中之法，为补益之助，此可用于质壮心静、遇敌不动之人也。苟无圣贤之心，神仙之骨，未易为也。女法水，男法火，水能制火。一乐于与，一乐于取，此自然之理也。若以房中为补，杀人多矣。观中古以下，风俗日偷，资禀日薄，说梦问痴，难矣哉！（《格致余论》）

万全说得更明白：

> 交接多，则伤筋；施泄多，则伤精。肝主筋，阴之阳也，筋伤则阳虚而易痿；肾主精，阴中之阴也，精伤则阴虚而易举。阴阳俱虚，则时举时痿，精液自出。念虚虽萌，隐曲不得矣。当是时也，猛省起来，远色断想，移神于清净法界，歌舞以适其情，谷肉以养其身，上药以补其虚，则屋破堪补矣。苟不悔悟，以妄为常，乃求兴阳之药，习铸剑之术，则天柱折、地维绝，虽有女娲氏之神，终不能起冢中枯骨也。今人好事，以御女为长生之术，如九一采战之法，谓之夺气归元，还精补脑，不知浑浊之气，渣滓之精，其机已发，如蹶张之弩，孰能御之耶？己之精，自不能制，岂能采彼之精气耶？或谓我神不动，以采彼之气，不知从入之路何在也？因此而成淋者有之。或谓我精欲出，闭而不泄，谓之黄河逆流，谓之牵白牛。不知停蓄之处，为疽为肿者，非以养生，适以害生也。（《广嗣纪要》）

均为医家卓见。

二、性变态与性疾病

长期来，"性"是备受关注的大问题。性开放、房中术、性忌讳、性神秘、性封闭……形形色色。由此而性疾病、性压抑、性变态、性病等等，亦无所不见。而这些又都与医学相关。

140.　"相思病"及性变态种种

国人将异性思恋而致的心理疾患称为"相思病"。"相思病"虽为恋爱情绪，但也有性欲得不到满足的原因。早在《史记·仓公列传》的仓公诊籍中已见：

> 济北王侍者韩女病腰背痛，寒热。众医皆以为寒热也。臣意诊脉，曰："内寒，月事不下也。"即窜以药，旋下，病已。病得之欲男子而不可得也。

这是思恋男子不得而引起闭经并寒热不适。许叔微《普济本事方》中亦有：

> 昔宋褚澄疗师尼寡妇各制方，盖有谓也。此二种鳏居，独阴无阳，欲心萌而多不遂，是以阴阳交争……

今《褚氏遗书》残卷中确有"女人天癸既至，逾十年无男子合则不调"之语；陶弘景亦云"褚澄治寡妇尼僧异乎妻妾"。这类病常致月经不调，《内经》早有"二阳之病发心脾，有不得隐曲，女子不月"（《素问·阴阳别论》）之论。

陶弘景《养性延命录》引"彭祖曰：凡男不可无女，女不可无男。若孤独而思交接者，损人寿、生百病，鬼魅因之共交，失精而一当百"。《玄女经》则云："人复不可都阴阳不交，则生痈淤之疾。故幽闭怨旷多病而不寿；任情恣意复伐年命。唯有得节宣之和，可以不损。"《千金要方》曰：

> 男不可无女，女不可无男。无女则意动，意动则神劳，神劳则损寿……强抑郁闭之，难持易失，使人漏精尿浊，以致鬼交之病。损一而当百也。

照弗洛伊德的理论，一切精神性疾病都有性欲上的不满足为潜意识的原因。中国古代的认识不仅早于他上千年，而且局限于适当的范围。最常见的即是"鬼魅因之共交"的"鬼交"病。《诸病源候论》从脏腑本身之虚寻求根源：

　　妇人与鬼交通者，脏腑虚，神守弱，故鬼气得病之也。其状不欲见人，如有对忤。独言笑、或时悲泣。是脉来迟伏，或如鸟啄，皆邪物病也。又脉来绵绵，不知度数，而颜色不变，亦此病也。

　　夫脏虚者，喜梦妇人。梦与鬼交，亦由脏腑气弱，神守虚衰。故乘虚，因梦与鬼交通也。

从体质本身寻找内因，也有道理。张景岳则说：

　　妇人之梦与邪交，其证有二：一则由欲念邪思，牵扰意志而梦者，此鬼生于心，而无所外于也；一则由禀赋非纯，邪得以入，故妖魅敢于相犯。此邪之自外至者，亦有之矣。病因有内外，则证亦有不同。病由内生者，外无形迹，不过于梦寐间常有所遇，以致遗失。及为恍惚带浊等证，亦如男子之梦遗，其机一也。但在女子多不肯言耳。至若外有邪犯者，其证则异，或言笑不常，时有对晤；或喜幽寂不欲见人；或无故悲泣，而面色不变；或面带桃花。其脉息则乍疏乍数，三五不调，或伏沉，或促结，或弦细，或代易不常。是皆妖邪之候。凡此二者，失于调理，久久不愈，则精血日败，真阴日损，乃致潮热发热，神疲体倦，饮食日减，经水日枯，肌肉瘦削，渐成劳损……（《景岳全书·妇人规》）

景岳所论，其实一为严重性抑郁症，一为青春期精神病。精神病患多怪异症状，易被误为妖邪。不过，他的治疗用"归神汤"及艾灸，未见驱鬼法，可见也是说说而已。小说中的狐鬼故事又当别论。但这种民俗传流又影响医学。例如"鬼胎"，即为此类：

　　女子有在家未嫁，月经忽断，腹大如妊，面色乍赤乍白，六脉乍大乍小，人以为血结经闭也，谁知是灵鬼凭身乎！……或精神恍惚，梦里求亲，或眼目昏花而对面相狎，或假托亲属而暗处贪欢，或明言仙人而静地取乐，其始则惊诧为奇遇而不肯告人；其后则羞赧为淫亵而不敢告人。日久年深，

腹大如斗,有如怀妊之状……(傅山:《女科仙方》)

如此则距实际病证已远。"鬼胎"或为腹中症瘕,或为神经官能症,不可能真是鬼交结胎。

"思男子而不得",房中家倒有治疗之具。如《玉房秘诀》、《素女经》中,均有关于阴茎代用品的记述:

彭祖云……或以粉(茎)内阴中;或以象牙为男茎而用之。皆贼年命,早老速死。女人年二十八九,若二十三四,阴气盛,欲得男子,不能自禁,食饮无味,百脉动体,候精脉实,计出污衣裳。治之方,用面作玉茎,长短大小随意,以内阴中。(《玉房秘诀》)

这类用象牙或面粉制成的阴茎代用品,或即今日西方 Sex Shop 中阳具商品之滥觞。

至于性心理变态对中国人的健康和人格的影响,最显著的是缠足。缠足的历史,一般都推溯到五代南唐李后主时"窅娘缠足而舞"。据说是在一个六尺高金莲花瓣盆上作舞的,舞姿身段之美令观者倾倒。不过,我以为这窅娘是位西方女子,"窅"者,目眶内凹也,不是中国女子的面貌特征。所以缠足法,也可能由外国传入。

大约自唐开辟,妇女比较解放。壁画常见裸胸而肥的体态。而对女子足部的欣赏,亦自别出心裁。窅娘缠足一舞,不但李后主欣赏,还动于朝野。春秋时"越王好勇而民轻死,楚灵王好细腰而国中多饿人"(《韩非子·二柄》),可见中国人历来有尚时髦、向上看齐的风气和心理,因而缠脚风行不足为奇。

明代已有人开始研究缠足史。俞正燮《癸巳类稿》有言及;清·钱咏《履园丛话》集其成。1936 年又有姚灵犀《采菲录》五卷版说其事。潘光旦先生则认为:①

---

① 潘光旦 1943 年译注本:《性心理学》。三联书店 1987 年版,第 266 页注㉞,下段引文见同书注㉜。

　　中国缠足的风气以至于制度，显而易见和足恋的倾向有密切关系。近人最早指出这一点来的是郭沫若氏，见于他所做的一篇《西厢记》的序言里；本节所称"足恋"，郭氏叫做拜脚狂。

　　足恋最典型的例子，见汉成帝与赵昭仪（赵合德，即赵飞燕之女弟）的关系。潘光旦先生引而评曰：

　　伶玄《赵飞燕外传》所叙成帝和赵昭仪合德的性的关系，最足以表示足和性兴奋有时候可以发生极密切的联系。"帝尝早猎，触雪得疾，阴缓弱不能壮发。每持昭仪足，不胜至欲，辄暴起；昭仪常转侧，帝不能长持其足。樊嬺谓昭仪曰：上饵方士大丹，求盛大不能得。得贵人足一持，畅动，此天与贵妃大福，宁转侧俾帝就耶？昭仪曰：幸转侧不就，尚能留帝饮。亦如姊教帝持，则厌去矣。安能复动乎？"

　　可知只有合德的足才有此力量，飞燕就不行了。

　　足恋作为性变态的一种，确实存在。按照霭理士（Henry Harelock Ellis，1859－1939）所著《性心理学》的看法，这种"性歧变"或性变态，其实是正常性生活中的一个变异，人类性生活的格局本不止一种，足恋、物恋、影恋、枯杨恋、娈童姹女恋等，甚至同性恋、窃恋、裸恋、虐恋、皮毛及动物恋、缺陷恋等等，各有奇妙的表现，[①] 只因太过而令人侧目。足恋演变成缠足之风盛行，是中国古代社会中的特发例子。

　　开始是部分男性的性歧变，然后因时尚心理而流行，又因礼教封建势力的压迫形成制度以至于女子非缠足不可。这已不仅仅是足恋或恋鞋癖一个因素可解释得了的了。是复杂的社会背景、心理因素、性歧变等的综合作用，才如此残酷地改变了女子的生活，扭曲了她们的心灵，摧残了她们的生理健康（图17.1）。

---

① 性歧变程度轻的，可认为是爱之切。例如虐恋，有"施虐恋"、"受虐恋"两种，前者以施虐鞭打、咬啮性对象为快；后者以受虐为快。人多不能理解。其实便如一首民歌："我愿是一头小羊，靠在你身旁；愿你那鞭子，轻轻地抽在我身上。"为深爱的标志。过头了，便是虐恋，性歧变。

缠足对女子来说苦不堪言。还影响妇女劳动力和击剑、舞蹈、骑术等在中国的发展——宋末缠足风大盛之后，汉族中能歌善舞的已很少，巾帼英雄更少见。发展的是绣花小鞋，却拖出了一块又长又臭的裹脚布。

俞正燮言："本朝崇德三年（1638）七月，有效他国裹足者重治其罪之制。后又定顺治二年（1645）以后所生女子禁裹足。康熙六年（1667）弛其禁。"（《癸巳类稿》）清人入关前后曾禁止缠足，但掌握政权后却被汉俗同化了。太平天国也曾发出禁止裹足的命令。1949年以后，裹足才彻底消灭。

同性恋是性变态的一种，中国古代就有发现，只是不如西方那样多见。"余桃断袖"、"龙阳君"、"娈童"、"相公"等名词即同性恋的特指。西方又称男同性恋

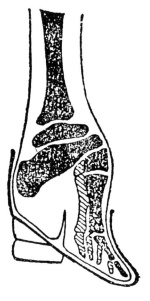

图 17.1　小脚透视图

（homosexuality）与女同性恋（Lesbian）同为"性的逆转"（sexualinversion）、"反性感"（contrary sexual feeling）或"优浪现象"（uranism）。中国历来认为同性恋是男女阴阳性变异。此风一开，必致男不男、女不女，阴阳混淆，为之大忌。但个案例子仍不少见（见彩页图）。早先甚至比较公开，如《晋书·石季龙传》：

> 太子詹事孙珍问侍中崔约曰："吾患目疾，何方疗之？"约素狎珍，戏之曰："溺中愈。"珍曰："目何可溺？"约曰："卿目䁱，䁱正耐溺中。"珍恨之。

畜娈童成为风气，甚至阉割其生殖器以供永久玩乐。《宋史·太祖纪》："（乾德四年，966）六月，士庶敢有阉童者不赦。"可见一斑。清·和邦额《夜谭随录》中的一则故事描述了同性恋者的心理及恶果：

> 雍正间，江南乡试有常熟某生，年四十余。第三场入宿字号。前二场颇得意，兴致甚高。中秋夜与相识玩月，分韵作诗，有"皓月今宵满，红颜往

日残"之句。众索其解。生凄然对曰:"诸君皆同类,无妨实吐也。忆昔游吴门时,馆于某缙绅家,子弟四人,悉主人子侄。有柳生者,其内侄也,丰姿如玉。予挑之数四,佯若不知。适值令节,诸生皆给假展墓,唯与柳生相对。予复作诗以挑之曰:绣被凭谁覆? 相逢自有因。亭亭临玉树,可许凤栖身? 柳得诗,面色发頳,囙而嚼之。予以为可动矣。会友人见饷,予蓄有媚药,入酒中饮之,易醉而狂。强柳生尽一巨觥,遂得一遂所欲。次日酒醒,知己被污,竟投环内寝。举家不知其故。予虽知之而不敢泄,饮泣而已。主人构讼半年始解。今夜月色,不减当年,而未免有情。谁能遣此。故感慨系之耳。"言讫,泪涔涔下。闻者无不毛戴。陆续散去。五更后,忽闻人声鼎沸,往来不停履。相告曰:"有人缢死屎号中矣。"诘旦验之,则常熟生也。

141. 性器官和性功能性疾病

性器官疾病包括内分泌性腺及外生殖器的疾病。史书稗抄中多作为一种奇特现象加以记载。如:

> 晋帝之世,京洛有人兼男女体,亦能两用人道,而性尤淫。(《晋书·五行志》)

这显然是一个真性两性人的例子。《明史·五行志》所记的则是假两性畸形或内分泌紊乱造成的外部第二性征改变:

> (嘉靖)二十七年(1548),大同右卫参将马继舍人马录女,年十七化为男子。

> 隆庆二年(1568)十二月,静乐男子李良雨化为妇人。

> (弘治)十六年(1503)五月,应山民张本华妻崔氏生须长三寸,是时郑阳商妇生须三缭,约百余茎。

《清史稿》灾异志中记有十三例男化女、女化男。视作灾异，可见人们的态度。

李良雨男化女的故事，记于清·卢若腾《岛居随录》中：

> 静乐县民李良雨，娶妻张氏，已四载矣。后因贫，出其妻，自佣于人。隆庆元年正月，偶得腹痛，时止。二年二月初九日，大痛不止。至四月，内肾囊不觉退缩入腹，变为女人阴户。次月经水亦行，始换女妆。时年二十八矣。

宋·张思政《括异志》有一例为女化男：

> 广州有萧某家者，尝泛舶过海，故以都纲呼之。有侍婢忽妊娠，萧疑与奴仆私通。苦诘之，则曰：与大娘子私合而孕也。萧有女，年十八，向已许嫁王氏子。自十岁后变为男子而家人不知也。自此始彰焉。

清·宣鼎《夜雨秋灯录》则记叶天士诊治假两性畸形故事：

> 姑苏有毛翁，富而无嗣，仅生一女，及笄病笃，医皆束手。聘名医叶天士诊之，笑曰："是非病也。肯以若女为我女，且从我游，百日后还阁下以壮健者。如迟疑不决，是翁自杀之，死非正命，良可哀也。"翁诧曰："诚如是，愿以千金为寿。"天士携归。另洁密室，选婢之美而艳者，使伴女宿。嘱曰："此汝姑也，终身依倚才是，顺姑勿违，稍有拂逆，致增其病，唯汝是问。"
>
> 于是日给药饵，恒往瞰之。见女体渐壮，容渐舒，与婢情好日密，形影相随，知事已遂。遽入其室，迫喝婢曰："汝与姑所作何事？我窥觇洞沏，必尽言之。如敢隐讳，将以刑求，毋自苦也。"婢视女而泣。女忸怩曰："婢之伴我，翁之严命，如违应责，顺何罪耶？"婢因曰："是主陷奴耳，以郎君伪称义女，而使奴同衾枕。违既不敢，从又获咎，使奴置身何地？"天士大笑曰："已顺从姑耶？方为汝喜，岂责汝耶？"

速女改装，去发而辫之，以药展其弓足，衣冠履舄，居然男子。延其父至，而告曰："阁下以子为女，伪疾诳我，误使义女伴之。今为其所乱，将如之何？"翁愕然，不解所谓。乃使两人出拜，翁顾而大乐，愿以婢为儿妇，与天士结为姻娅，往来无间。

叶天士能识别假两性畸形，最后"以药展其弓足"。这样说来缠足所致骨畸形似亦可治。两性畸形甚至可以从脉诊断出来。《褚氏遗书》云：

男子右手尺脉常弱，初生微眇之气也；女子尺脉常强，心火盛也。非男非女之身，惑以妇人则男脉应诊；动以男子则女脉顺指。不察乎此，难与言医。

朱丹溪《格致余论·受胎论》亦有探讨：

男不可为父，女不可为母，与男女之兼形者，又若何而分之耶？余曰：男不可为父，得阳气之亏者也；女不可为母，得阴气之塞者也；兼形者，由阴为驳气所乘而成。其类不一，以女函男有二：一则遇男为妻，遇女为夫；一则可妻而不可夫。其有女，具男之全者，此又驳之甚者。或曰：驳气所乘，独见于阴，而所乘之形又若是之不同耶？予曰：阴体虚，驳气易于乘也；驳气所乘，阴阳相混，无所为主，不可属左，不可属右，受气于两歧之间，随所得驳气之轻重而成形。故所兼之形有不可得而同也。

朱丹溪持子宫两歧论，左男右女，所以若为非男非女，便用受驳气于两歧之间来解释。他的子宫两歧说是从"阴挺"（子宫脱垂）病例实际观察中得来的，直观朴素，也属难怪。古代关于两性畸形的认识只能到此了。

阴挺，又称阴癩、阴下脱，为多产、体弱、中气不足等妇女常见病，严重的（三度子宫脱垂）可如茄子露于阴外，势必影响性生活。《千金》、《外台》等载有服药或塞阴法治疗。东垣之后，用补中益气汤也颇有效。也有人为地使子宫脱垂，即女子宫刑——幽闭，如同男子宫刑割势，以丧失性功能为目的。褚人获

《坚瓠集》云：

《碣石剩谈》载妇人椓窍，“椓”字出《古刑》，似与舜典宫刑相同。男子去势，妇人幽闭是也。昔遇刑部员外许公，因言宫刑，许曰：五刑除大辟外，其四皆侵损其身，而身犹得以自便，亲属相聚也。况妇人课罪，每轻宥男子。若以幽闭禁其终身，则反苦毒于男子矣。椓窍之法，用木槌击妇人胸腹，即有一物坠而掩闭其牝户，止能溺便，而人道永废矣。是幽闭之说也。今妇人有患阴颓病者，亦有物闭之。甚则露出阴外，谓之颓葫芦，终身与夫异榻。似得于许说。

刑法以去人性功能、房事为目的，令人难以想象。

影响性功能的生殖器疾病，古代医学家亦颇关注。《千金要方》有“合阴阳辄痛不可忍”、“女人交接辄出血”、“嫁痛”、“小户嫁痛”等方，一般是指现代性医学的阴道痉挛、性交暴力性损伤出血类。较普通。

奇特的如“治阴宽大令窄小方”，用“兔屎、干漆各半两，鼠头骨二枚，雌鸡肝二个阴干百日，右四味末之，蜜丸如小豆。月初七日，合时著一丸阴头，令徐徐内之。三日知，十日小，五十日如十五岁童女”。其中机制不明，可能是刺激阴道壁肌肉紧张度增高。《玉房指要》、《洞玄子》等则以石硫黄、远志等作药，或洗外阴，或用绢袋盛后，塞于阴中，说可如“未嫁之僮”。令阴道紧缩，也是为了性交快感，属享乐文化的一种。民俗以处女交为乐，初夜权之争也与此有关。西方女子，特别是年轻妓女，要求医生作处女膜缝合术，是同样道理。

在男性，有所谓“玉茎小”。《玉房指要》、《玉房秘诀》、《洞玄子》等中有用柏子人、白敛、白术、桂心、附子等口服治疗；或“蜀椒、细辛、肉苁蓉凡三味，分等治下筛，以内狗胆中，悬所居屋上卅日。以磨阴长一寸”。“肉苁蓉三分、海藻二分，右捣筛为末以和正月白犬肝汁、涂阴上三度，平旦新汲水洗却，即长三寸，极验。”《千金要方》：“壮阳道方：蛇床子末三两、菟丝汁二合，右二味相和涂，日五遍”；“苁蓉、远志各三分，附子一分，蛇床子三分，右四味末之，以唾和丸如梧子，安茎头内玉泉中”等等，可能与今日西方性商店所售的春药相似，或涂抹或喷洒，使阴茎勃起粗大而持久。

另有世所著名的口服用药"秃鸡散"。《千金要方》云：

> 秃鸡散方：蛇床子、菟丝子、远志、防风、巴戟、五味子、杜仲、苁蓉各二两，右八味治下筛，酒服方寸匕，日二，常服勿绝。无室勿服。

《洞玄子》则云：

> 秃鸡散治男子五劳七伤，阴痿不起，为事不能。蜀郡太守吕敬大，年七十服药得生三男。长服之，夫人患多，玉门中疼不能坐卧，即药弃庭中。雄鸡食之，即起上雌鸡其背，连日不下，啄其头冠，冠秃，世呼为秃鸡散，亦名秃鸡丸方。肉苁蓉三分，五味子三分，菟丝子三分，远志三分，蛇床子四分。凡五物捣筛为散，每日空腹酒下方寸匕，日再三。无敌不可服。六十日可御卌（四十）妇人。又以蜜和丸梧子大，服五丸，日再。以知为度。

比《千金方》少防风、巴戟天、杜仲三味药。肉苁蓉等确为壮阳药，有强房事的效果。但我怀疑纪昀《阅微草堂笔记》所记的"媚药中毒"，也属此类：

> 李庆子言，尝宿友人斋中，天欲晓，忽二鼠腾脚相逐，满室如飙轮旋转，弹丸迸跃，瓶彝垒洗，击触皆翻。砰铿碎裂之声，使人心骇。久之，一鼠踊起数尺，复堕于地；再踊再仆，乃僵。视之七窍皆流血，莫知其故。急呼其家僮收捡器物，见桁中所晾媚药数十丸，啮残过半。乃悟鼠误吞此药，狂淫无度，牝不胜嬲而窜避，牡无所发泄，蕴热内燔以毙也。友人出视，且骇且笑。既而悚然曰："乃至是哉！吾知惧矣。"尽覆所蓄药于水。夫燥烈之药，加以煅炼，其力既猛，其毒亦深。吾见败事者多矣。盖退之硫黄，贤者不免，庆子此友，殆数不应尽，故鉴于鼠而悟欤！

其实早已有春药致死的例子。前引潘光旦先生所述汉成帝故事，成帝是阳痿病患者。成帝常求于药：

……太医万方不能救，求奇药。尝得"慎卹胶"遗昭仪，昭仪辄进帝，一九一幸。一夕，昭仪醉，进七九。帝昏拥昭仪居九成帐，笑吃吃不绝。抵明，帝起御衣，阴精流溢不禁，有顷绝倒。褰衣，视帝余精出涌，沾污被内。须臾，帝崩。宫人以白太后，使理昭仪。昭仪曰："吾待人主如婴儿，宠倾天下，安能敛手掖庭，令争帷帐之事乎！"乃拊臂呼曰："帝何往乎！"遂呕血而死。（伶玄《赵飞燕外传》）

服石也为强房事，同属春药一类。因而致人痈疽丧亡不少。《千金要方》指出："又有贪饵五石，以求房中之乐，此皆病之根源。"纪昀所谓"退之硫黄"、"燥烈之药"，均为此类。

燥烈春药中还有鹿茸，即鹿角。与肉苁蓉等合配为鹿角散。房中术书中常载。《千金要方》曰：

> 彭祖云：使人丁壮不老，房室不劳损，气力颜色不衰者，莫过麋角。其法利之为末十两，用生附子一枚合之，酒服方寸匕，日三。大良。亦可熬令微黄，单服之，亦令人不老。然迟缓不及附子者。又以雀卵和为丸弥佳。服之二十日大有效。

《千金要方》中这类方药收载很多。房中术书中载方也不少。
《玉房指要》云：

> 治男子欲令健作房室，一夜十余不息方。蛇床、远志、续断、苁蓉，右四物等分为散，日三，服方寸匕。曹公服之，一夜行七十女。

常用药中有一味"仙灵脾"，又称"淫羊藿"，宋以后多见。宋·李石《续博物志》有云：

> 淫羊藿，一名仙灵脾。淫羊一日百遍合，食此藿所致。

唐时有从外国传入的春药，如《医心方》云：

　　耆婆方云治阴痿，枸杞、菖蒲、菟丝子各一分，合下筛以方寸匕服，日三。坚强如铁杵。

　　新罗法师秘密方云：八月中旬取露蜂房置平物迫一宿，一宿后取内生绢袋，悬竿阴干十旬限，后为妙药。夫望覆合时割取钱六枚许，内清埴瓮煎过，黑灰成白灰，即半分内温酒吞，半分内手以唾和涂屡（按，屡即阴茎），自本迄末，涂了俄干，干了覆合，任心，服累四旬渐肥验。终十旬调体了，迄终身无损。有益福德，万倍气力，七倍所求，皆得无病长命，盛夏招冷，隆冬迫温，防邪气，不遭狭，所谓增益之。积屡纵广各百八十铢，强如铁锤，长大三寸……若求强者，内温酒常吞；求长者涂末，求大者涂周……

这个"新罗法师秘密方"与孙思邈《千金要方》略似：

　　阴痿不起方：蜂房灰夜卧傅阴上即热起。无妇不得傅之。

房中术提倡频繁御接，有三十几种姿势，所以易有性交造成的损伤或疾病，除前述出血等外，《玉房秘诀》云：

　　采女曰：男之盛衰何以为度？彭祖曰：伤盛得气则玉茎当热，阳精浓而凝也，其衰有五。一曰精泄而出，则气伤也；二曰精清而少，此肉伤也；三曰精变而臭，此筋伤也；四曰精出不射，此骨伤也；五曰阴衰不起，此体伤也。凡此众伤，皆由不徐交接而卒暴施泻之所致也。治之法：但御而不施，不过百日，气力必致百倍。

　　交接敌人著腹上者，从下举腰应之，则苦腰痛，少腹里急，两脚拘背曲，治之法：覆体正身徐戏愈。

　　交接侵酒，谓醉而交接，戏用力深极即病黄疸黑癉，肠下痛……甚者胸背痛、咳唾血、上气。治之法：勿复乘酒热，向晨交接，戏徐缓，体愈。

交接过度，汗如珠子，屈伸转倒，风生被里，精虚气竭，风邪入体，则病缓弱，为跛蹇，手不上头。治之法：爱养精神，服地黄精。

以上是用房中术治房中伤，配合服药，堪称奇妙。

《素女经》对一些性功能性疾病有四季补益方。其中论七伤曰：

众人同有阴阳为身，各皆由妇人天年损寿。男性节操故不能专，心贪女色，犯之竭力。七伤之情，不可不思，常能审接，长生之道也。其为疾病，宜以药疗之。今所说犯者七：第一之忌，日月晦朔，上下弦望，六丁之日，以合阴阳，伤子之情，令人临敌不战，时时独起，小便黄赤，精空自出，天寿丧身；第二之忌，雷电风雨，阴阳晦暝，振动天地，日月无精光，以合阴阳，生子令狂癫，或有聋盲瘖痪失神，或多忘误，心意不安，忽常喜惊恐悲忧不乐；第三之忌，新饱食饮，谷力未行，太仓内实，五藏防响以合阴阳，六腑损伤，小便当赤，或白或黄，腰脊疼痛，头项寄彊。或身体浮肿，心腹胀满，毁形长寿，天道之常；第四之忌，新小便精气微弱，荣气不固，卫气未散，以合阴阳，令人虚乏，阴阳气闭，绝食无味，腹胀满结，怫郁不安，忘误或喜怒无常，状如癫发；第五之忌，作事步行身体劳，荣气不定，卫气未散，以合阴阳，藏气相干，令人气乏，喘息为难，唇口干燥，身体流汗，谷不消化，心腹胀满，百处酸疼，起卧不安；第六之忌，新息沐浴，头身发湿，举重作事，流汗以雨，以合阴阳，风冷必伤，少腹急痛，腰脊疼强，四肢酸疼，五藏防响，上攻头面，或生漏沥；第七之忌，共女语话，玉茎盛强，以合阴阳，不将乱防，气腠理开，茎中痛伤，外动肌体，内损腑藏，结发塞耳，目视眰眰，心中怵惕，恍惚喜忘，如杵春膈，咳逆上气，内绝伤中，女绝痿弱，身可不防。犯此七篇，形证已彰；天生神药，疗之有方。

这些忌讳，说明性交的时间、环境、身体状况等因素可导致疾病。篇后介绍了茯苓、苁蓉、钟乳、菟丝等强阳药作为补益。

所有这些补益强壮药即是由孙思邈录入《千金要方·膀胱腑》的。若以孙氏为援用补益药的始创者，则直接诱发因素是房中类疾病及房中术所需用的强阳药。性文化影响医学进步。

142. 中国古代性病考辨

性交太滥，不注意性卫生，必然导致性病。七忌中的第六忌，"生漏沥"即性病的一种：淋病。《医心方·房内》"用药石"篇中，肉苁蓉丸治"痒湿、小便淋沥"，应亦是淋病。淋病在中国历史已久，《内经》、《金匮要略》等中有淋症记载，其中部分是指淋病，程之范教授已有考证。[①] 但一般多未指明与性交的关系，上述文字才略见关联。《洞玄子》云："妇人临事不成，中道痿，死精自引出，小便余沥，腰背疼痛……"关系已说明白。

《伤寒论》中"阴阳易"一症，可能也属于性病。《医心方·房内》中亦见。原文曰：

> 伤寒阴阳易之为病，其人身体重，少气，少腹里急，或引阴中拘挛，热上冲胸，头重不欲举，眼中生花，膝胫拘急者，烧裈散主之。烧裈散方：取妇人中裈近隐处，取烧作灰。上一味，水服方寸匕，日三服，小便即利，阴头微肿，此为愈矣。妇人病，取男子裈烧服。

一般注《伤寒论》此症，多以伤寒初愈因房劳而发一语带过。《肘后方》中亦有：

> 治交接劳复，阴卵肿，或缩入腹，腹中绞痛或便绝方，烧妇人月经衣服方寸匕。

> 若差后，病男接女，病女接男。安者阴易，病者复发，复者亦必死。

---

① 程之范：《我国皮肤性病科的历史》。《中华医史杂志》1955 年第 1 号。

辛阴易病，男女温病差后虽数十日，血脉未和，尚有热毒，与之交接者即得病曰阴易，杀人甚于时行。宜急治之……取妇人裈亲阴上者，割取烧末，服方寸匕，小便即利，而阴微肿者，此当愈。得童女裈亦良。若女病，亦可用男裤。

很明显，这不是房事劳复，而是通过"阴"或"阳"而"易"（传染）于对方的一种性传染性疾病。以女方传给男方为多，也有从男方传给女方的。治用女子内裤（或童女裤，男内裤），是"以毒攻毒"或交感巫术疗法的反映。

据《肘后方》称："两男两女并不相易。则易之为名，阴阳交接之谓也。"更证明必定通过性交途径。而且局部除"阴微肿"外，很可能有溃疡。《肘后方》曰：

又方，男初觉，便灸阴三七壮，若已尽，甚至百壮即愈，眼无妨，阴道疮复常。

考《伤寒论》本论，尤以全身发热、头痛、体重、少气、少腹挛急、膝胫拘急等症状为突出，局部有疮可能被略过。但综合诸书所说，全身症状与局部（阴疮）体征应有并存。

按照目前所知性病知识，尚无恰当病种可推断作"阴阳易"的真实病名。

关于下疳疮及梅毒，程之范教授作了更详细考证，大抵认为梅毒是 16 世纪由海外传入中国的，过去隋唐书中记有的下疳疮、妒精疮之类，属于软下疳之类，也是性病一种，但非梅毒下疳。中国人最早应用了水银，特别是砷剂治疗梅毒，是一大发明（注同前）。

关于疳疮，可补充一点史料。《新唐书·南蛮传》载：

有毒女，与接辄苦疮，人死尸不腐。

说明唐代时南方邻国有可因性交而立即传染生疮的性病传入中国。是否梅毒下疳，因为孤证，不敢断言。

宋·张杲《医说》有"治下疳疮"一节：

> 有富家子唐靖，年十八九，未娶。忽于阴头上生疮。初只针眼来大小，畏疼不敢洗刮，日久攻入皮肉，连茎烂一二寸许。医者止用膏药，贴之愈疼。亦无人识此疮。有贫道周守真曰："此谓下疳疮，亦名妒精疮……若欲治此疾，须是断房事数日，先用荆芥、黄皮马鞭草、甘草剉入，葱煎汤洗之，去脓屑。以诃子烧灰，入麝香干掺患处，令睡，睡醒服冷水两三口。勿令阳道兴起，胀断疮屑。屑坚即愈。"

这一下疳疮明显与房事有关。体征颇似梅毒下疳。

《千金要方》的记载有些相似：

> 妒精疮者，男子在阴头节下，妇人在玉门内，并似疳疮，作白齐食之大痛，疳即不痛也。

《外台秘要》中录有《千金》、《必效方》、《古今录验方》等关于妒精疮的方症多条。证明此病当时不很罕见。其中有引《千金》文曰：

> 又凡妒精疮者，男子在阴头节下，妇人在玉门内，并似疳疮作白方。用银钗以绵裹以腊月猪脂，熏黄火上煖，以钗烙疮上令熟，取干槐枝蘸涂之，以麝香、黄矾、青矾末敷之。小便后即敷之。不过三两度差。但用疳疮方中药敷之即差。

这些记述大多可在《肘后方》中看到原型。如曰"比者见有阴头肿，项下疮欲断者……""阴疮有二种，一者作臼脓出，曰阴蚀疮……""疗人阴生疮，脓出臼，高昌白矾……"看来，下疳疮在魏晋时已较多见，应属性病流行梅毒下疳已存在之迹象。

同治帝之死，传说是因为天花。实际可能是天花、梅毒两存。《清朝野史大观》"清宫遗闻"中有"皇帝患淫创"事，即同治帝故事：

孝哲后，崇绮之女，端庄贞静，美而有德，帝甚爱之。以格于慈禧之威，不能相款洽。慈禧又强其爱所不爱之妃，帝遂于家庭无乐趣矣。乃出而纵淫。又不敢至外城著名之妓寮，恐为臣下所睹。遂专觅内城之私卖淫者取乐焉。从行者亦唯一二小内监而已。人初不知为帝，后亦知之。佯为不知耳。久之毒发，始犹不觉，继而见于面，盎于背。传太医院治之。太医院一见大惊，知为淫毒，而不敢言。反请命慈禧，是何病症。慈禧传旨曰："恐天花耳。"遂以治痘药治之。不效。帝躁怒，骂曰："我非患天花，何得以天花治！"太医奏曰："太后命也。"帝乃不言，恨恨而已。将死之前数日，下部溃烂，臭不可闻。至洞见腰肾而死。吁，自古中国帝王以色而夭者不知凡几，然未有死于淫创者。惟法国佛郎西士一世亦患淫创而死，可谓无独有偶矣。

第十八章　医学与饮食文化及其他

一、饮食文化与医学

143. 美食与营养卫生

中国人的饮食讲究美味佳肴。《淮南子》云："天下无粹白之狐，而有粹白之裘，掇之众白也；善学者若齐王食鸡，必食其跖。"看来齐王很爱吃鸡爪子。如今仍有以鸡鸭之跖为贵的，得其食趣也。《孟子》曰："人之于味，其嗜同焉。"曹阿瞒出口令"鸡肋"，杨修立即心领神会作撤退准备，因鸡肋"弃之可惜，食之无味"。宋·赵崇绚撰《鸡肋》，历数"文王嗜菖蒲，武王嗜鲍鱼，吴王僚嗜鱼炙，屈到嗜芰，曾皙嗜羊枣，公仪休嗜鱼，王莽嗜鳆鱼，王右军嗜牛心，宋明帝嗜起面饼鸭脂，高帝嗜肉脍，陈后主嗜驴肉，齐萧颖胄啖白肉脍至三斗，后魏辛绐先嗜羊肝，唐陆鸿渐啖茶，魏明帝好槌凿声。"中国古代多美食家，但美则美矣，营养价值未必上乘。

味之美，除原汁原味外，主要在于烹调，即五味调和。伊尹"负鼎俎，以滋味说汤"，是位调味大师。《周礼》："食医，掌和王之六食、六饮、六膳、百羞、百酱，八珍之齐；凡食齐眡春时，羹齐眡夏时，酱齐眡秋时，饮齐眡冬时。凡和：春多酸，夏多苦，秋多辛，冬多咸。调以滑甘。凡会膳食之宜，牛宜稌，羊宜黍，豕宜稷，犬宜粱，雁宜麦，鱼宜苽。凡君子之食恒放焉。"主要是讲调和五味。不过，皇上的营养医师（食医）也讲求营养，以至人们认为"五味"就代表了五大类主要营养，得自然四时阴阳，足可养人生血气。清·孙承泽《天府广记》解释说：

> 所谓食医者，凡人之疾未有不主于饮食之不谨。今也饮食膳羞珍酱之齐，既以时而视之；咸酸甘苦辛之助，又以时而和之；牛羊豕鱼雁之宜，又

以其物而会之。凡所以调和王之饮食而助养生之血气，未尝不及于惬适。疾病何自而生乎？是故治之于未然之前也。

不独食医为然。膳夫之下，如烹人则掌水火，凡美恶、新旧之不同，则必辨之；如庖人、内饔则掌禽兽，凡腥、臊、膻、香之不可食，则必辨之。苟有一物之伤生害气者，无所不致其疾也。又不独烹人、庖人、内饔为然，凡五齐七菹之用醢者，则有醢人以掌之。凡百事之用盐者，则有盐人以掌之。醢酸盐咸，然后足以成五味之甘，而致一时之和气，补五脏之不足。故虽琐琐末节，而必立之官，以至膳羞酒醴之物……

可见五味的充足、调和，就是营养标准，从而防病于未然，强健血气；五味偏走，则易致疾。烹人、庖人等各掌水火、食物、调味品，并须辨识美恶、新旧、可食不可食，也就是所谓食品卫生了。谁说帝王及美食家不知营养卫生？标准不同而已。按照这个标准，美味的食品都是有营养而佳美的。易牙蒸子进齐桓公以邀宠，后世还推他为膳食行业祖师爷，元明之际韩奕著食经，以《易牙遗意》为名；孔子奉"食不厌精、脍不厌细"为律条，并说"食饐而餲，鱼馁而肉败不食。色恶不食。臭恶不食。失饪不食。不时不食。割不正不食。不得其酱不食。肉虽多，不使胜食气。唯酒无量，不及乱。沽酒市脯不食。不撤姜食不多食。祭于公，不宿肉。祭肉不出三日，出三日，不食之矣"。更明确了具体标准，美食家传为圭臬。

但是，普通老百姓未必都能如此讲究。《韩非子·五蠹》云："糟糠不饱者，不务粱肉。"《战国策·韩策》云："一岁不收，民不厌糟糠。"贾谊《过秦论》亦曰："夫寒者则短褐，而饥者甘糟糠。"能填饱肚子已不错。

中国人的主食是"饭"。《论衡·量知》说：

谷之始熟曰粟，舂之于臼，簸其秕糠，蒸之于甑，爨之以火，成熟为饭，可以甘食。

可见饭并非只是用米炊。粟、黍、稷、粱、秫、米都可。将饭晒干就是干粮，粗者为粮，细者为糈，外出远行或行军携带，配以干肉，作为常年充饥物。张禹《东观汉记》云："巡行守舍，止大树下，食糗饭。"《汉书·王莽传》说王莽"一岁四巡，道路万里，春秋高，非糈、干肉所能堪"。这些东西是没有什么味道的："羹藜唅糗者，不足与论太牢之滋味。"（《昭明文选·圣主得贤臣颂》）

如果在家，或遇荒年，不能吃饭，只能吃粥。"往遇疫疠，谷食荒贵，桓分部良吏，隐亲医药，飧粥相继，士民感戴之。"（《三国志·朱桓传》）兴平元年（194）夏，大蝗，旱，"是时谷一斛五十万；豆、麦一斛二十万。人相啖食，白骨委积。帝使侍御史侯汶出太仓米豆，为饥人作糜粥，经日而死者无降。帝疑赋恤有虚，乃亲于御坐前量试作糜，乃知非实，使侍中刘艾出让有司。于是尚书令以下皆诣省阁谢，奏收侯汶考实……自是之后，多得全济"（《后汉书·献帝纪》）。

粥还被作为病人或老人的主食，是悯恤百姓的表示。《礼记·月令》："养衰老：授几杖，行糜粥饮食。"《后汉书》注"行糜粥"曰："汉法：民年九十有受粥法。粥，淖糜也。"《后汉书·礼仪志》谓："仲秋之月，县、道皆案户比民。年始七十者，授之以王杖，哺之以糜粥……王杖长九尺，端以鸠鸟为饰。鸠者，不噎之鸟也，欲老人不噎。"实际情况却是："郡县多不奉行，虽有糜粥，糠秕相半。"

中国主要是农业经济，畜产不多。因此主食不可能是肉类、乳类。仅以饭、粥为主，动物性营养成分不足；老病以糜粥为哺，能量供应亦不够，不能与牛乳类相比。鸠杖之设为巫术交感，意仅在不噎，而未顾及营养。对于饮牛乳的好处未尝不知道，但产乳少，《南史·王琨传》："琨为冀州刺史。征还，高祖以其年老，拜散骑常侍，老于家。琨常饮牛乳，色如处子。太和二十年（497）冬卒，年九十。"只有不多的人饮用。动物家畜早见豢养，平时宰杀供食亦不多。《盐铁论》云："古者……诸侯无故不杀牛羊；士大夫无故不杀犬豕。今闾巷县伯，阡陌屠沽，无故烹杀。"由此推知诸侯、百姓都难得食肉。即使后来烹杀较多，亦不普遍。《后汉书·仲长统传》中曰："宾朋萃止，则陈酒肴以娱之；嘉时吉日，则烹羔豚以奉之。"这种待客习惯延续至今。若无宾客，又非假日，饮食则蔬食清淡、副食少见。

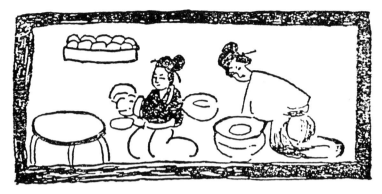

图 18.1　做食图

于是主要在米、面、豆类食品的花色品种上翻新。帝王贵胄，多食精米，如御米、糈、粱类。"御麦出于西番，旧名番麦。以其曾经进御，故名御麦。"（惠康野叟《识余·物考》）"江州县北有稻田出御米。"（《华阳国志·巴志》）"长沙有好米，上风吹之，五里闻香。"（魏文帝《与朝臣论杭稻书》）到晋代永嘉南渡，更嗜吃精米，结果是缺乏维生素 B_1 而流行脚气病。

面食花样更多。古时"凡以面为食具者皆谓之饼。故火烧而食者呼为烧饼；水瀹（煮）而食者，呼为汤饼；笼蒸而食者，呼为蒸饼；而馒头谓之笼饼，宜矣"。（宋·黄朝英《缃素杂记·汤饼》）烧饼加上胡麻，便成了"胡饼"。汤饼包括各种面条："凡以面煮之，皆曰汤饼。"（宋·吴处厚《青箱杂记》）这在汉代，可能属高档食品，在宫中享用，所以称"汤官"。魏晋时尚，以为食之有驱寒作用。晋人束皙撰《汤饼赋》云：

　　玄冬猛寒，清晨之令，涕冻鼻中，霜凝口外，充虚解战，汤饼为最。弱似春丝，白若秋练，气勃勃以扬市，香飞散而远遍。

又见《荆楚岁时记》曰：

　　何晏以伏日食汤饼，以巾拭汗，面色皎然，乃知非傅粉也。

面条为如此佳品，难怪马可·波罗来华见而爱之，并带回到意大利称"通心粉"，传遍全世界。

笼饼称为"馒头"，宋·高承《事物纪原》云因"诸葛亮南征，将渡泸水。土俗杀人祭神，亮令以羊、豕代；取面画人头祭之。馒头名始于此"。《古今事物考·饮食》亦曰："诸葛武侯之征孟获，人曰：'蛮地多邪术，须祷于神，假阴兵以助之。然蛮俗必杀人，以其首祭之，神则飨之，为出兵也。'武侯不从。因杂用羊、豕之肉而包之以面，象人头以祀。后人由此为馒头。"明·郎瑛《七修类稿》谓："本名蛮头，音转讹为馒头也。"不管如何，馒头（或大肉包）是美味面食，传之亦广。而饺子等等，又从中变化而出。

至于稻米磨粉，也有多种花色，如糕、粢、糁、饵之类。所谓"饵，先屑米为粉，然后溲之"（《说文》）。"溲面而蒸熟之则为饼……溲米而蒸熟之则为饵。"（颜师古注《急就篇》）这是美味，所以又称"芳饵"、"甘饵"、"诱饵"。《后汉书·酷吏列传》记：

> 樊晔字仲华，南阳新野人也，与光武少游归。建武初，征为侍御史，迁河东都尉，引见云台。初，光武微时，曾以事拘于新野。晔为市吏，馈饵一笥。帝德之不忘。仍赐晔御食，及乘舆服物。

饵加肉，则为糁。"糁，取牛、羊、豕之肉，三如一，小切之；与稻米二、肉一，合以为饵，蒸之。"（《大戴礼·内则》）但这是祭祀用的高级食品，不是平常人所能食的。

古人认为，以豆为饭，容易致病。晋·张华《博物志》称："人食豆三年，则身重，行止难。""人常食小豆，令人肌粗燥。"嵇康《养生论》亦曰："豆令人重，榆令人瞑，合欢蠲忿，萱草忘忧，愚智所共知也。"所以豆类从不作为主食。《氾胜之书》云："大豆保岁易为宜，古之所以备凶年。"《论衡》也说："豆麦虽粝，亦能愈饥；食豆麦者，皆谓粝而不甘，莫谓腹空无所食。"对于饥肠辘辘、腹中空空的人来说，倒也誉为美食：汉"光武在滹沱，有公孙豆粥之荐。至今西北州县，有号粥为滹沱饭者"（宋·陶穀《清异录·滹沱饭》）。典出于光武帝行军无粮，冯异献麦饭豆粥，勉渡滹沱河。食"滹沱饭"竟成一种光荣了。

用豆制成的豆腐，则被刮目相看。可能大豆原物不易消化，而豆制品既好吃，又易消化，能提供丰富的植物蛋白营养。豆腐是淮南王刘安与八公创制的。清人褚人获《坚瓠集》称豆腐有十德，包括"无处无之，广德"；"一钱可买，俭德"；"食乳有补，厚德"；"水土不服，食之即愈，和德"等等，赞扬备至。豆腐是普通百姓都能食而饱的食物。明代诗人苏卫溪从磨制豆腐到品味一一写来，色香味俱全：

> 传得淮南术最佳，皮肤褪尽见精华；
>
> 一输磨上流琼液，百沸汤中滚雪花；
>
> 瓦罐浸来蟾有影，金刀刻破玉无瑕；
>
> 个中滋味谁知得，多是儒家与道家。

中国的饮料，原先酒是第一位。但饮酒易醉，有时还闹出病来。饮酒避忌遂多。不胜酒的人便以茶代之。茶成为最普及的饮料。据清·刘献廷《广阳杂记》称：

> 古人以谓饮茶始于三国时，谓《吴志·韦曜传》："孙皓每饮群臣酒，率以七升为限。曜饮不过两升。或为裁减，或赐茶茗以当酒。"据此以为饮茶之证。案：《赵飞燕别传》："成帝崩后，后一日梦中惊啼甚久。侍者呼问方觉。乃言曰：吾梦中见帝，帝赐吾坐，命进茶。左右奏帝云：向者侍帝不谨，不合啜此茶。"然则西汉时已尝有啜茶之说矣。非始于三国也。

近人张孟伦考释古今，认为此说可信。饮茶史，可上推至汉初，最早见于四川。①

饮茶与中国人长期以来饮用开水习惯有关。宋·庄绰《鸡肋编》有曰：

> 世谓西北水善而风毒，故人多伤于贼风，水虽冷饮无患。东南则反是，纵细民在道路，亦必饮煎水。卧则以首外向。檐下篱壁，皆不泥隙，四时未

---

① 张孟伦：《汉魏饮食考》。兰州大学出版社 1988 年版，第 165－170 页。

尝有烈风。又春多暴雨淋淫，秋则苦旱暵。如东坡诗云："春雨如暗尘，春风吹倒人"。皆不施于浙江也。

"煎水"即开水，是为了消毒，河姆渡时代可能已开始。发现有茶树之后，就煎茶以烹了。故唐玄宗时陆羽著《茶经》曰：

> 茶者，南方之嘉木也，一尺二尺乃至数十尺。其巴山、峡川有两人合抱者，伐而掇之。……其字或从草，或从木，或草木并，其名一曰茶，二曰槚，三曰蔎，四曰茗，五曰荈。……野者上，园者次；阳岩阴林，紫者上，绿者次；笋者上，牙者次；叶卷上，叶舒次。阴山坡谷者不堪采掇，性凝滞，结瘕疾。茶之为用，味至寒，为饮最宜。精行俭德之人，若热渴凝闷，脑疼目涩，四肢烦，百节不舒，聊四五啜，与醍醐、甘露抗衡也。采不时、造不精，杂以卉莽，饮之成疾，茶为累也。亦犹人参，上者生上党，中者生百济、新罗，下者生高丽。有生泽州、易州、幽州、檀州者，为药无效，况非此者。设服荠苨，使之疾不瘳。知人参为累，则茶累尽矣。

陆羽将茶比若人参，本有治病功效，饮而不当则亦可致病。《茶董》引顾况论茶云：

> ……隋文帝微时，梦神人易其脑首，自尔脑痛。忽遇一僧云：山中有茗草，服之当愈。进士权纾赞曰："穷《春秋》，演《河图》，不如载茗一车。"……刘琨字越石，与兄子南兖州刺史演书曰："吾体中溃闷，常仰真茶，汝可置之。"……陶弘景《杂录》："芳茶轻身换骨。丹山君、黄山君尝服之。"

看来茶作为饮料，相当大程度上是为了治病。自唐开始，蔚为风气，种茶渐多，成为一大享受。文人士子品茗吟咏不绝，茶肆饮室无处不有。唐代著名诗人元稹以茶为题，同王起诸公送白居易分司东都诗一首云：

茶，

香叶，嫩芽，

恭诗客，爱僧家；

碾雕白玉，罗织红纱。

铫煎黄蕊色，碗转曲尘花。

夜后邀陪明月，晨前命对朝霞。

洗尽古今人不倦，将知醉后岂堪夸。

文字、意境，非得茶真趣者不能言；非识茗及饮者亦不能读也。美哉，斯茶！

但不知什么原因，养生家中也有反对的。章穆《调疾饮食辨》（1813 年成书）中非难指斥曰：

> ……品茶之书……大率皆如《笋谱》、《菌谱》，为请客所矜夸而已耳。其性但能去油腻、清头目，同川芎、葱白止头痛，浓煎吐风痰而已，他无所长。而其害则在刮削脏腑，消人腹内脂膏。嗜茶之人，营卫既伤，必面无血色，枯瘦萎黄。积伤既久，暗损寿元。有茶癖者，曾不悟也。试观肴馔中，无论猪、羊、牛肉，任十分膘肥，遇茶则油腻全无，滋味尽失。几案油腻用茶洗之，则油去如新。人乃血肉之躯，全赖脂膏充足，可胜此消伐乎？

治头痛方有"川芎茶调散"，今日用于治高血压头痛；去油腻，今日可以降低胆固醇。日本、我国台湾等地学者研究，福建乌龙茶最有效。云南普洱茶则实验证明有防癌之效。章穆说的茶之弊病，正是今日防病治病减肥降脂所需。大约中国古来油腻食少，素食而饮茶，确实刮削过分，更致营养不良。所谓茶于《神农本草经》不载，至《新修本草》为伪入等，是不知茶的历史。又斥《本草纲目》信姜茶治痢方为妄。实验证明茶中含鞣质多，有收敛胃肠止痢功效。批评俗中有好食茶叶、尚饮陈茶（竟有陈至一二十年者）之风，倒是正确的。他的反对之力甚微，便自叹"茶不知始自何人，欲使举世不饮，实难劝谕"。

茶叶早已成为世界性饮料，人们对饮茶的评价还将趋高。这是中国古代有益于人类健康的贡献。

关于食品卫生，古来也有讲求之法。例如《饮膳正要·食物利害》篇称：

面有龋气，不可食；生料色臭，不可食。浆老而饭馊，不可食；煮肉不变色，不可食。诸肉非宰杀者，勿食；诸肉臭败者，不可食。……猪羊疫死者，不可食；曝肉不干者，不可食；马肝、牛肝，皆不可食；……诸肉脯，忌米中贮之，有毒。鱼馁者，不可食；羊肝有孔者，不可食；诸鸟自闭口者，勿食。蟹八月后可食，余月勿食；虾不可多食……腊月脯腊之属，或经雨漏所渍，虫鼠啮残者，勿食。海味糟藏之属，或经湿热变损，日月过久者，勿食……葱不可多食，令人虚。芫荽勿多食，令人多忘。竹笋勿多食，发病。木耳色赤者不可食。三月勿食蒜，昏人目；二月勿食蓼，发病；九月

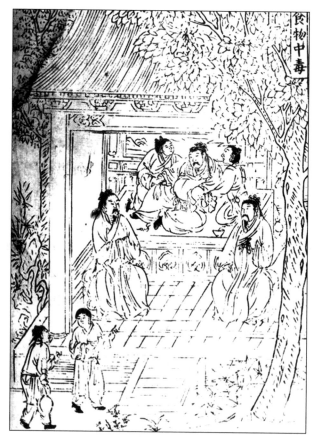

图 18.2　食物中毒

勿食着霜瓜；四月勿食胡荽，生狐臭；十月勿食椒，伤人心。五月勿食韭，昏人五脏。

未必全对。有些是经验，有些是巫术交感（如食胡荽与狐臭关系）。部分论述，《金匮要略》已有。

又有《食物相反》篇，以为"盖食不欲杂，杂则或有所犯，知者分而避之。……羊肝不可与椒同食，伤心。兔肉不可与姜同食，成霍乱。……猪肉不可与芫荽同食，烂人肠。马奶子不可与鱼鲙同食，生癥瘕……"食忌甚多。《金匮要略·禽兽鱼虫禁忌并治》篇中亦有。

又有"食物中毒"，谓"诸物品类，有根性本毒者，有无毒而食物成毒者，有杂合相畏、相恶、相反成毒者，人不戒慎而食之，致伤府藏和乱肠胃之气，或轻或重，各随其毒而为害，随毒而解之……"如"食蟹中毒，饮紫苏汁，或冬瓜汁，或生藕汁解之"；"饮酒大醉不解，大豆汁、葛花、椹子、柑子皮汁皆可。"等等，其中颇有可取法之法。

古代宴饮，多合餐，但也可能有分餐的。并且食前用食罩遮挡苍蝇，颇懂卫生。至清末时，江南菜馆以"慎食卫生"为招揽。毕竟人们对于食物卫生的知识和要求均在增加。郊宴野餐，则平添情趣。

中国人特有的使用筷子，自幼对手的细部动作的训练，影响到大脑发育，论者已多，于此不赘。

144. 药食同源成药膳

以上是一般饮食文化、习惯和爱好，但没有刻意求养生疗病的。古来药食同源，神农氏已肇其端。初则有毒为药，无毒为食；继而药可以为食，食可以作药，并视各人体质、疾病状况而定，或求健康长寿，或为疗病祛疾，在中国饮食文化中独占一席。

药养，或如今所称进补，约始于神仙服食。神仙不易学，服石节度难以把握，炼丹更非普通人所能行。只有服食药养，最简便易行，世所遵信。王充《论衡·道虚》曰：

　　夫服食药物，轻身益气，颇有其验。若夫延年度世，世无其效。百药愈病，病愈而气复，气复而身轻矣。凡人禀性，身本自轻，气本自长，中于风湿，百病伤之，故身重气劣也。服食良药，身气复故，非本气少身重，得药而乃气长身更轻也。禀受之时，本自有之矣。故夫服食药物除百病，令身轻气长，复其本性，安能延年至于度世？

　　他批评了服食成神仙之谬，认为服药可以祛病而令身轻气长。所谓药物，不过是特别一点的食物，多与一些传说相联系，然后上升为补药。例如《全唐文》中何首乌故事，唐·李翱所录：

　　僧文象好养生术。元和七年（812）三月十八日朝茅山，遇老人于华阳洞口。告僧曰："汝有仙相，吾授汝秘方：有何首乌者，顺州南河县人，祖能嗣，本名田儿，天生阉，嗜酒，年五十八。因醉夜归，卧野中。及醒，见田中有藤两本，相远三尺，苗蔓相交，久乃解。解合三四。心异之，遂掘根持问村野人，无能名。曝而干之。有乡人麦良戏而曰：'汝阉也，汝老无子，此藤异而后以合，其神药，汝盍饵之。'田儿乃筛末酒服。经七宿，忽思人道；累旬力轻健，欲不制。遂娶寡妇曾氏。田儿因常饵之，加餐两钱，七百余日，旧疾皆愈，反有少容。遂生男。乡人异之。十年生数男，俱号为药。告田儿曰：'此交藤也，服之可寿百六十岁，而古方、本草不载。吾传于师，亦得之于南河。吾服之，遂有子。吾本好静，以此药害于静，因绝不服。汝偶饵之，乃天幸。'因为田儿尽记其功，而改田儿名能嗣焉。嗣年百六十岁乃卒。男女一十九人。子庭服亦年百六十岁，男女三十人；子首乌服之，年百三十岁，男女二十一人。安期叙《交藤》云：交藤味甘温无毒……服讫以衣覆汗出，导引。尤忌猪、羊肉血。"老人言讫，遂别去，其行如疾风。浙东知院殿中孟侍御识何首乌，尝饵其药。言其功如所传。出宾州牛头山，苗如草藓，蔓生，根如杯拳，削去侧皮，生啖之。有人因呼为何首乌焉。元和八年八月录。

　　这本为传说，但世人信之，医药家亦信之。苏颂载入《本草图经》中，谓"李翱因著方录云"。于是正式成为补益良药。

黄精的故事也很有趣。《华佗传》记华佗授樊阿"漆叶青粘散"。"青粘者，一名地节，一名黄芝，主理五藏，益精气，本出于迷入山者，见仙人服之以告佗。佗以为佳，语阿，阿又秘之。近者人见阿之寿而气力强盛，怪之，遂责所服食。因醉乱误道之。法一施，人多服者，皆有大验。"（《华佗别传》）即黄精。据明·冯时可《雨航杂录》云：

> 黄精为药上品，服者得仙，自古志之。乃富贵人服之多不验。盖黄精色黄味甘，土气之精，野处辟谷者服之，补脾益气。即不得仙，亦可延年。若富贵者思虑揉杂，五脏皆火，兼以膏粱助邪益秽，乃服加之甘温之药，是犹燃燎而济之风也。其伤愈甚，安得有验！余在锡穴，值岁大饥，教穷民蒸曝餐之，皆得度岁。盖是物于藿食之肠尤宜耳。

认为用黄精补益须有所选择：为穷苦人服务。这不但出于经验，也出于传说。《稽神录》云：

> 临川有士人虐遇其所使婢，婢不堪其毒，乃逃入山中。久之粮尽饥甚，坐水边，见野草，枝叶可爱。即拔取濯水中，连根食之甚美。自是恒食。久之，遂不饥，而更轻健。夜息大树下，闻草中兽走，以为虎而惧，因念得上树杪乃佳也。正尔念之，而身已在树杪矣。及晓，又念当下平地。又欻然而下。自是意有所之，身则飘然而去。或自一峰顶之一峰顶，若飞鸟焉。数岁，其家人伐薪见之，以告其主。使捕之不得。一日遇其在绝壁下，即以网三面围之。俄而腾上山顶。其主益骇异，必欲致之。或曰：此婢也，安有仙骨？不过得灵药饵之耳。试以盛馔，多具五味，令其香美，置其往来之路。观其食之否。如其言，果来就食。食讫不复能远去。遂为所擒。具述其故。问其所食草之形，即黄精也。复使之遂不能得。其婢数年亦卒。

这当然有夸张，但贫穷人家饥肠辘辘，食黄精可度岁并健身应为事实。药食同源，信不诬也。《博物志》云：

　　黄帝问天老曰：天地所生，岂有食之令人不死者乎？天老曰：太阳之草，名曰黄精；饵而食之，可以长生。太阴之草，名曰钩吻，不可食，入口立死。人信钩吻之杀人，不信黄精之益寿，不亦惑乎？

　　这也许与富贵家饵黄精效果不佳有关。钩吻有毒，则不论贫富都一样。
《饮膳正要》搜集的这类"神仙服食"故事很多，如：

　　服茯苓。《抱朴子》云：任季子服茯苓一十八年，玉女从之。能隐彰，不食谷，面生光。孙真人《枕中记》：茯苓久服，百日百病除。二百日，夜昼二服后，役使鬼神。四年后，玉女来侍。

　　"役使鬼神"、"玉女来侍"、"能隐彰"等当然属夸张；但茯苓补益，慈禧宫中常服，后流于民间，北京市售"茯苓夹饼"即藉此招徕生意，是事实。

　　服五加皮酒。东华真人《煮石经》：舜常登苍梧山，日厌金玉香草，即五加也，服之延。故云："宁得一把五加，不用金玉满车；宁得一斤地榆，安用明月宝珠。"昔鲁定公母，单服五加皮酒，以致长生。如张子声、杨始建、王叔才、于世彦等，皆古人服五加皮酒而房室不绝，皆寿三百岁，有子三、二十人。世世有服五加皮酒而获年寿者甚众。

　　这是刺五加，产于东北，与人参同属于五加科植物。市售五加皮酒的"五加皮"不同，系杠柳皮，属萝藦科，又称香加皮。
　　药酒为常用之品，三蛇酒、松节酒、虎骨酒、国公酒、木瓜酒等，甚风行。即使市售五加皮酒，亦具祛风湿作用。

　　服地黄。《抱朴子》云：楚文子服地黄八年，夜视有光，手上车弩。

　　服苍术。《抱朴子》云：南阳文氏，值乱逃于壶山。饥困，有人教之食术，遂不饥。数年乃还乡里，颜色更少，气力转胜。《药经》云：心欲长生，当服山精。是苍术也。

诸如此类，都有故事传说，又皆平常之品，人均可得。

药养服补之品，最多用而较贵重的是人参："形状如人，功参天地。"《本经》中入上品药类，谓"味甘微寒，主补五脏，安精神，定魂魄，止惊悸，除邪气，明目，开心益智。久服轻身延年，一名人衔，一名鬼盖，生山谷"。《范子》"计然曰：人参出上党，状类人者善。"原指出于山西上党的参，今为潞党参。但也产于辽东长白山一带，后党参力不及野山参。今日人参，皆指东北或高丽所产。后传至美国，发现又有西洋参新品种。服参滋补，由来已久，唐时即风行，诗人皮日休与陆龟蒙互有酬答之作。至明温补学说倡，更是家喻户晓。但人参所用遂滥，亦致损人。"文革"时上海有一年轻人在药店工作。听人说人参贵重而补。耍小聪明将参偷偷地带回家中，煮后将参取出曝干，而饮其液。曝干之参复置店柜中。以为人不能知。越日其人忽然流鼻血不止。医不能治。后经药工点拨而坦白。药工告之食白萝卜可解。试之果然。清·于敏中《日下旧闻考》曰：

乾隆二十九年，御制咏人形参六韵。《本草》："参受地气之精，年久者根如人形。"此参正似之。又世人以参为贵物，能滋补。然错用致祸者亦复不少。故未及之。

五叶三桠长白珍，年深形肖竟何因！

太原土贡今焉是？上党沙生宁有真。

具体几曾五官具，陈筐徒讶四支陈。

虽缘滋补称延命，颇见轻投致丧身。

大约佐饔图利益，遂忘剜肉值艰屯。

草茎谁悟文殊语，能活人还能杀人。

"能活人还能杀人"，的确。食补药养，需按病人体质及辨证施与，才不致滥用。食疗正是本此原则发展起来的。

食疗大约与药疗一样古老。传有《神农黄帝食禁》、《神农食经》、《神农食忌》、《淮南王食经》、《华佗食经》等著作。但均佚。现存最早、最完整的食疗专篇，是孙思邈《千金要方》"食治"篇，后有人辑为《千金食治》。作为专著，则推孟诜《食疗本草》（约 713－741 年），而孟诜传为师事于孙思邈者。后至元代《饮膳正要》（1330年刊）撰成，臻于高峰。食治的理论根据，正如《千金要方》所云：

> 仲景曰：人体平和，惟须好将养，勿妄服药。药势偏有所助，令人藏气不平，易受外患。夫含气之类，未有不资食以存生，而不知食之有成败。百姓日用而不知，水火至近而难识。余慨其如此，聊因笔墨之暇，撰五味损益食治篇，以启童稚，庶几勤而行之，有如影响耳。

> 河东卫汎记曰：扁鹊云：人之所依者形也，乱于和气者病也，理于烦毒者药也，济命扶危者医也。安身之本，必资于食；救疾之速，必凭于药。不知食宜者，不足以存生也；不明药忌者，不能以除病也……是故食能排邪而安脏腑，悦神爽志以资血气。若能用食平痾释情遣疾者，可谓良工。……夫为医者，当须先洞晓病源，知其所犯，以食治之。食疗不愈，然后命药。

这些观点无疑是十分正确的。药补不如食补也。中国的美食讲求五味，与药物的五味是同一体系。故《内经》云：

> 黄帝问曰：谷之五味所主，可得闻乎？伯高对曰：夫食风者则有灵而轻举，食气者则和静而延寿，食谷者则有智而劳神，食草者则愚痴而多力，食肉者则勇猛而多嗔。是以肝木青色，宜酸；心火赤色，宜苦；脾土黄色，宜甘；肺金白色，宜辛；肾水黑色，宜咸。内为五脏，外主五行，色配五方。

> 五藏所宜食法：肝病宜食麻、犬肉、李、韭；心病宜食麦、羊肉、杏、薤；脾病宜食稗米、牛肉、枣、葵；肺病宜食黄黍、鸡肉、桃、葱；肾病宜食大豆黄卷、豕肉、栗、藿。

可能食疗就从这一原理扩张延伸开来。不但四时宜忌和食疗诸病均相同，还主张服药与食物之间亦有宜忌关系，即今日所谓"忌口"。《饮膳正要》中曰：

> 但服药不可多食生芜荑及蒜，杂生菜，诸滑物，肥猪肉，犬肉，油腻物，鱼脍腥臊等物。

有术勿食桃、李、雀肉、胡荽、蒜、青鱼等物；有藜芦勿食狸肉；有巴豆勿食芦笋及野猪肉；有黄连、桔梗勿食猪肉；有地黄勿食芜荑……有茯苓勿食醋；有鳖甲勿食苋菜；有天门冬勿食鲤鱼。

不仅与食物有忌，甚至与时日也有忌：

凡久服药通忌：未不服药，又忌满日；正、五、九月忌巳日；二、六、十月忌寅日；三、七、十一月忌亥日；四、八、十二月忌申日。

大约从忽思慧《饮膳正要》起，食疗又以药膳的形式传流。书中的马思答吉汤、大麦汤、团鱼汤、鲤鱼汤、生地黄鸡等，既是美味佳肴，又是食疗用膳；枸杞羊肾粥、羊骨羹、羊骨粥、猪肾粥、山药粥等更是宜乎老人养生颐年。因而清代的《老老恒言》中竟包括《粥谱》一卷，多达一百种不同配方的粥，集粥食之大成。

饮食文化与医药就是这样奇妙地紧紧结合在一起。

二、 文艺、体育与医药举隅

145. 音乐、诗词与医药

《汉书·礼乐志》曰：

夫民有血气心知之性，而无哀乐喜怒之常。应感而动，然后心术形焉。是以纤微瘵瘁之音作，而民思爱；阐谐嫚易之音作，而民康乐；粗厉猛奋之音作，而民刚毅；廉直正诚之音作，而民肃散；宽裕和顺之音作，而民慈爱；流辟邪散之音作而民淫乱。先王耻其乱也，故制雅颂之言，本之性情，稽之度数，制之礼仪，合生气之和，导五常之行，使之阳而不散，阴而不集，刚气不怒，柔气不慑，四畅交于中而发作于外，皆安其位而不相夺，足以感动人之善心，不使邪气得接焉。

可见音乐、舞蹈等均关乎健康。《灵枢·五音五味篇》甚至将音乐与经络扯上了关系，尽管令人费解。如：

> 右徵与少徵，调右手太阳上。左商与左徵，调左手阳明上。少徵与大宫，调左手阳明上。众羽与少羽，调右足太阳下。少商与右商，调右手太阳下。……
>
> 大宫与上角同，右足阳明上。左角与大角同，左足阳明上。少羽与大羽同，右足太阳下。左商与右商同，左手阳明上。……

我们也曾引用过《吕氏春秋》等中关于音乐、舞蹈与人体健康的关系的论述。但是很遗憾，我们还找不到更多资料来论证这种音乐、舞蹈在后来治病疗养中的作用。宋以后，礼教、缠足等又使音乐、舞蹈在中国趋于沉寂，对医学的影响更其式微。于是，只好存而不论。

俗云："秀才学医，笼中抓鸡。"文人学士"不为良相，则为良医"，由于他们的文化基础好，学医相对容易。但毕竟还有很多文人学士没有成为医生。他们余韵所及，常在文字中流露出来，诗词中涉于医药的尤多，甚至成了一种特殊的文学现象。

利用中药名作诗、写文、尺牍等，早在三国时已见：

> 魏太和（227－232）中，姜维归蜀，失其母。魏人使其母手书，呼维令反，并送当归以譬之。维报书曰："良田百顷，不计一亩；但见远志，无有当归。"维卒不免。（《宋书·五行志》）

当归因其名易谐合，最为常用。复如：

> 席启绂，字文表，吴庠生。葛震甫远官滇南，其母年已八旬矣。文表作药名诗讽之，有"知母年高独恬淡，当归羡事向天南"之句。葛得诗心动，即挂冠归里。登文表之堂，再拜曰："先生教一龙以孝，一龙母子受赐多矣。"世称震甫之虚怀，亦多文表之古谊云。（《柳南续笔》卷一）

又如黄山谷诗："王不留行孟子去，漫劳尹士劝当归。"（《黄山谷集》）有人作《桑寄生传》，用百余药名连缀而成；陆龟蒙、皮日休作药名联诗，借故喻事，托名寄情等等。

大儒朱熹有药名"南乡子词"：

弱骨怯天冬，
满地黄花憔悴同。
云母屏边休伫立，
防风，
乌头却似白头翁。

自笑寄生穷，
愁脉难将草木通。
泉石膏肓甘遂老，
从容，
领取云山药饵功。

词婉约俨丽，借用天冬、地黄、云母、防风、乌头、白头翁、寄生、木通、石膏、甘遂、苁蓉、山药等共十余味药名，写得流畅通顺而真切浅近，不露痕迹，表达出诗人穷愁惨淡的内心世界，属药名诗的上乘之作。这样的诗不易写，非得精通药名者不能。

以药名为诗谜谜底的尤多。《解人颐》中如：

（一）一幅花笺决不欺（信石），相烦寄与我亲儿（附子）。
　　　休图自己营生计（独活），须念高堂白发稀（知母）。

（二）医生铺里尽皆空（没药），修寄家书无笔踪（白芷）。
　　　船行水急帆休挂（防风），雨过街头跌老翁（滑石）。

（三）江上乘骑赴早朝（海马），不胜将军弃甲逃（败酱）。

> 赤壁溪前楼过夜（宿砂），晓来带露挂征袍（砒霜）。

有气节文人借药名嘲弄卖国贼，如清人梦笔生作《金屋梦》，内有"山坡羊·张秋调"唱词，为一药名嵌入之曲，嘲弄讥讽投降金兀朮的蒋竹山。此人被韩世忠生擒斩首。

《聊斋志异》作者蒲松龄另作《草木传》剧十出，以中药拟人，曲目如"栀子斗嘴"、"佗僧戏姑"、"石斛降妖"等，唱词如：

> 能治雀目夜明砂，清热利水海金砂，
> 镇心安神有朱砂，和胃安胎用缩砂。
> 善治头痛蔓荆子，吸去滞物蓖麻子，
> 驱风除湿苍耳子，能治胁癖白芥子。

对药名及功用的概括精当，绝不同于文字游戏，甚至比《医学三字经》、《汤头歌诀》等医家之作更简明易记易颂。

医药诗词中的第二类情况，是以诗赋愁，借以遣怀。这对舒畅精神、发泄郁闷、治疗疾病有好处。诗人白居易表现得尤为典型。疾病的打击，一度使白居易十分痛苦。吟咏之余，心情少安，厥疾有间。有些句子，如"不须忧老病，心是自医王"；"身作医王心是药，不劳和扁到门前"等，明显是遣怀之作，自我安慰，自行鼓励，恢复自信。而有些诗，如眼病用金针拔内障不效，"人间方药应无益，争得金篦试刮看"；"金篦石水用无功"；"药力微范佛力赊"等，自我感叹，发泄了一些诗人的郁闷。他今存诗有二千八百零三首，涉于医药约一百首，可观当时医药状况之一斑。

白居易的诗友元稹涉及医药的诗更多。有一首诗这样写：

> 当年此日花前醉，今日花前病里销；
> 独倚破帘闲怅望，可怜虚度好春朝。

其病中穷愁潦倒情景毕现纸上，写出来是为消愁解郁。

杜甫等亦同，如曰"三年犹疟疾，一鬼不销亡，隔日搜脂髓，增寒抱雪霜"。无法一一枚举。

非病而烦，作诗也可排解。如欧阳修《病暑》诗中云"知其无可奈何而安之兮，乃至贤之高躅；惟冥心以息虑兮，庶可忘于烦酷"。晁公溯《暑赋》则曰："吾心澄然，清若止水。"均取"心静自然凉"为消暑法。相对比较起来，有人得"癔病性中暑"：因天气预报将有高温，遂猝然烦闷不止，"中暑"昏倒。如此则吟诗的排遣效果，不知胜之几多倍了！

诗词如此，字画、作序、写传、立墓志铭、论医等等，涉于医者甚多，不能一一。但有一点值得明确：中国文化与中医学之间的融洽关系，可见一斑。

146. 武术功夫与医学

体育有益于健身祛病，古来如此。先秦的博弈，秦汉有角抵，唐有马毬，宋为蹴鞠之戏等等，都是中国人的发明。

特别与医学相关的是导引。既是体育，又是医学养生防病治疾之法。马王堆出土有《导引图》，华佗传下"五禽戏"，后世演变发展为修炼内丹、发放外气的功夫，而在佛道山林和民间更形成了独具一格的体育方式——武术，国外称为"中国功夫"。武术功夫的特点，不但在于形体动作、肌肉筋骨锻炼，更重要的是意念修炼，行气于经络血脉穴位，甚至可以点穴、解穴，根据经络子午流注理论行事。《清史稿·王来咸传》云：

> 王来咸，字征南，浙江鄞县人。先世居奉化，自祖父居鄞，至来咸徙同岙。从同里单思南受内家拳法。内家者，起于宋武当道士张三峰，其法以静制动，应手即仆。与少林之主于搏人者异。故别少林为外家。其后流传于秦晋间。至明中叶，王宗岳为最著。温州陈州同变之，遂流传于温州。嘉靖间张松溪最著，松溪之徒三四人，宁波叶继美为魁，遂流传于宁波。得继美之传者，曰吴昆山、周云泉、陈贞石、孙继槎及思南，各有授受。思南从征关白，归老于家以教术，颇惜其精微。来咸从楼上穴板窥之，得其梗概。以银卮易美槚奉思南，始尽以不传者传之。来咸为人机警，不露圭角，非遇甚困不发。凡搏人

皆以其穴。死穴、晕穴、哑穴，一切如铜人图法。有恶少侮之，为所击，数日不溺，谢过乃得如故。牧童窃学其法击伴侣立死。视之曰："此晕穴。"不久果苏。任侠尝为人报仇。有致金以仇其弟者，绝之，曰："此以禽兽待我也。"……天童僧少焰有膂力，四五人不能挚其手。稍近来咸，蹴然负痛。来咸尝曰："今人以内家无可炫耀，于是以外家羼之。此学行衰矣。"因为宗羲论其学源流。康熙八年（1669）卒，年五十三。宗羲子百家从之学，演其说，为《内家拳法》一卷。百家后无所传焉。清中叶河北有太极拳，云其法出于山西王宗岳。其法式论解，与百家之言相出入。至清末传习者颇众云。

这里概略叙述了内家拳法源流并兼及太极拳之始。作为一般拳法，锻炼、运动身体而已；但其内里功夫，则在经络气血运行。据说可按照子午流注定出经气到穴时刻，有三十六死穴、十一致晕穴、一百零三致残穴，以指点穴，可立胜强敌。又可以点穴术解之。此术甚秘，非练十年之徒，师所不授。存心不良者亦不授。今之民间，犹有秘密传承。又有曹竹斋故事，同样可见拳法功夫与医学关系。武当、少林、太极等等，皆相类也。《清史稿·曹竹斋传》云：

　　曹竹斋以字行，佚其名。福建人，老而贫，卖卜扬州市。江淮间健者莫能当其一拳，故称曹一拳。少年以重币请其术不可，或怪之，则曰："此皆无赖子，岂当授艺以助虐哉？拳棒，古先舞蹈之遗也。君子习之，所以调血脉，养寿命；其粗乃以御侮。必彼侮而我御之。若以侮人，则反为人所御而自败矣！无赖子以血气事侵凌，其气浮于上而立脚虚，故因奔赴之势略藉手而仆耳！一身止两拳，拳之大才数寸，焉足卫五尺之躯，且以接四面乎？惟养吾正气，使周于吾身；彼之手足近吾身，而吾之拳即在其所近之处，以彼虚嚣之气，与吾静定之气接，则自无幸矣。故至精是术者，其征有二：一则精神贯注，而腹背皆干滑如腊肉；一则气体健举，而额颅皆肥泽如粉粢。是皆血脉流行，应手自然，内充实而外和平，犯而不校者也。"嘉庆末（1820）殁于扬州，年八十余。

武术、气功、中医，都是中国国宝，而根柢相通相连。

第十九章　神坛医药一瞥

一、三皇祭祀、祝由科与乩方论

147. 三皇祭祀和名医神化

祀神祈禳，从先民至今，不绝如缕。三皇和名医祭祀在民间始终如此，而据史书记载由政府设置者始于元：

> 三皇庙，至元十二年（1275）立伏羲、女娲、舜、汤等庙于河中绛州洪洞赵城。元贞元年（1295）初，命郡县通祀三皇，如宣圣释奠礼。太皞伏羲氏以勾芒氏之神配；炎帝神农氏以祝融氏之神配；轩辕黄帝氏以风后力牧氏之神配。黄帝臣俞拊以下十人，姓名载于医书者，从祀两庑。有司岁春秋二季行事，而从医师主之。至正九年（1349），江西湖东道廉访使文殊奴言三皇庙每岁春秋祀事，命太医官主祭；典礼未称。如国子学春秋释典，遣中书省臣代祀，一切礼仪仿其制。中书付礼部集礼官定仪以闻，制可命太常司定三皇祭礼，工部范祭器，江淮行省制雅乐器。十年（1350）九月致祭，宣徽院供礼馔，光禄勋供内蕴，太府供金帛，广源库供香炬，大兴府供牺牲，中书省奏拟三献，官以次定诸执事。前一日内降御香，三献官以下公服，备大乐仪仗，迎香至开天殿习祭仪。翰林院官具祝文。曰：皇帝敬遣某官某致祭。（《新元史·礼志》）

元代为什么开始名医祭祀，又为什么中心首设在洪洞县，这些都有待考核。明代则继之而有改：

> 三皇庙明初仍元制，以三月三日、九月九日通祀三皇。洪武元年

（1368）令以太牢祀。二年（1369）命以句芒、祝融、风后、力牧左右配；俞跗、桐君、僦贷季、少师、雷公、鬼臾区、伯高、岐伯、少俞、高阳十大名医从祀。仪同释典。四年（1371），帝以天下郡邑通祀三皇为渎。礼臣议："唐玄宗尝立三皇五帝庙于京师，至元成宗时乃立三皇庙于府、州、县，春秋通祀，而以医药主之，甚非礼也。"帝曰："三皇继天立极，开万世教化之原，泪于药师可乎？"命天下郡县毋得亵祀。正德十一年（1516），立伏羲庙于秦州。秦州，古成纪地。从巡按御史冯时雄奏也。嘉靖间（1522－1566）建三皇庙于太医院北，名景惠殿，中奉三皇及四配。其从祀，东庑则僦贷季、岐伯、伯高、鬼臾区、俞跗、少俞、少师、桐君、雷公、马师皇、伊尹、扁鹊、淳于意、张机十四人；西庑则华佗、王叔和、皇甫谧、葛洪、巢元方、孙思邈、韦慈藏、王冰、钱乙、朱肱、李杲、刘完素、张元素、朱彦修十四人。岁仲春秋上甲日，礼部堂上官行礼，太医院堂上官二员分献，用少牢，复建圣济殿于内，祀先医，以太医官主之。二十一年（1542），帝以规制湫隘，命拓其庙。（《明史·礼志》）

明代改变有二：一是最后建庙收缩为太医院内一处；二是以祀名医为主，增至二十八人，并祀先医。

清代仅保持了传统：

群祀先医，初沿明旧，致祭太医院景惠殿。岁仲春上甲，遣官行礼。祀三皇：中伏羲，左神农，右黄帝。四配：句芒、风后、祝融、力牧。东庑僦贷季、岐伯、伯高、少师、雷公、伊尹、淳于意、华佗、皇甫谧、巢元方、韦慈藏、钱乙、刘完素、李杲十四人；西则鬼臾区、俞跗、少俞、桐君、马师皇、扁鹊、张机、王叔和、葛洪、孙思邈、王冰、朱肱、张元素、朱彦修十四人。礼部尚书承祭，两庑分献以太医院官；礼用三跪九拜三献。雍正中（1723－1735）命太医院官咸致斋陪祀。（《清史稿·礼志》）

由是观之，则礼祀三皇五帝，肇始于唐玄宗，与医药无关；元时转配名医，吴澄《宜黄县三皇庙》记曰："医有学，学有庙，庙以祀三皇，肇自皇元，前所未有也。"（见俞樾《春在堂全书》引）其制仿于释典，有佛教庙宇供奉塑像的影响。同时又与儒教有关，孔庙为十哲，是孔门优秀弟子；三皇庙乃择黄帝臣十人配祀。至明清增为二十八位名医，是因名医神化观念的扩大。

奉祀的神位，初时可能并无塑像，仅为木主类。《续文献通考》载：

> 若其相貌冠服，年代辽远，无从考证，不可妄定。当依古制，以木为主，书勾芒氏之神，祝融以下，并如之。所谓十大名医，依文庙从祀之例置两庑。如此尊卑先后之叙，似为不紊。集贤翰林太常礼仪院等官集议，依礼部所拟行之。

三皇庙设置在太医院内后部，主要是太医祭祀供奉。民间则建有药王庙，是从三皇庙衍出，或者原属民间奉祀。供奉的名医、神医，全凭民间传闻轰动或尊信程度而定。例如《历城县志》载：

> 肖神农于上，以岐伯、韦药王配之；而雷公、秦越人、长桑君、淳于意、张仲景、华佗、王叔和、皇甫士安、葛洪、孙思邈列于两廊。

药王之称，本为韦慈藏设。可能从《续神仙传》中出。《旧唐书》等仅谓"张文仲……少与乡人李虔纵、京兆人韦慈藏并以医术知名……文仲久视年，终于尚药奉御……虔纵官至侍御医；慈藏景龙中（707－709）光禄卿"。沈汾（10世纪末人）称："药王姓韦名古道，号慈藏，西域天竺人。开元二十五年入京师，纱巾毳袍，杖履而行。腰系葫芦数十，广施药饵，疗人多效。帝召入宫，图其形，赐号药王。"这个说法与《唐书》不侔。药王名称可能始于北宋初。

后世又尊孙思邈为药王，约起于明清。宋徽宗赐号"妙应真人"，可知当时他尚未被称为药王。但耀州药王山药王庙香火之盛，他方不如。田汉游药王山诗称：

> 岩上宫墙下戏场，山南山北柏枝香；
> 千金方使万人活，箫鼓年年拜药王。

《桐阴旧话》中引《列仙传》，又谓药王为韦善俊；祁州之药王，因其地为全国中药材集散地，故推邳彤，俗号皮昶，讹成"皮场大王"。实际上民间祀有功生民之人为药王，并无定规，随处都能找出几个他们自奉的药王来，而百姓崇祀，有个香烛化烟、心理寄托便可以了。

据李涛教授考①，北京除太医院三皇庙外，还有几处药王庙。《宸垣识略》云："药王庙在北安门海子之西，东濒海子，万柳沿堤，夏月客多载酒游咏其间。东有桥，名西步粮桥；玉河水由此入御苑。庙为魏忠贤建，其碑已踣。"据称庙正中供药祖孙思邈、韦慈藏。两旁为岐伯、雷公；十大名医扁鹊、医缓、秦越人、壶公、淳于意、张仲景、华佗、王叔和、皇甫谧、葛洪配祀。这与万历三年（1575）所刻碑并不一致，碑上中为三皇，下列十医姓名及图赞，分别为岐伯、雷公、扁鹊、太仓公、张仲景、华佗、王叔和、葛洪、孙思邈、韦慈藏。

万历四十四年（1616）又有东药王庙建立，前殿正位祀"普济真君孙思邈、韦慈藏"，两庑从祀十大名医则是陶贞白、封真人、张仲景、王叔和、刘河间、庞安常、医缓、华佗、董君异、李东垣。后殿正中祀三皇，庑祀黄帝臣十人。可知祀奉名医的选择并无定规，爱祀谁就祀谁。反正有名、有功的人都可尊为神。

北京另还有过六座药王庙（一共九座）。小药王庙，崇祯四年（1631）建在天坛北，武靖侯李诚明立，康熙时重建；北药王庙在鼓楼大街北，嘉靖中（1522-1566）建，顺治时（1644-1661）洪承畴曾为书碑。均倾圮。三皇庙本身也于义和团时烧毁，后划归使馆界；复建于地安门外，民国成立后改为女子中学。2009 年夏，余寻访旧迹，在北京丰台附近找到一座，祀孙思邈，是为孑遗。还有几座就不知其名了。

北京的药王庙以四月二十八为药王诞辰，四月十三日开庙起，就有很多人来烧香。药铺同时减价三天。药王山的药王孙思邈是农历二月初二生日，也是庙会之期，历时半月方罢。

名医的神化，在当时神权文化的背景下很自然。一方面出于崇敬之情；一方面也因为医药的缺乏，病重危殆，偶或应效，于是联想开来，便成轰动效应。立

---

① 李涛：《药王庙与十大名医》。《中华医学杂志》1941 年第 2 期。

庙如此，为名医筑墓建祠更多。扁鹊之成为"神应王"，也是一例。传说扁鹊被李醯害死后，陕西临潼当地有老百姓秘密为他收尸筑墓。后来扁鹊的弟子们偷偷寻至，双方商定"取其首而留其身"，首级部分运回河北郑州内丘县蓬山安葬；躯体仍葬临潼，今墓尚在；又因扁鹊曾行医河南，世人感其盛德，去秦抢回扁鹊一双靴子，于汤阴县伏道村立为衣冠冢（一说扁鹊行医时遗有一双靴于此；又一说谓李醯派人伏道刺杀扁鹊于此）。宋仁宗嘉祐（1056－1063）初"不豫，虔祷于神，遽投如响，始得谥侯，因以神应为号"。此于近年发现的宋神宗熙宁二年（1069）重修蓬山神应侯庙碑文中明确载述。且扁鹊的神应，不仅在愈人之疾，还管保佑一方太平、风调雨顺了：

> 太守李公……岁慊而旱，翘意得霈，屡遣属吏致诚，执瑰以告之。甘雨膏雪坼，内霈润欢谣，和气充溢上下。夫生能寿于人，殁能福于民，光灵不泯，其名动于后世。

又重加修葺，庙神之灵益远。元代至元五年（1268）再次重修；至元二十年（1283），燕南河北道提刑按察使不忽木有诗记曰：

> ……因病恳祷于神应王庙，以为邂逅之识云。
> 一勺神浆浩满襟，天开明哲岂难谌。
> 齐侯无幸蓄残速，虢子有缘惠泽深。
> 磊磊山形千古仰，巍巍庙貌四方钦。
> 惟王授我刳肠术，换尽人间巧伪心。

类似题咏很多。因为祷祀有灵，愈加宣扬，益为神化了。明成化二十二年（1486）及万历二十一年（1593）两度重修，万历碑有天子赐额："弘济斯民"，并"特仿京师医王庙之制，加祀三皇，而以历代名医祔之"。建制大见扩大。清·施彦士记祭祀之盛云：

> 夙闻上池水，今谒鹊王神；

> 榛楠千年寺，牲牢九县人。
>
> 是真风俗地，况值袚除辰。
>
> 胜会年年事，何妨听我民。

明嘉靖乙未（1535）汤阴庠训导、禹都尹中撰立仙艾祠碑文曰：

> ……敕命端阳致祭、追封神应王。冢旁植艾、发荣畅茂，若神灵之默相也。祭之日，采之以济人，无不灵且验矣。是艾也，味苦、气微温，阴中之阳。入药为使，或作汤丸以服之，于吐血、衄血、下漏血以及赤白之痢，无不能止之者；妇人无子，能暖子宫以生之；胎痛作痛，善滋养以安之；至若疗五痔，杀蛔虫，除鬼气，明目，壮阳之功，不可尽述。非特此耳，或作壮而专于灸，则百病无不愈矣。故曰：汤阴之艾出于扁鹊茔者，谓之仙艾。得之难，而效易焉。是为引。
>
> 噫嘻！王灵如在，验观仙艾自生。端阳节届祀厥茔，采作汤丸救命。种子疗血治痌，安胎止痛明睛。非惟服有功成，一灸能瘳百病。

不但神其名、神其术，且神其水、神其药！扁鹊墓上之艾也成了"仙艾"。扁鹊仙神如此，仲景情况亦类似：

> 兰阳诸生冯应鳌，崇祯戊辰（1628）初夏，病寒热几殆。夜梦神人，金冠黄衣，以手抚其体，百节通畅。问之，曰："我汉长沙太守南阳张仲景也。今活子，我有憾事，盍为我释之。南阳城东四里有祠，祠后七十七步有墓，岁久湮没，将穿井于其上。封之惟子。"觉而病良愈。是秋，应鳌即千里走南阳，城东访先生祠墓于仁济桥西。谒三皇庙，旁列古名医。内有衣冠须眉宛如梦中见者，拭尘视壁间，果仲景也。因步庙后求先生墓，已为明经祝丞蔬圃。语之故，骇愕不听。询之父老，云庙后有古冢。……后四年，园丁掘井圃中，丈余得石碣，果先生墓。与应鳌所记不爽尺寸。下有石洞幽窈，闻风雷声，惧而封之。……郡丞汉阳张三异，闻其事而奇之，为募疏，请之监司僚属，输金助工，立专祠，重门殿庑，冠以高亭，题曰：汉长沙太守医圣

张仲景祠墓。耆老陈诚又云：祠后高阜，相传为先生故宅。迄今以张名巷。巷之西有张真人祠，名额存焉，祀张仙。或传之久而误也。祠墓成于顺治丙申年（1656），距戊辰已三十年云。（徐忠可《金匮要略论注》录引"灵应记"、"祠墓记"，黄竹斋述）

张仲景死后的运气似不及扁鹊好。但也早被封作"张真人"，又被讹为"张仙"，最后也重修庙宇，再塑金身。其实《神仙传》已说他到少室山做了神仙了：

元嘉（151－153）冬，桓帝感寒疾，召机调治。机诊视曰："正伤寒也。"拟投一剂，品味辄以两计，密复得汗如雨。及旦身凉。留机为侍中。机见朝政日非，叹曰："君疾可愈，国疾难医。"遂挂冠遁去，隐少室山。

几乎每一名医死后百姓都立庙祭祀。刘河间庙、朱丹溪庙等不可一一胜记。

148. 祝由科考

中国医学自唐分科，就有祝由科（或称咒禁科、书禁科）在内。但究竟如何设置，却无据可查。真正业医的，即使声名煊赫、学问渊博，对此亦无确切了解。徐大椿于《医学源流论》中作"祝由科论"：

祝由之法，《内经·贼风篇》岐伯曰："先巫知百病之胜，先知其病所从生者，可祝而已也。"又《移精变气论》岐伯曰："古恬淡之世，邪不能深入，故可移精祝由而已。今人虚邪贼风，内著五藏骨髓，外伤空窍肌肤，所以小病必甚，大病必死，故祝由不能已也。"由此观之，则祝由之法，亦不过因其病情之所由，而宣意导气，以释疑而解惑。此亦必病之轻者，或有感应之理；若果病机深重，亦不能有效也。古法今已不传，近所传符咒之术，间有小效；而病之大者，全不见功。盖岐伯之时已然，况后世哉！存而不论可也。

大椿认为祝由科已是古法不传；符咒术并不等同于祝由科，虽然有所相似。所以他主张"存而不论"。

又考俞弁《续医说》云：

《外台秘要》载祝由一科，丹溪谓之移精变气、祝说病由而已，可治小病。若内有虚邪，外有实邪，当用正大之法。然符水惟膈上热痰，一呷凉水，胃热得之，岂不清快，亦可取效。若内伤涉虚之人，及冬天严寒之时，符水下咽，胃气受伤，反致害者多矣。予考之《文献志》云，祝由，南方神也。或以祝训断，谓但断绝其受病之由。二说两存之，未知孰是。

俞弁对"祝由科"也知之甚少。朱丹溪对祝由饮符水的解释，也完全是持否定态度的。著名医家的否定态度，可佐证祝由的不传于世。《外台秘要》，今本中并无"祝由一科"。夹杂一些书禁符咒类，如"攘疟法六首"，或许是祝由绪余。例曰：

未发前，抱大雄鸡一只著怀中，时时惊动，令鸡怀中作大声，无不差。

崔氏书疟法：平旦日未出时，闭气书之。先书额上则戴九天，次书两手心作把九江。又书背上，从右髀骨下向左，分作两行书之，一如后法："南山有一木，木下不流水，水中有一鱼，三头九尾，不食五谷，唯啖疟鬼。急急如律令。"又书两脚心下履九江。右以前法既不损人，又无不差者。其有一度书不甚差，可更书之。书符必不得脱错，亦不可重点画不成也。又勿食五辛。（书疟法路州满上人传。云妙不可道。以下二法，余用俱效。）

元希声侍郎集验书疟法。额上书两金字重；胸前书两火字并；背上书两水字竝；两手书木字单；两足下各书土字；脐下作四口字重。右含水闭气用朱书，未发前书之有验。又如"禁蛇法三首"，例曰：

崔氏禁蛇法。有人被蛇螫者，纵身不得自来，但有报人至前，使之坐，问被螫何处，即面巳地依左右驮掐头指内第一节曲纹头侧上，仍心想暗诵曰：嚙蛇头，掐蛇目，望蛇乡，踏蛇足。讫，则放前人去。待极远，然后缓放所掐处，即差。

古今录验禁蛇啮方（高元海大李参军送）。咒曰：某郡某县里，男女、姓名、年若干，于某年、月、日、时，于某处为某色蛇螫某处。阴咒云："你是巳功曹，我是亥明底，你若不摄毒，吾当掐你口。"闭气随想蛇口。蛇口在食指第二节白肉际文，以手大指甲掐之。各自以其手屈食指掐之，闭气急掐。若螫右手，右手掐；左手，左手掐；螫当中，两手尽掐。急忘，任放手肿处，手刺去血，即便差。

如果这些内容就是祝由科，那么祝由科无非道教符水咒禁之类，未必成其一科，亦未见笃信。鲍东藩《煮石轩笔记》云：

韩飞霞曾治白虎历节风，其人信巫不信药。韩乃用霞天膏、白芥末，作墨书字入水，令顿服一岙，吐利交作，去胶痰臭汁数斗而起，谓韩符水有神。韩真能出奇以活人者。今之祝由科，假符以欺人，其实皆用药水以吞符，幸而中病，亦药之灵，非符之灵也。蒙蔽之人，信巫不信医，喜符不喜药，受欺而不悟，殊可笑也。

名医虞抟（1438－1517）甚至作出义正词严的抨击。他在《医学正传》中曰：

或问：古者医家有禁咒一科，今何不用？曰：禁咒科者，即《素问》祝由科也。立教于龙树居士，为移精变术耳，可治小病。或男女入神庙惊惑成病，或山林溪谷冲著恶气，其证如醉如痴，以为邪鬼所附，一切心神惶惑之证，可以借咒语以解惑安和而已。古有《龙树咒法》之书行于世，今流而为师巫、为降童、为师婆，而为扇惑人民，哄吓取财之术。噫！邪术为邪人用之，知理者勿用也。

"邪术为邪人用之"，确为高论。祝由术很可能是佛医《龙树咒法》之类传入后兴起，故在唐代能立为一科。但其后渐衰微，历代名医均未见。

《清朝野史大观》卷十一记"湖南祝由科"：

　　赵瓯北云：湖南有祝由科，能以符咒治病。余与陈玉亭同直军机，时皆少年，暇辄手搏相戏，玉亭有力，握余手辄痛不可忍，余受侮屡矣。一日在郊园直舍，余愤甚，欲报之。取破凳一枳，语玉亭："吾闭目相击，触余枳而伤，非余罪也。"余意闭目则玉亭必不敢冒险来犯；又玉亭又意冒险来，余不敢以枳击也。忽闻枳端揖一声，惊视则玉亭已血满面将毙矣。盖枳著唇间也。急以汤灌之始甦。呼车送入城。是日下直，余急骑马往视玉亭，而马忽跳跃，余亦跌死半刻方醒。及明日见玉亭，玉亭故无恙。后其家人语余奴子，始知余之跌，即玉亭所为祝由科，能以伤移于人也。方术妖符，固有不可以常理论者。然湖南葛益山以此治病，最擅名，人称葛仙翁。余在滇时，将军果毅公患左肩一小瘤，本旧时骑马跌伤臂，其筋挛结而成者。至是为庸医所误，皮破不能合。滇抚明公德特为招致葛仙来治之，用符水喷患处，刀割去腐肉，愈割而瘤愈大。竟不效而去。

这已足证祝由科传闻的不实。葛仙翁治瘤失败且置之不论，即使陈玉亭的伤也无移转可能。其若能祝由术，昏迷中必无力施技；何况二人均为脑震荡。作者坠马，完全因为心里恐慌。同时，作者系宫廷中人士，只知"湖南祝由科"，未闻宫廷有设，可知宫内无此科。

不过，民间散传而称为祝由科的书确有，所以民间祝由不见断绝。北京中国中医研究院馆藏有如下几种：

《天医符篆》（佚名旧抄本）

《医学祝由十三科》（涵谷山人青城山刻本）

《神光经》（明·洪楩编）

《古易察病传》（日本 1798 年刻本）

《古易占病轨范》（日本 1819 年刻本）

《太上祝由科》（张真人传，清抄本）

《天医祝由科流传奥旨》（佚名抄本）

翻阅之见每病画一符或书咒语。由此可知民间的符咒治病，即祝由科，在实际主流医学上不占地位。

149. 圣水、降神与乩方

巫术之风始终在主流医学周围或左或右地相随。官方有大傩之礼、三皇祭祀，民间则更肆无忌惮。

信奉圣水可以愈病，求神施药由来已久。《三国志·魏书·明帝纪》称：

> 初，青龙三年（235）中，寿春农民妻自言为天神所下，命为登女。当营卫帝室，蠲邪纳福，饮人以水，及以洗疮，或多愈者。于是立馆后宫，下诏称扬，甚见伏宠。及帝疾，饮水无验，于是杀焉。

《晋书·幸灵传》：

> 有龚仲儒女病积年，气息财属，灵使以水含之。已而强起，应时大愈。又吕猗母皇氏得痿痹病十有余年，灵疗之，去皇氏数尺而坐，冥目寂然。有顷，顾谓猗曰："扶夫人令起。"猗曰："老人得病累年，奈何可仓卒起耶？"灵曰："但试扶起。"于是两人夹扶以立。少选，灵又令去扶，即能自行。由此遂愈。于是百姓奔趣，水陆辐辏，从之如云。皇氏自以病久，惧有发动，灵乃留水一器，令食之。每取水辄以新水补处，二十余年，水清如新，尘垢不能加焉。

这种用所谓圣水、符水治病，加上暗示疗法，大约是最易令百姓相信的。有的医生也卷了进去。《南史·羊欣传》的羊欣即是其中之一："羊欣……素好黄老，常手自书章，有病不服药，饮符水而已。兼善医术，撰药方数十卷。"

对于这些，官府亦曾禁止。如《旧唐书·五行志》云：

> 宝历二年（826），亳州言出圣水愈病。江淮以南，远来奔凑求水。浙西观察使李德裕奏论其妖。宰相裴度判汴州所申状曰："妖由人兴，水不自

作。"牒汴州观察使填塞讫申。

这次事件由佛教僧人引起而哄传一时，影响极大：

> 时亳州浮屠诡言水可愈疾，号曰圣水，转相流闻。南方土人，率十户倩
> 一人使往汲；既行若饮，病者不敢近荤血，危老之人率多死。而水斗三十
> 千，取者益它汲转鬻于道，互相欺诳，往者日数十百人。德裕严勒津逻捕绝
> 之。且言：昔吴有圣水，宋齐有圣火，皆本妖祥，古人所禁。请下观察使令
> 狐楚填塞，以绝妄源。从之。（《新唐书·李德裕传》）

但禁止只能一时，不得永久。《宋史·孟皇后传》证明那时又一度盛行：

> 会后女福庆公主疾。后有姊颇知医，尝已后危疾，以故出入禁掖。公主
> 药弗效，持道家治病，符水入治。后惊曰："姊宁知宫中禁严，与外间异
> 耶？"令左右藏之。俟帝至，具言如故。帝曰："此人之常情耳！"后即爇符
> 于帝前，宫禁相传，厌魅之端作矣。

对圣水的迷信如今仍有。传闻某地的水可治病，人流即奔涌而至，焚香祝
祷，为求一杯水不惜跋涉千里。有些矿泉水确有疗病之效，但若以为可治百病，
视为神赐，就荒谬了。

中国各地寺庙很多，神祇尤多，不仅是名医祭祀。例如东岳庙，竟分七十二
司，与医学相关的，有黄病司、宿业疾病司、瘟疫司、堕胎司、毒药司、枉死
司、施药司、长寿司、生死司等。据说宿业疾病司专治不易治愈的病，患者非求
神力不效。如日久不愈的肿瘤，可按所患部位，买膏药一贴，粘于专司之神像，
病即可愈。①

在药王庙、吕祖庙、关帝庙、天仙庙甚至土地庙，或各道、观、庵、寺，差
不多都有求施药方处，或备签八十一枚，以便患病求签问卜。看相算命卜卦的，

---

① 李涛：《北平医药风俗今昔谈》，《中华医学杂志》1941 年第 12 期。

也多云游麇集于周围。至于观音殿或文昌帝君殿，则是求子处。北京的文昌帝君殿内设铜骡磁马各一匹，有病的人，只要按看病的部位摸一下，便可痊愈。妇女摸索铜骡阴部可以生子。至于阎王殿，则管人生前善恶、死后地狱内的惩罚和超生，于是有病无病都要去求神免罪。

送瘟神也常见，扎纸船丈余，内坐纸扎瘟神数个，在江边焚烧。"纸船明烛照天烧"。这多见于瘟疫时，即如徐树丕《识小录》云："一时巫风遍郡，日夜歌舞祀神……所谓瘟神、五方贤圣者日行街市，导从之盛，过于督抚。而吴江一神甚灵，至坐察院。县令日行香跪拜，又放告拿人，一同上司行事。国将亡，听命于神。哀哉！"《古今图书集成》引《辨惑论》曰："世俗以疾咎鬼神者众矣，至疫气流行，则曰有主疾之神，家至而户守之；妖由巫兴，互相煽惑。是故病疫之家，人皆惴惴焉。无敢蹢其门而问者，甚而父子兄弟，亦不相救，伤风败俗，莫甚于斯！"中国是多神论国度，善恶瘟福诸等神祇无不尽有。天花流行，则供奉"天花娘娘"；小儿受惊发热，要拜床公床婆……种种不一，无法尽述。

病家常请端公、三仙姑之类巫师巫婆来降神、跳神。吉林旧俗，常在夜静更深时，女巫腰悬铜铃，手击单面鼓，满屋跳跃，信口高歌，以为神已附体。严寒时也脱去上衣，露出胸膊，用铁链穿透肩窝，在链条两端悬铡刀数口，虽鲜血淋漓而毫不在意。谓如此可捉鬼驱瘟。

跳神其实是大傩和道教法术的分流。有专门步法，称为"巫步"，又称"禹步"。《五十二病方》中已多见"禹步三"、"禹步五"以疗病；杨雄《法言·重黎》谓"昔者姒氏治水土，而巫步多禹"。是传说中"禹跳、汤偏"，禹可能有足躄疾，竟变俗而成巫步。《道藏·洞神八帝六变经·禹步致灵》中云：

> 禹步者，盖是夏禹所术，召役神灵之行步，以为万术之根源，玄机之要旨。昔大禹治水，不可预测高深；故设黑矩重望，以程其事，或有伏泉、磐石，非眼所及者，必召海若、河宗、山神、地祇，问以决之。然禹届南海之滨，见鸟禁咒，能令大石翻动。此鸟禁时常作是步，禹遂横写其行，今之入术。自兹以还，术无不验。因禹制作，故曰禹步。

照此则禹倡禹步学于鸟禁。但确为跳神的基本步法。

以跳神、扶箕为业的巫婆，即三仙姑，始祖一般推为紫姑神。[①] 实际上扶箕出现还要早一些，前已述及。

扶箕以降神书乩方治病的例子史书稗抄多可见。《明史·王金传》载：

> 一日，帝于秘殿扶乩，言服芝可延年。使使采芝天下，四方来献者皆积苑中，中使窃出，市人复进之以邀赏金。厚结中使，得芝万本，聚为一山，号万岁芝山。

君臣暴敛贪污，自欺欺人如此。又见《壶天录》曰：

> 杭城吴山岳庙向有乩坛。辛巳（1881）七月，同人复请神。初为佛祖降坛。问答多时，忽谕云："老僧为东岳解疫一节，屡次渎请，尚难挽回。瘟疫将临，急宜悔罪行善。闰月朔起，八月朔止，斋戒持素一月，或可免庚耳。"厥后吕祖降鸾，亦有此训。
>
> 时扬城亦设坛请乩，求减灾疫。济祖、吕祖未到。济祖派悟清侍者至；吕祖派柳仙来。……悟仙判云："诸子所求，实属可悯。天灾流行，国家代有，幸好善者多，扬城十分之灾已减其六。天意至公，岂敢饶舌？由扬而东，拭目望之，方知此地之万幸也。尽心施助利物，乃大功德。诸子勉旃，药方可求之柳真人。"判亦仿佛，药方则柴胡、葛根、杜仲、贯众各一两，甘草半之，菖蒲五茎。以麻袋浸于食水缸中。凡井中多放泥鳅。即食水缸中亦可放三四，以收疫气也。

从这一乩方看，理固扬善，用方药也属合理，放入水缸，有饮水消毒之义。泥鳅则至少可显示饮水的清洁程度。乩术借卫生术而除疫也。

《阅微草堂笔记》录乩方多则，其中有求虚损方，仙判曰："君病非药所能治，但遏除嗜欲，远胜于草根树皮！"有乞种子方，仙判曰："种子有方，并能神效，然有方与无方同，神效亦与不效同……"是设虚词以遁。还有乩仙评人参用

---

① 　许地山：《扶箕迷信底研究》。上海文艺出版社 1987 年版，影印 1947 年版。

法品种之宜，颇合药理。可见乩仙似颇懂医药，又善言词，所以像徐大椿也被迷惑，写了篇《乩方论》。

对巫术降神治病之类，宋代龚鼎臣已作指斥比较：

> 巴楚之地，俗言巫鬼，实自古而然。当五气相沴，或致疠疫之苦，率以谓天时被是疾，非医药所能攻。故请祷鬼神无少暇。鸡豚鸭羊之荐，唯恐不丰；迨其不能，则莫不自咎，事鬼神之未至；或幸而愈，乃曰：由祷之勤也，荐之数也。……余尝访于人，其患非他，由觋师之胜医师耳。呜呼！觋者其能必胜诸医哉？其所胜者，盖世俗之人易以邪惑也。……矧惟国家重医药之书，最为事要。先朝编辑名方，颁布天下郡国，其间述时疫之状，实为纤悉；及庆历（1041-1048）中，范文正公建言，俾自京师以逮四方学医之人，皆聚而讲习，以精其术。其黜庸谬，救生灵，倬然为治道之助。而世俗罔识朝廷仁爱之意如此，而徒惑邪诞而夭性命，愚实悯之。今已戒医博士日与医之徒，考神农子仪扁鹊秦和之术，一令于岐伯俞跗之道，以正黜邪，以诚消妄，使可治之疾，不终害人。亦济民之一事也。而虑巴賨之俗，尚安故态，不知医效之神，倍祷淫祀之鬼。故刻词以告。（《医部全录》引龚鼎臣《述医》）

龚鼎臣刻词以告，强调普及医药知识的必要、提高医家技术的重要，然后可以抵制巫风，见解颇高。但巫风日炽，竟无法遏止。

二、 蛊术、相术和太素脉

150. 蛊术种种

汉代巫蛊之祸，并不足以教训国人。相反，民间蛊术历代相延，特别是某些传染病的发生，令人更加相信蛊术的厉害，政府屡禁而不能绝。

隋文帝开皇十八年（598）"夏五月辛亥，诏蓄猫鬼蛊毒厌魅野道之家，投于四裔"（《北史·隋本纪》）。结果，反使蛊术流于四方边远地区，成为后来少数民族地区蛊术盛行不衰的祸殃。而人们对蛊的认识和态度也始终模糊游移，疑信参半，所以仍然流泛。例如《北史·秦王俊传》载："俊病笃，含银银色变，以为遇蛊。"《北史·穆提婆传》："恐胡后不可以正义离间，乃外求左道，行厌蛊之术。旬朔之间，胡氏遂即精神恍惚，言笑无恒，后主遂渐相厌恶。"《旧唐书·李勉传》："部人有父病，以蛊道为木偶人，署勉名位，瘗于其陇。或以告曰：'为父禳灾，亦可矜也。'舍之。"这些都是蛊术流行的证明。

蛊道初以巫术厌胜，造制木偶人等为多。以后一度则以"中蛊"多见，或中蛇虫之毒，或因食发而致。例如：

> 有道人心腹烦懑，弥两岁。诊曰："腹有蛊，误食发而然。"令饵雄黄一剂。少选，吐一蛇，如拇无目，烧之有发气，乃愈。（《新唐书·甄权传》）

> 有人家女病肿，以榜召医，皆不能识。马嗣明问病由，云曾以手拔麦穗，即有一赤物长二尺许似蛇，入其手指中。因惊倒，即觉手臂疼肿，月余渐及半身肢节，俱肿痛不可忍。嗣明处方治之皆愈。（《医说·拔麦中蛊》）

> 马氏妇妊娠十四月不产，尪且黑。汉卿曰："此中蛊，非娠也！"下之有物如金鱼。病愈。（《明史·周汉卿传》）

《千金要方》曰：

> 蛊毒千品，种种不同，或下鲜血，或好卧闇室，不欲光明；或心性反常，乍嗔乍喜；或四肢沉重，百节酸痛，如此种种状貌，说不可尽。亦有得之三年乃死，急者一月或百日即死。其死时皆于九孔中或于胁下肉中出去。所以出门，常须带雄黄、麝香、神丹，诸大辟恶药。则百蛊猫鬼狐狸老物精魅，永不敢著人。

这样看，中蛊实可能为感染寄生虫类疾病或慢性传染性疾病，包括血吸虫病肝硬化、结核病等。与医和之论"谷飞亦为蛊"一脉相承。《诸病源候论》曰："又有飞蛊，去来无由，渐状如鬼气者，得之卒重。凡中蛊病，多趋于死，以其毒害势甚，故曰蛊毒。"均属此类。宋·洪迈《夷坚志》亦有详论。

医和又说过"皿虫为蛊"。不但是字形拼法，而且是蓄蛊法。后世蓄蛊以病人，即此滥觞。《肘后方》中已有：

> 人有养畜蛊以病人。其诊法：中蛊令人心腹切痛，如有物啮，或吐下血。不即疗之，食人五脏则死矣。欲知蛊与非蛊，当令病人唾水中。沉者是，浮者非。

> 欲知蛊毒主姓名方：取皷皮少少，烧末饮病人。病人须臾自当呼蛊主姓名。可语便去。亦有蚰蜒合作蛊毒，著饮食中，使人得瘕病。此一种积年乃死，疗之各自有药。又襄荷叶，密著病人卧席下，其病人即自呼蛊主姓名也。

蓄蛊的办法，《诸病源候论》云：

> 凡蛊毒有数种，皆是变惑之气，人有故造作之。多取虫蛇之类，以器皿盛贮，任其自相啖食。唯有一物独在者，即谓之为蛊。便能变惑，随逐酒食，为人患祸。患祸于它，则蛊主吉利。所以不羁之徒，而畜事之。

《隋书·地理志》亦记曰：

> 新安、永嘉、建安、遂安、鄱阳、九江、临川、庐陵、南康、宜春，其俗又颇同豫章……然此数郡，往往畜蛊，而宜春偏甚。其法以五月五日，聚百种虫，大者至蛇，小者至虱，合置器中，令自相啖，余一种存者留之。蛇则曰蛇蛊，虱则曰虱蛊，行以杀人。因食入人腹内，食其五脏，死则其产移入蛊主之家。三年不杀他人，则畜者自钟其弊。累世子孙，相传不绝，亦有隋女子嫁焉。

畜蛊的人累有所传，恐怕不假。《宋史·太祖纪》曰："乾德二年（965），永叶诸县民之畜蛊者三百二十六家于县之辟处，不得复齿于乡。"《本草纲目》亦曰："取百虫入瓮中，经年开之，必有一虫尽食诸虫，即此名为蛊。"

20 世纪中叶，凌纯声、芮逸夫两位人类学家调查苗族地区，当地仍遗有畜蛊风俗。[①] 云：

> 蛊毒由来甚古……苗族中则至今仍秘密存在。《乾州厅志》卷七云：苗妇能巫蛊杀人，名曰放草鬼。遇有仇怨嫌隙者放之。放于外，则虫蛇食五体，放于内则食五脏。被放之人或痛楚难堪，或形神萧索，或风鸣于皮肤，或气胀于胸膛。皆致人于死之术也……病家如不能治，不一月人即死矣。闻其法不论男妇皆可学。必秘设一坛，以小瓦罐注水，养细虾数枚，或置暗室床下土中，或置远山僻径石下。人得其瓦罐焚之，放蛊之人亦必死矣……嘉庆以前，苗得放蛊之妇则杀之。嘉庆以后，苗不敢杀妇，则卖于民间，民间亦渐得其法，黠者遂挟术以取利。……

调查并未揭出蛊术底理，但证明了放蛊术一直有传留。近又有马学良先生著文说：

> 放蛊毒人之说，西南苗夷区中，皆有此说。但我历年居苗夷区，何未之见。仅闻某某人中蛊毒因而昏狂，或残废死亡。曾记一倮妪告我，彼于某村被仇人置蛊于饭中，食后眇一目。市上亦常见苗人卖解蛊之药，中蛊者服之即愈。且倮村中常明示人，某家为放蛊者，称之"药王"，人皆敬而远之。倮胞议婚，若访明某家为药王，则不与通婚。……此为古俗而传于今日者，则可信。[②]

调查的结果终属不明。看来医学人类学家的参与十分必要，否则难以弄清蛊病传染的实质环节。畜养蛇、鳖、蛤蟆之类可能仅是一种假象，背后隐藏的是慢

---

① 凌纯声、芮逸夫：《湘西苗族调查报告》。商务印书馆 1947 年版。
② 马学良：《倮族的招魂和放蛊》。载《云南彝族礼俗研究文集》，四川民族出版社 1983 年版。

性传染病在暗暗流行的事实，譬如"古鲁病"那样。① 从古医书如《千金要方》所述治蛊药看，大量的是虫类、动物药，如蜈蚣、斑蝥、猬皮、麝香、獭肝，或为杀虫攻下药如雄黄、巴豆、矾石、藜芦、大戟等，如今常用来治疗慢性肝硬化、肝癌类。孙思邈录"北地太守酒主万病蛊毒风气寒热方"，药用乌头、甘草、芎䓖、黄芩、桂心、藜芦、附子、白敛、桔梗、半夏、柏子人、麦冬等，并举一案例云：

> 曾有一女人年四十余，偏枯赢瘦不能起，长卧床枕，耳聋一无所闻，两手不收，已经三年。余为合之，遂得平复如旧。

这肯定是一慢性传染病人。他举出的蛊毒病症状如：

> 凡人患积年，时复大便黑如漆，或坚或薄，或微赤者，皆是蛊也。凡人忽患下血，以断下方治更增剧者，此是中蛊也。

> 凡卒患血痢，或赤或黑，无有多少，此皆是蛊毒。粗医以断痢药处之，此大非也。

> 世有拙医，见患蛊胀者，遍身肿满，四肢如故，小便不甚涩，以水病治之，延日服水药，经五十余日望得痊愈，日复增加，奄至殒没，如此者不一。学者当细寻方意，消息用之，万不失一。医方千卷，不尽其理，所以不可一一备述云耳。

以上均颇似肝硬化腹水、水肿及并发胃出血之类，也可能是慢性血吸虫病或慢性肝炎所致。而江南正是血吸虫病流行区。《续医说》有一例"蜘蛛治蛊"：

> 一人病气蛊，四肢不浮，唯腹胀大。戴元礼所谓蜘蛛病是也。俗医进以

---

① 一种流行于巴布亚新几内亚古鲁族的病。经人类学家、医学家研究，发现为慢病毒传，由风俗妇儿食尸亲脑子引起。此项研究获诺贝尔医学奖。

泄水之剂，病转剧。时值炎暑，或以清暑益气汤治之。当煎药时，偶堕蜘蛛一枚，腐熟其中，童子惧责，潜去蜘蛛，寻以药进。病人闻药香一啜而尽。须臾腹中作声，反复不能安枕。家人疑药之误用而然也。既而溲溺斗许，腹胀如削，康健复平日矣。按：《本草》云：蜘蛛气寒有毒，主治小儿丁奚腹大。烧熟啖之。未闻其功能治气蛊也。

该例显然是腹水征，得利尿而水去腹胀减轻。

蛊毒千古一谜，有待于深入蛊区调查才有破解可能。

151. 太素脉与相术

《宋史·僧智缘传》载：

僧智缘，随州人，善医。嘉祐末（1063）召至京师，舍于相国寺。每察脉知人贵贱，祸福休咎。诊父之脉，而能道其子凶。所言若神，士大夫争造之。王珪与王安石在翰林，珪疑古无此。安石曰："昔医和诊晋侯而知其良臣将死。夫良臣之命，乃见于其君之脉，则视父知子，亦何足怪哉？"

《清波杂志》载：

辉尝见父友许志康宜，论太素脉。谓可卜人之休咎。因及治平中，京师医僧智缘为王荆公诊脉，言当有子登科甲乙之喜。时王禹玉在坐，深不然之。明年，雱果登第。（智）缘自矜语验，诣公讫文以为宠。公为书曰："妙应太师智缘，诊父之脉而知其子有成名之喜。翰林王承旨疑古无此。缘曰：'昔秦医和诊晋侯之脉，知其良臣将死。夫良臣之命，尚于晋侯脉息见之，因父知子，又何怪乎？'"所书大略如此。许云：非荆公之文，特其徒假公重名，矜炫以售其术耳。

王禹玉即王珪，官大学士承旨郎；雱即王安石子。可知事出有因，《宋史》阑智缘语为安石，但无关紧要。纪昀因此于《四库全书总目》评曰：

《太素脉法》一卷，不知撰人名氏。其书以诊脉辨人贵贱吉凶。原序称：唐末有樵者，于崆峒山石函得此书。凡上下二卷，云仙人所遗。其说谎诞，盖术者所依托。此本只一卷，或经合并，或佚其下卷也。案太素脉自古无闻，《宋史》载，"僧智缘……"云云。其引据亦自有理。然推绎《传》文，医和亦以人事断之，料其当耳。故其对晋侯曰："疾不可为也，是谓近女室，疾如蛊，非鬼非食，惑以丧志。良臣将死，天命不佑。"其对赵武曰："国之大臣，荣其宠禄，任其大节，有菑祸兴而无改焉。必受其咎。"何尝一字及于脉！且《传》曰"视之"，亦不云"诊"。是特良医神解，望其神色知之。安石所云，殊为附会。大抵此术兴于北宋，故智缘以前不闻有此。而罗扩作《张扩传》，称扩少好医，从庞安时游，后闻蜀有王朴善脉，又能以太素知人贵贱祸福。从之期年，得衣领中所藏素书，尽其诀，乃辞去。扩，徽宗时人，则王朴当与智缘同时。足征其并出于嘉祐间。观此书原序，亦仅称唐末所得，其非古法审矣。此本所载，皆七言歌括，至为鄙浅，未必即领中之素书，殆方技之流又从而依托也。

纪晓岚态度明朗，认为诊脉不可能断人贵贱祸福，"太素脉"是假托附会。按《鸡肋编》，太素脉起于唐而兴于宋：

澧州有卒李文和者，本僧徒，犯罪坐黥，能诊太素脉，知人吉凶。虽心性隐微，皆可推测。尝诊司法孙评云："据脉当作僧道。然细审之，却有名无实。幼时须曾出家，不尔，亦见于小字也。"问之，果尔。以多病，尝舍于释氏，小名行者。余颇讶其别有它术。云："法中脉出寸口者当为僧道。今所出不多，又或见或隐，故以有名无实断之。"后得其书，以十二经配十二辰，如五行家分宫之法。身命运限，亦各有术。逐日随支，轮脉直事，故目下灾祸，纤悉皆可见。其书序云："本唐隐者董威辇以授张太素，太素始行其术，故以为名。"原于京师、四方，多见诊太素脉得名，而未有如李文和者。

《鸡肋编》作于绍兴三年（1133），是太素脉实记。又据张杲《医说》（1189 初撰，1224 刊行），卷三有大段文字论"太素之妙"，系记其伯祖张扩（子充）故事，谓初从庞安时游后"闻川有王朴先生者，其察脉非特知人之病，而太素之妙能测人死生祸福，见于未著之前。服膺几年，尽得其妙，乃辞而归"。略同于纪晓岚所述。文中列举张扩诊太素脉，有验于南陵富者、南陵宰妻、祈门宰、丞相汪廷俊、丞相范尧夫、宋尚书塞公、黄君谟、蔡京等数十例，并称"公名盛于崇宁、大观时，而享年止四十有九，卒于南昌"，谓自早预知云。张杲是为伯祖炫耀。

明清已多见批评太素脉。汪机（石山，1463－1539）作《矫世惑脉辨》曰：

> 其书名《太素》，而其中论述略无一言及于太素之义。所作歌括，率多俚语，全无理趣。原其初意，不过托以为徼利之媒。后世不察，遂相传习，莫有能辨其非者……盖贵贱穷通，身外之事，与身之血气了不相干，安得以脉知之乎！……彼太素者以片时之寻按，而断十生之休咎，殆必无是理。然纵使臆测屡中，亦是捕风捉影，仿佛形容，安有一定之见哉！噫，以脉察病尚不知病之的，而犹待乎望闻，况能知其他乎？……

有些医家如吴崐（1551－1620?），从医学角度论谓：

> 太素之说固为不经，然其间亦有可采者。如曰脉形圆净，至数分明，谓之清；脉形散涩，至数模糊，谓之浊。质清脉清，富贵而多喜；质浊脉浊，贫贱而多忧；质清脉浊，此为清中之浊，外富贵而内贫贱，失意处多，得意处少也。质浊脉清，此谓浊中之清，外贫贱而内富贵，得意处多，失意处少也；若清不甚清，浊不甚浊，其得失相半，而无大得丧也。富贵而寿，脉清而长；贫贱而夭，脉浊而促。清而促者，富贵而夭；浊而长者，贫贱而寿。此皆太素可采之句也。然亦不能外乎《风鉴》。故业太素者不必师太素，但师《风鉴》。《风鉴》精而太素之说自神矣。至其甚者，索隐行怪，无所不至，是又巫家之教耳。孔子曰：攻乎异端，斯害也已矣。正士岂为之。

张景岳也取此两可之论。《景岳全书·脉神章》既附此汪、吴二说，又录彭用光《太素大要》曰：

> 论贵贱，切脉之清浊；论穷通，切脉之滑涩；论寿夭，以浮沉；论时运，以衰旺；论吉凶，以缓急。亦皆仿佛《灵枢》虚实攻补，法天法地法人之奥旨。

> 凡人两手清微如无脉者，此纯阴脉，主贵；在两手俱洪大者，此纯阳脉，主贵。

徐大椿则深具识见，以为"断断无此理"。其论曰：

> 诊脉以之治病，其血气之盛衰，及风寒暑湿之中人，可验而知也。乃相传有太素脉之说，以候人之寿夭穷通，智愚善恶，纤悉皆备。夫脉乃气血之见端，其长而坚厚者，为寿之征；其短小而薄弱者，为夭之征；清而有神为智之征；浊而无神为愚之征。理或宜然。若善恶已不可知，穷通则与脉何与！然或得寿之脉，而其人或不谨于风寒劳倦，患病而死；得夭之脉，而其人爱护调摄，得以永年。又有血气甚清，而神志昏浊者；形质甚浊，而神态清明者。即寿夭智愚亦不能皆验，况其他乎！又书中更神其说，以为能知某年得某官，某年得财若干，父母何人，子孙何若，则更荒唐矣！天下或有习此术而言多验者，此必别有他术以推测而幸中，借此以神其说耳。若尽于脉见之，断断无是理也。

太素脉为医中相术，并非特例。中国相术的发展，受医学影响原本就大。甚至堪舆、风水，均有染及，五运六气、四方地理，同属一个体系的不同方向分流。而《灵枢·阴阳二十五人》，可称是后世相术的基础。约可归纳如表 19.1。[1]

---

[1]　采自漆浩：《医、巫与气功》。体育出版社 1990 年版，第 121 页。

表 19.1　阴阳二十五人表

人别	肤色	头	面	肩	腹背	手足	情绪	寿夭	病
木形之人	苍色	小头	长面	大肩	背直	手足好	劳心有才多忧	耐春夏不耐秋冬	足厥阴肝病
火形之人	赤色	小头	锐面	肩背肉满有气	广𦙃	小手足	少信多虑急心	不寿暴死	疾心手少阴心病
土形之人	黄色	大头	圆面	美肩背	大腹	美股胫小手足多肉	心好利人，不喜权势	耐秋冬不耐春夏	生足太阴脾胃病
金形之人	白色	小头	方面	小肩背	小腹	小手足骨轻	急心静悍	耐秋冬不耐春夏	病生于手太阴肺病
水形之人	黑色	大头廉颐	面不平	小肩	大腹下尻长背延延然	动手足	不敬畏，善欺人	戮死	肾病

这一外形相法，今日相书中多引用，不过改头换面而已，并加以富贵穷通引申。

又如相气色：

黄帝曰：得其形，不得其色何如？岐伯曰：形胜色、色胜形者，至其胜时年加，感则病行，失则忧矣。形色相得者，富贵大乐。黄帝曰：其形色相胜之时，年加可知乎？岐伯曰：凡年忌下上之人，大忌常加七岁、十六岁、二十五岁、三十四岁、四十三岁、五十二岁、六十一岁。皆人之大忌，不可不自安也。感则病行，失则忧矣。当此之时，无为奸事，是谓年忌。

年忌即相法中命中之"坎"。另外还有面相好恶，不赘。

又如《灵枢·寿夭刚柔》中云：

黄帝问于伯高曰：余闻形有缓急，气有盛衰，骨有大小，肉有坚脆，皮有厚薄。其以立寿夭奈何？伯高答曰：形与气相任则寿，不相任则夭。皮与肉相果则寿，不相果则夭。血气经络胜形则寿，不胜形则夭。黄帝曰：何谓形之缓急？伯高答曰：形充而皮肤缓者则寿，形充而皮肤急者则夭。形充而脉坚大者顺也；形充而脉小以弱者气衰，衰则危矣。若形充而颧不起者骨小，骨小则天矣。形充而大肉䐃坚而有分者肉坚，肉坚则寿矣；形充而大肉无分理不坚者肉脆，肉脆则天矣。此天之生命，所以立形定气而视寿天者。必明乎此立形定气，而后以临病人、决死生。黄帝曰：余闻寿天，无以度之。伯高答曰：墙基卑，高不及其地者，不满三十而死；其有因加疾者，不及二十而死也。黄帝曰：形气之相胜，以立寿天奈何？伯高曰：平人而气胜形者寿；病而形肉脱，气胜形者死，形胜气者危矣。

这里有许多医家经验积累，如同西方"希波克拉底面容"为人之"死相"。相形为了诊病。唯说之太玄，延之太远，则成相术。

无论面相、气色、骨相及其他，离不开医学所给的解剖部位及骨度知识等。但医之望诊，如舌诊、小儿指纹诊、小儿寿天判断等，本有一定规律；望其气色、神态而知病，亦是医家本领。但小说家、史家又每神其术，演绎故事，玄妙其间，诸如扁鹊之望齐桓、仲景之说仲宣、华佗之诊病人寿天，《千金方》相少儿寿天……均属此类，相家便有所"据"了。《论衡》言骨相，《汉书·艺文志》有《相人》二十四卷及伯乐相马等，皆秦汉时所出，与《内经》及医家故事同时。后世柳庄相法、麻衣相法、手相、算命测字的演绎繁衍，皆其延伸。

以上神坛医药，多巫术迷信之流风，民俗中或多或少，时隐时现，始终纠缠人间。巫术医学，不肯轻易退出也。

第二十章 中医观念中的人文世界

一、中医界的文化心理

152. "上医医国"——医学家的人格追求

中国的医生历来存高远之志，从政、参政意识很强。若不能，则隐于乡间，走方为医，"不为良相，则为良医"。这反映出心理上始终有一个文化情结，期望价值不能达到，心怀怨怼。如有机会，则以医论国："原诊以及国"，又不免迂腐之论——这也是中国旧时代知识分子的通病。成为良医，是一种心理慰藉。医国与医人是一个互相吻合的环。

"上医医国"论出现很早。《国语·晋语》曰：

> 平公有疾，秦景公使医和视之。出曰："不可为也……良臣不生，天命不祐。若君不死，必失诸侯。"赵文子闻之曰："武从二三子以佐君为诸侯盟主，于今八年矣。内无苛慝，诸侯不二，子胡曰良臣不生，天命不祐?"对曰："自今之谓。和闻之曰：直不辅曲，明不规暗，拱木不生危，松柏不生埤。吾子不能谏惑，使至于生疾；又不自退而宠其政。八年之谓多矣，何以能久!"文子曰："医及国家乎?"对曰："上医医国，其次疾人，固医官也。"……文子曰："君其几何?"对曰："若诸侯服，不过三年；不服不过十年。过是，晋之殃也。"是岁也，赵文子卒，诸侯叛晋；十年，平公薨。

医和认为："上医医国，其次疾（治）人"，是医家的职责。当时医学尚未独立，医国与医人被认为相通。甚至人之死与霸主地位的亡失，二者可择其一。显然，这是天人合一论的反映。

由此开始，治理国家被认为是医国；治疗人的疾病，则称医人。有志之士每以"活国医"、"医国策"自诩。黄庭坚有诗二首，其中云：

> 诚求活国医，何忍弃和缓。（《见子瞻灿字韵诗次韵》）

> 医和不并世，根深且蒂固；人言可医国，何用太早计？（《古诗二首上苏子瞻》）

邵雍《有病吟》亦说：

> 身之有病，当求药医；药之非良，其身必亏；
> 国之有病，当求人医；人之非良，其国必危。
> 事之未急，当速改为；事之既急，虽悔难追。

> 一身如一国，有病当求医；病愈药便止，节宣良得宜。

陆游的诗则曰：

> 胸次岂无医国策，囊中幸有活人方。（《小疾偶书》）

辛弃疾词曰：

> 万金不换囊中术，上医元自能医国。（《菩萨蛮·赠张医道服为别且令馈河豚》）

张孝祥《敬谢经略秘阁余甘汤》诗之二中云：

> 还将苦口劘英主，医国悬知药笼多。

文人志士均以医国自许，在民族存亡关头，作慷慨激昂之论。从此也可知医人医国论的影响之大。宋·洪迈《容斋随笔》卷二有曰：

（唐）睿宗召司马子微问其术。对曰："为道日损，损之又损，以至于无为。夫心目所知见，每损之尚不能已，现攻异端而增智虑哉？"帝曰："治身则尔，治国若何？"曰："国犹身也，故游心于淡，合气于漠，与物自然而无私焉。而天下治。"

这是劝皇帝实施无为而治，理论根据却是治身之道，"与物自然而无私焉"，"淡漠"而已。治国治身通同一律。

徐春甫《古今医统》引：

《郁离子》曰："治天下其犹医乎？医切脉以知证，审证以为方。证有阴阳虚实，脉有浮沉细大，而方有补泻、针灼、汤剂之宜。参苓姜桂硝黄之药，随其人之病而施焉。当则生，不当则死矣。是故知证知脉而不善为方，非医也，虽有扁鹊之方，徒哓哓而无用。不知证、不知脉，道听途说以为方，语人曰'我能医'，是贼天下者也。故治乱，证也；纪纲，脉也；道德刑政，方与法也；人才，药也。夏之政尚忠，殷乘其弊而救之以质；殷之政尚质，周乘其弊而救之以文；秦用酷刑苛法以钳天下；天下苦之，而汉乘之以宽大，守之以宁一，其方与证对，其用药也无舛。天下之病，有不瘳者鲜矣。"

郁离子用治病之理说明历史朝代的演替，堪称"上医医国"的正解，以医理论国事，但尚非医家之事。将医国与医人视为医家之事，《灵枢·师传篇》说得十分明白：

黄帝曰："余闻先师，有所心藏，弗著于方。余愿闻而藏之，则而行上。上以治民，下以治身，使百姓无病，上下和亲；德泽下流，子孙无忧；传于后世，无有终时。可得闻乎？"岐伯曰："远乎哉问也。夫治民与自治，治彼与治此，治小与治大，治国与治家，未有逆而能治之也。夫惟顺而已矣。顺者，非独阴阳脉论气之逆顺也，百姓人民皆欲顺其志也。"黄帝曰："顺之奈何？"岐伯曰："入国问俗，入家问讳，上堂问礼，临病人问所便。"黄帝曰：

"便病人奈何？"岐伯曰："夫中热消瘅则便寒，寒中之属则便热……"黄帝曰："胃欲寒饮，肠欲热饮，两者相逆，便之奈何？且夫王公大人血食之君，骄恣从欲，轻人，而无能禁之。禁之则逆其志，顺之则加其病，便之奈何？治之何先？"岐伯曰："人之情，莫不恶死而乐生，告之以其效，语之以其善，导之以其所便，开之以其所苦，虽有无道之人，恶有不听者乎？"黄帝曰："治之奈何？"岐伯曰："春夏先治其标，后治其本；秋冬先治其本，后治其标。"黄帝曰："便其相逆者奈何？"岐伯曰："便此者，食饮衣服，亦欲适寒温。寒无凄怆，暑无出汗。食饮者，热无灼灼，寒无沧沧。寒温中适，故气将持，乃不致邪僻也。"

《内经》作者与医和发论的立足点并不相同。医和是天命论，《内经》是自然哲学公理论，主张治国与治人皆当顺应自然之理。认识了自然之理，便能"原脉以知政，推疾以及国"（《隋书·经籍志》）。

到唐代孙思邈，医国的"上医"实际上已与行医的实践脱钩，仅仅作为医理高下的标准，成为医生人格价值的理想追求，而不是实际职事所在。《千金要方·诊候》中说：

古之善为医者，上医医国，中医医人，下医医病。又曰：上医听声，中医察色，下医诊脉。又曰：上医医未病之病，中医医欲病之病，下医医已病之病。若不加心用意，于事混淆，即病者难以救矣。……愚医不通三部九候及四时之经，或用汤药倒错，针灸失度，顺方治病，更增它疾，遂致灭亡。哀哉烝民！枉死者半，可谓世无良医，为其解释。

因为这种分离，历史上真正参政、从政以医国的"上医"实际上几乎没有。《元史·许国桢传》中的许国桢或许是一个：

许国桢，字进之，绛州曲沃人也。祖济金绛州节度使。父曰严荣州节度判官，皆业医。国桢博通经文，尤精医术。金乱避地嵩州永宁县。河南平，归寓太原。世祖在潜邸，国桢以医征至翰海留守掌医药。庄圣太后有疾，国桢治之，刻期而愈，乃张宴赐坐。太后时年五十三，遂以白金铤如年赐之。伯撒王妃病目，治者针误损其明。世祖怒，欲坐以死罪。国桢从容谏曰："罪固当死。然原其情，乃恐怖失次所致。即诛之后，谁敢复进。"世祖意解，且奖之曰："国桢之直，可作谏官。"……世祖过饮马湩，得足疾。国桢进药味苦，却不服。国桢曰："古人有言，良药苦口利于病，忠言逆耳利于行。"已而足疾再作，召国桢入视。世祖曰："不听汝言，果困斯疾。"对曰："良药苦口既知之矣。忠言逆耳，愿留意焉。"世祖大悦。……征云南，机密皆得参与，朝夕未尝离左右……至元九年（1272）己未，世祖率师团围鄂州，获宋人数百族。诸将欲尽坑之，国桢力请止。诛其凶暴，余皆获免。及师还，招降民数十万口，疲饿颠仆者满道。国桢白发蔡州军储粮赈之，全活甚众。世祖即位，录前劳授荣禄大夫，提点太医院事，赐金符。至元三年（1266），改授金虎符。十二年（1275）迁礼部尚书。国桢尝上疏言慎财赋，禁服色，明法律，严武备，设谏官，均卫兵，建学校，立朝仪。事多施行。凡所荐行，皆知名士，士亦归重之。帝与近臣言及勋求大臣，因谓国桢曰："朕昔出征，同履艰难者，惟卿数人在尔。"遂拜集贤院大学士，进阶光禄大夫。每进见帝，呼为"许光禄"而不名。由是内外诸王大臣，皆以许光禄呼之。升翰林集贤大学士，卒年七十六。

许国桢因为与元世祖的个人关系而得进言国事，所言皆以汉制以使元蒙制相归化，为元朝奠立卓有功勋。医术也属佳良，但在医学发展过程中，并不是有贡献人物。类似的医生还有《明史》中的吴杰、戴思恭等，都是皇帝御医，能说上几句话，稍可言及国事的。真正可称"医国"的是孙中山，还有鲁迅，初时皆学医，后"弃医从政"、"弃医从文"。

所以，确切地说，"上医"多是后来以儒医自居的，自以为是治国之才却流于治疾的人。

徐大椿（1693-1771）的见解比较独特。《医学源流论》自序曰：

　　……人之所系，莫大乎生死。王公大人、圣贤豪杰可以旋转乾坤，而不能保无疾病之患。一有疾病不得不听之医者，而生杀唯命矣。夫一人系天下之重，而天下所系之人其命又悬于医者下，而一国一家所系之人更无论矣……

他从医治重臣、皇家之病而谓"医国"论，并不认为医家也须是政治家。不过，他对乡间民众的福利经济大事仍然积极参与。袁枚《徐灵胎先生传》云：

> ……先生身长广颡，音声如钟，白须伟然，一望而知为奇男子。少时留心经济之学，于东南水利，尤为洞悉。雍正二年（1724），当事大开塘河，估深六尺，傍塘岸起土。先生争之曰："误矣！开太深则费重，淤泥易积；傍岸泥崩，则塘易倒。"大府是之。改缩浅短，离塘岸一丈八尺起土，工省费而塘以保全。乾隆二十七年（1762），江浙大水，苏抚庄公欲开震泽七十二港，以泄太湖下流。先生又争之曰："误矣！震泽七十二港，非太湖之下流也。惟近城十余港，乃入江故道，此真下流，所当开浚者。其余五十余港，长二百余里，两岸室庐坟墓以万计，如欲大开，费既重而伤民实多。且恐湖泥倒灌，旋开旋塞。此乃民间自浚之河，非当官应办之河也。"庄公以其言入奏，天子是之。遂赋工属役，民不扰而工已竣。

徐大椿可算是苏州地方的一位"政协委员"了。能参言国事的医生，至多亦只能如此。

但是，另一方面，高居尊位的医者，也可能危害国家，危害人民。宋朝王继先即是一例，他是秦桧密友，同样奸臣误国。《桯史》记：

> 余稚年入闽，过福。闻有黑虎王医师者，富甲一郡。问之，则继先之别名也。继先世业医，其大父居京师，以黑虎丹自名，因号黑虎王家。及继先，幸于高宗，积官留后，通国称为医师。虽贬犹得丽于称谓焉。初，秦桧擅权而未张，颇略上左右以固宠，继先实表里之。当其盛时，势焰与桧挈，大张去为，而下不论也。……桧欲贵其姻族，不自言，每请进继先之党与官，继先亦乘间为桧请。诸子至列延阁，金紫盈门，掩顾赇谢，攘市便腴，抑民子女为妾侍，罪不可胜纪，而依凭城社，中外不敢议者三十年。

《宋史·王继先传》亦言其"奸黠善佞"。与秦桧同为主和投降派，卖国求荣，是亡宋祸首之一。

可见医的从政与否，并非上医真正标准。有仁民利国之心，治病而救人，方为上医。上医与良医、明医、儒医，始终是医家人格理想的追求、医学伦理道德的标杆，不应以其实际所任之职、所居之位论定。

153.　"医者意也" ——医家思维的方式与逻辑

"医者意也"，最早出自东汉名医郭玉。范晔《后汉书·郭玉传》云：

> 玉仁爱不矜，虽贫贱厮养，必尽其心力。而医疗贵人，时或不愈。帝乃令贵人羸服变处，一针即差。召玉诘问其状，对曰："医之为言，意也。腠理至微，随气用巧，针石之间，毫芒即乖。神存于心手之际，可得解而不可得言也。夫贵者处尊高以临臣，臣怀怖慑以承之；其为疗也有四难焉：自用意而不任臣，一难也；将身不谨，二难也；骨节不强，不能使药，三难也；好逸恶劳，四难也。针有分寸，时有破漏，重以恐惧之心，加以裁慎之志，臣意且犹不尽，何有于病哉！此其所为不愈也。"帝善其对。

郭玉的"意"，在于静心息虑，细细体察感受，专志于诊病。此言一出，被后世反复引用。《旧唐书·许胤宗传》载：

> ……或谓曰："公医术若神，何不著书以贻将来？"胤宗曰："医者意也，在人思虑。又脉候幽微，苦其难别；意之所解，口莫能宣。且古之名手，唯是别脉。脉既精别，然后识病。夫病之于药，有正相当者，唯须单用一味，直攻彼病。药力既纯，病即立愈。今人不能别脉，莫识病源，以情臆度，多安药味。譬之于猎，未知兔所，多发人马，空地遮围，或冀一人偶然逢也。如此疗疾，不亦疏乎？假令一药偶然当病，复共他味相和，君臣相制，气势不行。所以难差，谅由于此。脉之深趣，既不可言，虚设经方，岂加于旧。吾思之久矣，故不能著述耳。"

这是说诊脉之难，"只可意会，不能言传"，全凭医家以"意"感受。不精于脉者才以情度病。《新唐书》本传说得更加明白：

> 医特意耳。思虑精则得之。脉之候幽而难明，吾意所解，口莫能宣也……今之人不善为脉，以情度病，多其物以幸其功，譬猎不知兔，广络原野，冀一人获之，术亦疏矣。一药偶得，它味相制，弗能专力，此难愈之验也。脉之妙处不可传，虚著方书，终无益于世。此吾所以不著书也。

这样说，诊脉不尽在手指感受，且在于医者思虑辨识，以意为解。这里包括医家本人的经验，同时也有诊脉者对脉学理论的掌握和理解，全凭一心。所以在一般缺少诊脉经验及对脉学理论钻研不深的医生，只好用"机关枪打麻雀"的方法，用多药而冀偶中。许胤宗（约536－626）擅脉诊，善治骨蒸中风，是富有经验的医生。

但是至孙思邈，含义已有变化。《千金要方·诊候》中说：

> 张仲景曰：欲疗诸病，当先以汤荡涤五脏六腑，开通诸脉。治道阴阳，破散邪气，润泽枯朽，悦人皮肤，益人气血。水能净万物，故用汤也。若四肢病久，风冷发动，次当用散，散能逐邪。风气湿痹表里移走，居无常处者，散当平之。次当用丸，丸药者能逐风冷，破积聚，消除坚癖，进饮食，调和荣卫。能参合而行之者，可谓上工。故曰：医者意也。

看来似为孙思邈意解仲景用汤、散、丸三种剂型的原理。汤为荡涤，散为散邪，丸可逐走而破积消癖，本身有比附推类互渗之义。但又强调"能参合而行之者可谓上工"，即能分析病状灵活处置，是"医者意也"的关键所在。当然，仍不废诊脉时的辨识精思。他还主张四诊合参，并结合四时阴阳及五行脏腑所属一起作分析。孙思邈基本勾勒了一位中医师诊断时的思维模式：大宇宙原理—小宇宙相应—证候表现—四诊体认—相应处方治疗。根据这一思维模式，孙思邈对习业者的知识范围提出要求。认为：

　　凡欲为大医，必须谙《素问》、《甲乙》、《黄帝针经》、《明堂流注》、《十二经脉》、《三部九候》、《五脏六腑》、《表里孔穴》、《本草》、《药对》，张仲景、王叔和、阮河南、范东阳、张苗、靳邵等诸部经方。又须妙解阴阳禄命，诸家相法及灼龟五兆，周易六壬，并须精熟。如此乃得为大医。若不尔者，如无目夜游，动致颠殒。

　　次须熟读此方，寻思妙理，留意钻研。始可与言于医道者矣。又须涉猎群书。何者？若不读五经，不知有仁义之道；不读三史，不知有古今之事；不读诸子，睹事则不能默而识之；不读内经，则不知有慈悲喜舍之德；不读庄老，不能任真体运，则吉凶拘忌，触涂而生。至于五行休王，七耀天文，并须探赜。若能俱而学之，则于医道无所滞碍，而尽善尽美者矣。（《千金要方·大医习业》）

　　"于医道无所滞碍"，也就是思路畅通无阻，医家综合集中了各种知识，自然医理、社会生态、临床经验等才能做到。"医者意也"，在临床诊断时集中表现出来。文中"内经"，疑是"佛经"。

　　当然，这不过是医者思维诊断的知识结构基础。临床医家同时还得有临床实践的经验基础。孙思邈强调说：

　　医方卜筮，艺能之难精者也。既非神授，何以得其幽微？世有愚者，读方三年，便谓天下无病可治；及治病三年，乃知天下无方可用。故学者必须博极医源，精勤不倦。不得道听途说，而言医道已了。深自误哉！（《千金要方·大医精诚》）

　　俗云："后生手艺老郎中"，"姜是老的辣"。中医师愈老愈有经验，愈多知识，愈能达到"医者意也"的出神入化程度。

　　直接临证时如此，在医学理论上有发明，也与医家的思维方法有关。明·王文禄《医先》指出：

　　医者意也。度时致病者意起之，立方医之。若天时圣教不同也。罗太无见元世风俗奢靡，丰于滋味，湿热痰火，致病常多，故授朱丹溪以清金降火之法，乃辟和剂局方温补之非。矫之过也。夫局方热药固不可，丹溪专用凉药亦不可，况今元气日耗也，用丹溪法治者，多坏脾胃，益痰生脾湿。热生脾虚，必用东垣补脾法为上。是以医贵审气运，察人情，及致病之原。

"通权达变"是医家用"意"之深所在。无论理论构成、运用及临床处置，都一样。

不过，古代医家提倡的主要还是在经典和大医家论述的范围内审气运、察人情，以"意"变通，灵活运用。首先强调学习时的融会贯通，然后才有临床上的知权知变。王纶《明医杂著》总结了这一逻辑思路：

> 或问：仲景、东垣、河间、丹溪诸书孰优？学之宜何主？曰：宜专主《内经》而博观乎四子，斯无弊矣。盖医之有《内经》，犹儒道之六经无所不备；四子之说，则犹学庸语孟，为六经之阶梯，不可缺一者也。四子之书，初无优劣，但各发明一义耳。仲景见《内经》载伤寒，而其变迁反复之未备也，故著论立方以尽其变；后人宗之，使用既久，渐失其真。用以通治温暑内伤诸证，遂致误人。故河间出而始发明治温暑之法；东垣出而始发明治内伤之法。河间之论，即《内经》五运六气之旨；东垣之说，即《内经》饮食劳倦之义。仲景非不知温暑与内伤也，特其著书未之及。河间、东垣之于伤寒，则遵用仲景而莫敢违矣。至于丹溪出而集诸医之大成，发明阴虚发热，类乎外感、内伤，及湿热相火为病甚多，随证著论，亦不过阐《内经》之要旨，补前贤之未备耳。故曰：外感法仲景，内伤法东垣，热病用河间，杂病用丹溪。一以贯之，斯医道之大全矣。

徐春甫《古今医统》亦说：

> 相彼天下之人所重者，生也；生之所系者，医也；医之所原者，理也。上古有黄帝、岐伯、扁鹊、华佗苏死更生、醒魂夺命之术；以至三代而降，学是者疏莽聊略，不致精元，时时有贼夫人者，何也？盖于阴也而体之以阳，阳也而拟之以阴，虚也而推之以实，实也而度之以虚，外也而揣之以

内，内也而象之以外，急也而料之以缓，缓也而臆之以急，进也而窥之以退，退也而探之以进，孟浪以诊其脉，浮浅以察其证，苍黄以稽其声，恍惚以征其色。所以颠倒用矇瞶之工，舛差施聋盲之药。斩绵绵未艾之年，绝婉婉方增之齿，俾含枉而下世，抱屈而归泉。天下之夭折者，诚为庶哉。嗟嗟！医本活人，学之不精，反为夭折。

这不是"学之不精"，而是"思之不精"，没有达到心领神会，手到"意"到，按照中医诊病的逻辑程序去辨识断病的高度纯熟意境。高度纯熟者，不但善于将经典医家之论临证化裁，而且随手拈来，便成一方。《医说·外患当以意治》有一例：

人之疾病，无不自虚实冷热而作，各有形证，可以对治。其用药不过补泻寒温而已。然亦有不由虚实冷热而致者，如前说是也。又有诸虫入耳，喉中诸鲠，蟪蛄溺人影而生疮，目中有眯之类，皆非虚实冷热之病。法当以意治之。如灌牛乳、炙猪肉掩耳上以治诸虫；默念鸬鹚及戴鱼网以治鱼鲠；以象牙末、狐狸骨以治骨鲠；地上画蟪蛄形、取其腹上土以治溺影疮；以胆汁鸡肝血及治水中豆以治目中眯之类，竹溜牙以治竹刺。此皆以意治之法也。

又如明·许浩《复斋日记》所记：

滑寿，字伯仁，号撄宁，工古文词，善医。……其治人疾，不拘物于方书，而以意处剂。投无不立效。秋日，姑苏诸仕人邀游虎丘山，一富家有产难，挽回。诸仕人不可。先生登阶，见新落梧桐叶，拾与之曰："归急以水煎饮之。"未登席，报儿产矣。皆问此出何方？撄宁曰："医者意也，何方之有？夫妊已十月而未产者，气不足也。桐叶得秋气而坠，用以助之，其气足，宁不产乎？"

类此故事还见于叶天士：

邻妇难产数日夜，他医业立方矣。其夫持问天士，为加梧桐叶一片。产立下。后有效之者，天士笑曰："吾前用梧桐叶，以是日立秋故耳。过此何益！"其因时制宜之巧如此。（《清朝野史大观》）

"意"会到如此出神入化，可称"神医"了。除了主观想象外，巫术互渗交感的影响也十分明显。《东坡杂记》已作过谈谑嘲讽。其以"医者以意用药"为名篇：

欧阳文忠公尝言有患疾者，医问其得疾之由。曰："乘船遇风，惊而得之。"医取多年柂牙为柂工手汗所渍处割末，杂丹砂茯神之流，饮之而愈。今《本草》注引《药性论》曰："止汗用麻黄根节，及古竹扇为末服之。"文忠因言："医以意用药，多此比。初似儿戏，然或有验，殆未易致诘也。"予因谓："公以笔墨烧灰饮学者，当治昏惰耶？推此而广之，则饮伯夷之盥水可以疗贪，食比干之馉余可以已佞，舐樊哙之盾可以治怯，嗅西子之珥可以疗恶矣。"公遂大笑。元祐三年闰八月十七日，自行入颍州界，坐念二十年前见文忠公于此，偶记一时谈笑之语，聊复识之。

苏东坡果然甚具辩术，将问题中隐含的矛盾两端推向极致，于是就暴露出双方的尖锐对立、不可相容处，揭露出某些医家"以意度之"的思维方法的原始性质，认为是不可取的。清代文人李渔对此类"意会"方法亦多微词。近代文学家、思想家鲁迅也做过多次类似驳论，例如在《朝花夕拾·父亲的病》中，谈到医生陈莲河开的处方，药引要用"蟋蟀一对"，旁注小字为"要原配，即本在一窠中者"。鲁迅评论说："似乎昆虫也要贞节，续弦或再醮，连做药资格也丧失了。"在《坟·论照相之类》中，批评"月经精液可以延年，毛发爪甲可以补血，大小便可以医许多病，臂膊上的肉可以养亲"。鲁迅所批评的这些正是原始互渗思维形式的残留，而"医者意也"中则往往吸收在内。

所以，"医者，意也"，无论从正反两面来看，都是古代中医思维方法的主体。如果运用合宜，限定在自然哲学范围之内，又确实辨证仔细，四诊合参，则处方用药常可收独到之效；而"意"之延伸，超出自然哲学范围，便步入巫术领地，未免涉于荒诞，沦为下流。但不管如何，中医学强调医家在诊治过程中积极的主体参与意识，似属可取。

154. "用药如用兵"——临床医家的行为心理

如果讨论中医医家的行为方式，具体的原则条款很多。例如"医不叩门，有请才行"。如果不请自行，便犯忌。所以过去的医师，都在家中静候病家来请；或者在医院佛寺等专门的施医施药处，"坐堂门诊"。《清明上河图》中的"赵太丞家"相当于今之中医诊所，虽是宋代开封街市药铺景象，但医生坐堂并兼卖药，确是千百年来中医诊病用药的基本格局。除非是下等之医，即走方郎中，被视为江湖庸医的，才沿街叫卖，兜售假药。虽然他们中间也不乏高手，却总是被低看好几个等级。至于应请出诊，不避寒暑险巇等，则属于医家伦理道德行为规范。不在此论。

传统上医家接触病人、诊病施药，形成了一种谨慎小心，却又如将帅临敌、大胆布阵攻守的心理习惯。即所谓"用药如用兵"论。这当然是非常好的。

孙思邈有一段话，在《唐书》本传等中被引用，对后世中医有很大影响。其曰：[①]

> 胆欲大而心欲小，智欲圆而仁欲方。心为五脏之君，君以恭慎为主，故心欲小；胆为五脏之将，将以果决为务，故胆欲大。智者动，象天，故欲圆；仁者静，象地，故欲方。《诗》曰："如临深渊，如履薄冰"，谓小心也。"纠纠武夫，公侯干城"，谓大胆也。《传》曰："不为利回，不为义疚"，仁之方也；《易》曰："见机而作，不俟终日"，智之圆也。

以上是卢照邻问"名医愈疾，其道如何"时，孙思邈回答的一段话，对医家行为的心理素质、指导原则等做了概括的说明。这在后来李中梓的《医宗必读》中，解释最为精到，并作了延伸：

---

① 以下引文据《全唐文》、《大唐新语》、新旧《唐书》一并校改。

孙思邈之祝医者曰：行（按：应为"仁"①）欲方而智欲圆，心欲小而胆欲大。嗟乎！医之神良，尽乎此矣。宅心醇谨，举动安和，言无轻吐，目无乱观，忌心勿起，贪念罔生；毋忽贫贱，毋惮疲劳，检医典而精求，对疾苦而悲悯，如是者谓之行（仁）方；禀赋有厚薄，年岁有老少，身形有肥瘦，性情有缓急，境地有贵贱，风气有柔强，天时有寒热，昼夜有轻重，气色有吉凶，声音有高下，受病有久新，运气有太过不及，知常知变，能神能明，如是者谓之智圆；望闻问切宜详，补泻寒热须辨，尝思人命至重，冥报难逃，一旦差讹，永劫莫忏，乌容不慎？如是者谓心小；补即补而泻即泻，热斯热而寒斯寒，抵当承气，时用回春，姜附理中，恒投起死。析理详明，勿持两可。为是者谓之胆大。四者似分而实合也。世未有详谨之士，执成法以伤人；灵变之人，败名节以损气。行（仁）方者智必圆也；心小惟惧或失，胆大则药知其证。或大攻，或小补，似乎胆大，不知不如是则病不解，是胆大适所以行其小心也。故心小胆大者，合而成智圆，心小胆大智圆者，合而成行（仁）方也。世皆疑方则有碍乎圆，小则有妨乎大，故表而出之。

"胆大心小、智圆仁方"，是兵家的谋略和用兵原则。临病如临阵，用药如用兵，最好地概括了医家的心理。《内经》中略涉及与兵法的关系。如《灵枢·逆顺》中，岐伯引《兵法》云："无迎逢逢之气，无击堂堂之阵。"《灵枢·刺法》中则曰："无刺熇熇之热，无刺漉漉之汗，无刺浑浑之脉，无刺病与脉相逆者。"两者如出一辙。《灵枢·玉版》亦以"五兵"比针法："两军相当，旗帜相望，白刃陈于中野者，此非一日之谋也；能使其民令行禁止，士卒无白刃之难者，非一日之教也，须臾之得也。"

在战乱频仍的汉末魏晋南北朝时代，医学家很容易就医学与军事间的这种共同原则做出贴切、系统的概括。仲景弟子卫汛最早用此比喻："药性刚烈，犹若御兵。兵之猛暴，岂容安发！"（《千金要方·食治》引）尤其褚澄《褚氏遗书》曰：

---

① 参见拙作：《"智圆行方"还是"智圆仁方"？——〈旧唐书〉订误一例》。载《文史》第十五辑，第184页。

用药如用兵，用医如用将。善用兵者，徒有车之功；善用药者，姜有桂之效。知其才智，以军付之，用将之道也；知其方技，以生付之，用医之道也。世无难治之病，有不善治之医；药无难代之品，有不善代之人。民中绝命，断可识矣。

褚澄将医家临床处置法度的心理原则与行为原则阐述得十分准确。医家必须如将军指挥作战，既善于判明敌情，恰当调动兵力，做到知己知彼，灵活机动，克敌制胜，又要善于在敌强我弱、兵力不足的情况下，以卒代车，以弱制强。故"世无难治之病，有不善治之医；药无难代之品，有不善代之人"。医者从而指挥若定，风度倜傥，所向无不披靡。

于是历代医家，常以此为原则述用药方法。如李杲《珍珠囊指掌》中云：

用药之忌，在乎欲速。欲速则寒热温凉行散补泻，未免过当。功未获奏，害已随之。夫药无次序，如兵无纪律，虽有勇将，适以勇而偾事。又如理丝，缓则可清其绪，急则愈坚其结矣。

夫病有宜补，以泻之之道补之；病有宜泻，以补之之道泻之。病有宜寒剂者，以热剂为向导之兵；病有宜热剂者，以寒剂类从之引。病在上者治下，病在下者治上。病同也，而药异；病异也，而药同。其义至微，学者最宜深究。

夫用药之法，贵乎明变。如风会有古今之异，地气有南北之分，天时有寒暑之更，禀赋有厚薄之别，受病有新旧之差，年寿有老少之殊，居养有贵贱之辨。用药之际，勿好奇，勿执一，勿轻妄，勿迅速。须慎重精详，圆融活变，不妨沉会，以期必安，药于是乎功成。惜先贤未有发明，后学因而弗讲，其误世也，不既多乎！

用药根据病情，常出奇制胜；而以纪律、秩序统率之；缓急轻重，攻守自如。这是东垣的用药法。后人评曰：

仲景处方药品甚少，及东垣用药多至二十余味。丹溪云：余每治病，效东垣用药，效仲景处方。庶品味数则药力专。丹溪何以不法东垣而效仲景耶？曰：明察药性，莫如东垣。盖所谓圣于医者也。故在东垣则可多，他人而效其多，斯杂乱矣。东垣如韩信将兵，多多益善。丹溪不过能将十万，故不敢效其多。（王纶《明医杂著》）

医者，识脉方能识病。病与药对，古人惟用一药治之，气纯而功愈速；今之人不识病源，不辨脉理，药品数多每至十五六味，攻补杂施，弗能专力，故治病难为功也。韩天爵云：处方正不必多品，但看仲景方何等简便。丹溪云：东垣用药如用兵，多多益善者，盖讳之也。（俞弁《续医说》）

褒贬不一，但主张"用药如用兵"则相同。主张权变活用也相同。故王文恪公云：

今世医率祖李明之、朱彦修，其处剂不出参术之类，所谓医之王道也。信知本矣。然病出于变，非参术辈所能效者，则药亦不得不变。可变而不知变，则坐以待亡；变而失之毫厘，则反促其死。均之为不可也。故曰：可与立未可与权。药而能权，可谓妙矣。明之、彦修未尝废权也，世医师其常而不思其变，非用权之难乎！（《震泽文集》）

强调用药之难，恰如用兵用权之难。徐春甫《古今医统》进一步指出：

治病犹对垒。攻守奇正，量敌而应者，将之良；针灸药因病而施治者，医之良也。

论述用药如用兵，最详尽确切的是徐大椿《医学源流论·用药如用兵论》：

圣人之所以全民生也，五谷为养，五果为助，五畜为益，五菜为充，而毒药则以之攻邪。故虽甘草、人参，误用致害，皆毒药之类也；古人好服食者，必生奇疾，犹之好战胜者，必有奇殃。是故兵之设也，以除暴，不得已而后兴；药之设也，以攻疾，亦不得已而后用：其道同也。故病之为患也，小则耗精，大则伤命，隐然一敌国也；以草木偏胜，攻脏腑之偏胜，必能知彼知己，多方以制之，而后无丧身殒命之忧。是故传经之邪，而先夺其未至，则所以断敌之要道也；横暴之疾，而急保其未病，则所以守我之岩疆也。挟宿食而病者，先除其食，则敌之资粮以焚；合旧疾而发者，必防其并，则敌之内应既绝。辨经络而无泛用之药，此之谓向导之师；因寒热而反用之方，此之谓行间之术。一病而分治之，则用寡可以胜众，使前后不相救，而势自衰；数病而合治之，则并力捣其中坚，使离散无所统，而众悉溃。病方进，则不治其太甚，固守元气，所以老其师；病方衰，则必穷其所之，更益精锐，所以捣其穴。若夫虚邪之体，攻不可过，本和平之药，而以峻药补之，衰敝之日，不可穷民力也；实邪之伤，攻不可缓，用峻厉之药，而以常药和之，富强之国，可以振武威也。然而选材必当，器械必良，克期不愆，布阵有方，此又不可更仆数也。《孙武子》十三篇，治病之法尽之矣。

完全用"兵法"来阐明用药法，头头是道。又如张景岳，武夫出身，《景岳全书》中竟以古方八略、八阵，新方八略、八阵等用兵之道分派医药。

关于医家面对病人的行为原则，还有一种说法是"用药如用刑"。清初大臣年希尧著《本草类方》云：

夫用药如用刑，误即便隔死生。然刑有司鞫成然后议定，议定然后书罪。盖人命一死不可复生，故须如此详谨。用药亦然。今医者至病家，便以所见用药。若高医识病，知脉药相当，如此即应手奏效；或庸下之流，孟浪滥施汤剂，逡巡便至危殆。如此杀人，何太容易！良由病家不善择医，平日未尝留心于医术也。可不慎哉！

年希尧是年羹尧之兄。羹尧在朝，势焰跋张，后被罗织罪名处死。希尧及父，亦遭夺官。希尧可能因此深知刑罪之瘇，施于人有不可挽回者。医药不慎，同样可以夺命。不过，"用药如用刑"，是以人为对象；而"用药如用兵"，系以病为对象兼及于人。稍有不同。

以上说明的是医家临证心理，能谨慎从事，大胆攻病，不贪财色名利，务在救人活命。但应指出，相反的态度，当时亦不在少数。李中梓《医宗必读》中有一些：

> 所谓医人之情者，或巧语诳人，或甘言悦听，或强辩相欺，或危言相恐，此便佞之流也；或结纳亲知，或修好僮仆，或营求上荐，或不邀自赴，此阿谄之流也；有腹无藏墨，诡言神授，目不识丁，假托秘传，此欺诈之流也；有望闻问切，漫不关心，枳朴归苓，到手便摄，妄谓人愚我明，人生我熟，此孟浪之流也；有嫉妒性成，排挤为事，阳若同心，阴为浸润，是非颠倒，朱紫混淆，此谗妒之流也；有贪得无知，轻忽人命，如病在危疑，良医难必，极其详慎，犹冀回春，若辈贪功，妄轻投剂，至于败坏，嫁谤自文，此贪倖之流也；有意见各持，异同不决，曲高者和寡，道高者谤多，一齐之传几何，众楚之咻易乱，此庸浅之流也；有素所相知，苟且图功，有素不相识，遇延辨证，病家既不识医，则倏赵倏钱，医家莫肯任怨，则惟苓惟梗；或延医众多，互为观望，或利害攸系，彼此避嫌，惟求免怨，诚然得矣，坐失机宜，谁之咎乎？……

李中梓称为"医人人情"。实际是医中庸俗，无赖不肖之徒所为。无仁人之心，也无治病真技，自然不会临证如临深渊，如履薄冰。也不可能有"用药如用兵"的心理准备。是不能代表大多数中医家的。

二、 求医心理与求医行为

155. "有病不治，常得中医"

俗云"病来如山倒，病去如抽丝。"病家及亲属对病心含畏惧，对医生则多期冀。但是世上总是良医少而凡医多；若不巧找上一个庸妄医生，小病变成大病，大病枉送性命。至少秦汉时代这种情况很多，不然《汉书·艺文志》不会作如此喟叹：

> 方技者，皆生生之具，王官之一守也。太古有岐伯、俞跗；中世有扁鹊、秦和。盖论病以及国，原诊以知政。汉兴有仓公。今其技术晻昧。……失其宜者，以热益热，以寒增寒。精气内伤，不见于外，是所独失也。故谚曰：有病不治，常得中医。

对这种比较普遍的病家心理——不求医而求自愈，没有什么可以指摘的。事实上人类疾病，尤其是轻度外感类，多可因人体自身的抗病能力，趋向自愈。比高手治病可能略差一筹；比起落入庸医之手，则不知好多少倍。至少相等于中等水平的治疗（即"中医"）。苏辙因云："愚医类能杀人，而不服药者未必死。"（《宇文融》）

宋·刘斧《青琐高议后集》中曰：

> 夫医之为道，尤难于他术，从来久矣。方其疾也，虽金玉满堂，子弟骨肉环卫，莫能为计，必得良医以起之，则医之功非小焉。主执人之性命者也。此所以良医患少，而庸医患多也。不意人疾为庸医所持，反复寒热，弗辨形脉，是巫其疾使加焉。则从而失者有之。余尝患其若是。

这是事实。诚如太史公所言："人之所病病疾多；而医之所病病道少。"（《史记·扁鹊传》）碰上庸医，还不如不治。苏轼《盖公堂记》亦言一例：

> 始居吾乡，有病寒而咳者，问诸医，医以为蛊，不治且杀人。取其百金而治之，饮以蛊药，攻伐其胃肠，烧灼其体肤，禁切其饮食之美者，期月而百疾作，内热恶寒而咳不已，累然真蛊者也。又求于医，医以为热，授之以寒药，且朝吐之、暮夜下之，于是始不能食。惧而反之，则钟乳乌喙，杂然并进，而㿓疽痈疥眩瞀之状无所不至。三易医而愈甚。里老父教之曰："是医之罪、药之过也！子何疾之有！人之生也，以气为主，食为辅，今子终日药不释口，臭味乱于外，而百毒战于内，劳其主，隔其辅，是以病也。子退

而休之，谢医却药而进所嗜，气完而食美矣！则夫药之良者，可以一饮而效。"从之，期月而病良已。

清代著名戏剧家李渔对此，更迭发"高论"：

> 病不服药，如得中医。此八字金丹，救出世间几许危命。进此说于初得病时，未有不怪其迂者。必俟刀圭药石无所不投，人身既穷，沉疴如故，不得已而从事斯语。是可谓天人交迫而使就中医者也。乃不攻不疗，反致霍然。始知八字金丹，信乎无谬。以予论之，天地之间只有贪生怕死之人，并无起死回生之药。药医不死病，佛度有缘人。旨哉斯言！不得以谚语目之矣。……

他甚至大声疾呼：

> 延医服药，危道也；不自为政而听命于人，又危道中之危道也。慎而又慎，其庶几乎！

他的这些意见与他本人历病经验有关：

> 予自春壬正月，由秣陵移家，家武林。经理维艰，遂以忧劳成疾。药攻不克，几登夜台。至春杪夏初，微有起色。旋以下楼失足，猛然一蹶，筋骨皆伤，濒于死者。复两阅月，夏仲小愈。遂豚子就试婺州，又以冒暑受伤，舆疾而返。始而痢，继而疟，继而疟痢并作，加以嗽喘、怔忡诸余症。斯时也，即使家坐十医，口尝百药，尚虑攻此失彼，犹万弩当前，非重铠倍甲所能御矣。维时家厄陈蔡，贳米贷薪之不暇，尚能招巫咸、觅芝术哉！惟有坐待罗刹之至，静观躃踊之形而已。讵然不然。春初之疾，药用金石，贵者攻之不愈；夏初之疾，药用草木，贱者攻之亦不愈。迨后贵贱皆无，药以勿药，不期月而霍然起矣。且善饭、健步过于畴昔。始知病犹虎也。虎逢人即食，惟见不畏己者即舍之；病犹鬼也，鬼遇物即祟，惟见不信左道者即去之。病无所不奈何，惟不奈何穷人。穷人之为力大矣哉！古云：病不服药，

常得中医。予曰：非特中医，直医国手耳！（引《笠翁一家言全集》）

贫病之家多此类经验。无力延良医，无钱买好药，且少知识，只好依凭自家身子骨昔本壮健，求其自愈。通常人们具有此种能力。所以徐大椿《医学源流论》也有"病有不必服药论"等篇允执厥中，曰：

外感内伤，皆有现症。约略治之，自能向愈。况病情轻者，虽不服药，亦能渐痊；即病势危迫，医者苟无大误，邪气渐退，亦自能向安。故愈病非医者之能事也。

天下之病，竟有不宜服药者。……如无至稳必效之方，不过以身试药，则宁以不服药为中医矣。

他从两个方面做了分析，均属有理。经济水平与医药水平都使病家求治发生困难，倒不如不服药反得中医。大椿又作《轻药愈病论》一篇，以为更安全：

古谚有不服药为中医之说，自宋以前已有之。盖因医道失传，治人多误；病者又不能辨医之高下，故不服药。虽不能愈病，亦不至为药所杀。况病苟非死症，外感渐退，内伤渐复，亦能自愈。故云中医。此过于小心之法也。而我以为病之在人，有不治自愈者，有不治难愈者，有不治竟不愈而死者。其自愈之疾，诚不必服药；若难愈及不愈之疾，固当服药。乃不能知医之高下、药之当否，不敢以身尝试，则莫若择平易轻浅、有益无损之方，以备酌用。小误亦无害，对病有奇功，此则不止于中医矣。……凡人偶有小疾，能择药性之最轻淡者，随症饮之，则服药而无服药之误，不服药而有服药之功，亦养生者所当深考也。

这是出于医家仁人之心，劝谕病家改变拒药心理，取合理的求医途径。

世风如此，患病宁得中医成了长期以来人们潜意识中的惧怯和消极心理。晚清巨子梁章钜因云：

有病不治，常得中医，此古谚也，见《汉书·艺文志》。今人言不服药为中医，即本此。谢梅庄（济世）曰：医良则相，庸则匠。不窥二经之奥旨，合四家之异同，彻五运六气之理，审七表八里九道之形，参苓毒于硝黄，刀圭利于斧钺。是故学医者须秉上智，患病者宁得中医。（《退庵随笔》）

156. 病人对医生的审择和求医心理

实际上，"有病不治，常得中医"只是病家求医心理的一个方面。真正大病缠身，每每走向反面，"病笃乱投医"。对医生无所审择，更是大害。

中国自古以来持"医不三世，不服其药"的信条。本意指三世医家经验积累丰富。《楚辞》等有"九折臂而成良医"、"三折肱而知医"等说。民间甚至说"久病成良医"，亦是指积累经验。不过，一般学问家多将"医不三世"理解为读"三世之书"。如梁章钜云：

> 偶闻家塾中为孙曹讲《曲礼》："医不三世，不服其药。"大抵皆沿俗解，以父子相承三世为言。窃记少时注疏，似不如此。古之医师，必通于三世之书。所谓三世者，一曰《黄帝针灸》，二曰《神农本草》，三曰《素问脉诀》。脉诀所以查证，本草所以辨药，针灸所以祛疾。非是三者，不可以言医。旧注甚明。若云必三世相承而然后可服其药，将祖、父二世行医终无服其药者矣！且历考古近名医，并未闻有三世相承者。知俗解之不可据也。（《浪迹丛谈》）

此实为宋濂所言：

> 古之医师必通三世之书。所谓三世者，一曰针灸，二曰神农本草，三曰太素脉诀。脉诀所以察证，本草所以辨药，针灸所以祛疾。非是三者，不可以言医。故《礼记》有云："医不三世，不服其药"也。

他举出同乡严生为家传三世之医，治多不效；而朱聘君习儒而医，治多准而效，以作对比，认为：

> 夫严生之医三世矣，聘君则始习为之。而优劣若是者，医其可以世论否耶？……世之索医者，不问其通书与否，见久于其业者，则瞀瞀焉从之。人问其故，则曰是记《礼》者云尔也。其可乎哉？（《赠医士葛某序》）

这里牵涉择医的标准问题。普通百姓多求历世为医、富有经验的；文人士子则强调儒医，"知书达理"者。其实理论与经验两方面应兼备，才是良医。只是病人或家属常不能辨良庸。徐大椿作《病家论》，对病家求医的误导心理作了入木三分的剖析：

> 天下之病，误于医家者固多，误于病家者尤多。医家而误，易良医可也；病家而误，其弊不可胜穷。有不问医之高下，即延以治病，其误一也；有以耳为目，闻人誉某医，即信以为真，不考其实，其误二也。有平日相熟之人，务取其便，又虑别延他人，觉情面有亏，而其人又叨任不辞，希图酬谢。古人所谓以性命当人情，其误三也。有远方邪人，假称名医，高谈阔论，欺骗愚人，遂不复详察，信其欺妄，其误四也。有因至亲密友，或势位之人，荐引一人，情分难却，勉强延请，其误五也。更有病家戚友，偶阅医书，自以为医书颇通。每见立方，必妄生议论，私改药味，善则归己，过则归人，其误六也。或各荐一医，互相毁谤，遂成党援。甚者各立门户，如不从己，反幸灾乐祸，以期必胜，不顾病者之死生，其误七也。又或病势方转，未收全功，病者正疑见效太迟，忽而谤言蜂起，中道变更，又换他医，遂至危笃，反咎前人，其误八也。又有病变不常，朝当桂枝，暮当苓连；又有纯虚之体，其症反宜用硝黄，大实之人，其症反宜用参术，病家不知，以为怪僻，不从其说，反信庸医，其误九也。又有吝惜钱财，惟贱是取。况名医皆自作主张，不肯从我，反不若某某等和易近人，柔顺受商，酬谢可略。扁鹊云，轻身重财不治。其误十也。此犹其大端耳。其中更有用参附则喜，用攻剂则惧；服参附而死，则委之命；服攻伐而死，则咎在医，使医者不敢对症用药。更有制药不如法，煎药不合度，服药非其时，更或饮食起居，寒

暖劳逸，喜怒语言，不时不节，难以枚举。小病无害，若大病，则有一不合，皆足以伤生。然则为病家者当何如？在谨择名医而信任之。如人君之用宰相，择贤相而专任之，其理一也。

　　然则择贤之法若何？曰：必择其人品端方，心术纯正，又复询其学有根柢，术有渊源，历考所治，果能十全八九，而后延请施治。然医各有所长。或今所患，非其所长，则又有误。必细听其所论，切中病情，和平正大；又用药必能命中，然后托之。所谓命中者，其立方之时，先论定此方所以然之故；服药之后，如何效验。或云：必得几剂而后有效，其言无一不验，此所谓命中也。如此试医，思过半矣。若其人本无足取，而其说又怪僻不经，或游移恍惚，用药之后，与其所言全不相应，则即当另觅名家，不得以性命轻试。此则择医之法也。（《医学源流论》）

　　大椿剖析甚细，指出病家求医心理中的误导因素及缺陷所在，又指出审择医生的标准及试医之法，实用可取。尤其认为，病家一要善于审择，二要给予信任，则医患之间，关系融洽，治病疗愈，可协力而同心。若病家先入为主，自作主张，逼得医家曲从其意，是对医家的不信任，必自误。

　　旁人好议论医药，是病家容易动摇的心理原因之一。谚有"贫无达士将金赠，病有闲人说药方"。孙思邈《千金要方》中早就提出过警告：

　　世间大有病人亲朋、故旧交游来问疾，其人曾不经事，专读一方，自骋了了，诈作明能，谈说异端，或言是虚，或道是实，或云是风，或云是蛊，或道是水，或云是疾，纷纷谬说，种种不同。破坏病人心意，不知孰是。迁延未就，时不待人，欻然致祸，各自散走。是故大须好人及好名医识病深浅，探赜方书，博览古今，是事明解者。看病不尔，大误人事。

　　还有"庸浅之偶效而荐者"，清·慵讷居士《咫闻录》有一例：

　　医之道精矣，微矣。奚可浅试乎哉？必其平日有绝大学问，采诸名医之书，研求摩练，得其旨奥，庶不至杀人如麻焉。浙鄞有徐姓者，住居罂脰湖滨，不农不儒。始依父兄以闲游，继有妻子而号苦。思欲养家，爰记医方，悬牌疗疾，计得蝇头之利。人知底里，谁肯寄之以命？冬衣敝絮，裹以棉袍；夏衣草衫，蔽以葛衫。日逐游猎，寻病而依。人见其濯濯也，以仆隶下人视之。进而坐谈，踞身不起，必俟一饭而后归。一日，有隔里许之朱姓者，偶触伤寒八日而死。徐闻之，贸贸然来。入其门，其尸已移房出堂矣。徐按其胸曰："心口尚热，可医也。"朱之家属，以天气炎暑，急治棺成衣，立图殡。且知其不精于医也，无人听之。徐自取楮笔，书白虎汤一方，令其弟侄速检药石。其弟侄曰："子非华佗，能挽人于已危乎？子非纯阳，能起死以复生乎？子饥难度，不如与我帮忙，同食三朝，不必以拙技尝试也。"徐曰："气虽绝，胸尚热。死马还须当活马医之。子与我钱百枚，我往市中沽药，能生乃汝家之福，不能生算我假用此钱也。"其弟侄厌其缠绕，与之。徐自煎自熬，以药汤灌死者之口，竟顺受而下。须臾，死者手微动而口有气。徐曰："生矣。"满堂哀哭之声毕止。于是复舁至房，调治数日而愈。咸以为神医也，不可貌相。谢银十两。由是名声大振，延者有人。徐欣欣得意曰："白虎一汤，能起死回生，况病而未死之人乎？"凡遇病者就之医，即开白虎汤与之。不及两月，医死者十余人，被人拷打数次。医道仍然不行。

这个故事，相当准确地反映出普通民众的求医心理：经验偶中，易于误信。另一种情形是盛名之下，延及医名，人亦多信之。徐大椿故曰：

医道不可凭，而医之良贱更不可凭也……晚村吕氏负一时之盛名，当世信其学术而并信其医。彼以为是，谁敢曰非！况只记数方，遂传绝学，艺极高而功极易；效极速而名极美，有不风行天下者耶！如是而杀人之术遂无底止矣。

这是对名人崇拜迷信而引发的。俗云："丹方一味，气死名医。""倒运医生看病头，在时医生看病尾。"虚名可以因为其他方面的名气，也可以由于偶中。病家多信其名而不究其实。

这种盲目相信，往往扩大而成一时风气。即盲从心理。闻说某医某药灵验，于是趋之若鹜，不远千里而求。迷信易于流行，也是这个道理。曾几何时，鸡血疗法、饮水疗法、甩手疗法、红茶菌、醋蛋疗法……此起彼伏，势盛时风起云涌，势衰也如秋风落叶。非自今日始。《玉堂闲话》记有一则：

> 长安完盛日，有一家于西市卖饮子，用寻常之药，不过数味；亦不娴方脉，无问是何疾苦。百文售一服，千种之疾，入口而愈。常于宽宅中置大锅镬，日夜剉研煎煮，给之不眼。人无远近，皆来取之。门市骈罗，喧阗京国。至有贲金守门，五七日间未获给付者。获利甚富。时田令孜有疾，海内医工召遍，至于国师、待诏，了无其征。忽有亲知白田曰：西市饮子，何妨试试！令孜曰：可。遂遣仆人驰乘往取之。仆人得药，鞭马而回。将及近坊，马蹶而覆之。仆既惧其严，难以复取。遂诣一染坊，丐得池脚一瓶，以给其主。既服之，其病立愈。田亦只知病愈，不知药之所来。遂偿药家甚厚。饮子之家声转高……

这无疑是强烈讽刺。但类似迷信心理的扩张，百世不殆。

中医由于以脉诊为神，在病家心目中又产生了一种"考验"心理，欲借此试医。历代名医对此批评已多，但不能终止。《东坡杂记》云：

> 脉之难明，古今所病也。至虚有实候，而大实有羸状。差之毫厘疑似之间，便有死生祸福之异。此古今所病也。病不可不谒医，而医之明脉者，天下盖一二数。骐骥不时有，天下未尝徒行；和扁不世出，病者未尝徒死。亦因其长而护其短耳。士大夫多秘所患而求诊，以验医之能否。使索病于冥漠之中，辨虚实冷热于疑似之间。医不幸而失，终不肯自谓失也，则巧饰遂非，以全其名。至于不救，则曰：是固难治也。间有谨愿者，虽或因主人之言，亦复参以所见，两存而杂治，以故药不效。此世之通患而莫之悟也。吾平生求医，盖于平时默验其工拙，至于有疾而求疗。必先尽告以所患，而后求诊。使医者了然知患之所在也。然后求之诊，虚实冷热，必定于中，则脉之疑似，不能惑也。故虽中医，治吾疾常愈。吾求疾愈而已，岂以困医为事哉！

苏轼采取合作而非困医的态度，无疑是正确的，结果疗效提高。但一般的士大夫乃至普通百姓仍然存在"考验"心理，把医生当作算命先生一样看待，结果是困医困己。明·王肯堂《证治准绳》作过抨击：

> 奈何常人拱默而令切脉，以谓能知病否？且脉者人之血气附行经络之间，热胜则脉疾，寒胜则脉迟，实则有力，虚则无力。至于所伤何物，岂能别其形象乎？医者不可不审其病源，而主家亦不可不说其病源。……不以病源告医，而求药于市铺中，发药者亦不审其病，而以药付之，以致七八年之病，皆昧此理也。孙真人云：未诊先问，最为有准。东坡云，只图愈疾，不欲困医。二公之语，其有功于世也大矣。

可见病家求医心理与求医行为的错综、微妙、复杂。以现代而言，病家心理几乎未曾改变。前往中医、西医求诊，也是急则治其标——先求西医；缓则治其本——后请中医。先试西药，后试中药。或者两类药并服，在肚子里搞起了"中西医结合"。其实仍是"病笃乱投医"，无所审择的盲目心理在作怪。

明·龚信作《病家箴》一篇，有一基本看法：

> 今之病家，多惜所费。不肯急医，待至自愈。不求高明，希图容易。不察病情，轻投妄试。或祷鬼神，诸般不啻。履霜不谨，坚冰即至。及请明医，病已将剧。纵有灵丹，难以救治。懵然不悟，迟误所致。惟说命尽，作福未至。这般糊涂，良可叹息。如此病家，当革斯弊。

这尚在一般百姓的迷信、惜费、求易的层次上分析。更深入的总结分析，是李中梓所述：

> 所谓病人之情者，五脏各有所偏，七情各有所胜。阳脏者宜凉，阴脏者宜热，耐毒者缓剂无功，不耐毒者峻剂有害。此脏气之不同也。动静各有欣厌，饮食各有爱憎。性好吉者，危言见非；意多忧者，慰安云伪。未信者忠告难行，善疑者深言则忌。此好恶之不同也。富者多任性而禁戒勿遵，贵者多自尊而骄恣悖理，此交际之不同也。贫者衣食不周，况乎药饵？贱者焦劳不适，怀抱可知，此调治之不同也。有良言甫信，谬说更新，多歧亡羊，终

成画饼，此无主之为害也。有最畏出奇，惟求稳当，车薪杯水，难免败亡，此过慎之为害也。有境缘不偶，营求未遂，深情牵挂，良药难医，此得失之为害也。有性急者遭迟病，更医而致杂投；有性缓者遭急病，濡滞而成难挽，此缓急之为害也。有参术沾唇惧补，心先痞塞；硝黄入口畏攻，神即飘扬，此成心之为害也。有讳疾不言，有隐情难告，甚而故隐病状，试医以脉，不知自古神圣，未有舍望闻问而独凭一脉者。且如气口脉盛则知伤食，至于何日受伤，所伤何物，岂能以脉知哉？此皆病人之情，不可不察也。（《医宗必读·不失人情论》）

这是一位杰出医家对病患心理的精辟分析。中国古代竟有李中梓这样高明的心理学家。不仅及于求医、遵医的心理和行为，而且告诉医者诊察时对病人心理应做的揣摩分析，以便采取相应的行为疗法以取信于病家，求得更好疗效。

总的看来，历史上中医学家主体参与意识比较强，自律程度比较高，心理素质比较好，因此名医辈出，推动并促进了医学进步；但民间由于医学知识的普及程度差，自信、误信比例高，加以江湖庸医的招摇撞骗，因此能比较及时得到恰当而良好的治疗的不多。文化心理上的这种反差隐含的是一个社会医学意义上的漩涡：人们区分不出什么是科学，什么是迷信；中医医师也拿不出过硬的（例如实验证明的、统计学处理过的）有效与否证据。

本 编 结 语

　　中医学的发展与自然生态、社会生态的变化关系密切。承平时代、战乱和疾疫流行时代给予医学的影响是不同的，但中医学在应对不同的生态环境条件时，分别增益了自身的经验，发展出新的理论，生动展现了自己强大的生命力，并为中华民族的繁衍生息和卫生健康做出了杰出贡献。治疗和预防天花是最为突出的例子，人痘接种术实为现代免疫学的嚆矢。此外，科学技术、饮食、武术、性和生殖等文化与中医学有不解之缘。问题的另一方面，则是在主流医学发展同时，迷信文化在民俗中仍然有相当市场。民众的求医心理比较倾向于盲目的实用主义。

第四编　中医文而化之的过程和结晶

第二十一章　中医文化的主流发展

当我们说中医文化的主流时，我这儿指的是非巫术、非迷信的；科学的或前科学的；乃至是以经验为主的医学文化。它们在中国医学史上占据着主要地位，标示着中国医学文化潮流的发展方向。但巫术医学仍然是存在的；迷信活动也所在皆有。不过那些部分毕竟只是支流。就好像在英美等科学和医学现代化程度都已见很高的国家，巫术和迷信依旧屡见不鲜一样，没有人会将之作为主流来评价。

一、列朝列代中医的脉动和主要特点

157. 中医基本理论在先秦初显端倪

在殷商之朝达致高峰的巫术医学，到春秋战国已趋于没落。经验医学成分逐渐取而代之。同时，这是个百家蜂起、诸子争鸣的时期，自然哲学的一些理论概念和因素的成长成为时代特征。五行、阴阳、气、水、精、精神（神）等等成了时髦话题，这些都为中医理论的萌芽创造了条件。

率先出现而见于记载的是医和为晋平公（公元前 557 -前 531 在位）诊病的故事。《左传·昭公元年》（公元前 541）中说：

> 晋侯求医于秦，秦伯使医和视之。曰：疾不可为也，是谓近女室，疾如蛊，非鬼非食，惑以丧志。良臣将死，天命不佑。公曰：女不可近乎？对曰：节之。先王之乐，所以节百事也。故有五节，迟速本末以相及。中声以降，五降之后，不容弹矣。于是有烦手淫声，慆堙心耳，乃忘平和，君子弗听也。物亦如之。至于烦，乃舍也已。无以生疾。君子之近琴瑟以仪节也，非以慆心也。天有六气，降生五味，发为五色，征为五声，淫生六疾。六

气，曰阴，阳，风，雨，晦，明也。分为四时，序为五节，过则为菑。阴淫寒疾，阳淫热疾，风淫末疾，雨淫腹疾，晦淫惑疾，明淫心疾。女，阳物而晦时，淫则生内热惑蛊之疾。今君不节不时，能无及于此乎？出告赵孟，赵孟曰：谁当良臣？对曰：主是谓矣。主相晋国，于今八年，晋国无乱，诸侯无阙，可谓良矣。和闻之，国之大臣，荣其宠禄，任其大节，有灾祸兴而无改焉，必受其咎。今君至于淫以生疾，将不能图恤社稷，祸孰大焉！主不能御，吾是以云也。赵孟曰：何谓蛊？对曰：淫溺惑乱之所生也。于文，皿虫为蛊，谷之飞亦为蛊。在《周易》，女惑男，风落山，谓之蛊。皆同物也。赵孟曰：良医也。厚其礼而归之。

这段叙述，即人所称道的最早"六气致病说"。其实何止六气，其论也及于五行病机、性生活过度及虫类（谷之飞亦为蛊）致病、心理惑乱之情志致病等。基本理论是外气、内情"过度则成病"。其中"阴阳"尚仅止于描述天气特点，没有后来的阴阳哲学涵义。但"阴淫寒疾，阳淫热疾"，则与后世"阴甚则寒，阳甚则热"理论同气相求。

值得指出的是，这些话中全没有鬼神致病的意思。相较之下，晋平公此前已请卜人占卜断病，答案是"实沉，台骀作祟"。但不知此二者为何方神圣。郑国的公孙侨来聘并问疾，为之解释，原来实沉是已成"参神"的高辛氏之子；台骀则是已成"汾神"的金天氏之子。都是管辖晋地的山川水旱疫疠之神，触犯之则病。这显然是鬼神致病论。但公孙侨不信这一套，他说：

　　……若君身，则也出入，饮食，哀乐之事也。山川星辰之神又何为焉……节宣其气，勿使有所壅闭。湫底以露其体，慈心不爽，而昏乱百度，今无奈壹之，则生疾矣……今君乃实有四姬……有省犹可，无则必生疾矣。

看来公孙侨也是对鬼神致病说持异议的。指出可能与女色过度有关。他还以"节宣其气，勿使壅闭"理论解释病机。文中又提到"内官不及同姓，其生不殖"。即近亲结婚，不利后代繁衍。颇与现代遗传理论合。

再往前推，早晋平公四辈的晋景公（公元前 599－前 580 在位）之朝，那也是巫医与非巫医拉锯斗争时代。巫医的地位还相当稳固。在《左传·成公十年》（公元前581）记及：

> 晋侯梦大厉，被发及地，搏膺而踊曰：杀余孙不义。余得请于帝矣。坏大门及寝门而入。公惧。入于室，又坏户。公觉。召桑田巫。巫言如梦。公曰：何如？曰：不食新矣。公疾病，求医于秦。秦伯使医缓为之。未至，公梦疾。为二竖子。曰：彼良医也。惧伤我，焉逃之。其一曰：居肓之上，膏之下。若我何！医至，曰：疾不可为也。在肓之上，膏之下。攻之不可，达之不及，药不至焉。不可为也。公曰：良医也。厚为之礼而归之。六月，丙午，晋侯欲麦，使甸人献麦。馈人为之。召桑田巫，示而杀之。将食，张（胀）如厕，陷而卒。

晋景公开始是请桑田巫释梦，必是战战兢兢信其预言。新麦出，眼看已可张口而食，乃以为预言之不可凭，于是斩之。结果却是麦未入口而如厕陷死。这也许事出偶然，但此文之记录，实际上是要为巫师辩正。在我看来，正反映了当时医与巫的犬牙交错之斗争。比较四十年后的晋平公，真正的医生并未占上风。

可以推测，医缓的诊断技术已相当高明。他如何将病位定在膏肓，文中未提，我们亦不得而知。但他认为熨压按摩（攻）、针灸（达）及药不能至，是他诊断的高明，实事求是地反映了当时的实际治疗水平。而这些治疗手段，都不是巫术。

有趣的一点，值得考察：似乎晋地巫风相对较炽；郑国有识之士则已对鬼神致病持否定态度；而秦地最为先进，医缓、医和都是高明医生，史称"和缓"。他们不信巫术，而以自然哲学的方式解释疾病之所由来及使用治疗方药。这就是中医基础理论的萌芽。各地的发展是不平衡的。

不管如何，真正的医学就这样脱颖而出。其中最具分界意义的标杆人物就是扁鹊。他是中国医学史上第一位杰出医生。他周游列国，以身作则，以切实的疗效显示出真正的医学的威力，动摇了巫术医学世袭夏商西周和春秋约两千年的统治地位。太史公司马迁称颂："天下言脉者，由扁鹊。"《盐铁论》云："扁鹊抚息脉而知疾所由生。阳气盛则损之而调阴；寒气盛则损之而调阳，是以气脉调和而邪气无所留矣。"正确概括了他的学术思想与诊治要领。他"信巫不信医不治"一言，与巫术划清了界限。他是中国医学文化史上具有划时代意义的人物。有关事实和分析已载于第五章的第 45 小节中，兹不赘述。

作为理论阐述，马王堆出土医书、张家山出土医书等是最直接的证明——几乎只有皮毛，根本不成系统。这些书抄成年代与入土年代应是不同的；其论说的粗疏和系统的不完整，与《黄帝内经》大相径庭。这正令我们可以推测，其著作年代必定比《黄帝内经》早很多。这些都只能看成是《内经》之前，理论萌芽一类，即使在《史记·扁鹊仓公列传》中提到扁鹊和淳于意所学习过的医书和《黄帝内经》中作者们读到过的医书，也仅仅是《黄帝内经》成书之前中医学理论的萌芽而已。据目前可见可推测的材料，大抵有以下这些：

（1）湖南长沙马王堆出土医书十四种及现代命名，见第六章第 50 小节。

（2）湖北江陵张家山出土医书共两种：《脉书》和《引书》。

（3）《扁鹊仓公列传》中提及的医书：《禁方》、《黄帝扁鹊之脉书》、《方化阴阳》、《阴阳外变》、《语（脉？）法》、《五色诊病》、《揆度》、《药论书》、《上下经》、《奇咳》、《四时应》、《阴阳重》、《石神》等十数种。

（4）《黄帝内经》中引及的医书（不包括可能为王冰补入的七篇大论所提及者）：《五色》、《揆度》、《奇恒》、《上经》、《下经》、《阴阳》、《阴阳十二官相使》、《脉经》、《脉法》、《脉要》、《脉变》、《形法》、《从容》、《金匮》、《九针》、《针经》、《针法》、《热论》、《本病》等十九种以上。

从书名上看，有不少已带有理论意味。《黄帝内经》乃是集腋成裘，加以重新构建，于是成为中医理论奠基的皇皇巨著。

先秦是一个开风气之先的时代，中华民族的创造精神蓬蓬勃发。诸子百家，医学为其中一小家而已。虽不如儒道墨等在社会政治方面占有地位，但中国的医学却因有《黄帝内经》而独树一帜，自此传扬百世，在世界医学之林中傲岸自立，并至今服务于人类，为世界卫生事业继续做出贡献。

158. 医经经方成型而湮于民间

巫术医学的坚冰已经打破；自然哲学各学术流派对自然之道已然形成了一个

共识：气、阴阳五行是最基本之道。这一共识由此而开始指导并融合到对医学规律的认识过程之中，产生了初步的哲学和医学的结合。经验上升到理论高度的时代因此而到来。上节所述的医学理论萌芽必然要汇集起来，成为一个崭新的巨大理论系统。这个系统就是以《黄帝内经》和《难经》为代表的中医基本理论系统。

　　对于这两本中医经典著作的成书年代、过程及其基本内容乃至可能的作者，本书第六、七章之 50-53 小节中已做阐述。但有些原则性的问题在此有必要加以进一步的澄清。特别是 2000 年 11 月英国上议院的特设科学与技术委员会的蓝皮书报告，使用了充满误解的语言定义中医，足见外界对中医理论和实践之实质的无知：[①]

　　　　某些辅助和替代医学疗法，尤其是分在第三组 A（G3a）的那些，有着非常特别的，已经演进了多个世纪的使用哲学……有时这些疗法是与它们所起源的国家的占优势的宗教哲学相连接的。其例子包括（印度）吠陀医学和中医学。然而，这些并无证据基础被建立起来以作为对它们的支持。

在报告中的后面部分更公然主张对 G3a 不予注册、不予教育和带学生以传承的权利，及对进行科研的财政支持。实质上是否定了中医，一种很科学沙文主义的心态。这些实际上都是冲着中医的哲学基础、《内经》成书的哲学背景来的。说是"宗教哲学"，则更显其荒谬。

　　对于那些完全没有中医知识、又没有亲身受惠于中医的经验的人而言，用如此这般的语言来评价中医，应该说也算是无可厚非。但上议院位高权重，又是特设科技委员会的名义，甚具权威性，所以影响特别大，特别不好。可庆幸的是英国是个民主社会，容许反对意见表达；上议院又有一个辩论程序，一些自身或家属、朋友得益过中医治疗的议员就出来为中医辩护；加上在英中医界的奋起抗辩

---

①　House of Lords：6th Report of Select Committee on Science and Technology：Complementary and Alternative Medicine，p. 22. The Stationery Office Limited，21 November 2000.

和政府卫生部持开放的态度，接纳中医进入法定管理，一场危机终于得到化解。

然而问题并未得到完全的解决。理论上的澄清显得更加重要和迫切。医学不是哲学，医学可以治病而哲学不能。人们通常把中医理论等同于哲学理论看待，这是错误的。我曾经发表过文章论述这种差别。①②　其要点是：

1. 哲学理论是关于自然知识和社会知识的概括与总结，而医学理论只是关于医学知识所做的概括和总结。

2. 哲学理论有普适的价值，而医学理论原则上只使用于医学领域。

3. 阴阳从属于矛盾范畴，但不等同于矛盾。阴阳带有特定的属性规定，矛盾仅表明对立双方。

4. 阴阳哲学在《内经》中是作为指导原则和方法论起作用的，其原理通常只作为医理推导的逻辑大前提，而医学中的阴与阳都是具体的，是作为一个生理或病理性状、症状或药物功能的表现形式、诊断或治疗的应用性术语使用的。当阴阳作为哲学理论的论述用语时，它是抽象的；当它作为医学术语时，它是具体的。人们没有注意两者在不同场合使用的差别，只看到词语相同，就混淆了哲学的阴阳与医学的阴阳之间的本质差异。

哲学可以只是一种清谈，高高在上而不食人间烟火。这样一来，哲学确实不能看病。但哲学也可以放下身价，渗入到具体的一门学问中去。它能指导看病，能帮助医学理论的形成。这就是哲学与医学的结合形式。结合得好，理应得到赞扬。《内经》达到了这个高度，所以成为医学史上了不起的成就。《内经》成书于道教等宗教出现之前，并且反对巫术迷信，与宗教哲学全无关联。英国上议院是失察了。

任继愈先生早年曾指出：《孙子兵法》、唐李筌兵书等“有朴素的辩证法，也有朴素的唯物主义，但它们只涉及某一特殊学科领域内的知识的概括，总结，还提不到对客观世界总体的概括、总结”。③《内经》也是一样。它有朴素唯物主义

---

① 马伯英：《也谈〈黄帝内经〉的阴阳学说与对立统一规律》。《社会科学战线》1980 年第 1 期，第 52 - 57 页。

② 马伯英：《简论阴阳属性的合理性》。《上海中医药杂志》1981 年第 4 期，第 39 - 40 页。

③ 任继愈：《中国哲学史简编》，第 32 - 33 页。

和朴素辩证法。而这就够了。从另一方面看，《内经》的理论是为哲学在供给素材，是哲学应用于医学乃至自然科学的成功典范，可以极大地丰富中国的自然哲学体系，把阴阳五行哲学的价值充分体现出来。但如果《内经》真的是纯粹的哲学，那《内经》也就不成其为医学的《内经》，而成了哲学的《内经》，也就真的不能用来看病了。明乎此，英国的绅士们应不会再用刨根的办法来刨中医的哲学之根，把中医学打入冷宫了吧！

不过，就《内经》而言，又恰恰在这儿暴露出它的弱点、它的不完善之处。今本《黄帝内经》包括《灵枢》和《素问》，临床应用基本上局限于针灸的方面，而中药方剂总共只有十三个方剂，用到的药不过十几味，临床实用价值大打折扣。其组方原则是正确的，但示范性的方药何其少也。也许正是这个原因，《内经》在两汉时代行之不远。又由于《内经》可能是在医学秘密团体中完成著作过程，小范围内流传，在社会上不成"显学"。它与风行一时的巫蛊、图谶也处于对立的地位，不可能受到青睐。于是乎《内经》长期隐于民间。《汉书·艺文志》仅列其名，未述其效用贡献。其他汉代典籍也无片言只语提及，直到张仲景的《伤寒杂病论》自序提及他本人钻研过《素问》、《九卷》（《灵枢》别名）。随后，至晋皇甫谧的《甲乙经》、隋唐时的杨上善《黄帝内经太素》、王冰次注《素问》，《内经》才逐渐浮出水面。由此可见，《黄帝内经》在两汉时代是没有似后世那么大影响的。

《艺文志》中同时列出《白氏内、外、旁经》、《扁鹊内、外经》等共医经七家、一百七十五卷。但除《黄帝内经》十八卷八十一篇（实际尚缺《素问》第七卷共九篇，《灵枢》两篇有目无文。王冰注《素问》补入七篇大论，人疑非为旧有），其余皆失，至今未见片纸。推测其失传个中原因，只能以其理论和临床实用价值不大作解。甚至不如《黄帝内经》。而《黄帝内经》之散佚不全，仅剩下一百六十一篇，未能如书中所言"藏之金匮"而获保存。

另又记述"经方十一家"共二百九十五卷，亦一概失传。后世各家集大成医书均未见引用。这是很奇怪的。看来《艺文志》记汉之俗谚："有病不治，常得中医"（有了病而不去治疗，常常反而至少有相当于经治疗差不多的中等效果）是反映了实际情况的——治疗水平不高，应用价值不大。因此，这些"医经"、"经方"，没有人去珍而藏，于是失传。

《黄帝内经》的应用价值，要到其临床应用的途径找到——即临床辨证论治体系建立——以后，才真正显现出来。

《难经》和《神农本草经》基本状况类似，在汉代了无声名。两书在《汉书·艺文志》中连书名都未见记载。其内容还颇有神仙方士和图谶的印迹。《难经》最早在《伤寒杂病论》序中提到；《神农本草经》著录于梁阮孝绪《七录》。它们的出世都相当迟了，其亦长期隐于民间可知。

综而论之，两汉合共四百二十余年，除去一头一尾，基本上是以变换了形式的巫术复辟、真正的医学理论束之高阁、临床无大进步为特点的，在医学史上就这样匆匆走过。

159. 汉末临床辨证论治体系奠基

当我说两汉医学就那样匆匆而平淡地走过的时候，并不是说它毫无成就，而只是说波澜不惊，没有大起大落而已。《难经》、《神农本草经》应都是在此时期成书。王莽使太医尚方与巧屠解剖亦在此期。涪翁、郭玉等名医以针术高明闻于世。问题是几乎所有这些，比较起四百年的长度、比较起方士神仙养生轰轰烈烈的故事而言，都被淹没了。再者，自扁鹊、李醯（秦王御医）等为专业医生而外，医生职业似乎基本上属于业余性质，很少人志趣于医。无怪乎张仲景在《伤寒杂病论》序中如此说：

> ……怪当今居世之士，曾不留神医药，精究方术，上以疗君亲之疾，下以救贫贱之厄，中以保身长全，以养其生。但竞逐荣华，企踵权豪，孜孜汲汲，惟名利是务。崇饰其末，忽弃其本，华其外，而悴其内，皮之不存，毛将焉附！

承平时代，竞荣逐华，医生地位低下，无人青眼相看。惟疫疠不认贫富贵贱，猖獗时扫门犁庭，无人能得遁逃。张仲景如此描述：

> 厥身已毙，神明消灭，变为异物，幽潜重泉，徒为啼泣。痛夫！举世昏

迷，莫能觉悟。若是轻身，彼何荣势之云哉？而进不能爱人知人，退不能爱身知己，遇灾值祸，身居厄地，蒙蒙昧昧，蠢若游魂。哀乎！趋世之士，驰竞浮华，不固根本，忘躯殉物，危若冰谷，至于是也。

尤其当此之时，特别是东汉，巫蛊图谶盛行，巫术医学变换了方式而回潮。真正的医学退缩，所以一般人士

> 卒然遭邪风之气，婴非常之疾，患及祸至，而方震栗，降志屈节，钦望巫祝，告穷归天，束手受败……

显然是巫风当时仍然弥漫。而汉代自仓公以下，在仲景眼里，已无名医、良医：

> 上古有神农、黄帝、岐伯、伯高、雷公、少俞、少师、仲文；中世有长桑、扁鹊，汉有公乘阳庆及仓公。下此以往，未之闻也。

（其中的大多数名字我们耳熟能详，但少师、仲文则不知何许人也。很可能也是《内经》中人物。如是，今本《内经》必非足本如仲景所见。）他进一步说：

> 观今之医，不念思求经旨，以演其所知，各承家技，终始顺旧；省疾问病，务在口给。相对斯须，便处汤药。按寸不及尺，握手不及足，人迎趺阳，三部不参，动数发息，不满五十。短期未知决诊，九候曾无仿佛。明堂阙庭，尽不见察，所谓窥管而已。夫欲视死别生，实为难矣。

仲景所言，基本符合历史事实。由于疾疫流行而群医束手，特别是他自己的家族十年里竟有三分之二死于疫病的惨痛经历，触发了他改变医药贫弱状况的决心。他如此阐述他写《伤寒杂病论》的心境和过程：

> 余宗族素多，向余二百。建安纪年（公元196）以来，犹未十年，其死亡者，三分有二，伤寒十居其七。感往昔之沦丧，伤横夭之莫救，乃勤求古

训，博采众方，撰用《素问》、《九卷》、《八十一难》、《阴阳大论》、《胎胪药录》并《平脉辨证》，为《伤寒杂病论》合十六卷。虽未能尽愈诸病，庶可以见病知源，若能寻余所集，思过半矣！

就这样，一个崭新的、实用而有效的临床辨证论治体系的模式出现了。这是前所未有的。书中的六经辨证、杂病辨证不但将疾病的辨证思路理顺了，而且为其他辨证方法的创造做出了示范。其治，则立法三百九十七（《伤寒论》）、方二百六十九首（合《金匮要略》统计），用药二百一十四种，被后世誉为"众方之祖"。《黄帝内经》中的"君臣佐使"等处方原则得到贯彻和充分体现。而且只要辨证正确，对证施药，就能效如桴鼓。张仲景开创了复方比药物单用有效得多的新时代。

中医中药之效，原理在于辨证论治，根结在于方剂。不同的症见，反映的是机体不同证型状态；不同的药物配伍组合，可以生发出大批不同的有效方剂以对证而治。这就使中医理论在临床过程中灵动起来，治人而不是仅仅治病；使药物据证而灵活配伍，而不是仅仅囿于二百六十九首药方所治疗的范围了。后世病证方治理论可随临床实际而发挥；方书收载的方剂，如宋代《圣济总录》已多达两万首。中医开拓出一个无限发展的广阔大地。以至于现代科学的研究犹未能发现"证"的本质；无从研究复方方剂不同组合有不同疗效的秘密。这些应是仲景始料所未及的吧。

仲景方为"众方之祖"，仲景被称为"医圣"，这是准确地反映出张仲景在中国医学史上的里程碑地位的。说得直白一点，如果没有张仲景，中医学可能就不是今天这个样子，或会推迟发展几百年。他解决的是《黄帝内经》理论与医疗实践相结合的方法论问题，同时他又在某些方面突破了《内经》，例如六经辨证，源于《内经》而未见于《内经》，是仲景特有的创造和发挥；证和方的确立，有是证方有是方，亦正是他的创造。日本和国内一些医家还由此而定出一个"方证辨证"纲领来。例如"桂枝汤证"、"麻黄汤证"、"小柴胡汤证"、"白虎汤证"等等。但应当指出，后世医家学的主要是仲景的辨证论治抓纲、制证、立方的方法论原理。

160. 战乱中医学争艳斗奇

中国历史，合久必分，分久必合。魏晋南北朝战乱频仍，统一的大国分裂成十几个小国，并且此起彼伏，不安定状态持续了三百六十九年之久。一般历史学家的评论持否定意见者多。在医学上，也被看成是个不作为的时代。战乱和分裂只会带来负面的影响。但笔者的意见有异：中国历史上的几次长时间"战乱、分裂、外族统治时期，有许多杰出医家在民间涌现"，是中国医学史上前四次重大创新实现的时期。[①]

张仲景、华佗都是东汉末年之人。其时军阀专权，豺狼当道，战乱衅争，哀鸿遍野。而他们也就是在这一时期成就了他们的医学创新事业。前已述过华佗生平，他略长于仲景，史书和民间的名气都大于仲景，尤以外科手术、麻醉、针灸、寄生虫病治疗及养生气功（五禽戏）鸣于时。其实华佗是个多面手，内科亦很擅长。他是中国医学文化史上最重要的医学家之一。在中国医学史上，名医联名而并称者，仅有"和缓"（医和、医缓）、"华扁"（华佗、扁鹊）两对而已。可见其受尊崇程度。

《中藏经》，传为华佗之遗作，惟为藏书家指为伪书。如前所指出，即便是伪书，亦仅是说非华佗亲笔，可能为六朝（公元 222 - 589，吴、东晋、宋、齐、梁、陈合称）时人作。尽管如此，并不能排除是华佗学术思想之总结。他有吴普、樊阿、李当之等多位徒弟，必有传承。华佗 207 年被曹操冤杀，著作稿焚灭。但未带入狱中的一些书稿可能还会存留；口传思想不会寂灭。《中藏经》为邓处中于家中所得，而其自称为华佗外孙——虽云自称，史上并未见有人予以否认。如此算来，此书面世距华佗之死当不久。任应秋教授也认为《中藏经》是华佗之作[②]，当非凿空之论。他指出，该书专以发挥《素问》、《灵枢》的色脉诊以及辨脏腑虚实寒热病症。例如辨肝脏的脉证，首先明确肝的生理属性，主春气，与少

---

① 马伯英：《略论历史上的战乱和统一对中国医学发展的影响》。《中国医史文献研究所建所论文集》，1982 年，第 95 - 102 页。
② 任应秋：《中医各家学说》。上海科技出版社 1982 年版，第 164 页。

阳胆互为表里；进而以"嫩而软，虚而宽"述肝主柔和、疏泄的特征。然后分析肝主弦脉，却有弦长、弦软、弦实、弦虚之异，所主乃有太过、不及之差别。又因其病之肝脉缓、急、大、小、滑、涩不同，可得主症诊断。其次分析发展与转归，最后得出肝中寒、肝中热、肝虚冷三大肝病主证，于是论治理有据焉。其他脏腑的平脉辨证，体例大致相类而稍有详略不同。以此论之，《中藏经》的重要性实应在于它开启了脏腑辨证的序幕。事实上，后来的陶弘景《辅行脏腑用药法要》、孙思邈《千金方》、钱乙《小儿药证直诀》、张元素《医学启源》等咸宗此五脏六腑寒热虚实辨证之法。《中藏经》的历史地位是值得肯定的。顺便指出，在《中藏经》中载出五行之"相生"、"相克"、"相乘"等词语为《内经》中所无，《淮南子》、《春秋繁露》方始有，可见医家对社会哲学理论之关注和吸收。

这一时期医学的繁盛，除了临床辨证论治体系的不断充实提升之外，还具有医家竞出、百花齐放、兼收并蓄、官式医学教育萌芽等特点。举例来说：

（一）医家除张仲景、华佗、王叔和、皇甫谧、葛洪、陶弘景等名震遐迩者之外，见于史载者不下数十名。他们有中土自有的道、儒、佛家医生，也有来自外国的医生如支法存、于法开、高丽客等，还有出国行医名医如董奉、知聪等；既有师徒传授自成一系者，更有家技承传达十数人如徐之才世系；既有平民医生，也不乏居官而为医者如王显、崔彧、姚僧垣、秦承祖等。

（二）医学著作种类和数量空前之多。有理论、经验、针灸、药物、炮炙等等，不一而足。第一部脉学总结著作——王叔和的《脉经》；第一部巨型针灸专著——皇甫谧的《针灸甲乙经》；第一部简、便、验、廉临床手册——葛洪的《肘后救卒方》；第一部《神农本草经》研究性著作——陶弘景的《本草经集注》；第一部专门的药物炮制学专著——雷敩的《雷公炮炙论》（刘宋）等等，就是在这一时期出现的，可谓百花纷呈。

（三）外科技术一度有相当发展。除华佗手术和麻醉为中医外科鼻祖外，军阵外科（如关公刮骨疗毒虽非华佗亲为，但确有军医为之）；补兔唇（殷仲堪帐下一医行之）；截肢（"蛊毒在手，解腕求全"）；割目瘤（晋景帝）；针目疾（《梁书》"后又有目疾，久废视瞻，有北渡道人慧龙下针，豁然开朗。"可能是金针拨内障，也可能是翼状胬肉剥除）；割大瘤等，基本上都是手术外科之类。可知其时"外病内治"还不是中医特色。至若《刘涓子鬼遗方》，著有大量疮疡痈疽、外伤出血等的治疗方药，是内外结合而治。

（四）官方医学教育，始于刘宋元嘉二十年（公元443）。太医令秦承祖奏置医学，以广教授。从此医学教育走入学校，不再囿于师徒家传。从此医学教育开始规范化，医生的地位也得到相对提高。

（五）服食养生，成为一种生活方式。名士风流，潇洒放荡，服食以求长生，是魏晋南北朝普遍而长盛不衰的风气。一方面恬澹虚无，仙风道骨；一方面放荡不羁，视生命为儿戏；同时又孜孜以求服石、服食、炼丹、服药致长生之道，等等不一。这是一个开放、自由甚至是无政府主义的放任自为的社会。"文明病"亦因此前所未有地猖獗起来。治疗这类文明病就成了医学家的任务。这种情状，倒与当今世界颇有些类似。

魏晋南北朝到隋文帝建立隋朝，动荡年代终于落幕。它的医学留给后人以什么呢？留下来的是大量新鲜医学经验；是供后人总结思考和选择的机会。谁来选择？怎样选择？选择些什么？且看隋唐的先贤们如何动作。

161. 隋唐盛世医学集大成

隋唐医学的集大成可以说是水到渠成。前朝留下了那么丰富的积累，强盛和承平的时代氛围，学者们获取资料的方便程度，都是产生集大成著作的良好条件。

集大成可以是百川归海，泥沙俱下，什么都收集进去；也可以是有所审择，按自己的或时代的趋势和要求有所取舍地集其大成。审择的方向主要应是以下几个方面：

（1）理论指导：自然哲学还是巫术哲学（包括图谶）？

（2）实践体系：辨证论治还是经验堆积？

（3）编辑方式：兼收并蓄还是有所侧重？

我们当然不能以今衡古，要求古人像今人一样思索这一切。我们只能是按他们留下的著作做出推断。

其实，集大成的医著，自葛洪起就已经做了，即是他的《玉函方》（又称《金匮药方》）一百卷。《肘后救卒方》是从中辑录而成，以便携带和应急使用。

由于《玉函方》已佚，本来希望可从《救卒方》窥其一斑，而今本为经陶弘景重新编辑并补充而成的《肘后百一方》，已大改其旨，使我们难于准确窥其原貌。

次为隋之《四海类聚方》二千六百卷，《隋志》、《唐志》有著录，《新修本草》曾引述，但未见存世，故亦难测高深。本书已论及此书与《诸病源候论》关系及成书背景（见第十二章第103节）。《诸病源候论》与《四海类聚方》可作一体看，是中国医学史上集大成第一大部头之书。但《四海类聚方》可能为兼收并蓄，无所不包，离开了病源证候理论，可能散漫无序，不能纳入据"辨证"而"论治"的体系，故而行之未远，终致散佚。惟《巢氏病源》，构成了中医病源证候的理论解释体系，虽有未精当处，但却是前无古人的。他把隋以前的经验，以其证候为名，分类归入用中医外内病因、脏腑气血病理为纲目的系统之中。这在理论上是张仲景以后临床辨证体系的大发展、大集成。可惜有论无方，针灸、按摩、导引也是一语带过。作为集大成之书，留下了某些缺憾。

这种缺憾，在稍后的唐孙思邈的《千金要方》与王焘的《外台秘要》中得到弥补。他们两人的差别在于，孙思邈知识宏博，三教九流，无有不涉，尤其自十八岁开始学医，二十岁已"颇觉有悟"并开始为人治病，至公元627－640年游于京师并开始撰写《千金要方》时，已具有丰富个人行医经验。[①]因此他有理论修养，有经验体会，有开放胸怀，有与外国人打交道的经历，他能综合百家，九九归一，把唐以前医学做一总结，即集唐以前医学之大成。这种集成，包含了他个人的经验和理论上的创新。

王焘（670－755），迟于思邈近百年。他主职馆阁，得饱览图书之便，其知识亦不可谓不宏富，但不以医为业，诚不能深思熟虑于医学也；虽有为家人治病的体会，毕竟他非为医生，至多是业余而已。医学的造诣就比思邈差了一截。因此《外台秘要》是文献辑录为主，看到的和收集的医家著作比孙思邈多，但要像孙氏那样有自己的评述总结则难。《外台秘要》以巢氏病源之论为论，采《千金方》等诸方书为治疗之法，于继承著作，已不失为有识见之高明之作。

平心而论，《千金翼方》的价值是大不如《千金要方》的。孙思邈《千金翼

---

① 马伯英：《孙思邈生年考及年谱简编》。《中华医史杂志》第11卷，1981年第4期。

方》自序中称："……检押神秘，幽求今古，撰方一部，号曰《千金》。可以济物摄生，可以穷微尽性。犹恐岱山临目，必昧秋毫之端；雷霆在耳，或遗玉石之响。所以更撰方翼三十卷，共成一家之学。譬轸辁之相济，运转无涯；等羽翼之交飞，抟摇不测……傥经目于君子，庶知余之所志焉。"这自然说明了他想把《千金方》写得尽善尽美的意愿。但是，除了增补"药录纂要"、"伤寒"及一些外来方之外，其他增入内容颇杂，亦颇有重复。特别是"禁经"两卷，尽为道教巫术祝由咒禁，全异于医道之本真。最近有学者因此怀疑《千金翼方》可能为托名之作。① 但我相信作者为孙思邈无假。他在《千金要方》卷九"伤寒上"中说到："江南诸师秘仲景要方不传。"在《千金翼方》中则大加补叙，是他后期反复钻研，"披伤寒大论，鸠集要妙，以为其方"后慎重写入的。② 林亿等后序云《千金翼方》补入的"伤寒"十六篇，"分上下两卷，亦一时之新意，此于《千金》为辅翼之深"。这是很对的。其中还提到："世又传《千金髓》者，观其文意，殊非孙氏所作，乃好事者为之耳。王焘集《外台秘要》，方各载所出，亦未之见，似出于唐之末伐，博雅者勿谓其一家书也。"是知宋人已有考证。不过，《翼方》价值不若《要方》，亦仅笔者一家之论，以今人之要求强加于古人也。本人于此，实际目的还是在于说明，集成之书不免混杂，加以孙思邈道教思想颇重，而葛洪更行之于前，确已成先进，其《抱朴子》便是甚多咒禁之法，思邈将之集入，不亦顺理成章乎！

唐代以苏敬为首编修的《新修本草》是以第一部国家药典载于史册的。其实此书也不妨作为药物学的集成之书看。这样说的理由是，药物品种达八百五十种，比《神农本草经》的三百六十五种、《本草经集注》的七百三十六种都有明显增加；其中又有相当多外来药物；特别是参与撰述者有二十三人之多，是极尽了搜罗搜集之能事了。

就这样，从隋巢元方及唐初孙思邈打头，加以太医署官方医学教育系统的确立，隋唐医学在一个相对稳定的框架里进步。

---

① 高晓山：《〈千金翼方〉作者质疑》。《中华医史杂志》第 37 卷第 2 期，第 104 - 107 页，2007 年。

② 马伯英：《孙思邈所见到的〈伤寒论〉》。《中医杂志》1982 年第 11 期。

162. 中医学在两宋步入建制轨道

如果说商周时代以巫术医学为主要特征，秦汉的医学则是以"道医"为主要特征的。这意思是说，道家哲学排除巫术哲学使医学有了自己的理论体系，而这一体系是与自然规律，与疾病、健康之间的关系相符合的，所以这一医学理论体系得到医学施行者的接受，成了主流。但是，这并不等于是全社会的接受或保障。这种社会的接受和公认乃至保障，要到两宋时代才得以实现。那就是儒医体制或道统的建立。这是一个范型（patterning），一种医学的社会生态形式。人们喜欢说中国人的总体特征是"外儒内道"。宋代以后的医学也基本上是这种形态。

"内道"是指中医学本身的学术主干是道家自然哲学思想主导下形成的中医理论以及中医师的思维方式。"道医"在此可谓为"道家医学"，但并非是"道教医学"，虽然后者是可以在广义上归入为"道医"的。"道教医学"有很多宗教因素，我们暂且于此撇开不论。"道家医学"，其思想方式是道家崇尚自然，"道法自然"的哲学形态；其医学特征是生态医学理论和实践；其行为方式是"无为而治"、散漫不受拘束的生存状态；其医家心态是自由、开放和宽容的；其医家人格是独立不羁，天马行空的；所以医学虽以《黄帝内经》为圭臬，却同时能容纳百川，华夷共存，兼容并蓄。"医者意也"，深刻反映出道家医学的真谛。

"儒医"主要体现在医学制度、教学机构、道德规范、行医方式等等。质言之，是一个管理体制。这一体制并非一夕之间在宋朝形成的，而是一个渐进的过程。汉武帝主张"独尊儒术"，到李唐复以崇道，社会思潮反反复复，儒与道在中国文化中始终是犬牙交错，我中有你，你中有我。中国社会的封建体制在这一过程中建立和得到强化。医学的制度和规范也逐步形成并固化。这在宋代就特别显现出来。但医家的内在心理结构是改变不了的。在医学领域的"外儒内道"显得格外顽强。外观上的"仙风道骨"、自然飘逸形态不多见了，内里的思维方式却始终不变。一切"循规蹈矩"，是为"外儒"；依然思维灵动，以自然为根本，是为"内道"。内外和谐合一，既不越出规矩，也不扼杀创造性思维能力；既保持稳定进步，又抱持开放、宽容和接纳外来知识的态度。不过，即使这是"外儒内道"，毕竟改换了形式。在中国大文化的框架背景下，总体上还是可以用"儒医"或"儒医文化"一词加以概括。

大宋在结束了唐末五代十国五十三年的短暂动乱以后，一统天下。那时有多位皇帝雅好医学，相对来说使医学的地位得到提升。唐代太医署的建制在宋代改称太医局而且得到延续、巩固和发展，"三舍医学教学"虽然前后不断有上下起落，但实际上仍是把医学纳入了儒学体制。这使医学不可能再游离于体制之外。大量医书的编著、校勘、印刷发行，使医生的队伍大为扩大，而范仲淹"不为良相，则为良医"之说一出，起到了振臂一呼的作用，大批落第士子转而投身于医学，也使儒学影响深入到医学的血肉之中。"医为仁术"，宋时已成为行医者的基本行为和医德准则。"仁"把"医之术"罩住了，也就是"儒"把"道之医"罩住了。最好的医生就是儒医。医生是不做官的儒者，社会形成共识。

这种儒医一体化的结构的建立，又与朱熹、周敦颐等的新儒学-理学体系建立大有关系。理学实际上是将道家学说收入儒家门内。中医学理论以《黄帝内经》为标榜，这时候也就臣服于理学，即臣服于儒学了。后来更有陆九渊、王阳明的"心学"，许多医家也是心悦诚服地跟随着走了。在这一统合系统中，医家在学术上有自己的发挥余地，没有丝毫的抵触，所以能够活得很滋润。道家本来那种游于方外、不受拘束的思想行为特质，受到了一定的限制，但就医学学术范畴而言，影响并不算大。创造力未必受到太大影响。相反，医易同源，道家方面如果有新成就，是一定不会让医家断绝接受的来源和途径的。

在有宋一代，除了因印刷术的发展和政府的提倡而在医籍方面的重大成绩之外，其突出的成就是在本草药物和方剂学的集大成和编著；"伤寒学"体系的确立和推广；各临床分科的形成和专门化医学理论与临床经验的总结。例如《证类本草》的原创性历史价值其实大于后世的《本草纲目》；《太平圣惠方》、《圣济总录》等的集成规模也大大超过前代；简便有效而合乎制方法度的小型方书对普及和深化方剂应用起到了积极推动作用；《伤寒论》的注释研究著作多达百余种，不但再无"秘仲景之书不传"之遗憾，而且仲景的医圣地位和仲景之书的经典地位都由此而确立；钱乙的《小儿药证直诀》奠定了中医小儿科的基础；陈自明《妇人大全良方》实为中医妇产科的经典。其中"求嗣"一门尤显出中医特色和优势，至今领先于世界。当然还有针灸学的发展。类此种种，在本书和其他中医史书籍中皆有或简或详的叙说，于此不赘。而需要指出的是，它们都紧扣中医确

立起来了的理论，将之应用到各个不同学科，结合不同经验加以发挥总结。正是
它们，构成了中医学完整的系统。

概括而言，宋代医学的功绩就在于完成了中医整个体系的建制和为其保持稳
定发展开拓了前景。

163. 金元医学争鸣和明清医学超稳定结构形成

大局已定，框架已成，中国医学已经成熟。接下来就是生发繁衍，添枝加
叶，让中医这个美丽的百花园锦上添花了。

在南宋时期已出现的金王朝及其后继的元朝，有史称的"金元四大家"——
实际上是五大家——张元素、刘完素、张子和、李东垣和朱丹溪的所谓"争鸣"，
为中医学添加了浓重的一笔。

然而，考察全部历史和他们的著述，他们实在是"鸣而无争"的。除了张元
素因刘完素病重而毛遂自荐为之诊疗，引起刘完素些许不快外，其他四家既不同
时代、又无片言只语互相批驳攻讦。冠以"争鸣"之名意思在于说明那时曾有一
些医家思维活跃，提出了个人不同凡响的见解和某种意义上的创新理论。此诸如
刘完素的"火热病机论"；张元素的"脏腑标本虚实用药式"和药物"引经报使"
归经与引经理论；张子和的"攻下论"；李杲的"脾胃论"和温补脾土学说；王
好古的"阴证论"和温补肾阳学说；朱震亨的"相火论"、"阳常有余阴常不足"
和"滋阴降火"学说等等，不一而足。

这些创新理论有三个基本立足点：首先是他们对《黄帝内经》、《难经》、《神
农本草经》、《伤寒论》和《金匮要略》等经典著作的理论及其后各家论说的深刻
理解和深厚知识底蕴；第二是他们自己的丰富诊治经验；第三是"运气不齐，古
今异轨，古方今病不相能"的实事求是、敢于反思的创新精神；这是与时俱进和
敢于自创一说的革新思维。他们为后世医家做出了如斯榜样：经典理论不可违；
新鲜经验可发挥。中医学因此而得以不断丰富和发展。

这样一种发展样式，也反映在对外来医学，例如元代的回回医学的吸收融合
中。具体的阐述，请详另卷。重要的是这个框架、这个"篮子"：能装进这个
"篮子"的就能成为"菜"。这个篮子就是宋元时代建制起来的框架，换一种说

法，实际上是一个方法论体系，一个解释学的逻辑推理体系。一切新鲜经验经过医学家的理性思维，纳入此一逻辑体系，就成了一家新的理论学说。

检阅明、清的医学进步，几乎所有著名医家都是循这一模式创造他们自己的理论的。以《伤寒论》一系著作为例，王履的《医经溯洄集》、方有执的《伤寒论条辨》、喻嘉言的《尚论篇》、柯琴的《伤寒来苏集》、尤怡的《伤寒贯珠集》等等无不如此。各家学说的演绎发挥或顺之而入己意如戴思恭、虞抟、章楠；或批评前人而立己说者如张介宾之《景岳全书》、赵献可的《医贯》。注释性或重新编类性的著作如楼英《医学纲目》、万全《万密斋医学全书》、张路玉《张氏医通》、高武《针灸聚英》、徐春甫《古今医统》、孙一奎的著作《赤水玄珠》等三种、杨继洲《针灸大成》、王肯堂《证治准绳》、张介宾《类经》、吴谦《医宗金鉴》乃至李时珍《本草纲目》和张志聪侣山堂各种集注等，包括纵横捭阖、评贬百家的徐大椿，皆依仗此一方式贡献己见。特别值得一提的是张景岳总结了"八纲辨证"，其适用范围遍及所有疾病，使中医师临床大为称便，诚可谓纲举而目张。

千万别认为这使古代的医家们就此落入俗套，变得古板保守，甚至将之视为桎梏。准确的评价应是：中医形成了一个超稳定系统，使中医整个体系变得不可动摇或难以突破；但它不窒息创造，而是开通了一条中医独有的创造之路。

我们不妨看看温病学派的崛起。一般地说，明末吴又可的《温疫论》、清代叶天士的《温热论》、吴瑭的《温病条辨》到王士雄的《温热经纬》，是可称为温病四大家。其他小家还有很多，时代亦可追溯到更远。不管如何，重要的是他们形成了一个与过往完全不同的温病诊断、治疗理论体系。在张仲景的《伤寒论》中可以看到，他承接的是《素问》"热论"所述"今夫热病者，皆伤寒之类也，或愈或死，其死皆以六七日之间；其愈皆以十日以上"及其三阴三阳六经传变理论，引而申之为"六经辨证"。从其所描述症状来看，多半为现代医学所指的流行性感冒（flu）或普通感冒（cold）。有趣的是，cold 是"冷"，亦即受冷（寒）所引起的病症，与那时中医称"伤寒"（伤与寒）意思一致。仲景的六经辨证从而施以相应方药是很成功的，因而也是很高明的。但仲景遇到的温病病人很少，他只在《伤寒论》第六条论及"太阳病，发热而渴，不恶寒者，为温病"。时转世移，火热致病越来越见多，刘河间乃发展出火热病机学说，主以寒凉方药治之；张从正则主以汗吐下攻邪以治。他们各有创造，却又皆局囿于"热病者皆伤寒之类"，未能将温病从伤寒中脱离出来。

其实热病中有一些不能以伤寒解释和用伤寒方做治疗，早已有人提出。葛洪的《肘后方》和陈延之的《小品方》都已经描述过不少未能归入伤寒范畴的热病，其中也包括疫疠、温病。还提出了"疠气"（鬼疠之气，乖戾之气）致病说。惟其仍固守伤寒为总称，同样不能建立起温病学说和理论。只有到了吴有性，对当时急性发热性传染病做了总体的观察，找到了与伤寒的区别。他批评说："业医者，所记所颂，连篇累牍，俱系伤寒；及其临症，悉见温疫。求其真者，伤寒百无一二。"可见吴又可的时代，流行病主要已不是感冒或流行性感冒了。他说，"温疫与伤寒，感受有霄壤之别"，"温疫之为病，非风，非寒，非暑，非温，乃天地间别有一种异气所感"。这种异气，他又称为杂气、疠气、戾气、疫气。总的来说，就是后世所称"戾气致病说"。他的这一理论，虽尚非二百年后西方提出的"微生物致病说"，亦不远矣。如果他有显微镜可用，未必不能发现细菌以为戾气之实。且不论此，就中医学本身而言，他彻底把温病从伤寒的窠臼中拉了出来，然后就总结了与《伤寒论》完全不同的另一套辨证纲领："表里九传辨证"方法。这是一次中医理论创新的重大尝试，敢对自宋以来六百年中确然不移的《伤寒论》发起挑战，并且是带有否定性的挑战，这是前无古人的。

可惜的是，吴又可这套辨证方法行之不远。张志斌指出：这一辨证系统的条理不甚清晰，重复也多，临床可操作性不太好。后世讨论不少，但临床真正应用的可能不多。[1]

她的说法是有道理的。吴又可以病因学、症状学特点区别了温疫（温病），但没有能解决温病的临床辨证论治的问题。这一责任历史性地落到了后继者身上。首先是叶天士的"卫气营血"辨证；几乎同时有薛雪《湿热论》的三焦辨证；继之而有吴瑭推广为所有温热病的三焦辨证；至王士雄总结温病诊疗为《温热经纬》。他们解决了临床实用问题。在西方对传染病束手无策的时候，中医用自己的智慧和创造较成功地治疗和遏制了传染病的流行。附图"历代疫病流行分布与理论创新及人口增长对照图"[2] 中明显反映了这一了不起的成就。西方于

---

① 　张志斌：《中国古代疫病流行年表》。福建科学技术出版社 2007 年版，第 135 页。

② 　同上书，第 132 页。

1928 年由英国人弗莱明发现青霉素，德国人多马克发现磺胺，至 40 年代用于临床，才对细菌性传染病有了有效对付办法。而现在又困扰于耐药和抗药的问题。而且至今对病毒性传染病没有特效药，而中医药却多少有些办法加以解决。2003 年在中国突发 SARS，中西医都奋力投入抢救治疗。最后遏制了 SARS。世界卫生组织通过调查鉴定后做出结论，中医药治疗 SARS 是有效的。[①] 这意味着，温病理论在现代医学面前还大有用武之地。

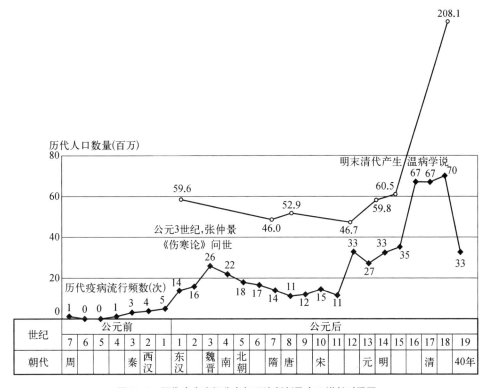

图 21.1　历代疫病流行分布与理论创新及人口增长对照图

　　至若人痘接种抗天花的伟大发明及其成就，已详另章（第十四章）。

　　超稳定结构中的创新，另一个例子就是著名的革新医学家王清任。但他的创新成就其实不在解剖，而在一系列活血化瘀方的制订和临床多种疾病治疗的显著效果。到唐容川，活血化瘀理论体系就基本建立起来了。这是了不起的创新成就，杂病治疗找到了一把开启的钥匙。可见这样一些号称特有创新精神的著作，

---

①　张志斌：《中国古代疫病流行年表》，第 129 页。

其实亦不能不入这个稳定结构的窠臼。加以中西汇通派以中医传统理论为主干，以西医之术为附庸，"中体西用"，明清医学就像一架巨大的卷扬机，把各种医学知识和经验汇聚起来，形成新的理论学说，真可谓发挥得淋漓尽致。

明清医学对中医学的贡献是伟大的。在这一时期，中医学成为一个超稳定系统；同时又有不断的创新进步。中医历史，岂可将之小视乃至否定哉！

以上谨就中医历史上荦荦大者，简述其主流发展的几个重要阶段及其特征和成就。其细支末流，包括巫术迷信活动，可以说从来也没有完全停止或消失过。然而瑕不掩瑜，就像乌云遮不住太阳，中医的主流是健康的，而且如同长江黄河，继续不断地滚滚向前。

二、　中医史上举足轻重的名著和名医

164. 三世医学及四大经典

"医不三世，不服其药。"这是《礼记·曲礼下》中的一句话。这句话是经典性的。不管其原始含义如何，后世所赋予的两层含义颇为确切地勾勒出了中医的传承和实践特点。

关于"三世"的含义历代有不同解释。有以为三世指的是三皇（伏羲、神农、黄帝）之医学，这与中国古代发明多喜溯及三皇有关，不足为凭。然有指为"三世者，一黄帝针灸，二神农本草，三素女脉诀。不习此三世之书，不得服其药"。① 这就值得研究。我们现在已不能得见《素女脉诀》其书，历代医书中也引用。例如《脉经》，在少数注明的引述出处中，有《素问》、《针经》、《伤寒论》（或曰张仲景）、《四时经》。大部分不注出处，但不少可以在《内经》、《伤寒杂病论》中找到文字依据。我们可以推测，王叔和这样一个脉学的祖师爷，却并未读到过《素女脉诀》。在《内经》中提到《脉变》，在马王堆医书中有《脉法》，在仓公医案中有《脉书》，但都没有《素女脉诀》。我个人认为，此书应是在《内

---

① 《古今图书集成医部全录》卷五〇一。

宋大仁先生手绘中国古代名医图。刊此以纪念宋大仁先生。

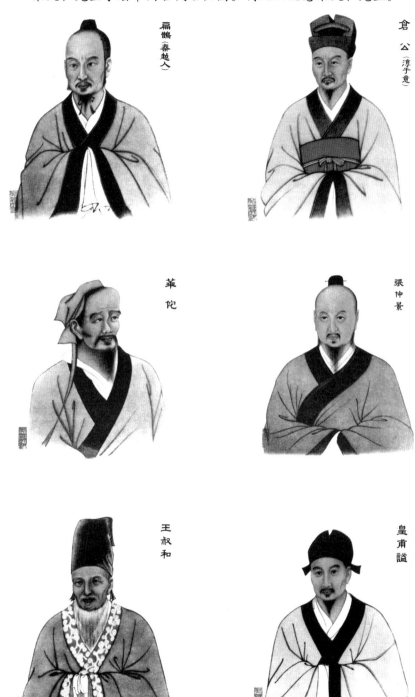

扁鹊（秦越人）

倉公（淳于意）

華佗

張仲景

王叔和

皇甫謐

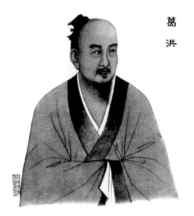

葛洪

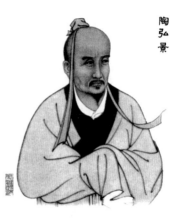

陶弘景

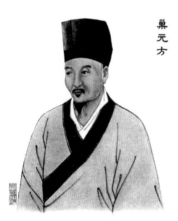

巢元方

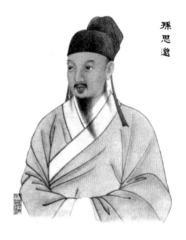

孫思邈

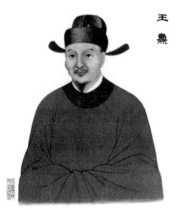

王燾

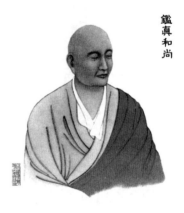

鑑真和尚

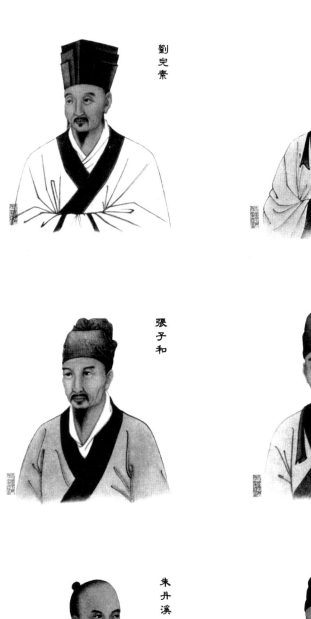

劉完素

錢乙

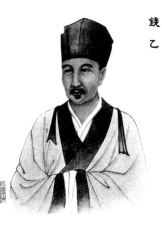

張子和

李東垣

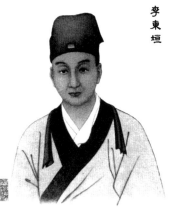

朱丹溪

李時珍

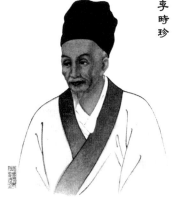

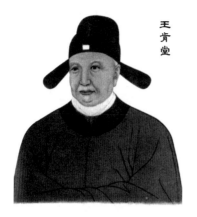

王肯堂

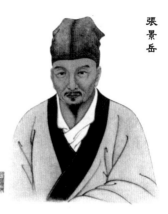

張景岳

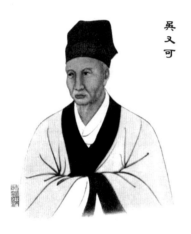

吳又可

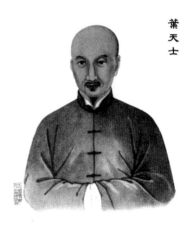

葉天士

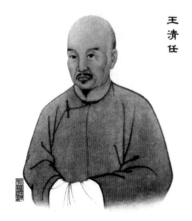

王清任

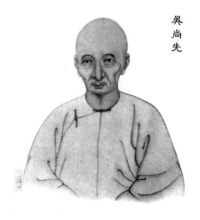

吳尚先

经》之后，与《神农本草经》成书年代相当的时期出现并存在过的。以脉诀与内经、本草同列三世之书，这在一定程度上反映了医学在理论和临床实际中的需要，学者可从此三书基本找到医学准绳，解决诊断（把脉）和治疗（针灸和草药）的操作手段问题。

"三世医学"的另一种普遍比较认同的解释是"父子相承至于三世"或"师徒相承至于三世"。这固然是因为《礼记》本身语焉不详，难知所指；但如果看得深一点，其实正是当时正统医学的经典理论体系没有形成，把三坟之书硬套上去实在有些牵强。在《礼记》那个时代，杰出医生如扁鹊等为数尚少但已渐渐为人所共知。有所师承的医生高明而较具保险系数，这是可以理解的。《礼记》通常认为是先秦至汉初成书，记录周代之礼。至若黄帝针经、神农本草及素女脉诀，均晚于《礼记》。所以《礼记》所云"三世医学"实际上不可能是指上述三书。故曰："医至三世，治人多矣，用物熟矣，功已试而无疑。然后服之，亦谨疾之道也。""三世相传，意之不能察者察矣。世云老医少卜。"可见"三世医学"，实为对临床经验之重视，对经验医学之肯定也。

要之，两种解释出于后世，正好完成了中医体系继承和发展道路与方法的总结。这在一定程度上，甚至影响到现代。我们看中医理论的四大经典之确定，就是这一基本点的延续，即使它可以说是过于迟了一点。

所谓四大经典，是在 1956 年政府决定中医研究院和中医学院建立过程中讨论确定的。实际的情形也颇有争议和混乱：《黄帝内经》（包括《素问》和《灵枢》）、《难经》、《神农本草经》及《伤寒杂病论》（包括《伤寒论》和《金匮要略》）是比较好地涵盖了中医四大经典的。但有认为温病学亦应列入其中，将《难经》并入《内经》，合称"内难"。然而温病难用一本书作为经典代表，叶天士的《温热论》显得篇幅太小。另外，温病理论的形成，与其他经典相比，亦显得略迟了些。又有将《神农本草经》除外，将《黄帝内经》分为《素问》和《灵枢》，《伤寒杂病论》分为《伤寒论》与《金匮要略》入计，加《难经》实际上是五种。十二年前出版的《中医四部经典》即以此收入。[1]

回溯既往，历代医家都有自己的审择。例如唐代名医孙思邈在《千金要方》

---

[1]　傅景华等点校：《中医四部经典》。中医古籍出版社 1996 年版。

"大医习业"中谆谆教导说：

> 凡欲为大医，必须谙《素问》，《甲乙》，《黄帝针经》，《明堂流注十二经脉》，《三部九候》，《五脏六腑》，《表里孔穴》，《本草》，《药对》，张仲景，王叔和，阮河南，范东阳，张苗，靳邵等诸部经方。

这大概是他那个时代认为最应该阅读学习的医学经典著作。实际上他远不止此，他要求学习很多医学之外社会科学、哲学类的著作：

> 又须涉猎群书。何者，若不读五经，不知有仁义之道；不读三史，不知有古今之事；不读诸子，覩事则不能默而识之；不读内经，则不知有慈悲喜舍之德；不读庄老，不能任真体运，则吉凶拘忌，触途而生。至于五行休王，七耀天文，并须探赜。若而能具而学之，则于医道无所滞碍，尽善尽美者矣！

以后医家也各有己见。不过，主张学医行医，要除医学本身外，兼通其他学科，这与当今潮流，正是不谋而合。时代发展到了今天，我们本不应单从医学范围罗列经典，惟毕竟学分内外，医有主次，诚如明代医学家卢复在《医种子》（又名《芷园医种》）中所论，医理阐自轩歧，以《灵枢》、《素问》为"真医之第一义"，而《本经》、《难经》可作为"医经种子"；《伤寒论》、《金匮要略论》为"医论种子"，伤寒方与金匮要略方为"医方种子"，这几种著作已经约定俗成地被医家奉为圭臬。所以我们从其理论概括和历史上的指导与启迪意义的角度来选择中医四大经典是无可厚非的。笔者认为，这就是：

1.《黄帝内经》（包括《素问》、《灵枢》，简称《内经》）；

2.《难经》；

3.《神农本草经》（简称《本经》）；

4.《伤寒杂病论》（包括《伤寒论》、《金匮要略》，简作《伤寒论》）。

我们肯定中医理论和中医师经验在历史上的巨大作用，但并不排斥人们对它们发出的质疑。元末明初一严姓医，父祖三世为医，然其临症终不及同乡自学成才之朱聘君。时人乃以此为例，证"医不三世，不服其药"之谬。以个例而否一般，此诚有未当；惟藉以提出问题，是可取也。经验和理论传承，并非凡世医家传即可精到。家学渊源，天资聪敏，个人努力，临症多见，理法巧思，通常达变等等，均为因素。愿业医者不拘泥于"世医"、"经典"而止步。

165. 当今存世而应当阅读的中医著作

中医文献汗牛充栋，据《中医文献辞典》收录有六千一百条之多。[①] 除了以上所述四大经典为中医师所必读之外，每个历史时期都有流行于医学界的特别有影响、有价值的著作，例如孙思邈提到的那些，医生们应当读之以吸收各种知识和经验。但由于时代变迁、战乱佚失、未印难传等等原因，不少书现今已不能见到。在《中医文献辞典》中则还有些重要著作有所漏录。笔者现就个人所知所感，从存世而确具有阅读之特别价值的 1949 年前著作中选择一百三十八种列表如下。其分类偏重于该书学术上的特殊性，例如《三因极一病证方论》，一般归于综合性医书，但其对三因论的阐述有特别贡献，故列在第一类。书名加 * 号者，是更重要一点的。如此可方便读者诸君选择参考。

A. 病因病理类著作：

1. 隋，巢元方《诸病源候论》*，五十卷，撰于 610 年
2. 宋，陈言《三因极一病证方论》*，十八卷，成书于 1174 年
3. 清，王清任《医林改错》*，上下两卷加附录，1830 年刊
4. 清，唐宗海《血证论》，八卷，1884 年刊

B. 诊断类著作：

5. 晋，王叔和《脉经》*，十卷，3 世纪时撰
6. 宋，施发《察病指南》，三卷，1241 年撰
7. 元，杜本《敖氏伤寒金镜录》，1341 年撰
8. 元，滑寿《诊家枢要》，一卷，1359 年撰
9. 明，李时珍《濒湖脉诀》*，一卷，1564 年撰
10. 清，张登《伤寒舌鉴》，一卷，1668 年撰

---

① 余瀛鳌、李经纬主编：《中医文献辞典》。北京科学技术出版社 2000 年版。

11. 清，林之翰《四诊抉微》[*]，1723 年撰

C. 针灸类著作：

12. 晋，皇甫谧《针灸甲乙经》[*]，十卷，259 年撰

13. 宋，王执中《针灸资生经》，七卷，1220 年刊

14. 金，何若愚《子午流注针经》，三卷，1153 年之前撰

15. 元，滑寿《十四经发挥》[*]，三卷，1341 年撰

16. 明，徐凤《针灸大全》，六卷，1439 年撰

17. 明，高武《针灸聚英》，四卷，1529 年撰

18. 明，李时珍《奇经八脉考》[*]，一卷，1578 年撰

19. 明，杨继洲《针灸大成》[*]，十卷，1601 年撰

D. 本草类著作：

20. 宋，唐慎微《经史证类备急本草》，三十一卷，约初成于 1082 年

21. 宋，寇宗奭《本草衍义》，二十卷，撰于 1116 年，1119 年刊

22. 明，李时珍《本草纲目》[*]，五十二卷，1593 年初刊

23. 清，汪昂《本草备要》[*]，不分卷，1694 年刊

24. 清，赵学敏《本草纲目拾遗》[*]，十卷，初撰于 1765 年，初刊于 1864 年

E. 方证类著作：

25. 晋，葛洪《肘后备急方》[*]，八卷，约成书于 303 年

26. 唐，孙思邈《千金要方》[*]，三十卷，约成书于 652 年

27. 唐，王焘《外台秘要》[*]，四十卷，约成书于 752 年

28. 宋，王怀隐等《太平圣惠方》，一百卷，982 年撰

29. 宋，曹孝忠等《圣济总录》，二百卷，1111 - 1117 年撰

30. 宋，裴宗元、陈师文、陈承及许洪等先后校订《太平惠民和剂局方》，十卷，1107 - 1110 年

31. 宋，许叔微《普济本事方》[*]，十二卷，12 世纪中撰

32. 宋，苏轼、沈括《苏沈良方》，十卷，后人编辑

33. 宋，严用和《济生方》，十卷，1253 年成书

34. 元，危亦林《世医得效方》[*]，十九卷，1337 年撰

35. 明，朱橚等《普济方》，四百二十六卷（《四库全书》版），初编于

1390 年

36. 明，吴琨《医方考》，六卷，附《脉语》二卷，1584 年成书

37. 明，汪昂《医方集解》*，不分卷，刊于 1682 年

38. 清，吴仪洛《成方切用》，十二卷，辑于 1761 年

39. 清，鲍相璈《验方新编》，八卷，辑于 1846 年

40. 清，费伯雄《医方论》，四卷，1865 年刊

F. 综合性医学著作：（上列中有部分已属于全书类著作，于下不再重复）

41. 元，朱震亨《丹溪心法》，六种，1360 年前后由后人整理补辑而成

42. 元，罗天益《卫生宝鉴》，二十四卷，增补一卷，1343 年撰

43. 明，汪机《汪石山医书八种》，八种，1522－1534 年刊

44. 明，万全《万密斋医学全书》，十种，1549 年刊

45. 明，徐春甫《古今医统（大全）》，一百卷，1556 年辑

46. 明，楼英《医学纲目》，四十卷，1565 年刊

47. 明，龚廷贤《古今医鉴》，八卷，1589 年刊

48. 明，王肯堂《证治准绳》，十六卷，1602 年撰成

49. 明，张景岳《景岳全书》*，六十四卷，1636 年刊

50. 明，张三锡《医学六要》，六种，1639 年刊

51. 清，张璐《张氏医通》，七种，1699 年刊

52. 清，蒋廷锡等《古今图书集成医部全录》，五百二十卷，1706 年成书

53. 清，徐大椿《徐灵胎医学全书》，十六种，1727 年始刊

54. 清，吴谦等《医宗金鉴》*，九十卷，1742 年刊

55. 清，沈金鳌《沈氏尊生书》，五种，1773 年撰成

56. 清，陆九芝《世补斋医书》，正续集合共六十四卷，1866 年刊

57. 清，唐宗海《中西汇通医书五种》，二十八卷，约 1884 年成书

58. 清，周学海《周氏医学丛书》，三十二种，1891－1911 年刊

G. 内难经注释研究性著作：

59. 隋，杨上善《黄帝内经太素》，原书三十卷，残存二十三卷，撰年不详

60. 唐，王冰《重广补注黄帝内经素问》，二十四卷，762 年补注成书，宋林亿等重广校定刊布

61. 元，滑寿《难经本义》*，二卷，1361 年成书

62. 明，王九思等《难经集注》，五卷，1505 年成书

63. 明，马莳《黄帝内经素问，灵枢注证发微》，两书各九卷，1586 年刊

64. 明，张景岳《类经》（及图翼，附翼），四十七卷，1624 年刊

65. 明，李中梓《内经知要》*，二卷，1642 年刊

66. 清，张志聪《黄帝内经素问，灵枢集注》，两书各九卷，1670 年刊

67. 清，徐大椿《难经经释》，二卷，1727 年撰

H. 伤寒、金匮类注释研究性著作：

68. 宋，庞安时《伤寒总病论》，六卷，1100 年刊

69. 宋，朱肱《南阳活人书》*，二十卷，1107 年撰

70. 宋，许叔微《伤寒发微论》，二卷，1132 年撰

71. 宋，郭雍《伤寒补亡论》，二十卷，1181 年撰

72. 金，成无己《伤寒明理论》，四卷，1142 年撰

73. 金，成无己《注解伤寒论》*，十卷，1144 年撰

74. 金，刘完素《伤寒直格》，三卷，撰年不详

75. 元，王好古《医垒元戎》，十二卷，初撰于 1231 年，佚后于 1297 年重撰

76. 元，王好古《此事难知》，二卷，1308 年撰

77. 元，朱震亨《金匮钩玄》，三卷，1358 年撰

78. 明，方有执《伤寒论条辨》*，八卷，1589 年撰

79. 明，张遂辰《张卿子伤寒论》，七卷，1644 年刊

80. 清，喻嘉言《尚论篇》，四卷，1648 年撰

81. 清，柯琴《伤寒来苏集》，三种，1669 年成书

82. 清，张志聪、高世栻《伤寒论集注》，六卷，1683 年成书

83. 清，尤怡《伤寒贯珠集》，八卷，1729 年成书

84. 清，徐大椿《伤寒论类方》，四卷，1759 年刊

85. 清，陈修园《伤寒论浅注》，六卷，1820 年刊

86. 清，徐彬《金匮要略论注》，二十五卷，1671 年撰

87. 清，周扬俊《金匮玉函经二注》，二十二卷，1687 年刊（原注三卷，元赵良仁）

88. 清，沈目南《金匮要略编注》，二十四卷，1692 年刊

89. 清，尤怡《金匮要略心典》*，1729 年撰

90. 清，黄元御《金匮悬解》，二十二卷，1754 年刊

91. 清，尤怡《金匮翼》，八卷，1768 年撰

92. 清，陈修园《金匮要略浅注》，十卷，1830 年刊

I. 温病类著作：

93. 明，王履《医经溯洄集》，一卷二十一篇，1368 年刊

94. 明，吴又可《温疫论》*，二卷，1442 年撰

95. 清，叶天士《温热论》*，一卷，1746 年成书

96. 清，薛雪《湿热条辨》，一卷，撰年不详。今本最早刊于 1831 年

97. 清，吴瑭《温病条辨》*，六卷，1798 年撰，1812 年刊

98. 清，王士雄《温热经纬》*，五卷，1852 年刊

J. 专科或专题性著作：

99. 齐，龚庆宣《刘涓子鬼遗方》，五卷，499 年刊

100. 唐，蔺道者《仙授理伤续断秘方》，841 - 845 年间缮成

101. 宋，钱乙《小儿药证直诀》*，三卷，1107 - 1110 年间由弟子编成

102. 宋，刘昉等《幼幼新书》*，四十卷，1150 年成书

103. 宋，张杲《医说》，十卷，1224 年成书

104. 宋，陈自明《妇人大全良方》*，二十四卷，1237 年撰

105. 宋，陈文中《小儿病源方论》，四卷，1254 年撰

106. 宋，宋慈《洗冤集录》，四卷，1247 年著成

107. 金，刘完素《刘河间伤寒三书》，包括《宣明论方》十五卷（1172 年）、《素问玄机原病式》一卷（1182 年）、《素问病机气宜保命集》三卷（1186 年）

108. 金，张子和《儒门事亲》，十五卷，1228 年撰

109. 金，李杲《内外伤辨惑论》，三卷，1231 年撰

110. 金，李杲《脾胃论》*，三卷，约 1249 年刊

111. 金，李杲《兰室秘藏》，三卷，约刊于 1276 年

112. 元，王好古《阴证略例》，一卷，撰年不详

113. 元，忽思慧、普兰奚《饮膳正要》，三卷，1330 年

114. 元，齐德之《外科精义》，二卷，1335 年撰

115. 元，朱震亨《局方发挥》*，一卷，1347 年刊

116. 元，朱震亨《格致余论》*，一卷，1347 年撰

117. 明，陈实功《外科正宗》*，四卷，1617 年撰

118. 宋，托名孙思邈《银海精微》，二卷，1522－1566 年有刊本

119. 明，倪维德《原机启微》，二卷，1370 年首刊

120. 明，傅仁宇《审视瑶函》，七卷，1644 年刊

121. 清，郑梅涧《重楼玉钥》，二卷，1838 年刊

122. 清，傅山《傅青主女科》*，二卷，1827 年刊

123. 金，陈文中《小儿痘疹方论》，不分卷，撰年不详

124. 明，万全《痘疹心法》，二十三卷，1549 年刊

125. 清，朱纯嘏《痘疹定论》*，四卷，1713 年刊

126. 清，张琰《种痘新书》，十二卷，1741 年刊

127. 明，江瓘《名医类案》*，十二卷，1568 年成书

128. 清，魏之绣《续名医类案》，六十卷，1770 年刊

129. 清，叶天士《临证指南医案》，十卷，1760 年刊

130. 清，余震《古今医案按》，十卷，1778 年刊

131. 清，费伯雄《医醇賸义》，四卷，1863 年刊

132. 清，张锡纯《医学衷中参西录》*，1909 年刊

K. 普及与歌诀类著作：

133. 明，李梴《医学入门》，八卷，1575 年刊

134. 明，李中梓《医宗必读》*，十卷，1637 年撰

135. 清，汪昂《汤头歌诀》*，1694 年刊

136. 清，陈修园《医学实在易》，八卷，1808 年刊

137. 清，陈修园《医学三字经》*，1804 年刊

138. 清，陈修园《时方歌括》，二卷，1801 年刊

166. 史上名医选录

据《中医人物词典》收录，与中医有关历史人物六千二百余人，[①] 他们从不同角度，以不同程度影响过中医的历史发展。现以笔者管见，择其贡献大，影响深远；或某一方面有其特出之处，救疫施药，擅治疑难，别具一功者；或为乡间名医，医有义声而享誉一方者，选出其中四百九十名志之于此。

a. 先秦时期（公元前 221 年之前）名医

1. 医缓，春秋时秦国名医。公元前 581 年曾受派为晋景公诊治。生卒不详。

2. 医和，春秋时秦国名医。公元前 481 年曾受派为晋平公诊治。生卒不详。

3. 扁鹊（秦越人），公元前 5 世纪至前 4 世纪左右人，人称"中医之父"。生卒不详。

4. 文挚，公元前 4 世纪中至公元前 3 世纪春秋时宋国名医。生卒不详。

b. 秦（公元前 221 -公元前 207）汉（公元前 206 -公元后 220）三国（220 -265）医药名家

5. 杨中倩（又作杨庆，阳庆，公乘阳庆），秦末汉初民间名医，淳于意之师。约公元前 256 -前 176。

6. 公孙光，秦末汉初民间名医，淳于意之师。生卒不详，或稍比阳庆年轻。

7. 淳于意（仓公），西汉著名医学家，公元前 215 -前 140。

8. 李柱国，汉著名医学家，汉成帝时（公元前 33 -前 29）为侍医。校勘医书（《黄帝内经》等）第一人。生卒不详。

9. 涪翁，西汉末（公元 25 年）东汉初著名针灸学家。弟子程高亦为名医。生卒不详。

10. 郭玉，东汉著名针灸名医，汉和帝（89 - 105）时为太医丞。师程高，为涪翁再传弟子。生卒不详。

11. 华佗（名旉，字元化），汉末名医，约 145 - 207。

12. 张机（字仲景），汉末名医，尊为"医圣"；人称"群方之祖"，"中医临

---

①　李经纬主编：《中医人物词典》。上海辞书出版社 1988 年版。

床之父"。约160－约218。

13. 吴普，汉魏间医药学家，华佗弟子。生卒不详。

14. 李当之，汉魏间医药学家，华佗弟子。生卒不详。

15. 董奉（字君异），汉末至三国（220－265）时吴之名医，"杏林春暖"由此。与华佗、张仲景并称"建安三神医"。生卒不详。

16. 吕广（一作吕博，或字博望），三国吴之名医。239年任太医令。生卒不详。

c. 两晋（265－420）及南北朝（420－589）医药名家

17. 王熙（字叔和），魏晋著名医学家，3世纪人，生卒不详。

18. 皇甫谧（字士安，号玄宴先生），西晋著名针灸学家，今人誉其为"针灸之父"。215－282。

19. 嵇康（字叔夜），魏晋名士，著《养生篇》影响甚大。224－263。

20. 葛洪（字稚川，号抱朴子），东晋著名医学家，约283－363。

21. 鲍姑（名潜光），葛洪之妻，著名针灸女医家。生卒不详。

22. 支法存，东晋名医。永嘉南渡（307－312）后与仰道人同为治疗脚气病高手。生卒不详。

23. 仰道人，与支法存同时为东晋名医。生卒不详。

24. 范汪（字玄平，又称范东阳），东晋名医，约308－372。

25. 于法开，东晋名医。师事于法兰。361年诊晋穆公病而名益高。生卒不详。

26. 殷仲堪，东晋名医。？－399。

27. 张湛（字处度），东晋时著名养生学家，其著孙思邈等多引用之。生卒不详。

28. 刘涓子，晋末外科学家。约370－450。

29. 雷敩，南朝刘宋（420－479）著名药物学家，生卒不详。

30. 秦承祖，南朝宋（420－479）名医，医学教育家，生卒不详。

31. 胡洽（或作胡道洽），南朝宋名医。生卒不详。

32. 深师（僧深），宋齐间（420－502）名医。师事仰道人、支法存。生卒不详。

33. 陈延之，宋齐间名医。5 世纪后期撰有《小品方》。生卒不详。

34. 褚澄，南齐（479－502）医家。有《褚氏遗书》存世。？－483 年。

35. 全元起，齐梁间（479－556）著名医学家。生卒不详。

36. 龚庆宣，齐梁间著名外科学家。生卒不详。

37. 陶宏景（弘景，字通明，号华阳隐居、胜力菩萨，谥贞白先生），梁著名医药学家。456－536。

38. 释昙鸾，北魏至梁名医。曾受业陶弘景。476－542。

39. 许道幼，梁名医。生卒不详。

40. 王显（字世荣），北魏名医。　？－515。

41. 姚僧垣（一作僧坦，字法卫），梁著名医家，学从其父姚菩提。次子姚最（535－602）北周时传其术，并以药学名世。498－583。

42. 徐之才（字士茂），北齐名医。其家族八世十数人皆以医名。492－572（一说 505－572）。

43. 马嗣明，北齐至隋名医。开皇时（581－600）卒。生卒不详。

44. 知聪，南朝陈文帝时吴人，天嘉二年（561）入朝鲜，次年入日本，传中医药于朝日，生卒不详。

d. 隋（581－618）唐（618－907）五代时期（907－960）医药名家

45. 许智藏，隋（581－618）名医。约 537－617。

46. 巢元方，隋大业年间（605－616）为太医博士，生卒不详。

47. 吴景贤，与巢元方同时之名医，并可能为《诸病源候论》作者之一。生卒不详。

48. 许胤宗（引宗），由南朝陈（557－589）入隋入唐均以医名。约 536 至 626。

49. 许智藏，许道幼之孙。由陈入隋为名医。约 537－约 617。

50. 甄权，隋唐名医，著名针灸学家。541－643。

51. 甄立言，隋唐名医，甄权之弟，长于本草及寄生虫病治疗。545－?。

52. 王超，贞观年间名医，善针灸，首述小儿指纹诊法。生卒不详。

53. 孙思邈（民间尊为"药王"），唐著名医学家，医学百科全书家。581（一说 541）－682。

54. 杨上善，隋唐名医，大业间（605－616）著《黄帝内经太素》，585（一说 575）－670。

55. 宇妥元丹贡布，唐著名藏医学家，生卒不详，约 7 世纪在世。

56. 杨玄操，唐（618－907）初医家，生卒不详。

57. 张宝藏，唐贞观（627－649）时名医，为唐太宗治愈痢疾。生卒不详。

58. 苏敬（苏恭），唐著名药物学家，主撰《新修本草》。599－674。

59. 孔志约，唐药学家，与苏敬同修《新修本草》并作序。生卒不详。

60. 秦鸣鹤，唐高宗时（650－683）名医。生卒不详。

61. 崔知悌，唐高宗时名医。约 615－685。

62. 张文仲，唐武则天时（684－704）名医。约 620－700。

63. 孟诜，唐著名药学家。621－713。

64. 韦慈藏（名讯，唐玄宗赐号"药王"），唐武则天时名医，约 644－741。

65. 李虔纵，与韦慈藏、张文仲并列为武则天时三大名医，生卒不详。

66. 鉴真（本姓淳于），传中医药于日本，688－764。

67. 王焘，唐著名医学家，医学百科全书家。约 670－755。

68. 陈藏器，唐开元年间（713－741）任职京兆，著名药物学家。约685－757。

69. 宇陀宁玛元丹贡布（又称老宇陀元丹贡布），唐杰出藏医学家，藏医史上誉为"医圣"。约 708－833。

70. 王冰（号启玄子），唐著名医学家。次注《内经》，多有发挥。约710－805。

71. 宋清，唐民间名医："人有义声，卖药宋清"。生卒不详。

72. 刘禹锡（字梦得），唐著名文学家，诗人，兼精医，诏修本草经方集，著《传信方》。772－842。

73. 蔺道者，唐骨伤名医，会昌间（841－846）流落民间。生卒不详。

74. 昝殷，唐著名妇产科学家，大中（847－860）年间著《产宝》。约797－859。

75. 李珣（字德润），唐末五代时著名药物学家。约 855－约 930。

76. 和凝（字成绩），五代时法医学家，951 年著《疑狱集》。898－955。

77. 韩保昇，五代（907－960）后蜀著名本草学家，著《蜀本草》。生卒不详。

78. 日华子（名佚，号大明?），五代末吴越著名药物学家。入宋犹活跃。生卒不详。

e. 两宋时期（960－1127－1279）中医药名家

79. 洪蕴（本姓蓝，人称沙门洪蕴，号广利大师），北宋名医，936－1004。

80. 赵自化，由后周入宋名医，949－1005。

81. 冯文智，北宋名医，953－1012。

82. 刘翰，由后周入宋，著名医药学家，主修《开宝本草》（973）。生卒不详。

83. 马志，道士，北宋名医，与刘翰同主修《开宝本草》（973）。生卒不详。

84. 贾黄中（字娲民），北宋名医，宋初主撰《神医普救方》（986）。941－996。

85. 王怀隐，北宋著名医家。977－992年间主撰《太平圣惠方》。生卒不详。

86. 王惟一（一称王惟德），北宋著名针灸学家，于天圣年间（1023－1032）铸造天圣铜人。约生活于987－1067年间。生卒不详。

87. 掌禹锡（字唐卿），北宋医药学家，1057－1060年主持撰成《嘉祐本草》。亦为校正医书局主事者之一。992－1066。

88. 高若纳（字敏之），北宋名医，并考校《伤寒论》等医书多种。997－1055。

89. 林亿，北宋著名医药学家，主事校正医书局（1057－1077）。生卒不详。

90. 苏颂，北宋著名天文学家，医药学家，1020－1101。

91. 高保衡，宋仁宗（1023－1063）时名医，校正医书。生卒不详。

92. 孙尚（字用和），宋仁宗时名医，子孙奇、孙兆皆以医名并与林亿等主持校正医书。生卒均不详。

93. 许希，北宋名医，1034年针治宋仁宗奇效，得赏赐而建扁鹊庙。生卒不详。

94. 林士元，北宋治疫毒名医，庆历八年（1048）仁宗诏命编《庆历善救方》。生卒不详。

95. 刘元宾（字子仪，赐号通真子），北宋名医，1022 - 1086。

96. 陈直，宋名医。1078 - 1085 年显。撰《奉亲养老书》。生卒不详。

97. 沈括（字存中），宋著名科学家，医学家。1031 - 1095。

98. 钱乙（字仲阳），北宋著名儿科学家，人尊为"幼科之鼻祖"。约 1032 - 1113。

99. 韩祗和，北宋名医。1086 年撰《伤寒微旨论》。约生活于 1030 - 1109 年间。生卒不详。

100. 董汲（字及之），北宋儿科痘疹名医，1093 年撰《小儿斑疹备急方论》，深得同乡前辈钱乙赏识。生卒不详。

101. 杨子建（名康侯，号退修），北宋妇产科名医。1098 年撰《十产论》。生卒不详。

102. 刘温舒，北宋名医。1099 年撰《素问·入式运气论奥》。生卒不详。

103. 庞安时（字安常），北宋著名医家，约 1042 - 1099。

104. 宋道方（字毅叔），北宋名医。1048 - 1118。

105. 朱肱（字翼中，号无求子，人称朱奉议，大隐翁），北宋名医，1050 - 1125。

106. 杨介（字吉老），北宋名医，撰《存真图》。1060 - 1130。

107. 王貺（一作况），宋道方之婿，北宋名医，撰《全生指迷方》。生卒不详。

108. 陈承，北宋著名医药学家，好用凉药。谚云"陈承管里一盘冰"。1092 年撰《重广补注神农本草并图经》。生卒不详。

109. 石藏用（名用之），北宋末名医，好用热药，谚云"藏用担头三斗火"。生卒不详。

110. 唐慎微，北宋著名医药学家。1086 - 1094 年间行医成都，1082 年初撰成《证类本草》，1098 - 1108 年定稿。生卒不详。

111. 裴宗元，北宋著名医药学家，1107 - 1110 年与陈师文、陈承同编校《和剂局方》。生卒不详。

112. 陈师文，北宋医药家，与裴宗元、陈承同编校《和剂局方》。生卒不详。

113. 史堪（字载之），北宋名医，政和间（1111－1117）进士。生卒不详。

114. 许叔微（字知可，人称许学士），北宋名医，1079－约1154。

115. 阎孝忠（季忠，字资钦），宋儿科学家，私淑钱乙，1114年为之编次《小儿药证直诀》行世。生卒不详。

116. 寇宗奭，北宋著名本草学家，1116年撰成《本草衍义》。生卒不详。

117. 张涣，宋儿科名医。由民间游医因入宫治愈宋徽宗（1101－1125在位）太子疾而擢升为高级医官。其著已佚，《幼幼新书》多有收录。生卒不详。

118. 郭雍（字子和），北宋名医，约1106－1187。

119. 曹孝忠，宋徽宗政和年间（1111－1117）校成《政和本草》等。生卒不详。

120. 卢昶（人称"卢尚药"），北宋名医，医名传于黄河以北。1112年奉校《和剂局方》。生卒不详。

121. 嵇清（字仁伯，誉称嵇接骨），曾护送宋高宗南渡。宋著名正骨专家。生卒不详。

122. 庄绰（字季裕），宋著名文学家、针灸学家，1128年撰《膏肓灸法》。生卒不详。

123. 张锐（字子刚），南宋医家，1133年撰《鸡峰备急方》等。生卒不详。

124. 刘昉（字方明），南宋儿科之集大成者，1150年刊《幼幼新书》。同年卒。生年不详。

125. 史崧，南宋名医，1155年校《灵枢》。生卒不详。

126. 崔嘉彦（字子虚，希范，号紫虚真人），南宋名医，尤精脉学。约1111－1190。

127. 王克明（字彦昭），南宋名医，1112－1178。

128. 王继先，南宋名医，人称"黑虎（丹）王医师"。1159年合校勘定《绍兴本草》。？－1181。

129. 宇陀萨马元丹贡布（又称小宇陀元丹贡布），宋著名藏医学家。1126－1202。

130. 陈言（字无择，号鹤溪），南宋名医，1131－1189。著《三因方》。

131. 张杲（字季明），南宋名医，约1149－1227。著《医说》。

132. 朱端章，南宋妇产及小儿科名医，并精药物炮制；1184 年刊《卫生家宝方》。生卒不详。

133. 崔嘉言（字希范，号紫虚道人），南宋名医，1189 年撰《崔氏脉诀》。生卒不详。

134. 李迅（字嗣立），南宋外科名医，1196 年撰《集验背疽方》。生卒不详。

135. 许洪（字可大），南宋医家，1208 年精校《和剂局方》。生卒不详。

136. 桂万荣，南宋法医学家，1213 年辑《棠阴比事》。生卒不详。

137. 刘信甫（又称刘居士），南宋名医。1218 年撰《活人事证方》。生卒不详。

138. 齐仲甫，南宋妇产科名医，1220 年撰《女科百问》。生卒不详。

139. 宋慈（字惠父），南宋著名法医学家，1247 年刊《洗冤集录》。1186 - 1249。

140. 魏岘，南宋医家，1227 年集《魏氏家藏方》，述枯痔法。生于 1187 年，卒年不详。

141. 陈衍（字万卿，号丹丘隐者，人称冰翁），南宋著名民间医药学家，约 1190 - 1257。

142. 王执中（字叔权），南宋著名针灸学家，著《针灸资生经》（1220 年刊）。生卒不详。

143. 闻人耆年，南宋著名医家，1226 年撰《备急灸法》。生卒不详。

144. 闻人规，南宋著名儿科医家，1228 - 1236 年间刊《闻人氏小儿痘疹论》。生卒不详。

145. 陈自明（字良甫，良父，晚号药隐老人），南宋著名医学家。1237 年撰《妇人大全良方》。约 1190 - 1270。

146. 施发（字政卿），南宋名医，1241 年撰《察病指南》。生卒不详。

147. 严用和（字子礼），南宋名医，1253 年撰《济生方》。约 1200 - 1267。

148. 陈文中（字文秀），南宋儿科学家，1254 年先撰《小儿病源方论》，后又撰《小儿痘疹方论》。生卒不详。

149. 杨士瀛（字登父，号仁斋），南宋名医，景定年间（1260 - 1264）撰《仁斋直指方论》等。生卒不详。

f. 金（1115－1234）元（1271－1368）时期医药名家

150. 何若愚（人称南唐何公），撰《流注指微赋》，1153 年被收入《子午流注针经》。生卒不详。

151. 成无己，由宋入金为名医，著《注解伤寒论》、《伤寒明理论》。约 1066－约 1156。

152. 杨用道，金名医。1110 年起撰《附广肘后方》。生卒不详。

153. 刘完素（字守真，号通玄处士，人称刘河间），金元四大家之一，约 1110－1200。

154. 张元素（字洁古，人称易水先生），金名医，与刘完素同时。其子张璧亦以医名。约 1131－约 1234。

155. 李庆嗣，金名医。1149－1153 年治大疫，全活甚众。生卒不详。

156. 马宗素，金医家，刘完素门人。生卒不详。

157. 镏洪（号瑞泉野叟），金医家，刘完素门人。生卒不详。

158. 张从正（字子和，号戴人），金元四大家之一，约 1156－1228。

159. 李杲（字明之，号东垣老人），金元四大家之一，师从张元素。1180－1251。

160. 麻九畴（字知几，初名文纯），金名医。师从张子和。1183－1232。

161. 元好问（字裕之，号遗山），金医家。1190－1257。

162. 窦汉卿（字子声，名默，早年名杰，人称窦太师），金元著名针灸学家。1196－1280。

163. 窦桂芳（字静斋），元针灸学家。学得何若愚、窦默等书而精进。1311 年编撰《针灸四书》。其父亦名窦汉卿，然以药艾活人。生卒不详。

164. 王好古（字进之，号海藏），先后师事张元素及李东垣，金元名医，1200－1264。

165. 许国祯（字进之），元名医，撰《御药院方》，编定《至元增修本草》。1208－1283。

166. 罗天益（字谦甫），金元名医，李杲晚年弟子。约 1220－1290。

167. 忽公泰（忽泰必烈，字吉甫），元针灸学家。与罗天益多交往。生卒不详。

168. 王开（一名镜潭或镜泽，字启元），金元著名针灸学家。窦默弟子。1271 年为扬州医学教授。其子王国瑞（字瑞庵）亦以针灸驰名。生卒皆不详。

169. 杜思敬（晚号宝善老人），元名医，撰《济生拔萃》。约 1234 - 1320。

170. 罗知悌（字子敬，敬夫，世称太无先生），宋末元初著名医家，约 1243 - 1327。

171. 曾世荣（字德显，号育溪），元儿科名医。1253 - 1332?。

172. 王与（字与之），元著名法医学家。1260 - 1346。

173. 杜本（字伯原，原父，号清碧先生），罗知悌弟子，元代名医，1276 - 1350。

174. 危亦林（字达斋），元著名医家，于骨伤科尤多贡献。1277 - 1347。

175. 朱震亨（字彦修，人称丹溪先生），金元四大家之一，1281 - 1358。

176. 葛应雷（字震父，堂号恒斋），元名医，葛可久之父。生卒不详。

177. 忽思慧，元营养药物学家，1330 年进呈所撰《饮膳正要》。生卒不详。

178. 沙图穆苏（萨里弥实，萨德弥实，字谦斋，人称萨谦斋），元名医。1326 年撰《瑞竹堂经验方》。生卒不详。

179. 李仲南（栖碧），元著名医家，1331 年撰《永类钤方》。生卒不详。

180. 齐德之，元外科名医，1335 年撰《外科精义》。生卒不详。

181. 沈好问（字裕生，别号启明），元儿科及针灸名医，世称"沈铁针"。生卒不详。

182. 吴恕（字如心，号蒙斋），元名医。1338 年撰《伤寒活人指掌图》。生卒不详。

183. 倪维德（字仲贤），元至明著名医家。1303 - 1377。

184. 葛乾孙（字可久），元名医，承父（葛应雷）叔（应泽）业而发展。1305 - 1354。

185. 滑寿（字伯仁，晚号撄宁生），元著名医家，约 1310 - 约 1380（一说 1304 - 1386）。

186. 赵良仁（一作赵良，字以德，又字立道，号云居），元名医，师从朱丹溪，1315 - 1379（一谓约 1330 - 约 1396）。

187. 戴启宗（字同父），14 世纪元名医。生卒不详。

188. 项昕（字彦章，号抱一翁），14世纪元名医。曾师从葛可久、戴同父等。生卒不详。

189. 吴瑞（字瑞卿），元医药学家，1367年撰《日用本草》。生卒不详。

190. 王国瑞（字瑞庵），王开之子。元末著名针灸学家。生卒不详。

191. 吕复（字元膺，晚号沧州翁），元末明初著名医家。生卒不详。

g. 明代（1368－1644）中医药名家

192. 楼英（一名公爽，字全善，号全斋），明初著名医家，与戴思恭交好齐名。1320－1389（一说1332－1402）。

193. 戴思恭（字原礼，一作元礼），丹溪弟子，明初著名医家。1324－1405。

194. 王立（字与权），明初名医，得朱元璋赏识。生卒不详。

195. 王履（字安道，号畸叟，又号抱独山人），朱丹溪弟子，明初著名医家。1332－1391。

196. 陶华（字尚文，号节庵，节庵道人），明名医。1369－约1450。

197. 盛寅（字启东），明名医。戴原礼再传弟子。1375－1441。

198. 刘纯（字宗厚），朱丹溪再传弟子，明名医。1388－1408年著《医经小学》、《玉机微义》、《杂病治例》等。生卒不详。

199. 赵道震（字处仁），明初名医，师从朱丹溪。1405年参修《永乐大典》。生卒不详。

200. 朱橚，朱元璋第五子，明著名医药学家。？－1425。

201. 匡愚（字希贤），明名医，曾随郑和三下西洋为船医。1378－1459。

202. 兰茂（字廷秀，号止庵，自称和光道人，洞天风月子，玄壶子），滇南著名医药学家。1436年撰《滇南本草》。1397－1476。

203. 熊宗立（名均，又字道轩，号勿听子），明名医。1437年起著述甚多。约1415－1487。

204. 徐凤（字廷瑞），明著名针灸学家，1439年撰《针灸大全》。生卒不详。

205. 方贤，明名医。1436－1456年为太医院使院判。1449年总纂《奇效良方》，为明代医方书巨作。生卒不详。

206. 卢和（字廉夫），明名医。1484年前后撰《食物本草》、《丹溪纂要》等。生卒不详。

207. 王纶（字汝言，号节斋），明著名医家。1502 年起撰有《明医杂著》等。生卒不详。

208. 刘文泰，明成化弘治间（1465－1504）居医药高位，治宪宗、孝宗投剂皆误而致死，于药亦懵然。1503－1505 年领衔修成《本草品汇精要》，武宗不刊，免死遣戍而已。堪称奇事。生卒不详。

209. 虞抟（字天民，自号花溪恒德老人），明著名医家。1438－约 1517。

210. 韩懋（字天爵，号飞霞子；又名白自虚，人称白飞霞），明名医。1441－1522?。

211. 王纶（字汝言，号节斋），明名医。1453－1510。

212. 凌云（字汉章，号卧岩），明著名针灸学家。1488－1505 年间诏至京师为御医。生卒不详。

213. 江瓘（字延莹，一作民莹），明著名医家。约卒于 1530 年。

214. 汪机（字省之，号石山居士），明著名医家。1463－1539。

215. 许绅，明名医，1542 年救嘉靖被缢气绝而还生，名大振。?－1542。

216. 刘天和（字养和，号松石），明名医。所著《保寿堂经验方》多处为李时珍《本草纲目》引用。?－1545。

217. 陈嘉谟（字廷采），明药学家，李时珍有赞言。1486－约 1570。

218. 薛己（字新甫，号立斋），明著名医家。其父薛铠（字良武）以儿科名世。1487－1559。

219. 万全（又名全仁，字事，号密斋），明著名儿科医家，尤精痘疹。承前启后，誉称"万氏小儿科"。种痘之术有谓始于万氏。1495－1580（一说1488－1579 前）。

220. 蔡维藩（自号安东老牧），明儿科名医。1518 年撰《痘疹方论》、《痘疹集览》等。生卒不详。

221. 魏直（字廷豹，桂岩），明儿科医家。1525 年著《痘疹全书博爱心鉴》。生卒不详。

222. 高武（字梅孤），明著名针灸学家，1529 年撰《针灸聚英》。生卒不详。

223. 沈之问（号无为道人，花月无为道人），明名医。1550 年撰《解围元数》，为首部麻风病专著。生卒不详。

224. 周之幹（一谓子干，号慎斋），明名医。约 1508－1586。

225. 方谷，与子方隅同为明名医，著《医林绳墨》等。1508－?。

226. 王沐（号春泉），明名医。1522－1566 年间救大疫，旌为"义医"。生卒不详。

227. 李梴（字健斋），明著名医家，约 1575 年撰《医学入门》。生卒不详。

228. 葆光道人，明眼科名医。一说为北宋人。葆光道人秘传《眼科龙木论》刊于 1575 年，故暂列于此。生卒不详。

229. 郭子章（字相奎，号青螺，蠖衣生），明名医。1577 年撰成《博集稀痘方论》。生卒不详。

230. 翁仲仁（字嘉德），明儿科著名医家。1579 年撰《痘疹金鉴录》等，影响甚大。生卒不详。

231. 马莳（字仲化，玄台，元台），明医学家。1580 年起注证《灵枢》、《素问》、《难经》等。生卒不详。

232. 李言闻（字子郁，号月池），明名医。李时珍之父。?－约 1572。

233. 李时珍（字东璧，晚号濒湖山人），明杰出医药学家。约 1518－1593。

234. 徐春甫（字汝元，号思鹤，又号东皋），明著名医家。1520－1596。

235. 龚廷贤（字子才，号云林山人，悟真子），明著名医家，获授匾"医林状元"。其父龚信亦以医名。1522－1619。

236. 孙一奎（字文垣，号东宿，生生子），明著名医家。1522－1619。

237. 杨继洲（字济时），明著名针灸学家。约 1522－1620。

238. 方有执（字中行，仲行，别号九龙山人），明著名医家。《伤寒论》错简重订学派创始人。1523－1593。

239. 吴正伦（字子叙，号春岩子），明名医。医名起于民间而著效公卿内廷。后遭太医妒杀。子吴行简（1554－?）及侄孙吴崑皆以医名。约 1529－1568。

240. 王肯堂（字宇泰，又字损仲，损庵，号念西居士），明著名医家。1549－1613（一说 1552－1638）。

241. 陈司成（字九韶），明名医。治疗梅毒第一人。1551－1633?。

242. 高濂（字深甫），明养生学家。1591 年撰《遵生八笺》。生卒不详。

243. 武之望（字叔卿），明著名医家。1552－1629。

244. 吴崑（字山甫，号鹤皋山人，参黄子），明著名医家。1552 -约 1620。

245. 陈实功（字毓仁，号若虚），明著名外科医家。1555 - 1636。

246. 缪希雍（字仲淳，号慕台），明医药学家。约 1556 - 1627（一说 1546 - 1627）。

247. 张介宾（字景岳，会卿，号通一子），明著名医学家。约 1560 - 约 1640。

248. 王象晋（字康侯，荩臣，子进，号康宇，好生居士），明名医。1561 - 1653。

249. 吴又可（名有性），明杰出传染病学家，温病大家。1561 - 1661？。

250. 王绍隆（一作绍龙，名继鼎），明名医。其生徒影响颇大。1565 -1624。

251. 胡慎柔（法名释住想），明末名医。师从周慎斋。1572 - 1636。

252. 朱惠明（字济川），明儿科名医。1594 年刊《痘疹传心录》。生卒不详。

253. 朱栋隆（字子接，号春海，瓶城子），明名医。1595 年撰《痘疹不求人》。生卒不详。

254. 申拱辰（字子极，号斗垣），明名医。精舌诊，撰《伤寒观舌心法》；精外科，1604 年撰《外科启玄》。生卒不详。

255. 卢复（字不远，晚年信佛，释名福一，字毕公），明名医。1616 年撰成《医种子》（一名《芷园种子》）。生卒不详。

256. 聂尚恒（字久吾），明著名医家，尤精小儿痘科。后世种痘名家每谓种痘之术承于聂氏，惟其所著《活幼心法（痘疹慈航）》（1616 年刊）中未载此术为憾。1572 - ？。

257. 赵献可（字养葵，号医巫闾子），明著名医家。1617 年撰《医贯》。生卒不详。

258. 傅懋光，明名医。万历四十五年（1617）为御医，并为朝鲜医官讲析医学疑义。约 1573 - 1644。

259. 朱一麟（字应我，自号摘星楼主人），明名医，精痘科。1619 年撰《摘星楼治痘全书》。生卒不详。

260. 倪朱谟（字纯宇），明末医药学家。1624 年撰成《本草汇言》，验证时珍《本草纲目》，世评得其要。生卒不详。

261. 龚居中（字应圆，号如虚子，寿世主人），明名医。？－1646。

h. 清代（1644－1911）著名中医药家

262. 喻昌（字嘉言，晚号西昌老人），明末清初著名医家。1585－约1664。

263. 陈元赟（名珦，字义都，士升，号既白山人，玄香斋逸叟），明末清初名医。传中医药文化、气功、武术于日本，功莫大焉。1587－1671。

264. 李中梓（字士材，又字念莪，号尽凡居士），明末清初著名医家（通常被归为明医家，两可也）。授业其侄李延昰（1628－1697）亦成名医。1588－1655。

265. 翟良（字玉华），明末清初名医。1588－1671。

266. 张卿子（名遂辰，号相期，又号西农老人），明末清初名医。约1589－1668。

267. 潘楫（字硕甫，邓林，号清凉居士），明末清初名医。1591－1664。

268. 孙光裕（号浮碧山人），明医家。1635 年撰《太初脉辨》，又撰《血证全集》。生卒不详。

269. 袁班（字体菴），明末名医，时称"江北名医"。1643 年撰《证治心传》。生卒不详。

270. 王尚，明末名医，精外科，能手术。卒于清初。生卒不详。

271. 祁坤（字愧庵，广生，号生阳子），明末清初著名外科名医。顺治（1644－1661）召为御医。1665 年撰《外科大成》。其孙祁宏源（约 1670－？）据此入修《医宗金鉴》之修撰。生卒不详。

272. 汪绮石（人称绮石先生），清初名医，17 世纪撰《理虚元鉴》。生卒不详。

273. 戴曼公（名笠，僧名独立，性易，号天外一闲人），明末清初名医。师从龚廷贤。传痘科于日本。1596－1672。

274. 卢之颐（字子繇，繇生），明末清初名医，卢复之子。1598－1664。

275. 傅山（原名鼎臣，字青竹，改字青主，别字公它，号啬庐，石道山人，朱衣道人），明末清初名医。1607－1684。

276. 方以智（字密之，号曼公，又号龙眠愚者），明末清初名医，首倡中西会通。1611－1671。

277. 汪昂（字讱庵），明末清初医家。1615 -约 1695（一说 1614 -1701）。

278. 张璐（字路玉，号石顽老人），明末清初著名医学家。其子张登、张倬亦以医名。1617 - 1699。

279. 傅仁宇（字允科），明末眼科医学家。1644 年撰《审视瑶（眼科大全）》。子继其业。生卒不详。

280. 柯琴（字韵伯，号似峰），清名医。1618 -？。

281. 张志聪（字隐庵，号西陵隐庵道人），师从张卿子。清初著名医学家。约 1619 - 1674（一说 1610 - 1674）。

282. 高鼓峰（名斗魁，字旦中），清名医。1623 - 1670。

283. 程应旄（字郊倩），清名医。1670 年起撰《伤寒论后条辨》等。生卒不详。

284. 单南山，清初妇产科名医。所撰《胎产指南》1686 年始传于世。生卒不详。

285. 高世栻（字士宗），师从张志聪。清名医。生卒不详。

286. 方开，清康雍时（1662 - 1735）名医，精养生导引术。生卒不详。

287. 周扬俊（字禹载），清名医。1679 年撰《温热暑疫全书》。生卒不详。

288. 陈士铎（字敬之，号远公，朱华子，大雅堂主人），清医学家。1687 年起撰《石室秘录》等多种。生卒不详。

289. 李用粹（字修之，号惺庵），清名医。1687 年撰有《证治汇补》。生卒不详。

290. 过孟起（字绎之），清名医。1687 年辑《本草经》，又辑《吴中医案》为《吴医汇讲》之滥觞。生卒不详。

291. 冯楚瞻（名兆张），清初名医。晚年集其平生所著为《冯氏锦囊秘录》八种（1694）。生卒不详。

292. 王宏翰（字惠源，号浩然子），清名医，主中西医汇通。？ -约 1700。

293. 马运从（名化龙），清眼科名医。约 1630 -约 1705。

294. 钱潢（字天来），清名医。晚年（1707）撰《伤寒溯原集》。生卒不详。

295. 马俶（字元仪，号卧龙老人），清名医。1634 - 1714。

296. 朱纯嘏（字玉堂），清著名医家，尤精痘科，为著名人痘接种大家。约

1634－1718。

297. 胡璞（字美中），清初康雍期间名医，精痘科，托名"峨眉山人"传种人痘颇广。生卒不详。

298. 马印麟（字长公，号好生主人），清名医，尤精儿科及痘疹。撰有《预防痘疹论》等。1646－约1735。

299. 薛雪（字生白，号一瓢、槐云道人、磨剑道人、牧牛老朽），清著名医家，与叶天士齐名。1661－1750。

300. 程国彭（字钟龄，号恒阳子），清名医。1679－?。

301. 乐梧冈（字凤鸣），清著名药学家，1702年创立同仁堂，世代继之。1661－1742。

302. 王相（字钟岩），清名医。居与叶天士为邻而治叶氏不能治之病。生卒不详。

303. 王贤（字世瞻），清名医，脉学专家。1700年撰《脉贯》。生卒不详。

304. 孙伟（号望林），清名医。以游医而入内廷太医院供职并于1711年撰《良朋汇集经验神书》等。生卒不详。

305. 张锡驹（字令韶），清名医。1712年起撰有《伤寒论直解》、《胃气论》等。生卒不详。

306. 魏荔彤（字念庭，一字赓虞，号怀舫），清名医，伤寒学家。1720年后撰著颇多。生卒不详。

307. 王三尊（字达士，号励斋），清名医。1721年撰《医权初编》。生卒不详。

308. 戴天章（字麟郊），清温病学家。约1722年撰《广温疫论》。生卒不详。

309. 俞茂鲲（字天池），1727年撰成《痘科集解》，对人痘术有贡献。生卒不详。

310. 王子接（字晋三），清名医。与魏荔彤交厚；叶天士曾就学其门。1731年撰《绛雪园古方选注》。生卒不详。

311. 蒋良臣（字亮工），清名医。1732年删补《种痘仙方》并将其刊印。生卒不详。

312. 张朝魁，清乾隆时（1736－1795）骨伤及外科名医。能行手术。生卒不详。

313. 王维德（字洪绪，号林屋先生，定定子），清著名外科医家，1740 年撰有《外科全生集》。生卒不详。

314. 张琰（字逊玉），清儿科名医。人痘专家。晚年撰《种痘新书》（1741）传世。生卒不详。

315. 吴谦（字六吉），清著名医学家。1742 年主纂修成《医宗金鉴》。生卒不详。

316. 李仁山，清名医。1744 年赴日并传人痘术于日本。生卒不详。

317. 叶天士（名桂，号香岩，别号南阳先生、上津老人），清著名医学家，温病大家。所述《温热篇》由其学生编刊于 1746 年。1667－1746。

318. 尤怡（字在泾，号拙吾，晚号饲鹤山人），清著名医家。？－1749。

319. 华岫云（字南田），清名医，师从叶天士。？－1753。

320. 何梦瑶（字报之，号西池），清名医。1692－1764。

321. 徐大椿（又名大业，字灵胎，晚号洄溪道人），清著名医学家。1693－1771。

322. 曹庭栋（廷栋，字楷人，号六圃），清养生学家。1699－1785。

323. 黄元御（又名玉路，字坤载，号研农，别号玉楸子），清著名医家。1705－1758。

324. 杨栗山（名睿，字玉衡），清名医，致力温疫诊治。1706－？。

325. 吴仪洛（字遵程），清著名医家。1717－？。

326. 沈金鳌（字芊绿，号汲门，晚号尊生老人），清名医。1717－1776。

327. 赵学敏（字恕轩，号依吉），清著名医药学家。其弟赵学楷及宗子赵柏云亦以医名。约 1719－1805。

328. 魏之琇（字玉璜，号柳洲），清名医。1722－1772。

329. 郑望颐，清名医，种人痘专家。所著《种痘论》于 1750 年刊于毓兰居士《种痘法》中。生卒不详。

330. 汤御龙（字荣光），清名医，乾隆二十一年（1756）武解元。曾为病人行腹腔手术。生卒不详。

331. 陈复正（号飞霞），尤擅小儿科。1750 年撰《幼幼集成》。生卒不详。

332. 沈又彭（字尧峰、尧封），清名医，旌"曾饮上池"其庐。1764 年起辑著有《妇科读》等多种。生卒不详。

333. 冯学震（字东崖，号昨非子），清名医。1767 年撰《脉学汇编》。生卒不详。

334. 顾世澄（一名澄，字练江，号静斋）。清外科名医。1769 年辑成《疡医大全》。生卒不详。

335. 田之丰（字登五），清名医。1769 年撰《痘疹秘钥》。生卒不详。

336. 黄宫绣（字锦芳），清医药学家。1773 年以《本草求真》等呈《四库全书》局。生卒不详。

337. 庄一夔（字在田），清儿科名医。1777 年刊《痘疹遂生编》、《福幼编》。生卒不详。

338. 俞震（字东扶，号惺斋）。1778 年撰成《古今医案按》。生卒不详。

339. 史大受（字春亭），清名医。1781 年撰《史氏实法》。生卒不详。

340. 余霖（字师愚），清名医，尤重疫症。1785 年撰《疫疹一得》。生卒不详。

341. 刘奎（字文甫，号松峰），清名医。1785 年撰《松峰说疫》。生卒不详。

342. 郑梅涧（名宏纲，字纪元，号梅涧、雪萼山人）。清著名喉科医家。子侄承翰、承洛、承湘世其业。约 1727 - 1787。

343. 俞根初（人称俞三先生），清名医。1734 - 1799。

344. 萧晓亭，清麻风病专家，撰有《麻风全书》。？ - 1801。

345. 王学权（字秉衡，晚号水北老人），清名医。王孟英之曾祖。1728 - 1810。

346. 王丙（字朴庄，号绳林），清名医，医论收于《吴医汇讲》。陆懋修为其曾外孙。生活于乾隆朝（1736 - 1795），生卒不详。

347. 雷允上（名大升，号南山），清名医。乾隆朝创设"雷允上药铺"，制"六神丸"驰名中外。生卒不详。

348. 章穆（字杏云，晚号杏云老人），清名医。约 1743 - 1813。

349. 王九峰（名之政，字献廷），清名医。1753 - 1815。

350. 陈修园（名念祖，一字良有，号慎修），清著名医家。1753－1823。

351. 高秉钧（字锦庭），明著名外科学家。1755－1827。

352. 吴瑭（字鞠通，又字配珩），清著名温病学家。1758－1836。

353. 曹存心（字仁伯，号乐山），清名医。1767－1834。

354. 王清任（又名全任，字勋臣），清著名革新医学家。1768－1831。

355. 江考卿（号瑞屏），清骨伤名医。能手术。约 1770－1845。

356. 林佩琴（字云和，号羲桐），清名医。1772－1839。

357. 何书田（名其伟，一名庆曾，字韦人，书田为其号。晚号竹籋山人），清名医，为林则徐赏识并拟定戒鸦片烟方。先世自宋以医名，已二十三代。其子何鸿舫（1821－1889）及孙均继其业。1774－1837。

358. 唐大烈（字立三，号笠山，林嶰），1792－1801 年编刊《吴医汇讲》。生卒不详。

359. 朱弈梁，清名医，尤擅种人痘。1808 年刊《种痘心法》。生卒不详。

360. 邱熺（字浩川），1805 年学传牛痘，1817 年撰《引痘略》。生卒不详。

361. 吴其濬（浚，字瀹斋、季深、吉兰，号哲甫、雩娄农），清著名植物学家、药物学家。1789－1847。

362. 邹澍（字润安，晚号闰庵），清名医。1790－1844。

363. 江涵暾（字笔花），清名医。1824 年撰《笔花医镜》。生卒不详。

364. 周学霆（字荆威，号梦觉道人），清名医，尤精脉。1827 年撰成《三指禅》。生卒不详。

365. 章楠（字虚谷），清著名医家，1825 年撰《医门棒喝》。生卒不详。约生于乾隆中晚期。

366. 邹岳（字五峰，号东山），清名医，尤擅外科。1838 年撰《外科真诠》。生卒不详。

367. 包诚（字兴言），清名医。1840 年起编撰《十剂表》、《广生编》等著作多种。生卒不详。

368. 马如龙（字复元），清名医。约 1795－1875 在世。

369. 王旭高，（名泰林，晚号退思居士），清名医。1798－1862。

370. 费伯雄（字晋卿，号砚云子），清著名医学家，孟河学派之创立者，门徒子孙传其学而蜚声医坛百余年。其孙费绳甫（1851－1914）尤为佼佼者。1800－1879。

371. 吴尚先（原名樽，又名安业，字师机，杖仙），清名医，外治法专家。约 1806－1886。

372. 王士雄（字孟英，晚字梦隐，号半痴山人、随息居士等）。清著名温病学家。1808－1867。

373. 陈定泰（字弼臣），清著名中西汇通医家。1844 年撰《医谈传真》。生卒不详。

374. 鲍相璈，清名医。1846 年撰《验方新编》。生卒不详。

375. 于省三（字绍曾），清名医。咸丰年间（1851－1861）治大疫愈者甚多。生卒不详。

376. 潘蔚（字伟如，号桦园居士），清名医。1855 年应诏入宫视脉。著作多种，尤对导引、内功多研究，撰《易筋经八段锦合刻》等。生卒不详。

377. 万德华（字醇泉），清民间名医。19 世纪行医广东多奇功，治贫家不索资。生卒不详。

378. 陆以湉（字薪安，定圃），清名医。1858 年撰《冷庐医话》等。生卒不详。

379. 石芾南（字寿棠，湛棠），清名医。1858 年撰《医原》。生卒不详。

380. 徐子默，清名医。1860 年刊《吊脚痧（霍乱）方论》。生卒不详。

381. 莫枚士（名文泉），清名医。1861 年避乱上海，1871 年起撰《研经言》等著作多种。生卒不详。

382. 陆懋修（字九芝，号江左下工，林屋山人），清名医。1818－1886。

383. 吕熊飞（字樵翁），清眼科名医，尤擅金针拨内障术。？-约 1892。

384. 李俊良（本名俊昌），太平天国名医。约 1820－1856。

385. 马文植（字培之），清外科名医，费伯雄之内弟。亦为孟河学派创始人之一。1880 年应诏为慈禧诊治得愈而获"务存精要"匾。1820－1903。

386. 赵廷海（字兰亭），清骨伤名医。1821－1861。

387. 赵晴初（名彦辉，号存存老人、寿补老人），晚清名医。1823－1895。

388. 过铸（字玉书），清末名医，尤以针灸闻名，时与马培之切磋外科。

1830 - ?。

389. 罗汝兰（字芝园，广文），清末名医。光绪年间（1875 - 1908）治广东鼠疫，活人甚众。撰有《鼠疫汇编》等。生卒不详。

390. 雷丰（字少逸），清末名医。1882 年撰《时病论》。约 1833 - 1888。

391. 罗定昌（字茂庭），清末名医，主中西汇通。1887 年撰《中西医粹》。生卒不详。

392. 万潜斋（自号方内散人），清名医。撰历二十余年而于 1892 年乃刊《寿世新编》。生卒不详。

393. 赵濂（字竹泉），清外科名医，1891 年撰《外科大成》。生卒不详。

394. 陈莲舫（名秉钧，号乐余老人，别署庸叟，十九世医陈，戊戌徵士），晚清名医。约 1840 - 1914。

395. 柳宝诒（字公孙，号冠群），晚清名医。1842 - 1901。

396. 张聿青（名乃修，小字莲葆），清末名医。1844 - 1905。

397. 余听鸿（名景和），晚清名医。子继鸿传其学。1847 - 1907。

398. 郑肖岩（名奋扬），晚清名医。1848 - 1920。

399. 唐宗海（字容川），晚清名医，著名中西医汇通倡导者。1847 - 1897（另有谓 1846 - 1897 或 1862 - 1908）。

400. 朱沛文（字少廉），晚清名医，著名中西医汇通医家。1892 年撰成《华洋脏腑约纂》。生卒不详。

401. 张士骧（字伯龙），清名医，受业于唐宗海，汇通中西。生卒不详。

402. 刘廷桢（字铭之），清末医家，考校中西解剖异同，1897 年撰《中西骨骼辨证》，《中西骨骼图说》。生卒不详。

403. 叶霖（字子雨，号石林旧隐），清末名医，主中西汇通。1897 年起撰《伏气解》等。生卒不详。

404. 刘钟衡（字时甫），清末医家。1899 年撰《中西汇参铜人图说》。生卒不详。

405. 余景和（字听鸿），清末名医，孟河学派传人之一。1847 - 1907。

406. 高思敬（字憩云），清末著名外科学家，主中西汇通。1900 年避乱上海，著述颇多。生卒不详。

407. 周学海（字澄之，澂之，健之），清末名医。1856－1906。

408. 朱玉峰，清末医家，世业骨伤科，为太平军疗伤甚众。？－1909。

409. 蔡小香（名钟骏，号铁鸥），清末沪上妇产科名医。以振兴中医为己任。父砚香（1826－1898）、子香孙（1889－1943）皆以医名。1862－1912。

i. 20世纪前半叶（清末民初）中医药名家

410. 杨熙龄（字铸园，著园），清末民初名医，主张"极宜取缔西医"。其子杨叔澄（名育曾，约1896－？）亦为名医。？－1919。

411. 石晓山（名荣宗），清末民初名医，其父石蓝田、其子石筱山（1902－1964），三代皆精骨伤科。1859－1928。

412. 张锡纯（字寿甫），清末民初名医，中西医汇通力行者。1860－1933。

413. 黄灿（字石屏），清末民初名医，有"神针"之誉。约1860－1920。

414. 杨如侯（名百城），清末民初名医。反对废止中医，主持编写全国中医讲义并总其成。1861－1928。

415. 张生甫（名国华），清末民初名医，与张锡纯、张山雷鼎足誉称"海内三张"。1864－？。

416. 余奉仙（字涤凡），清末苏北三大名医之一。子无言（1900－1963）及孙瀛鳌均以医名。1860－1939。

417. 周雪樵（字维翰），清末名医，主中西汇通。？－1910。

418. 何廉臣（名炳元，号印岩），清末民初江浙沪名医。1861－1929。

419. 刘耀先（字延年，号景云），清末眼科名医，尤精金针拨内障。1864－？。

420. 丁甘仁（名泽周），清末民初名医。孟河学派承上启下者。1865－1926。

421. 李培卿（字怀德），沪上针灸名家。1865－1947。其子陆瘦燕（原名李昌，1909－1969）亦以针灸著称。

422. 沈绍九（名湘），成都名医。1866－1936。

423. 曹颖甫（名家达，字尹孚，号鹏南、拙巢老人），沪上名医。1866－1937。

424. 余伯陶（字德壎），清末至民国名医。以振兴中医为己任，1914年"医药救亡请愿团"之领袖。1868－1922？。

425. 吴佩衡（名钟权），滇沪名医，反对废止中医。1868－1971。

426. 金子久（名有恒），沪浙名医。1870－1921。

427. 范文虎（名赓治，字文甫，晚年易字文虎，别号古狂生），清末民初名医。1870－1936。

428. 陈任枚，广东名医，尤擅温病及医学教育。1870－1945。

429. 萧龙友（名方骏，号息翁、不息翁），北京四大名医之一。1870－1960。

430. 夏应堂，沪上名医，与丁甘仁齐名。子理彬传其业。1871－1936。

431. 吴瑞甫（字锡璜，号黼堂），在闽在新加坡均为名医。主中西汇通。1871－1951。

432. 朱南山（名松庆，又名永康），清末至民国妇产科名医。其子小南继其业。1872－1938。

433. 杜亚泉（原名炜孙，字秋帆），清末至民国名医，驳斥废止中医论，主张中西汇通。1873－？。

434. 张寿颐（字山雷），清末至民国名医，主张中西汇通。1873－1934。

435. 裘吉生（名庆元，又字激声），杭浙名医。反对废止中医，主张中西汇通。1873－1947。

436. 蒋维乔（字竹庄，号因是子），民国时对气功养生特有贡献。1873－1958。

437. 包识生（名一虚，字德逮），清末至民国名医，近代中医教育家。1874－约1936。

438. 丁福保（字仲怙，号畴隐居士，又号济阳破衲），博通中西，主张汇通。1874－1952。

439. 吴汉仙（字捷三，号拌湖医叟），民国名医，驳废中医论，主中西汇通。1876－1948。

440. 赵熙（字辑庵，号遁仙），民国时称"三晋名医"。尤擅针灸。1877－1938。

441. 曹炳章（字赤电），沪浙名医。1877－1956。

442. 冉雪峰（又名敬兴），川鄂名医，尤擅治流行病。1877－1962。

443. 郓铁樵（名树珏，别名冷风、焦木），民国名医，反对废止中医主将。1878－1935。

444. 曲焕章，云南名医药家，云南白药创始人。1878－1938。

445. 陆士谔（名守先），沪上名医。1878－1944。

446. 王珏（字云门），民国名医。1926－1927年在江苏江都治白喉甚效。次年撰《疫喉痧疹辨正》。生卒不详。

447. 薛文元（名蕃），沪上名医。丁甘仁、夏应堂均重之。反对废止中医。1800－?。

448. 谢观（字利恒，号澄斋老人），沪上名医，反对废止中医。1880－1950。

449. 张伯熙（字祖泳，明达），沪上名医。反对废止中医。1880－1949。

450. 焦易堂（名希孟），1931年起任中央国医馆馆长，反对废止中医。1880－1950。

451. 王秉钧（字和安），民国名医。主中西汇通。1929年新注伤寒金匮等。生卒不详。

452. 王仲奇（名金杰，晚号懒翁），民国新安名医。1881－1945。

453. 李鼎铭（原名丰功），延安名医，治愈毛泽东长征旧疾。1881－1947。

454. 张骥（字先识），四川名医。?－1951。

455. 施今墨（原名毓黔，字奖生），民国时期北京四大名医之一，尽力反对废止中医案。1881－1969。

456. 汪逢春（一名朝甲，号凤椿），民国北京四大名医之一。1882－1948。

457. 陆仲安，民国京沪名医。孙中山病危时曾受邀诊治。1882－1949。

458. 张菊人（原名廷銮，曾用名汉卿），民国时已驰名于北京、江苏。1882－1960。

459. 陈无咎（名淳白、茂弘，号无咎居士、壶叟），沪上名医。1883－1948。

460. 胡文虎，与其父亲胡子钦在南洋经营药业，创制万金油、八卦丹等。1883－1954。

461. 马英麟（字裕出，号二琴），天津名医，常与张锡纯切磋医术。1883－1968。

462. 祝味菊（号傲霜轩主），沪上名医。力主中西合作。1884－1951。

463. 孔伯华（字繁栖，人称"石膏孔"），民国北京四大名医之一。反对废止中医。1885－1955。

464. 黄竹斋（原名谦、只吉，号中南山人、诚中子），西安名医。1886 - 1960。

465. 徐小圃（名放），沪上儿科名医。1887 - 1961。

466. 丁仲英（名元彦），沪上名医，后侨居美国。丁甘仁次子。1888 - ?。

467. 蒲辅周，成都名医。1888 - 1975。

468. 方慎盒，沪上名医，尤精针灸。反对民族虚无主义废止中医。1892 - 1962。

469. 史沛棠（名维清），杭浙名医。1892 - 1965。

470. 杨则民（一名寄玄，字潜盒），民国浙江名医，反击废止中医论之健将。1893 - 1948。

471. 孔宪仁（字静山），山西名医，尤精眼科，祖传已四代。1893 - 1960。

472. 陆彭年（字渊雷），民国沪上名医，师事恽铁樵。1894 - 1955。

473. 王文鼎，川京名医。1894 - 1979。

474. 时逸人，民国时医名驰于沪晋。1897 - 1965。

475. 陈耀堂（字炯、龙山，号衮公），沪上名医，从学于丁甘仁。1897 - 1980。

476. 许半龙（又名观曾，字盥孚），沪上名医。1898 - 1939。

477. 严云（字苍山），民国沪上名医，擅治急性热病。1898 - 1968。

478. 王一仁（一名依仁，原名晋第），沪上名医，师从丁甘仁。1898 - 1971。

479. 承淡盒，著名针灸学家。1899 - 1957。

480. 高凌云，江西名医，师从丁甘仁。1899 - 1966。

481. 章巨膺（又名寿栋），沪上名医，师从恽铁樵。1899 - 1972。

482. 岳美中（原名钟秀，号锄云），华北名医。1900 - 1982。

483. 秦伯未（名之济，号谦斋），沪上名医，师从丁甘仁。1901 - 1970。

484. 程门雪（名振辉，号九如、壶公），沪上名医，师从汪莲石、丁甘仁。1902 - 1972。

485. 黄文东（字蔚春），沪上名医，受教于丁甘仁。1902 - 1981。

486. 章次公（名成之，号之庵），沪上名医。1903 - 1959。

487. 丁济万（名秉臣），沪上名医，丁甘仁长孙。1903 - 1963。

三、 中医学的八大贡献和谜团

167. 五行阴阳，气血立论

中医的原初理论，一言以蔽之曰：气血阴阳，五行五脏。《素问·天元纪大论》有云：

> 天有五行，御五位，以生寒暑燥湿风；人有五脏，化五气。以生喜怒忧思恐。论言五运相袭而皆治之。终期之时，周而复始。

> 夫五运阴阳者，天地之道也，万物之纲纪，变化之父母，生杀之本始，神明之府也，可不通乎！故物生谓之化，物极谓之变，阴阳不测谓之神，神用无方谓之圣。夫变化之为用也，在天为玄，在人为道，在地为化。化生五味，道生智，玄生神。神在天为风，在地为木；在天为热，在地为火；在天为湿，在地为土；在天为燥，在地为金；在天为寒，在地为水。故在天为气，在地成形，形气相干而化生万物矣。然天地者，万物之上下也；水火者，阴阳之征兆也；金木者，生成之终始也。气有多少，形有盛衰，上下相召而损益彰矣。

这段话将阴阳、五行和气化的总纲表述出来，说明自然界万物生成变化的规律。《生气通天论》中更指出阴阳气血与人体的关系：

> 夫自古通天者生之本，本于阴阳。天地之间，六合之内，其气九州，九窍，五脏，十二节，皆通乎天气。

> 阴者，藏精而起亟也；阳者，卫外而为固也。阴不胜其阳，则脉流薄疾，并乃狂。阳不胜其阴，则五脏气争，九窍不通。是以圣人陈阴阳，筋脉和同，骨髓坚固，气血皆从。如是则内外调和，邪不能害，耳目聪明，气立如故。

> 凡阴阳之要，阳密乃固。两者不和，若春无秋，若冬无夏。因而和之，是谓圣度。故阳强不能密，阴气乃绝；阴平阳秘，精神乃治；阴阳离决，精气乃绝。

落实到医学，关键词是"气"与"形"、"损"与"益"。而"气"是沟通天地阴阳与人体生理病理关系的桥梁。"气"在此作为语言载体的一个术语词汇，代表着与一切与功能变化有关的中介物质，在理论上是无处不在的。它无形而有象；不可直观却可感知。阴阳五行的变化运转规律是靠它来体现的。它能表达变化的来源、原动力、过程与结果，说明与以实体具象、形态和组织结构为特点的"形"之间辩证对立统一的关系。而"形"是可见可感的，但其作用、功能、形态变化都要通过"气"来实现。风热湿燥寒是在天之气；木火土金水是在地之形。损益亦就是指"气"的损益。气损则形损，气益则形强。

"气"在医学上就是生命力，生命的能量和各种生命的功能活动现象，包括精神、神志、思虑等心理活动；"形"则是身体，五脏六腑，所有组织结构，包括可见的流动着的血与津液。这种"气"与"形"的关系，《灵枢·本藏》篇中有一段很好的论述：

> 人之血气精神者，所以奉生而周于性命者也。经脉者，所以行血气而营阴阳，濡筋骨，利关节者也。卫气者，所以温分肉，肥腠理，司开阖者也。志意者，所以御精神，收魂魄，适寒温，和喜怒者也。是故血和则经脉流行，营复阴阳，筋骨坚强，关节清利矣。卫气和则分肉解利，皮肤调柔，腠理致密矣。志意和则精神专直，魂魄不散，悔怒不起，五脏不受邪矣。寒温和则六腑化谷，风痹不作，经脉通利，肢节得安矣。此人之常平也。五脏者，所以藏精神血气魂魄者也。六腑者，所以化水谷而行津液者也。

"气"属阳而"血"属阴，两者都是可流动的，循环于体内。"气"交通于身体内外，与血一起循环体内。《内经》认为"气"来源于大自然的空气和食物：

> 天食人以五气，地食人以五味。五气入鼻，藏于心肺，上使五色修明，

音声能彰；五味入口，藏于肠胃，味有所藏，以养五气。气和而生，津液相
成，神乃自生。(《素问·六节藏象论》)

真气者，所受于天，与谷气并而充身也。(《灵枢·刺节真邪》)

人受气于谷，谷入于胃，以传与肺，五脏六腑，皆以受气。其清者为
营，浊者为卫；营在脉中，卫在脉外，营周不休，五十而复大会。阴阳相
贯，如环无端。(《灵枢·营卫生会》)

荣者，水谷之精气也，和调于五脏，洒陈于六腑，乃能入于脉搏也。故
循脉上下，贯五脏，络六腑也。(《素问·痹论篇》)

这里的"营"或"荣"，指的是"血"。可见血亦是由气化成的。《营卫生会》
篇更明确说："营卫者，精气也，血者，神气也。故血之与气，异名同类焉。"

如果说阴阳五行是那个时代的哲学，气血则是承载了将阴阳五行哲学导入医
学并建构起医学理论的中介角色。有了气血，哲学介入医学，满盘皆活。哲学与
医学的结合，气血就是它们之间的纽带。

如果将脏腑四肢等形体比喻为如同机器那样的一个躯壳，气血则为之注入了
生命。这个生命是被赋予了大自然阴阳五行规律的。所以，中医的人体结构观、
生理病理观、诊断治疗观、针灸和中药等治疗手段、养生气功等保健预防观念和
方法，都由此而形成体系并得到解释。寇宗奭说："人以血气为本。"朱丹溪也
说："人之一身，所以得全其性命者，气与血也。"

所以可以认为，气血在中医学理论构成和人体生命过程中都居于核心位置。

问题也由此而生：从现代观点来看，气血究竟是什么？血或许还好说一点，
"气"到底是空气（air）还是力气（energy）？可以说两者都是，但又都不是。因
为气代表的东西太多，范围太广，例如，病理之气叫做"邪气"，是病理因子，
与前所述之生命之气、健康正气是相对立的。邪气之中又可分出外邪、内邪等
等，这些在理论上或是可以落实到具体某一个位点但却不可能在实验室实证出一
个类似分子生物学的分子那样或可称为"气介质"的有分子结构的物质，是拿不
到盘子里可以去端给别人看的。简言之，"气"作为一个总体概念，是无法实证

的。即便是"血"，虽为可见可测，但中医学中，"血"的概念含义亦与西医大相径庭，"血"在中医理论中是以"气属阳，血属阴"，与"气"对举而作为另一种介质或曰中介而存在、而起作用。这个意义上说，"血"也是不可质测的。"血"的功能不能——落实在细胞、分子等现代科学意义的物质基础之上。同样的道理，脏腑亦只能看成是一个个功能概念综合体，十二个脏腑是十二个人体最基本的功能单位名称而已。它们与现代解剖学的实质器官概念无法等量齐观。

但是，毫无疑问，中医之所以为中医，就是因为有阴阳五行、脏腑经络、精神气血这样的理论指导而形成的诊断、治疗和预防体系。上千年的临床实践经验证明它们行之有效，而这又是在其他医疗体系中所不存在及无可比拟的。这就使人不能不认为，中医理论一枝独秀本身就是一项对世界医学极具意义的伟大贡献。

与此同时我们也应当看到，一种理论不能在解剖、生理、病理等实验室中找到实体和实质性的分子类物质依据，在当今科学主义盛行的时代，它必然成为与现代科学相违背的悖论。中医临床家视之若宝，西医实验家斥其荒诞。这种争论至今不绝如缕。这正是经验医学与实证医学对抗胶着之处。不过，但凡真正独具慧眼的科学家会尊重事实，承认中医理论千百年来的贡献和价值，而毋宁将实证医学未能解决的问题存疑，作为一个未解之谜留待后人去解决。舍弃对抗，而予合作，乃是科学态度。

168. 四诊八纲，辨证要诀

中医诊断病证的基本方法是四诊八纲。《难经》有云：

> 六十一难曰：经言望而知之谓之神，闻而知之谓之圣，问而知之谓之工，切脉而知之谓之巧。何谓也？然。望而知之者，望见其五色以知其病；闻而知之者，闻其五音以别其病；问而知之者，问其所欲五味，以知其病所起所在也；切脉而知之者，诊其寸口，视其虚实，以知其病病在何脏腑也。经言以外知之者圣，以内知之者神。此之谓也。

"望闻问切"被比喻为"神圣工巧",可谓说到了极致。当然,在两千年前的那样一个时代,一个中医师的诊察手段真能有那么神奇吗?这是有疑问的。事实上,具体的操作方法本身就有一个逐步完善发展的过程。《内经》注重色脉,却较少涉及望诊中的舌诊、闻诊和问诊。《素问》说:

> 夫脉之小大滑涩浮沉,可以指别;五脏之象,可以类推;五脏相音,可以意识;五色微诊,可以目察。能合脉色,可以万全。(《五脏生成篇》)

> 色脉者,上帝之所贵也,先师之所传也……理色脉而通神明,合之金木水火土,四时八风六合,不离其常,变化相移,以观其妙,以知其要。欲知其要,则色脉是矣。(《移精变气论篇》)

> 善诊者,察色按脉,先别阴阳;审清浊而知部分;视喘息而知所苦;观权衡规矩而知病所主;按尺寸,观浮沉滑涩而知病所生。

这里的"色",主要是指望诊中的望面部气色、形态精神。《内经》虽然亦曾提到一点舌体变化,如舌纵、舌强、舌萎、舌卷等;也言及舌上黄、舌焦唇槁等属于舌苔的变化,但没有系统的关于舌诊的论述。一直到13世纪的元代才见有《敖氏金鉴录》等舌诊专著出现,而到明代张登《伤寒舌鉴》,舌诊才成为中医成熟而不可或缺的诊断手段。现在的中医临床家将舌头视如一面镜子,认为舌头是唯一可见的一个内脏器官,其舌苔、舌质变化反射出全身内脏气血等的变化和病症状况,在临床上屡试屡验。这已是中医特有的诊断观察方法,也是至今不解之谜。

脉诊则是更为令人费解之谜。《内经》切按全身主要的表浅动脉,谓之三部九候。但如上文所引,也说"按尺寸,观浮沉滑涩而知病所生"。到《难经》就提出可以"独取寸口"。而王叔和更以腕部桡动脉的切按定三部九候,在《内》《难》基础上厘定出二十四种脉象。到明代,李时珍等增至二十八种。西医测脉,只是计其速率,与中医切脉诊病大相悬殊。在中国,常见病人看中医,先伸出手臂让医生诊脉,要医生先说出一个所以然来。有经验的中医师,虽告诉病人单单切脉不足以诊断疾病,但同时又多少能凭脉象而说出个子丑寅卯来。病人遂以为此医生可信。病人考医生。其实医者并不仅按脉而诊，是综合了气色望诊说出一个大概的。按中医的辨证（注意：不是像西医那样的"辨病"，作疾病诊断），可以有个八九不离十的描述。这就是脉诊之奇了。脉象不是一种单一的平面印象，而是脉体的立体图像。现代科学家们还无法能制造出一架脉象仪来准确记录脉象，所以也就无法对脉诊进行客观研究。学习脉诊，必须反复临床，随师实习，不断揣摩，才能掌握真谛。不然，"心中了了，指下难明"，是有很大的不确定性的。比较起来，舌诊的客观性要高得多。

闻诊是听说话、呼吸、咳喘等声音以判别病情乃至预后。五脏五音，以知阴阳虚实寒热，《内经》、《伤寒论》等都很重视。但后世发展不大，近代则不但听闻声音，还加上了闻身体、呼吸、尿液、粪便、痰涎等的气味。这可能是受了西医诊法的影响。

问诊则在明代张景岳有了系统论述。他在《景岳全书》《十问篇》中所写的十问歌影响很大：

> 一问寒热二问汗，三问头身四问便，五问饮食六问胸，七聋八渴俱当辨，九因脉色察阴阳，十从气味彰神见。见定虽然事不难，也须明哲毋招怨。

以上实际上只有八问。陈修园在《医学实在易》中为之改编完善且增为十三方面：

> 一问寒热二问汗，三问头身四问便，五问饮食六问胸，七聋八渴俱当辨，九问旧病十问因，再兼服药参机变，妇人尤必问经期，迟速闭崩皆可见，再添片语告儿科，天花麻疹全占验。

张景岳指出：

> 十问者，乃诊病之要领，临证之首务也。明此十问，则六变具存，而万病情形俱在吾目中矣。医之为难，难在不识病本而施误治耳！……学者欲明

此道，必须先察此要，以定意见，以为阶梯。然后再采群书，广其知识，又何误焉！有能熟之胸中，运之掌上，非止为人，而为己不浅也。慎之！宝之！

问诊所得，是为主观申诉。其重要性是毋庸置疑的，中西皆同。唯问诊内容步骤有所不同。问诊所得还必须与色脉所见结合起来，综合分析，或"脉症相合"，或"合脉从症"，或"合症从脉"，做出其时其刻"证"的诊断来。

四诊所得资料信息是独特的，是中医理论指导下有专属的采集。这些内容综合起来，就得出反映病人状态的"证"，中医诊断得以确立。此即所谓"辨证"，与西医的"辨病"迥异。"证"是基于病人个体气血病理变化而在临床上医生认知的种种不一的病状范型；西医的"病"则是建基于器官组织病理学之上的形态变化范型。"证"是"活"的；"病"是"死"的。不同的证型可见于同一疾病的不同阶段，"同病异证"；相同的证型可见于不同的疾病，"异病同证"。"证"很难找到病理形态学或分子生物学改变作为诊断或研究指标。"证"的诊断依据是医生诊察病人时的直观感觉所得的征象，而这些征象在离体器官组织或尸体身上是看不出来或完全不一样的。"证"在疾病过程中是可以变化的。所以我说"证"是"活"的。但"病"则恰恰相反，许多现代化的仪器手段诸如实验室检测、微生物检测、活组织检查、X光、B超、CT、核磁共振等可以在离体或尸体身上检测出病原体和机体器官组织的病理改变，是甚至在病人死了后更拿得出可靠客观检查的证据（evidence）为诊断依据的。"盖棺论定"，西医最后的诊断要以尸体病理检查作为可靠结论。所以某种意义上讲，"病"是"死"的，是以"死证据"作为框架的，没有变化的余地。西医的"综合征"、"症候群"（syndrome）也与"证"的概念不同。Syndrome并不会因病程进展而改变其诊断结论。

西医靠作出正确的"病"诊断而治疗疾病；中医则以正确而随病程进展而作出的"证"诊断以治疗病人，两者的差别之大，由此显示出来。从这个角度上来讨论，中医师可以不依赖现代化仪器及各种先进科学手段诊断病人的证型，并根据证型开方治病，简便而有效，甚至在西医无法确切诊断为某病情况下仍可作出证型的诊断加以治疗，例如SARSE，这就是贡献。

但"证"本质究竟是什么，就成了一个巨大的谜。我们目前还只能说，"证"

标示的是机体内状态阴阳平衡的偏颇、脏腑气血的不和、正邪对抗的状态，等等。中医讲的"病"大抵也是以"证"为基础，为"证"诊断服务的，与西医的"病"概念不可同日而语。

要之，中医生存发展在那样一个没有科学仪器可供观测、分析、检验的时代，能发现"证"作为判断疾病状态又从而治疗之，这就很了不起。这些不能不归功于古人发现了用望闻问切四诊"以外揣内"来诊察疾病的方法。《灵枢》中说：

> 岐伯曰：日与月焉，水与镜焉，鼓与响焉。夫日月之明，不失其影；水镜之察，不失其形；鼓响之应，不后其声。动摇则应和，尽得其情。黄帝曰：窘乎哉！昭昭之明不可蔽。其不可蔽，不失阴阳也。合而察之，切而验之，见而得之，若清水明镜之不失其形也。五音不彰，五色不明，五脏波荡。若是则内外相袭，若鼓之应桴，响之应声，影之似形。故远者司外揣内，近者司内揣外。是谓阴阳之极，天地之盖。请藏之灵兰之室，弗敢使泄露也。

"司外揣内"实质上就相当于现代的黑箱理论。黑箱内部的信息是会以各种不同方式泄露出来的。外部给予刺激，就如以桴击鼓，总会发出声音来作回应。主动或被动发出的信息，可以是明码，也可能是密码，需要受众去解读。这种解读是通过"解码器"来实现的。中医理论叙述的脉象、舌象及其他征象与证诊断的关联，等于是告诉医生的一个解码器。这种解码器在中医学名词上，称之谓"辨证纲领"。熟知这一解码器和具有丰富经验的医生是很容易通过四诊获得信息然后以辨证纲领解读这些信息而做出"证"诊断的。

这样的"解码器"，即辨证纲领，最早的是张仲景《伤寒论》提出的"六经辨证"，即按伤寒病的"太阳，阳明，少阳，太阴，少阴，厥阴"六经所主几个基本阶段作出辨证。每一经病之下，可以辨出许多不同的证型来。一种证型有一相对固定的汤方，于是后世也可以以汤剂的相应证作为辨证纲领，即所谓"汤证辨证"。以《金匮要略》为滥觞，经钱乙、金元四大家等的系统化，"脏腑辨证"、"杂病辨证"应运而生。"三因说"兴，"病因辨证"出；病机学说盛行，"气血津液辨证"和"病机辨证"成。温病从伤寒中脱颖而出后，又发展出叶天士的"卫气营血辨证"、吴瑭的"三焦辨证"。

但最基本的辨证纲领仍非"八纲辨证"莫属。其以阴阳、寒热、表里、虚实八字，统领机体内在状态分析，所以称为"八纲"。《伤寒论》和《金匮要略》其实已经贯穿此八大纲领，但未系统提出。以后伤寒学派的研究者如朱肱、许叔微、成无己等从中归纳出以此八字为中心的辨证要领，如《伤寒百证歌》即有表证歌、里证歌、表里寒热歌、表里虚实歌、阴证似阳歌等。然而仍未成为明确之纲领。至明代王执中著《东垣先生伤寒正脉》（1477），提出"治病八字，虚实阴阳表里寒热。八字不分，杀人反掌"，才真正将此八个方面提升到纲领的位置。方隅又在《医林绳墨》（1584）中指出张仲景《伤寒论》"究其大要，无出乎表里虚实阴阳寒热八者而已"。张三锡《医学六要》（1609）也有类似之论。影响最大、分析最为透辟则推张景岳。他在《景岳全书》（1624）卷一"传忠录"中高度概括出"二纲六变"说。认为阴阳乃医道之纲领，"阴阳无谬，治焉有差"，"六变者，表里寒热虚实也，是即医中之关键。明此六者，万病皆指诸掌矣。"他并且将表、里、寒、热、虚、实、假寒、假热等一一列证，示人以辨证之法。至此，关于病证最本质的认识的八大概括性纲要，真正有血有肉地得以形成。清代又经程国彭《医学心悟》（1732）等普及性著作的渲染，流布更广，成为医家临症必用之工具。

总括起来，中医辨证纲领，以上列出已有十种之多：八纲、六经、病因、脏腑、病机、气血津液、杂病、卫气营血、三焦和汤证辨证。八纲辨证是总纲，其他则因人而异，因病而异，选择有针对性和相契合的一种或几种实行辨证诊断。本人在英国临症多年，发现有些病人西医疾病诊断已很明确，但因疗效不佳而求助于中医，四诊却无所发现可作辨证依据者。此时不妨以西医诊断作为中医辨证根据，推测出其证型。例如有人西医诊断为脾肿大，脾功能亢进，但舌脉均为正常，病人主诉也无特殊。腹内肿块在中医是称"痞块"，杂病辨证认为此时不妨考虑其为血瘀证或痰证。以此处方，每可收效。试之临床，果然见效。此朱丹溪所谓"怪病多属于痰"，王清任每用膈下逐瘀汤等之由也。中医辨证之魅力亦即在此。

169. 药性谨宜，减毒增效

中药是指那些在中医理论指导下使用的药物，包括植物草本药（俗称草药）、动物药及矿物类药。离开中医理论的指导，那些单味（偶尔二三味同用）的经验性使用的草药或其他制品不能称为中药。有没有中医理论指导是一个重要区别，因为其效能和作用机制可能是完全不同的。而各个国家、民族、地区都有自己传统或非传统使用的草药（herbal medicine），它们的使用方法和疗效与中药相比，可谓大相径庭。中国也有很多这类草药，它们并不归属于中药范围。

但中药是从草药发展而来的。《山海经》、《五十二病方》中的药物严格说来并不能称为中药。《内经》、《神农本草经》中的草药因为是在中医理论指导下使用的，才开始有了真正意义上的中药。特别是《神农本草经》成为中药最早的经典。其中记载了三百六十五种中药，分上中下三品供处方使用。后世经《本草经集注》、《新修本草》、《证类本草》、《本草纲目》等的不断修订补充，发展成为一个庞大的中药体系，据认为，目前使用的中药已达五千多种；常用者五百多种。[①]

中药在历史发展过程中，除了一定是在中医理论指导下使用这一特点外，还具有以下特殊之处，而这些特点正是中药比草药效果好、毒性副作用小的原因所在。

首先，中药的药性被区别出"四气五味"。这里的"四气"，并不是通常嗅觉感知的香臭腥臊之气，而是《神农本草经》所云：药"有寒热温凉四气"。寒热温凉并非闻而知之的气，而是药物性质的区别纲要。这一点寇宗奭在《本草衍义》（1116）中作了辨识，认为"气字，恐（为）后世误书，当改为性字，则于义方允"。李时珍《本草纲目》认为："但自《素问》以来，只以气味言，卒难改变，姑从旧耳。"药性的寒热温凉代表了药物的作用方向。《素问》"至真要大论"说"治寒以热，治热以寒"；《神农本草经》说"疗寒以热药，疗热以寒药"就是其总则。在辨证中有寒证、热证，就适宜于选择相对应的药物进行治疗。药物的

---

① 颜正华主编：《中药学》。人民卫生出版社 1991 年版，第 14 页。

性能实际上是在治疗这些"证"的过程中发现的。能够减轻或消除热证的药，其性质归于寒凉；反之能减轻或消除寒症的药就归为温热药。引申开来，温热药具温里散寒、助阳补火及通脉等作用；寒凉药则具清热泻火、凉血解毒之作用。其中因其程度之差异，而分为大热、大寒、微温、微寒及平性药等，以适合不同病证之需要。以这种方法来分类药物，区别对待和治疗不同病证，是中医中药独有的。

"五味"即《神农本草经》"药味酸，咸，甘，苦，辛"，与五行、五气相对举。《淮南子》说："神农尝百草之滋味，水泉之甘苦，令民知所避就。当此之时，一日而遇七十毒。"是中国古人最早的人体试验，以味觉来判别药味所属、功用主治。《内经》概括说："辛散，酸收，甘缓，苦坚，咸软"，"淡味渗湿"，概括了不同味道的药的治疗方向。汪昂《本草备要》进一步明确说：

> 凡药，酸者能涩能收；苦者能泻能燥能坚；甘者能补能和能缓；辛者能散能润能横行；咸者能下能软坚；淡者能利窍能渗湿，此五味之用也。

这样化生出五味的种种治疗功用来。当然，这些都是从经验中总结出来的。没有实验研究可能的古代中国，古人以五味而明各种药物的功用，不能不说这是古代中医中药的重要创造。

非仅如此，中药还有"升降浮沉"理论。其始系本于《内经》：

> 清阳出上窍，浊阴出下窍；清阳发腠理，浊阴走五脏；清阳实四肢，浊阴归六腑。

阴阳有上下出入的运动，病状也同此表现，例如咳喘呕吐头晕为向上；泄泻崩漏脱肛为向下；自汗盗汗为向外；窿闭便秘为向里等等，医生就需要用相对应的药物加以治疗。这在金元时期，张元素、李东垣及王好古等作出了重要贡献，提出了药物的升降浮沉理论。张元素《医学启源》创制"气味厚薄寒热阴阳升降之图"，李东垣《用药法象》列述药物升降与气味厚薄的关系。例如其谓：

味薄者升：甘平，辛平，辛微温，微苦平之药是也；气薄者降：甘寒，甘凉，甘淡寒凉，酸温，酸平，咸平之药是也；气厚者浮：甘热，辛热之药是也；味厚者沉：苦寒，咸寒之药是也；气味平者，兼四气四味，甘平，甘温，甘凉，甘辛平，甘微苦平之药是也。

明代汪昂《本草备要》指出：

气厚味薄者浮而升；味厚气薄者沉而降；气味俱厚者能浮能沉；气味俱薄者可升可降。

李时珍《本草纲目》引述各家，尤其指出医者须善于配伍与辨识，准确使用：

酸咸无升，甘辛无降，寒无浮，热无沉。其性然也。

升者引之以咸寒，则沉而直达下焦；沉者引之以酒，则浮而上至颠顶。此非窥天地之奥而达造化之权者不能如此。一物之中有根升梢降，生升熟降，是升降在物亦在人也。

认识药物得升降浮沉性能，对治疗用药有直接指导意义。可以针对性地纠正机体功能失调；或因势利导，有益于祛邪外出。这种药理机制认识，西药通过动物实验等来获得，中药以四气五味、升降浮沉而解决。其不亦神乎！

中药的"归经"学说从另外一个角度探讨了药理作用机制。在《内经》和《伤寒论》中已有"入经"、"走经"等类似归经含义的滥觞。至金元，传为张元素所著的《脏腑标本药式》，乃明确提出归经理论及"引经报使"学说。后经李东垣、王好古、刘文泰、李士材、沈金鳌等完善补充，终得完备。此理论明确了药物作用的标靶，医者使用该药有清楚的定向，使效果更为显著。脏腑和身体部位是基本标靶，经络为其通行途径。当然，经络巡行的区域亦是治疗的目标区域。但药物通过某经，还具有引导其他药物趋向标靶的作用，这就是"引经报使"。归经学说解决了药物作用的定位问题，与四气五味的定性、升降浮沉的定向合而形成中药三位一体的药理解释和临床应用基础和指南。有研究证明，药物归经与其有效成分的选择性作用有关；与现代药理学的受体学说有相似之处。①

药物的毒性副作用是医患双方都极为关注的问题。但中药的"毒"与一般人所理解的"毒"（poison，toxins）在语义学上是有区别的。前已引述过，《尚书》说："若药弗瞑眩，厥疾弗瘳。"俗谚"是药三分毒"。都说明药物有疗效是与其同时具有毒性副作用有关的。《周礼》"天官"说："医师掌医之政令，聚毒药以供医事。"可见"药"在某种程度上亦是可以称之为"毒药"的。但这一意义上的"毒药"以及"毒"的涵义，与根本以害人致命的"毒药"或只有坏作用而无治疗价值的"毒品"（drugs）完全是两回事。

另一方面，从药物与食物的区别，我们也可理解出所谓"是药皆有毒"的真正含义。人们常说"药食同源"，自是不无道理。但两者仍有所区隔。其区隔之处，主要就是药可以有毒，而食物不应有毒。所谓药物的这种毒，应该是对健康人而言。因为药物之毒，在于其之偏性。而偏性是医家用以治病的根据。这也就如张景岳在《景岳全书》中说的：

> 本草所云某有毒，某无毒，余则甚不然之。而不知无药无毒也。热者有热毒，寒者有寒毒。若用之不当，凡能病人者无非毒也。

不过，有些偏性是治疗时所不希望出现的，那就是真正的毒性副作用了；剂量过大，疗程过长，也是会产生毒性副作用的；药之偏性过于强烈，医家未予注意克服或避免，亦必然有毒于病人。重要的是如何在治疗过程中避免或消除或减轻毒性副作用，而中药学恰在这方面有独特的建树。

概括地说，中药毒性副作用与药物本身含有毒成分密切相关。但一种药分解开来可以发现某种成分有毒，但在全株药物中又可能因被所包含的其他成分制约而减轻其毒性。通过正确鉴别药材，选择恰当品种，使用道地药材，在合适季节采集，予以妥善保存，进行必要炮制，做成相应剂型，注意处方配伍，采用合理煎煮，区别服用方法，因人因时因地制宜及控制剂量和疗程等方法技术，是可以

---

① 颜正华主编：《中药学》。人民卫生出版社1991年版，第39-40页。

把毒性副作用降低到最小、将疗效发挥得最充分的。要之，草药之类在经过中医理论指导之下可以发挥更大作用，这本身就是一个谜。中药的学问，大矣哉！

170. 复方之妙，化及神功

复方是中医药的精髓。近五十年来研究中医药的中西科学家、医药学家摩肩接踵不绝如缕。西药公司尤其想在中医中寻找新药，踩出一条获专利、发大财的康庄大道来。但大多是铩羽而归。单味中药除了找到例如麻黄素、黄连素、青蒿素等少数几个合乎西药标准的明确化学结构而具专门疗效者外，几乎没有建树。

从临床所见，中医师普遍认定复方疗效明显高于单味药使用。有实验研究也表明，拆方重组的效果不如原方组合。例如史载祥教授对生脉散的研究指出，生麦散由人参、麦冬、五味子三味药组成，具有补气血、增强心脏机能。但其中任何一味或两味组合，都无法达到原方三味的疗效。[①]

复方的作用，还在于其减毒作用。例如龙胆泻肝丸，其中含有木通。木通有两种，其中关木通含马兜铃酸，而马兜铃酸被认为有肾毒性。在实验研究中发现，不同的中药配伍可使马兜铃酸 A 的含量减低。其中龙胆泻肝丸全方降低最明显。[②] 同文还引述张岩等的研究结果，发现六味地黄丸能显著降低关木通溶液中马兜铃酸 A 的含量。[③]

按照复方的制方原则，最基本的是"君臣佐使"。如《素问·至真要大论》所云：

> 主病之为君，佐君之谓臣，应臣之谓使。

> 君一臣二，制之小也；君一臣三佐五，制之中也；君一臣三佐九，制之大也。

---

① 史载祥等：《心气虚患者左心室功能的研究》。《中医杂志》1982，23(12)：938。

② 全世建、王红丹：《不同中药配伍对关木通毒性成分马兜铃酸 A 含量的影响》。《广州中医药大学学报》第 24 卷第 6 期，2007 年。

③ 张岩、刘养清、赵慧辉：《中药配伍对关木通中马兜铃酸 A 含量的影响》。《天津药学》2005，17(4)：360。

　　君一臣二，奇之制也；君二臣四，偶之制也。

　　"君臣佐使"乃成中医师处方之圭臬。这与西医处方中数药并列入方似乎有所雷同，实际上却并不一样。西医方中不分主次，更无佐使，仅仅是对症下药，有一症即处一药。而中医处方则以君药统领，臣药佐药及使药如军阵般序列分明，如众星捧月般合力支持君药克服主症。尤其在金元以后，引经报使药有引导药物趋向特定目标作用，此"君臣佐使"处方的价值就进一步显示出来。

　　复方的起效和减毒作用，与方中药物的配伍关系甚大。《中医方剂学》举了几个很说明问题的例子，其中一个说：①

　　　　病在里而属于实证者，宜于下法，大黄固为主药。假如热盛而结未实，心烦腹胀，则大黄应配芒硝咸寒以泄热，如调胃承气汤；若结实而热未盛，腹满便难，又须配厚朴，枳实之苦以泻结，如小承气汤；若结热两盛，证亦两具，甚或热结旁流，下利清水，则必朴实硝黄并用，取其急下以存阴液，如大承气汤。

　　这里三个大同小异的承气汤方，都是治疗发热便难的里实热证，但依据证之偏胜不同而配伍有异，其效益彰。这种证型略有偏倾的里实热证，依西医诊断，可能属于完全相同的疾病。而治唯一法：中医中药。配伍稍有不同，就能效如桴鼓，其中奥妙，用中医理论解释毫无困难，以现代研究方法探讨其疗愈机制，就感万难。

　　医界有传："中医不传之秘在于剂量。"此言不尽准确但也不无道理。《中医方剂学》举的另一个例子②是说同药不同方，因剂量不同而君臣换位、作用迥异的：

　　　　小承气汤，厚朴三物汤，厚朴大黄汤三方同样由大黄，枳实，厚朴三味组成。小承气汤用大黄四两为君药，枳实三枚为臣药，厚朴二两为佐使药，主治阳明腑实，大便秘结，潮热谵语等证。厚朴三物汤用厚朴八两为君药，

---

①②　江苏新医学院主编：《中医方剂学》。上海人民出版社1972年版，第9页。

枳实五枚为臣药，大黄四两为佐使药，主治腹部胀满，大便秘结等证。厚朴大黄汤以厚朴一尺，大黄六两为君药，枳实四枚为臣使药，主治支饮胸满。小承气汤证的病机是阳明腑实，治疗目的在于攻下，故用大黄为君药。厚朴三物汤证的病机是气机阻滞，治疗目的在于除满，故用厚朴为君药。厚朴大黄汤证的病机是胸有支饮，治疗目的在于开胸泄饮，故并用厚朴大黄为君药。因为方中组成君臣佐使有了改变，故亦改变方名，以示治疗作用上的区别。

剂量大小主导方剂的作用方向，而由此也改变方内药物之间的配伍关系。究竟复方药物的不同配伍、不同剂量，在这些药混合、煎煮、口服以后，互相之间发生了一些什么样的化学反应，目前的研究还显示不出来。特别是药汤入腹，吸收入血，在活生生的人体内产生了些什么变化，我们根本不知道。但是其治疗效果却出现了，中医中药就这样贡献于人类而又把谜团摆在了人们面前。

171. 针灸经络，未可质测

1961 年我进了上海第二军医大学学习西医。在一次上解剖学课的时候，我就报上看到的朝鲜金凤汉教授发现经络和穴位的本质消息请教毛增荣讲师。我的问题是朝鲜那边为此激动不已，金凤汉被称为英雄，授予金日成奖章，而中国医界却冷漠得很。毛讲师正襟危坐地告诉我，中医认为经络和穴位是在活体中存在，尸体中不存在的。金凤汉说在电子显微镜下发现了"凤汉氏小体"、"凤汉氏小管"作为穴位和经络的实质，只能是子虚乌有。毛讲师这番话使我十分吃惊，印象深刻。后来的消息，中国卫生部派了上海第一医学院（后改名为上海医科大学）著名生理学教授徐丰彦前往朝鲜考察。回国后他报告卫生部，用同样的电子显微镜、同样的方法，他没有能看到金凤汉的小体和小管。一种实验结果如果不能重复，其理论就将被否定。想必是卫生部转告了朝方验证结果，金凤汉的荣誉称号被撤销。

针灸是包括 WHO（世界卫生组织）在内公认有效的疗法。但是国外一般西医只认识到针灸有镇痛作用，并以神经学说作为镇痛机制的解释基础。英国的 Ernst 一班人，还藉此把它独立出来，称之谓"西方针灸"、"医学针灸"，不但与中国的传统针灸分庭抗礼，而且借此贬低传统针灸，视之为"不科学"。殊不知他们的神经机制不过是针灸机制之一种；内腓肽也只是针刺麻醉原理研究中一种较有代表性的神经介质。针灸不仅能治痛，还能治疗很多种非疼痛性疾病，例如高血压、更年期综合症、忧郁症等等。针灸的本质远未搞清楚。在中国，有主体液学说、血管淋巴管学说、内分泌学说、生物电学说、全息学说等等，不一而足。大家都有一定根据，能解释一部分经络现象，但都还不足以解释全部事实。

《灵枢·经水》篇有云：

> 若夫八尺之士，皮肉在此，外可度量切循而得之，其死可解剖而视之。其脏之坚脆，腑之大小，谷之多少，脉之长短，血之清浊，气之多少，十二经之多血少气，与其少血多气，与其皆少血气，皆有大数。

这段话成为中医向来有解剖的证据，那是没错的。但这儿"十二经之多血少气，与其少血多气，与其皆少血气"，能从尸体解剖中知道吗？前面我曾经指出，中医的解剖学与西方重大区别之一，就是西方为尸体解剖和动物解剖；中医除尸体解剖外，许多解剖知识来源于人体的活体观察。《内经》关于十二经气血多少，应即为此。

著名温病学家王士雄的曾祖父王学权（约 1728－1810）《重庆堂随笔》中指出：

> 人与动物皆气以成形。经云：出入废则神机化灭。如革囊盛水而不漏，其活时之元府已无可验。

这就是毛讲师讲的经络在活体作为生命活动而存在，在尸体生命消失故经络无法由解剖或组织检查而得见的缘由。这个印象一直带着我到 1978 年考入中医研究院做首届研究生。当我在北京中医药大学的图书馆翻阅各种期刊的时候，忽然眼睛一亮：在一本有关分子生物化学研究最新进展的刊物里，有一篇德国人的文章。内容是有生命的蛋白质与无生命的蛋白质，其分子结构有构型构象的差别。这种构型构象是肉眼不可见的，死亡以后就消失。这等于给了中医理论经络穴位在活体存在而不可见、尸体上又查不到的说法以现代实验意见的证据。文中还指出，活体蛋白质的构型构象可因理化刺激而改变，并且传递这种变化给予相邻的蛋白质分子。其传递速度缓慢，与神经传递信息速度相差很大。而经络传感现象正好也是传递缓慢的。根据这些特点，我提出了生命蛋白质的聚集处为穴位；经络径路为蛋白质构型构象传递线路的假说。我的文章被日本著名针灸期刊《医道之日本》以头版头条的重要位置刊出。[①] 他们加了编者按说：虽然作者认为目前的研究还无法在生命体上证实这一假说。但我们日本有高度发达的科技水平，应能解决这一难题。时序推移，至今已过去三十个年头。证实本人假说的消息却仍然缺如。

我的假说也就是众多假说中的一个罢了。无论如何，思路是正确的。针灸经络的奥秘不在尸体或离体组织，而在活体生命状态的功能结构。

172. 外病内治，不假手术

俗云：外科病找西医；内科病找中医。

西医长于手术，中医长于内治。虽然中医手术历史上也有过光辉时期，华佗做过脾切除等手术，还发明了麻沸散，是世界首倡的麻醉药。可惜华佗的医书手稿遭焚，失去了传承，后继无人。从此中医外科实际上只是皮肤科，历史记录中仅仅只留下了一星半点的手术外科记录。

但外科病可以用内服中药或针灸的办法来治疗，这也成就了中医的特色之一。犹记得1970年在浙江山区做医生，半夜来个急性阑尾炎病人，无车无灯无刀无护士，照西医原则应该急症手术的病人，我这个西医师百般无奈，只好以针灸办法试治，待天明再想办法送医院。岂料扎针阑尾穴等后，病状减轻，到

---

① 马伯英：《试论经络实质——膜蛋白分子构型构象变化及其传递假说》。《医道之日本》1980年4月号。

天亮病人已无明显腹痛。这一例的成功使我大感意外，使我从对西医的无限信仰转变为对中医的无限兴趣，加力自学中医。后来在美国、英国，我都用针灸治愈了几例阑尾炎病例。这不是我个人有何高明，而是祖宗传承的中医确可外病内治。

实际上，中医中药治疗急腹症、小夹板治疗骨折等现代外科疾病，是得到WHO的肯定的。并不是说，有手术指征和手术条件也不要去做手术，关键点是在没有手术条件的情况下，中医中药可以一展其长，为病人解除痛苦。而中医中药为什么能外病内治，则是应该予以研究的重点。

173. 人痘免疫，养生保健

中医历来重视预防，防重于治。这是中医的一大特点和优势。扁鹊说他的大哥是最好的医生，二哥也比他好，因为"长兄于病，视神未有形而除之……中兄治病，其在毫毛"。在病势未成、痛苦不甚、对机体损害不大之时，已经大功告成，本事大于扁鹊，其名气则不如扁鹊。世俗评价一件事，总是注目于拯危救殆之不易；至于未病而治的案例，对比度不大，也就不起眼。其实，《内经》已经说过"上工治未病"。其中的"上工"就是指扁鹊大哥二哥这样的高级医生。在《素问·四气调神大论篇》中更明确指出："圣人不治已病治未病，不治已乱治未乱，此之谓也。夫病已成而后药之，乱已成而后治之，譬犹渴而穿井，斗而铸锥，不亦晚乎！"可见预防是主动而积极的，治疗是被动而消极的；前者防患于未然，后者捉襟见肘。高下立分。预防医学包含很多方面，第五章中已有罗列，而后世人痘接种术预防天花更是最杰出的例证。

关于中国发明人痘接种技术预防天花，前已详述，于此不赘。它对人类卫生保健事业的伟大贡献，现在也为人们愈来愈深刻地认知。本来人痘预防天花也是很神秘、令人费解的。随着医学进步，琴纳牛痘术延续人痘术而为全球消灭天花作出贡献，接种的免疫学原理已经被人们了如指掌。李约瑟博士公正客观地把中国的人痘术称为"免疫学的起源"。① 值得指出，人痘术原理的揭晓是现代科学

---

① 同前注，李约瑟：《中国与免疫学的起源》。

破解中医众多之谜的第一个范例。不过，历史上为何中医药能对治疗天花有效，则依然是一个谜。

中医的养生理念是世界医学之林中另外独树一帜的方面。长寿而健康是人类医学的终极追求。《素问·上古天真论篇第一》开宗明义就说：

> 上古之人，其知道者，法于阴阳，和于术数，食饮有节，起居有常，不妄作劳，故能形与神俱，而尽终其天年，度百岁乃去。

将人类的自然寿命定在一百岁左右，也就是长寿的标准，与现代医学的看法基本一致。而进一步区分为"真人"、"至人"、"圣人"和"贤人"四等，则反映出道家医学的更高理想，其中描述的养生观念是其核心思想：

> 上古有真人者，提挈天地，把握阴阳，呼吸精气，独立守神，肌肉若一，故能寿敝天地，无有终时，此其道生。

> 中古之时，有至人者，淳德全道，和于阴阳，调于四时，去世离俗，积精全神，游行天地之间，视听八达之外，此盖益其寿命而强者也。亦归于真人。

> 其次有圣人者，处天地之和，从八风之理，适嗜欲于世俗之间，无恚嗔之心，行不欲离于世，被服章，举不欲观于俗，外不劳形于事，内无思想之患，以恬愉为务，以自得为功，形体不敝，精神不散，亦可以百数。

> 其次有贤人者，法则天地，象似日月，辩列星辰，逆从阴阳，分别四时，将从上古，合同于道，亦可使益寿而有极时。

关键是身体生理和精神心理皆与天地自然规律之道同一，内心世界与社会适应均处于和谐平衡状态，不过劳、不忧郁，真正天人合一。这就是养生之道，是在自然生态、社会生态、心理环境中各方面都适应得非常好的生态医学精髓。

《内经》中有很多养生、摄生的内容；后世中医学则在具体方法上有很大发展。主要可以分为两大系统。一是外功；二是内补。外功从先秦的舞蹈、汉代的蹴鞠（最早的足球）、马王堆出土《导引图》、华佗五禽戏、唐代马球到后世武术、气功等等，是运动锻炼，以强健形体为主。内补则由《内经》"补不足、泻有余"引申开来，由从"补不足"以治病，转化为对体弱者和追求长生进行补益的健身性质。道家的吐纳、服用外丹、摄生、修炼内丹、服饵、养性到医家的食治、药补等等，形成了一整套理论和规则。"药补不如食补"，是强调食物对健康人体的无损伤补益作用；药补则需要医生处方，除了作为对病体虚弱者的补气益精、补血补五脏之虚、提升体力之外，对于亚健康状态具有尤其重要的调整气血平衡、纠正早期功能紊乱的作用。人参、灵芝、黄精、熟地、蜂王浆等等大量药物和补中益气汤、六味地黄丸等一批方剂，对于内补具有显著健身强体作用。这些补法和药物是西方医学从未有过的。内补之法是中医的一大创造。

养生既是预防医学之重要内容，也与当今流行的"wellbeing"，即世界卫生组织（WHO）倡行的"人人享有健康"同义。中医的相关理论和经验是人类预防保健医学的宝贵财富。

174. 西医束手，中医可效

在英国行医多年，来看中医的病人基本上是两类：不愿服用西药（怕副作用或崇尚自然疗法）的病人和在西医那儿无效或对西医治疗失去信心的病人。后者占的比例更大一些。

20 世纪 80 年代末，一位母亲带着孩子找到原来为之治疗皮肤湿疹的著名西医皮肤病专家说："你说孩子的湿疹已用尽办法，无法可医了。但中医师却将他治好了。"皮肤病专家吃惊地发现，原来他为之束手的湿疹，果然已在孩子身上消失。这位专家就是 Dr. David Atherton。他抱着怀疑的心情去访问那家中医诊所，并且着手进行双盲、随机、对照的临床实验研究。其结论是中医中药治疗湿疹有效。有70％左右的湿疹孩子在大奥尔玛街儿童医院没能治好却在中药治疗下好转了。论文发表，皮肤病人纷至沓来，到中医诊所求治。他们中的大部分都得到了较好治疗结果。

以我个人的经验，到我这儿看病的，基本上都是在西医那儿治不好或无所进步的疑难杂症。我不敢说100％，但至少80％以上，经过我的中医治疗得到好转或痊愈。例如一种在中国见之不多的不明原因慢性疲劳综合征（英国多称 M. E. Myalgic Encephalomyelitis，肌痛性脊髓炎），西医只有让患者休息一途，而我有把握达到100％的治愈率。又如几个胸腹剧烈疼痛的病人，急症出入医院很多次，各种检查做遍却查不出原因，治疗也只有临时镇痛。此等剧烈疼痛反复发作，病人不堪忍受。经我治疗，有的一周，有的较长治疗，疼痛霍然而愈。一位在医院因冠状动脉通管手术而导致中风深昏迷的病人，院方已告诉家属准备后事。我到医院看后，以西医方法检查，深昏迷确然无疑。在此危急之时，当机立断，给予处方数药，调入安宫牛黄丸磨汁，用注射器从鼻饲管内注入。结果第三天，病人奇迹般开始苏醒。以后配合针灸等治疗，日渐恢复，能够下床，现已能做家务。2010 年 1 月，又救治了一位感冒发烧并发毒性脑炎深昏迷十天的二十二岁女孩。至若一些慢性疾病，或癌症晚期等，中医治疗虽未能迅速见效或治愈，但对减轻症状，改善生活生命质量，有明显效果。

不孕症在西方发病率愈来愈高。这与年轻时不想有孩子，想要孩子已高龄；或服用避孕药，停服以后怀不了孕等等因素有关。高科技的发展，体外受精，试管婴儿，IVF，代孕……确实解决了一部分问题，但总体成功率并不高，超不过30％。现在英国不孕症妇女发现，针灸和中药能帮助她们怀孕。有的是自然怀孕，有的是提高了 IVF 成功率，中西两法结合。中医治疗不孕症，现在正成为英国中医的热点。我自己亲历，用针灸和中药结合治疗，帮助十余位女子怀了孕，生了健康孩子。其中一位，在医院进行 IVF 已有六次，均告失败。经本人治疗，一举成功。还有一位，其二任丈夫已做过输精管结扎术，试予再通又不成功，求之于 IVF 仍失败。经人推荐，她来我处求治。经中医治疗后再行 IVF，结果怀孕成功，于 2008 年 5 月得一子，十分健康。2010 年又有两例经服中药后自然怀孕生子。

西医现在什么都要求有实验室证据，然后方可施以治疗，这就是所谓"循证医学"（Evidence Based Medicine）。但并不是所有病人都是可以先取得实验证据才能治疗的。耽误治疗时机，更可能贻误患者性命。SARSE 就是最好例证。中医抢得先机，其治疗效果就高于西医。

中医的好处，就是当西医束手无策的时候，人们至少还有一种可能获得意料之外效果的、有价值的选择：去看看中医师吧。

当我们总结中医的八大贡献之同时，发现这其实也就是八大谜团之所在。不过，目前其中只有一个谜团——人痘接种术，已经有解。需要指出，所有贡献归结到一点，就是中医临床有效。而谜团的关键点，是知其然不知其所以然：知其有效而不知其何以有效。破解这些谜团中的任一个，应该都是有足够资格去拿诺贝尔奖的。

第二十二章　中医生命之根和未来前途

一、中医理论的本质：优质的生态医学理论

历史是时间的过程；文化是历史的躯体；理论是文化的骨干。中医文化是中华文化的重要组成部分，中医理论是中医文化的积淀。中医理论是独特的和原创的，与西医及其他任何医学体系都不相同；中医理论是有强大的生命力的，历千年而不衰，至今一直有效地指导着临床实践，并且在医疗实践中不断发展。在中医文化史的研究中，我发现，中医理论的本质，是优质的生态医学理论。

175. 中医是不是科学

在当今这样"科学主义"盛行甚至"横行"统治世界的时代里，要想避免讨论中医是不是科学的问题，是几乎不可能的。这种讨论乃至争论已经持续了一百五十多年，具体的经过可详本书下卷。近来沉渣泛起，持否定中医之论者人数虽少，但飞扬跋扈，甚嚣尘上，公开叫板要废除中医。本人亦参与了论辩。[①] 当时（2006年）正好全国政协贾庆林主席到访英国，我将我的文章面呈于他。后来看到吴仪副总理在全国中医大会上的讲话，她明确表态支持中医，并指出中医有很多具有原创性意义的发明创造，值得研究和发扬。这场风波就此略有平息，但暗涌仍在。

对于这一争论，我比较赞同刘兵教授的看法：[②]

> 无论是将中医看作"迷信"、"伪科学"的对中医的反对者，还是极力要

---

① 马伯英：《中医科学性的内涵——兼论科学，非科学和伪科学》。《科学文化评论》4（2）：77 - 91。2007。

② 刘兵：《面对可能的世界：科学的多元文化》。科学出版社 2007 年版，第 24 页。

在西方科学的意义上强调中医是"科学"（这也与更大范围的意识形态有关），或是在想要将中医纳入西医理论框架中而努力的那些人，其实，都不过是采取了一种以西方主流科学为蓝本的科学主义的立场。而在这样的立场下，中医就不会被适当地对待，也不会有理想的前景。因而，迫切需要改变的，实际上首先是一个立场问题。

其实是有两个问题：立场不清和概念不清。

2005 年，我的朋友、在法国从事针灸临床的王永洲教授，在巴黎举行的第二届国际传统医药大会上就发出了大声质疑："中医需要科学的认可吗?"他说：[①]

> 中医就是中医，科学不科学仅仅是现代人的观点和评价。两千年的中医是一种存在，这是任何人都否定不了的事实。存在的根据是人类发展和生存的需要。有强大久远的中国文化作背景，历史上曾经作为医学的唯一形态服务于中华民族并影响过周边国家，今天更是不以人的意志为转移，遍及世界各个角落，不分发达与落后，文明与野蛮，国家与种族。作为维护人类健康的一种手段和选择，它的实用价值得到广泛的认可和接纳；它的有效性已经为它赢得了进入任何地区的通行证。中医首先作为一种文化被接受，认可，乃至赢得尊重，科不科学至今也没有定论，似乎并没有我们想象的那么重要。科学对于超复杂的人学体系还有许许多多的空白和无知……当代的中医学研究上的最大失误就在于把具有复杂的，多种物质属性的人，与自然科学中关于物质的特殊属性，结构和形态学说相混淆，企图把复杂的生命过程，归结为简单的物理学，化学现象来解释。并以此作为生命科学与医学的绝对信条和唯一标准。显然，研究者心中狭隘的物质观，是贴着物理学化学绝对信条和唯一标准的物质观，所以与中医格格不入。不是中医不具有科学内涵，而是狭隘的教条的科学观难识中医庐山真面目。

这是明确的中医自我独立立场。反对把西方的科学（无力的、化学的，或根

---

① 王永洲、冯兰静：《回归中医》。《人类健康与中医药》，世界中医药学会联合会，法国杵针中医学院 2005 年版，巴黎，第 164－167 页。

本上说是实验的科学范畴）编成一个框框，并以之来裁决中医性质并作出褒贬。而中医现代研究者的任务是找出中医"人学"性质的内在规律，为医学的前途指出方向。我很赞同这一提法。

持狭隘科学观的拥趸们很难接受这一立场。但他们是自我矛盾的。首先，他们是健忘的，甚至忘记了自己的（或"自诩的"）身份：他们当然不会否定他们自身的"科学"身份，必定首先把自己定位为科学家（或社会科学家）。于是就有一个问题："人学"是与科学对立的吗？社会科学，例如哲学、社会学、文化学、历史学、政治学、经济学、市场学等等，它们是科学吗？如果这些社会科学是科学，人学为什么就不能是科学呢？

第二，科学的定义是什么？其内涵外延如何？这就是科学的概念问题。在《牛津辞典》（1990 年版）中，包含五种解释，我译出并作了归纳：

（1）科学是一类以客观原理为指导的知识分支，这些知识涉及对现象的系统观察和实验。特别是一类关于自然界万物的物质和功能的观察和实验（自然科学即是应用于自然界研究的科学，例如物理学、化学、几何学、地质学、生物学、植物学）。

（2）a. 系统化的和形成固有形式的知识，特别是经过详尽说明的形态的学科的知识（例如政治科学）；b. 此种知识的实行和原理。

（3）某一主题的条理化的知识体系（例如语言学）。

（4）熟练的技术，而不是力量本身或自然能力。

（5）任何一种与古代相关的知识（archaic knowledge of any kind）。

按以上界定的范围和性质，科学最基本的特征就是：一个系统化的、反映客观规律的、不断增进和革新的知识体系。它不同层次地涵及自然、社会、人类，并且是从历史到现实的各个层面。

进而言之，我要说，科学是文化中的精华部分；科学是反巫术反迷信的；科学是扎根于经验事实同时又允许想象的；科学的结论是可实证可重复同时又是可否证的；科学是一个在以上基础上建立的系统化了的知识体系；这一体系是开放的、不断发展不断完善的，决不固步自封、绝无终极的。①

---

① 马伯英：《中医科学性的内涵——兼论科学，非科学和伪科学》。《科学文化评论》4（2）：77 - 91。2007，第 82 页。

在这一意义上，按《牛津辞典》的定义分类，除了第一条正在完善之外，中医学作为"人学"体系完全是与科学站在一起的，它们可以互相包容、统一在一个立场上。中医属于科学范畴。

但在那些狭隘科学观的人的眼中，他们观念中的"科学"概念是仅指实验科学为科学。他们在对待科学的定义和范围问题上，显得有些偏执。他们把科学推向一个极端，封闭进一个自我限定的框框，排斥异己，闭眼不看框架外客观存在的事实，视而不见或抹杀事实，否定那里正出现的科学的新的生长点。如果照他们的办法做，科学将部分地丧失创造性和创造力。

我们也可以从目前国内常见的对科学的定义、范畴、内涵等的解释来讨论。人们对一种理论，评价它是不是科学，一般采用四条标准。

第一是它的抽象性。这意味着体系内部组织的逻辑方面，已经区别于体系的事实内容。也就是说，体系内命题之间所包括的逻辑关系已经得到明确的阐述。体系中大部分一般性命题是在假设性的情况下也可以适用的原理或定律，而不是仅仅只适用于某一具体的事实。这标志着命题本身在一定的逻辑范畴内具有普遍性或普适性。这就是理论的抽象性。没有达到这一标准的所谓理论，就只能是空头理论、伪科学。

第二条标准是理论的可检验性。即它是自然经受得起在命题概念范围内的事实的检验的。当人们按照这一命题演绎出一种预言性的论点时，它能够得到证实，或者至少提供了一个可观察、可检验的基础。科学的理论，总是因其预言的精确性而受评估的。如果预言反复多次不能得到证明，理论的科学性也就不存在。

第三是可证伪性。我们不能说有了一种科学的理论，它的一切预言都能百分之百地应验、得到证明。部分的不符合总是存在的。这并不否定可检验性，而是科学理论的另一条标准所要求的，即任何科学的理论同时都包含着错误或谬误。一种理论不可能包揽一切、包打天下。利用这种理论存在的缺陷，后来的人们能加以否证，理论从而得到了发展。这意味着任何科学的理论都不是到此为止，不是僵死的，而是包含着未来的。科学理论的发展前途就在于可以被证伪，在发现谬误的同时发现真理。

第四是理论表述的简单性。黑格尔曾经说过，本质的东西都是简单的。科学的理论，就目前所见到的，一般可以用定律、公理或数学公式的形式表示出来。

用以上四条标准来评价中医学理论，如果把理论的逻辑范畴放在生物医学即现代西医学的层次，我们很快可以得出结论说："中医不科学"。范畴不同，体系不同构，这是无法加以准确评估的。过去这一条界线划不清楚，因此訾议甚多。

如果将中医学置于自然、社会生态和心理状态体系的范围内来评价，则可以说，中医理论基本上是科学的，虽然还有些问题。它是抽象化的——甚至可以说，还从来没有过一种医学，能像中医学这样将生态和心理医学作出规律性的抽象。它基本上是可以检验的——只是历史上中医都是拿人体作为检验的对象，这种检验因此就带有强烈的经验性质。没有设计出可控的理想条件的实验检验方法；也没有合符中医辨证要求（而不是西医辨病要求）的数理统计方法。因此，可检验性大抵还是粗糙的，带有相当强的主观性。中医学理论被鼓吹者们鼓吹为"不可证伪"，认为它已尽善尽美，无以复加。殊不知越是这样鼓吹，越是帮倒忙。中医学理论存在的缺陷还很大。例如五运六气学说，尽管很多人还不是真懂，但即使全部弄得很懂、很透，那里面阐述的运气规律是否全部符合客观事实？古代已提出"运气不齐，古今异轨"，何况现在自然生态遭到破坏以后，温室效应已改变了全球气候。同样的例子，五行学说的五方说，是以中原为立足点，阐述其他四方特点。例如生活于中国，则其东方为东风，为春，为暖和。这一理论在英国就行不通。英国刮东风就冷，就是秋冬季节来临。何况还有南半球的问题。可见可证伪的东西还很多。至于简单性、数理形式的表述等等，更还有相当距离。

关于中医学是不是科学的争论发生已久。有的说是玄学；有的说是前科学（准科学）；有的说是超现代化的科学，只是现在的人们对中医学里的很多东西还不理解，还不懂。种种不一。陈立夫先生有一个意见是对的，他说：

　　科学不能离开事实；有事实而不加以进一步之研究，擅以"不科学"三字抹煞之，是谓阻碍科学之进步，为科学界之罪人。①

中医学以临床有疗效而行于世，而不能被消灭，这就是事实。这也是它的科

---

①　陈立夫：《对中国医药之愿望》。私立中国医药学院印行，1970年第一版扉页题辞。

学性的基础。过去的一些研究者，以为西医既然是科学，那么一切与西医体系、西医标准不相容的其他医学就全是不科学或非科学的。或者即使"有点科学性"，也是提取出来补充一下西医科学体系的小角色。这样的观点是十分错误的。

西医与中医，不是科学与非科学的分野，而是研究的对象、方法、策略的分野。十年前我曾请教任应秋先生对中西医的看法。他说，好比现在交通发达，有飞机、轮船、火车、汽车，同时也还有小毛驴在爬山路。西医再科学、再现代化，还是代替不了中医这头小毛驴。现在仔细想来，这也还只是问题的一个方面，效益和利用的方面。科学还应求其原理。自动化机械有机械力学原理，小毛驴爬山负重有生物力学原理。探究其原理的真谛，才是作本质区分之所在。

现代西医学的研究，是以具体细微的物质为对象，例如微生物的细菌、病毒；人体的细胞、生物大分子、微量元素等等。采用的是原子论或还原论的方法，将一切研究的对象进行分解、分析，放在理想化的可控条件下进行实验，然后找出其致病原因、发病机理、药理机制，最后采取相对应的策略防治疾病。这样做当然是很客观、很有成效的。近两百年来，特别是近几十年来的医学进步，都是藉此取得的。

中医学却从另一个层面，主要是从宏观的生态大系统进行探讨，把人类看成是自然生态、社会生态大环境中活动着的一股力量，它处处受到周围环境因素的制约，本身又有着心理的复杂活动，互相影响而成为一种文化生态，还要加上历史（传统）的积淀影响。人类疾病的原因，正像《内经》所说："夫百病之所生者，必起于燥湿寒暑风雨，阴阳喜怒，饮食居处。"千般疢难，不越三条，无非是内因、外因、不内外因。都是由自然生态、社会生态、自身心理这些因素决定的。这些因素，现代医学研究家也都承认，但他们习惯于具体地、个别地去寻找其因果关系；而中医学所追寻的却是抽象的、宏观的规律体系。直言之，是承认不承认生态系统和心理因素也有抽象的规律可循，这些规律也是人类疾病和健康的规律。中医学认为不但有，而且很明确，那就是气、阴阳、五行规律。具体些就是五运六气学说、脏腑经络理论等等，四诊、八纲，辨证、施治，是这些规律在临床上的运用。作一个比方，如果我们承认天文学的宏观研究及其结论是科学，那么，也应该承认中医学关于生态医学规律的研究同样是科学。

过去我们把这一切称为"自然哲学的医学"，或曰"朴素系统论的方法论"，是从中医学所使用的方法论角度说的，但不容易把问题说清楚，容易被误认为是"玄学的医学"，从而又推定为"不科学"；现在我们把问题转换一个角度，从更高一个层次来认识，事情就清楚了。中医学的特点就在于研究对象的大系统化；研究方法的系统论形式。它所实践的理论根据，就是其所认定的阴阳五行等自然和社会生态、人类个体自身心理变化的规律。

科学的最重要特征之一，是科学无止境。科学如果自封为已经穷尽真理，那就不科学了。但人们惯犯的毛病，就是把现有的科学水平当成最高科学水平，然后将之固化为"金标准"，排斥异己。拿西医标准来鉴定中医，犯的就是这个毛病。狭隘科学主义的人和自诩为"科学哲学家"的某些个别人，最容易用僵死的框框看问题，违背了发展的、运动变化的辩证法的观点，不亦悲夫！

176. 评西方医学的模式转变和循证医学

本来，西医并没有为自己规定过一个模式。我把希波克拉底开始的西方医学称为哲学和经验医学时代；中世纪的医学称为宗教控制的医学时代；文艺复兴后的医学称为实验医学时代。一般地说，实验医学时代就是所谓"生物医学模式"统治主流医学的时代。一切疾病以生物学原理加以解释。病因是物理、化学、生物或微生物等因素造成的生物机体的损伤或感染；病理就是生物机体的器官、组织、细胞、体液成分及分子结构等的破坏或改变。

但是，在抗生素诞生以后的几十年里，感染性和传染性疾病迅速得到控制，发病率大为下降，疾病谱产生了重大变化。社会和生态环境、心理和精神因素引起的疾病占了80％以上。生物医学模式已不足以解释疾病的病因病理，不足以提供足够的治疗手段治疗疾病。1977年，美国精神病学家恩格尔医生（Dr. George L. Engel，1913－1999）提出以"生物—心理—社会医学模式"涵括医学的新的特征。主张在诊断和治疗疾病时，除生物因素之外，充分地把社会和心理因素的作用考虑在内。他的这一提法，受到广泛赞同和采纳。当此之际，医生在诊察病人时，社会和心理因素也会加以考虑了，比单一生物因素的诊疗要显得全面一些了，如果那医生没忘了新医学模式的话。然而，社会和心理因素总是被看成是外界或内在因素的一种，它们被分割为具体因子，一对一地与健康、疾病产生联系。如果这种影响是显性的，易于引起重视并设法用针对性的方法予以消除；如果是隐性的，仍旧被医生们略去不计。这就成了新医学模式的遗憾和常态。

与此同时，保护生态环境的呼声日炽，研究生态与生物体，特别是人类之间的关系的一门学问——生态学诞生。其在医学领域的分支就是生态医学。生态医学研究人类生存环境各种因素与人体健康、疾病的关系，研究人类如何在良好的生态环境中保持健康，取得最大益处；如何防止环境中的不良因子对健康造成破坏，引起疾病以及如何改善环境，有益于健康，利于疾病痊愈。气候、地表、水体、空气、生物群落、自然灾害、人为污染……所有与人体有关的环境因素都在研究的范围。但这些研究，实际上只是生物医学模式中关于理化和生物致病因子的泛化，其与人体的关系，基本上还是一对一的链接，并没有将人类作为自然界的总体中一分子的同一关系加以揭示。

所以，新模式或生态医学的提出，并没有为现代当权的医学体系带来革命性的变化。有量变却没有质变。

1990 年代之初，医学界读到了一个新名词：EBM（Evidence-Based Medicine）。中国的学者们亦步亦趋，而且可以说跟得很紧，将之译为"循证医学"宣传推广。1999 年 3 月，四川大学华西医院成立了中国的循证医学中心（到 2001 年，世界上也只有十三个国家有此类中心）。1999 年 6 月，"循证医学与中医药研究"研讨会在广州举行。

仅仅这十几年的时间，"循证医学"被抬到至高无上的地位。一个所谓的"医学金标准"被提了出来。这就是"双盲、随机、对照"的实验和临床研究，并以统计学方法作出评估。凡不符合评估的最后结论的标准者，一概被视为"不科学"、"不可靠"、"不可信"。中医在英国 2000 年上议院科学技术特别委员会的蓝皮书报告中，就这样被打入另类：一种没有科学依据的与某种哲学与宗教相联系的治疗体系。归入"第三组 a"，属于不可给予教学研究及财政支持组别。① 一位所谓"英国唯一的辅助和替代医学教授"恩斯特（Edzard Ernst）先生，更是

---

① House of Lords，Select Committee on Science and Technology：6th Report of Session 1999 - 2000，Complementary and Alternative Medicine，pp. 7 - 23，London the Stationery Office，21 November 2000.

借此大肆攻击中医，否定中医。一时间英国中医陷入低潮。

实际上，把"金标准"当作循证医学的唯一标准恐怕是有违循证医学倡导者诸如科克伦（Archibald Leman Cochrane，1909－1988）、萨克特（David Sackett，牛津大学循证医学中心主管）等的原意。

科克伦出生于苏格兰，长期在美国行医。"EBM（循证医学）"概念最先在他的著作《效力和效能：漫评健康服务》（*Effectiveness and Efficiency: Random Reflections on Health Services*）中提出。但 EBM 作为术语使用，却是在他死后几年的 1992 年，见于美国医学杂志《JAMA》。EBM 是指看病治病要凭证据，而他们认为，这种思想最早在古希腊和中国医学中体现，11 世纪的阿维森纳继承之。

EBM 在不同结构有略微不同的分级标准。美国预防医学中心制定的标准分成三个等级，五种水平层次：

Ⅰ. 证据得自至少一次严格设计的随机、对照的试验。

Ⅱ-1. 证据得自很好设计的非随机的对照性试验；

Ⅱ-2. 证据得自很好设计的组群或有对照的病例分析研究，最好得自一个以上的研究中心或研究小组；

Ⅱ-3. 得自多次、系列性的、干预或非干预的证据；在非对照的试验中的一些惹人注目的结果，也可以被认为是此一类型的证据。

Ⅲ. 受尊敬的专家的观点，这些观点是基于临床经验、描述性的研究，或专家委员的报告。

英国 NHS（国民保健系统）则分为四级：

A 级：始终如一的随机对照临床试验、组群研究，说一不二的在不同人口中均生效的临床决定原则。

B 级：始终如一的回顾性的组群研究、探索性的组群研究、生态学的研究、结果研究、病例对照研究或 A 级水平的延伸研究。

C 级：病例系列研究或者从 B 级水平延伸出来的研究。

D 级：专家观点。不必管有无明晰批评或评价，或者是否基于生理学及实验室的研究（bench research），或"第一原则"。①

---

① 以上参见 http：//en. wikipedia. org/wiki/Evidence＿based＿medicine.

我国香港区结成医生的概括，略有不同，认为循证医学将临床研究的证据按质量和可靠程度分为五级。一级可靠性最高，依次递减，五级可靠性最低：[1]

　　一级：所有随机对照试验（randomized controlled trials，RCT）的系统性评述（systematic review，SR），或 Meta - 分析（meta-analysis）。

　　二级：单个的样本量足够的随机对照试验结果。

　　三级：设有对照组但未用随机方法分组。

　　四级：无对照的病例观察。

　　五级：专家意见。

他随即指出：

　　按照这五级评价，目前大部分西医的日常临床治疗方法，都攀不上第一二级。简单如以洋地黄（digitalis）治心力衰竭，西医沿用已数百年，但要寻找一二级证据，并不容易！

以此标准要求生物医学模式下的西医尚且如此不易，又何能适用于新的"生物—心理—社会医学模式"的评价！按循证医学金标准去做，新医学模式是寸步难行了。金标准也许对纯生物医学的发展有其某种积极意义，但同时也有可能，人们在泼脏水的同时，把孩子一起泼掉了。这对医学的创造性元素会造成不可弥补的损失，而对新医学模式而言，无疑是一种反动。西方医学社会的现实是，反对中医的那些所谓专家，正抡起"医学的金标准"这根大棒，试图打击、扼杀中医学。

循证医学（EBM）的原意，其分级标准，本是可以对中医临床予以支持提出依据的。事与愿违，一些人以科学极端主义的观念，将 EBM 实施割裂手法，将二至五级标准一概抹杀，这是令人遗憾的。这种做法同时也危害了医学新模式的推展和研究的深入。

---

[1]　区结成：《当中医遇上西医：历史与省思》。三联书店 2005 年版，第 173 - 174 页。

根据以上所论，笔者提出一个以 EBM 为基准的中医临床评价系统。共分五级：①

第一级：医学的金标准。即严格设计的随机、对照的试验（RCT）所做出的结果并经过统计学处理。

第二级：临床研究的银标准。半随机的对照研究，即排除主观性的选择、具有一定随机性的对照研究。例如大样本的对照组研究；严格设计的大范围的非主观选择的组群调查统计研究；有由不知名的第三者进行监督的、以病人自身对照建立组群的调查统计研究等等，均可认为符合银标准的要求。

第三级：专家组的权威鉴定意见。临床疗效的观察结果得到观察单位之外第三方专家组的认可；医学历史文献记载的专家组评定意见；现代临床报告（包括同类型病例个案报告汇集）的文献回顾性调查得到专家组认定通过。

第四级：有对照但未能作随机分组的研究报告。

第五级：特殊的病例个案报告，包括与以上三级标准之结论相悖的病例报告。

能通过以上第一、二、三级标准而认定的临床研究结论，可被认为是可靠的、普适的、能指导临床诊疗的权威性结论。第四、五级标准的临床研究报告可以作为临床医生在处理疑难病、少见病等时的重要参考；可以作为进一步研究的起点，以避免一些具有潜在可能性的因素被忽视或抹杀。

所谓自身对照的研究，是因为海外中医师遇到的病人绝大多数是看过西医不效转而来看中医的。西医治疗无效而后中医治疗得效，就是一个鲜明对照。疾病的诊断由西医作出，实验室检查数据齐全；中医治疗由中医师实施，只要不用西药，采取针灸或中药等等方法自便。疗效由西医师作鉴定，以实验室数据作对照。为保客观性，可以指定中西医双方都不知道的第三者来监控全过程。这在组群性研究时尤其必要。

相信采用以上中医临床评价体系，将大大加速中医研究的深化和提高中医临床研究的水平。

---

① 马伯英：《EBM 分级标准与中医临床研究评价体系的建立》。《世界科学技术——中医的现代化》，No.1，2010，北京，第 1-3 页。

177. 中医的生态医学理论

我们且先看三段极有意思的引文：

《旧唐书·孙思邈传》中有这样一段话：

思邈道洽古今，学殚数术。高谈正一，则古之蒙庄子；深入不二，则今之维摩诘耳；其推步甲乙，度量乾坤，则洛下闳、安期先生之俦也。（卢）照邻有恶疾，医所不能愈。乃问思邈："名医愈疾，其道何如？"思邈曰："吾闻善言天者，必质之于人；善言人者，亦本之于天。天有四时五行，寒暑迭代，其转运也；和而为雨，怒而为风，凝而为霜雪，张而为虹蜺，此天地之常数也。人有四肢五脏，一觉一寐，呼吸吐纳，精气往来；流而为荣卫，彰而为气色，发而为音声。此人之常数也。阳用其形，阴用其精，天人之所同也。及其失也，蒸则生热，否则生寒，结而为瘤赘，陷而为痈疽，奔而为喘乏，竭而为燋枯。诊发乎面，变动乎形。推此以及天地，亦如之。故五纬盈缩，星辰错行，日月薄蚀，孛彗飞流，此天地之危诊也；寒暑不时，天地之蒸否也；石立土踊，天地之瘤赘也；山崩地陷，天地之痈疽也；奔风暴雨，天地之喘乏也；川渎竭涸，天地之燋枯也。良医导之以药石，救之以针剂；圣人和之以至德，辅之以人事。故形体有可愈之疾，天地有可消之灾。"

又：戴良《九灵山房集》载朱丹溪治疾一故事，曰：

一女子病不食，面壁卧者且半载，医告术穷。（丹溪）翁诊之，肝脉弦出寸口。曰："此思男子不得，气结于脾故耳！"叩之，则许嫁丈夫入广且五年。翁谓其父曰："是病惟怒可解。盖怒之气击而属木，故能冲其脾土之结。今宜触之使怒耳。"父以为不然。翁入而掌其面者三，责以不当有外思。女子号泣大怒，怒已进食。翁复潜谓其父曰："思气虽解，然必得喜，则庶不再结。"乃诈以其夫有书，旦夕且归。后三月，夫果归而病不作。

再读徐大椿《医学源流论》，有"病随国运论"一篇：

　　天地之气运，数百年一更易，而国家之气运亦应之。上古无论，即以近代言，如宋之末造，中原失陷，主弱臣弛。张洁古、李东垣辈立方，皆以补中宫、健补胃，用刚燥扶阳之药为主；局方亦然。至于明季，主暗臣专，膏泽不下于民，故丹溪以下诸医，皆以补阴益下为主。至我本朝，运当极隆之会，圣圣相承，大权独揽，朝纲整肃，惠泽旁流，此阳盛于上之明征也；又冠缨朱饰，口燔烟草，五行惟火独旺。故其为病，皆属盛阳上越之症。数十年前，云间老医知此义者，往往专以苓连知柏，挽回误投温补之人，应手奇效。此实与运气相符。近人不知此理，非惟不能随症施治，并执宁过温热、毋过寒冷之说，偏于温热，又多矫枉过正之论。如中暑一症，或有伏阴在内者，当用大顺散、理中汤，此乃千中之一；今则不论何人，凡属中暑，皆用理中等汤，我目睹七窍皆裂而死者，不可胜数。至于托言祖述东垣，用苍术等燥药者，举国皆然。此等恶习，皆由不知天时国运之理，误引旧说以害人也。故古人云：不知天地人者，不可以为医。

　　以上三段文字，基本代表了中医理论的本质。是从自然生态、社会生态、人本身心理状态等三个方面较有代表性的意见说的。可谓"三态医学"。中医理论是一种生态医学适应理论。综合前面的全部论述，我们现在可以给出这样一个定义：

　　"中医学是以自然和社会的生态状况以及个体自身的心理变化影响于人体健康和疾病的规律为研究对象，并从而指导临床诊断、治疗及预防的科学。"

　　所以，孙思邈论述的"名医愈疾"的道理充分表述了中医学的本质，重点在自然生态；朱丹溪以及历史上许多名医用心理情绪上的五行生克来治疗某些情态疾病，因为这些规律不但是自然生态的，而且是社会生态的，也是心理状态的规律，是三大系统共有的公理；徐大椿的理论语似近诞，未必准确，但却是他对社会生态规律的一次新的探索，是合乎中医发展的逻辑、合乎中医学研究的方法论的大方向的。

　　中医学两千多年来探讨的、实践的就是这一套理论，奉行的就是这一套规律。而所有这些，又正是文化的广义的内涵。因此，与其说这是中医学理论的本质，毋宁说也是中医文化的本质。

中医学理论是生态医学理论，我们可以从以下几个方面加以考察。

首先是大宇宙和小宇宙的统一关系。大宇宙指的是天地大自然，小宇宙指的是人身小个体。天、地、人三者，人居天地之间，被天地大自然环境所围护。医生就应该知道三者之间的关系。《素问》说：

> 夫道者，上知天文，下知地理，中知人事，可以长久……位天者，天文也，位地者，地理也，通于人气之变化者，人事也。故太过者先天，不及者后天。所谓治化而人应之也。（《气交变大论》）

> 夫自古通天者，生之本，本于阴阳。其气九州九窍，皆通乎天气。故其生五，其气三，三而成天，三而成地，三而成人。三而三之，合则为九，九分为九野，九野为九脏。故形脏四，神脏五，合为九脏以应之也。

> 五日谓之候，三候谓之气，六气谓之时，四时谓之岁，而各从其主治焉。五运相袭，而皆治之。终期之日，周而复始，时立气布，如环无端。候亦同法。（《六节藏象论》）

> 阴阳者，天地之道也，万物之纲纪，变化之父母，生杀之本始，神明之府也。治病必求于本。故积阳为天，积阴为地。阴静阳躁，阳生阴长，阳杀阴藏。阳化气，阴成形。寒极生热，热极生寒。寒气生浊，热气生清。清气在下，则生飧泄；浊气在上，则生䐜胀。此阴阳反作，病之逆从也。（《阴阳应象大论》）

> 故阴阳四时者，万物之终始也，死生之本也。逆之则灾害生，从之则苛疾不起，是谓得道。道者，圣人行之，愚者佩之。从阴阳则生，逆之则死；从之则治，逆之则乱。反顺为逆，是谓内格。（《四气调神大论》）

由上可知，第一，大宇宙是包括了小宇宙的，小宇宙从属于大宇宙。第二，大宇宙小宇宙的统一关系是通过阴阳、五行、气的共同规律来体现与实现的。亦即如前之已述，阴阳五行气规律原本是自然界的规律，这一自然界规律同样适用于人体生命规律。第三，自然界规律引入人体生命规律，说明的是人类生存状态与生态环境关系的生态学的规律同一和统一，人事要顺应和适应大自然规律，医生应该按这一规律去认识和治疗疾病。打一个比方，大宇宙是一个流体："上下左右谓之宇，古往今来谓之宙"，气弥漫其间，阴阳五行是流体运动的动力机。人为整个流体中一分子，随流体的存在而存在、运动而运动。人居其中，疾病发生在此一过程之中，莫能有外。

其次是万物之间的同一关系。这是指各种物体之间存在某种共性，可以互相协同，补充。这在疾病治疗学上特别重要。《素问》中同样有所论述：

> 草生五色，五色之变，不可胜视；草生五味，五味之美，不可胜极。嗜欲不同，各有所通。天食人以五气，地食人以五味。五气入鼻，藏于心肺，上使五色修明，音声能彰；五味入口，藏于肠胃，味有所藏，以养五气，气和而生，津液相成，神乃自生。（《六节藏象论》）

> 水为阴，火为阳；阳为气，阴为味。味归形，形归气；气归精，精归化。精食气，形食味；化生精，气生形。味伤形，气伤精。精化为气，气伤于味。阴味出下窍，阳气出上窍。味厚者为阴，薄为阴之阳。气厚者为阳，薄为阳之阴。味厚则泄，薄则通。气薄则发泄，厚则发热。壮火之气衰，少火之气壮。壮火食气，气食少火。壮火散气，少火生气。气味，辛甘发散为阳，酸苦涌泄为阴。阴胜则阳病，阳胜则阴病。阳胜则热，阴胜则寒。重寒则热，重热则寒。寒伤形，热伤气。气伤痛，形伤肿。故先痛而后肿者，气伤形也；先肿而后痛者，形伤气也。风胜则动，热胜则肿，燥胜则干，寒胜则浮，湿胜则濡泄。天有四时五行，以生长收藏，以生寒暑燥湿风。人有五脏化五气，以生喜怒悲忧恐。故喜怒伤气，寒暑伤形；暴怒伤阴，暴喜伤阳。厥气上行，满脉去形。喜怒不节，寒暑过度，生乃不固。故重阴必阳，重阳必阴。故曰：冬伤于寒，春必病温；春伤于风，夏生飧泄；夏伤于暑，秋必痎疟；秋伤于湿，冬生咳嗽。（《阴阳应象大论》）

上面这些有点拗口的绕口令般的引文，似乎颇有些难解。但实际上以简化的眼光去审察，它表述的是万物之间的同一和互相转化的基础：性质上的共通性。无论气候、心理情感、食物、药物气味等等，它们都通过其阴阳属性和五行序列，以气为介质，产生作用。人体靠生态环境万物的滋养，过与不及则造成伤害。这种伤害作用就是疾病的病因病理；而这些伤害又是可以利用外界因素、根据阴阳等原理加以纠正的。这就是食物、空气、居处环境以及草药等的药效药理依据了。于是就形成了一种理论指南：疾病是由自然的原因造成的，亦可以用自然的办法加以治疗。以自然治疗自然。这是中医生态医学理论能产生实用价值的根本原因。这也就是《素问·藏气法时论》所云：

> 毒药攻邪，五谷为养，五果为助，五畜为益，五菜为充，气味合而服之，以补益精气。此五者，有辛酸甘苦咸，各有所利，或散或收，或缓或急，或坚或软，四时五脏，病随五味所宜也。

简言之，人体之外的物质与人体内部的物质构成有共同性。体内缺乏者，可由外界补充；体内物质运动有所障碍，可由外法予以疏通。也就是说，人体的疾病可得借助与外界物质或外力而得治疗。这是中医的治疗原理基础。

再次，是社会和心理环境因素的引入。孙思邈《千金要方》有云：

> 古之善为医者，上医医国，中医医人，下医医病。（《卷一：诊候第四》）

孙思邈此言之所本，当系出自《灵枢》：

> 黄帝曰：余闻先师，有所心藏，弗著于方。余愿闻而藏之，则而行之，上以治民，下以治身，使百姓无病。上下和亲，德泽下流，子孙无忧，传于后世，无有终时。可得闻乎？岐伯曰：远乎哉问也！夫治民与自治，治彼与治此，治小与治大，治国与治家，未有能逆而治之也，夫惟顺而已矣。顺者，非独阴阳脉论气之逆顺也，百姓人民皆欲顺其志也。（《师传》）

亦类于班固《汉书·艺文志序》：

方技者，皆生生之具，王官之一守也。太古有岐伯、俞拊，中世有扁鹊、秦和。盖论病以及国，原诊以知政。

这里是把大至于治理国家、小至于治疗疾病，统一于一个框架规律之中加以认知，其统御的理念和策略是一致的。能很好统治国家的人就像一位高明的医生；反过来说，只能治疗一些个别疾病的医生，则只是普通的医生。所以，医生应该能像统治国家那样全面考虑病人的社会因素和心理因素治疗疾病，那样肯定会是一个高明医生。"医国"是指社会因素；"医人"是指心理因素；"医病"就是就事论事，只看疾病本身。把社会和心理环境因素与疾病自身结合在一起考虑，这样的医生才能称得上"上医"。疾病的社会和心理因素是普遍存在的。《素问》中说：

凡欲诊病者，必问饮食居处，暴乐暴苦，始乐后苦，皆伤精气。精气竭绝，形体毁沮。暴怒伤阴，暴喜伤阳。厥气上行，满脉去形。

诊有三常，必问贵贱。封君败伤，及欲侯王，故贵脱势，虽不中邪，精神内伤，身必败亡。始富后贫，虽不伤邪，皮焦筋屈，痿躄为挛，医不能严，不能动神，外为柔弱，乱至失常，病不能移，则医事不行。

凡诊者，必知终始，有知余绪。切脉问名，当合男女。离绝菀结，忧恐喜怒，五脏空虚，血气离守，工不能知，何术之语！

故曰：圣人之治病也，必知天地阴阳，四时经纪，五脏六腑，雌雄表里，刺灸砭石，毒药所主。从容人事，以明经道。贵贱贫富，各异品理，问年少长，勇怯之理，审于分部，知病本始，八正九候，诊必副矣。（《疏五过论》）

《灵枢》中说：

夫百病之始生也，皆生于风雨寒暑，阴阳喜怒，饮食居处，大惊卒恐，则血气分离，阴阳破败，经络厥绝，脉道不通，阴阳相逆，卫气稽留，经脉虚空，血气不次，乃失其常。（《口问》）

这些话很明显是将社会因素（贵贱苦乐贫富变化等）和心理因素（变化后的心理影响及忧恐喜怒和男女间的离异怨恨忧郁勇怯等）融入病情病机的统一思考之中。而且这种考虑是同样以阴阳气血五行五脏虚实的变化作为诊断和治疗的依据的。它们可能是社会病或精神情绪性疾病，也可能是加重了生物因子引起的疾病。但已经统一在阴阳五行气血疾病的同一模式之中。凡此模式，就都可以用针灸或中药处方以治。例如，我们对于肝气郁结的抑郁症或情绪病治疗，就可以用针刺内关、神门等穴位和加味逍遥丸、柴胡疏肝汤等加以治疗。这些药物并不直接作用于神经系统，与西医的抗抑郁药或心理治疗完全不可同日而语。它们在临床中的疗效是有目共睹的。

上面这些说明了中医生态医学理论，包括社会环境生态和心理环境生态，与现代医学的单纯讲自然环境生态是迥然不同的理论系统。中医生态理论的概括，将自然生态、社会生态与心理环境生态融为一体，其内涵和外延的范围显然要宽泛得多，其理论原则的归纳也要抽象得多。而临床的有效又证明了其理论的正确性。这就是为什么我要说：中医学的生态医学理论是优质的生态医学理论。

我们再来看看中医生态理论的认识论的方法论：天人合一。

有关及此，过往的研究者都把"天人合一"作为唯心论加以批判，这是因为通常在社会学上，古代中国流行的观念是一个有意识、有意志的"天"在控制一切。"天命"、"天意"、"天子"、"天谴"等等都是这个意思。但这在《内经》中几乎不存在。《内经》讲的是天地之道，即自然界的规律。是自然规律在控制人类社会、人体健康和疾病。《内经》的"天"是具体的天：天气、节候、风云雨水、日月经天、五行丽地、风寒暑湿燥火之类。其与"地"对举，一起用来阐述自然界的变化规律。所以，《内经》医学中的"天"概念是完全不同于社会政治界流行的"天"观念的。《内经》的"天人合一"不是神创论的唯心论。

现在许多人，包括社会学家也在说中国文化的基本特点是"天人合一"。这也许是对的，但我认为仍有必要区分成两部分来看。社会学上的"天人合一"仍是倾向于神创论的唯心论的，为统治阶级服务，不应受到肯定；自然科学方面，特别是医学上的"天人合一"是近乎正确的，它实质上是讲"天人相应"，是一个观察自然、发现规律，从而又将此规律应用于医学实践的方法论体系。《素问》中说：

> 善言天者，必应于人；善言古者，必验于今。善言气者，必彰于物；善
> 言应者，同天地之化；善言化言变者，通神明之理。（《气交变大论》）

这里没有一个有人格意志的"天"，而只有一个承载着客观自然规律的
"天"。其所谓"言"，是指对自然规律的阐述；"应"是体现、适应；"验"是检
验、实现。能"言"、能"应"、能"彰"、能"化"、能"变"的人，就是善于思
考、善于实践、善于抽象、善于提出新理论、"通神明之理"的人。

需要指出，这种认识论的方法论，其初乃是基于很朴素的取类比象方法，即
以外观的相似比拟或相等于另一事物（主要是人体）。例如《灵枢》说：

> 黄帝问于伯高曰，愿闻人之肢节，以应天地如何？伯高答曰：天圆地方，
> 人头圆足方以应之。天有日月，人有两目。地有九州，人有九窍。天有风
> 雨，人有喜怒。天有雷电，人有音声。天有四时，人有四肢。天有五音，人
> 有五脏。天有六律，人有六腑。天有冬夏，人有寒热……天有阴阳，人有夫
> 妻。岁有三百六十五日，人有三百六十五节。地有高山，人有肩膝。地有深
> 谷，人有腋腘。地有十二经水，人有十二经脉。地有泉脉，人有卫气。地有
> 草蓂，人有毫毛。天有昼夜，人有卧起。天有列星，人有牙齿。地有小山，
> 人有小节。地有山石，人有高骨。地有林木，人有募筋。地有聚邑，人有䐃
> 肉。岁有十二月，人有十二节。地有四时不生草，人有无子。此人与天地相
> 应者也。（《邪客》）

这样的比附显得牵强附会，不合逻辑，甚至有人会说不符事实。这种思维明
显留下了巫术思维的相似律的痕迹。但是，这里没有上帝或鬼神的意志，没有超
乎自然力量的不可知或不可及的神异支配因素。它与神学论、巫术论、不可知论
等等是划清了界限的。

如果撇开形式或形态上似是而非不论，以其性质或规律的相似或相同而言，
这种天人相应认识论的方法论意义是十分重大的。《内经》中运用这样的方法来
解释机体和疾病及其治疗，比比皆是。例如《素问》岐伯回答黄帝，如何认识疼
痛的多样性原因，就甚是头头是道。其中说：

黄帝问曰：余闻善言天者，必有验于人；善言古者，必有合于今；善言人者，必有厌于己。如此则道不惑而要数极。所谓明也。今余问于夫子，令言而可知，视而可见，扪而可得；令验于己而发蒙解惑，可得而闻乎？岐伯再拜而稽首曰：何道之问也？帝曰：愿闻人之五脏卒痛，何气使然？岐伯对曰：经脉流行不止，环周不休。寒气入经而稽迟，泣而不行，客于脉外则血少，客于脉中则气不通，故卒然而痛……（《举痛论》）

这一例子已非简单类比，而是岐伯将阴阳五行气的理论不露痕迹地运用到气血循环受阻而造成疼痛的原理：不通则痛。将大自然的气、阴阳五行规律转化成具体的医学原理，这是了不起的创造和发挥。中医理论解析疾病病理病机大抵循此模式，并由此找出治疗方法或药物，百试不爽。

要之，天人相应的认识论的方法论既是使生态医学构成一个完整整体的纽带，也是揭开中医生态医学构成原理的钥匙。由于中医生态医学理论是自然生态、社会生态和心理环境与人体生理、病理、治疗原理及技术方法的综合，它自成体系而具有理论指导实际的可操作性，所以大大优于并超前于现代医学中刚刚起步和萌芽中的生态医学学说。中医生态医学理论需要改变的是它的语言表述系统，使西方医生甚至普通人也易于理解和运用。

二、 中医的生命力之源

178. 中医的文化土壤

中医生长发展在中国，有丰腴的文化土壤。一方面是中国幅员广大，使用中医药的人数众多；另一方面是中医历史悠久，理论原则始终如一，经验积淀丰厚，几千年来为中国人民的卫生健康和生存繁衍做出了巨大贡献，得到中华民族的极大信任。这从一般意义上讲，中医的根很深，主干坚挺，枝叶繁茂，这棵大树过去没有倒，今后也不会倒。中国的文化土壤将继续持续不断地为这棵大树输送养料，保证她的健康苗壮成长。

中医的文化特征之一，是其主体上是反巫术、反迷信的。巫术和迷信可以迷惑人于一时一事，但不能保持永久。中医主流发展的方向始终如一、始终正确，即使有时也溅上一些巫术迷信的污泥浊水，但在中医发展的历史过程中都洗涤了它们。自然哲学的唯物论立场，具有自洁作用。

中国文化有外儒内道的特点，这一特点在中医学中有典型的体现。有人把中医称为"平衡医学"，阴阳的平衡，五行的有序，气血循行的平和，脏腑器官间的和谐协同，身体对外界环境的适应，乃至医学伦理道德讲"医为仁术"，无不反映出儒道哲学在医学和医生身上的融会。治疗不以极端，不用剧烈方法，不用或少用手术；针以导气，灸以温煦，药以补泻，正治反治，以平为期。很有点像中庸之道。这些使中医学和中医师充满了人情味。这是社会医学的特性，使医学与社会紧密结合在一起。这样的医学不会孤立于社会之外。

中医学从来都不是高高在上的。她有一种草根性、普及性。长期以来中医学并无主体的独立地位，但她却无处不在。历史上的名医，真正是专职做医生的并不多。专职的医生大多是御医，真正有杰出贡献的御医则少之又少。扁鹊是平民医生，淳于意是兼职医生，主职太仓长。张仲景是长沙太守，业余坐堂。华佗宁为平民治病也不愿随侍曹操，终被杀。皇甫谧以著述为务，葛洪崇道炼丹为求仙。孙思邈不受太宗高宗征召；王焘任馆阁图书馆长……唐代王勃说："人子不可不知医。"上承张仲景《伤寒杂病论》序对当时流俗所作的批评："怪当今居世之士，曾不留神医学，精究方术，上以疗君亲之疾，中以保身长全，以养其生。"其意思是一样的。至若宋代范文正公"不为良相，则为良医"一言既出，趋之者若鹜。考不上官的转而业医固不少，即使为官者，多通医方。加以山间野老，田畴百姓，采药村民，知医者实相当普遍。在古代，中医学校屈指可数，除了培养一些御医之外，几乎没有培养平民医生的学校。直到近代，一百多年以前，才有了一些中医学校的建立。民间医生主要靠家传和师带徒传授。这也是中医师形成草根性和普及性的原因。这使中医之根广植于民众，牢之又牢。

中医在民众中得到相当程度的欢迎，其原因还在于它的简、便、验、廉。中国的大众文化是不浪漫、不虚设、不图外表的绚丽的，尽管社会中有些人会反此道而行之。人们朴实，朴素，求其实效，节约时间金钱，务求实效，这是普遍的心态。在求医选择中，中医药比较能符合民众的实际和心理需求。

自1980年代末以来，中医大踏步跨向海外。中医已不仅仅在中国和东南亚国家地区流行，经过三十余年发展，不但遍及欧、美、亚、澳、非五大洲，而且逐渐扎下根来，愈来愈受到当地人民的欢迎和喜爱。一批本地中医在到中国或在本国培训后正在成长。中医生长的土壤已扩大到全球。其文化的原因从初始的对异文化医学的好奇转而为热爱，中医的自然、中和、平衡及整体观念深得其心。有效和较少毒副作用取得他们的信任。对现代医学的弊病深感失望的人们更是对中医表现出极大的热情。在异域文化氛围里，中医正在吸取异文化的养料壮大自己。可以断言，无论政府支持与否，西医人士怎样反对，中医在这些国家里，已经是赶也赶不走了。

179. 铁杆中医，临床有效，少毒性副作用

有了土壤，还必须有种子。历史上名医辈出，他们自是中医的精英。现代社会面对西医的强势，中医一度被逼至一隅，中医的优势曾经失去。但正如鲁迅先生讲过的，中国不乏忍辱负重、不屈不挠的人，他们是中华民族的脊梁。中医也有这样的坚强脊梁。这就是那些铁杆中医。狭义地说，他们有如下特点：

a. 是"纯中医"，大多为师带徒出身，或早年就读于一些私立的中医学校，有些甚至于是自学成才。

b. 他们对中医临床有充分的自信，因为他们有丰富的临床经验，成功治疗了众多病人。

c. 他们精通或熟悉中医经典或各种古代著作，有的还能将某些著作倒背如流。运用于临床得心应手。他们对中医的历史大多也有较深刻的了解和理解。

d. 他们对中华传统文化有深刻理解，有特别的执著和热爱。他们多半能吟诗作词，风度儒雅。但在中医遇到攻击时却敢于挺身而出，同时他们也有充足资本进行反击。

这样的铁杆中医以往有很多，毛嘉陵先生罗列了一百六十九人，[①] 但已过世的不少，在世而未列入的亦不少。当前比较有代表性的人物是裘沛然、邓铁涛和

---

① 毛嘉陵：《第三只眼看中医》。北京科学技术出版社 2007 年版，第 143 页。

彭坚。彭坚新近出版的《我是铁杆中医》① 产生了非常积极的影响。书中有许多他的治疗经验，纯粹是用中医药治疗的。特别是他说出了众多铁杆中医们的心声。他指出：

> 临床疗效始终是中医的生命，治不好病，就无法取信于人；没有一大批能看病的铁杆中医，就不能立足于社会。千道理，万道理，能看好病才是中医的硬道理。现实情况是：偌大一个中国，偌大一支中医队伍，已难找到几个凭中医的真本事看好病的中医了！决非危言耸听，这正是中医老前辈痛心疾首之处，这也是老百姓对中医不满和失望之处！

> 在当今中国，位卑者言轻，曲高者和寡，做学问难，讲真话更难。何况中医问题一旦深究，就有许多忌讳和难言之隐。对个人来讲，沉默是金，实属明智之举。但在关系着中医事业生死存亡的关头，群体失语，意味着这个阶层知识分子的良知、独立人格和社会责任感的泯灭。

铁杆中医的腰杆子之所以硬得起来，根本原因在于他们的纯中医治疗有良好疗效。疗效是中医生命力的基楯。在西医横行天下的当今世界，以鄙人在国外临床的观察，中医在以下一些领域具有优势：②

1）虚弱。虚弱不是一个独立的疾病概念，甚至也不是综合症或症候群，而是临床或临床前期和后期常见的主诉。它可以是病症本身的症状，也可以是恢复期症状，更多可能是亚健康状态。但人群中有相当的普遍性。从西医角度，除了病症的原发因素，例如感染、营养不良、中毒等，无确切原因可稽，因此也就无法治疗。他们没有补法，或概念不同，把营养疗法作为补法。中医有一很重要的治疗原则，就是"补不足，泻有余"。其不足包括营养不足，更主要是精力精神的不足，阴虚阳虚，在病人就是虚弱。针灸可补，中药可补。人参、黄芪、地黄、灵芝、枸杞子、蜂王浆、五加精、补中益气汤、六味地黄丸、金匮肾气丸等

---

① 彭坚：《我是铁杆中医——彭坚学术观点与临床心得集》。人民卫生出版社 2007 年版。
② 马伯英：《中医药对哪些欧洲疑难病症有效》。《首届英国中医药国际大会论文集》，伦敦，2003，第 73－87 页。

等，不一而足。根据不同体质而补之，效果相当地好。这是中医非常独特而有效的治疗，在国内人们耳熟能详；在国外亦愈来愈被认识和采用。

2）病毒性感染。迄今为止，西医没有治疗病毒感染的特效药。病毒性感冒、水痘、腮腺炎、疱疹、肝炎等等，中药复方或单方的效果是明显的。我的英国病人已经习惯于一有感冒，马上来买板蓝根冲剂。他们体验到板蓝根的良好效果，甚至分发给亲朋好友。银翘散、感冒冲剂、咽炎片等方药，都很常用。

3）西医院治之不效的疑难杂症。例如 ME、MS、不明原因的疼痛、腹泻等；久治无效或效果不著的慢性病，多半可以在中医治疗下有进步或治愈。即使如癌症、艾滋病之类，中医的治愈率虽不高，但倘若有个案得愈，病家之喜又何能以笔墨形容！更多的是提高生命质量，减少化疗、电疗等带来的副作用，缓解病痛，病家对此感到确有好处。

4）那些对化学药物取排斥态度的病人，或者西药的毒性副作用，以及因为耐药性、抗药性而使他们难以继续治疗的病人，崇尚自然疗法的病人，中医治疗无疑是他们最佳选择。因为中医治疗对于大多数病症都是可以有效的。

目前中医的现实而迫切问题，就是需要这样一批真正在临床上过得硬的中医师，治西医所不能治的疾病，方显出英雄本色。新的临床优势、新的临床经验总结，将代表中医真正的生命力，将为理论的突破准备充分的条件。

近年有一个问题凸显，值得注意。一方面，我们知道中医中药较少毒性副作用，是一不争的事实；但另一方面，最近中药的毒副作用被广泛渲染，中药的安全性备受质疑。保证中药的安全使用，关系着中医的生存发展。没有安全保障，病人不能充分信任中医，中医就生存不下去。中医比西医安全，这本来是大家的一致评价，20 世纪 90 年代，西方刚与中医有较多接触，那时的西方媒体把中医说得神乎其神，好像中医没有任何毒性副作用。这种宣传本身有很多不妥。其结果造成了感觉上的反差：一旦出现一点问题，即使似是而非，也会引起舆论一片哗然。龙胆泻肝丸就是一个最好例子。2000 年开始，首先是英国，而后许多其他国家，龙胆泻肝丸、含马兜铃酸的任何中药及成药，一律被禁用。并且发明了一个新名词："中草药肾炎（Chinese Herbal Nephritis）"。此后媒体发表攻击中医的文字不断出现。这对海外中医打击甚大。我与几位同仁奋起反对，写信给有关专业期刊抗辩，后来"中草药肾炎"这名词基本不用了；又在

2003 年打赢了一场官司①。这样部分地扭转了舆论导向。此案由本人以专家身份出庭作证，证词的主要理据是牛津大学教科书中，列出九十四种西药可致成间质性肾炎，而病人服用过其中三种（阿司匹林、扑热息痛、某种抗生素）。如果没有排除这些西药引起间质性肾炎的可能性，按西医诊断原则，是不能下结论断言说该病人的间质性肾炎是龙胆泻肝丸引起的。

官司虽然赢了，但我并不能排除龙胆泻肝丸中的马兜铃酸引起肾炎的疑虑。因为那时几乎没有、现在也很少有人去做马兜铃酸的毒理实验。马兜铃酸，龙胆泻肝丸，成了巨大阴影挥之不去，乃至所有中药都可能成为怀疑对象。一旦有人不适而又服过中药，西医师或媒体就会或明或暗指控中药。此中有两个原因：一是西方，尤其西医，总是对中医中药持怀疑态度；二是中药毒性副作用的研究不够，剂量范围、毒性程度、半数致死量等都不清楚。西药这方面研究很细，因此即使发生毒性副作用甚至死亡事故，都在"规定范围"之内，持有"死亡通行证"，不会被追究。今后加强这方面研究，以实验数据控制毒性副作用范围，避免不必要的麻烦，使人们放心服用中药，可以对中医的生存发展起到正面和促进的作用。中药也要"铁杆"。

同理，国内中药的质量保障也要予以进一步重视。重金属含量、农药残留、其他有毒物质污染、种植和加工生产过程中的 GMP、GDP 等标准控制，在过去自然生态环境良好的情况下，本来不成问题。但现在环境已与过去大不相同，国际标准和要求也有大幅提高，如果不注意这些问题，优质土壤变成了劣质土壤，将严重影响中医的生存发展。

土壤是需要维护和培育的。

180. 理论的超前性和前瞻性；"创造"是中医生命的动力

中医理论已经到了必须全面改造的时候。即需要解构和重建。按照库恩《科学革命的结构》中所阐述的范式理论（Paradigm），一个旧的范式在遇到了许多

---

① 特别报道：《布赖顿中医诊所被控一案肾炎案审理始末》。《华商报（英国）》，2004 年 1 月 10 日，伦敦。

反常之后，两者间产生的张力将足以使旧的范式胀破。睁着眼睛对反常视而不见是不行的。一味卫道与一个劲儿反对，同样对中医理论发展没有好处。现在需要的是总结新的规律，抽象新的理论。阴阳五行理论不能两千年不变，今后再不变两千年。应当促成这种危机的到来。历史上曾经有过，例如王清任、徐大椿、吴又可，他们这样的人物多一些，中医的革命性飞跃就会到来。不要停留在假设"吴又可时代如能见到细菌"、"王清任的解剖学如果更发展"之类无聊的命题上。现在已经见到细菌，解剖也很发展，但这些帮助中医学前进了吗？使中医学发生革命性飞跃了没有呢？没有。恰恰相反，西医学的这些成果，在一定程度上是冲击中医、打击中医的。极言之，如果吴又可的"杂气学说"发展成细菌学、王清任的解剖学达到精确的程度，充其量也只能说现代医学的这些学科将可能首先创建于中国，从而促进"西医"取代中医。他们的成果值得珍视，但不能由我们后代人去主观地想象、引申。吴又可只能到"杂气论"为止，然后在温疫辨证上开辟一个新天地；王清任也只可能在他自己的解剖学认识新基础上，创制出新的活血化淤理论。他们按照中医自身发展的历史逻辑，将中医推进到了一个新水平。而徐大椿作为杰出的医学理论家，纵横捭阖，左抨右击，锋芒犀利。其评论虽然有对也有错，却至少可以活跃医坛气氛，启动医家的理论思维，去寻求、去探索。中医史上这样的人物不嫌多，只嫌少。

我常想起梁漱溟先生在他《东西文化及其哲学》中的一个观点，就是中国的文化是一早熟的文化。他在《朝话——人生的感悟》中又说：①

> 我常说中国文化是人类文化的早熟，没有经过许多层次阶段，而是一步登天。

确实是"一步登天"。所以，"早熟"可以解读为"超越那个时代"，具有"超前性"。不但与同时代西方国家比较，有根本的差异，而且在现代西方人的观念中，也是被加以多所诟病，认为不可理喻。然而，慢慢地西方人发觉，中国人的古老文化里面充满智慧，称之谓"中国人的智慧"或"东方人的智慧"。

---

① 梁漱溟：《朝话——人生的感悟》。百花文艺出版社 2005 年重版，第 128 页。

西方社会的发展，有不少竟循了中国人走过的足迹。例如老子的"道法自然"、孔子的儒家学说，在西方是愈来愈受推崇，许多原理原则，都被他们采用了。

以此来观察中医，中医理论的"早熟"也是显而易见的。简言之，生态医学理论这样在西方刚刚处于萌芽状态的东西，在中医学里，居然已有一个完整的体系，而这一体系又不能融入西方的现代医学体系。这就是西方人暂时还无法理解并加以排斥的根本原因。因为这一理论体系与他们熟悉并使用中的体系有格格不入之处，相比之下，中医理论明显是早熟了。早熟得让人无法理解，无法接受。

但是，早熟不是不成熟，更不是幼稚。我们已经证明过中医理论和临床在数千年的历史过程中完备和发展的成就，中华民族的繁衍、人民健康的保障在在说明中医学是成熟的。不成熟只是外行人的错觉或错误判断罢了。这种错觉或误判，原因不在于理论本身，而在于人们对理论的深奥还不能理解，而"阴阳—五行—气"这些规律目前又无法用现代语言作新的表述。

所以，"早熟"不是对中医理论的恰当描述，"超前"是她的合适注释。超前不是她的错，而是她的潜质所在。中医理论的超前性就是她的前瞻性，是对医学发展方向的前瞻。

超前性因此隐含着巨大的创造力。这种创造力首先是因为超前性留下了宽阔的研究空间。理论在经验中证明正确是对的，却也是不够的。理论在原则上是正确的，却在内涵上欠缺细节的充实、机理的现代化解译。把这些问题、这些谜团一一破解，研究清楚，都可能是重要的创造发明、创新和突破。那时中医繁荣，一片兴旺发达景象。创造力就是生命力，中医的生命动力。

三、 困惑和前途

181. 困惑：激荡和漩涡

中医本来像一条大河，不急不徐，舒缓地向前流淌。一自西方现代医学文化传入中国，激流涌湍，不但弄得处处漩涡，而且搅起沉底泥沙，大河上下，混沌一片。大河从此失去静谧，不知何日回复清净。

漩涡和混沌主要表现为以下六个方面：

首先是中西医论战，废止中医之声音一度甚嚣尘上。不懂中医却冒充是中医内行，对中医横加指斥。（此请详见下卷）

其二为相当一部分中医业者失去自信。一部分这样的中医，是学了中医却不做中医，或迷信西医，一切唯西医马首是瞻。临床时能用西药就尽量用西药，对中医疗法视若无睹。此种情况在城市中医和年轻医生中尤为明显。他们看到的是西医如何如何好，现代设备，现代实验，突飞猛进的科学技术……既立见成效又时髦摩登。而中医却老面目不变，依旧筚路蓝缕，一根针，一把草，不登大雅之堂。在他们眼中，中医疗效慢，实验成果少，老态龙钟，上不了台阶。而城市感觉西医是占据主流地位的。在贫穷的农村山区，一根针、一把草还在起着重要作用，这些城中医生是看不见的。在农村行医的郎中们人微言轻，几乎没有什么发言权，没有他们讲话的地方。这就形成了中西医舆论上的地位悬殊。更有甚者，有那么一些不自信的中医师，在西医面前，在学术殿堂之上，低声下气，卑躬屈膝，直不起腰来。他们站在西医立场挑剔中医毛病，不是要帮助中医改进和求进步，而是为了贬低中医，甚至巴不得置中医于死地而后快。"中医的消亡愈早愈好"，似乎那就成了他们的解脱。他们是废止中医派的附庸和内应。他们也许是好心，以为可以促进中国医学更加现代化，但他们不懂得中医的真谛和可贵，不懂得历史的规律，其行为的后果使中医受伤特深。

其三，中医教学体制自20世纪50年代设立中医学院以来，全盘照抄西医。中医院校的课程有一半是西医课程，中医分科也是照西医方式分科。近些年来，中医与针灸也分家了，中医的整体性自己破坏在先。现在影响到国外，针灸与中医分庭抗礼，独立注册不算，有的地方还压迫中医师，中医师地位不如针灸师，本末倒置。学生到临床医院实习，医院本身就不是纯中医医院，诊断用药都以西法为首选。学生一到医院，赶紧补习西医临床，否则就无法在医院实习下去。于是，学生毕业，中不中，西不西，中医西医都是半吊子。自信心进一步受到打击。他们到了社会上，到处不受欢迎。如果不是"文革"后建立了研究生教学体制，中医的精华在这样的教学体制下，必将丧失殆尽。近几年兴起名老中医带徒专训，本来是件好事，但部分地又回归到小农经济意识形态，独认师门，党同伐异，眼光短浅，胸襟狭隘，没有大师气度。这样的中医也很难担当起发展和弘扬中医的责任。如何改进中医教学体制，究竟历史上的师带徒体制可不可以和如何采用以进入现代教育系列，这是争议中的问题，值得深入思考。

其四，中医中药和针灸的研究，国家投入经费渐多，而成果却少。少有人沉潜涵泳，静得下心来思考钻研。一是理论问题缺乏深入研究；二是实际的问题：因为论文上不了等级，拿不到经费，升不了职称，研究不能循序渐进，清家底的研究无人愿做。研究工作需要循序渐进，如果家底不清，又如何能抓住苗头、抓住重点、找到突破点去进行研究？三者，中医中药和针灸研究的方法论方法学问题没有解决，却也少有人去研究方法论和方法学。① 科学史上，每一次科学进步、重大突破，都与方法论、方法学及仪器工具的改进或创新有关。中医研究老在设定的圈子里打转转，跳不出漩涡就必然困顿不前。

其五，在中国，无论医家，无论病人，无论书本，无论信仰，对于医药的观念认识，太深地纠结于一般文化之中。这是一个巨大的漩涡。这一漩涡的特点，是文化意识、文化心理超越了医学本身应具的科学特点，侵蚀了医学的独立性。巫术、迷信、一般的心理信仰与医学夹杂在一起，有时区别不开。中医理论和临床中的或然性太大、涵容性太大、游移性太大。概念没有被定义在精确的范围，诊断可以亦此亦彼，解释有时天花乱坠。医学内在的科学性陷入了一般文化，特别是其中的落后势力、习惯势力的重围。中医学不突破重围，同样将没有希望；不能从漩涡中解脱，就可能在漩涡中沉溺。中医本身，中医文化本身，其中优秀的东西需要提炼，需要升华，需要与一般文化划清界限。

其六，近几年则又遇到市场经济的大潮，冲击之下，大家都向钱冲。林林总总各种中药保健品以不同面目上市。疗效置之脑后，只要能赚钱就行。没效也能混上三五年，三五年后改头换面用另一名目出现。伪劣药材充斥于市，严重败坏中医中药名声。而市场经济中应有之义的规模化经营却不能在中医界推行，无法将中医行业推上一个新的台阶。

---

① 马伯英：《关于中医国际合作研究的课题选择之刍议》。《世界中医药》2008，3(2)：69-71。

182. 研究的方法论和方法论的研究

中医发展之路的探索从未停止。国家保护中医的政策是坚定的；医学家和医学外的科学家们寻求中医现代化的热情一直高涨。中西医结合，用西医或现代科学技术研究中医，到目前为止，仍然是为中医寻找出路的主要方式。因为除此之外，中医没有独立的研究方法。梁漱溟先生早在 1931 年首版《朝话——人生的感悟》中就相当深刻地指出过：①

> 道家对呼吸、消化、循环等之能认识了解，操纵运用，其在医学上的贡献，真是了不得。西医无论如何解剖，但其所看到的仍仅是生命活动剩下的痕迹，而非生命活动的本身，无由去推论其变化。在解剖上，无论用怎样精致的显微镜，结果所见仍是粗浅的；无论用如何最高等的工夫，结果所产生的观念亦终是想象的而非整个一体的生命。道家则是从生命正在活动时，就参加体验，故其所得者乃为生命之活体。
>
> 总之，东西是两条不同的路：
>
> 一面的根本方法与眼光是静的，科学的，数学化的，可分的。
>
> 一面的根本方法与眼光是动的，玄学的，正在运行中不可分的。
>
> 这两条路，结果中国的这个方法倒会占优胜。无奈现在还是没有办法，不用说现在无神仙之流的高明医生，即有，他站在现代学术的面前，亦将毫无办法，结果恐亦只能如变戏法似的玩一套把戏，使人惊异而已。因其不能说明自己，说，人家也不能了解，也不信服。所以说中医是有其学术上的价值与地位，惜其莫能自明。中西医学现在实无法沟通。能沟通，亦须在较远的将来始有可能。而此可能之机在西医，在其能慢慢地研究，进步，转变，渐与中医方法接近，将中医收容进来；中医只有站在被动的地位等人来认识它。所以从这一点说，西洋科学的路子，是学问的正统，从此前进可转出与科学不同的东西来；但必须从此转，才有途径可循。

---

① 梁漱溟：《朝话——人生的感悟》，百花文艺出版社 2005 年版，第 123－128 页。

　　梁先生的话是对的。中医在历史上确实没有形成自己的独立而客观、可靠、可检验和可否证的方法论体系和成熟的方法学。西医则没有形成对活体变动中的生命进行研究的研究方法体系。这与前述经络只见于活体而不见于死体是一样意思。不过，西医毕竟是有一套研究方法体系的，而且随着这一方法体系的进步，有可能"渐与中医方法接近，将中医收容进来"。他还说：

　　　　说西医转变接近中医，仿佛是说西医失败，实则倒是中医归了西医。因中医不能解释自己，认识自己，从人家才得到认识，系统自然还是人家的。须在西医系统扩大时才能容纳中医。这须有待于将来。此将来究有多远？依我看，必须待西医对生命有所悟，能以生命作研究对象时。亦即现在西医研究的对象为身体而非生命，再前进如对生命有了解认识时。依我观察，现在西医对生命认识不足，实其大短。因其比较看人为各部机关合成，故其治病几与修理机器相近。中医还能算是学问，和其还能站得住者，即在其彻头彻尾为一生命观念，与西医恰好是两套。

　　　　只有待西医根本方法转变，能与其接近，从西医来说明他，认识他。否则中医将是打不倒也立不起来的。

　　应该说梁先生的论说是透辟的。过去的中西医结合应如何评价？批评最多的就是用西医方法研究中医，其结果是肢解了中医。其问题的症结就在于西医方法没有改变。西医研究中医是对头的路子，但没有"根本方法转变"，就不可能真正探及中医核心价值的部分。对此梁先生亦有一针见血的批评：

　　　　偶然发现中医书上某句话合于科学，或发现某种药物经化验认为可用，又或发现中医所用单方有效，可以采用等。然都不能算是沟通。因其是彻头彻尾不同的两套办法。单站在西医科学的立场上，说中医某条是对了，这不能算是已融取了中医的长处。若仅依西医的根本态度与方法，而零碎的东拾西捡，那只能算是整理中医，给中医一点说明，并没有把中医根本容纳进来。要把中医根本容纳进来确实不行，那样，西医便须放弃其自己的根本方法，则又不成其为西医了。

　　梁先生的这些见解，今天读来尤感深刻而切题，可惜他的书最近才重版，我们才有机会读到。他的观点与本人的研究结论是基本一致的①：中西医是完全不同的两个体系；其根本的关节点是认识论的方法论的差别；中医的前途要在方法论出现革命性变化以后才能光灿流丽；而方法论和方法学的革命性变化需要在西方科学和西方医学的研究领域内首先发生；那时西方医学容纳了中医，而实质上是中医的生态医学理论获得了现代化的动力和转变，其中涵盖了西医原有的生物医学体系。这将是人类医学的全新阶段。

　　以上诸点中，与梁先生看法不同的是我提出的生态医学理论，以及生态医学（医学的自然—社会—心理的生态学规律适应理论）包括了现代医学的生物医学（主要在自然生态范畴）观点。他那时还没有生态医学一说。如有，他可能也会提出的。生态医学的方法论将是全新的，不同于单纯的生物学研究方法论但又包括了现时西医的研究方法于其中。

　　我也不完全同意梁先生把中医的方法论归为"玄学的"方法论。我认为中医古典的认识论的方法论是"朴素系统论的方法论"。但这个问题是可以讨论的。中医理论形成中，道家的"返观内视"确实有过重要作用。梁先生的看法是过了一点，但不无参考价值。例如他说：

　　　　大概中国种种学术——尤其医学与拳术，往深处追求，都可发现其根本方法眼光是归根于道家。凡古代名医都是神仙家之流。如葛洪，陶弘景，华佗等，他们不单是有一些零碎的技巧法子，实是有其根本所在，仿佛如庄子所说"技而近乎道矣"。他们的技巧的根本所在，是能与道相通。道者何？道即是宇宙的大生命，通乎道，即与宇宙的大生命相通。在中西医学上的不同，实可以代表中西一切学术的不同：西医是走科学的路，中医是走玄学的路。科学之所以为科学，即在其站在静的地方去客观地观察，他没有宇宙实

---

①　马伯英：《试论祖国医学基础奠定时期的认识论与方法论特征》。《中华医史杂志》，1982，12(4)196-199。

体，只能立于外面来观察现象，故一切皆化为静；最后将一切现象，都化为数学方式表示出来，科学即是一切数学化。一切可以数学表示，便是一切都纳入科学之时。这种一切静化，数学化，是人类为要操纵自然所必走的路子；但这仅是一种方法，而非真实。真实是动的，不可分的（整个一体的）。在科学中，恰没有此"动"，没有此"不可分"。所谓"动"，"整个一体不可分"，"通宇宙生命为一体"等，全是不能用眼向外看，用手向外摸，用耳向外听，乃至用心向外想所能得到的。反是必须收视返听，向内用力而后可。本来生命是盲目的，普通人的智慧，每为盲目的生命所用，故智慧亦每变为盲目的，表现出有很大的机械性。但在中国与印度则恰不然，他是要人智慧不向外用，而返用之于自己生命，使生命成为智慧的，而非智慧为役于生命。印度且不说，在中国儒家道家都是如此。儒家之所谓圣人，就是最能了解自己，使生命成为智慧的。普通人之所以异于圣人者，就在于对自己不了解，对自己没办法，只往前盲目地机械地生活，走到哪里是哪里。儒家所谓"从心所欲不逾矩"，便是表示生命已成功为智慧的——仿佛通体透明似的。

道家与儒家，本是同样地要求了解自己，其分别处，在儒家是用全副力量求能了解自己的心理，如所谓反省等（此处不能细说，细说则必与现代心理学作一比较才可明白。现代心理学最反对内省法，但内省法与反省不同）。道家则是要求能了解自己的生理，其主要的工夫是静坐，静坐就是收视返听：不用眼看耳听外面，而看内里——看听乃是譬喻，真意指了解认识。开始注意认识的入手处在呼吸，血液循环，消化等。注意呼吸，使所有呼吸处都能觉察出来。呼吸，血液循环，消化等，是不随意肌的活动。关乎这些，人平常多不甘用心去管他。道家反是将心跟着呼吸，血液循环，消化等去走，以求了解他。譬如呼吸——通体（皮肤）都有呼吸，他都要求了解认识，而后能慢慢地去操纵呼吸，血液循环。消化营养等也全是如此。他都有一种细微而清楚的觉察。平常人不自觉地活动着的地方，他都有一个觉察。这同样是将智慧返用诸本身。于此才可以产生高明的医学。中国医学之根本在此。

郭沫若先生说过："科学需要幻想。"梁先生强调"内省"，"收视返听"。两者有共同之处。梁先生将之称为"玄学的"方法也不无道理。但玄学是形而上的思维方法，在形成理论假说过程中可以有创造性思维的作用，却不是自然科学最后落脚的实证方法。医学是自然科学，就需要实证。中医理论在很大程度上可以说属于科学假说性质，我们的任务是证实其合理部分，否证其不合理部分。中医理论的形成基础是对大自然现象、身体生命现象和疾病现象的宏观观察，"内省"和"收视返听"在中医学理论和实践中只占极少一部分，不是我们现今要研究的重点。这方面在拳术和气功的研究中可能要占比较大的比例，可以暂时不掺杂到中医的研究中来。对于活体生命活动的研究，现在也不是不可以用一些高档仪器和特殊方法检测，虽然这样的仪器和方法还大大不够。玄学的研究方法到底能否实证，真还没有把握。但我对活体生命的研究，对中医生态医学理论的研究和实证，具有信心。

《老子》说："道可道，非常道；名可名，非常名。"有一种解释认为，在老子看来，道是不可能说清楚的，说清楚的就不是道了；名是无法给予清楚命名的，命名准确的与真实对象就有差距了。相当程度上说，天下大道确实是不大能说清楚的，能说清楚的就是"常道"；"名"是概念，是定义，要把概念定义非常正确地确立，也是很困难的。这有点儿"玄"。但反过来看，如果是"常道"、"常名"，就比较普通，就是可以说清楚、加以命名的。医学之道服从于天下大道，但它是属于"常道"、"常名"范畴的，是可以加以描述、予以命名的。它不应该是玄学大道。

要之，新的方法论体系的建立和实际付诸应用，显然还需要一个相当漫长的时期。迈向中医科学的新阶段，需要时间，需要积累，需要循序渐进。花上五十至一百年而有所突破，也不足为奇。在中医研究的进程中，要允许百花齐放，百家争鸣，不同的观点，不同的研究方法，都应容许存在，受到鼓励。切实重视研究的方法论和方法论的研究应尽快提到议事日程上来。只有这样找准方向，找对方法，踏踏实实地去做，我们期待的科学结论才能脱颖而出。

183. 生命之树常青

尽管问题一大堆，中医大河依然浩浩荡荡；中医大树更加郁郁葱葱。君不见："大江东去，浪淘尽，千古风流人物"？君不见："沉舟侧畔千帆过，病树前头万木春"！理论是灰色的，而生命之树常青。

但是，首要的重点是保障和促进中医临床。中医有临床的空间，就有保存和生长的温床，就有滋养和壮大的源泉。尤其需要从事纯中医临床的铁杆中医。他们的临床积累是中医最宝贵的财富、新鲜枝叶的生长点、中医科研的支撑点。他们应当更进一步精通中医历史和古籍，从中汲取养料。不要用目前不完善的统计学来压迫中医师的临床。1％的癌症治愈率在统计学上是无意义的，但在现实中，对于获救的病人和家属却有100％的幸福指数价值。对于研究者而言，是值得重视的苗头。

中西医结合作为一条途径，不应受到排斥。如前所述，目前还只有西医的方法可以研究中医。但这种研究，要注意尊重中医，不要轻易地拿一次局部研究阴性的结果来否定中医。阴性结果不能证明中医理论不准确，而是研究者的方法、仪器等可能未臻完善。当人们还只有尺子的时候，是量度不了天高地厚的，有了天文望远镜就行了；有了显微镜，我们看到了细菌，有了电子显微镜就看到了病毒；牛顿定律解决经典物理学问题，爱因斯坦相对论解决宇宙规律。方法、技术、仪器没有发展到一个新水平，看不到一个隐藏的世界及那个世界的规律，但不等于那个世界、那些规律不存在。总之，目前水平的西医方法研究，其正面的结果固值得欢迎，但负面的结果却不能用来做否定性结论。

用现代科学方法研究中医，其实质是与西医方法研究中医一脉相通的。但眼界、高度和范围可能更高更宽。他们的参与也是值得欢迎的。其注意点则与西医方法研究中医一样。

海外中医的发展，因为在那些国度不容许中医师用西药，就比较能保留纯中医的特色。中国中医师接触外国风情，改变或启迪某些思路；遇到一些在中国未曾遇到的疾病，能用中医方法治好，显示中医独特魅力，这不但鼓舞中医信心，而且对发现新思路、新方法，都有莫大好处。中医的疗效将吸引西方学者的眼光，使他们参与中医的研究，也是好处多于弊端。在与异文化的冲突和交流中，中医文化将得到弘扬。借他山之石以攻玉，汲天方之水以润身，不失为一条异军突起的捷径。

要之，中医发展了几千年，现在已经到了一个新的时代、新的阶段，挑战和机遇并存。中医一定会沿着自己的道路继续发展下去，只要我们坚持和保持临床实践的优势，在科研方面找到打开大门的钥匙，发展的步伐就会大大加快。

有人说，21 世纪的全球医学是中医的时代。我们期盼着。现在不管怎么说，新的一代中医师已经成长起来。他们正跃跃欲试。阿基米德说："如果给我一个支点，我就能举起地球！"真希望年轻的朋友找到这一个支点！

本 编 结 语

中医的文化背景是错综复杂的，但在此文化土壤中生长的中医学，其主流发展是健康的。有起伏，但没有大起大落，趋势始终向上向前；也有一些支流和枝节性的问题，但瑕不掩瑜；遇到过激烈冲击，但不足以撼动其根本。大量名著名医在中医史上留下了深深的足迹，他们始终是后辈中医的楷模和智慧的源泉。中医理论的本质是优质的生态医学（自然、社会和心理生态环境）理论，目前世界上还没有一种生态医学理论能取代或超越她。中医在历史上结出了丰硕成果，同时也给现代人留下了许多不解之谜，有待于新一代铁杆中医在临床实践中、在研究的方法论和技术与仪器等方面有所创新，有所突破，才能最后获得解决。但不管如何，中医将沿着自己的道路永不停顿地走下去。

第二十三章　中国医学文化史研究的总体结论

我的《中国医学文化史》（1994，上海人民出版社）和《中外医学文化交流史》（1993，文汇出版社）后先出版以来，悠忽过去了十六、七年。

沉淀十数年，重新检阅，发现基本观点没有什么错误，中医界和医学史学者没有给予垢评，倒是颇有人认为是医学文化史的开山之作。特别是海外医学史家，评价多好。还有中国台湾等地的医学史博士生导师将之列为必读之作。

今次《科学》杂志段韬主任约我就此书说一点什么，我忽然想起，《中国医学文化史》实际上少写了一章"总体结论"。敝帚自珍，原以为一个个具体结论都已经写在各章节里已经够了。其实不然。因此，借《科学》一角，做一个总结，就显得特别有必要。

首先，我研究中国医学文化史整个发展过程，并与西方医学作比较，得出的最重要结论，是提出：中医学理论和临床应用体系的精髓是生态医学的适应性原理和规律的总结并实践于临床。这种生态包括自然生态、社会生态及心理环境，而不仅仅是自然生态或囿于生物医学范畴，而是天人相应，天地人、精气神合一统筹；其表述方式则是古典哲学的阴阳、五行和气的运行规律。中医学理论是中国人原创的，是中国古典哲学的自然观理论与医学临床相结合而形成的。其意义之重大在于：一、正是这种特别的结合形式，突破并发展了中国古代哲学，为中国古典哲学的发展作出了贡献；二、这种变形为医学的哲学，是能够直接指导和应用于临床，并得到临床疗效的验证的。这使它与有普适意义的哲学型态有了巨大区别。

此种生态医学规律理论，它的语言表达形式当然不是现代化的，而目前却又找不到适当的现代医学语言形式来替代它。很显然，中医学的这一生态医学理论内核是科学的。它发轫于两千多年之前，而与现代医学发展的方向一致，具有超前的价值。但因其缺乏严格的现代科学的语言表述和论证，它带有朴素和前科学的特点。所以，中医学的古典生态医学理论尚难以为现代人所理解，它有待进一步的发展，而且具有巨大的发展空间。

第二，中医学的历史发展的方法论特点，是以临床疗效为基础，用解释学的方法创造新的理论学说。这就是中国文化中奉行的"持之有故、言之成理"原则。"故"就是临床中见到的疗效；"理"就是在中医经典中能找到根据，引而作为解释。其好处是保持了中医学"生命之树常青"，实践中的创造力不至于被扼杀，进而形成了中医学整体理论框架不变而具体样式层出不穷，百家争鸣的生存和发展形态。

这种解释学的方法论与实验性方法论格格不入，其可靠性没有实验性结论那么严密。但实验性方法论过于教条，本身也并非完美无缺，容易在"倒掉洗澡水的同时连孩子一起倒掉了"。实验方法和仪器都有待进一步提高，统计学需要革命。因此目前现实的状况是：实验性医学的发展在中医学范畴缺乏空间，中医学也时时为现代实验医学所诟病。从长远的角度看，解释学的方法论与实验性的方法论的结合，将是未来医学今后发展的方向。

第三，中医学与世界上其他医学体系一样，也经历了起源阶段、巫术医学阶段。正是中国古代哲学的自然观理论使得中医学结束了巫术医学阶段，开创了自然哲学的医学阶段，从此中医学走上了健康发展的康庄大道。这是中医学的主流。不过，巫术和迷信思想仍然浸染并侵蚀着中医的肌体，因此，特别在民间的医学活动中，巫术和迷信的因素屡见不鲜。对此，现代研究者切勿予以混同。

可以这样说，中医学是中国文化历史长过程中形成的特有产物，是中国文化土壤中生长起来的参天大树和庄稼，是批沙沥金而得到的结晶。这是与整个历史过程中包围着中医科学内核的文化土壤有所不同的。所有与中医成长有关的文化因素，不管它是科学的还是不科学的；是正面起作用的还是负面起作用的；是今天值得肯定的还是需要批评或否定的；是中医学的理论和实践本身还是若即若离的例如迷信文化那样一些东西，它们都可以并且应该归为"中医文化"的范畴。但所有这些文化因素，不应该与中医学混淆或混同。中医文化是一个非常宽泛的范畴，中医学则限于其理论、方法、实践本身，是真正能解决医疗、预防、保健、养生和长寿的那一部分。"实践是检验真理的标准"，中医学是经过临床实践检验而向真理接近的那一部分。而中医文化则不是，中医文化包括历史上被删汰的和现状中仍然存在的粗糙甚至反科学的内容。此种区分在研究中医文化和中医学的时候，一定要加以厘清。

第四，中医学对世界医学的贡献是巨大的。一者是中医学在历史上为中国人民的健康和疾病预防、治疗作出杰出贡献，获得良好效果，例如抗天花的人痘预防接种术，为牛痘接种术之前身，是人类消灭天花的渊薮。二者，中医学提供了一个与现代医学完全不同的宏观的生态医学理论和方法论体系，这一体系为未来医学带来新希望。三者，中医学积累了大量的临床医学和预防医学的有效经验，成为足以启发现代医学家们进行研究和临床实践时用以参照、汲引的经验事实源泉。西医学目前没有办法解决的问题，无法治疗的疾病，无妨试一试用中医的办法治疗之。能治好一个病例，也是带给此病人的福音。中医学是能够为人类健康带来实实在在好处的医学体系。

第五，中医学是一个开放系统，并不如过去一些人所认为的那种保守、封闭的系统。中医学的生态医学理论体系本身就有巨大的涵容性，天地人、自然界、社会生态、心理环境，凡与人体生命健康和疾病有关，均可容纳进入这个系统。历史上中医并不拒绝外来医学，而是尽其可能将之吸收、转化成为与本系统融合的医学。不能融合的也不排斥，任其存在。现代西医进入中国并且发展成为庞大体系就是典例。比较起来，西方医学系统较少涵容性，不大愿意接受中国医学体系。特别是在它本身发展得很顺利、很庞大的时候。当然，任何医学的跨文化传通过程和结果，都会经历不同程度上的排拒和论争、改造和变异、接纳和融合的过程。一些社会因素对于此一过程的影响是重要的，或正面或负面。例如皇帝的个人爱好或经验，政治革新人物的特殊号召力，老百姓与主流医界的拮抗态度等等。跨文化传通的过程和结果是复杂的，并且不可以以常理类推之。

有趣的还在于，传通过程中产生的变异，不以信息量的大小、接收方的态度为决定因素，往往会有意想不到的"钥匙启动作用"和"放大效应"。人痘接种术传到西方以后在接种方法、痘苗来源等等方面变异成为牛痘接种术，就是最好例证。而诸如四大发明，在中国不过是"四小发明"，传到西方，就放大成了四大发明。马镫在中国发明是不起眼的，传到欧洲却开启了一个骑士时代。正是由于这些多半属于非预料之中的作用和结果，对科学、医学甚至社会的发展都具有重大意义。所以，跨文化传通值得鼓励，多元文化的共存值得提倡。

第六，历史的研究，特别是文化史的研究，应该而且必须引入人类学的研究方法和成果。最初，这是我在 1988 年美国圣地亚哥那次中国科技和医学史国际研讨会上一篇论文中提出的，后来在我研究和著作中国医学文化史时全面加以贯彻。我在英国工作，为人看病，是我的"田野调查"（Field Work，人类学研究的基本方法），我要体会和理解中医如何跨文化传通到西方，西方人如何认识并接受她。但在医学文化史的研究中，更多的是将人类学研究的成果运用到医学史的研究中来。人类学研究中的考古学、体质人类学等等资料谁都会用，我则更多注目于原始思维研究、民族志和语言学研究的成果。因为这些研究成果可以引领研究者回到历史事件的原初场景中去，不是用现代人的角度而是以古时那个当事人的角度去理解事件本身，透过对"集体表象"、"原逻辑思维"的分析，挖掘出潜藏在事件表象后面的真实。这样就可以重新审视各种古代文献资料中记载的事件、神话、传说，发现在那个特定的时代、特有的场景之下，有哪些事件真正发生过；那些事件的真相是什么；其发展和变化的过程见原因为何。所以，我提出历史研究的三段论：有什么、是什么、为什么。希望这些研究的方法对于揭橥历史事实和历史真理，能够起到深化和推动的作用。

大 事 年 表

医学起源时代

约 50 万年前　有巢氏

巢处穴居以卫生;按摩;原始思维。

约 1 万年前　燧人氏

钻燧取火,熟食以卫生;热熨。

约 6000 年前　伏羲氏

渔猎畜牧;对偶婚;传说伏羲画八卦;砭石(砭针)。

约 5000 年前　神农氏

农业,传说神农尝百草。

约 4500 年前　黄帝

中华文明奠基,尊为人文初祖。诸多发明创造出现(包括养蚕、车船等等;已能酿酒);"三皇医学"。

巫术医学时代

公元前 2350 年起　尧舜禹时期

原始社会向奴隶社会过渡;巫性思维;重、黎绝地天通;十巫。

公元前 2070 年起　夏朝

奴隶制开始;《夏小正》历法。

公元前 1600 年起　商朝

青铜器文化大发展;殷墟甲骨文字;传说伊尹制汤液。

公元前 1122 年起　西周

巫医苗父、俞跗可能在此期活动;《周礼天官》医制。

自然哲学医学时代

公元前 770 年起　东周(春秋)

老子、孔子、孙子、管子、墨子;自然哲学萌芽;医缓、医和、医和;六淫致病说;《山海经》药物记录。

公元前 475 年起　东周(战国)

先秦诸子百家争鸣;扁鹊(秦越人)、李醯、文挚;气阴阳五行社会和自然哲学学说流行。

公元前 221 年起　秦

秦始皇统一六国,车同轨、书同文、统一度量衡;设太医令制度,侍医夏无且;方士医学,求长生不死之药;马王堆出土医书可能成于此期前后;经络学说雏形。

公元前 202 年起　西汉

道家哲学、儒家哲学各领风骚;今古文经学之争;阳庆、公孙光、淳于意等等形成医学秘密团体讲论医学;气阴阳五行学说的自然哲学原则与医学经验相结合,《黄帝内经》成书标志着中医学理论基础奠定；《黄帝内经》约成书于公元前 239 年-公元前 179 年期间,但随后长期湮于民间,至公元前 26 年侍医李柱国校医书,得医经七家、经方十一家及房中、神仙家等方广为人知;《难经》成书;中医的生态(自然、社会、心理环境)医学适应理论框架形成。

公元 9 年起　东汉

佛教传入;道教建立;炼丹术兴起;谶纬神学与反谶纬哲学;元气学说;道教医学发展;《神农本草经》成书;东汉末疾疫流行,群方之祖张仲景(约 160 - 218)之《伤寒杂病论》成书,建立起中医临床辨证论治体系框架;外科鼻祖华佗(约 145 - 207)创用麻沸散做麻醉手术;涪翁、郭玉针灸鸣于时;壶翁“悬壶行医”,董奉“杏林春暖”为医德示范。

公元 220 年起　三国(220 - 265)　两晋南北朝(265 - 589)

战乱频仍;人群大迁徙;魏晋玄学;服石之风;新的疾病谱、中医新鲜医疗经验积累的繁盛时期;秦承祖奏置医学。

名医辈出:王叔和(约为三国魏太医令)著《脉经》;针灸之父皇甫谧(214 - 282)及其《针灸甲乙经》;葛洪(约 283 - 约 363)及其《抱朴子》、《肘后救卒方》;陶弘景(456 - 536)撰《本草经集注》、《肘后百一方》;以及陈延之《小品方》、姚僧垣《集验方》、雷敩《雷公炮炙论》、龚庆宣《刘涓子鬼遗方》、嵇康《养生论》、范汪《范东阳方》、胡洽《百病方》、托名华佗《中藏经》、褚澄《褚氏遗书》及秦承祖、王显、李修、徐之才八代世医、于法开、支法存、深师、仰道人、释昙鸾、释慧义等等。

公元 581 年起　隋(581 - 618)　唐(618 - 907)　五代十国(907 - 979)

中国重新统一;唐代进入太平盛世;儒、佛、道“三教归一”而道医成为核心;经验的不断积累大大丰富了中医学从而进入大集成时期;《黄帝内经》的整理研究使中医气、阴阳、五行理论(生态医学理论的规律表述)成为医家圭臬。

《四海类聚方》、《诸病源候论》、《千金要方》、《千金翼方》、《外台秘要》、《新修本草》、《四部医典》集隋唐及其前医学之大成,中医学从理论到临床形成完整体系。

唐太医署相当于一所建制完善的中央医科大学;《新修本草》是国家颁布的正式药典。

杰出医学家如杨上善(约 575 - 670)、巢元方(605 - 618 为隋太医博士)、许智藏(537 - 约617)、许胤宗(约 540 - 630)、杨玄操(唐初医家)、甄权(541 - 643)及其弟甄立言、孙思邈(541 或581 - 682)、苏敬(约 599 - 674)、崔知悌(约 620 - ?)、张文仲(7 世纪时人)、宋侠(7 世纪时人)、王焘(670 - 755)、陈藏器(约 685 - 757)、鉴真(688 - 764)、王冰(约 710 - 805)、宋清、刘禹锡(772 -842)、昝殷(约 797 - 805)、李珣(约 855 - 930)、韩保昇(900 前后)、日华子(970 前后)、宇妥·元丹贡布(约 708 - 833)、和凝父子(951 年撰成《疑狱集》)、蔺道者(820 前后)等等作出了重要贡献。

中医生态医学时代

公元 960 年起　北宋(960 - 1127)　南宋(1127 - 1279)

两宋是中国历史上“最伟大的时代”(费正清语);新儒学(理学)成为正统;科技发明不断涌现,经济空前繁荣;皇帝重视医学、翰林医官院、国家药局、校正医书局、三舍医学教育及儒医传统形成,外儒内道,中医学进入成建制时代,生态医学理论和实践体系成熟。

经典医书经校订、印刷而广泛流传;新撰《证类本草》、《和剂局方》、《太平圣惠方》、《圣济总录》等大型本草方剂书籍登峰造极;医学名家和各家著作大量涌现;临床妇儿各科纷纷独立成型;针灸铜人制作将针灸临床和教学提高到新的水平;《洗冤集录》是世界第一部法医学专著。

著名医生有沙门洪蕴(936 - 1004)、贾黄中(941 - 996)、赵自化(949 - 1005)、刘翰、马志、王怀隐、王唯一(约 987 - 1067)、刘禹锡(992 - 1066)、高若纳(997 - 1055)、林亿、苏颂(1020 -1101)、高保衡、孙用和、许希、陈直、沈括(1031 - 1095)、钱乙(约 1032 - 1113)、韩祗和、董汲、杨子

建、刘温舒、庞安时(约1042-1099)、朱肱(1050-1125)、杨介(1060-1130)、陈承、石藏用、唐慎微、裴宗元、陈师文、史堪、许叔微(约1079-约1154)、阎孝忠、寇宗奭、郭雍(约1106-1187)、曹孝忠、庄绰、张锐、刘昉(?-1150)、史崧、王继先(?-1181)、小宇妥元丹贡布(1126-1206)、陈言(1131-1189)、张杲(约1149-1227)、朱端章、崔嘉言、李迅、刘信甫、齐仲甫、宋慈(1186-1249)、魏岘(1187-?)、王执中、闻人耆年、闻人规、陈自明(约1190-1270)、施发、严用和(约1200-1267)、陈文中(1254前后)、杨士瀛(1260前后)等等。

公元1115年起　金(1115-1234)　元(1271-1368)

北宋末中国陷于又一次分裂与战乱,北方少数民族最后取代汉民族的统治地位,建立元朝;在混乱中解放思想,在经验中突破创新,成就了金元五大家的争鸣和杰出贡献。

刘完素(约1110-1200)立河间学派,主火热论,用药寒凉;张元素(约1131-约1234)创易水学派,主脏腑辨证论,倡药物归经、引经报使;张子和(约1156-1228)师从刘完素,倡攻邪论,以"汗吐下"攻下派名世;李东垣(1180-1251)师从张元素,创脾胃论,主补脾胃,以补土派影响后世甚著;朱丹溪(1281-1358)主阳常有余阴不足论,倡滋阴派。各家自有徒属,自有创见,乃成学派之争。此期间针灸学的发展和创新也为前代之所未见,例如子午流注流派形成。代表人物为何若愚(1153前后)、窦汉卿(1196-1280)、窦桂芳(1311前后)等。危亦林(1277-1347)《世医得效方》、忽思慧《饮膳正要》(1330)等于外科、食疗的发展贡献甚大。

除上已提及著名医学家外,诸如成无己(约1066-1156)、杨用道(1110前后)、李庆嗣(1150前后)、镏洪(1200前后)、麻九畴(1183-1232)、元好问(1190-1257)、王好古(1200-1264)、许国祯(1208-1283)、罗天益(约1220-1290)、忽公泰(1250前后)、王开(1271前后)、杜思敬(约1234-1320)、罗知悌(约1243-1327)、曾世荣(1252-1332?)、王与(1260-1346)、杜本(1276-1350)、葛应雷(1320前后)、沙图穆苏(1326前后)、李仲南(1331前后)、齐德之(1335前后)、沈好问、吴恕(1338前后)、倪维德(1303-1377)、葛乾孙(1305-1354)、滑寿(约1310-约1380)、赵良仁(约1315-1319)、戴启宗、吴瑞(1367前后)、王国瑞、吕复等均为金元名医。

公元1368年起　明(1368-1644)　清(1644-1911)

明朝开国皇帝朱元璋将政府统治置于个人的强有力控制之下,满族入主中原之初也有类似政治行为以巩固统治。因此明清两代封建政治制度固化影响到医学体制和学术思想的超稳定结构。

明清医学呈现又一次的集大成。

李时珍(约1518-1593)《本草纲目》(1593)、张景岳(约1560-1640)《景岳全书》(1636)和《类经》(1623)、吴谦等的《医宗金鉴》(1742)、陈梦雷等的《古今图书集成医部全录》(1706)、徐春甫(1520-1596)《古今医统大全》(1556)、王肯堂(1549-1613)《证治准绳》(1602)、徐凤《针灸大全》(1439)、杨继洲(约1522-1620)《针灸大成》(1601)、高武《针灸聚英》(1529)、陈实功(1555-1636)《外科正宗》(1617)等等都有集成和兼作医学标准参考书的性质。其中亦不乏新见,但总体上是构建了中医学的超稳定结构体系。

大量普及性和歌诀类医书出现,推动了医学的普及进步。道光二年(1822)下诏令"太医院内永远停止针灸"但并未禁止民间针灸。

晚明民间出现人痘接种,至清得康熙皇帝大力提倡,人痘术预防天花是为免疫学之渊薮,是中医学对世界的巨大贡献。代表著作朱纯嘏《痘疹定论》(1713)和张琰《种痘新书》(1741)。明末清初传染病流行,以吴又可(1561-1661?)、叶天士(1667-1746)、吴瑭(1758-1836)、王士雄(1808-1867)为四大家,形成温病学派,是明清医学的重要创造性发展。

西方医学传入,催生了中西会通学派,代表人物如方以智(1611-1671)、王宏翰(?-1700)、陈定泰(1829 前后)、唐宗海(约 1846－1897)、朱沛文(19 世纪中叶)等,显示中医界对西方医学的宽容和接纳。

名医辈出,除了以上提及之外,楼英(1320－1389)、戴思恭(1324－1405)、王履(1332－1391)、朱橚(?－1425)、方贤(1449 前后)、虞抟(1438－约 1517)、王纶(1453－1510)、汪机(1463－1539)、陈嘉谟(1486－约 1570)、薛己(1487－1559)、万全(1495－1580)、沈之问(1550 前后)、李健斋(1575 前后)、翁仲仁(1579 前后)、马莳(1580 前后)、李言闻(1572 前)、龚廷贤(1522－1619)、孙一奎(1522－1619)、方有执(1523－1593)、陈司成(1551－1633?)、高濂(1591 前后)、武之望(1552－1629)、吴崑(1552－约 1620)、缪希雍(约 1556－1627)、胡慎柔(1572－1636)、申斗垣(1604 前后)、聂久吾(1572－?)、赵献可(1617 前后)、喻昌(1585－约 1664)、李中梓(1588－1655)、翟良(1588－1671)、张卿子(约 1589－1668)、祁坤(1665 前后)、傅山(1607－1684)、方以智(1611－1671)、汪昂(1615－约 1695)、张璐(1617－1699)、傅仁宇(1644 前后)、柯琴(1618－?)、张志聪(约 1619－1674)、高鼓峰(1623－1670)、程应旄(1670 前后)、周扬俊(1679 前后)、陈士铎(1687 前后)、冯楚瞻(1694 前后)、钱潢(1707 前后)、薛雪(1661－1750)、程国彭(1679－?)、张锡驹(1712 前后)、魏荔彤(1720 前后)、戴天章(1722 前后)、俞茂鲲(1727 前后)、王洪绪(1740 前后)、尤怡(?－1749)、华岫云(?－1753)、何梦瑶(1692－1764)、徐大椿(1693－1771)、黄元御(1705－1758)、吴仪洛(1717－?)、沈金鳌(1717－1776)、赵学敏(约 1719－1805)、魏之琇(1722－1772)、陈复正(1750 前后)、沈又彭(1764 前后)、顾世澄(1769 前后)、黄宫绣(1773 前后)、余霖(1785 前后)、郑梅涧(约 1727－1787)、俞根初(1734－1799)、萧效庭(?－1801)、王学权(1728－1810)、陈修园(1735－1823)、王清任(1768－1831)、唐大烈(1792 前后)、朱奕梁(1808 前后)、吴其浚(1789－1847)、江涵敦(1824 前后)、周学霆(1827 前后)、章楠(1825 前后)、王旭高(1798－1862)、费伯雄(1800－1879)、吴尚先(约 1806－1886)、鲍相璈(1846 前后)、陆以湉(1858 前后)、徐子默(1860 前后)、陆懋修(1818－1886)、马文植(1820－1903)、雷丰(约 1833－1888)、万潜斋(1892 前后)、陈莲舫(约 1840－1914)、柳宝诒(1842－1901)、周学海(1856－1906)、蔡小香(1862－1912)。

公元 1911 年起　中华民国(1911－1949)　中华人民共和国(1949 年起)

革命风暴席卷中国。科学与民主成为时尚和新文化主流。西医在政府和城市占据主要位置。传统的中医文化受到巨大冲击但屹立不倒。孟河学派、民国北京四大名医、满布全国各地的城乡中医师坚守着中医阵地并在学术上续有发展。废止中医一度甚嚣尘上,但反对废止中医的浪潮席卷全国,1929 年定 3 月 17 为中医节。中西医汇通派进一步崛起,1955 年开始在毛泽东号召下西医学习中医,全国形成西医、中医、中西医结合三支并存力量,中医研究院、中医学院的成批建立促进中医发展并储备人才。教学体制则改变为类似西医院校体制,有西化倾向;中医研究更是遇到方法论和仪器水平不相适应的瓶颈。

此期名医有石晓山(1859－1928)、石筱山(1902－1964)、张锡纯(1860－1933)、张生甫(1864－?)、张山雷(1873－1934)、余奉仙(1860－1939)、余无言(1900－1963)、周雪樵(?－1910)、何廉臣(1861－1929)、丁甘仁(1865－1926)、李培卿(1865－1947)、陆瘦燕(1909－1969)、沈绍九(1866－1936)、曹颖甫(1866－1937)、余伯陶(1868－1922?)、范文虎(1870－1936)、萧龙友(1870－1960)、夏应堂(1871－1936)、朱南山(1872－1938)、裘吉生(1873－1947)、蒋维乔(1873－1958)、包识生(1874－1936?)、丁福保(1874－1952)、吴汉仙(1876－1948)、曹炳章(1877－1956)、冉雪峰(1877－1962)、恽铁樵(1878－1935)、曲焕章(1878－1938)、陆士谔(1878－1944)、谢观(1880－1950)、焦易堂(1880－1950)、李鼎铭(1881－1947)、张骥(?－1951)、施今墨(1881－1969)、汪逢春(1882－1948)、陆仲安(1882－1949)、张菊人(1882－1960)、陈无咎(1883－1948)、

胡文虎(1883－1954)、马英麟(1883－1968)、祝味菊(1884－1951)、孔伯华(1885－1955)、黄竹斋(1886－1960)、徐小圃(1887－1975)、蒲辅周(1888－1975)、方慎盦(1892－1962)、杨则民(1893－1948)、陆渊雷(1894－1955)、王文鼎(1894－1979)、时逸人(1897－1965)、陈耀堂(1897－1980)、许半龙(1898－1939)、严苍山(1898－1968)、承澹盦(1899－1957)、章巨膺(1899－1972)、岳美中(1900－1982)、秦伯未(1901－1970)、程门雪(1902－1972)、黄文东(1902－1981)、章次公(1903－1959)、丁济万(1903－1963)、张赞臣(1904－1993)、姜春华(1908－1992)、祝谌予(1914－1999)、裘沛然(1916－2010)。

主 题 词 索 引

四画

七画

十画

参 考 文 献

一、医学著作

《黄帝内经》
《本草纲目》
《本草经集注》
《难经》
《伤寒论》《金匮要略》
《外台秘要》
《阴阳十一脉圣经》
《足臂十一脉圣经》
《五十二病方》
《脉法》
《杂疗方》
《却谷食气》
《十问》
《合阴阳方》
《阴阳脉死候》
《养生方》
《胎产书》
《导引图》
《天下至道谈》
《杂禁方》
《神农本草经》
《证类本草》
《千金要方》
《千金翼方》
《肘后方》
《世医得效方》
《湖广通志》
《中藏经》
《脉经》
《神医华佗秘传》
《名医别录》
《政和本草》

《医说》《续医说》
《内外两景图》
《食疗本草》
《太平圣惠方》
《养生论》
《诸病源候论》
《医心方》
《小品方》
《施今墨对药》
《针灸甲乙经》
《脉经》
《雷公炮炙论》
《刘涓子鬼遗方》
《中国医籍考》
《褚氏遗书》
《本草拾遗》
《医旨绪余》
《医林改错》
《医賸》
《本草衍义》
《医学入门》
《外科正宗》
《医贯》
《医旨绪余》
《医宗必读》
《类经》
《景岳全书》
《格致余论》
《吴医汇讲》
《医学源流论》
《伤寒论条辨》
《尚论篇》
《伤寒论宗印》
《伤寒论浅注》

《伤寒阐要编》
《类证活人书》
《中国医学源流论》
《风科集验名方》
《古今医统》
《苏沈良方》
《医贯砭》
《三指禅》
《温病条辨》
《庸医箴》
《医门法律》
《活动心书》
《仁术便览》
《仁斋直指》
《幼幼心书》
《老老恒言》
《小儿卫生总微论方》
《明医箴》
《万病回春》
《医家五戒十要》
《千金宝要碑》
《新修本草》
《周氏医学丛书》
《医宗金鉴》
《圣济总录》
《局方发挥》
《慎疾刍言》
《铜人腧穴针灸图经》
《洗冤集录》
《外台秘要》
《黄帝内经太素》
《和剂局方》
《医学纲目》
《证治准绳》
《张氏医通》
《名医类案》
《续名医类案》
《寓意草》
《临证指南医案》
《古今医案按》
《柳选四家医案》

《轩歧救正论》
《内经知要》
《药性解》
《医学三字经》
《汤头歌诀》
《神农本草经读》
《时方妙用》
《时方妙用歌括》
《医学实在易》
《伤寒论浅注》
《长沙方歌括》
《冷庐医话》
《潜斋医话》
《柳州医话》
《通俗伤寒论》
《素问玄机原病式》
《医方精要宣明论》
《内经运气要旨论》
《神农本草经疏》
《冯氏锦类秘录》
《医医病书》
《古代疾病名候疏义》
《瘟疫传证汇编》
《温热暑疫全书》
《小儿药证直诀》
《脾胃论》
《秘传烂喉痧治法经验》
《疫痧草》
《普济方》
《鼠疫抉微》
《霍乱论》
《吊脚痧方论》
《痧症全书》
《说疫气》
《温疫论》
《重楼玉钥》
《内外伤辨惑论》
《素问运气论奥》
《医学启源》
《阴证略例》
《温热论治》

《温热经纬》

《湿热条辨》

《小儿斑疹备急方论》

《痘疹心法》

《种痘新书》

《秘传痘疹寿婴集》

《小儿痘疹袖全方论》

《痘疹正传指心法》

《博极稀痘方论》

《痘疹大全八种》

《痘疹定论》

《重订痘疹定论新编》

《万密斋医学全书》

《痘疹心法》

《天花仁术》

《种痘书》

《痘书大全》

《种痘仙方》

《医学疑问》

《种痘说》《李仁山种痘和解》

《保婴要旨》

《医砭》

《兰台轨范》

《潜斋医学丛书八种》

《种痘心法要旨集注》

《痘疹会道》

《痘疹精详》

《痘科辑要》

《金匮启钥》

《种痘心法》

《种痘指掌》

《儿科醒》

《痘疹集成》

《痘医蠡酌录》

《刘神医先生种痘书》

《古今医案按选》

《种痘龟鉴》

《经验小儿月内出痘神方》

《瘀痘证治》

《痘疹慈航》《活动心法》

《痘科金镜赋集解》

《俞天池先生痧痘集解》

二、古文著作（一）

《吕氏春秋》

《三国志》

《尔雅》

《系辞》

《吴越春秋》

《路史》

《世本》

《韩非子》

《新唐书》

《淮南子》

《山海经》

《博物志》

《太平御览》

《隋书》

《旧唐书》

《太平寰宇记》

《事物纪原》

《白虎通》

《墨子》

《礼记》

《周礼》

《晏子春秋》

《滇略》

《楚雄府志》

《古史考》

《诗经》

《山堂肆考》

《尚书》

《易经》

《茶经》

《酒诰》

《魏书》

《大明统一志》

《稗海纪游》

《台湾记略》

《白虎通义》

《说文解字》

《通典》

《云南志略》
《后汉书》
《楚辞》
《唐诗三百首》
《听雨丛谈》
《汉学堂丛书》
《酉阳杂俎》
《天工开物》
《洞冥记》
《抱朴子》
《殷芸小说》
《西京杂经》
《太平御览》
《长门赋》
《搜神记》
《太平广记》
《开辟衍释》
《说郛》
《芸窗私志》
《述异记》
《史记》
《国语》
《庄子》
《灵宪》
《初学记》
《云笈七签》
《论语》
《祭灶词》
《洛神赋》
《地镜图》
《高唐赋》
《神女赋》
《白蛇传》
《且瓯歌》
《北俗近义》
《童王世纪》
《志林》
《汉书》
《神仙传》
《艺文类聚》
《广雅》

《广异记》
《风俗近》
《尔雅翼》
《古今注》
《左传》
《三王历纪》
《五运历年纪》
《考工记》
《论衡》
《皇朝岁时杂记》
《荆楚岁时记》
《河图括地象》
《红楼梦》
《西游记》
《隋巢子》
《毛诗正义》
《异苑》
《茆亭客话》
《中山狼》
《天仙配》
《狐异志》
《春秋世谱》
《诗纬含神雾》
《列子》
《轩辕本纪》
《康熙字典》

古文著作(二)

《河图稽命征》
《春秋元命楚》
《三皇本纪》
《春秋合诚图》
《仙纵》
《列女传》
《卜辞》
《博物志》
《古今注》
《聊斋志异》
《蜀梼杌》
《水经注》
《老子》

《孔传》

《毛诗》

《晋书》

《公羊传》

《仪礼》

《西石城风俗志》

《节仪》

《汉书人表考》

《新书》

《释名》

《管子》

《三教搜神大全》

《通典》

《史记索隐》

《释文》

《独断》

《玄中记》

《岭表录异》

《乐纬叶图征》

《人元秘枢经》

《神异经》

《东京赋》

《南越志》

《风俗通逸文》

《辛氏三秦记》

《幽明录》

《燕京岁时记》

《走百病诗》

《神枢经》

《睽车志》

《正字通》

《吴门表隐》

《天中记》

《异域志》

《十洲记》

《神农经》

《河图玉版》

《仙传拾遗》

《韩诗外传》

《说苑》

《鹖冠子》

《逸周书》

《云南通志》

《续藏经》

《思玄赋》

《享罗池》

《解梦书》

《晏子春秋》

《广韵》

《楚辞章句》

《鸡林》

《暖晖县志》

《南史》

《物原》

《史记补》

《史记通鉴》

《通鉴外纪》

《孟子》

《战国策》

《邓析子》

《尸子》

《稽神录》

《新语》

《同文尚书》

《慎子》

《汲冢周书》

《大戴礼记》

《春秋繁露》

《孙子》

《易传》(十翼)

《越绝书》

《孙膑兵法》

《荀子》

《太乙九宫图》

《九灵山房集》

《春秋说题辞》

《钟律志》

《汉书艺文志方技补注》

《汉书艺文志条理》

《高唐赋》

《崇文总目》

《列仙传》

《高士传》
《文选》
《国史补》
《资治通鉴》
《春秋公羊传》
《四库全书总目提要》
《东观汉记》

古文著作（三）

《孝经援神契》
《河图记命符》
《潜夫论》
《裸葬论》
《法言》
《新论》
《言毒》
《群书治要》
《博物志》
《辨道论》
《典论》
《华佗别传》
《因话录》
《三国演义》
《水浒传》
《道论》
《太平经》（《太平清领书》）
《周易参同契》
《初学记》
《道藏》
《文言》
《抱朴子》
《灵砂大丹秘诀》
《张真人金石灵砂论》
《阴真君金石五相类》
《上洞心丹经》
《丹房奥秘》
《典术》
《针然万物录》
《黄帝九鼎神丹秘诀》
《土宿真君本草》
《大洞炼真室经》

《太清石壁记》
《二十四史劄记》
《教太学博士李君墓志铭》
《宋史》
《避暑录话》
《北史》
《悬解录》
《宋书》
《圣元得贤臣颂》
《老子铭》
《三公山碑》
《河上公章句》
《内指通玄秘诀》
《灵剑子》
《南岳思大禅师立誓愿文》
《大丹铅汞论》
《感气十六转金丹》
《黄庭经》
《黄庭内景玉经》
《云笈七签》
《钟吕传道集》
《太清境黄庭经》
《黄庭中景经》
《黄庭遁申缘身经》
《黄庭养神经》
《黄庭内景脏腑补泻图》
《陈希夷二十四气坐功法》
《指玄篇》
《灵宝毕法》
《南岳遇师本传》
《悟真篇》
《八脉经》
《大丹直指》
《摄生消息论》
《海琼传道集》
《啸旨》
《真诰》
《洞真太上紫度炎光神元变经》
《南齐书》
《西京杂记》
《效颦集》

《青城山志》

《游宦纪闻》

《泊宅编》

《洞微志》

《梁书》

《华阳陶隐居内传》

《真系·梁茅山贞白先生传》

《陶隐居集》

《本起录》

《辨正论》

《陶隐居内传》

《茅山志》

《唐会要》

《岁时广记》

《世说新语》

《劝医论》

《东坡志林》

《南方草木状》

《旧五代史》

《柳宗元集》

《臧荣绪晋书》

《元宋论》

《物理论》

《神灭论》

《达性论》

《古今图书集成医部全录》

《答曹舍人》

《河南通志》

《周书》

《梁七录》

古文著作(四)

《宋史》

《佛音宝卷》

《金史》

《元史》

《新元史》

《明史》

《五代史记》

《孝经》

《宾退录》

《宋朝事实类苑》

《三才图会》

《释骨》

《瓺賸》

《香祖笔记》

《文王世子》

《襄阳县志》

《尚直编》

《太极图说解》

《朱子语类》

《师说》

《宋会要辑稿》

《能改斋漫录》

《避暑录话》

《傅与砺诗文集》

《胡仲子集》

《客窗闲话》

《吴文定公家藏集》

《资治通鉴长编》

《日知录》

《贞观政要》

《续资治通鉴长编》

《宋人轶事汇编》

《宋大诏令集》

《圣祖仁皇帝庭训格言》

《清朝野史大观》

《唐六典》

《范文正公集》

《隋书》

《开河记》

《郑堂读书记》

《续文献统考》

《齐东野语》

《唐律》

《大清律例》

《睡虎地秦简》

《疑狱集》

《六韬》

《居延汉简》

《通典》

《五代会要》

《虎钤经》

《武经总要》

《北齐书》

《独异志》

《辽史》

《清史稿》

《琐碎录》

《梦溪笔谈》

《宝山县志》

《识小录》

《死鼠行》

《北江诗话》

《竹叶亭杂记》

《昆新两县修合志》

《南汇县志》

《同治上海县志》

《苏州府志》

《一瓢诗话》

《林邑记》

《外域记》

《说郛》

《五代史补》

《全唐诗》

《文苑英华》

《随园随笔》

《王熙年谱》

《四库全书存目丛书》

《南沙文集》

《物理小识》

《雕孤集》

《少谷集》

《四库全书》

《康熙起居注》

《庭训格言》

三、中文著作（一）

朱狄：《原始文化》，三联，1988

郑开琪等：《猿猴社会》，知识出版社，1982

贾兰坡：《中国大陆上的远古居民》，天津人民
　出版社，1978

黄淑娉等：《中国原始社会史话》，北京出

社，1982

王昭阁：《先秦史》，黑龙江人民出版社，1983

宋兆麟等：《中国原始社会史》，文物出版社，
　1983

贾兰坡等：《中国历史的童年》，中华书局，
　1984

何兆雄等：《中国医德史》，上海医科大学出版
　社，1988

傅维康等：《中国医学史》，上海中医学院出版
　社，1990

向仍边等：《中国古代文化史论》，北大出版
　社，1986

贾兰坡：《山顶洞人》，龙门联合书局，1951

仲富兰：《中华风物探源》，知识出版社，1986

钟伟今：《吴越山海经》，上海人民出版社，
　1990

程嘉哲：《九歌新注》，四川人民出版社，1981

袁珂：《中国神话传说辞典》，上海辞书出版
　社，1985

王小盾：《原始信仰和中国古神》，上海古籍出
　版社，1989

闻一多：《闻一多全集》

朱天顺：《中国古代宗教初探》，上海人民出版
　社，1982

徐旭生：《中国古史的传说时代》，科学出版
　社，1960

胡朴安：《中华全国风俗志》

铁庵：《人物风俗制度丛谈》，上海书店出版
　社，1986

李安宅：《巫术与语言》，上海文艺出版社，
　1988

江绍原：《发须爪——关于它们的风俗》，上海
　文艺出版社，1987

《中国风俗辞典》，上海辞书出版社，1990

张紫晨：《中国民俗与民俗学》，浙江人民出版
　社，1985

孔健民：《中国医学史纲》，人民卫生出版社，
　1989

胡厚宣：《殷人疾病考》

王宇信：《建国以来甲骨文研究》，中国社会科
　学出版社，1981

刘文英:《梦的迷信与梦的探索》,中国社会科学出版社,1989

中文著作(二)

高亨:《周易大传今注》,齐鲁书社,1979

于省吾:《甲骨文字释林》

孟世凯:《殷墟甲骨文简述》

萧艾:《甲骨文史话》

康殷:《文字源流浅谈》《甲骨文编》《甲骨合集》

温少峰、袁庭栋:《殷墟卜辞研究》

詹鄞鑫:《小屯南地甲骨》《甲骨文字集释》

袁珂:《神话论文集》,上海古籍出版社,1982

李友松等:《中国传统医药与文化》,厦门大学出版社,1990

王吉民、伍连德:《中国医史》(英文),四家海关检疫处,1936

李涛:《医学史纲》,中华医学会,1940

何裕民等:《差异·困惑与选择》,沈阳出版社,1990

梅福根等:《七千年前的奇迹——我国河姆渡古遗址》,上海科学技术出版社,1982

范文澜:《中国通史简编》,人民出版社,1964

李经纬、李志东:《中国古代医学史略》,河北科学技术出版社,1990

林尹:《周礼今注今释》,书目文献出版社,1985

李伯聪:《扁鹊和扁鹊学派研究》,陕西科技出版社,1990

庞朴等:《中国社会科学 1981 年哲学论文集》,四川人民出版社,1983

冯友兰:《中国哲学史新编》

杨东莼:《本国文化史大纲》,北新书局,1933

东离:《中国医学史》,黑龙江人民出版社,1979

庞朴:《沉思集》,上海人民出版社,1982

庞朴:《阴阳五行探源》

张立文:《周易思想研究》,湖北人民出版社,1980

张舜徽:《周秦道论发微》,中华书局,1982

任继愈主编:《中国哲学史》,人民出版社,1963

任应秋等:《内经研究论丛》,湖北人民出版社,1982

龙伯坚:《黄帝内经概论》,上海科技出版社,1980

朱晟:《中药简史》

皮锡瑞:《经学历史》,中华书局,1959

章太炎:《章氏丛书》

湖南医学院:《长沙马王堆一号汉墓古尸研究》,文物出版社,1980

王明:《道家和道教思想研究》,中国社会科学出版社,1984

葛兆光:《道教与中国文化》,上海人民出版社,1987

高国藩:《敦煌古俗与民俗流变》,河海大学出版社,1990

汤一介:《郭象与魏晋玄学》,湖北人民出版社,1983

杨伯峻:《刘子集释》,中华书局,1979

余嘉锡:《余嘉锡论学杂著》,中华书局,1963

任应秋:《各家中医学说》

尚志钧:《历代中药文献精华》,科学技术文献出版社,1989

贾静涛:《中国古代法医学史》,群众出版社,1984

范行准:《中国医学史略》

任应秋:《运气学说》,上海科技出版社,1982

杨德清主编:《人口学概论》,河北人民出版社,1982

刘长新、苍开极:《人口统计》,中国财经出版社,1984

范行准:《中国病史新义》,中医古籍出版社,1990

范行准:《中国预防医学思想史》

余瀛鳌、李经纬主编:《中医文献辞典》,北京科技出版社,2000

中国中医研究院中国医史文献研究所:《中医人物辞典》,上海辞书出版社,1988

阎崇年:《正说清朝十二帝》,中华书局,2005

四、外文著作

文士麦(德)著,马晓导译:《世界医学五千年

史》,人民卫生出版社,1984

《圣经》

Robert Temple：China：Land of Discovery and Invention

恩格斯：《家庭、私有制和国家的起源》,人民出版社,1972

列维-布留尔(法)著,丁由之译：《原始思维》,商务印书馆,1985

列维-斯特希斯(法)著,李幼燕译：《野性的思维》,商务印书馆,1987

Tylor：Primitive Cultme,London,1903

黑格尔：《美学》

H. Paul Chalfant 等：《医学社会学》,上海人民出版社,1987

Black's Medical Dictionary,1999

The Concise Oxford Dictionary,1990

Collins English Dictioneny,2007

Cambridge Illustrated History Medicine (1996)

J. G. Frazer 著,徐育新等译：《金枝》(*The Golden Bough*),中国民间文艺出版社,1987

张光直(美)：《美术神话与祭祀》,辽宁教育出版社,1988

弗洛伊德著,赖其万、符传孝译：《梦的解析》,中国民间文艺出版社,1986

荣格著,张月译：《人及其表象》,中国国际广播出版社,1989

Agnes Heller 著,邵晓光、孙文喜译：《人的本能》,辽宁大学出版社,1988

列宁：《哲学笔记》

Joseph Needham. Science & Civilization in China University of Cambridge Press, 1955 –

卜伽丘：《十日谈》

The Oxford Illuserated Dietionary《牛津插图辞典》

Howard W. Haggard：Devils, Drugse and Doctors New York，1929

南怀仁著,薛虹译：《鞑靼旅行记》,中国人民大学出版社,1985

J. Bouvet(白晋) The History of Cang-Hy, The Presont Emperor of China F. Coggan, London，1669

Jonathan Spence, Emperior of China： Selfportrait of K'ang-his

五、报章杂志

《大自然探索》

《古脊椎动物与古人类》

《文物》

《考古》

《考古学报》

《中华医史杂志》

《医史杂志》

《新民晚报》

《西南边疆》

《中国考古学报》

《学思》

《商史论丛》

《科学》

《医学与哲学》

《亚太传统医学》

《历史研究》

《东方学报》

《中医研究》

《自然科学史研究》

《化学通报》

《内科学报》

《中华文史论丛》

《中国科技史料》

《科学史集刊》

《中国史研究》

《历史语言研究所集刊》

《中国医药学报》

跋

当我在六十万字的誊清稿上最后勾上句号,心里真的感到很不轻松。

出版社刚给我定下这个选题的时候,我心头充满了快乐。因为自信最近十余年来的积累,其实一直是为了做这个题目。研究生时代就与同窗好友朱勉生女士一起讨论,以后书信往还,也是绕来绕去多在这个题目上。她现在远在法国巴黎的一所大学任教并兼做她自己的研究,仍然关注着我这部书的进展。在此我要向她致特别的感谢和敬意。

多少年来,导师和朋友们都非常关爱我。李经纬、蔡景峰、马堪温、盛亦如、刘振民、程之范、赵璞珊、马继兴、余瀛鳌、于文忠、萧俊、杨俊华、王朱、傅维康、王若水、张文、赵石麟、胡道静、吴德铎及庞朴、何祚榕等诸教授和前辈,高一聪、张志斌、朱建平、朱定华、李林、朱莉莲、王海鹰、张立平、朱圣殁、高晞、彭坚、史世勤、郑怀林等朋友,都给了我很多启迪或资料提供方面的帮助。剑桥三年,广交世界各国朋友,识名师,得新知,大大开阔了我的眼界。李约瑟博士(Dr. Joseph Needham)、鲁桂珍博士(Dr. Lu Gwei-Djen)、席文教授(Prof. Nathan Sivin)、黄兴宗博士(Dr. H. T. Wang)、白馥兰教授(Prof. F. Bray)、勃鲁博士(Dr. G. Blue)、罗宾逊先生(Mr. K. Robinson)、冯珠娣教授(Prof. J. Farquhar)、马丁博士(Dr. J. Martin)、陈伟医生(Dr. W. Chen)以及陈仲玮博士和杜国芳夫人、罗方林博士、杨克旃博士、郑静博士、李自由博士、蔡枫梅博士、陈玉龙博士夫妇、陈东方博士施敏夫妇、王明伟博士夫妇、黄国雄博士、赵白鸽博士、杨诚先生等等,许多中外的师长和朋友,或给了我学习的机会,或给了我热忱的鼓励和深切的友谊,使我终生难忘。我由衷地感谢他们。我永远记得在剑桥大学宁静的校园里研究的时光和剑河旁、月光下、草地上我们愉快的漫步、笑谈。

我最后要深深感谢我的家人,特别是我的母亲和妻子,为我这半年多夜以继日的撰写所做的一切。没有家人的全力支持,我根本无法这么快拿出这么大一部书稿来。凤兴夜寐,每天十六小时,不仅仅是我一个人的劳作。张志国先生、罗湘女士为本书付出的劳动也是巨大的。我钦佩他们的睿智,谨致特别的谢意。

我相信,我要通过本书告诉读者在中医历史上"有什么、是什么、为什么",这个目的大抵是达到了。现在我等待着读者的评判。实在说,我愈是深入下去,就愈是感到历史的深邃和博大,肩膀上倍觉沉重。但是,正因如此,我皓首穷经,也要再加倍努力地做下去!

马伯英

1991 年 5 月 14 日于上海医科大学

附及: 文汇出版社的吕明方先生因上海中医学院何裕民教授之荐,约我为他主编的《中国医学与中国文化》丛书写一题,现书稿甫成,名曰《中外医学跨文化传通》。《中国医学文化史》本也包含此一内容,但限于篇幅,意犹未尽。读者诸君有兴趣者,请两书合读,相得益彰也。

马伯英

1992.6.28. 校后记

再及:《中国医学文化史》上卷校毕。下卷即原名《中外医学文化交流史——医学的跨文化传通》者。合成一书后篇章有所调整、增补,冀其融成一体。盼教正。

马伯英

2010 年 5 月 18 号伦敦

图书在版编目(CIP)数据

中国医学文化史/马伯英著. —2版. —上海：
上海人民出版社,2019
ISBN 978-7-208-16010-1

Ⅰ.①中… Ⅱ.①马… Ⅲ.①中国医药学-医学史-
文化史 Ⅳ.①R-092

中国版本图书馆 CIP 数据核字(2019)第 152354 号

责任编辑 张晓玲
封面设计 王小阳

中国医学文化史

马伯英 著

出　　版　上海 人民出版社
　　　　　　(200001　上海福建中路 193 号)
发　　行　上海人民出版社发行中心
印　　刷　常熟市新骅印刷有限公司
开　　本　720×1000　1/16
印　　张　56
插　　页　10
字　　数　889,000
版　　次　2020 年 7 月第 2 版
印　　次　2020 年 7 月第 1 次印刷
ISBN 978-7-208-16010-1/K · 2878

定　　价　280.00 元